"十四五"高等职业教育创新教材

护理病理学

主　编　薛玉仙　陈　洁　任建坤

副主编　亢春彦　李宜培　牛朝霞　吕丰收

编　委（以姓氏笔画为序）

王凌霄　牛朝霞　亢春彦　吕丰收

任建坤　李宜培　张秀芝　张瑾钰

陈　洁　秦紫芳　彭蕤蕤　靳　力

薛玉仙

北京科学技术出版社

图书在版编目（CIP）数据

护理病理学/薛玉仙，陈洁，任建坤主编 . -- 北京：
北京科学技术出版社，2023.12
　　ISBN 978-7-5714-2431-2

　　Ⅰ.①护… Ⅱ.①薛…②陈…③任… Ⅲ.①病理学
-高等职业教育-教材 Ⅳ.①R36

　　中国版本图书馆 CIP 数据核字（2022）第 138047 号

策划编辑：马　驰
责任编辑：张露遥
责任校对：贾　荣
图文制作：舒斋文化
责任印制：李　茗
出 版 人：曾庆宇
出版发行：北京科学技术出版社
社　　址：北京西直门南大街 16 号
邮政编码：100035
电　　话：0086-10-66135495（总编室）　　0086-10-66113227（发行部）
网　　址：www.bkydw.cn
印　　刷：北京宝隆世纪印刷有限公司
开　　本：889 mm×1194 mm　1/16
字　　数：610 千字
印　　张：32.5
版　　次：2023 年 12 月第 1 版
印　　次：2023 年 12 月第 1 次印刷
ISBN 978-7-5714-2431-2

定　　价：159.00 元

前　言

护理病理学是一门护理专业必修的专业基础课，是基础医学和临床医学之间的"桥梁"课程。护理病理学基本理论、基本知识和专业技能为后续学习专业课奠定了基础，是护士执业资格考试、"1+X"职业技能等级证书考试等的专业基础科目。

全书分为上篇与下篇。上篇的病理学共 13 章，分为总论和各论两部分，总论包括细胞和组织的适应、损伤及修复、局部血液循环障碍，炎症，肿瘤等内容，阐述了许多疾病过程中发生的共同病理学改变；各论则是在总论的基础上，阐述各种不同疾病的特殊规律。下篇的病理生理学共 17 章，分为 3 部分：①疾病概论，主要讨论疾病的相关概念，发生及发展的原因、规律、机制和转归；②疾病的基本病理过程，主要是指多种疾病中可能出现的共同的、成套的功能和代谢的变化，包括水、电解质代谢紊乱，酸碱平衡紊乱，以及缺氧、发热、弥散性血管内凝血和休克等；③各系统、器官病理生理学，是指机体一些重要系统和器官的疾病所涉及的病理生理学知识，包括心力衰竭、呼吸衰竭、肝性脑病、肾衰竭等内容。

在本书编写过程中，编者以提升学生的知识、能力、综合素质为目标，力求突出基本理论、基本知识、基本技能以及护理专业特色。在本书中融入学习目标、引导案例及思考题，以启发学生思维，拓宽思路，有利于学生灵活运用专业知识。书中设置的"本章要点"有利于学生归纳、总结和记忆。

本书主要供高职高专护理专业学生使用，也适合同层次其他专业医学生使用。

尽管编者们在编写过程中做出了最大的努力，但由于时间仓促和水平有限，书中不当之处在所难免。敬请各位读者提出批评与建议，甚为感谢！

薛玉仙　陈　洁　任建坤
2023 年 12 月

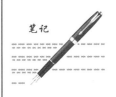

目　录

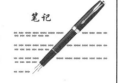

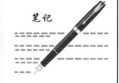

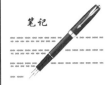

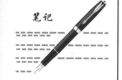

护理病理学

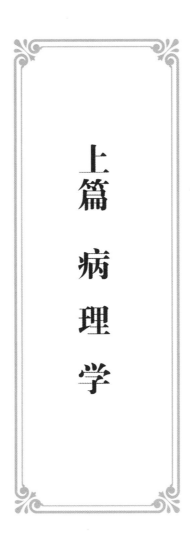

上篇　病理学

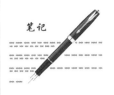

第一章 病理学绪论

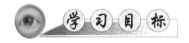

1. 掌握病理学的内容和任务，熟悉病理学在医学中的地位及其研究方法和常用的观察方法。
2. 能够运用正确的学习方法来学习本门课程。
3. 学会利用所学的病理学知识解释疾病现象，树立辩证唯物主义世界观和方法论。

病理学（pathology）是研究疾病的病因、发病机制、病理变化及疾病结局与转归的医学基础学科。学习病理学的目的是通过对上述内容的学习来认识并掌握疾病发生和发展的规律与疾病的本质，从而获得疾病诊断、治疗、护理和预防所必需的理论基础和实践依据。

一、病理学的内容和任务

病理学包括病理学总论（普通病理）和病理学各论（系统病理）两部分。病理学总论主要研究和阐述存在于不同疾病中有共性的病变基础，即疾病发生和发展的共同规律，通常称之为"普通病理学"或"基本病理过程"。它包括细胞和组织的适应、损伤及修复，以及局部血液循环障碍、炎症、肿瘤等内容，是许多疾病过程中都可以发生的共同病理改变。病理学各论则是在总论的基础上，研究和阐述各种不同疾病的特殊规律。由于机体各系统、各器官在形态结构、功能和代谢上的不同，每一种疾病的病因、发病机制、病变特点、转归不同，临床表现和采取的防治措施也会有所不同，这就构成了每一种疾病的特殊规律，通常称之为"器官病理学"或"系统病理学"。认识疾病的共同规律有利于认识疾病的特殊规律，反之亦然。因此，病理学总论与各论之间有着十分密切的内在联系，学习时应互相参考，不可偏废。本篇第二章至第五章为病理学总论的内容，第六章至第十三章为病理学各论的内容。

在病理学的理论体系中，侧重研究患病机体形态结构改变的部分称为"病理学"或"病理解剖学"，侧重研究患病机体功能代谢改变的部分称为"病理生理学"。两者从不同的角度、采用不同的方法研究疾病的本质，相辅相成，不可分割。随着科学的发展，不仅基础医学和临床医学的紧密结合在病理学研究和临床实践中显示出了巨大的生命力，形态学研究与功能学研究相结合也已成为病理学学科发展的必经之路，这正适应了全方位、多学科、相互渗透、相互融合的医学发展新趋势。

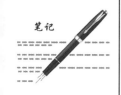

二、病理学在医学中的地位

病理学是重要的医学基础学科，在医学体系中占有重要的地位，是医学生开始临床学习之前重要的必修课程之一。病理学以解剖学、组织胚胎学、生理学、生物化学、分子生物学、微生物学、寄生虫学、免疫学等学科为基础，同时病理学又为以后学习临床医学学科奠定了理论基础。因此，病理学是基础医学和临床医学之间的桥梁学科，在医学教学体系中有着极其重要的地位。

病理学与临床各学科在实际工作中有着十分密切的联系。在医疗工作中，活体组织检查是迄今诊断疾病最可靠的方法。细胞学检查在早期肿瘤的发现等方面具有重要作用。对不幸去世的患者进行尸体剖检能对其诊断和死因做出最权威的终极回答，也是提高临床医生诊疗水平的重要方法。虽然随着医学科学的发展，诊断疾病的临床医学手段（如影像学诊断技术、内镜检查、实验室特殊检测等）日渐增多，这些技术在疾病的发现和诊断上都起了重要的作用，但很多疾病的最后确诊，还是要依赖于病理诊断。

在医学科学研究中，病理学是重要的研究领域。各种临床及药理研究均需以正确的病理诊断为依据，心脑血管疾病及恶性肿瘤等重大疾病的科学研究，无一不涉及病理学。利用蛋白质和核酸等分子生物学技术研究疾病发生和发展过程的分子病理学已成为一个新兴的分支学科。

总之，病理学在医学教育、临床诊疗和科学研究上都扮演着极其重要的角色。加拿大著名的医生和医学教育家 William Osler（1849—1919）曾写道 "As is pathology, so is our medicine"（病理学是医学之本）。

三、病理学的研究方法和观察方法

（一）病理学的研究方法

病理学分为人体病理学（human pathology）和实验病理学（experimental pathology）两部分。人体病理学研究利用尸体剖检（autopsy）、活体组织检查（biopsy）和细胞学检查（cytology）所获得的材料对疾病做出最终诊断，实验病理学则以疾病的动物模型或对体外细胞、组织或器官进行科学研究。

1. 人体病理学研究方法

（1）尸体剖检：简称尸检，即对病死者的遗体进行病理剖检，它是病理学的基本研究方法之一。尸检的意义在于：①协助临床相关学科查明患者的死亡原因，分析各种病变的主次及相互关系；②验证临床诊断、治疗措施的正确与否，总结经验教训，不断提高医疗水平；③为医疗事故和医疗纠纷的正确解决提供证据；④及时发现并确诊某些传染病、地方病、流行病及新发生的疾病，为防疫部门采取防治措施提供依据；⑤为医学教学和研究提供标本，培养医学人才。目前我国尸检还处于较低水平，这十分不利于我国病理学和整个医学科学的发展，亟待大力宣传尸体剖检的意义。

（2）活体组织检查：简称活检，即用局部切取、钳取、穿刺、搔刮等手术方法，从患者活体获取病变组织进行病理学诊断。活检是目前研究和诊断疾病广为采用的方法。活检的意义：①活检能及时、准确地对患者做出疾病的病理学诊断，为指导治疗、评估预后提供依据，特别是对良性、恶性肿瘤的诊断有重要的意义；②快速活检可在 20 分钟内确定病变性质，发出诊断报告，协助临床选择手术治疗方案；③活检取下的组织新鲜，

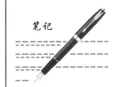

能基本保存病变组织的结构，能较好地反映病变特点，有利于后续采用免疫组织化学技术、电子显微镜、细胞培养等对疾病进行更为深入的研究；④在疾病的治疗过程中，定期活检可帮助医生连续了解病变的发展和判断疗效。

外科病理学或称诊断病理学（diagnostic pathology）就是基于活检建立起来的病理学分支学科。

（3）细胞学检查：是通过采集病变处脱落的细胞，涂片后进行观察。细胞的来源可以是运用各种采集器在病变部位（如宫颈刮片、食管拉网）直接采集的脱落细胞，也可以是自然分泌物（如痰液、前列腺液）、渗出液（如腹水）及排泄物（如尿液）中的细胞或用细针穿刺病变部位吸取的细胞，还可以是通过内镜采集或穿刺所收集的组织细胞。细胞学检查除了用于疾病的诊断，还可以用于体检普查。此法所需设备简单、操作方便、患者痛苦少、费用低而易被人们所接受，但其诊断可靠性不能等同于活体组织检查。要确定诊断则须进一步做活检证实。

2. 实验病理学研究方法

（1）动物实验（animal experiment）：是指在动物身上复制出某些人类疾病或病理过程的模型，以便进行病因学、发病机制、病理改变及疾病转归的研究。此外，利用动物实验还可以进行治疗方法、药物筛选和不良反应的观察。动物实验的优点是可以根据需要，对其进行任何方式的研究观察，弥补人体病理学研究的限制和不足；但动物与人类之间存在着种系差异，因此，对动物实验结果仅作为参考，而不能将其直接套用于人体。

（2）组织培养和细胞培养（tissue and cell culture）：将某种组织或细胞用适宜的培养基在体外进行培养，可以研究在各种病因作用下细胞和组织病变的发生、发展及外来因素的影响。例如，致瘤因子对细胞的作用如何引起恶性转化，转化的过程中又发生了哪些分子生物学和遗传学的改变，不同因素的作用是否能阻止恶性转化或使恶性化的细胞发生逆转等。近年通过体外培养建立了不少人体和动物肿瘤细胞系或细胞株，对研究肿瘤细胞的生物学特性和进行分子水平的研究起了重要的作用。这种方法的优点是周期短、见效快、节省开支、因素单纯、易于控制，缺点是孤立的体外环境与复杂的体内整体环境有很大的不同，故不能将体外研究的结果与体内发生的病理过程等同看待。

（二）病理学观察方法和新技术的应用

1. 大体观察　主要通过肉眼或辅以放大镜、量尺、磅秤等简单器具，观察所检标本的大小、形状、色泽、重量、质地、表面和切面性状等。大体标本的观察是病理医生的基本功，是正确诊断疾病的第一步，也是医学生学习病理学的重要方法之一。

2. 组织学和细胞学观察　将病变组织制成病理切片，或将脱落细胞制成涂片，经不同的方法染色后用光学显微镜观察，通过分析和综合病变特点，可做出疾病的病理学诊断。组织切片最常用的染色方法为苏木精-伊红（hematoxylin and eosin，HE）染色，这是病理学研究的最基本手段。如用此方法仍不能做出诊断，或需进一步研究，则可辅以一些组织化学染色、免疫组织化学和其他观察技术。

3. 组织化学和细胞化学观察　一般称为特殊染色，是指通过应用某些能与组织细胞化学成分特异性结合的显色试剂，定位地显示病变组织的特殊成分（如蛋白质、酶、核酸、糖类、脂类等）。此法可保存组织原有的形态改变，可同时了解组织细胞的形态与代谢改变。如用苏丹Ⅲ染色显示细胞内的脂肪滴，用普鲁士蓝染色显示含铁血黄素颗粒等。特殊染色对一些代谢性疾病的诊断有一定的参考价值，也可应用于肿瘤的诊断和鉴别

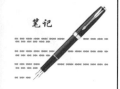

诊断。

4. 免疫组织化学法与免疫细胞化学法观察　免疫组织化学法（immunohistochemistry，IHC）和免疫细胞化学法（immunocytochemistry，ICC）是利用抗原-抗体特异性结合反应，检测和定位组织及细胞中未知的某种化学成分的一种组织化学方法，目前已广泛应用于病理学研究和诊断中。免疫组织化学法的优点是可在原位观察待测物质的存在与否及其所在部位和含量，将形态学改变与功能和代谢变化结合起来，并可在光学显微镜、荧光显微镜或电子显微镜下直接观察，克服了传统免疫学方法只能定性、定量，而不能定位的缺点。

5. 电子显微镜观察　由于电子显微镜（简称电镜）具有极高的放大倍数（可放大数十万倍以上），因此可用透射电镜和扫描电镜对标本的亚细胞结构或大分子水平的变化进行观察，并可与机体功能和代谢变化联系起来，加深对疾病基本病变、病因和发病机制的了解，有利于对疾病的深入研究和病理学诊断。电子显微镜技术在肿瘤和肾病方面应用得较多。

6. 图像分析技术　病理形态学的研究主要是定性，缺乏精确的定量标准和方法，图像分析技术（image analysis，IA）的应用弥补了这一不足。随着电子计算机技术的发展，形态定量技术已从二维空间向三维空间发展。在组织切片上，图像分析可测定功能单位（如小叶、腺体、血管）的大小，功能单位与间质、血管面积之比；还可测定超微结构（如线粒体）的面积、内膜及外膜的周长、微绒毛的长度和直径等。尤其是在肿瘤病理图像分析的应用方面，如细胞与细胞核的周长、面积、长轴、核质比等的测定，对肿瘤的病理分级和判断预后有意义。

许多新技术相继应用于病理学的研究和诊断工作中，如流式细胞术（flow cytometry，FCM）可以快速测定细胞内 DNA 含量和倍体数；激光扫描共聚焦显微镜（laser scanning confocal microscopy，LSCM）是当今最为先进的光学显微镜，可原位、动态、定量地观察和测量活细胞和活组织；重组 DNA、核酸分子杂交、原位杂交（in situ hybridization，ISH）、原位聚合酶链反应（polymerase chain reaction，PCR）、DNA 测序等分子生物学技术及基因芯片（gene chip）和组织芯片（tissue chip）技术在病理学上的应用等，都对传统的病理学产生了深刻的影响。目前病理学已超越了经典的仅限于对病变组织形态变化的研究阶段，而进入了对疾病所产生的功能和结构变化从分子水平到整体水平进行综合研究的阶段，并且形成了分子病理学、免疫病理学、遗传病理学等新的病理学分支，病理学的这些发展大大加深了对疾病本质的认识，同时也为许多疾病的防治开辟了光明的前景。随着科学研究的飞跃发展，病理学这门古老的学科正发生着巨大的变迁，预示着病理学发展的又一个新时期的到来。

四、病理学的发展史

人类无论是个体还是群体，自其诞生之日起始终与疾病共存，这从考古学家挖掘的具有病变的骨骼化石上可找到足够的证据。早在两千多年前古希腊著名医学家希波克拉底（Hippocrates）（约前 460—前 377 年）就创立了液体病理学，指出疾病是由于外界因素使得体液（血液、黏液、黄胆汁、黑胆汁）平衡失调所致。1761 年，意大利医学家莫干尼（Morgagni）（1682—1771）在对 700 多例尸体剖检的基础上创立了器官病理学（organ pathology），并出版了《论疾病的位置和原因》一书，这是病理形态学的开端。1854 年德国病理学家鲁道夫·魏尔肖（Rudolf L. K. Virchow）（1821—1902）应用光学显微镜对组织和细胞进行观察研究，创立了细胞病理学（cytopathology），指出疾病是由于细胞的代谢和功能异常并导致了形态的异常，这一理论的提出对病理学，乃至对整个医学科学的发展均做出了具有划时代意义的历史贡献，是病理学发展史上的重要里程碑。

20世纪60年代电子显微镜技术的建立，使病理形态学研究深入到亚细胞水平，建立了超微结构病理学（ultrastructural pathology）。60余年来，随着科学的进步，新的研究技术方法不断问世，一些新兴学科和边缘学科快速发展、互相渗透，对传统的病理学发展产生了深刻的影响，并带来了新的发展。病理学出现了一些新的分支，如免疫病理学（immunopathology）、分子病理学（molecular pathology）、遗传病理学（genetic pathology）和定量病理学（quantitative pathology），这标志着病理学研究进入了一个形态结构（器官、组织、细胞、亚细胞）与功能和代谢（蛋白质、基因等）相结合的崭新历史时期。病理学新的分支和新技术的出现，极大地丰富了传统病理学的观察内容，使形态学观察从定位、定性走向定量，更具客观性、重复性和可比性。

我国传统医学的历史源远流长，战国至秦汉时期的《黄帝内经》、隋代巢元方的《诸病源候论》、南宋时期宋慈的《洗冤集录》等医学名著，对病理学的发展均做出了巨大贡献。

我国现代病理学始建于20世纪初，在几代病理学者的努力下，取得了长足的进步，在学科建设、人才培养、科学研究等方面均成绩显著。我国幅员辽阔、人口众多，疾病谱和疾病都具有自己的特点，做好这方面的研究不仅对我国医学的发展和疾病防治具有重要意义，同时也是对世界医学的贡献。

五、学习病理学的指导思想和方法

学习病理学首先应以辩证唯物主义的世界观和方法论为指导思想，客观地、辩证地认识疾病的过程。同时要认识到疾病的可变异性，运用发展的、变化的观点去看待疾病。在学习过程中应重视以下几个联系。

1. 静止的病变同发展变化的疾病的联系　我们所看到的病变是静止的，是疾病发生和发展过程中的某一个阶段，而疾病是在不断发展变化的。因而，标本上看到的病变并不是疾病的全貌。在观察标本时应了解疾病的发生、发展规律，掌握疾病不同时期的病理变化及可能的发展变化。

2. 功能与形态的联系　疾病过程中机体发生着代谢、功能和形态三方面的改变，并且代谢、功能的改变往往出现得比较早，是形态改变的基础，而最终形态改变的结果必然导致代谢和功能的进一步改变。掌握好代谢、功能和形态变化的关系，有助于对疾病本质的理解，更能激发学习的兴趣和探索求知的欲望。

3. 局部与整体的联系　人体是一个完整的有机体，全身各个系统、各器官、各组织之间通过神经系统协调活动，保障机体的各种功能正常运转。因而，局部的病变往往会引起全身其他组织器官的改变，机体的整体状况也会影响到局部组织器官的病变的发生、发展。

4. 病理与临床的联系　病理学的研究对象是患病机体，需要用到解剖学、生理学等正常人体的基础知识；同时，病理学直接面向临床、服务护理专业，在学习过程中要加强与临床护理工作的联系，做到"知行合一"，学会运用所学病理知识去解释疾病现象，理解护理工作的原理。

5. 理论与实践的联系　病理解剖学侧重于形态的变化，观察标本和切片就成为病理

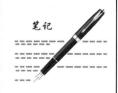
实践的主要手段。理论知识使我们系统地、全面地认识疾病，实践使我们更进一步理解和加深认识，而理解是记忆的基础，只有理解的、认识的事物才会长久地记忆在大脑中。

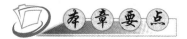

1. 病理学的概念　病理学是研究疾病的病因、发病机制、病理变化及疾病结局与转归的医学基础学科。

2. 学习病理学的目的　认识并掌握疾病发生和发展的规律与疾病的本质，从而获得疾病诊断、治疗、护理和预防所必需的理论基础和实践依据。

3. 病理学的内容　包括病理学总论（普通病理）和病理学各论（系统病理）两部分。病理学总论主要研究和阐述存在于不同疾病中有共性的病变基础，即疾病发生和发展的共同规律。病理学各论则是在总论的基础上，研究和阐述各种不同疾病的特殊规律。

4. 病理学在医学中的地位　病理学是基础医学和临床医学之间的桥梁学科，在医学教学体系中有着极其重要的地位。

5. 病理学的研究方法

（1）人体病理学研究方法：尸体剖检，活体组织检查，细胞学检查。

（2）实验病理学研究方法：动物实验，组织培养和细胞培养。

6. 病理学常用观察方法　大体观察，组织学和细胞学观察。

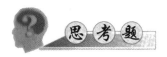

> 1. 何为病理学？病理学的主要任务是什么？
> 2. 病理学常用的研究方法和观察方法有哪些？各有哪些特点？
> 3. 为何说病理学是一门桥梁学科？如何学习病理学？

（薛玉仙）

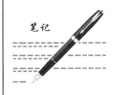

第二章　细胞和组织的适应、损伤及修复

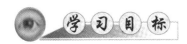

> 1. 掌握细胞和组织适应性反应的类型，肥大、增生、萎缩及化生的概念与类型，变性的概念、类型及病理变化，细胞死亡、坏死及凋亡的概念，坏死的主要形态学标志、类型及结局，坏疽的概念、分类，干性坏疽、湿性坏疽的部位及病变特点，各种细胞的再生能力，肉芽组织的概念、结构、功能及结局。
> 2. 学会将所学知识运用到疾病的预防工作中，把损伤的原因和疾病的预防联系起来。
> 3. 具备理论联系临床实际的能力，能够把损伤和修复相关的知识运用到临床护理工作中。

　　机体内的细胞和组织经常受到内、外环境各种刺激因子的影响，并通过自身的反应和调节机制对刺激做出应答反应，以适应环境条件的改变，抵御刺激因子的损害。这种反应能力可以保证细胞和组织的正常功能，维护细胞、器官乃至整个机体的生存。但细胞和组织并非能适应所有刺激的影响，当刺激的性质、强度和持续时间超越了一定的限度时，刺激可引起细胞组织的损伤，轻度的细胞损伤是可逆的，严重的损伤是不可逆的，最终引起细胞的死亡。

引导案例

　　患者，男，65岁。既往有高血压病史25年。尸检可见，左、右冠状动脉粥样硬化，且以左支为重，左心室室壁厚1.5 cm，伴有苍白色病灶。镜下观察可见，大片心肌细胞的细胞核溶解消失，胞质均质红染，病灶周围部分心肌细胞体积增大、染色变深，部分心肌细胞体积缩小，核周有褐色颗粒样物质。心肌间质脂肪组织丰富，由心外膜伸入至心肌细胞间。脾小体中央动脉和肾入球小动脉管壁增厚，均质粉染，管腔狭窄。

案例思考：

（1）该患者最可能的死因是什么？

（2）该患者的心脏、脾脏有哪些病理改变？

第一节　细胞和组织的适应

　　当环境发生某种变化时，机体的某部分组织器官可通过改变其功能、代谢或结构的

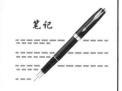

一些特性来适应环境的改变，机体对环境的这种反应称为适应（adaptation）。适应反应在形态学上常表现为组织器官的肥大、增生、萎缩和化生。

一、肥大

发育正常的细胞、组织和器官的体积的增大称为肥大（hypertrophy）。肥大细胞的代谢和功能均增强。肥大可分为生理性肥大和病理性肥大。

（一）生理性肥大

生理性肥大是指在生理状态下，由于局部细胞、组织的功能与代谢增强而发生的生理范围的肥大，如妊娠的子宫、运动员发达的肌肉等。

（二）病理性肥大

1. 代偿性肥大　代偿性肥大通常由相应器官和组织的工作负荷加重引起，具有功能代偿作用。如高血压患者或心脏瓣膜疾病患者由于瓣膜关闭失常而引起心肌的肥大，一侧肾摘除后另一侧肾的肥大等。

2. 内分泌性肥大　因内分泌激素作用于效应器所引起的肥大，称为内分泌性肥大。如垂体嗜酸性细胞瘤时，分泌生长激素过多引起肢端肥大症等。

二、增生

组织或器官内实质细胞的数目增多称为增生（hyperplasia），常导致组织或器官的体积增大。根据其原因和性质，增生可分为生理性增生和病理性增生。

（一）生理性增生

如女性青春期、哺乳期乳腺的增生，育龄女性月经周期中子宫内膜的增生等。

（二）病理性增生

1. 代偿性增生　往往伴随代偿性肥大而出现，如肾代偿时肾小管上皮细胞的增生。
2. 内分泌性增生　如雌激素过多可引起子宫内膜过度增生及乳腺导管上皮细胞的增生，甲状腺功能亢进症患者的甲状腺滤泡上皮细胞增生，老年男性的前列腺增生等。
3. 再生性增生　当组织细胞发生损伤时，可通过周围健康细胞的再生而修复。如肝细胞坏死后局部肝细胞的增生，慢性溃疡周围上皮细胞的增生。

三、萎缩

发育正常的组织或器官，其实质细胞的体积缩小或数量减少，而导致器官或组织的缩小，称为萎缩（atrophy）。

（一）类型

萎缩可分为生理性萎缩及病理性萎缩。

1. 生理性萎缩　多与年龄有关。如青春期胸腺萎缩；老年人几乎所有器官和组织均会不同程度地出现萎缩，即老年性萎缩。
2. 病理性萎缩　在病理状态下出现的萎缩，按其原因可分为以下几种类型。
（1）营养不良性萎缩：全身营养不良性萎缩多见于长期不能进食、慢性消化不良及慢性消耗性疾病（如恶性肿瘤、结核病等）患者。局部营养不良性萎缩多见于局部动脉

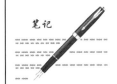

血液供应不足，如动脉粥样硬化使血管腔变窄，供血减少，引起相应器官（如心、脑、肾）的萎缩。

（2）去神经性萎缩：因运动神经元或轴突损害引起的效应器萎缩。脊髓灰质炎患者的脊髓前角运动神经元受损，导致它所支配的肌肉萎缩。

（3）压迫性萎缩：组织器官长期受压后缺血，可发生萎缩。如尿路结石引起肾盂积水，导致肾实质受压而萎缩（图2-1）。

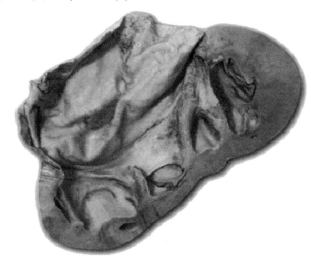

图2-1 肾压迫性萎缩
输尿管阻塞引起肾盂积水，进而压迫肾实质，引起肾萎缩。

（4）失用性萎缩：肢体、器官或组织长期不活动或功能受到限制，导致局部神经感受器刺激减少，血液供应减少，代谢活动减弱而萎缩。如肢体骨折后，用石膏固定患肢可引起患肢肌肉萎缩。

（5）内分泌性萎缩：内分泌功能减退可引起相应的靶器官萎缩。如垂体前叶切除、腺垂体肿瘤或缺血引起垂体功能减退时，甲状腺、肾上腺、性腺等器官因缺乏激素刺激而萎缩。

（二）病理变化

镜下观，可见萎缩器官的实质细胞体积变小或数量减少，间质内的脂肪组织和纤维组织有不同程度的增生；萎缩的细胞仍保持原细胞形状，但胞质减少，心肌细胞和肝细胞等萎缩细胞的胞质内可出现脂褐素颗粒，脂褐素是细胞内未被彻底消化的、富含磷脂的膜包被的细胞器残体，细胞核染色变深。大体观，萎缩的器官体积缩小，颜色加深，重量减轻，质地变硬。心脏萎缩时，冠状动脉弯曲如蛇状，心肌细胞可内出现脂褐素颗粒。脑萎缩时，脑回变窄，脑沟变宽。

（三）影响及结局

萎缩的器官或组织功能降低。如肌肉萎缩时，肌肉收缩力降低；脑萎缩时智力及记忆力减退；腺体萎缩时分泌减少。萎缩一般是可复性的，只要萎缩的程度不十分严重，当病因消除后，萎缩的器官、组织、细胞仍可逐渐恢复原状。但若病变继续进展，则萎缩的细胞最终可消失。

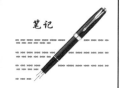

四、化生

一种分化成熟的细胞或组织在环境改变时转化为另一种分化成熟的细胞或组织的过程称为化生（metaplasia）。化生的细胞并不是由原来的成熟细胞直接转变而来，而是由该处具有多项分化潜能的未分化细胞向另一方向分化而成。化生只能在同类组织范围内出现，如柱状上皮可化生为鳞状上皮，但不能化生为结缔组织成分。较常见的化生如下。

1. 鳞状上皮化生　常见于气管和支气管黏膜，当此处黏膜上皮长时间受化学性气体刺激或慢性炎症损害而反复再生时，可由原来的纤毛柱状上皮转化为鳞状上皮。慢性胆囊炎时，胆囊黏膜上皮发生鳞状上皮化生。慢性子宫颈炎时，宫颈黏膜上皮发生鳞状上皮化生。

2. 肠上皮化生　慢性萎缩性胃炎时胃黏膜上皮转变为肠黏膜上皮，称为胃黏膜上皮的肠上皮化生。这种肠上皮化生可成为胃腺癌的发生基础。

3. 间叶组织化生　许多间叶细胞常无严格固定的分化方向，因而一种间叶组织常可分化出另一种间叶组织。如结缔组织或肌肉损伤后，间叶组织中的间充质干细胞可转变为骨母细胞或软骨母细胞，称为骨或软骨化生。

化生虽然是机体对不利环境和有害因素损伤的一种适应性改变，但由于丧失了原来组织的结构和功能，故又有不利的一面。如支气管黏膜鳞状上皮化生后，失去了纤毛，削弱了局部纤毛排送灰尘的防御功能。此外，如果引起化生的因素持续存在，则可能发展为肿瘤。

第二节　细胞和组织的损伤

一、细胞和组织损伤的原因及发生机制

（一）缺氧

缺氧是指细胞不能获得足够的氧或氧利用障碍，是细胞、组织损伤的重要和常见原因。缺氧使细胞内线粒体的氧化磷酸化过程受阻，ATP生成减少甚至停止，引起细胞损伤。机体内各种细胞对缺氧的耐受性不同，神经细胞缺氧一般超过5分钟便难以恢复，而结缔组织耐受缺氧的时间较长。

（二）生物因素

生物因素是引起细胞损伤的常见原因，主要包括各种细菌、病毒、真菌、立克次体和寄生虫等。细菌致病主要通过释放内毒素、外毒素或分泌的酶造成细胞损伤，有的细菌可引起机体的变态反应而造成细胞和组织的损伤。病毒通过整合入正常人体细胞的DNA中扰乱细胞功能，或通过复制繁殖破坏细胞，或通过免疫反应造成细胞损伤。真菌、寄生虫等可直接破坏组织和细胞或通过变态反应造成组织损伤。

（三）物理因素

物理因素包括高温、低温、高气压或低气压、电流、射线、机械性损伤等。高温使蛋白质凝固、变性；低温使局部血管收缩，血流停滞或组织、细胞内水分形成冰晶而引

起损伤；电流可直接烧伤组织；射线直接或间接引起 DNA 损伤，导致细胞功能障碍；机械性损伤能直接使细胞和组织的完整性被破坏。

（四）化学因素

化学因素包括化学物质和药物的毒性作用。化学性损伤的严重程度与化学物质的剂量、作用时间、吸收、蓄积、代谢和排出的部位及代谢速度有关。能引起损伤的化学物质称作毒物。化学性损伤的主要机制如下。①化学物质本身具有直接细胞毒作用：如氰化物能迅速封闭线粒体的细胞色素氧化酶系统而致猝死；汞化物中毒时，汞与细胞膜含巯基蛋白结合，引起膜通透性增高和 ATP 酶依赖膜转运的抑制；抗生素和化学性抗肿瘤药物也可通过类似的直接作用而引起细胞损伤。②代谢活化：许多无毒性的化学物质进入人体后，在肝细胞的滑面内质网细胞色素混合功能氧化酶的作用下，转变为有毒性的代谢产物，部分可直接与膜蛋白和脂质共价结合并引起损伤，最重要的是经代谢所形成的自由基引起的细胞损伤。

（五）免疫因素

免疫反应引起细胞损伤主要是由于机体对外来抗原的反应过强（变态反应）或对某些自身抗原产生免疫反应。先天性或后天性免疫缺陷（如艾滋病）患者由于机体的免疫功能低下，易受外来病原体侵袭而发生损伤。

（六）遗传因素

遗传因素致病主要是由基因突变或染色体畸变造成的细胞代谢、功能和结构改变，表现为先天畸形或某些蛋白质的结构和功能改变。基因突变可引起分子病，如血友病、白化病等；染色体畸变（数目或结构的变化）可引起染色体病，如 21-三体综合征、性染色体畸变导致的两性畸形等。遗传因素的致病作用还可表现为机体对某些疾病的易感性，如糖尿病、溃疡病、精神分裂症、高血压等。

（七）其他

食物中某些必需营养素（如维生素、蛋白质、微量元素等）的缺乏或营养过剩，都可导致细胞的损伤。衰老及社会-心理-精神因素等也可引起细胞的损伤。

二、细胞和组织损伤的形态学变化

细胞和组织损伤的表现形式和轻重程度不一，轻者当损伤的原因消除后仍可恢复正常，重者则可引起细胞和组织的死亡。

（一）变性

变性（degeneration）是由物质代谢障碍引起的一类形态改变，是指细胞或细胞间质内出现一些异常物质或原有正常物质的含量显著增多。一般而言，变性是可复性改变，当原因消除后，变性细胞的结构和功能仍可恢复正常。但严重的变性则往往不能恢复而发展为坏死。变性的种类繁多，常见的变性有以下几种类型。

1. 细胞水肿　细胞内水和钠的过多积聚，称为细胞水肿（cellular edema），又称水变性（hydropic degeneration），是一种最常见的、较轻的变性，好发于代谢旺盛、线粒体丰富的器官（如心、肝、肾等）的实质细胞。

（1）原因及发生机制：引起细胞水肿的主要原因是缺氧、感染和中毒。其发生机制

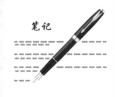

为：有害因素导致线粒体受损，使 ATP 生成减少，细胞的能量供应不足，细胞膜上的 Na^+-K^+泵对电解质的主动转运功能发生障碍，细胞内 Na^+、水过多积聚所致。

（2）病理变化：肉眼观，可见发生细胞水肿的器官体积增大，包膜紧张，切面实质隆起、间质凹陷、边缘外翻，颜色变淡，混浊无光泽，故有"混浊肿胀"之称。镜下观，可见水肿细胞体积增大，胞质内出现较多红染的细颗粒（电镜下观察，颗粒为肿胀的线粒体和内质网）（图 2-2）。细胞水肿进一步发展可使细胞体积明显增大，胞质基质内水分含量增多，胞质疏松，染色变淡。严重的肝细胞水肿时，肝细胞胞质异常疏松透亮，胞体高度肿胀如气球，称为气球样变，常见于病毒性肝炎。

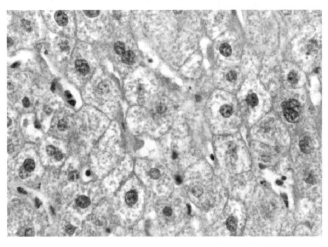

图 2-2 肝细胞水肿

肝细胞明显肿胀，胞质疏松，染色变淡，胞质内可见较多红染颗粒。

（3）对机体的影响及结局：发生细胞水肿的组织器官功能降低，如心肌细胞水肿可使心肌的收缩力降低。细胞水肿通常为细胞的较轻损伤，当原因消除后，仍可恢复正常；如果进一步发展，则可发生脂肪变性，甚至坏死。

2. 脂肪变性 在正常情况下，除脂肪细胞外，其他细胞内一般见不到或仅见少量脂滴，如这些细胞中出现脂滴或脂滴明显增多，则称为脂肪变性（fatty degeneration）。脂肪变性大多见于代谢旺盛、耗氧多的器官（如肝、肾、心等），其中以肝细胞脂肪变性最为常见，因为肝是脂肪代谢的重要场所。

（1）肝脂肪变性：进入肝细胞的脂类物质有两类，一类是由肠道吸收的乳糜微粒，其在肝细胞内被水解后形成脂肪酸；另一类是储存的体脂。这些脂肪小部分在肝内进行氧化，提供能量；大部分脂肪酸与蛋白质结合后以脂蛋白的形式被转运至肝外，或供其他组织利用，或再转变为体脂储存，或形成细胞的各种结构成分而成为结构脂肪。上述过程的任何一个环节发生障碍即可导致肝细胞内脂类物质沉积，即脂肪变性。造成肝脂肪变性的因素如下。①脂蛋白合成障碍：肝内脂肪必须与蛋白质结合形成脂蛋白后才能运出肝，以供机体的需要。当合成脂蛋白的原料物质（如磷脂、胆碱等）缺乏，或由于化学毒物（如酒精、四氯化碳）或其他毒素破坏内质网结构或抑制某些酶的活性，使脂蛋白合成减少时，则造成脂肪在肝细胞内堆积。②进入肝内的脂肪酸过多：如进食过多脂肪，或某些疾病造成饥饿状态，或糖尿病患者对糖的利用障碍时，脂肪库中的脂肪分解加强，其中大部分以脂肪酸的形式进入肝，使肝合成脂肪增多，超过了肝将其氧化利用和合成脂蛋白并输送出去的能力，导致脂肪在肝细胞内的蓄积。③脂肪酸的氧化障碍：

见于缺氧、白喉外毒素中毒等，此时线粒体受损，导致细胞内 ATP 生成减少，进入肝细胞的脂肪酸不能充分氧化，造成脂肪在肝细胞内沉积。

轻度肝脂肪变性时，肝脏的肉眼观可无明显改变，或仅为轻微黄染。若脂肪变性比较显著和广泛，则肝脏增大，颜色变黄，触之质如泥块并有油腻感。镜下 HE 染色的切片在肝细胞胞质内可见大小不等的空泡（脂肪已在制片过程中被有机溶剂溶解），起初肝细胞内的脂肪空泡较小，且多见于核的周围，后期这些脂肪空泡变大，较密集地散布于整个胞质中，严重时可融合为一个大空泡，将细胞核挤向细胞一侧，状似脂肪细胞（图 2-3）。冰冻切片技术能保存脂质，用苏丹Ⅲ染色能显示脂滴为橘红色，用锇酸染色脂质显示为黑色。

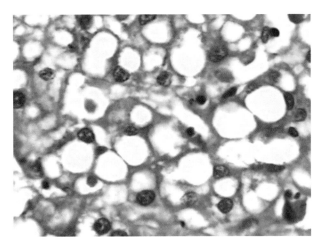

图 2-3 肝细胞脂肪变性

肝细胞胞质内出现大小不等的脂肪空泡，某些肝细胞脂肪变性严重，细胞核被挤至细胞一侧。

肝脂肪变性是可复性损伤，当病因消除后即可恢复正常，轻度肝脂肪变性通常并不引起肝功能障碍。重度弥漫性肝脂肪变性称为脂肪肝，体检时肝可在右季肋下触及，有轻度压痛及肝功能异常，B 超检查也可用于诊断。严重的肝脂肪变性可继发肝坏死和肝硬化。

（2）心肌脂肪变性：心肌在正常情况下可含有少量脂滴，脂肪变性时脂滴明显增多，常为贫血和中毒的结果。在严重贫血时，可见心内膜下（尤其是乳头肌处）出现成排的黄色脂质条纹，与暗红色的正常心肌相间排列，状若虎皮斑纹，故有"虎斑心"之称。镜下观，脂肪空泡较细小，常位于细胞核附近，呈串珠状排列。严重感染、白喉外毒素及其他毒物（如磷、砷、氯仿等）均可引起心肌弥漫性脂肪变性。肉眼观，心肌均匀变浊，略呈黄白色。但通常心功能并不受明显影响。显著的心肌脂肪变性如今并不常见。

3. 玻璃样变性　又称透明变性（hyaline degeneration），是一种形态学描述性术语，是指结缔组织、血管壁或细胞内出现 HE 染色为均质、红染、半透明状的蛋白质蓄积。常见的玻璃样变性有以下 3 种。

（1）结缔组织玻璃样变性：常见于增生的纤维结缔组织，如瘢痕组织、纤维化的肾小球，以及动脉粥样硬化的纤维性斑块等，为胶原纤维老化的表现。镜下可见，纤维细胞明显变少，胶原纤维增粗并互相融合成为梁状、带状或片状均质、红染、半透明状结构。肉眼观，可见病变组织呈灰白色半透明，质地坚韧，缺乏弹性。其发生机制尚不十分清楚。

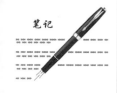
（2）血管壁玻璃样变性：常见于缓进型高血压病时肾、脑、脾及视网膜等脏器的细动脉壁。由于细动脉的持续性痉挛，内膜通透性增高，血浆蛋白渗入内膜下，在内皮细胞下凝固形成均匀红染、无结构的物质。细动脉的玻璃样变性使血管壁增厚、变硬，管腔狭窄甚至闭塞（图 2-4），可导致细动脉硬化。

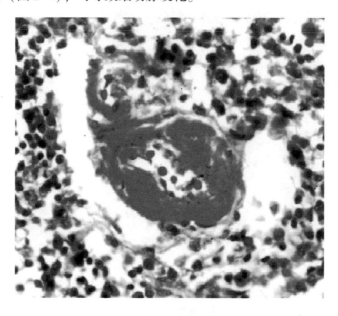

图 2-4 脾中央动脉玻璃样变性
中央动脉管壁明显增厚，呈玻璃样均质状，管腔变窄。

（3）细胞内玻璃样变性：为多种原因引起的细胞质内出现大小不等、圆球形的均质红染物质。如肾小球肾炎或其他疾病伴有明显蛋白尿时，肾近曲小管上皮细胞的胞质内可出现许多大小不等的圆形红染小滴，这是血浆蛋白经肾小球滤出而又被肾小管上皮细胞吞饮的结果。

4. 黏液变性　组织间质内出现黏多糖和蛋白质的积聚称为黏液变性（mucoid degeneration），常见于间叶组织肿瘤、风湿病灶、动脉粥样硬化斑块。镜下观，可见间质变疏松，充以染成淡蓝色的胶状液体，其中有一些多角形、星芒状细胞散在分布，并以突起互相连接。黏液变性在病因消除后可逐渐消退，但如长期存在，则引起纤维组织增生而导致组织硬化。

5. 病理性色素沉积　在病理情况下，细胞和组织内有色物质异常积聚称为病理性色素沉积（pathologic pigmentation）。沉积的色素主要来自体内（内源性色素），如含铁血黄素、胆红素、脂褐素、黑色素等；炭末、煤尘及文身色素等外源性色素也会进入体内，造成色素沉积。常见的病理性色素沉积有以下几种。

（1）含铁血黄素（hemosiderin）沉积：含铁血黄素是由铁蛋白微粒集结而成的色素颗粒，呈金黄色或棕黄色，具有折光性，颗粒大小不一，是巨噬细胞吞噬红细胞后在胞质内形成的一种色素。细胞破裂后，此色素也可散布于组织间质中。左心衰竭导致肺淤血时，红细胞自肺泡壁毛细血管漏出至肺泡腔，巨噬细胞吞噬红细胞后在胞质内形成含铁血黄素。胞质内有含铁血黄素的巨噬细胞称为心力衰竭细胞，这种细胞可出现于患者的痰内。溶血性贫血时有大量红细胞被破坏，可出现全身性含铁血黄素沉积，主要见于肝、脾、淋巴结、骨髓等器官。

（2）胆红素（bilirubin）沉积：为棕黄色或黄绿色、不含铁的可溶性物质，是在吞噬细胞内形成的一种血红蛋白衍生物。在生理情况下，胆红素是红细胞衰老后被巨噬细胞吞噬分解后的正常产物，在肝内经代谢后形成胆汁的有色成分，最后排入肠道。血中胆红素过多时胆红素可将组织染成黄色，称为黄疸。在出现胆道阻塞及患某些肝疾病时，肝细胞、毛细胆管及小胆管内可见较多胆红素，呈黄绿色无定形的小颗粒。胆红素一般不能通过血脑屏障进入中枢神经系统，但新生儿由于其血脑屏障尚不完善，故在高胆红素血症（hyperbilirubinemia）时，大量胆红素可进入神经细胞内。肉眼观，可见多处神经核（豆状核、下丘脑、海马回等）明显黄染，称为核黄疸。

（3）黑色素（melanin）沉积：黑色素为大小、形状不一的棕褐色或深褐色颗粒。在正常人的皮肤、毛发、虹膜及脉络膜等处均有黑色素存在。黑色素由黑色素细胞内的酪氨酸在酪氨酸酶的作用下氧化、聚合而成。垂体所分泌的促肾上腺皮质激素（adrenocorticotropic hormone，ACTH）能刺激黑色素细胞，促进其黑色素形成。当肾上腺功能减退［如艾迪生病（Addison 病）］时，全身皮肤、黏膜内的黑色素增多，这是由于肾上腺皮质激素分泌减少，对垂体的反馈抑制作用减弱，导致 ACTH 分泌增多，促进黑色素细胞产生过多的黑色素。皮肤慢性炎症、色素痣、黑色素瘤、基底细胞癌时，局部可有过量的黑色素沉积。

（4）脂褐素（lipofuscin）沉积：脂褐素是细胞内自噬溶酶体中不能被溶酶体酶消化的细胞器碎片形成的黄褐色颗粒，其成分是脂质和蛋白质的混合物。脂褐素多见于老年人及一些慢性消耗性疾病患者的心、肝和肾的细胞内，故又有"消耗性色素"之称。脂褐素也可见于正常人的附睾上皮细胞、睾丸间质细胞、肾上腺皮质网状带细胞和神经细胞的胞质中。

6. 病理性钙化（pathologic calcification）　正常机体内只有骨和牙齿含有固体性钙盐，如在骨和牙齿之外的其他部位组织内有固体钙盐的沉积，则称为病理性钙化。沉积的钙盐主要是磷酸钙和碳酸钙。在 HE 染色时，钙盐呈蓝色颗粒状或片块状，量多时肉眼可见为灰白色颗粒状或团块状。机体对钙盐难以完全吸收而成为机体内长期存在的异物，并刺激周围结缔组织增生而将其包裹。病理性钙化按其发生原因的不同分为营养不良性钙化和转移性钙化两类。

（1）营养不良性钙化：是指继发于变性，或者坏死组织或其他异物（如结核坏死灶、动脉粥样硬化斑块）内的变性坏死区的钙盐沉积。因无全身性钙、磷代谢障碍，故血钙水平不升高。

（2）转移性钙化：较少见，是由于全身性钙、磷代谢失调（高钙血症）而致钙盐沉积于正常组织内，常发生在血管、肾、肺和胃的间质组织，见于甲状旁腺功能亢进及骨肿瘤造成骨质严重破坏时。大量骨钙进入血液，使血钙水平升高，以致钙在肾小管、肺泡和胃黏膜等处沉积，形成转移性钙化。此外，接受超剂量的维生素 D 时，因维生素 D 促进钙从肠道吸收，也可发生转移性钙化。

钙化对机体的影响视具体情况而异，坏死组织钙化常是病灶愈合的表现；血管壁钙化使血管失去弹性而变脆，容易破裂出血；结核病坏死的钙化可以使其中的结核杆菌逐渐失去活力，防止扩散，但其内仍有结核杆菌存活，当机体抵抗力下降时，则可能引起复发。

（二）细胞死亡

细胞因受到严重损伤而出现代谢停止、结构破坏和功能丧失等不可逆性变化，称为细胞死亡（cell death）。细胞死亡包括坏死和凋亡两种类型。

1. 坏死（necrosis）　活体内局部组织、细胞的死亡称为坏死。坏死组织、细胞的代谢停止，功能丧失，出现一系列特征性的形态学改变。坏死多由可逆性损伤（变性）逐渐发展而来。

（1）坏死的病理变化：刚坏死的细胞在肉眼和光学显微镜下不能被发现；细胞坏死若干小时以后，由于细胞内溶酶体膜破裂，释放各种水解酶，对细胞起自身溶解作用后，才能从光学显微镜下看到形态学改变。细胞核的改变是细胞坏死的主要形态学标志，包括如下表现。①核固缩：细胞核脱水使染色质浓缩，染色变深，细胞核的体积缩小。②核碎裂：细胞核染色质崩解为小碎片，核膜破裂，染色质碎片分散在胞质中。③核溶解：染色质的 DNA 分解，细胞核失去对碱性染料的亲和力，因而染色质变淡，甚至只能见到核的轮廓。最后染色质中残余的蛋白质被蛋白酶溶解，核便完全消失（图 2-5）。

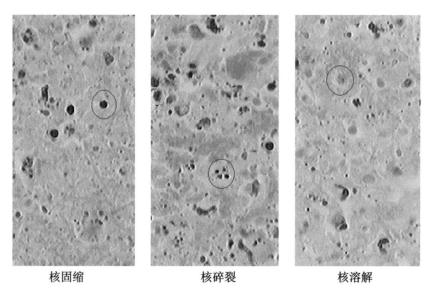

核固缩　　　　核碎裂　　　　核溶解

图 2-5　细胞坏死时细胞核的变化

坏死细胞的胞质红染（即嗜酸性），这是由于胞质嗜碱性物质核蛋白体减少或丧失，使胞质与碱性染料苏木精的结合减少而与酸性染料伊红的结合力增高。同时由于胞质结构崩解，导致胞质呈颗粒状。在实质细胞坏死后一段时间内，间质常无改变。以后在各种水解酶的作用下，基质崩解，胶原纤维肿胀并崩解、断裂或液化。最后坏死的细胞和崩解的间质融合成一片模糊的颗粒状、无结构的红染物质。

坏死的形态学改变通常要在组织、细胞死亡数小时至 10 小时以后才出现。在坏死的早期阶段，不仅肉眼难以鉴别，甚至在电子显微镜下也不能确定该组织、细胞是否已经死亡。临床上把这种确实已丧失生存能力的组织称为失活组织。这种组织已不能复活，但却是细菌生长繁殖的良好培养基。为预防感染、促进创伤愈合，在治疗中常需将其清除。肉眼观，失活组织一般具有以下特征：失去正常光泽，比较混浊；缺乏正常组织的弹性，捏起或切断后，组织回缩不良；无血液供应，局部温度降低，血管无搏动，切割时无鲜血从血管中流出；失去正常感觉及运动功能等。

（2）坏死的类型：由于酶的分解作用或蛋白质变性凝固在坏死中所占地位不同，坏死组织会出现不同的形态学变化。根据坏死的形态特点将坏死分为 4 种类型：凝固性坏死、液化性坏死、坏疽及纤维素样坏死。

1）凝固性坏死（coagulative necrosis）：坏死组织由于失水变干、蛋白质凝固而变成灰白色或灰黄色比较干燥的凝固体，故称凝固性坏死。肉眼观，可见坏死组织干燥，呈灰白色或灰黄色，与健康组织分界清楚。坏死灶周围出现一暗红色出血带。在光镜下，坏死灶内组织细胞结构消失，但其轮廓仍可保留一段时间。凝固性坏死可发生于人体很多组织内，但多见于心、脾、肾等器官缺血性坏死时。干酪样坏死（caseous necrosis）是凝固性坏死的一种特殊类型，主要见于结核病。此时坏死组织彻底崩解，镜下表现为红染颗粒状无结构物质，组织轮廓消失，肉眼观察可见由于坏死组织含有较多脂质，色淡黄，质地松软，状如干酪，因而得名。

2）液化性坏死（liquefactive necrosis）：坏死组织分解、液化而呈液体状，称为液化性坏死。脑组织坏死属于液化性坏死，主要因为脑组织的脂质含量高而蛋白质含量少，又称脑软化。急性胰腺炎时，细胞释放的胰脂酶分解脂肪酸而引起的脂肪坏死属于液化性坏死。脓肿坏死组织的液化是由于大量中性粒细胞破坏后释放的蛋白溶解酶所致。

3）坏疽（gangrene）：较大范围的组织坏死并伴有不同程度的腐败菌感染，使坏死组织呈黑褐色、污秽绿色等特殊形态改变时，称为坏疽。坏疽可分为以下 3 种类型。①干性坏疽：大多见于四肢末端，病因包括如动脉粥样硬化、血栓闭塞性脉管炎和冻伤等。此时动脉受阻而静脉仍通畅，故坏死组织的水分少，再加上水分的蒸发，故病变部位干燥、皱缩，呈黑褐色，与周围健康组织之间有明显的分界线（图 2-6）。②湿性坏疽：多发生于与外界相通的内脏器官（如肺、肠、阑尾、子宫、胆囊等），也可见于四肢（当其动脉闭塞且静脉回流受阻，伴有淤血、水肿时）。此时由于坏死组织含水量较多，适合腐败菌生长繁殖，故腐败菌感染严重，局部明显肿胀，呈深蓝、暗绿或污黑色。腐败菌分解蛋白质，产生吲哚、粪臭素等，造成恶臭气味。由于病变发展较快，炎症比较弥漫，故坏死组织与健康组织的分界线不明显。同时组织坏死所产生的毒性产物及细菌毒素被吸收后，可引起严重的全身中毒症状。③气性坏疽：主要见于严重的、深达肌肉的开放性创伤合并产气荚膜梭菌及腐败弧菌等厌氧菌感染时，细菌分解坏死组织时产生大量气体，使坏死组织内含气泡而呈蜂窝状，按之有捻发音。气性坏疽发展迅速，毒素吸收多，后果严重，需紧急处理。

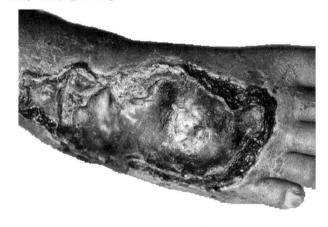

图 2-6　足的干性坏疽

4）纤维素样坏死（fibrinoid necrosis）：旧称纤维素样变性，为间质结缔组织及小血管壁的一种坏死形式，主要见于风湿病、结节性动脉周围炎等变态反应性疾病及急进性高血压、胃溃疡等。病变部位的组织结构逐渐消失，形成一堆境界不甚清晰的颗粒状、

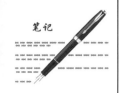

小条状或小块状无结构物质，呈强嗜酸性染色，状似纤维素，并且有时呈纤维素染色，故称为纤维素样坏死。其发生与抗原-抗体复合物引发的胶原纤维肿胀崩解、结缔组织免疫球蛋白沉积或血液纤维蛋白渗出变性有关。

（3）坏死的结局。

1）溶解吸收：坏死组织和中性粒细胞释放的蛋白水解酶将坏死组织分解、液化，经淋巴管或血管吸收，不能吸收的碎片由巨噬细胞吞噬、消化。小范围的坏死组织可完全溶解吸收。

2）分离排出：较大的坏死灶不易完全吸收，其周围发生炎症反应，中性粒细胞释放蛋白水解酶，加速坏死组织边缘的溶解吸收，使坏死组织与健康组织分离。如果坏死组织位于皮肤或黏膜，则坏死组织脱落后形成溃疡；肾、肺等内脏器官的坏死组织液化后可经相应管道排出，留下空腔，称为空洞。

3）机化：坏死组织如不能完全溶解吸收或分离排出，则由肉芽组织逐渐取代，最后形成瘢痕组织。这种由肉芽组织取代坏死组织（或其他异物，如血栓等）的过程称为机化。

4）包裹和钙化：坏死灶较大，或坏死物质难以溶解吸收或分离排出，则由纤维组织将坏死组织包围，使病变局限，称为包裹。钙盐在坏死组织中沉积称为钙化。

（4）坏死对机体的影响：坏死对机体的影响主要取决于坏死的部位、范围。大面积和重要器官的坏死可导致机体死亡，如心、脑组织的坏死，广泛的肝细胞坏死等。坏死对机体的主要影响如下。

1）炎症反应：坏死组织在体内作为一种刺激物，可引起炎症反应，坏死物又导致微生物继发感染而加重炎症。如急性胰腺炎是因胰腺腺泡内的消化酶对胰腺的自身消化，引起组织坏死，继发炎症的结果；当发生肠套叠后，肠壁坏死合并腐败菌感染，形成湿性坏疽。

2）免疫反应：坏死分解物作为一种抗原，有时会导致免疫反应。心肌梗死后综合征出现在梗死后数周至数月，是机体对坏死物的过敏反应；一侧眼球受伤后对侧健康眼球发生交感性眼炎也属于这种情况。

3）疾病扩散和传播：坏死组织液化后，通过自然管道排出过程中可把坏死物中的病原体带到身体其他部位。如结核病干酪样坏死灶中的结核杆菌可借助自然管道在肺、尿路、消化道等处扩散；坏死组织也可侵入血流，经血道播散；肺内干酪样坏死物中的细菌还可通过咳嗽时的飞沫和随地吐的痰传播。

4）产生相应的临床症状：组织坏死可累及局部血管而引起出血。肺结核病、消化性溃疡、肠伤寒时的坏死可导致大出血；消化道局部坏死会引起穿孔、疼痛；卵巢囊肿蒂扭转时，因静脉回流受阻，瘤内发生高度淤血，进一步引起出血、坏死，产生剧烈腹痛、恶心、呕吐等。坏死组织分解后毒素吸收入血则引起全身反应（如发热、白细胞计数增多、代谢紊乱等）。

5）功能损害：实质细胞坏死后可造成器官的功能损害。如心肌坏死引起心脏收缩功能障碍、心律失常甚至心力衰竭；肝大面积坏死导致肝功能异常和衰竭。

6）器官硬化：组织坏死后，坏死区常由纤维结缔组织取代（机化），最后瘢痕形成。广泛的坏死引起器官硬化，如慢性肺结核导致肺硬化，弥漫性肝坏死导致肝硬化，各种原因引起的心肌广泛性小灶状坏死导致心肌硬化。硬化器官的功能下降或衰竭。

2. 凋亡（apoptosis）　凋亡是指机体细胞在发育过程中或在某些因素的作用下，通

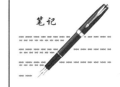

过特定的基因及其产物的调控而发生的程序性细胞死亡（programmed cell death）。它出现在许多生理和病理过程中，是机体内无用的、老化的或某些受损伤细胞死亡的一种形式。凋亡表现为单个细胞坏死或小灶状坏死，凋亡细胞的细胞膜和细胞器膜不破裂、不自溶，也不引起急性炎症反应，因而与细胞的损伤性坏死不同。凋亡的发生与基因调节有关。在生理情况下，细胞的凋亡为组织中细胞更新所必需；在病理情况下，凋亡可见于某些病毒感染、自身免疫性疾病、抗癌药物引起的肿瘤细胞死亡等。凋亡早期细胞皱缩，核染色体凝集于核膜下，进而胞核裂解，胞膜下陷并包裹核碎片和细胞器，形成多个凋亡小体。凋亡对胚胎发生、发展，组织内正常细胞群的稳定，机体的防御和免疫反应，以及各种原因引起的细胞损伤、细胞老化、肿瘤发生等均具有重要意义。目前研究认为，细胞凋亡数目减少是导致肿瘤发生的重要因素之一。

第三节　损伤的修复

组织和细胞损伤并造成缺损后，其邻近的健康细胞分裂增生，在结构和功能上对缺损部分进行恢复，这一过程称为修复（repair）。修复是通过细胞的再生或肉芽组织的增生来完成的，修复后原先组织的结构和功能可完全或部分恢复。

一、再生

（一）再生的概念和类型

组织和细胞损伤后，周围存活的同种细胞分裂增生以实现修复的过程，称为再生（regeneration）。

再生可分为生理性再生及病理性再生两种。

1. 生理性再生　在生理情况下，组织细胞的更新，如皮肤表层角化细胞经常性的脱落、子宫内膜的周期性脱落、血细胞的衰老死亡等，都不断地由新生的细胞加以补充更新。

2. 病理性再生　在病理情况下，细胞、组织缺损后发生的再生，称为病理性再生，又可分为完全再生和不完全再生。若再生修复能完全恢复原有的结构和功能，称为完全再生；如不能完全恢复原有的结构与功能而为瘢痕性修复，则称为不完全再生。生理性再生均为完全再生。

（二）各种组织细胞的再生能力

各种组织有不同的再生能力，这是在动物长期进化过程中形成的。一般来说，低等动物组织的再生能力比高等动物强，分化低的组织的再生能力比分化高的组织强，平常容易遭受损伤的组织以及在生理条件下经常更新的组织有较强的再生能力。按再生能力的强弱，可将人体组织细胞分为以下3类。

1. 不稳定细胞　这类细胞在生理状态下就有很强的再生能力，总在不断地增殖，以代替衰亡或遭受破坏的细胞，当其损伤后也具有强大的再生能力，一般可完全再生。如表皮细胞、呼吸道和消化道黏膜上皮细胞、泌尿生殖器官的被覆上皮细胞、淋巴及造血细胞等。

2. 稳定细胞　这类细胞在正常情况下不表现出再生能力，但当受到损伤和破坏时，

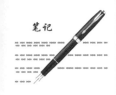

则可表现出较强的再生能力，如各种腺器官的实质细胞（如肝、胰、内分泌腺、汗腺、皮脂腺和肾小管的上皮细胞等），以及成纤维细胞、血管内皮细胞、骨膜细胞和结缔组织中的原始间叶细胞，后者可向各种间叶成分的细胞（如骨、软骨、平滑肌细胞、脂肪细胞等）分化。

3. 永久性细胞　这类细胞基本上无再生能力，在出生后都不能分裂增生，一旦遭受破坏则发生永久性缺失。属于永久性细胞的有神经细胞（包括中枢神经细胞及周围神经的神经节细胞）、骨骼肌细胞及心肌细胞，但不包括神经纤维，在神经细胞存活的前提下，受损的神经纤维有着活跃的再生能力。

（三）各种组织的再生过程

1. 上皮组织的再生

（1）被覆上皮再生：当鳞状上皮缺损时，创缘或底部的基底层细胞分裂增生，向缺损中心迁移，先形成单层上皮，以后增生分化为鳞状上皮。黏膜（如胃肠黏膜）上皮缺损后，同样也由邻近的基底层细胞分裂增生来修补，新生的上皮细胞起初为立方形，之后增高，变为柱状细胞。

（2）腺上皮再生：腺上皮的再生能力虽然比被覆上皮弱，但仍有较强的再生能力。当腺上皮损伤时，如果仅有腺上皮的缺损而腺体的基底膜未被破坏，可由残存细胞分裂补充，完全恢复腺体原先的结构和功能。如果腺体构造（包括基底膜）被完全破坏，则难以再生。

2. 纤维组织的再生　在损伤的刺激下，受损处的成纤维细胞进行分裂、增生。成纤维细胞可由静止状态的纤维细胞转变而来，或由未分化的间叶细胞分化而来。幼稚的成纤维细胞胞体大，两端常有突起，突起也可呈星状，胞质略呈嗜碱性。电镜下，可见胞质内有丰富的粗面内质网及核蛋白体，说明其合成蛋白的功能很活跃；胞核体积大，染色淡，有1~2个核仁。成纤维细胞在停止分裂后，开始合成并分泌前胶原蛋白，在细胞周围形成胶原纤维，此时成纤维细胞逐渐成熟，变成长梭形，胞质越来越少，核越来越深染，成为纤维细胞（图2-7）。

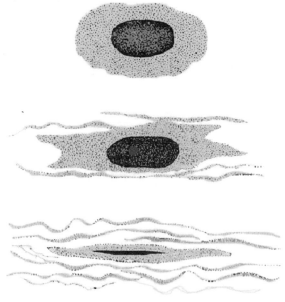

图2-7　成纤维细胞产生胶原纤维并转化为纤维细胞（模式图）

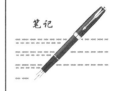

3. 血管的再生

（1）毛细血管的再生：毛细血管多以生芽方式再生。首先，在蛋白分解酶作用下基底膜分解，该处内皮细胞分裂增生形成突起的幼芽，随着内皮细胞向前移动及后续细胞的增生而形成一条细胞索，其后在血流冲击下出现管腔，形成新生的毛细血管，进而彼此吻合构成毛细血管网。新生的毛细血管基底膜不完整，内皮细胞间空隙较多、较大，故通透性较高。为适应功能的需要，这些毛细血管还会不断地改建形成小动脉或小静脉，其平滑肌等成分可能由血管外未分化间叶细胞分化而来。

（2）大血管的修复：大血管离断后需行手术吻合，吻合处两侧内皮细胞分裂增生，互相连接，恢复原来的内膜结构。但离断的肌层不易完全再生，而由结缔组织增生连接，形成瘢痕修复。

4. 神经组织的再生　脑及脊髓内的神经细胞破坏后不能再生，由神经胶质细胞及其神经胶质细胞纤维修补，形成胶质瘢痕。当外周神经受损时，如果与其相连的神经细胞仍然存活，则可完全再生。首先，断端处远侧段的神经纤维髓鞘及轴突崩解，并被吸收；其次，两端的神经鞘细胞增生，形成带状的合体细胞，将断端连接。近端轴突逐渐向远端生长，穿过神经鞘细胞带，最后达到末梢鞘细胞，鞘细胞产生的髓磷脂将轴索包绕形成髓鞘。此再生过程常需数月以上才能完成。若断离的两端相隔太远（超过 2.5 cm），或者两端之间有瘢痕或其他组织阻隔，或者因截肢失去远端，再生轴突均不能达到远端，而与增生的结缔组织混合在一起，卷曲成团，成为创伤性神经瘤，患者可出现顽固性疼痛。为防止上述情况发生，临床上常施行神经吻合术或对截肢神经断端做适当处理。

二、纤维性修复

当各种疾病或创伤造成组织损伤，其周围细胞再生、修复时，除了缺损小且受损组织的再生能力很强可以完全再生的情况外，大多数情况属于不完全再生，即由肉芽组织填补缺损，之后肉芽组织逐渐转化成以胶原纤维为主的瘢痕组织，这种修复过程称为纤维性修复，也称为瘢痕性修复。

（一）肉芽组织

1. 肉芽组织的概念及形态结构　肉芽组织（granulation tissue）是一种由新生的毛细血管及增生的成纤维细胞和各种炎症细胞构成的幼稚结缔组织。肉眼观，肉芽组织呈鲜红色、颗粒状，质地柔软、湿润，形似鲜嫩的肉芽，故称为肉芽组织。

镜下观肉芽组织形成初期，其内有大量由内皮细胞增生形成的新生毛细血管，其排列方向与创面垂直，近伤口表面处互相吻合，形成袢状弯曲的毛细血管网，在毛细血管之间有许多增生的成纤维细胞和数量不等的巨噬细胞、中性粒细胞及淋巴细胞等（图2-8）。随着肉芽组织的逐渐成熟，可见少量纤维细胞和胶原纤维。

2. 肉芽组织的功能　肉芽组织在组织损伤修复过程中主要有以下 3 个方面的重要作用。

（1）抗感染及保护创面：在伤口有感染的情况下，肉芽组织可以对感染物及异物进行分解、吸收，以消除感染、清除异物、保持伤口的洁净、利于愈合。如损伤组织中的一些细菌、异物或少量坏死组织，可以通过中性粒细胞和巨噬细胞的吞噬、细胞内蛋白水解酶的消化作用而分解，然后通过毛细血管吸收。

（2）机化血凝块、坏死组织及其他异物：肉芽组织的生长过程也是对损伤组织中血

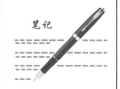
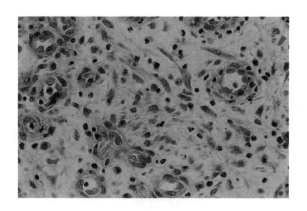

图 2-8 肉芽组织的镜下结构

图示为新生的毛细血管、成纤维细胞及各种炎症细胞。

凝块、坏死组织及异物的置换过程，只有当血凝块、坏死组织及异物被肉芽组织完全机化后，才能给创伤愈合创造良好的条件，否则将影响愈合过程。同样，体内各种异物仍需由肉芽组织处理，将其溶解吸收、机化或包裹。

（3）填补伤口及其他组织缺损：组织损伤造成的缺损较大或受损组织的再生能力较差时，缺损处均可被肉芽组织填充，最后形成瘢痕组织。

3. 肉芽组织的结局　肉芽组织在组织损伤后 2~3 天内即可出现，自下向上或从周围向中心生长，以填补创口或机化异物。随着时间的推移，肉芽组织按其生长的先后顺序逐渐成熟。其标志性的形态改变为：间质的水分逐渐减少；炎症细胞减少并逐渐消失；部分毛细血管管腔闭塞、数目减少，根据正常功能的需要，少数毛细血管管壁增厚，改建为小动脉和小静脉；成纤维细胞产生越来越多的胶原纤维，同时成纤维细胞的数目逐渐减少，胞核变细长而深染，变为纤维细胞。随着时间的进一步推移，胶原纤维量越来越多，并发生玻璃样变性，细胞和毛细血管成分越来越少。至此，肉芽组织成熟，形成纤维结缔组织，并逐渐转化为老化的瘢痕组织。

4. 如何识别不健康的肉芽组织　由于某些因素的影响，如局部血液供应不良、感染及异物的刺激，肉芽组织往往生长不良。生长良好的肉芽组织呈鲜红色、湿润、柔软、分泌物少，表面有均匀颗粒，触之易出血。不健康的肉芽组织苍白、水肿、松弛、无弹性，表面颗粒不均，色暗有脓苔。肉芽组织生长不良，伤口愈合延迟，容易继发感染，故应及时清除并做相应的处理。

（二）瘢痕组织

瘢痕组织（scar tissue）是肉芽组织经改建成熟后形成的纤维结缔组织。此时组织由大量平行或交错分布的胶原纤维束组成，纤维束往往呈均质性红染，即玻璃样变性，纤维细胞很稀少，核细长而深染，组织内血管减少。肉眼观，可见瘢痕组织呈苍白或灰白色、半透明、干燥、质硬韧并缺乏弹性。瘢痕组织的作用包括以下两个方面。

1. 瘢痕组织形成对机体有利的方面　①填补和连接损伤的创口或其他缺损，保持组织器官的完整性。②保持器官的坚固性：因瘢痕组织含有大量的胶原纤维，抗拉力较肉芽组织强。

2. 瘢痕组织形成对机体不利的方面　①瘢痕收缩：当其发生于关节附近时，常常引起关节挛缩或活动受限；当其发生于胃肠道、泌尿道等腔室器官时，则可引起管腔狭窄，如胃溃疡瘢痕可引起幽门梗阻。②瘢痕性粘连：特别是在各器官之间或器官与体腔壁之间发生的纤维性粘连，常常不同限度地影响其功能。③器官硬化：器官内组织损伤导致广泛纤维化，可使该器官的质地变硬，称为器官硬化。④瘢痕组织增生过度：偶尔有瘢痕组织增生过度，形成突出于皮肤表面的大而不规则的硬块，称为瘢痕疙瘩。这一般与体质有关。容易出现瘢痕（疙瘩）的人的体质称为瘢痕体质。

瘢痕组织内的胶原纤维在胶原酶的作用下，可以逐渐分解，瘢痕因此缩小、变软。胶原酶主要由成纤维细胞、中性粒细胞和巨噬细胞产生。因此，要解决瘢痕收缩和器官硬化问题，如何调控肉芽组织中胶原的合成和分泌，以及如何加速瘢痕组织中胶原的分解与吸收，仍有待进一步研究。

三、创伤愈合

创伤愈合（wound healing）是指机体遭受外力作用，皮肤等组织出现离断或缺损后的修复过程，包括各种组织的再生和肉芽组织增生、瘢痕形成等过程。

（一）皮肤创伤愈合

1. 皮肤创伤愈合的基本过程　最轻度的创伤仅限于皮肤表皮层；稍重的创伤有皮肤和皮下组织断裂，并出现伤口；严重的创伤可有肌肉、肌腱、神经的断裂及骨折。下文以皮肤手术切口为例，叙述创伤愈合的基本过程。

（1）伤口的早期变化：伤口局部有不同程度的组织坏死和血管断裂出血，数小时内便可出现炎症反应，表现为充血、浆液渗出及白细胞游出，故而引发局部红肿。早期白细胞浸润以中性粒细胞为主，3 天后转为以巨噬细胞为主。伤口中的血液和渗出液中的纤维蛋白原很快凝固形成血凝块，有的血凝块表面干燥形成痂皮，血凝块及痂皮起着保护伤口的作用。

（2）伤口收缩：创伤后第 2~3 天，伤口边缘的整层皮肤及皮下组织向中心移动，于是伤口迅速缩小，直至 14 天左右停止。伤口收缩的意义在于缩小创面，以利于愈合，同时上皮增生覆盖创面。伤口收缩是伤口边缘新生的肌成纤维细胞的牵拉作用引起的。

（3）肉芽组织增生和瘢痕形成：大约从第 3 天开始从伤口底部及边缘长出肉芽组织，肉芽组织向伤口中的血凝块长入，机化血凝块并填平伤口。第 5~6 天起成纤维细胞产生胶原纤维，其后 1 周胶原纤维的形成甚为活跃，之后逐渐变慢。随着胶原纤维越来越多，出现瘢痕形成过程，大约在伤后 1 个月瘢痕完全形成。

瘢痕可使创缘比较牢固地结合。伤口局部抗拉强度于伤后不久就开始增加，在第 3~5 周抗拉强度迅速增加，然后变慢，至第 3 个月左右抗拉强度达到顶点而不再增加。当腹壁切口愈合后，如果瘢痕形成薄弱，抗拉强度较低，加之瘢痕组织本身缺乏弹性，故腹腔内压的作用有时可使愈合口逐渐向外膨出，形成腹壁疝。类似情况还见于心肌及动脉壁较大的瘢痕处，可形成室壁瘤及动脉瘤。

（4）表皮及其他组织再生：创伤发生后 24 小时内，伤口边缘的表皮基底细胞增生，并在血凝块下方向伤口中心移动，形成单层上皮，覆盖于肉芽组织表面，当这些细胞彼此相遇时，则停止前进，并增生、分化成为鳞状上皮。表皮生长与肉芽组织的生长密切相关，肉芽组织生长不良或伤口内有异物、感染导致肉芽组织过多均可影响表皮生长，在临床工作中应特别注意清除伤口内异物和控制感染。此外，伤口直径超过 20 cm 时，再生表皮很难将伤口完全覆盖，往往需要植皮。

皮肤附属器（毛囊、汗腺及皮脂腺）如遭受完全破坏，则不能完全再生，从而出现

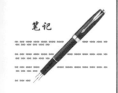

瘢痕修复。当肌腱发生断裂后，初期也发生瘢痕修复，但组织会随着功能锻炼而不断改建，胶原纤维可按原来肌腱纤维的方向排列，达到完全再生。

2. 创伤愈合的类型　根据损伤程度及有无感染，创伤愈合可分为以下3种类型。

（1）一期愈合（healing by first intention）：见于组织缺损少、创缘整齐、无感染、经黏合或缝合后创面对合严密的伤口。常见于外科手术切口。这种伤口中只有少量血凝块，炎症反应轻微，表皮再生在24~48小时便可将伤口覆盖。肉芽组织在第3天就可从伤口边缘长出并很快将伤口填满，第5~6天胶原纤维形成（此时可以拆线），2~3周完全愈合，留下一条线状瘢痕。一期愈合的时间短，形成的瘢痕少。

（2）二期愈合（healing by second intention）：见于组织缺损较大、创缘不整、裂开、无法整齐对合，或伴有感染的伤口。这种伤口的愈合与一期愈合有以下不同：①由于坏死组织多，或由于感染，局部组织继续发生变性、坏死，炎症反应明显。只有等到感染被控制，坏死组织被清除以后，再生才能开始。②伤口大，伤口收缩明显，从伤口底部及边缘长出多量的肉芽组织将伤口填平。③愈合的时间较长，形成的瘢痕较大。

（3）痂下愈合（healing under scar）：是指伤口表面的血液、渗出液及坏死物质干燥后形成黑褐色硬痂，在痂下进行上述愈合的过程。待上皮再生完成后，痂皮即脱落。痂下愈合所需时间通常较无痂者长，因为此时的表皮再生必须首先将痂皮溶解，然后才能向前生长。痂皮由于干燥不利于细菌生长，故对伤口有一定的保护作用。但如果痂下渗出物较多，尤其是已有细菌感染时，痂皮反而成了渗出物引流排出的障碍，使感染加重，不利于愈合。此时应剥去痂皮。

（二）骨折愈合

骨的再生能力很强。单纯性外伤性骨折经过良好的复位、固定后，几个月内便可完全愈合，恢复其结构和功能。骨折愈合过程与皮肤软组织的愈合过程不完全相同，大致可分为以下几个阶段。

1. 血肿形成　骨组织本身有丰富的血管，在骨折的两端及其周围伴有大量出血，形成血肿，数小时后血肿发生凝固，可暂时黏合骨折断端，与此同时常出现轻度的炎症反应。

2. 纤维性骨痂形成　骨折后的2~3天，血肿开始被肉芽组织取代而机化；经过2~3周，肉芽组织逐渐纤维化而形成纤维性骨痂，又称为暂时性骨痂。肉眼及X线检查可见骨折局部呈梭形膨胀。纤维性骨痂使骨折两断端紧密连接起来，但无负重能力。

3. 骨性骨痂形成　在纤维性骨痂形成的基础上，骨母细胞增生并分泌大量胶原纤维和骨基质，沉积于细胞间，同时骨母细胞变成骨细胞，形成骨样组织，也称为骨样骨痂。骨样骨痂使骨折断端的连接更紧密，此期在骨折后第3~6周。随着骨基质内钙盐的逐渐沉积，骨样组织转变为骨组织，形成骨性骨痂。骨性骨痂使骨折断端牢固地结合在一起，并具有支持负重功能，此期在骨折后第2~3个月。

4. 骨性骨痂改建　骨性骨痂内骨小梁排列紊乱，结构不够致密，故仍不能满足正常功能的需要。随着站立活动和负重所受应力的影响，骨性骨痂逐渐改建为成熟的板层骨，皮质骨和骨髓腔的正常关系以及骨小梁的排列结构也重新恢复正常。改建是在骨母细胞的新生骨质形成和破骨细胞的骨质吸收的协调作用下完成的，即应力大的部位骨质变致密，不起负重作用的骨组织逐渐被吸收。此期需几个月甚至1~2年才能完成。

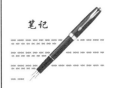

（三）影响再生修复的因素

创伤愈合过程的长短和愈合的好坏，除与损伤范围、性质和组织再生能力的强弱有关外，也与机体的全身及局部因素有密切关系。

1. 全身因素

（1）年龄：青少年的组织再生能力强，愈合快；老年人的组织再生能力弱，愈合慢。

（2）营养：严重的蛋白质缺乏，尤其是含硫氨基酸（如甲硫氨酸、胱氨酸）缺乏时，肉芽组织及胶原形成不良，伤口愈合迟缓。维生素中以维生素 C 对愈合最为重要。维生素 C 缺乏使胶原纤维合成过程中脯氨酸及赖氨酸的羟化发生障碍，胶原纤维生成减少，创口愈合迟缓，瘢痕形成少，愈合后抗张强度减弱。在微量元素中锌对创伤愈合有重要作用，手术后伤口愈合迟缓的患者，其皮肤中锌的含量大多比愈合良好的患者低。因此，补锌能促进愈合。钙和磷能维持结缔组织及骨的生理代谢活动，它们在骨折愈合过程中尤为重要。

（3）药物：肾上腺皮质激素和垂体促肾上腺皮质激素能抑制炎症反应，不利于机体消除伤口感染。这类激素可以保护溶酶体膜的稳定性，减少溶酶体酶和炎症介质的释放，从而使炎症反应时的变质、渗出减弱，使白细胞的吞噬功能和细胞增生活动降低，抑制成纤维细胞的胶原合成和毛细血管的再生，并能加速胶原分解。因此，在创伤愈合中，要避免大量使用这类激素。抗癌药中的细胞毒性药物也可延缓愈合，但有些药物（如中药生肌散）有促进肉芽组织生长的作用。

2. 局部因素

（1）感染与异物：感染对再生十分不利。许多化脓性细菌可产生一些毒素和酶，加重局部组织损伤。当伤口感染时，渗出物很多，可增加局部伤口的张力，常使正在愈合的伤口或已缝合的伤口裂开，或者导致感染扩散。一期愈合的伤口如并发感染可能变为二期愈合。对感染的伤口，不能缝合，应及早引流和采取抗感染治疗，只有当感染被控制后，修复才能顺利进行。坏死组织和异物（如丝线、纱布、泥沙、金属碎片等）对局部有刺激作用，妨碍愈合，容易感染。因此，伤口如有较多的坏死组织及异物，外科医生常先施行清创术以清除坏死组织、异物和细菌，在确定没有感染的情况下，才缝合创口以缩小创面。这样，可以使本来应是二期愈合的伤口的愈合时间缩短，甚至可能达到一期愈合。

（2）局部血液循坏：局部血液循环一方面保证了组织再生所需的氧和营养，另一方面对坏死物质的吸收及控制局部感染也起到重要作用。当局部血流供应良好时，则再生修复好；相反，如下肢血管有动脉粥样硬化或静脉曲张等病变，以及伤口被包扎得过紧或患者较长时间处于休克状态，均可使受伤局部的血液灌注量不足，则引起该处伤口愈合迟缓。临床上使用某些药物湿敷、热敷及贴敷中药和服用活血化瘀药物等，都有改善局部血液循环、促进伤口愈合的作用。

（3）神经支配：正常的神经支配对组织再生有一定的促进作用。例如，麻风引起的溃疡不易愈合，是由于神经受累使局部神经性营养不良。支配局部血管的自主神经损伤会影响血管的舒缩作用，使局部血液循环障碍，对再生不利。临床上，对有神经损伤的伤口，应及时进行缝合和处理，以保护神经，促进神经纤维再生，清创时尤其应注意勿伤及神经。

（4）电离辐射：电离辐射能破坏细胞，损伤小血管，抑制组织再生，从而影响创伤

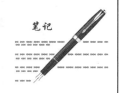

的愈合。因此，恶性肿瘤手术后需放疗时，应在创伤完全愈合后进行，以免伤口裂开不愈。

（四）影响骨折愈合的因素

凡影响创伤愈合的全身和局部因素对骨折愈合都能起到作用。此外，尚需注意以下几点。

1. 骨折断端及时、正确地复位　完全性骨折由于肌肉的收缩，常常发生错位或有其他组织、异物的嵌塞，可使愈合延迟或不能愈合。因此，及时、正确地复位是骨折完全愈合的必要条件。

2. 骨折断端及时、牢靠地固定　骨折断端即使已经复位，由于肌肉活动仍可使骨折断端错位，因而复位后及时、牢靠地固定（如石膏、小夹板或髓腔钢针固定）尤为重要，一般要固定到骨性骨痂形成以后。对骨折的固定要适当，不能过紧。过紧的固定会影响血液循环，引起组织水肿，严重者可出现组织坏死，在临床工作中要特别注意。

3. 早日进行全身和局部功能锻炼，保持局部良好的血液供应　骨折后常需复位、固定及卧床休息，虽然这有利于局部愈合，但长期卧床可造成血液循环不良，又会延迟愈合。局部长期不动也会引起骨及肌肉的失用性萎缩、关节强直等不良后果。为此，在不影响局部固定的情况下，应尽早离床活动。

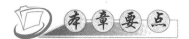

1. 适应的概念和类型　当环境发生某种变化时，机体的某部分组织器官可通过改变其功能、代谢或结构的一些特性适应环境的改变，机体对环境的这种反应称为适应。适应反应在形态学上常表现为肥大、增生、萎缩和化生。

（1）肥大：发育正常的细胞、组织和器官的体积的增大称为肥大。

（2）增生：组织或器官内实质细胞数目的增多称为增生。

（3）萎缩：发育正常的组织或器官，其实质细胞的体积缩小或数量减少，而导致器官或组织的缩小称为萎缩。

（4）化生：一种分化成熟的细胞或组织在环境改变时转化为另一种分化成熟的细胞或组织的过程称为化生。较常见的化生有鳞状上皮化生、肠上皮化生、间叶组织化生。

2. 变性的概念　由物质代谢障碍引起的一类形态改变，是指细胞或细胞间质内出现一些异常物质或原有正常物质的含量显著增多。变性是一种可复性的改变，严重的变性可发展为坏死。

3. 变性的常见类型

（1）细胞水肿：细胞内水和钠的过多积聚称为细胞水肿，又称为水变性，好发于代谢旺盛、线粒体丰富的器官（如心、肝、肾等）的实质细胞。

（2）脂肪变性：是指非脂肪细胞的胞质内出现脂滴或脂滴增多，好发于心、肝、肾等的实质细胞。以肝细胞最为常见。

（3）玻璃样变性：是指结缔组织、血管壁或细胞内出现 HE 染色为均质、红染、半透明状的蛋白质蓄积。常见的玻璃样变性有 3 种：结缔组织玻璃样变性、血管壁玻璃样变性和细胞内玻璃样变性。

4. 坏死

（1）坏死的概念：活体内局部组织、细胞的死亡称为坏死。

（2）坏死的病理变化：细胞核的改变是细胞坏死的主要形态学标志，表现为核固缩、核碎裂、核溶解。

（3）坏死的组织类型：①凝固性坏死。组织坏死后失水变干、蛋白质凝固而变为灰黄、干燥的凝固体。见于心、脾、肾等器官缺血性坏死。干酪样坏死是一种特殊类型的凝固性坏死，见于结核病。②液化性坏死。坏死组织分解、液化而呈液体状，称为液化性坏死。常见于脑软化、脂肪坏死及脓肿等。③坏疽。较大范围的组织坏死并伴有不同程度的腐败菌感染，使坏死组织呈黑褐色、污秽的绿色等特殊形态改变时，称为坏疽。坏疽分为干性坏疽、湿性坏疽和气性坏疽。干性坏疽多见于四肢末端。湿性坏疽多见于与外界相通的脏器。气性坏疽常发生于深部肌肉发生开放性创伤，并伴有产气荚膜梭菌等厌氧菌感染时。④纤维素样坏死。纤维素样坏死旧称纤维素样变性，为间质结缔组织及小血管管壁的一种坏死。主要见于急性风湿病、新月体性肾小球肾炎及急进型高血压、胃溃疡等。病变部位的组织结构呈一堆境界不甚清晰的颗粒状、小条状或小块状无结构物质，呈强嗜酸性红染，形似纤维素。

（4）坏死的结局：①溶解吸收。②分离排出。③机化。由肉芽组织取代坏死组织（或其他异物，如血栓等）的过程称为机化。④包裹或钙化。

5. 凋亡　凋亡是指机体细胞在发育过程中或在某些因素的作用下，通过特定的基因及其产物的调控而发生的程序性细胞死亡。凋亡表现为单个细胞坏死或小灶状坏死，凋亡细胞的细胞膜和细胞器膜不破裂、不自溶，其周围并无明显的炎症反应，它与细胞的损伤性坏死不同。凋亡的发生与基因调节有关。在生理情况下，细胞的凋亡为组织中细胞更新所必需；在病理情况下，如细胞凋亡数目减少，则是肿瘤发生的重要因素之一。凋亡在形态上表现为细胞形成凋亡小体。

6. 再生的概念和类型　当组织和细胞损伤后，周围存活的同种细胞分裂、增生以实现修复的过程，称为再生。再生可分为生理性再生和病理性再生。病理性再生又分为完全再生和不完全再生。

7. 肉芽组织的概念　肉芽组织是指一种由新生的毛细血管及增生的成纤维细胞和各种炎症细胞构成的幼稚结缔组织。

8. 肉芽组织的形态特征　新鲜肉芽组织呈鲜红色、颗粒状，质地柔软、湿润，触之易出血、缺乏神经纤维，无痛觉。镜下可见肉芽组织主要由新生的毛细血管及增生的成纤维细胞和各种炎症细胞构成，胶原纤维较少。

9. 肉芽组织的功能　①抗感染及保护创面。②机化血凝块、坏死组织及其他异物。③填补伤口及其他组织缺损。

10. 肉芽组织的结局　生成的肉芽组织逐渐成为瘢痕组织。瘢痕组织内毛细血管和炎症细胞逐渐减少或消失，成纤维细胞转化为纤维细胞，胶原纤维增多。

11. 创伤愈合的概念　创伤愈合是指机体遭受外力作用，皮肤等组织出现离断或缺损后的修复过程。

12. 皮肤创伤愈合的基本过程　①伤口的早期变化。②伤口收缩。③肉芽组织增生和瘢痕形成。④表皮及其他组织再生。

13. 创伤愈合的类型　根据损伤程度及有无感染，创伤愈合可分为以下3种类型。

（1）一期愈合：见于组织缺损少、创缘整齐、无感染、经黏合或缝合后创面对合严密的伤口。常见于外科手术切口。一期愈合的时间短，形成的瘢痕少。

（2）二期愈合：见于组织缺损较大、创缘不整、裂开、无法整齐对合或伴有感染的

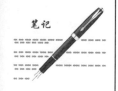

伤口。这种伤口愈合的时间较长，形成的瘢痕较大。

（3）痂下愈合：伤口表面的血液、渗出液及坏死物质干燥后形成黑褐色硬痂，在痂下进行愈合的过程，称为痂下愈合。

14. 骨折愈合的过程　骨折愈合的过程大致可分为4个阶段：①血肿形成。②纤维性骨痂形成。③骨性骨痂形成。④骨性骨痂改建。

15. 影响再生修复的因素　①全身因素，如年龄、营养、药物等。②局部因素，如感染、异物、局部血液循环、神经支配、电离辐射等。

16. 影响骨折愈合的因素　骨折愈合过程中，除注意影响再生修复的全身和局部因素外，还应注意骨折断端是否及时、正确地复位，骨折断端是否及时、牢靠地固定，患者是否早日进行全身和局部功能锻炼以保持局部良好的血液供应等方面。

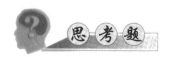

1. 何谓萎缩、化生、变性、坏死、坏疽、机化、细胞凋亡、再生、肉芽组织？
2. 列表比较坏疽的部位、条件及病变特点。
3. 简述肉芽组织的结构及功能。
4. 试述坏死的结局。
5. 护理工作者如何创造条件使组织更好地再生修复？

（张秀芝）

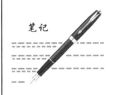
笔记

第三章 局部血液循环障碍

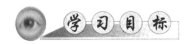

1. 掌握淤血、血栓形成、栓塞和栓子及梗死的概念，淤血的结果，常见脏器淤血的特点，血栓形成的条件、类型及影响，栓子的运行途径，栓塞的类型和对机体的影响，贫血性梗死和出血性梗死的特点及发生条件。
2. 能够利用所学的局部血液循环障碍的病理学知识对患者制订并实施有效的护理措施。
3. 学会运用所学的局部血液循环障碍的病理学知识对患者进行健康教育，培养医者仁心，提升医德医风。

引导案例

患者，女，57 岁，农民，在一家民营企业从事编织竹器工作 10 年。近期因多发性子宫平滑肌瘤入院，并接受子宫全切术。术后第 15 天，患者自述左下肢胀痛、乏力，行走困难，并逐渐加重。

查体：患者左下肢较右下肢明显肿胀，颜色略青紫，不能自主活动，肢体感觉存在。经彩色多普勒超声检查诊断为左髂股静脉血栓形成。于当日急行左髂股静脉探查取栓术，术中取出长约 2 cm 的血栓。

案例思考：

（1）依据所学知识，总结血栓形成的条件。

（2）试分析血栓对机体的影响。

（3）根据该患者的情况，思考如何对患者实施有效的护理措施。

正常的血液循环是保持机体内环境稳定并保证各器官新陈代谢和功能活动正常进行的基本条件。机体通过血液循环不断地向各器官组织运送氧和各种营养物质，并不断地从组织运出二氧化碳和各种代谢产物，以保证机体物质代谢的正常进行。一旦血液循环发生障碍，即可导致相应组织和器官的代谢、功能和形态结构出现不同程度的变化。在现代社会中，血栓形成、栓塞和梗死都是造成人类死亡的重要原因，相关疾病包括心肌梗死、肺栓塞和脑出血。

血液循环障碍分为全身性和局部性两种，两者既有区别，又有联系。本章主要讲述局部血液循环障碍。

局部血液循环障碍的主要表现有：①局部组织血管内血液含量异常，包括充血和缺血；②血管内成分逸出血管，包括水肿和出血；③血液性状和血管内容物的异常，包括血栓形成、栓塞和梗死。

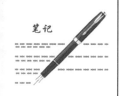

第一节 充血和淤血

充血（hyperemia）和淤血（congestion）都是指局部组织血管内血液含量增多，但发生部位、原因、病变和对机体的影响不同（图3-1）。

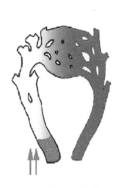   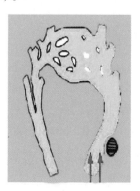

动脉性充血　　　　　　　　　静脉性充血

图 3-1　血流状态模式图

一、充血

由于动脉血输入量过多而致局部组织或器官血管内血液含量增多，称为动脉性充血（arterial hyperemia），又称主动性充血，简称充血。

（一）原因及常见类型

凡能引起细动脉扩张的任何原因都可引起局部器官和组织的充血。细动脉扩张是各种原因通过神经-体液因素作用于血管，使血管舒张神经兴奋性增高或血管收缩神经兴奋性降低的结果。充血可分为以下几种类型。

1. 生理性充血　由于器官或组织生理性活动增强而引起的局部充血，称为生理性充血。如运动时骨骼肌充血，进食后胃肠道黏膜充血，妊娠时子宫充血等。

2. 病理性充血　在各种病理状态下的充血，称为病理性充血。多见于炎性充血和减压后充血。

（1）炎性充血：在炎症的早期阶段，致炎因子的作用引起神经轴突反射，使血管舒张神经兴奋；血管活性胺类介质（炎症介质）的作用则使细动脉扩张充血。

（2）减压后充血：局部器官和组织长时间地受压，当压力突然解除时，细动脉发生反射性扩张而充血。例如，对绷带包扎肢体或腹水压迫腹腔内器官的患者一次性大量抽取腹水或切除腹腔内的巨大肿瘤，使腹腔压力突然降低，可引起细小动脉发生反射性扩张，导致腹腔充血。

（二）病理变化

肉眼观，可见动脉性充血的器官和组织由于其血液灌注量增多，体积可轻度增大。充血如发生于体表，可见局部组织的颜色鲜红，温度升高。镜下观，可见细动脉和毛细血管扩张，其内充满血液。

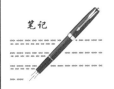

（三）后果

动脉性充血一般是暂时性的，待原因消除后，局部血液量迅速恢复正常，对机体无重要影响。炎性充血具有积极的作用，但在某些情况下也可引起严重后果，如在高血压、动脉粥样硬化的基础上，由于情绪激动等原因引起的脑血管充血，可以造成血管破裂出血，即脑出血。

二、淤血

由于静脉血液回流受阻，血液淤积于小静脉和毛细血管内，引起局部组织或器官的血管内血液含量增多，称为静脉性充血（venous hyperemia），又称为被动性充血，简称淤血（congestion）。

静脉性充血较动脉性充血明显更多见，具有重要的临床和病理意义。它可以发生于局部，也可以发生于全身。

（一）原因

静脉性充血的原因有很多，可归纳为以下3类。

1. 静脉受压　由于静脉壁较薄，血管外压迫易使管腔狭窄或闭塞，引起血液回流障碍，导致相应部位的器官和组织发生淤血。如妊娠期子宫压迫髂静脉可引起下肢淤血，炎性包块、肿瘤、肿大的淋巴结、绷带包扎过紧等都可引起相应部位的淤血。

2. 静脉管腔阻塞　见于静脉壁炎症、静脉内血栓形成及静脉内栓子的栓塞等。由于组织内静脉有较多的分支且这些分支相互吻合，静脉淤血不易发生，只有在侧支循环不能有效建立的情况下，静脉管腔阻塞时才会出现淤血。

3. 心力衰竭　二尖瓣瓣膜病和高血压引起的左心衰竭可导致肺淤血；肺源性心脏病引起的右心衰竭可导致体循环淤血，患者常有肝淤血，严重时脾、肾、胃肠道和下肢也可出现淤血。

（二）病理变化

肉眼观，可见淤血的组织和器官体积增大、重量增加、包膜紧张、颜色暗红。发生在体表者，由于血液中氧合血红蛋白减少，去氧血红蛋白增多，淤血处的皮肤、黏膜呈青紫色，称为发绀；同时，由于大量静脉血的淤积，组织缺氧、代谢降低，故局部皮肤温度降低。镜下观，可见淤血组织和器官内的小静脉和毛细血管明显扩张，充满血液。

（三）后果

淤血的后果取决于淤血的程度、淤血发生的速度和持续时间、侧支循环建立的状况，以及淤血组织和器官的性质等因素。轻度、短时间的淤血，其后果轻微，仅引起局部器官的功能下降、代谢减慢，且淤血的原因清除后，其功能、代谢和结构可以恢复正常。若淤血的持续时间过长，则可引起以下后果。

1. 淤血性水肿　长期淤血致使局部组织缺氧和营养物质供应不足，代谢中间产物蓄积，可导致毛细血管壁受损，使其通透性增高，加之淤血时小静脉和毛细血管内因淤血而压力升高，使血管内液体漏出，漏出液潴留在组织内引起淤血性水肿。漏出液也可积聚在浆膜腔，引起胸腔积液、腹水和心包积液。

2. 淤血性出血　淤血时，若毛细血管管壁损伤严重，红细胞也可漏出至组织内，形成漏出性出血。如发生在皮肤或黏膜，可表现为淤点或淤斑。

3. 实质细胞萎缩、变性和坏死 淤血的组织和器官由于缺氧及营养物质供应不足，其实质细胞萎缩和变性，严重时可发生坏死。

4. 淤血性硬化 长期淤血在引起实质细胞萎缩、变性及坏死的同时，由于细胞崩解产物的刺激和缺氧，间质细胞增生，网状纤维胶原化，使淤血的组织、器官的质地变硬。如长期肝淤血可引起淤血性肝硬化。

（四）重要器官的淤血

1. 慢性肺淤血 常见于风湿性二尖瓣狭窄等引起的慢性左心衰竭。当发生左心衰竭时，左心腔内压力升高，阻碍肺静脉回流，造成肺淤血。

肉眼观，可见肺体积增大，重量增加，呈暗红色，质地较实，切面有血性或淡红色泡沫状液体溢出。

镜下观，可见肺泡壁毛细血管和小静脉高度扩张、充满红细胞，肺泡腔中有较多漏出的淡粉红色的水肿液、少量红细胞和巨噬细胞。一些巨噬细胞浸润并吞噬红细胞，将其分解，胞质内形成棕黄色的含铁血黄素。这种胞质内有含铁血黄素颗粒的巨噬细胞常见于左心衰竭的患者，故称为心力衰竭细胞（heart failure cell）（图3-2）。长期的心力衰竭和慢性肺淤血会引起肺泡壁网状纤维胶原化和纤维结缔组织增生，加之大量含铁血黄素的沉积使肺组织变硬并呈棕黄色，故称之为肺褐色硬化（brown induration of lung）。

临床上，慢性肺淤血的患者可出现气促、呼吸困难、发绀、咳粉红色泡沫样痰等症状。

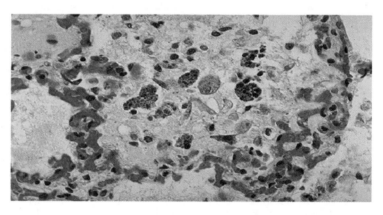

图3-2 慢性肺淤血——心力衰竭细胞
肺泡壁增厚，肺泡腔中可见许多充满含铁血黄素的心力衰竭细胞。

2. 慢性肝淤血 常见于慢性右心衰竭，尤其是慢性肺源性心脏病时。

肉眼观，可见肝体积增大，重量增加，包膜紧张，切面可见红（淤血区）、黄（肝细胞脂肪变性区）相间的网络样花纹，状似槟榔切面的外观，故称为槟榔肝（nutmeg liver）（图3-3）。

镜下观，可见由于肝静脉血液回流受阻，肝小叶中央静脉及其周围肝血窦高度扩张、淤血；肝小叶中央的肝细胞因缺氧及受压而发生萎缩，甚至坏死、消失，小叶周边部肝细胞出现不同程度的脂肪变性。

长期慢性肝淤血时，由于肝内结缔组织增生，网状纤维胶原化，使肝的质地变硬，导致淤血性肝硬化（congestive liver cirrhosis）。

临床上，患者可因肝大、包膜紧张刺激感觉神经末梢而出现肝区疼痛或触痛。肝细

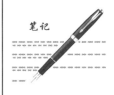

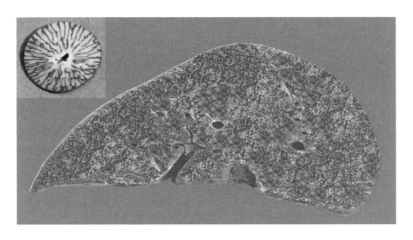

图 3-3 慢性肝淤血，左上角为槟榔切面

胞严重受损时，可有肝功能障碍的表现。

第二节 出 血

血液从心脏、血管外流出的现象称为出血（hemorrhage）。血液进入组织间隙或体腔者称为内出血，血液流出至体外者称为外出血。

一、原因及类型

按发生机制的不同，出血可分为破裂性出血和漏出性出血。

（一）破裂性出血

由心脏或血管壁破裂所致的出血称为破裂性出血。其主要原因如下。

1. 血管机械性损伤 是造成出血最常见的原因，如切割伤、刺伤、弹伤、手术伤等。

2. 心脏或血管壁本身的病变 如心肌梗死后形成的室壁瘤、主动脉瘤、动脉粥样硬化、动静脉发育畸形等可造成血管破裂出血。

3. 血管壁被周围病变侵蚀 如恶性肿瘤侵及其周围的血管，结核性病变侵蚀肺空洞壁的血管，胃、十二指肠溃疡对溃疡底部血管壁的破坏等。

4. 静脉破裂 常见于肝硬化时食管下段静脉曲张破裂出血。

5. 毛细血管破裂 多发生于局部软组织损伤时。

（二）漏出性出血

由于毛细血管和微静脉壁的通透性增高，血液通过扩大的内皮细胞间隙和受损的血管基底膜而漏出至血管外，称为漏出性出血。常见的原因如下。

1. 血管壁受损 如缺氧、感染、中毒、药物、变态反应、维生素 C 缺乏等，使毛细血管内皮细胞变性、坏死，血管壁通透性增加，而发生漏出性出血。如脑膜炎球菌败血症、流行性出血热、蛇毒中毒、有机磷中毒时，毛细血管壁均可出现损伤；维生素 C 缺乏时毛细血管内皮细胞连接处的基质和血管外的胶原基质形成不足，导致血管脆性和通透性增加；过敏性紫癜时由于免疫复合物沉着于血管壁，引起变态反应性血管炎等。

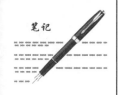

护理病理学

2. 血小板减少或功能不全　血小板生成不足或破坏增多均可引起血小板减少。血小板计数少于 $5×10^9/L$ 时，即有出血倾向。如再生障碍性贫血、白血病、骨髓内广泛性肿瘤转移等均可使血小板生成减少，原发性血小板减少性紫癜、脾功能亢进、弥散性血管内凝血（disseminated intravascular coagulation，DIC）使血小板破坏或消耗过多，某些药物在血小板表面诱发的免疫反应以及病原微生物的直接作用均可导致血小板破坏增多。

血小板功能不全常见于尿毒症。此时，血小板第Ⅲ因子活力下降，引起血小板黏附与凝集功能降低。药物如吲哚美辛、阿司匹林等，均能阻碍促血小板凝集物血栓素 A2（TXA2）的生成，使血小板凝集功能降低。

3. 凝血因子缺乏或消耗过多　肝实质疾病如肝炎、肝硬化、肝癌患者体内的凝血因子Ⅶ、Ⅸ、Ⅹ的合成减少；发生 DIC 时，凝血因子消耗过多；凝血因子先天性缺乏者（如血友病患者缺乏凝血因子Ⅷ、Ⅸ）其血液凝固存在障碍而具有出血倾向。

二、病理变化及临床病理联系

（一）内出血

内出血可发生于体内任何部位，血液积聚于体腔内者称为体腔积血，如心包积血、胸腔积血、腹腔积血和关节腔积血。组织内的局限性大量出血积聚成肿块者称为血肿（hematoma），如硬脑膜下血肿、皮下血肿等。

（二）外出血

外出血时，血液常经自然管道排出至体外。鼻黏膜出血流出至体外称为鼻出血，肺结核空洞或支气管扩张出血经口排出到体外称为咯血，上消化道出血经口排出到体外称为呕血，消化道出血经肛门排出称为便血，泌尿系统出血随尿排出称为尿血，子宫腔的大出血称为血崩。微小的出血进入皮肤、黏膜、浆膜面形成较小（直径 1~2 mm）的出血点称为瘀点，而稍大（直径 3~5 mm）的出血点称为紫癜，直径超过 1~2 cm 的皮下出血灶称为瘀斑。

三、出血的后果

出血对机体的影响取决于出血类型、出血量、出血速度和出血部位。

漏出性出血的发生过程比较缓慢，出血量较少，一般不引起严重的后果。但漏出性出血广泛时，如肝硬化时因门静脉高压发生的广泛性胃肠道黏膜的漏出性出血，可因一时的大量出血而导致出血性休克。由于破裂性出血的出血过程迅速，如在短时间内丧失循环血量的 20%~25%，即可发生失血性休克。

发生在重要器官的出血，即使出血量不多，也可致命，如心脏破裂引起的心包内出血，由于心脏压塞，可导致患者急性心功能不全。脑出血，尤其是脑干出血，可因重要神经中枢受压而致死。局部的出血可导致相应的功能障碍，如脑内囊出血可引起对侧肢体偏瘫，视网膜出血可引起视力减退或失明。慢性反复性出血可引起贫血。

第三节　血栓形成

在活体的心脏和血管腔内，血液发生凝固或血液中某些有形成分凝集形成固体质块的过程，称为血栓形成（thrombosis），所形成的固体质块称为血栓（thrombus）。

血液中存在着相互拮抗的凝血系统和抗凝血系统（纤维蛋白溶解系统）。在生理状态下，凝血系统和纤维蛋白溶解系统处于一种动态平衡状态。血液中的凝血因子不断地被激活，从而产生凝血酶，形成微量的纤维蛋白，纤维蛋白沉着于血管内膜上；但这些微量的纤维蛋白又不断地被激活了的纤维蛋白溶解系统所溶解，同时被激活的凝血因子也不断地被单核吞噬细胞系统所吞噬。这样一种平衡既保证了血液的潜在可凝固性，同时又保证了血液始终处于流体状态。

一、血栓形成的条件和机制

血栓形成的基本过程是血小板黏集和血液凝固，其形成条件主要有以下 3 个方面。

（一）心血管内膜的损伤

心血管内膜损伤引起血栓形成的机制：①内膜下胶原纤维裸露，可激活血液中的 XII 因子，启动内源性凝血系统。②受损内皮细胞合成的前列环素（PGI_2）、腺苷二磷酸（ADP）酶等阻止血小板黏集的物质减少，有利于血小板的黏集。③受损的内皮细胞释放组织因子，启动外源性凝血系统。

心血管内膜损伤常见于风湿性心内膜炎、细菌性心内膜炎、动脉或静脉内膜炎、动脉粥样硬化、心肌梗死、高血压、败血症等疾病，以及同一部位多次静脉注射或手术损伤血管所引起的内膜损伤。

（二）血流状态的改变

血流状态的改变主要是指血流缓慢和涡流形成。在正常流速和流向的情况下，血液中的有形成分（红细胞、白细胞、血小板）位于轴流，血浆位于边流，以阻止血小板和内膜的接触。当血流缓慢或产生旋涡时，轴流增宽甚至被破坏。首先，血小板可进入边流，增加了血小板与血管内膜的接触机会和黏附于内膜的可能性。其次，血流缓慢引起血管内膜缺氧，内皮细胞变性、坏死，内皮下胶原暴露，激活内源性和外源性凝血系统。再次，由于血流缓慢和涡流形成，局部被激活的凝血因子和凝血酶不能被正常血流稀释、运走，此类物质可在局部到达较高浓度，易促发凝血过程。

静脉血栓的发生率比动脉血栓高 4 倍，而下肢深静脉和盆腔静脉血栓常发生于心力衰竭、久病卧床、手术后卧床患者或妊娠期长时间坐、卧者，也可发生于大隐静脉曲张患者。静脉血栓多发的原因如下。①静脉血流缓慢，甚至可以出现短暂的停滞。②静脉有静脉瓣，瓣膜处不但血流更慢，而且出现涡流，因而静脉血栓形成多以瓣膜处为起点。③静脉壁较薄，容易受压。④血流通过毛细血管到达静脉后，血流的黏性增加。上述这些因素都有利于血栓形成。心脏和动脉内的血流快，不易形成血栓；但在二尖瓣狭窄患者的左心房和左心耳、室壁瘤和动脉瘤内，以及血管分支等血流速度缓慢及出现涡流处，则易并发血栓形成。

（三）血液凝固性增高

凝血因子合成增多或灭活减少、纤维蛋白溶解系统的活性下降、血小板增多或黏性增加、血液黏稠度增加均可增强血液的凝固性，促进血栓形成。临床上常见于严重创伤、手术后或产后等大量失血时。此时，血液补充了大量幼稚的血小板，而这种血小板的黏性较大，容易黏集。大量失血时，血中纤维蛋白原、凝血因子 XII 等的含量增多，加之血液浓缩，更易形成血栓。肿瘤坏死、溶血、胎盘早剥等，使坏死细胞释放组织因子入血，也使血液的凝固性增高。血小板增多及黏性增加还可见于妊娠期高血压疾病、高脂血症、冠状动脉粥样硬化、吸烟和肥胖症等人群。

必须强调的是，上述血栓形成条件往往是同时存在的，常以其中某一条件为主。一般而言，心血管内膜损伤是血栓形成最重要和最常见的原因，也是动脉血栓形成的主要条件；血流状态的改变则是静脉血栓形成的主要条件；血液凝固性增高则为共有条件。如手术后髂静脉内血栓形成，除手术后卧床、血流缓慢外，手术创伤、出血使血液凝固性增高也是促发血栓形成的非常重要的条件。

二、血栓形成的过程和类型

（一）血栓形成的过程

无论是心腔还是动脉或静脉内的血栓，其形成过程都是从血小板黏附于内膜下裸露的胶原开始的。血管内皮损伤后，血小板黏附在裸露的胶原表面，黏附的血小板释放出ADP和TXA2等多种促血小板凝集物质，从而使更多的血小板黏附、聚集，形成突出于心内膜、血管内膜表面的血小板黏集堆（血小板血栓），即血栓头部。血小板血栓形成后，其下游血流变慢并形成涡流，进而形成新的血小板堆，如此反复进行，血小板黏集形成的梁状或珊瑚状的血小板梁逐渐增大，最终使管腔阻塞。与此同时，内皮损伤激活内源性和外源性凝血系统，在血小板小梁之间形成纤维蛋白，纤维蛋白网之间网罗大量红细胞，形成血栓体部。最后局部血流停止、血液凝固，形成血栓尾部（图3-4）。

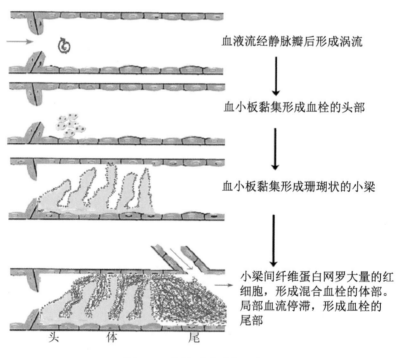

图 3-4　血栓形成过程示意图

（二）血栓的类型

血栓可分为以下4种。

1. 白色血栓（pale thrombus）　肉眼观，可见白色血栓呈灰白色小结节状，质实，与血管壁紧密粘连，不易脱落。镜下观，可见白色血栓主要由许多呈珊瑚状的血小板小梁和少量的纤维素构成。白色血栓多位于延续性血栓（如静脉血栓）的头部，也可单独存在于心腔和动脉内，如急性风湿性心内膜炎时二尖瓣闭锁缘上形成的血栓，又称为赘生物（图 3-5）。

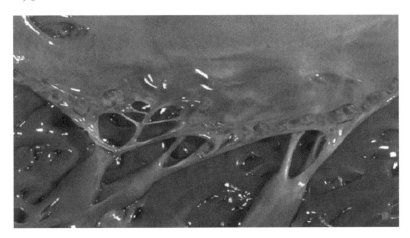

图 3-5　心瓣膜赘生物——白色血栓
瓣膜闭锁缘可见单行排列的呈灰白色的赘生物。

2. 混合血栓（mixed thrombus）　当白色血栓形成后，因血管腔狭窄，血流缓慢，被激活的凝血因子的浓度增高；同时，在白色血栓的下游发生涡流，促使血小板析出和凝集，形成一个新的白色血栓，在两者之间流经的红细胞被纤维素网罗而凝固，形成了血栓的红色部分；如此反复，形成了红白相间的血栓，称为混合血栓。肉眼观，可见血栓呈灰白色和红褐色的层状交替结构，故又称为层状血栓。镜下观，可见混合血栓主要由淡红色无结构的珊瑚状血小板小梁和充满于小梁间的纤维蛋白网及其间的红细胞构成，血小板小梁边缘有许多中性粒细胞黏附。

混合血栓多位于静脉内延续性血栓的体部，也见于心室壁瘤、动脉瘤的附壁血栓。

3. 红色血栓（red thrombus）　又称凝固性血栓，是局部血流极度缓慢甚至停止后，血液凝固而成，其形成过程与血管外凝血过程相同。红色血栓多见于延续性血栓的尾部，因位于体部的混合血栓逐渐增大并阻塞管腔，局部血流停止，该段血管内的血液便迅速凝固，形成红色血栓，红色血栓可顺着血流方向不断延伸。肉眼观，可见新鲜的红色血栓呈暗红色，表面光滑，较湿润，有一定的弹性；陈旧的红色血栓由于水分被吸收，变得干燥、易碎，失去弹性，并易于脱落而造成栓塞。镜下观，可见红色血栓主要由纤维素和大量红细胞组成，其中含有少量的血小板和白细胞。

4. 透明血栓（hyaline thrombus）　这种血栓发生于微循环小血管内，只能在显微镜下见到，故又称为微血栓。镜下观，可见微血栓呈均质、嗜伊红染色、半透明状，故又称为透明血栓。该血栓主要由纤维蛋白构成，又称为纤维蛋白性血栓，常见于 DIC。

除上述血栓类型外，根据血栓是否阻塞管腔，还可将血栓分为阻塞性血栓（occlusive thrombus）、附壁血栓（mural thrombus）和赘生物（vegetation）。凡能引起管腔完全阻塞的血栓称为阻塞性血栓，多发生于静脉和中、小动脉；发生于心腔或者大动脉内的血栓紧紧地附着在心房（心室）壁或动脉管壁上，未完全阻塞管腔，称为附壁血栓；发生细菌性心内膜炎、风湿性心内膜炎时，在心瓣膜上形成的血栓称为赘生物。

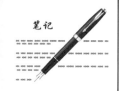

三、血栓的结局

1. 溶解、吸收、软化、脱落　血液中的纤维蛋白溶解酶和白细胞释放的蛋白溶解酶均可使血栓溶解。小的血栓可完全溶解吸收；大的血栓部分被溶解吸收，部分在血流冲击下成为栓子，造成血栓栓塞。

2. 机化与再通　如果纤维蛋白溶解酶的活性不足，血栓存在时间较长，则发生机化。血栓形成后的第1~2天，自血栓附着处的血管内膜长出肉芽组织，逐渐替代血栓，称为血栓机化。机化的血栓与血管壁紧密相连，不易脱落。较大的血栓完全机化需要大约2周时间。在血栓机化的过程中，由于水分被吸收，血栓逐渐干燥收缩，使血栓内部或血栓与血管壁之间出现裂隙。在血流冲击下，这些裂隙可互相沟通，并有内皮细胞长入、被覆，形成新的血管，并相互吻合沟通，使已被阻塞的血管恢复部分血流，这种现象称为再通（recanalization）（图3-6）。

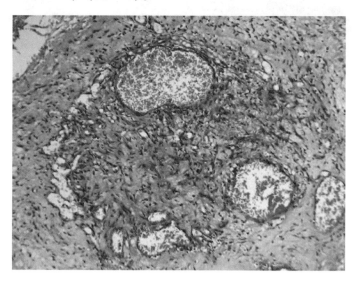

图3-6　血栓机化与再通

3. 钙化　若血栓未被溶解、吸收或机化，可发生钙盐沉积，称为钙化。血栓钙化后形成静脉石或动脉石。

四、血栓对机体的影响

（一）有利的方面

在一定条件下，血栓形成对机体具有积极的一面。

1. 止血作用　当血管受损伤而破裂时，在损伤处形成血栓，可迅速止血。

2. 预防出血　在某些病变（如消化性溃疡或肺结核空洞）情况下，其病变外周血管的血栓形成可以防止病灶内的血管破裂而发生大出血。

3. 防止炎症扩散　炎症病灶周围的小血管血栓形成，可以防止病原体经血道扩散。

（二）不利的方面

血栓形成对机体的主要危害是引起局部甚至全身性血液循环障碍。危害的严重程度视其阻塞血管腔的程度、阻塞血管腔的大小、阻塞部位、阻塞发生的速度及侧支循环的建立等情况而不同。

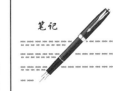

1. 阻塞血管 血栓未完全阻塞管腔时，可引起局部器官或组织缺血，实质细胞萎缩。如果完全阻塞而又缺乏有效的侧支循环，血栓会引起局部组织或器官的缺血性坏死（梗死），如脑动脉血栓形成引起脑梗死，心脏冠状动脉血栓形成引起心肌梗死，血栓闭塞性脉管炎引起患肢坏疽等。当静脉血栓形成后，若未能建立有效的侧支循环，则引起局部淤血、水肿、出血，甚至坏死，如肠系膜静脉血栓可导致肠出血性梗死。

2. 栓塞 当血栓与血管壁黏附不牢固时，或血栓本身收缩或部分溶解、软化后，在血流的冲击下，血栓的整体或部分可以脱落，形成栓子，随血流运行，引起栓塞。

3. 使心瓣膜变形 心瓣膜上的血栓机化后，可引起瓣膜的增厚、变硬和瓣叶间的粘连，造成瓣膜口狭窄和瓣膜关闭不全，见于风湿性心内膜炎和亚急性细菌性心内膜炎。

4. 引发全身广泛性出血 见于 DIC。微循环内广泛微血栓形成，一方面造成心、脑、肺、肾等重要器官的直接损害；另一方面，由于大量的血小板和凝血因子被消耗，使血液处于低凝状态，以及继发性纤维蛋白溶解系统被激活，引起全身性广泛出血，严重者出现休克，甚至死亡。

第四节 栓 塞

循环血液中出现的不溶于血液的异常物质，随着血液运行阻塞血管腔的现象称为栓塞（embolism）。阻塞血管的异常物质称为栓子（embolus）。栓子的种类很多，可以是固体、液体或气体，最常见的栓子是脱落的血栓，进入血流的脂滴、空气、肿瘤细胞团、细菌菌落、寄生虫及其虫卵和羊水等，都可以成为栓子，引起栓塞。

一、栓子的运行途径

栓子的运行途径一般与血流的方向一致，并阻塞相应大小的血管而阻断血流。来自不同血管系统的栓子，其运行途径也不同（图 3-7）。

1. 来自右心和体静脉的栓子 随着静脉血运行，栓子可以栓塞肺动脉主干或其分支；若栓子小且有弹性（如羊水、脂滴、气体），栓子则可通过肺毛细血管进入肺静脉，再经左心至体循环动脉系统，栓塞于体循环动脉小分支。因为静脉系统为栓子的主要来源，所以肺为最常发生栓塞的器官。

2. 来自左心或体循环动脉系统的栓子 这类栓子随着体循环血流，由大动脉至小动脉，最终栓塞于口径与其相当的动脉分支内，如脾、肾、脑和四肢动脉等部位。

3. 来自门静脉系统的栓子 这类栓子随着门静脉血流进入肝，引起肝内门静脉分支的栓塞，如来自肠系膜静脉和脾静脉的栓子。

4. 交叉性栓塞 又称反常性栓塞。在有房间隔或室间隔缺损时，患者心腔内的栓子可由压力高的一侧通过缺损进入另一侧心腔，再随着血流栓塞于相应的动脉分支。

5. 逆行性栓塞 极罕见于下腔静脉的栓子，在胸腔内压、腹压突然升高（如持续性剧烈咳嗽、呕吐）时，栓子可逆血流方向运行，栓塞于肝静脉、肾静脉及髂静脉分支。

二、栓塞的类型和对机体的影响

不同种类的栓子可以引起不同类型的栓塞，对机体的影响也不同。

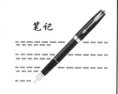

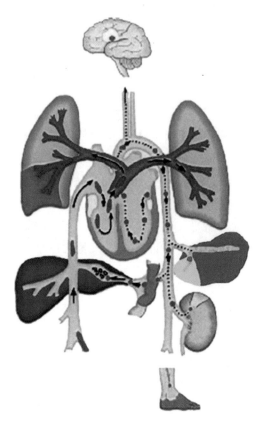

图3-7　栓子的运行途径

（一）血栓栓塞

由脱落的血栓引起的栓塞称为血栓栓塞（thromboembolism），最为常见，占所有栓塞的99%。其中以肺动脉血栓栓塞最多见。

1. 肺动脉栓塞　血栓栓子约95%以上来自下肢深静脉，特别是腘静脉、股静脉和髂静脉，偶尔来自盆腔静脉或右心附壁血栓。肺动脉栓塞对机体的影响取决于栓子的大小、数量和原有肺循环的状态。

（1）如果栓子较小，且栓塞肺动脉有少数小分支，一般不会引起严重的后果。因肺组织有双重血液循环，此时，相应的肺组织可通过支气管动脉得到血液供应。

（2）如果栓塞前已有严重的淤血，使肺循环内压力增高，与支气管动脉之间的侧支循环难以有效建立，则可引起肺出血性梗死。

（3）来自下肢静脉或右心的血栓栓子，往往体积较大，常栓塞于肺动脉主干或大的分支；或者虽然血栓栓子的体积较小，但是若其数量多，可广泛地栓塞肺动脉分支，即使体积不大，均可引起猝死，称为肺动脉栓塞。肺动脉栓塞引起猝死的机制目前仍不清楚，可能与肺循环机械性梗阻有关，也可能与血栓栓子刺激肺动脉壁引起迷走神经兴奋，以及血栓栓子中的血小板释放大量5-羟色胺使肺动脉和冠状动脉痉挛有关。

2. 体循环动脉栓塞　栓子绝大多数来自左心的血栓（如亚急性细菌性心内膜炎时心瓣膜赘生物、二尖瓣狭窄时左心房的附壁血栓、心肌梗死的附壁血栓），其次为动脉粥样硬化溃疡和主动脉瘤内膜表面的血栓。动脉栓塞的主要部位为下肢、脑、肾、脾、肠。栓塞的后果取决于栓塞的部位和局部的侧支循环情况，以及组织对缺血的耐受性。当栓塞的动脉缺乏有效的侧支循环时，局部组织可发生梗死。

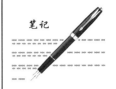

（二）气体栓塞

大量空气迅速进入血液循环或原已溶解于血液内的气体迅速游离，形成气泡并阻塞心腔、血管，称为气体栓塞（gas embolism）。前者为空气栓塞（air embolism）；后者是在高气压环境急速转至低气压环境的减压过程中发生的气体栓塞，称为减压病（decompression sickness）。

1. 空气栓塞　多发生于头颈、胸壁外伤或手术损伤锁骨下静脉、颈静脉或胸内大静脉，以及使用正压输液时，因这些静脉内是负压，空气可被吸入静脉内，随着血流到达右心而引起栓塞；空气栓塞也可见于人工气胸、人工气腹、加压静脉输血及输液时；分娩时，由于子宫强烈收缩，可将空气挤入破裂的子宫壁静脉窦内而引起空气栓塞。

空气栓塞对人体的影响主要取决于进入血液中的空气的量和进入血液的速度。如进入的空气量少，空气可被溶解在血液中而不致引起严重的后果；若大量（多于 100 ml）空气迅速进入血液循环，空气随着血流到达右心后，由于心脏搏动，空气和心腔内的血液被搅拌成大量泡沫状液体，这些泡沫状液体有可压缩性，并随着心脏的收缩、舒张而被压缩或膨胀。当这些泡沫状血液完全占据右心室时，可阻碍静脉血的回流和右心室血液向肺动脉的输出，造成严重的循环障碍。患者可出现呼吸困难、发绀，发生猝死。进入右心的部分气泡可直接进入肺动脉，阻塞于肺动脉的小分支和毛细血管。小气泡也可经过肺泡壁的毛细血管至左心，致使体循环的一些器官栓塞。若栓塞于冠状动脉、脑动脉，可造成心、脑血管的血液循环障碍。

2. 氮气栓塞　又称为减压病或沉箱病，是指溶解于血液中的气体迅速游离而引起的栓塞。当潜水员从深水中迅速升向水面，或航空者由地面迅速升入高空时，因气压骤降，原来溶于血液内的氧气、二氧化碳和氮气很快游离，形成气泡；氧气和二氧化碳可再溶于体液内而被吸收，而氮气在体液内的溶解则很迟缓，并在组织和血液内形成小气泡或互相融合成较大的气泡，引起气体栓塞。短期内大量气泡阻塞微血管，尤其是冠状动脉的微血管时，可引起猝死。

（三）脂肪栓塞

脂滴进入血流，并阻塞血管而引起的栓塞称为脂肪栓塞（fat embolism）。脂肪栓塞的栓子常来源于长骨粉碎性骨折、脂肪组织严重挫伤或烧伤时脂肪细胞破裂所释出的脂滴。这些脂滴可侵入破裂的小静脉并进入血流，随着静脉血流到达肺。直径小于 20 μm 的脂滴可以通过肺泡壁毛细血管经肺动脉和左心，进入体循环动脉系统，引起全身器官的栓塞，尤其是脑栓塞；直径大于 20 μm 的脂肪栓子则栓塞于肺动脉分支和毛细血管。

脂肪栓塞的后果取决于栓塞部位及脂滴数量的多少。当少量脂滴入血时，脂滴可被巨噬细胞吞噬吸收，或由血中酯酶分解清除，无不良后果。若大量脂滴（脂滴量达 9～20 g）短期内进入肺循环，75% 及 75% 以上的肺循环面积受阻时，患者可因急性右心衰竭而死亡。

（四）羊水栓塞

羊水进入母体血液循环引起的栓塞称为羊水栓塞（amniotic fluid embolism），是围生期，尤其是分娩过程中的一种罕见但却十分严重的并发症。在分娩过程中，如胎膜早破或胎盘早剥时，尤其又有胎头阻塞产道时，由于子宫强烈收缩，子宫内压增高，可将羊水压入破裂的子宫壁静脉窦内，羊水成分可由子宫静脉进入肺循环，在肺动脉分支及毛

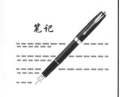

细血管内引起栓塞。少量羊水可通过肺毛细血管进入大循环,引起多数器官小血管的栓塞。羊水栓塞的证据是在显微镜下观察到肺小动脉和毛细血管内有羊水成分,如角化上皮、胎毛、胎脂、胎粪和黏液等。本病发病急骤,产妇在分娩过程中或产后突然出现呼吸困难、发绀和休克,可导致绝大多数产妇死亡。

羊水栓塞造成猝死的发病机制:①羊水本身及羊水中的有形成分(如胎脂、胎粪等)均为过敏原,可引起过敏性休克。②羊水栓塞于肺小动脉及羊水内所含的血管活性物质引起肺小血管反射性痉挛,导致肺动脉高压及急性右心衰竭。③羊水中的有形成分具有凝血活酶的作用,可引起 DIC 及继发纤溶亢进,而导致凝血功能障碍,常表现为难以控制的大出血而致失血性休克。④肺内微循环及换气功能障碍,引起严重缺氧、肺水肿、喉头水肿等,导致呼吸衰竭。

（五）其他栓塞

恶性肿瘤细胞可经毛细血管或靠近毛细血管的小静脉侵入血流,引起肺、肝或全身其他器官小血管栓塞;寄生在门静脉的血吸虫及其虫卵可栓塞于肝内门静脉小分支;细菌、真菌和其他异物偶可进入血液循环引起栓塞。

第五节　梗　死

器官或局部组织由于血管阻塞、血流停滞导致缺氧而发生的坏死,称为梗死(infarction)。梗死一般是指动脉阻塞引起的局部组织缺血和坏死。静脉阻塞使局部血流停滞,造成组织缺氧,也可引起梗死。

一、梗死的原因和条件

任何引起血管管腔阻塞,导致局部组织血液循环中断和缺血的原因均可引起梗死。

（一）梗死形成的原因

1. 血栓形成　是梗死的最常见原因,常在其他病变的基础上发生。如心冠状动脉、脑动脉粥样硬化合并血栓形成时,可分别引起心肌梗死和脑梗死;足背动脉血栓闭塞性脉管炎伴有血栓形成时,可引起足趾梗死。

2. 动脉栓塞　多为动脉血栓栓塞,也可为气体、羊水、脂肪栓塞,常引起脾、肾、肺和脑的梗死。

3. 血管受压闭塞　肿瘤或其他机械性压迫导致血管腔闭塞时,可引起局部组织梗死。出现肠套叠、肠扭转和嵌顿性疝时,肠系膜静脉受压,使血液回流受阻,同时肠系膜动脉也因受压而发生管腔狭窄甚至闭塞,引起肠梗死。

4. 动脉痉挛　单纯动脉痉挛一般不会引起梗死,但在严重的动脉粥样硬化导致管腔高度狭窄的情况下,血管持续痉挛则可使血流中断而发生梗死。如存在严重冠状动脉粥样硬化时,若在诱因作用下,心冠状动脉发生持久性痉挛,可引起心肌梗死。

（二）梗死形成的条件

血管阻塞是否造成梗死与下列因素有关。

1. 侧支循环情况　有双重血液循环的器官,当其中一支动脉阻塞时,因有另一支动脉仍可供血，通常不易发生梗死。例如，肺有肺动脉和支气管动脉双重供血，单纯肺动脉小分支的阻塞不会引起梗死。有些器官（如肾、脾、心、脑）的血管吻合支极少，当动脉迅速发生阻塞时，侧支循环很难建立，极易发生梗死。

2. 局部组织对缺血和缺氧的耐受性　机体不同组织细胞对缺氧的耐受性不同。纤维结缔组织、骨骼肌对缺氧的耐受性强，一般不易发生梗死。神经细胞和心肌细胞对缺氧相当敏感，神经细胞缺氧后 3~5 分钟，心肌细胞缺氧后 20~30 分钟，即可发生梗死。

二、梗死的类型和病理变化

根据梗死灶内含血量的多少和是否合并细菌感染，将梗死分为贫血性梗死、出血性梗死和败血性梗死三种类型。梗死灶内含血量少者，颜色灰白，称为贫血性梗死（anemic infarct）；梗死灶内含血量多者，颜色暗红，称为出血性梗死（hemorrhagic infarct）；梗死灶内合并细菌感染者，称为败血性梗死（septic infarct）。

（一）贫血性梗死

贫血性梗死又称白色梗死，多发生于组织结构比较致密、侧支循环不丰富的器官，如肾、脾、心等。当其动脉分支阻塞时，局部组织缺血、缺氧，使其所属微血管的通透性增高，病灶边缘的侧支血管内的血液可通过该通透性增高的微血管壁溢出于血管外而引起出血，在肉眼观或显微镜下呈现为梗死灶周围的暗红色出血带。由于组织致密、可容纳的血液少，故出血量不多，梗死灶呈灰白色或灰黄色的贫血状态，与正常组织分界清楚。

肉眼观，可见梗死灶呈灰白色、质硬、较脆，多有一定的形状。梗死灶的形状取决于梗死器官的血管分布，如脾、肾等器官的血管呈锥形分支，故其梗死灶也呈锥体形，切面呈扇面形或三角形，其尖端位于血管阻塞处，底部则为该器官的表面（图 3-8）；心冠状动脉分支分布不规则，故心肌梗死形状也呈不规则的地图状。梗死灶的质地取决于其坏死的类型。肾、脾、心肌梗死为凝固性坏死，较干燥，质硬，表面下陷。

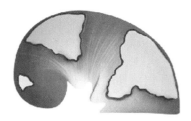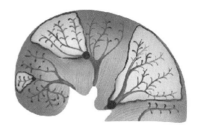

图 3-8　肾动脉分支栓塞及肾梗死的模式图

镜下观，可见梗死区内细胞早期尚可见核固缩、核碎裂和核溶解等变化，胞质红染、均匀一致，组织结构轮廓尚存在。晚期梗死灶呈均质性结构，边缘有肉芽组织生长和瘢痕组织形成，梗死灶小者可完全被肉芽组织和瘢痕组织所取代。

此外，脑梗死一般为贫血性梗死，梗死灶内的脑组织坏死、变软、液化，之后形成囊状，或被增生的星形胶质细胞所代替，最终形成胶质瘢痕。

（二）出血性梗死

1. 发生条件　出血性梗死又称红色梗死，多见于组织结构疏松、侧支循环丰富或具有双重血液供应的器官，如肺和肠等。出血性梗死的发生除血管阻塞外，常发生于下述

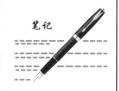
条件下。

（1）严重淤血：由于组织高度淤血，静脉和毛细血管内流体静压明显升高，侧支循环不易建立。此时，淤积在静脉和毛细血管内的血液进入因缺血而坏死的组织内，造成弥漫性出血。如发生肠扭转、肠套叠时，由于肠系膜静脉首先受压，静脉血回流受阻，造成淤血，继而动脉血管受压，组织因供血中断而梗死；同时，淤积在毛细血管内的血液也由血管壁漏出，即形成肠出血性梗死。

（2）有双重血液供应或丰富的吻合支：肺有双重血液供应，肠动脉的吻合支丰富，单纯的肺动脉或肠系膜动脉阻塞不会导致组织坏死。严重淤血可使局部微循环内压力明显升高，当肺动脉或肠系膜动脉阻塞时，支气管动脉或肠系膜动脉的吻合支不能克服局部微循环内升高的压力而代偿供血，故局部可发生梗死。

（3）组织疏松：由于肠和肺的组织结构较疏松，最初发生梗死时在组织间隙内可容纳较多的出血；当组织发生坏死而膨胀时，也无法将漏出的血液挤出梗死灶，因而梗死灶为出血性。但若为肺部炎症引起实变，所发生的肺梗死则一般为贫血性梗死。

2. 常见的出血性梗死

（1）肺出血性梗死：多见于肺淤血并发肺动脉栓塞时。梗死灶多位于肺下叶周边部，尤其好发于肋膈缘，常多发，病灶大小不等，梗死灶外观呈锥体形，尖端朝向肺门，底部紧靠肺胸膜，肺胸膜表面有纤维素性渗出物，梗死灶颜色暗红，质较实。镜下观，可见梗死区肺泡隔的轮廓尚存在，细胞结构消失，其内充满大量红细胞。梗死区胸膜面有纤维素渗出。临床上，因梗死灶的肺胸膜发生纤维素性胸膜炎，可引起胸痛；因肺出血及支气管黏膜受刺激，可引起咳嗽和咯血等症状。

（2）肠出血性梗死：多见于肠系膜动脉栓塞和静脉血栓形成，或肠扭转、肠套叠、嵌顿性肠疝、肿瘤压迫等情况。肠梗死多发生在小肠，呈节段性、暗红色，梗死的肠壁因淤血、水肿和出血而明显增厚，缺乏光泽，质地脆，常合并腐败菌感染而形成湿性坏疽，也可破裂造成穿孔。临床上，由于血管阻塞，肠壁肌肉缺氧引起持续性痉挛而引发剧烈腹痛；因肠蠕动增强可产生逆蠕动而引起呕吐；肠壁坏死累及肌层及神经时，可引起麻痹性肠梗阻；肠壁坏死并发感染和穿孔时，可引起弥漫性腹膜炎等。

（三）败血性梗死

由含有细菌的栓子阻塞血管引起，常见于急性细菌性心内膜炎，是由心瓣膜脱落的含菌栓子顺着血流运行造成相应器官或组织动脉栓塞所致。梗死灶内可见有细菌团及大量炎症细胞浸润。若有化脓菌感染，则可形成脓肿。

三、梗死对机体的影响

梗死对机体的影响取决于发生梗死的器官、梗死灶的大小和部位，以及有无细菌感染等因素。肾有较强的代偿功能，肾梗死通常只引起腰痛和血尿，一般不影响肾功能。脾梗死常累及包膜，患者可因局部炎症反应而感到刺痛。肺梗死表现为胸膜刺激征和咯血。肠梗死早期，由于缺血而引起肠壁肌肉痉挛，患者有剧烈腹痛；随着肠壁组织坏死，出现麻痹性肠梗阻，表现为腹胀和呕吐等症状。肠壁穿孔可引起弥漫性腹膜炎，如处理不及时可导致患者休克而死亡。当发生心、脑等重要器官的梗死时，轻者可出现功能障碍，重者可危及生命。患者发生败血性梗死时，如为化脓菌感染，常形成脓肿，后果严重。肺、肠及四肢的梗死易继发腐败菌感染，引起相应部位坏疽。

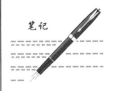

四、梗死的结局

梗死灶形成后的几小时内，其周围的血管扩张、充血，并有中性粒细胞和巨噬细胞渗出，继而形成肉芽组织。在梗死发生24~48小时后，肉芽组织已开始从梗死灶周围长入病灶内。小的病灶可被肉芽组织所取代，日后成为瘢痕。大的梗死灶不能完全被机化时，则被肉芽组织和日后转变成的瘢痕组织包裹，病灶内部则可发生钙化。脑梗死则液化成囊腔，周围由增生的胶质瘢痕包裹。

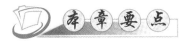

1. 机体局部组织或器官的血管内血液含量增多称为充血。充血可分为动脉性充血和静脉性充血，静脉性充血比动脉性充血在临床上更常见，对机体的影响也更大。淤血的原因有3个：静脉壁受压、静脉管腔阻塞、心力衰竭。淤血的结局有4个：淤血性水肿，淤血性出血，实质细胞萎缩、变性和坏死，淤血性硬化。重要器官的淤血有慢性肺淤血和慢性肝淤血。肺淤血重要的镜下特点是形成心力衰竭细胞，肝淤血重要的肉眼观特点是形成槟榔肝。

2. 出血是指血液从心脏、血管外流的现象。按发生机制的不同，出血分为破裂性出血和漏出性出血。出血对机体的影响取决于出血的类型、出血量、出血速度和出血部位。

3. 当某些因素激活凝血系统，导致凝血系统和纤维蛋白溶解系统之间的动态平衡被破坏，血液在活体的心脏和血管内析出、凝固而形成血栓。血栓形成的条件有心血管内膜的损伤、血流状态的改变及血液凝固性增高。血栓可以分为红色血栓、白色血栓、混合血栓和透明血栓。血栓对机体的结局有3个，分别是溶解、吸收、软化、脱落，机化与再通，钙化。血栓对机体的影响有利也有弊。有利的方面是止血和预防出血作用、防止炎症扩散；不利的方面是阻塞血管、栓塞、使心瓣膜变形、引发全身广泛性出血。

4. 栓塞是指在循环血液中出现的不溶于血液的异常物质，随着血流运行阻塞血管腔的现象。阻塞血管的异常物质称为栓子，其中最常见的栓子是血栓。栓子的运行途径一般与血流的方向一致，并阻塞相应大小的血管而阻断血流。来自不同血管系统的栓子，其运行途径也不同。栓塞类型有血栓栓塞、气体栓塞、脂肪栓塞、羊水栓塞、其他栓塞，其中以血栓栓塞最常见，也最重要。

5. 器官或局部组织由于血管阻塞、血流停滞导致缺氧而发生的坏死，称为梗死。发生梗死的原因有血栓形成、动脉栓塞、血管受压闭塞、动脉痉挛。梗死形成的条件有2个：侧支循环情况及局部组织对缺血和缺氧的耐受性。根据器官梗死灶内含血量的多少以及是否合并细菌感染，梗死可分为贫血性梗死、出血性梗死和败血性梗死。梗死对机体的影响取决于发生梗死的器官、梗死灶的大小和部位，以及有无细菌感染等因素。

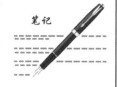
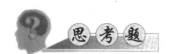

1. 简述肺淤血的病理变化和后果。
2. 简述肝淤血的病理变化和后果。
3. 结合所学的病理学知识，试分析血栓形成、栓塞与梗死的内在联系和不同之处。
4. 结合肺动脉血栓栓塞的特点和对机体的影响，思考如何做好肺动脉血栓栓塞患者的预防和护理。
5. 简述贫血性梗死和出血性梗死的主要区别。

（吕丰收）

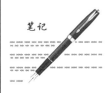

第四章 炎 症

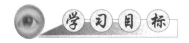

1. 掌握炎症的概念，炎症的基本病理变化，炎症的病理类型及其病变特点，炎症细胞的类型及临床意义，以及炎症介质、绒毛心、假膜性炎、溃疡、窦道、瘘管、炎性息肉、炎性假瘤、炎性肉芽肿等的概念。
2. 能够运用所学的知识解释炎症的局部表现及全身反应。
3. 学会运用所学的知识进行健康教育，合理地进行病情观察，并采取适当的对症护理和生活护理措施。

引导案例

患者，女，23岁。因转移性右下腹疼痛24小时入院。患者入院24小时前突然出现小腹部及其周围持续性疼痛，并呈阵发性加剧，曾服用驱虫药，症状未减轻。8小时前疼痛转移至右下腹，呕吐清水样液体一次，伴畏寒发热，由急诊入院。查体：T 39 ℃，P 95 次/分，R 26 次/分，BP 110/75 mmHg。右下腹腹壁紧张，麦氏点压痛、反跳痛明显。实验室检查：白细胞总数 $22.2×10^9/L$，中性粒细胞百分比为90%。遂对患者急行阑尾切除术。病理学检查：阑尾一条，长 6.5 cm，明显肿胀，直径达 1.5 cm，阑尾壁各层均显著充血、水肿，内有大量中性粒细胞呈弥漫性浸润，黏膜部分坏死、脱落，腔内含有大量脓细胞，浆膜表面覆以大量纤维素及中性粒细胞。

案例思考：

（1）该患者最可能的诊断是什么？其病变特点如何？

（2）该患者如不及时手术会发生什么后果？

第一节 炎症的概念

炎症（inflammation）是具有血管系统的活体组织对各种致炎因子的刺激所发生的以防御为主的基本病理过程。炎症是一种十分常见而又重要的病理过程，如皮肤的疖和痈、阑尾炎、肝炎、肺炎、肾炎、脑膜炎及某些过敏性疾病和传染病所致的病变等均属于炎症病变的范畴。炎症的基本病理变化为变质、渗出和增生，临床表现为局部红、肿、热、痛、功能障碍，并有发热、白细胞增多或减少、单核巨噬细胞系统增生等全身反应。

炎症是机体损伤与抗损伤反应同时并存的综合性病理过程。一方面，致炎因子可直接和间接引起组织、细胞损伤；另一方面，机体局部和全身也可发生一系列复杂的抗损

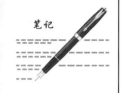

伤反应，主要表现为局部血管反应，血管内白细胞和液体渗出，以吞噬、清除致炎因子或使致炎因子局限化，实质细胞和间质细胞增生以修复损伤的组织；同时，机体还通过发热、单核巨噬细胞系统增生、免疫功能增强等来提高全身防御功能。在这一系列抗损伤反应中，血管反应是炎症过程的中心环节。值得注意的是，炎症虽是以防御为主的反应，但抗损伤反应严重时又可对机体造成新的损伤。因此，通常所说的"抗感染治疗"既需要对抗致炎因子，又需要减轻部分炎症反应，以降低炎症对机体的损伤。

第二节　炎症的原因

凡是能引起组织和细胞损伤的因子都能引起炎症。致炎因子种类繁多，可归纳为以下几类。

（一）生物性因子

生物性因子最常见，也是最重要的致炎因子，包括细菌、病毒、立克次体、支原体、螺旋体、真菌和寄生虫等，可在人体内繁殖、扩散，或释放毒素和代谢产物，从而损伤组织细胞而引起炎症。由生物性因子所致的炎症又称为感染（infection）。

（二）物理性因子

物理性因子包括高温、低温、机械性损伤、紫外线和放射线等。

（三）化学性因子

化学性因子包括外源性化学物质和内源性化学物质。外源性化学物质有强酸、强碱、腐蚀性物质及毒性物质等；内源性化学物质有组织坏死后的崩解产物及在病理状态下堆积于体内的代谢产物，如尿酸、尿素等。

（四）异常免疫反应

当机体免疫反应异常时，机体可发生不适当或过度的免疫反应，造成组织损伤，从而形成炎症。异常免疫反应包括各种类型的过敏反应，如过敏性鼻炎、荨麻疹、肾小球肾炎。

上述各种致炎因子作用于机体是否引起炎症及炎症反应的强弱程度，既与致炎因子的性质、强度和持续时间有关，也与机体的防御功能和机体的反应性有关。

第三节　炎症介质

炎症介质（inflammatory mediator）是指参与并诱导炎症发生、发展的具有生物活性的化学物质，也称为化学介质（chemical mediator）。炎症介质在炎症的发生、发展过程中发挥着重要的介导作用，可引起血管扩张，血管壁通透性增高并且对炎症细胞有趋化作用，导致炎性充血和渗出等变化。有的炎症介质还可引起发热、疼痛和组织损伤等。依据炎症介质的来源，可分为细胞源性炎症介质和血浆源性炎症介质。

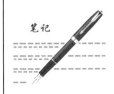

一、细胞源性炎症介质

1. 血管活性胺　包括组胺（histamine）和5-羟色胺（serotonin，5-HT）。组胺主要存在于肥大细胞和嗜碱性粒细胞的颗粒中，也可存在于血小板中。当致炎因子激活上述细胞膜表面的卵磷脂酶或蛋白酶时，细胞膜受损，细胞脱颗粒并释放组胺。组胺能引起细动脉扩张，使血管内皮细胞收缩，造成血管通透性增高；组胺还对嗜酸性粒细胞有趋化作用。5-HT由血小板和肠嗜铬细胞释放，其作用与组胺相似。

2. 花生四烯酸代谢产物　包括前列腺素（prostaglandins，PG）和白细胞三烯（leukotriene，LT），广泛存在于人体多种器官，如前列腺、脑、肾、肺和肠道等组织内。其主要作用为使血管扩张、血管壁的通透性增高，引起白细胞渗出、发热、疼痛等。某些抗炎药物（如阿司匹林、吲哚美辛）能抑制花生四烯酸的代谢，从而减轻炎症反应。

3. 溶酶体释放的介质　由中性粒细胞和单核细胞释放，可引起组织损伤、血管壁通透性增高、发热，促进肥大细胞释放组胺等，并具有白细胞趋化作用。

4. 细胞因子　是由多种细胞产生的多肽类物质，主要由激活的淋巴细胞和单核细胞产生。白细胞介素（interleukin，IL）、肿瘤坏死因子（tumor necrosis factor，TNF-α）是介导炎症反应的两种重要的细胞因子。IL-1和TNF-α可促进内皮细胞表达黏附分子，有利于白细胞游出过程中的黏附作用，且可引起机体发热。IL-1还具有促进成纤维细胞、内皮细胞增生的作用。IL-8、TNF-α对中性粒细胞具有强烈的趋化和激活作用。TNF-α还可以促使溶酶体酶释放，并引起组织损伤。

二、血浆源性炎症介质

1. 激肽系统　发生炎症时，组织损伤可活化凝血因子XII，从而启动激肽系统、补体系统，以及凝血系统和纤维蛋白溶解系统。激肽是由激肽原酶作用于激肽原而产生的，主要包括缓激肽和舒血管肽。后者经血浆氨基肽酶的作用，转变为缓激肽。在炎症反应中起主要作用的物质是缓激肽，它具有使血管扩张、血管壁通透性显著增高作用和较强的致痛作用。

2. 补体系统　是具有酶活性的一组蛋白质，由20种蛋白质组成，在脾、淋巴结和骨髓中合成，其作用如下。①使血管扩张及血管壁的通透性增高。②对白细胞具有趋化作用。③使白细胞释放溶酶体酶，引起组织损伤。④增强细胞吞噬功能。

3. 凝血系统和纤维蛋白溶解系统　炎症时由各种因子的刺激，第XII因子被激活，同时启动血液凝固和纤维蛋白溶解系统，使凝血酶原转变为凝血酶，后者使纤维蛋白原变为纤维蛋白。在此过程中，释放纤维蛋白多肽，使血管壁通透性增高，并对白细胞具有趋化作用。纤维蛋白溶解系统的激活，使纤溶酶原转化为纤溶酶。后者可以降解C3，形成C3a，引起血管扩张，从而增加血管的通透性。

主要炎症介质的作用总结于表4-1。

表4-1　炎症反应中的主要炎症介质及其作用

作用	炎症介质
扩张血管	组胺、前列腺素、NO
增加血管通透性	组胺和5-羟色胺、缓激肽、C3a和C5a、PAF、LTC4、LTD4、LTE4、P物质
趋化作用	C5a、LTB4、化学趋化因子

（续表）

作用	炎症介质
导致机体发热	IL-1、TNF-α、前列腺素
致痛作用	前列腺素、缓激肽、P物质
引起组织损伤	白细胞溶酶体酶、活性氧、NO

注：NO—一氧化氮（nitric oxide）；PAF-血小板活化因子（platelet activating factor）。

第四节　炎症的基本病理变化

炎症的基本病理变化包括变质、渗出和增生，其中以血管反应为中心的渗出性变化是炎症的特征性改变。急性炎症或炎症早期通常以变质和渗出为主，而慢性炎症及炎症愈复期则以增生为主。变质是损伤过程，而渗出和增生则是抗损伤和修复的过程。

一、变质

变质（alteration）是指炎症局部组织、细胞发生的各种变性和坏死。变质既可发生于实质细胞，也可发生于间质细胞。

（一）形态变化

实质细胞常出现细胞水肿、脂肪变性、凝固性坏死、液化性坏死等。间质可表现为黏液变性、纤维素样坏死等。

变质由致炎因子的直接作用，或由血液循环障碍和炎症反应产物的间接作用引起。因此，变质的程度取决于致炎因子的性质、强度和机体的反应状态。

（二）代谢变化

1. 局部酸中毒　炎症早期血流加快，局部耗氧量增加，氧化过程增强。继之发生局部血液循环障碍和酶系统功能减弱，氧化过程减弱，导致氧化不全的中间代谢产物（乳酸、脂肪酸、酮体等）在局部堆积，使炎症区域氢离子浓度增高，导致局部酸中毒。

2. 组织内渗透压升高　炎症区域内分解代谢亢进和坏死组织的崩解，使大分子的蛋白质分解为大量的小分子；加之血管壁通透性增加，血浆蛋白渗出，因此炎症区域的胶体渗透压显著升高。同时，由于局部氢离子浓度升高，加之组织分解加强，从细胞释放出来的钾离子和磷酸根离子增多，因此炎症区域的晶体渗透压也随之升高。渗透压升高以炎症灶中心部分尤为突出，促使渗出过程的发生。

二、渗出

渗出（exudation）是指炎症局部组织血管内的液体和细胞成分，通过血管壁进入组织间隙、体腔、体表和黏膜表面的过程。渗出的成分称为渗出物或渗出液。以血管反应为中心的渗出性病变在局部发挥着重要的防御作用。

（一）血流动力学改变

当局部组织受致炎因子刺激后，很快发生血流量和血管口径的改变，这一系列的血流动力学变化一般按以下顺序发生（图4-1）。

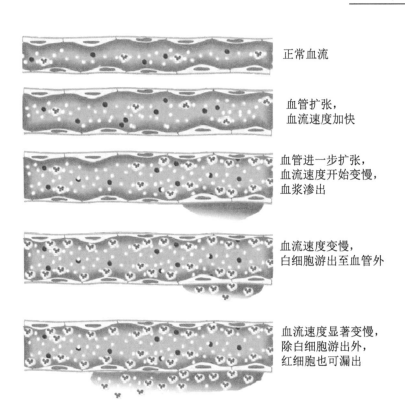

正常血流

血管扩张，
血流速度加快

血管进一步扩张，
血流速度开始变慢，
血浆渗出

血流速度变慢，
白细胞游出至血管外

血流速度显著变慢，
除白细胞游出外，
红细胞也可漏出

图4-1 炎症反应时血流动力学变化的模式图

1. 细动脉短暂痉挛　由神经调节和化学介质引起，损伤发生后立即出现，此过程仅持续几秒。

2. 血管扩张和血流加速　在发生细动脉短暂痉挛后，由于细动脉和毛细血管扩张，局部血流速度加快，血流量增加，形成动脉性充血，此过程可持续数分钟或数小时。血管扩张早期是由神经轴突反射引起的，其作用时间很短，随后是由炎症介质作用所致。

3. 血流速度减慢　随着炎症介质的产生及作用，血管持续扩张，血管壁通透性增高，血管内富含蛋白质的液体渗出至血管外，导致局部血管内血液浓缩，黏稠度增加，血流速度由快变慢，形成静脉性充血。最后在扩张的小血管内挤满红细胞，甚至造成血流淤滞（stasis）。

随着血流速度变慢和淤滞，轴流与边流混合，以中性粒细胞为主的白细胞向血管壁移动、聚集，并与内皮细胞黏附，为白细胞的游出创造了条件。

上述血管反应、液体和细胞的渗出过程与致炎因子、炎症介质的种类和强度密切相关。极轻微的刺激作用仅引起短时间的血流加快，很快即恢复正常，甚至可不出现渗出和血流减慢的现象；刺激的强度增加，血流速度的加快可持续数小时，而后出现血流速度变慢和血流淤滞的现象；较强的刺激作用可以在血流加速数十分钟后即出现血流淤滞；而严重的刺激可在几分钟内导致血流淤滞。

（二）血管壁通透性增高

炎症反应时血管壁通透性增高的机制主要与血管的下列改变有关（图4-2）。

1. 内皮细胞收缩　内皮细胞在受组胺、缓激肽、白细胞三烯等炎症介质的刺激后，迅速发生收缩，内皮细胞间出现 $0.5 \sim 1.0~\mu m$ 的缝隙，导致血管通透性增加。该过程持续时间较短，通常发生于毛细血管后小静脉。

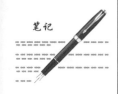
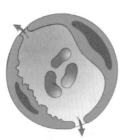

（1）内皮细胞收缩，主要累及细静脉

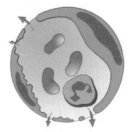

（2）内皮细胞收缩和穿胞作用，主要累及细静脉

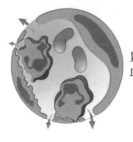

（3）内皮细胞损伤，累及细动脉、毛细血管和细静脉

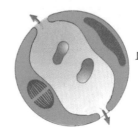

（4）新生毛细血管的通透性高

图 4-2　血管通透性增加的四种模式图

2. 穿胞作用增强　在接近内皮细胞之间的连接处存在着相互连接的囊泡所构成的囊泡体，形成穿胞通道（transcytoplasmic channel）。富含蛋白质的液体通过穿胞通道穿越内皮细胞，称为穿胞作用（transcytosis）。组胺、缓激肽、白细胞三烯等炎症介质可引起内皮细胞穿胞通道数量的增加和囊泡口径增大。

3. 内皮细胞损伤　烧伤和化脓菌感染等严重的损伤因子可直接损伤内皮细胞，使之坏死、脱落，迅速引起血管通透性增加，并持续数小时至数天，直至血栓形成或内皮细胞再生修复为止。另外，黏附于内皮细胞的白细胞被激活，释放具有毒性的氧代谢产物和蛋白水解酶，也可造成内皮细胞损伤和脱落。

4. 新生毛细血管的通透性高　在炎症修复过程中所形成的新生毛细血管，其内皮细胞连接不健全；血管内皮生长因子（vascular endothelial growth factor，VEGF）在促进内皮细胞增生的同时，还可使血管通透性增加；新生的血管内皮细胞有较多的血管活性介质的受体。因此，新生的毛细血管具有高通透性。

（三）液体渗出

血管壁通透性增高是液体渗出的主要原因。除此之外，液体渗出还与炎症区域的组织内渗透压升高以及炎症区域血流缓慢、静脉淤血引起的毛细血管内流体静压升高有关。渗出液集聚于组织间隙，可形成炎性水肿（inflammatory edema）；集聚到浆膜腔则形成炎性积液（inflammatory hydrops）。

1. 渗出液的成分　渗出液的成分与血管壁通透性改变的程度有关。血管壁受损较轻时，渗出液中主要为水、无机盐类和分子较小的清蛋白；当血管壁损害较重时，分子量较大的球蛋白，甚至纤维蛋白原也能渗出。渗出的纤维蛋白原可形成纤维蛋白（即纤维素）。

炎症时的渗出液和非炎症性的漏出液（transudate）在发病机制和成分上均有不同（表 4-2），但两者都可以在组织内集聚形成水肿或积液。

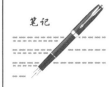

表 4-2 渗出液与漏出液的区别

	渗出液	漏出液
原因	炎症	非炎症
蛋白质含量	>30 g/L	<30 g/L
比重	>1.018	<1.018
细胞数量	>500×10^6/L	<100×10^6/L
Rivalta 试验	阳性	阴性
凝固性	能自凝	不自凝
外观	混浊	澄清

2. 渗出液的作用 渗出液对机体的保护意义：①稀释毒素和有害物质，减轻其对组织的损伤。②为炎症区域带来营养物质，运走有害物质。③渗出液中含有大量的抗体、补体及溶菌酶等物质，有利于消灭病原体，并可中和毒素。④渗出液中的纤维蛋白原所形成的纤维蛋白（纤维素）交织成网，不仅可限制病原微生物的扩散，还有利于白细胞吞噬消灭病原体，并在炎症的后期成为修复的支架。⑤渗出液内病原微生物和毒素随淋巴液被带至局部淋巴结，可刺激机体产生体液免疫和细胞免疫反应。

渗出液过多也可给机体带来危害，如严重的喉头水肿可以引起窒息；心包腔及胸膜腔的渗出液过多时，可压迫并妨碍心脏和肺的正常活动；过多的纤维素渗出而不能被完全吸收时，则可发生机化并引起器官的粘连。

（四）白细胞渗出及其作用

白细胞的渗出是炎症反应的重要形态特征。各种白细胞通过血管壁游出到血管外的过程，称为白细胞渗出。渗出的白细胞称为炎症细胞，炎症细胞聚集于炎症局部组织间隙内称为炎症细胞浸润（inflammatory cell infiltration）。

白细胞的渗出是一个主动、耗能、复杂的连续过程，包括白细胞边集、附壁、游出、趋化和吞噬等步骤（图 4-3）。

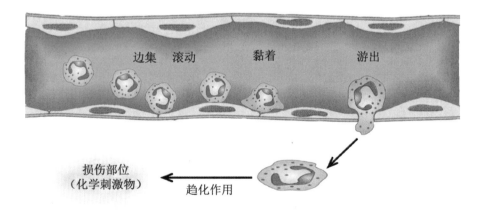

图 4-3 中性粒细胞的游出和趋化作用模式图

1. 边集（margination）和附壁（pavement） 在生理情况下，血液在血管内流动，血液中的有形成分在血流中心带流动称为轴流，血浆成分在血流的边缘带流动，称为边流。炎症时血管扩张、血流速度缓慢，白细胞离开轴流而靠近血管壁，并沿着血管壁向

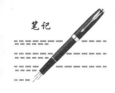

前缓慢滚动，称为白细胞边集。靠近血管壁的白细胞通过内皮细胞与白细胞表面的黏附分子相互识别、相互作用而黏附于血管壁上，称为白细胞附壁。

2. 游出（transmigration）　白细胞穿过血管壁进入周围组织内的过程，称为白细胞游出（图4-4）。电镜下，可见白细胞附壁后，其胞质形成伪足，以阿米巴运动的方式在两个邻近内皮细胞的连接处伸出并插入，然后整个白细胞逐步挤出至内皮细胞和基底膜之间，短暂停留后，白细胞分泌胶原酶以降解血管基底膜，从而进入周围组织。每个白细胞需要 2~12 分钟才能完全通过血管壁。

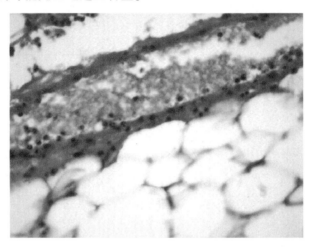

图 4-4　中性粒细胞通过血管壁游出

各种白细胞都以同样的方式游出，但不同的白细胞的游出能力不同，其中中性粒细胞的运动能力最强，游出最快，而淋巴细胞的运动能力最弱。在炎症的不同阶段，游出的白细胞也不同。急性炎症或炎症早期，中性粒细胞首先游出，24~48 小时后则以单核细胞浸润为主。其原因在于：①中性粒细胞寿命短，24~48 小时后逐渐崩解消失，而单核细胞的生存期较长。②不同阶段激活的黏附分子及发挥作用的趋化因子不同。③中性粒细胞崩解能释放单核细胞趋化蛋白，可以诱导单核细胞的游出。此外，由于致炎因子不同，游出的白细胞的种类也不同，化脓菌感染时以中性粒细胞浸润为主，病毒感染时以淋巴细胞浸润为主，一些过敏反应时则以嗜酸性粒细胞浸润为主。

红细胞无运动能力，当血管壁受损严重时，红细胞也可以通过血管壁到达血管外，称为红细胞漏出（red cell diapedesis）。这一过程与白细胞游出不同，其漏出是一种被动的过程，常常是由于炎症反应强烈，血管壁损害严重，血液流体静压增高，将红细胞由内皮细胞坏死及崩解的裂口推出所致。渗出液中若出现大量的红细胞，这是炎症反应剧烈和血管壁损伤严重的指标。

3. 趋化作用（chemotaxis）　渗出的白细胞以阿米巴样运动向病灶部位定向游走、集中的现象，称为趋化作用。趋化作用是由于炎症区域存在某些对白细胞具有化学吸引力的化学刺激物所致，这些化学刺激物称为趋化因子（chemotactic agents）。

趋化因子有内源性和外源性两大类，前者主要有补体成分（特别是 C5a）、白细胞三烯（特别是 LTB4）、细胞因子（特别是 IL-8）等；后者主要为可溶性的细菌产物，如金黄色葡萄球菌分离出的多肽。不同的炎症细胞对趋化因子的反应不同，中性粒细胞对趋化因子反应敏捷，单核细胞次之，淋巴细胞则反应迟缓。

4. 白细胞在局部的作用　主要是吞噬、杀灭炎症灶内的病原体，清除坏死组织碎

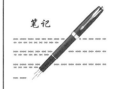

片，以及参与免疫反应，也可对组织产生损伤作用。

（1）吞噬作用（phagocytosis）：渗出的白细胞吞噬消化病原体、组织崩解碎片及异物的过程，称为吞噬作用。这是人体消灭致病因子的一种重要手段，也是炎症防御反应的重要环节。具有吞噬能力的细胞称为吞噬细胞，中性粒细胞和巨噬细胞是人体最主要的吞噬细胞。此外，嗜酸性粒细胞也具有一定的吞噬功能。

吞噬过程大致分为以下 3 个阶段（图 4-5）。

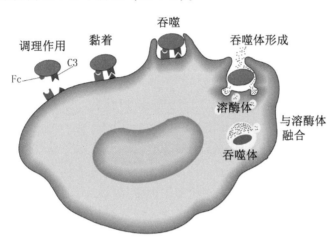

图 4-5 吞噬过程的示意图

a. 识别和黏着（recognition and attachment）：在血清中存在一些能增强吞噬细胞吞噬功能的蛋白质，称为调理素（opsonin），主要包括免疫球蛋白 IgG 的 Fc 段、补体 C3b 等。吞噬细胞借助表面的 Fc 和 C3b 受体，能识别被抗体或补体包被的病原体并与之结合，使被吞噬的物质黏着在吞噬细胞表面。

b. 吞入（engulfment）：病原体等黏着在吞噬细胞表面后，吞噬细胞伸出伪足或胞膜内陷而将异物包围，形成由吞噬细胞的胞膜包围吞噬物的泡状小体，称为吞噬体（phagosome）。吞噬体随后与溶酶体融合形成吞噬溶酶体。

c. 杀灭或降解（killing or degradation）：病原体在吞噬溶酶体内可被依赖氧的机制和不依赖氧的机制杀伤和降解。杀伤、降解过程主要通过依赖氧的机制，所形成的氧代谢产物过氧化氢（H_2O_2）-髓过氧化物酶（MPO）-卤素，是中性粒细胞最有效的杀菌系统。死亡细菌可被溶酶体水解酶降解。

通过吞噬细胞的一系列作用，大多数病原体被杀灭、降解，但有些细菌（如结核分枝杆菌、麻风分枝杆菌）被巨噬细胞吞噬后难以被全部杀灭，部分细菌可在细胞内处于静止状态；一旦机体抵抗力降低，这些细菌又会繁殖，并可随吞噬细胞的游走而造成播散。

（2）免疫作用：参与免疫作用的白细胞主要有单核细胞、淋巴细胞和浆细胞。抗原进入机体后，巨噬细胞将其吞噬和处理，再把抗原呈递给 T 淋巴细胞和 B 淋巴细胞。免疫活化的 T 淋巴细胞产生淋巴因子，参与细胞免疫；B 淋巴细胞转化为浆细胞并产生抗体，参与体液免疫。二者共同发挥杀伤病原体的作用。

（3）组织损伤作用：白细胞在发挥吞噬作用及免疫作用的同时，也可造成组织损伤。如白细胞在趋化、激活和吞噬过程中将产物（如溶酶体酶、活性氧自由基、前列腺素和白细胞三烯等）释放到细胞外间质中，可引起内皮细胞和组织损伤，甚至还可造成组织

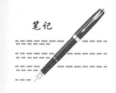

一定范围的溶解和破坏。

5. 炎症细胞的种类和功能

（1）中性粒细胞：为小吞噬细胞，具有活跃的运动能力和较强的吞噬能力，是机体清除和杀灭病原微生物的主要炎症细胞，常见于急性炎症及炎症早期。中性粒细胞可吞噬多种细菌、坏死组织碎片及抗原–抗体复合物。中性粒细胞的溶酶体含有酸性水解酶（可分解有机物和残存的细菌）、中性蛋白酶（能分解胶原、弹力蛋白和基底膜）、溶菌酶（溶解细菌的细胞壁）等。中性粒细胞完成吞噬作用后很快死亡，死亡后释放出各种蛋白水解酶，溶解坏死组织及纤维蛋白等。

（2）巨噬细胞：为大吞噬细胞，大多来自血液中的单核细胞，也可由局部组织内的组织细胞增生而来，具有很强的吞噬能力。巨噬细胞常出现在急性炎症的后期、慢性炎症和非化脓性炎（如结核病、伤寒）、病毒性感染和原虫感染等情况下。它能吞噬中性粒细胞不能吞噬的病原体、异物和较大的组织碎片。

巨噬细胞可因吞噬物质的不同而发生形态演化，可演化为上皮样细胞（吞噬结核分枝杆菌）、泡沫细胞（吞噬脂类物质）、风湿细胞（吞噬黏液样变和纤维素样坏死物质）、伤寒细胞（吞噬伤寒分枝杆菌、细胞碎片和红细胞）等；当遇到体积太大或难以吞噬的物质时，它可通过细胞相互融合的方式，形成多核巨细胞（其内可含几十个甚至上百个核），如结核结节中的朗汉斯巨细胞和异物肉芽肿内的异物巨细胞。

（3）嗜酸性粒细胞：运动能力弱，有一定的吞噬能力，常吞噬抗原–抗体复合物。嗜酸性粒细胞多见于寄生虫病（如蛔虫病、血吸虫病等）和某些变态反应性疾病（如哮喘、过敏性鼻炎等）。

（4）淋巴细胞和浆细胞：淋巴细胞的运动能力弱，无明显的趋化性，也无吞噬能力。T 淋巴细胞受抗原刺激产生淋巴因子，发挥细胞免疫作用；B 淋巴细胞受抗原刺激转化为浆细胞，可以产生、释放各种免疫球蛋白（抗体），发挥体液免疫作用。淋巴细胞和浆细胞常见于慢性炎症，特别多见于结核、梅毒、病毒感染及立克次体感染。

（5）嗜碱性粒细胞和肥大细胞：这两种细胞在形态和功能上有许多相似之处，胞质中均含有嗜碱性、异染性颗粒，当受炎症刺激时，细胞脱颗粒，释放组胺、肝素和 5–羟色胺，引起炎症反应，多见于变态反应性炎症。不同的是，嗜碱性粒细胞来自血液，而肥大细胞主要分布在全身结缔组织内与血管周围。

三、增生

致炎因子的长期作用和炎症区域内的代谢产物可刺激局部组织发生增生（prolifer-ation）。增生的细胞主要有单核巨噬细胞、成纤维细胞和毛细血管内皮细胞。炎症灶中的被覆上皮、腺上皮及其他实质细胞也可发生增生。一般情况下，在炎症早期细胞增生不明显，而在炎症后期和慢性炎症时则较显著，但某些炎性疾病初期或急性炎症时也可呈现明显的增生，如急性肾小球肾炎时的肾小球系膜细胞和内皮细胞增生。

增生的巨噬细胞具有吞噬病原体和清除组织崩解产物的作用；增生的成纤维细胞和血管内皮细胞可形成炎性肉芽组织，有助于使炎症局限化及损伤组织的修复。但过度的组织增生可使原有组织遭受破坏，影响器官的功能，如慢性肝炎所致的肝硬化和心肌炎引起的心肌硬化等。

综上所述，炎症过程的三种基本病变各有其特点，但它们之间又有着密切的联系，既相互依存，又相互制约，共同形成复杂的炎症反应过程。

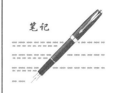

第五节 炎症的类型

一、炎症的临床类型

临床上常按病程长短将炎症分为以下4类。

（一）超急性炎症

超急性炎症起病急骤，呈暴发经过，病程仅数小时至数天。短期内可引起组织和器官的严重损害，甚至可导致机体的死亡，多属变态反应性炎症。如器官移植的超急性排斥反应，在移植器官血管接通后数分钟，即可引起移植组织和器官的严重破坏，导致功能丧失。

（二）急性炎症

急性炎症起病较急，症状明显，病程从几天至1个月。局部病变常以变质、渗出为主，炎症病灶内渗出、浸润的炎症细胞以中性粒细胞为主，常见于急性阑尾炎、急性化脓性脑膜炎等。

（三）慢性炎症

慢性炎症起病缓慢，病程长达数月，甚至持续数年。局部病变以增生为主，炎症病灶内浸润的炎症细胞以淋巴细胞、单核细胞和浆细胞为主，常见于慢性肠炎、慢性肝炎等。

（四）亚急性炎症

亚急性炎症的病程介于急性与慢性炎症之间。其病变特征是坏死与增生均较明显，常见于亚急性重型病毒性肝炎、亚急性细菌性心内膜炎等。

二、炎症的病理类型

根据炎症局部组织的基本病变可将炎症分为变质性炎症、渗出性炎症和增生性炎症三大类。

（一）变质性炎症

变质性炎症（alterative inflammation）以组织细胞的变性、坏死为主，而渗出性与增生性变化比较轻微。变质性炎症常见于某些重症感染和中毒等，多发生于心、肝、肾、脑等实质性器官。

由于病变器官的实质细胞变性、坏死明显，相应器官常发生功能障碍。如白喉棒状杆菌外毒素引起的心肌炎，因心肌细胞的变性、坏死，患者可出现严重的心功能障碍；乙型脑炎因脑神经细胞的变性、坏死及脑软化灶的形成，可引起严重的中枢神经系统功能障碍；病毒性肝炎常因肝细胞的变性、坏死而引起肝功能障碍等。

（二）渗出性炎症

渗出性炎症（exudative inflammation）是指以渗出为主要病理变化的炎症，变质性和增生性变化较轻微。根据渗出物的主要成分的不同，一般将渗出性炎症分为浆液性炎、

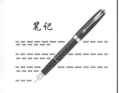

纤维素性炎、化脓性炎和出血性炎。

1. 浆液性炎 浆液性炎（serous inflammation）以血清渗出为特征，渗出液的主要成分为浆液，其中混有少量白细胞和纤维素。浆液性炎常发生于疏松结缔组织、黏膜和浆膜、皮肤等处，浆液性炎常见的原因有高温（烧烫伤，图 4-6）、毒蛇咬伤、蚊（蜂）叮咬及其他化学性因子、病毒感染、细菌感染等。

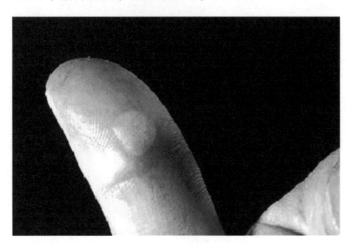

图 4-6 表皮水疱

二度烫伤引起的浆液性炎症。

当组织发生浆液性炎时，常出现不同程度的充血及炎症细胞浸润，被覆上皮或间皮常发生变性、坏死或脱落。浆液性渗出物若弥漫性浸润疏松结缔组织，可造成局部明显的炎症水肿；若聚集于浆膜腔，则引起炎性积液（如结核性胸膜炎时的胸腔积液）；若发生于黏膜，可有大量浆液性分泌物流出（如感冒初期的流涕），称为浆液卡他性炎。

浆液性炎多呈急性和亚急性经过，病变程度一般较轻，渗出的浆液可通过淋巴和静脉被吸收，受损组织通过再生、修复而恢复正常；但如浆膜腔内炎性积液过多时，积液则可压迫器官，引起明显的功能障碍；如渗出液未被及时吸收，可发生轻度粘连。

2. 纤维素性炎 纤维素性炎（fibrinous inflammation）以渗出物中含有大量纤维素为特征。由于血管壁损伤较重，通透性增高，血浆中较大分子的纤维蛋白原得以渗出，继而转变为纤维素。纤维素性炎多由某些细菌毒素（如白喉棒状杆菌、志贺菌属、肺炎球菌的毒素）或各种内源性或外源性毒物（如发生尿毒症时的尿素，引起汞中毒的汞）引起。纤维素性炎病变常发生于黏膜、浆膜和肺。

（1）纤维素性炎发生于黏膜时，渗出的纤维蛋白、白细胞、脱落的上皮细胞和坏死组织等混合在一起，形成一层灰白色膜状物，覆盖在黏膜表面，称为假膜。因此，黏膜的纤维素性炎又称假膜性炎。由于局部组织的结构特点不同，有的假膜牢固地附着于黏膜表面不易脱落，如咽白喉（图 4-7）；而有的假膜则与黏膜损伤部位连接松散而容易脱落，如气管白喉（图 4-8），脱落的假膜常堵塞支气管而引起窒息。细菌性痢疾也属于假膜性炎，当假膜脱落后肠黏膜可有糜烂或溃疡形成。

（2）纤维素性炎发生于浆膜时可见于心包膜、胸膜和腹膜。发生在心包膜的纤维素性炎，由于心脏的不断搏动，使渗出在心包脏层、壁层表面的纤维蛋白形成无数的绒毛状物，故称为"绒毛心"（cor villosum）（图 4-9）。

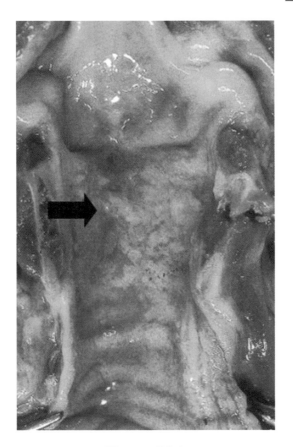

图 4-7　咽白喉

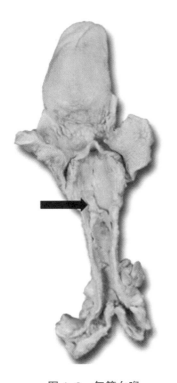

图 4-8　气管白喉

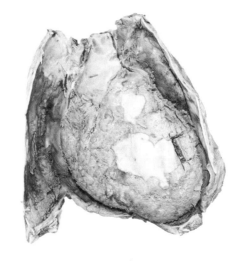

图 4-9　绒毛心

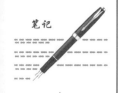

（3）纤维素性炎发生于肺时多见于肺炎球菌引起的大叶性肺炎。镜下可见纤维蛋白性渗出物充满肺泡腔，并交织成网，网中有数量不等的中性粒细胞、红细胞等，使受累的肺叶发生实变。

纤维素性炎多呈急性经过，渗出的纤维蛋白可被渗出物内的中性粒细胞释放的蛋白溶解酶所溶解及吸收。但如果渗出的纤维素不能被完全溶解及吸收，则可发生机化，引起浆膜增厚和粘连等，从而影响器官功能。

3. 化脓性炎　化脓性炎（suppurative or purulent inflammation）的特征是以中性粒细胞渗出为主，并有不同程度的组织坏死和脓液形成。化脓性炎多由化脓性细菌（如金黄色葡萄球菌、溶血性链球菌等）感染所致，也可由组织坏死继发感染产生。化脓性病灶中的中性粒细胞常发生变性、坏死，并释放出蛋白溶解酶，使坏死组织液化，所形成的呈灰黄色或黄绿色的混浊、黏稠的液体，称为脓液。脓液由大量变性坏死的中性粒细胞、坏死组织、数量不等的细菌和渗出的少量浆液组成，脓液中变性、坏死的中性粒细胞称为脓细胞。脓液中的纤维蛋白因被脓细胞释放的蛋白溶解酶所破坏，故不会发生凝固。

根据化脓性炎发生的原因和部位的不同，可将其分为以下 3 种类型。

（1）蜂窝织炎（phlegmonous inflammation）：是指发生在疏松结缔组织的弥漫性化脓性炎，常发生于皮肤、肌肉和阑尾。蜂窝织炎主要由溶血性链球菌引起。溶血性链球菌能分泌透明质酸酶，降解疏松结缔组织基质中的透明质酸，还能分泌链激酶，溶解纤维素。因此，细菌易通过组织间隙和淋巴管扩散，表现为疏松结缔组织内明显水肿及大量中性粒细胞弥漫性浸润，病灶与周围组织无明显分界（图 4-10）。蜂窝织炎轻者可完全吸收、消散，重者常经淋巴系统扩散而致局部淋巴结肿大及全身中毒症状。

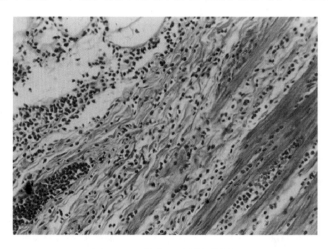

图 4-10　蜂窝织炎性阑尾炎

（2）脓肿（abscess）：为局限性的化脓性炎伴脓腔形成，常发生于皮下和内脏，主要由金黄色葡萄球菌引起。金黄色葡萄球菌产生的毒素可致局部组织坏死，继而大量中性粒细胞释放蛋白溶解酶，将坏死组织溶解、液化，形成含有脓液的脓腔（图 4-11）。金黄色葡萄球菌可产生血浆凝固酶，使渗出的纤维蛋白原转变成纤维蛋白，致使病变局限。

小脓肿可以吸收、消散；较大的脓肿由于脓液太多、吸收困难，需要切开排脓或穿刺排脓，而后由肉芽组织修复，形成瘢痕。脓肿常可发展或蔓延形成溃疡、窦道和瘘管。溃疡（ulcer）是皮肤黏膜的脓肿向表面破溃而形成的组织缺损；窦道（sinus）是指深部

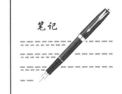

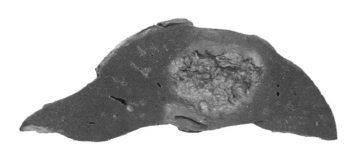

图 4-11 肝脓肿

的脓肿向体表或自然管道破溃所形成的一个排脓的盲端通道；若深部脓肿一端向体表或体腔破溃，另一端向自然管道破溃或在两个有腔器官之间形成贯通两侧的通道，则该通道称为瘘管（fistula）。

疖（furuncle）是指毛囊、皮脂腺及其周围组织发生的脓肿，好发于毛囊和皮脂腺丰富的部位，如颈部、头部、面部及背部等。疖的中心部分液化变软后，脓液便可排出。有的患者出现营养不良、糖尿病时，许多疖可同时或先后发生，称为疖病（furunculo-sis）。痈（carbuncle）是指多个疖融合，在皮下脂肪和筋膜组织中形成的许多相互沟通的脓腔。痈必须及时切开排脓。

（3）表面化脓和积脓：是指发生在黏膜和浆膜的化脓性炎。发生在黏膜的化脓性炎，中性粒细胞主要向黏膜表面渗出，深部组织无明显炎症细胞浸润，也不发生深部组织坏死。如发生化脓性尿道炎、化脓性支气管炎时，渗出的脓液可沿尿道或支气管排出体外。当化脓性炎发生于浆膜腔、胆囊和输卵管时，脓液则在浆膜腔、胆囊和输卵管腔内积聚，称为积脓（empyema）。

4. 出血性炎 出血性炎（hemorrhagic inflammation）不是一种独立的炎症类型。在任何炎症灶内，由于血管壁损伤较重，红细胞大量漏出，导致渗出物中含有大量红细胞时，即称为出血性炎。常见于流行性出血热、钩端螺旋体病等。

出血性炎常与其他类型的炎症混合出现，如浆液性出血性炎、纤维素性出血性炎、化脓性出血性炎等。

附：卡他性炎（catarrhal inflammation）是指发生在黏膜的渗出性炎症，由于黏膜腺分泌亢进，渗出物较多，并沿着黏膜表面向外排出（"卡他"一词来自希腊语，系"向下滴流"之意）。依据渗出物性质的不同，又有浆液性卡他性炎、黏液性卡他性炎及脓性卡他性炎之分。

上述渗出性炎症的分类不是绝对的，有时可以两种不同类型的渗出性炎症并存，如浆液性纤维素性炎、化脓性出血性炎等。在炎症发展过程中，不同类型的炎症之间还可以互相转化。

（三）增生性炎症

增生性炎症（proliferative inflammation）是指以增生为主，而变质性和渗出性变化都较轻微的炎症。增生性炎症可分为以下几种类型。

1. 一般增生性炎症 一般增生性炎症多属慢性炎症，但也可见于少数急性炎症（如急性肾小球肾炎）。其形态特点是：炎症灶内浸润的细胞主要为淋巴细胞、浆细胞和单核细胞；常伴有明显的毛细血管内皮细胞及成纤维细胞增生，并可形成大量胶原纤维；有时黏膜上皮、腺上皮和某些实质细胞也同时增生。

63

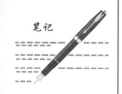

有时在有些部位某些一般增生性炎症的增生成分具有某些特征性的形态改变。例如：①炎性息肉，是指发生在黏膜局部，黏膜上皮、腺上皮和肉芽组织增生可形成向外表突出的带蒂肿物，如临床上常见的鼻息肉、子宫颈息肉。②炎性假瘤，是指炎性增生形成一个境界清楚的肿瘤样团块，好发于肺及眼眶。肺的炎性假瘤结构复杂，除有肺泡上皮、肉芽组织和巨噬细胞增生外，还有淋巴细胞、浆细胞浸润和肺泡内出血、含铁血黄素沉积等。炎性假瘤的本质是炎症，并非肿瘤，需与真性肿瘤相区别。

2. 肉芽肿性炎症 肉芽肿性炎症局部以巨噬细胞及其演化的细胞增生为主，并形成境界清楚的结节状病灶，称为肉芽肿性炎症（granulomatous inflammation）或炎性肉芽肿。根据致炎因子和病变特点的不同，分为感染性肉芽肿和异物肉芽肿两大类。

（1）感染性肉芽肿：是指由生物病原体（如结核分枝杆菌、伤寒分枝杆菌、寄生虫等）感染引起的肉芽肿，其增生的细胞成分在形态学上常具有一定的特殊性，对诊断有一定的意义。如结核分枝杆菌引起的结核性肉芽肿（结核结节）由大量上皮样细胞、朗汉斯巨细胞、成纤维细胞及淋巴细胞构成，其中央部分可见干酪样坏死（图4-12）。

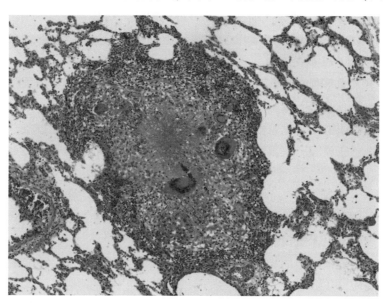

图4-12 结核性肉芽肿

（2）异物肉芽肿：是指由外科缝线、粉尘、滑石粉、寄生虫及其虫卵等异物引起的肉芽肿。病变以异物为中心，周围有大量巨噬细胞、异物巨细胞和成纤维细胞包绕，形成结节状病灶。异物巨细胞具有体积大、胞质丰富、边界不清、多个细胞核等特点。

第六节　炎症的局部表现和全身反应

一、炎症的局部表现

炎症的局部表现为红、肿、热、痛和功能障碍，尤以体表的急性炎症最为明显。

1. 红　由于炎症早期动脉性充血，局部血液中的氧合血红蛋白较多，局部组织呈鲜红色。随后由于静脉性充血，血流速度缓慢，氧合血红蛋白减少，去氧血红蛋白增多而使局部组织呈暗红色。

2. 肿 发生急性炎症时，炎性充血、渗出物增多致使炎性水肿。发生慢性炎症时，局部肿胀是由局部组织细胞增生所致。

3. 热 是由炎症局部动脉血管扩张、血流速度加快、血量增多、局部代谢活动加强所致，尤以体表的急性炎症明显。

4. 痛 炎症病灶的局部疼痛与多种因子有关。①炎症介质，如前列腺素、5-羟色胺、缓激肽等，都是主要的致痛物质。②钾离子可刺激神经末梢，使其敏感度增高、痛阈降低，致使一些轻微的刺激就能引起疼痛。③局部组织张力增高，压迫神经末梢也可引起疼痛，如牙髓炎、骨膜炎等，均可引起剧痛；肝炎时肝肿大，可使肝被膜紧张，被膜下的神经末梢受到牵拉而引起疼痛。

5. 功能障碍 炎症时由于实质细胞的变性、坏死而出现代谢障碍；炎性渗出物的压迫等也可引起不同程度的功能障碍，如病毒性肝炎时肝细胞的变性、坏死可引起肝功能障碍，急性心包炎时可因心包积液的压迫而影响心脏功能。

二、炎症的全身反应

当炎症局部的病变比较严重，特别是病原微生物在体内蔓延扩散时，常出现明显的全身性反应，其具体表现如下。

1. 发热 在发生感染性炎症，特别是当病原体蔓延入血时，常表现得很突出。发热是由内源性和外源性致热原所致：细菌的代谢产物，尤其是内毒素是常见的外源性致热原；而细胞因子（如 IL-1、TNF-α 及前列腺素）是常见的内源性致热原。适当增高的体温可使机体的代谢加快、白细胞的吞噬作用增强、抗体的生成增多，这些均有利于炎症的康复。但体温过高或长期发热对机体不利，有时可引起严重后果，甚至危及生命。

2. 外周血白细胞计数增多 外周血白细胞的反应类型与炎症性质、病原体的种类、感染程度有关。大多数细菌感染以中性粒细胞增多为主，感染严重时出现幼稚的中性粒细胞，即"核左移"现象；慢性炎症和病毒感染时淋巴细胞增多；寄生虫感染或某些变态反应性炎症时以嗜酸性粒细胞增多为主。白细胞计数增多可加强炎症反应过程，具有防御意义；但某些致炎因子引起炎症时，白细胞计数可无明显升高，甚至还可出现白细胞计数减少，这与病原体有关，相关的病原体如伤寒分枝杆菌、流行性感冒病毒、立克次体等。

3. 单核巨噬细胞系统增生 炎症灶中的病原体、组织崩解产物可经淋巴管到达局部淋巴结或经血流到达全身其他处的单核巨噬细胞系统，促使巨噬细胞增生，使其功能增强，以利于吞噬、消化病原体和组织崩解产物。在临床上表现为肝、脾、淋巴结增大。另外，淋巴组织中的 T 淋巴细胞或 B 淋巴细胞也可增生，并释放淋巴因子和产生抗体。

第七节 炎症的结局

在炎症过程中，既有损伤反应，又有抗损伤反应。致炎因子引起的损伤与机体抗损伤反应的斗争，决定着炎症的发生、发展和结局。如损伤占优势，则炎症加重，并向全身扩散；如抗损伤反应占优势，则炎症逐渐趋向痊愈。炎症的结局有以下 3 种情况。

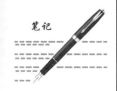

一、痊愈

1. 完全痊愈 当机体抵抗力较强或经过适当治疗时，病因被清除，炎症局部的少量渗出物及坏死组织崩解产物被溶解吸收，通过周围健康细胞的再生，可以完全恢复正常的结构和功能，称为完全痊愈。

2. 不完全痊愈 如果机体抵抗力较弱，炎症病灶变质和渗出较为严重而广泛时，则由肉芽组织增生，形成纤维性修复，局部留有瘢痕，以致不能完全恢复原组织器官的正常结构和功能，称为不完全痊愈。

二、迁延不愈

如果机体的抵抗力低下或治疗不彻底，致炎因子持续或反复作用于机体，不断损伤组织，急性炎症则可转变为慢性炎症，以致炎症反应时轻时重，迁延不愈。

三、蔓延扩散

当患者抵抗力弱或病原微生物的毒力强、数量多，或病原微生物在体内大量繁殖时，炎症灶则向周围组织蔓延，或侵入淋巴道、血道扩散。

（一）局部蔓延

局部蔓延是指炎症灶的病原微生物经组织间隙或器官的自然管道向周围组织和器官扩散蔓延，如肾结核的结核分枝杆菌可沿泌尿系统下行播散，引起输尿管和膀胱结核。

（二）淋巴道播散

淋巴道播散是指病原微生物侵入淋巴管内，随着淋巴液到达局部淋巴结，引起继发性淋巴管炎和淋巴结炎。如足部感染时，炎症可沿着淋巴管扩散而致腹股沟淋巴结炎。

（三）血道播散

血道播散是指炎症灶内的病原微生物侵入血液循环或其毒素被吸收入血，引起菌血症、毒血症、败血症和脓毒败血症。

1. 菌血症（bacteremia） 是指细菌在局部病灶内生长繁殖，并经血管或淋巴管入血，血液中可查到细菌，但患者的全身症状不明显。如伤寒、流行性脑脊髓膜炎的早期，都有菌血症的存在。

2. 毒血症（toxemia） 是指大量细菌毒素或毒性代谢产物被吸收入血，引起寒战、高热等全身中毒症状，严重时患者可出现中毒性休克，常伴有心、肝、肾等器官的实质细胞变性或坏死。血培养中找不到细菌。

3. 败血症（septicemia） 是指细菌入血，并在血中生长繁殖而产生毒素，患者常有寒战、高热以及皮肤和黏膜的多发性出血点、脾及全身淋巴结肿大等明显的中毒症状。严重者可出现神志不清，甚至昏迷。血培养时细菌呈阳性。

4. 脓毒血症（pyemia） 是指由化脓性细菌所引起的败血症经进一步发展，不仅在血液中繁殖，而且随着血流播散，常在身体其他部位发生多个继发性脓肿。由于脓肿由细菌栓塞于器官毛细血管腔所引起，故这类脓肿又称栓塞性脓肿或转移性脓肿。

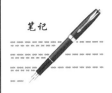

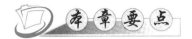

1. 炎症的概念　炎症是具有血管系统的活体组织对各种致炎因子的刺激所发生的以防御为主的基本病理过程。

2. 炎症的原因

（1）生物性因子。

（2）物理性因子。

（3）化学性因子。

（4）异常免疫反应。

3. 炎症介质

（1）炎症介质：是指参与并诱导炎症发生、发展的具有生物活性的化学物质，也称为化学介质。

（2）炎症介质在炎症过程中的主要作用：①扩张小血管，使血管壁的通透性增高。②白细胞趋化作用。③发热和致痛作用。④引起组织损伤。

（3）炎症介质的类型：①细胞源性炎症介质包括组胺、5-羟色胺、前列腺素、白细胞三烯、溶酶体释放的介质、细胞因子。②血浆源性炎症介质包括缓激肽、补体、纤维蛋白多肽等。

4. 炎症的基本病理变化

（1）变质：炎症局部组织、细胞发生的各种变性和坏死。变质既可发生于实质细胞，也可发生于间质细胞。

（2）渗出：炎症局部组织血管内的液体和细胞成分，通过血管壁进入组织间隙、体腔、体表和黏膜表面的过程称为渗出。渗出过程包括：①血流动力学改变。②血管壁的通透性增高。③液体渗出。④白细胞渗出。

（3）增生：实质细胞和间质细胞的增多称为增生。炎症增生具有限制炎症扩散和修复的作用。

5. 炎症的病理类型

（1）变质性炎症：以变质为主的炎症称为变质性炎症。

（2）渗出性炎症：以渗出为主要病理变化的炎症称为渗出性炎症。渗出性炎症可分为以下几种类型。

a. 浆液性炎：以血清渗出为主。

b. 纤维素性炎：以纤维素渗出为主。病变常发生于黏膜、浆膜和肺。

c. 化脓性炎：以中性粒细胞渗出为主，并有不同程度的组织坏死和脓液形成。化脓性炎包括蜂窝织炎、脓肿、表面化脓和积脓。

（3）增生性炎症：以增生变化为主的炎症称为增生性炎症。增生性炎症包括：①一般增生性炎症。②肉芽肿性炎症（是指炎症局部以巨噬细胞及其演化的细胞增生为主，并形成境界清楚的结节状病灶），又称为炎性肉芽肿，以肉芽肿形成为特点，如结核性肉芽肿。

6. 炎症的局部表现与全身反应

（1）局部表现：包括红、肿、热、痛及功能障碍。

（2）全身反应：包括发热、外周血白细胞计数增多、单核巨噬细胞系统增生。

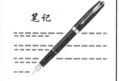

7. 炎症的结局

（1）痊愈。

（2）迁延不愈。

（3）蔓延扩散：局部蔓延、淋巴道播散、血道播散（菌血症、毒血症、败血症、脓毒败血症）。

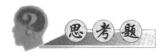

1. 简述炎症的基本病理变化。

2. 简述渗出液与漏出液的区别。

3. 何为化脓性炎？简述其类型并举例说明。

4. 患者，女，61 岁。因手部外伤后感染，局部出现红（最初为鲜红色，之后变为暗红色）、肿、热、痛及功能障碍。请问该患者手部出现这些表现的病理学基础是什么？

（王凌霄）

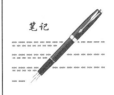

第五章 肿 瘤

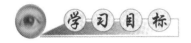

> 1. 掌握肿瘤、分化、异型性的概念，肿瘤的生长方式、肿瘤的扩散方式和转移途径，肿瘤对机体的影响，良性肿瘤和恶性肿瘤的区别，肿瘤的命名原则，癌前病变、非典型增生、上皮内瘤变、原位癌的概念。
> 2. 学会根据肿瘤的大体形态和组织结构大致区分良性、恶性肿瘤。
> 3. 具备与患者及其家属有效沟通，结合肿瘤的生物学特点进行健康教育的能力。

肿瘤（tumor，neoplasm）是严重威胁人类健康的常见病和多发病，依据其生物学特点和对机体的危害程度，可分为良性肿瘤（benign tumor）和恶性肿瘤（malignant tumor）两大类。其中，恶性肿瘤通称癌症（cancer），已成为危害人类健康的一类重大疾病，在世界许多国家和地区已经位列居民死亡原因的第一位或第二位。近年我国肿瘤的发病率和死亡率在明显上升，农村人口中恶性肿瘤死亡率在死因中居第三位（105.57/10 万），男性为 109.99/10 万，女性为 77.76/10 万；而城市人口中居第一位（139.28/10 万），男性为 166.92/10 万，女性为 109.99/10 万。我国常见的十大恶性肿瘤按死亡率由高至低的顺序依次为胃癌、肝癌、肺癌、食管癌、大肠癌、白血病、淋巴瘤、鼻咽癌、子宫颈癌、乳腺癌等。

引导案例

患者，男，38 岁。因反复咳嗽入院。X 线胸片检查可见右上肺叶有一 3.0 cm×4.0 cm 大小，呈毛刺状的阴影。患者既往有 20 年吸烟史。

案例思考：

（1）该患者可能发生了什么疾病？

（2）在该患者诊断中应注意与哪些相关疾病进行鉴别？

第一节 肿瘤的概念

肿瘤是指机体在各种致瘤因素的作用下，在基因水平上失去了对细胞生长的正常调控，导致克隆性异常增生而形成的新生物。一个肿瘤的细胞群体是由发生了肿瘤性转化的一个细胞反复分裂而产生的子代细胞所组成的，这种现象称为克隆性增生。

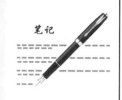

肿瘤细胞具有异常的形态结构、功能和代谢，在一定程度上失去分化成熟的能力，甚至接近幼稚的胚胎细胞。肿瘤细胞具有旺盛的增殖能力，其生长有相对的自主性，即使致瘤因素已消除，仍能持续性生长。肿瘤细胞可将这些异常特性遗传给子代细胞。

肿瘤性增生与一般性增生不同，不仅与机体不协调，且会对机体造成很大危害。一般性增生是指机体在生理状态下和某些病理状态下（如炎症、损伤后修复时）表现出的组织、细胞的增生，称为非肿瘤性增生或反应性增生。这类增生有的属于正常新陈代谢的细胞更新；有的是针对一定刺激或损伤的应答反应，为机体生存所需。这种增生有一定的限度，造成增生的因素一旦消除后就不再继续增生。而肿瘤性增生与此不同，二者有着本质上的区别。见表5-1。

表5-1　肿瘤性增生与非肿瘤性增生的区别

	肿瘤性增生	非肿瘤性增生
细胞亲缘	单克隆性	多克隆性
基因变化	细胞的基因（DNA分子）发生改变	细胞的基因（DNA分子）不发生改变
分化程度	不同程度地丧失分化成熟的能力	分化成熟，为正常的组织细胞
调节控制	不受机体调控，生长具有相对自主性，消除病因后仍持续生长	受机体调控，生长具有自限性，消除病因后则停止生长
形态结构	形态结构及功能异常	形态结构及功能正常
对机体影响	对机体有害，可破坏组织器官并影响其功能	对机体有利，有修复功能

第二节　肿瘤的形态

一、肿瘤的大体形态

肿瘤通常会形成肿块，其形态多种多样，并可在一定程度上反映肿瘤的良恶性。观察肿瘤的形状、数目、体积、颜色和质地等，有助于初步判定肿瘤的类型和性质。

1. 肿瘤的形状　肿瘤的形状取决于肿瘤的生长部位、组织来源、生长方式及肿瘤的良恶性等。肿瘤的形状多种多样（图5-1）。发生在深部组织和器官的良性肿瘤常呈结节状，恶性肿瘤则常呈蟹足状；体表或有腔器官的肿瘤常常呈突起的乳头状或息肉状；腺上皮发生的肿瘤可呈囊状。

2. 肿瘤的数目　肿瘤通常为单发（单克隆性起源），称为单发性肿瘤；有时可以为多个（多克隆性起源），称为多发性肿瘤。

3. 肿瘤的体积　即肿瘤的大小，早期肿瘤（如原位癌）体积小，甚至在显微镜下才能发现。随着肿瘤的生长，其直径可达数十厘米，重达数千克乃至数十千克。一般来说，肿瘤的体积与肿瘤的性质、生长时间及发生部位有一定关系。良性肿瘤通常生长缓慢，生长时间较长。恶性肿瘤一般生长迅速，短期内即可出现转移，甚至造成患者死亡。生长于体表或大的体腔（如腹腔）内的肿瘤有时可长得很大，生长于狭小腔道（如颅腔、椎管）内的肿瘤则一般较小。

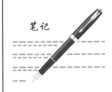

息肉状　　　　乳头状　　　　结节状　　　　分叶状　　　　囊状
（外生性生长）（外生性生长）（膨胀性生长）（膨胀性生长）（膨胀性生长）

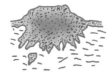 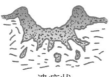 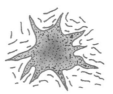

弥漫性肥厚状　　　　　　溃疡状　　　　　　浸润性包块状
（外生性伴浸润性生长）（浸润性生长）　　（浸润性生长）

图 5-1　肿瘤的外形和生长方式模式图

4. 肿瘤的颜色　一般肿瘤多呈灰白或灰红色。肿瘤颜色与其起源组织相似，有时可从肿瘤的色泽推测其为何种肿瘤，如脂肪瘤为黄色，血管瘤为红色或暗红色，黑色素瘤多呈黑色等。肿瘤是否发生变性、坏死、出血、钙化，以及是否含有色素等也会影响肿瘤的颜色，有时可呈现多种颜色混杂。

5. 肿瘤的质地　肿瘤通常较周围正常组织质地硬，且肿瘤的质地与其起源组织、实质与间质的比例有关，如骨肿瘤质地较硬，脂肪瘤质地较软，纤维瘤、平滑肌瘤质地较韧。实质多于间质的肿瘤质地较软，反之则质地较硬。此外，肿瘤有无变性、坏死、钙化、骨化等也会影响肿瘤的质地。肿瘤组织发生坏死时质地变软，有钙盐沉着（钙化）或骨质形成（骨化）时则变硬。

二、肿瘤的组织形态

肿瘤的组织形态呈多样性，但大多数肿瘤的组织结构都可分为实质和间质两部分。少数肿瘤没有间质部分，如白血病、原位癌。

1. 肿瘤实质　肿瘤实质（parenchyma）是肿瘤细胞的总称，也是肿瘤的主要成分。它决定了肿瘤的生物学特性和对机体的影响。人体几乎所有组织都可以发生肿瘤，因此肿瘤实质的形态也是多种多样的。肿瘤实质细胞的形态、排列及其代谢产物是判定肿瘤组织来源（histogenesis）和良恶性，以及恶性肿瘤的恶性程度的重要依据，也是对肿瘤进行分类和命名的依据。不同的肿瘤具有不同的实质。肿瘤通常只有一种实质成分，但少数肿瘤可以含有两种甚至多种实质成分，如乳腺纤维腺瘤、癌肉瘤、畸胎瘤等。

2. 肿瘤间质　肿瘤间质（stroma）不具有特异性，主要由结缔组织和血管组成，有时还有淋巴管，对肿瘤的实质有支持和营养作用，在不同的肿瘤中没有本质的区别。肿瘤间质是在肿瘤细胞产生的一类肿瘤血管形成因子（tumor angiogenesis factor，TAF）的刺激下形成的。间质中血管的多少对肿瘤的生长有一定的影响，间质血管较少的肿瘤，通常生长缓慢；间质血管较丰富的肿瘤，生长较迅速。此外，肿瘤间质内往往有或多或少的淋巴细胞、巨噬细胞浸润，这是机体对肿瘤组织的免疫反应，间质中这类具有免疫功能的细胞较多者，预后往往相对较好。在肿瘤结缔组织间质中除了成纤维细胞外，还有肌成纤维细胞（myofibroblast），此种细胞的增生、收缩及其产生的胶原纤维对肿瘤细胞的包绕，可能对肿瘤细胞的运动和浸润过程有限制作用，从而影响肿瘤的浸润和蔓延。

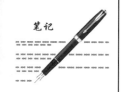

第三节　肿瘤的分化与异型性

一、肿瘤的分化

肿瘤的分化是指肿瘤细胞和组织与其起源的成熟细胞和组织的相似程度。肿瘤细胞由于基因的异常而失去了正常的调控，不仅表现为异常增生，还表现为分化异常。"分化（differentiation）"一词在胚胎学中是指原始幼稚细胞发育为成熟细胞的过程，在肿瘤学中则是指肿瘤细胞和组织与其起源的成熟细胞和组织的相似程度。两者相似性大，表明肿瘤的分化程度高（分化好或分化较成熟）；两者相似性小，表明肿瘤的分化程度低（分化差或分化不成熟）；两者缺乏相似之处，则称为未分化肿瘤。

二、肿瘤的异型性

肿瘤无论是在细胞形态还是在组织结构上，都与其起源的正常组织有着不同程度的差异，这种差异称为肿瘤的异型性。肿瘤异型性小，表明它与起源的正常组织和细胞相似，因而分化程度高；异型性大，表明其与来源的正常组织和细胞有很大的不同，肿瘤组织分化程度低，其恶性程度往往较高。恶性肿瘤细胞缺乏分化，异型性非常显著，称为间变。肿瘤的异型性是诊断肿瘤、确定肿瘤的良恶性以及恶性程度高低的重要组织学依据。恶性肿瘤常有明显的异型性。

（一）肿瘤组织结构的异型性

肿瘤组织结构的异型性是指肿瘤组织在排列方式上与其起源组织的差异，包括瘤细胞的排列、层次、极向及实质与间质的关系等方面。无论是良性肿瘤还是恶性肿瘤在组织结构上均有不同程度的异型性。良性肿瘤的组织结构异型性小，且良性肿瘤一般不表现出细胞的异型性，瘤细胞与起源组织相似，因此，良性肿瘤的诊断主要依赖于组织结构的异型性。如平滑肌瘤的瘤细胞与正常子宫平滑肌细胞很相似，只是其排列与正常不同，呈编织状结构。恶性肿瘤的组织结构异型性大，表现为肿瘤实质与间质关系紊乱，瘤细胞排列紊乱，失去正常的结构与层次，极向紊乱或消失。如平滑肌肉瘤的瘤细胞排列极为紊乱，完全丧失正常的排列规律，同时表现出明显的细胞异型性。腺上皮发生的恶性肿瘤，表现为腺体大小和形态不规则，排列紊乱，甚至不形成腺腔（实体癌），腺上皮细胞排列失去极向，重叠或呈多层，且有细胞异型性。

（二）肿瘤细胞的异型性

良性肿瘤细胞的异型性小，一般与其来源的正常细胞相似。恶性肿瘤细胞具有高度的异型性，主要表现如下。

1. 瘤细胞的多形性　恶性肿瘤细胞一般比正常细胞大，形态不规则，且大小不一，形态不一（图5-2）。分化程度越差、恶性程度越高的肿瘤，瘤细胞的多形性越明显，有时出现瘤巨细胞（tumor giant cell）。但少数分化极差的恶性肿瘤，其瘤细胞较正常细胞小，且大小、形态比较一致，趋于原始幼稚的小细胞，如小细胞肺癌。

2. 瘤细胞核的多形性　瘤细胞核体积增大，细胞核与细胞质的比例增大［正常细胞的核质比为1：（4~6），恶性肿瘤细胞的核质比则接近1：1］。瘤细胞核大小不一、形

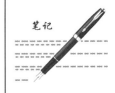

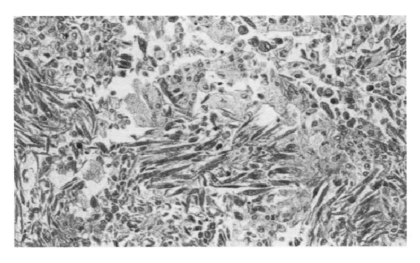

图 5-2 恶性肿瘤细胞的异型性

平滑肌肉瘤：肿瘤细胞大小、形态不一，并有瘤巨细胞和病理性核分裂。

状不一、染色不一，甚至可出现巨核、双核、多核或奇异形核。由于核内 DNA 增多，核染色深，染色质呈粗颗粒状，分布不均匀，常堆积于核膜下，使核膜显得增厚，还可见核仁肥大、数目增多。瘤细胞的核分裂象增多，并可出现不对称性、多极性及顿挫性等病理性核分裂象（图 5-3），对于诊断恶性肿瘤具有重要意义。但并非所有的恶性肿瘤都会出现病理性核分裂象。

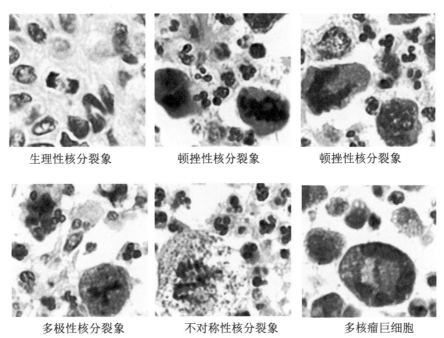

| 生理性核分裂象 | 顿挫性核分裂象 | 顿挫性核分裂象 |
| 多极性核分裂象 | 不对称性核分裂象 | 多核瘤巨细胞 |

图 5-3 恶性肿瘤细胞的病理性核分裂象

3. 瘤细胞胞质的改变 胞质内核蛋白体增多，胞质呈嗜碱性染色。有些肿瘤细胞内尚可出现黏液、糖原、脂质、角蛋白、色素等肿瘤分泌物或代谢产物，经特殊染色可显示，对判断肿瘤的组织来源有帮助。

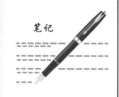

第四节　肿瘤的生长和扩散

一、肿瘤的生长

（一）肿瘤的生长速度

肿瘤的生长速度主要取决于肿瘤细胞的分化程度。良性、恶性肿瘤由于分化程度的差异，生长速度也不一样，分化好的良性肿瘤生长缓慢，生长期可长达几年甚至十几年；分化差的恶性肿瘤生长较快，短期内即可形成明显的肿块。通常各种肿瘤的生长速度有很大的差别，如果其生长速度突然加快，就要考虑发生恶变的可能。

肿瘤的生长受许多因素的影响，如肿瘤细胞的生长分数、瘤细胞的生成与丢失的比例、肿瘤血管的形成等。

1. 生长分数　是指处于增殖阶段（S 期+G_2 期）的瘤细胞在肿瘤细胞群中的比例。实验发现肿瘤细胞的生长周期与正常细胞一样，也分为 G_0、G_1、S、G_2 期和 M 期，处于增殖阶段（S 期+G_2 期）的瘤细胞的比例越高，生长分数越大，肿瘤生长越迅速；反之，则肿瘤生长缓慢。其实在恶性肿瘤形成的初期，多数恶性肿瘤细胞处于复制期，生长分数很高。随后由于营养供给的不足，不断有瘤细胞发生分化而离开增殖阶段，进入静止期，停止分裂增殖，这时大多数肿瘤细胞处于 G_0 期。即使是一些生长迅速的肿瘤，其生长分数也只有 20%左右。

大多数抗肿瘤化学药物主要针对处于复制期的细胞，通过干扰肿瘤细胞的分裂增殖达到抑制肿瘤生长的作用。因此，生长分数高的恶性肿瘤对化疗比较敏感，而生长分数低的恶性肿瘤对化疗不敏感。

2. 瘤细胞的生成与丢失　在一个肿瘤中，既有不断分裂增殖而新生的肿瘤细胞，同时又有因血供不足、机体的免疫因素的作用及瘤细胞的凋亡等因素而死亡的肿瘤细胞。肿瘤细胞生成与丢失之间的平衡状态共同影响着肿瘤的生长和生长速度。肿瘤细胞有别于正常细胞的重要特点之一是其持续性生长，肿瘤的生长主要取决于瘤细胞的生成大于丢失的程度。在生长分数一定的情况下，丢失得越少生长速度就越快，反之亦然。因此，促进肿瘤细胞的丢失也是控制肿瘤生长的重要手段。

3. 肿瘤血管的形成　肿瘤能不能获得血液供应也是影响肿瘤生长的重要因素。肿瘤血管形成是指肿瘤在机体内诱导形成新生血管的现象。研究表明，如果没有新生血管形成来供应营养，肿瘤在达到 1~2 mm 的直径和厚度（大约 10^7 个细胞）时，将停止生长，不再增大。因此，诱导血管形成的能力是恶性肿瘤细胞能否生长、浸润和转移的重要条件。

肿瘤细胞及其周围的炎性细胞（主要为巨噬细胞）能产生一类血管生成因子（angiogenesis factor），如血管内皮细胞生长因子（VEGF）、成纤维细胞生长因子（FGF）、转化生长因子-α（TGF-α）、血小板衍生生长因子（PDGF）和肿瘤坏死因子-α（TNF-α）等，这些因子刺激内皮细胞分裂、增殖、迁移，诱导宿主毛细血管出芽、新生并长入肿瘤，为肿瘤的生长提供重要的物质保障。因此，抑制、破坏肿瘤血管的形成有可能成为控制肿瘤生长的另一途径。

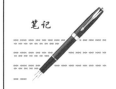

（二）肿瘤的生长方式

1. 膨胀性生长（expansive growth） 是大多数良性肿瘤的生长方式。肿瘤逐渐增大，似逐渐膨胀的气球，推开或挤压周围组织。肿瘤往往呈结节状，有完整的包膜，与周围组织分界清楚，临床检查时肿瘤的活动性良好，易于手术切除，术后不易复发。

2. 浸润性生长（infiltrating growth） 为大多数恶性肿瘤的生长方式。肿瘤生长迅速，并向周围浸润，破坏周围组织，似树根长入土壤一样。浸润性生长的肿瘤一般无包膜，与邻近组织紧密连接而界限不清。触诊时肿瘤固定，不活动，手术不易切除干净，术后易复发。

3. 外生性生长（exophytic growth） 发生在体表、体腔或自然管道表面的肿瘤，常向表面生长，形成突起的乳头状、息肉状、蕈伞状、菜花状新生物，称为外生性生长。良性和恶性肿瘤都可呈外生性生长。但恶性肿瘤在外生性生长的同时，其基底部往往向组织深部呈浸润性生长，其表面由于生长迅速，血供不足，易发生坏死脱落而形成溃疡。

（三）肿瘤的演进与异质化

恶性肿瘤在生长过程中其侵袭性逐渐增强的现象称为肿瘤的演进（progression），包括生长加快、浸润周围组织和远处转移等。这些生物学现象的出现均与肿瘤的异质化有关。肿瘤的异质化（heterogeneity）是指由单克隆来源的肿瘤细胞在生长过程中形成在侵袭能力、生长速度、对激素的反应、对抗癌药的敏感性等方面有所不同的亚克隆的过程。这可能是由于在肿瘤生长过程中，有附加的基因突变作用于不同的瘤细胞，使得瘤细胞的亚克隆获得不同的特性。例如，需要较多生长因子的亚克隆可因生长因子缺乏而不能生长，而有些需要较少生长因子的亚克隆在此时即可生长。机体的抗肿瘤反应可杀死那些具有较高抗原性的亚克隆，而抗原性低的亚克隆则可以逃避机体的免疫监视。由于这种选择，那些具有较强的适应存活、生长、浸润与转移、逃脱机体免疫监视能力的亚克隆得以保留下来，由此造成肿瘤的演进。

二、肿瘤的扩散

肿瘤的扩散是指呈浸润性生长的肿瘤向周围组织直接蔓延或经由一定途径转移至身体其他部位，这主要是恶性肿瘤的特征。

（一）直接蔓延

直接蔓延（direct spread）是指恶性肿瘤连续不断地浸润、破坏周围组织器官的生长方式，瘤细胞可连续不断地沿着组织间隙、淋巴管、血管或神经束膜侵入并破坏邻近正常组织或器官后继续生长，称为直接蔓延，也称为局部浸润。例如，晚期乳腺癌可穿过胸肌和肋骨侵入胸腔，甚至到达肺。

肿瘤局部浸润的发生机制很复杂，且目前了解不多。以癌为例，可大致归纳为 4 个步骤。

1. 肿瘤细胞间的黏附力减弱 由于癌细胞表面的细胞黏附分子（如上皮钙黏素）表达的减少，癌细胞连接松动，彼此分离。

2. 肿瘤细胞与基底膜的黏着增加 正常上皮细胞与基底膜的附着是通过上皮细胞表面的整合素（integrin）与其配体的结合实现的，如整合素 VLA-6（受体）能与基底膜的层粘连蛋白（laminin，Ln）（配体）结合而使上皮细胞定向附着。癌细胞有更多的 Ln 受

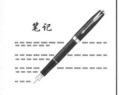
体，使其更容易与基底膜黏附。例如，乳腺癌、结肠癌细胞表面的 Ln 受体密度与其侵袭性呈正相关。此外，癌细胞还可表达多种整合素，如 VLA-5、VLA-1 等，能与细胞外基质（extracellular matrix，ECM）中纤维连接蛋白（fibronectin，Fn）、玻连蛋白（vitronectin）和胶原等配体结合来实现与 ECM 的黏附。

3. 细胞外基质（ECM）的降解　在癌细胞与基底膜紧密接触 4~8 小时后，ECM 的成分如 Ln、Fn、蛋白多糖和Ⅳ型胶原纤维可被癌细胞直接分泌的蛋白溶解酶溶解。Ⅳ型胶原酶、尿激酶型纤溶酶原激活物、组织蛋白酶 D 等使基底膜产生局部缺损，让癌细胞得以通过。癌细胞也可诱导宿主细胞（如成纤维细胞、巨噬细胞）产生蛋白酶，使 ECM 溶解，为癌细胞的浸润、出入血管或淋巴管创造条件。

4. 癌细胞的迁移　癌细胞借助于自身的阿米巴样运动通过被降解的基底膜缺损处游出。近来发现肿瘤细胞产生的自分泌移动因子（autocrine motility factor），如肝细胞生长因子和胸腺素 β15（thymosin β15），可介导癌细胞的移动，促进癌细胞的浸润和转移。癌细胞穿过基底膜后，重复上述步骤进一步降解 ECM，在间质中移动；其降解产物还可促进血管形成和肿瘤生长；到达血管壁时，癌细胞以同样的方式穿过基底膜进入血管（图 5-4）。

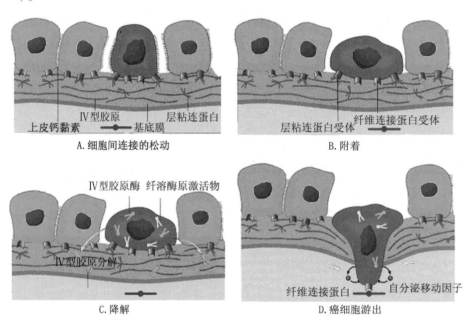

图 5-4　恶性肿瘤浸润机制示意图

（二）转移

转移（metastasis）是指恶性肿瘤细胞从原发部位侵入淋巴管、血管或体腔，迁徙到他处继续生长，形成与原发肿瘤的组织学类型相同的肿瘤，这个过程称为转移。所形成的肿瘤称为转移瘤或继发瘤。发生转移是恶性肿瘤的特点，但并非所有的恶性肿瘤都会发生转移。常见的转移途径如下。

1. 淋巴道转移　癌（上皮组织源性恶性肿瘤）多经淋巴道转移。瘤细胞侵入淋巴管后，随着淋巴回流到达局部淋巴结，聚集于边缘窦，继续增殖而发展为淋巴结内转移瘤（图 5-5）。淋巴结肿大，质地变硬，切面常呈灰白色。淋巴道转移一般是由近到远，局部淋巴结发生转移后，可继续转移至下一站的淋巴结（如肺癌首先转移至肺门淋巴结；

乳腺癌常先转移至同侧腋窝淋巴结），最后可经胸导管进入血流，再继发血道转移。

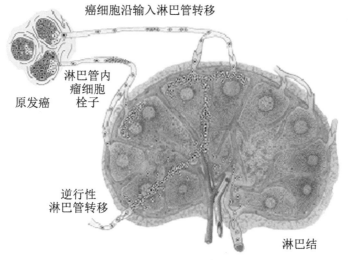

图 5-5　癌的淋巴道转移模式图

2. 血道转移　肉瘤（间叶组织源性恶性肿瘤）常经血道转移。由于毛细血管和静脉壁较薄，同时管内压力较低，故瘤细胞多经毛细血管和静脉入血，少数可经淋巴管入血。进入血管系统的恶性肿瘤细胞常与纤维蛋白及血小板共同聚集成团，形成瘤栓（tumor embolus）。由于肉瘤组织富含的薄壁小血管易被瘤细胞侵入，故血道转移是肉瘤最常见的转移途径。血管丰富的癌（如绒毛膜上皮癌、肝癌、肺癌等）以及晚期癌也常发生血道转移。血道转移的途径与栓子的运行途径相似。

侵入体循环静脉系统的肿瘤（如骨肉瘤），其瘤细胞可到达肺，在肺内形成转移瘤。侵入门静脉系统的肿瘤（如胃癌、肠癌），其瘤细胞会到达肝脏并形成转移瘤。侵入肺静脉的瘤细胞进入主动脉系统，会造成全身各组织器官的广泛播散，常见于脑、肾、肾上腺等处。侵入胸部、腰部、骨盆静脉的瘤细胞可经吻合支进入脊椎静脉丛，引起椎骨及脑的转移，如前列腺癌可以转移至脊椎。

血道转移瘤的形态学特点是边界清楚且常为多发，散在分布，多位于器官表层，呈圆形结节状，境界较清楚。转移瘤的中央可因缺血坏死而塌陷，形成所谓"癌脐"，最常见于肺，其次是肝和骨，故临床上为了判断有无血道转移，应定期做肺和肝的影像学检查。

3. 种植性转移　发生在体腔内器官的恶性肿瘤，当肿瘤蔓延至器官表面时，瘤细胞可脱落，像播种一样种植在体腔其他器官的表面，形成转移瘤，称为种植性转移。种植性转移多见于腹腔内的恶性肿瘤，如胃癌细胞破坏胃壁并侵及浆膜后可脱落种植至大网膜、腹膜，甚至卵巢等处，在卵巢可形成 Krukenberg 瘤。肺癌常在胸腔形成广泛的种植性转移。脑部恶性肿瘤，如小脑的髓母细胞瘤也可通过脑脊液转移至脑的其他部位，形成种植性转移。浆膜腔内的种植性转移常伴有血性浆液性积液，抽取积液做细胞学检查可查见恶性肿瘤细胞，有助于临床诊断。值得注意的是，手术过程中可造成医源性种植性转移，应尽量避免。

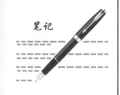

第五节 肿瘤的分级与分期

肿瘤的分级（grading）和分期（staging）一般都适用于恶性肿瘤。恶性肿瘤的分级是指病理学上根据其分化程度的高低、异型性的大小及核分裂象的多少来确定恶性程度的级别。现在多采用简单易掌握的三级分级法：Ⅰ级为高分化，属低度恶性；Ⅱ级为中分化，属中度恶性；Ⅲ级为低分化，属高度恶性。这种分级法对临床治疗和判断预后有一定参考意义，但缺乏定量标准，不能排除主观因素。如何准确分级尚需进一步研究。

目前有不同的肿瘤分期方案，其主要原则是根据原发肿瘤的大小、浸润的深度和范围、有无局部和远处淋巴结转移、有无血源性或其他远处转移等来确定肿瘤的分期。目前国际上广泛使用的是国际抗癌协会（UICC）提出的 TNM 分期法。"T"表示肿瘤原发病灶，随着肿瘤体积的增大依次用 T1～T4 来表示；"N"表示局部淋巴结受累情况，无淋巴结转移时用 N0 表示，随着淋巴结受累程度和范围的增大，依次用 N1～N3 表示；"M"表示有无远处转移，无远处转移用 M0 表示，有远处转移用 M1 表示。

第六节 肿瘤对机体的影响

一、良性肿瘤对机体的影响

1. 局部压迫和阻塞　局部压迫和阻塞是良性肿瘤对机体的主要影响，消化道的良性肿瘤（如突入管腔的平滑肌瘤）可引起肠梗阻或肠套叠，呼吸道的良性肿瘤（如支气管壁的平滑肌瘤）可引起严重的呼吸困难，颅内良性肿瘤（如脑膜瘤）压迫脑组织可引起相应的神经系统症状。

2. 继发性改变　良性肿瘤也可发生继发性改变，并对机体造成不同程度的影响，但是远比恶性肿瘤少。如肠道的乳头状腺瘤、膀胱的乳头状瘤和子宫黏膜下肌瘤等肿瘤表面可发生溃疡而引起出血和感染；卵巢囊腺瘤发生蒂扭转，使瘤体坏死及出血，引起急腹症；支气管壁的良性肿瘤阻塞气道后引起分泌物潴留，可导致肺内感染。

3. 激素增多症状　内分泌腺发生的良性肿瘤，因某种激素分泌过多而对机体产生影响。如垂体前叶腺瘤可分泌大量的生长激素而引起巨人症（gigantism）或肢端肥大症（acromegaly）；胰岛细胞瘤（islet cell tumor）可分泌过多的胰岛素而引起阵发性低血糖；甲状旁腺瘤可产生过多的甲状旁腺激素，导致纤维囊性骨病等。

二、恶性肿瘤对机体的影响

恶性肿瘤由于分化不成熟，生长较迅速，可发生浸润和转移，对机体产生严重的影响。恶性肿瘤除可引起与良性肿瘤相似的局部压迫和阻塞外，还可引起更为严重的后果。其主要的影响如下。

1. 破坏器官的结构和功能　恶性肿瘤能破坏原发部位及浸润和转移部位器官的结构和功能。如子宫颈癌晚期，肿瘤组织可侵及邻近的阴道、膀胱、直肠，引起这些组织器官的功能障碍，甚至可转移至肺、肝、骨，引起相应的功能障碍。

2. 继发性改变　恶性肿瘤可因浸润、坏死而并发溃疡、出血、穿孔、感染等。出血是肿瘤侵及血管造成的，比如肺癌时可出现咯血，大肠癌时可出现便血，鼻咽癌时可出现涕中带血，子宫颈癌时可出现阴道出血，肾癌、膀胱癌时可出现无痛性血尿，胃癌时可出现大便潜血阳性等，这些常常是肿瘤引起医生和患者警觉的信号。坏死可导致自然管道之间形成瘘管（如食管癌的食管气管瘘、子宫颈癌的直肠阴道瘘）。胃肠道癌的穿孔可导致急性腹膜炎。恶性肿瘤患者常出现发热，多为肿瘤代谢产物、坏死组织毒性物质和继发感染所致。肿瘤压迫、浸润神经组织可引起顽固性疼痛。

3. 恶病质（cachexia）　恶性肿瘤晚期患者可出现严重消瘦、乏力、贫血、全身衰竭，皮肤干枯、呈黄褐色，这些表现称为恶病质，可致机体死亡。恶病质的发生机制尚未完全阐明，可能是由肿瘤患者食欲缺乏、进食减少、出血、感染、发热或肿瘤组织坏死所产生的毒性产物等引起机体的代谢紊乱所致。此外，恶性肿瘤迅速生长，消耗大量营养物质，以及由于晚期癌引起的疼痛影响患者的进食和睡眠等，也是导致恶病质的重要因素。近年研究发现巨噬细胞产生的肿瘤坏死因子可降低食欲并增加分解代谢，与恶病质的发生也有一定的关系。

4. 异位内分泌综合征（ectopic endocrine syndrome）　是指一些非内分泌腺发生的肿瘤能产生和分泌激素或激素类物质，引起内分泌紊乱而出现相应的临床症状。如促肾上腺皮质激素（adrenocorticotropic hormone，ACTH）、甲状旁腺激素（parathyroid hormone，PTH）、胰岛素（insulin）、抗利尿激素（antidiuretic hormone，ADH）、人绒毛膜促性腺激素（human chorionic gonadotrophin，HCG）、促甲状腺激素（thyroid stimulating hormone，TSH）、生长激素（growth hormone，GH）、降钙素（calcitonin）等十余种。这类肿瘤称为异位内分泌肿瘤，大多数为恶性肿瘤，其中以癌居多，如肺癌、胃癌、结肠癌、肝癌、胰腺癌、肾癌等，也可见于肉瘤，如纤维肉瘤、平滑肌肉瘤、横纹肌肉瘤等。此外，胺前体摄取和脱羧（amine precursor uptake and decarboxylation，APUD）系统来源的肿瘤（如类癌、肺小细胞癌、神经内分泌癌）可产生生物胺和多肽激素，有时也可引发内分泌紊乱。

5. 副肿瘤综合征（paraneoplastic syndrome）　是指肿瘤的产物（包括异位产生的激素）或异常免疫反应（包括交叉免疫、自身免疫、免疫复合物沉着等）或其他不明原因引起内分泌、神经、消化、造血、骨关节、肾及皮肤等系统发生病变，出现相应的一系列临床表现，如周围神经病变、高钙血症、血栓性脉管炎等。异位内分泌综合征也属于副肿瘤综合征。这些病变不是由原发肿瘤或转移灶直接引起的，而是通过上述途径间接引起，故称为副肿瘤综合征。某些隐匿肿瘤的早期可能主要表现出副肿瘤综合征，给予副肿瘤综合征足够的重视有助于发现早期肿瘤。

第七节　肿瘤的命名和分类

一、肿瘤的命名

肿瘤的种类繁多，命名复杂，一般根据其组织来源和生物学特点来命名。

（一）良性肿瘤的命名

良性肿瘤的命名是在来源组织名称后加"瘤"（-oma）字。如来源于纤维组织的良

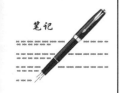

性肿瘤称为纤维瘤（fibroma），来源于腺上皮的良性肿瘤称为腺瘤（adenoma），含有腺体和纤维两种成分的良性肿瘤则称为纤维腺瘤（fibroadenoma）。有时还结合肿瘤的形态特点命名。如来源于皮肤鳞状上皮的良性肿瘤，外观呈乳头状，称为鳞状上皮乳头状瘤或简称乳头状瘤（papilloma）；如果腺瘤呈乳头状生长并有囊腔形成，则称为乳头状囊腺瘤（papillary cystadenoma）。

（二）恶性肿瘤的命名

恶性肿瘤根据其组织来源不同，分为癌和肉瘤两大类。

1. 癌（carcinoma）　对上皮组织的恶性肿瘤命名时在其来源组织名称之后加"癌"字，如来源于鳞状上皮的恶性肿瘤称为鳞状细胞癌（squamous cell carcinoma），来源于腺上皮的恶性肿瘤称为腺癌（adenocarcinoma）。有时还结合其形态特点命名，如形成乳头状及囊状结构的腺癌，则称为乳头状囊腺癌。通常所称的"癌症"（cancer）泛指所有的恶性肿瘤。

2. 肉瘤（sarcoma）　来源于间叶组织（包括纤维结缔组织、脂肪、肌肉、脉管、骨、软骨组织等）的恶性肿瘤，其命名是在来源组织名称之后加"肉瘤"，如纤维肉瘤（fibrosarcoma）、横纹肌肉瘤（rhabdomyosarcoma）、骨肉瘤（osteosarcoma）等。

3. 癌肉瘤（carcinosarcoma）　一个肿瘤中既有癌的成分又有肉瘤的成分时则称为癌肉瘤。

（三）肿瘤的特殊命名

1. 以"母细胞瘤"命名的肿瘤　来源于幼稚组织的肿瘤称为母细胞瘤，其中大多数是恶性的，也有少数良性的。恶性者有神经母细胞瘤、肾母细胞瘤，以及视网膜母细胞瘤、髓母细胞瘤等；良性者有肌母细胞瘤、骨母细胞瘤、软骨母细胞瘤等。

2. 冠以"恶性"的肿瘤　在肿瘤前加上"恶性"二字，如恶性脑膜瘤、恶性畸胎瘤等。

3. 以人名命名的肿瘤　如尤因（Ewing）肉瘤、霍奇金（Hodgkin）淋巴瘤。

4. 以"瘤"结尾的恶性肿瘤　如精原细胞瘤、无性细胞瘤等。

5. 习惯用名　如白血病、黑痣。

6. 瘤病　常用于多发性良性肿瘤，如神经纤维瘤病、息肉状腺瘤病。

7. 以瘤细胞形态命名的肿瘤　如肺的燕麦细胞癌、透明细胞肉瘤、印戒细胞癌等。

8. 含二胚层期以上组织的肿瘤　如畸胎瘤、恶性畸胎瘤。

9. 以解剖学部位命名的肿瘤　如听神经瘤、颅咽管瘤。

（四）转移瘤的命名

转移瘤常根据肿瘤所在部位+"转移性"+原发肿瘤的组织来源来命名，如肺内转移性鳞状细胞癌、淋巴结转移性腺癌等。

二、肿瘤的分类

肿瘤的分类通常依据其组织来源或者分化方向分为几大类。每一大类又可分为良性与恶性两组。表5-2列举了各种组织来源的主要肿瘤分类。

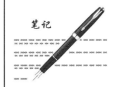

表 5-2 各种组织来源的肿瘤分类举例

组织来源	良性肿瘤	恶性肿瘤	好发部位	
			良性	恶性
1. 上皮组织				
鳞状上皮	乳头状瘤	鳞状细胞癌	皮肤、鼻、鼻窦、喉等处	鳞癌见于子宫颈、皮肤、食管、鼻咽、喉、肺和阴茎等处
基底细胞		基底细胞癌		头面部皮肤
腺上皮	腺瘤	腺癌（各种类型）	乳腺、甲状腺、胃、肠等处	乳腺、甲状腺、胃、肠等处
	囊腺瘤	囊腺癌	卵巢、甲状腺	卵巢、甲状腺
	黏液性或浆液性腺瘤	黏液性或浆液性腺癌	卵巢	卵巢
	多形性腺瘤	恶性多形性腺瘤	涎腺、甲状腺	涎腺、甲状腺
移行上皮	乳头状瘤	移行上皮癌	膀胱、肾盂	膀胱、肾盂
2. 间叶组织				
纤维结缔组织	纤维瘤	纤维肉瘤	皮下、四肢	皮下、四肢
纤维组织细胞	纤维组织细胞瘤	恶性纤维组织细胞瘤	四肢	四肢
脂肪组织	脂肪瘤	脂肪肉瘤	皮下组织	下肢和腹膜后
平滑肌组织	平滑肌瘤	平滑肌肉瘤	子宫、胃肠道	子宫、胃肠道
横纹肌组织	横纹肌瘤	横纹肌肉瘤	四肢	四肢、头颈部、泌尿生殖道、腹膜后
血管组织	血管瘤	血管肉瘤	皮肤、皮下组织、舌	皮肤、皮下组织、舌、唇
淋巴管组织	淋巴管瘤	淋巴管肉瘤	皮下组织、舌、唇	皮下组织、舌、唇
骨组织	骨瘤	骨肉瘤	头面骨、长骨	胫骨、股骨、肱骨两端
	巨细胞瘤	恶性巨细胞瘤	股骨上端或下端、胫骨上端、肱骨上端	胫骨、股骨、肱骨
软骨组织	软骨瘤	软骨肉瘤	手、足处的短骨	骨盆、肋骨、股骨、肱骨及肩胛骨
滑膜组织	滑膜瘤	滑膜肉瘤	膝、踝、腕、肩、肘等关节附近	膝、踝、腕、肩、肘等关节附近
间皮组织	间皮瘤	恶性间皮瘤	胸膜、腹膜	胸膜、腹膜

（续表）

组织来源	良性肿瘤	恶性肿瘤	好发部位	
			良性	恶性
3. 淋巴造血组织				
淋巴组织		恶性淋巴瘤		颈部、纵隔、肠系膜和腹膜后淋巴结
造血组织		各种白血病 多发性骨髓瘤		淋巴造血组织椎骨、胸骨、肋骨、颅骨和长骨
4. 神经组织				
神经膜组织	神经纤维瘤	神经纤维肉瘤	单发性:全身皮神经。多发性:深部神经及内脏也受累	单发性:全身皮神经。多发性:深部神经及内脏也受累
神经鞘细胞	神经鞘瘤	恶性神经鞘瘤	头、颈、四肢	头、颈、四肢
胶质细胞	胶质细胞瘤	恶性胶质细胞瘤	大脑	大脑
原始神经细胞		髓母细胞瘤	小脑	小脑
脑膜组织	脑膜瘤	恶性脑膜瘤	脑膜	脑膜
交感神经节	节细胞神经瘤	神经母细胞瘤	纵隔、腹膜后	肾上腺髓质
5. 其他肿瘤				
黑色素细胞	色素痣	黑色素瘤	皮肤	皮肤、黏膜
胎盘滋养叶细胞	葡萄胎	绒毛膜上皮癌,恶性葡萄胎	子宫	子宫
性索	支持细胞-间质细胞瘤	恶性支持细胞-间质细胞瘤	睾丸、卵巢	睾丸、卵巢
	颗粒细胞瘤	恶性颗粒细胞瘤	卵巢	卵巢
		精原细胞瘤		睾丸
		无性细胞瘤		卵巢
生殖细胞		胚胎性细胞瘤	睾丸、卵巢	睾丸、卵巢
	畸胎瘤	恶性畸胎瘤	卵巢、睾丸、纵隔	卵巢、睾丸、纵隔、骶尾部

第八节　肿瘤的鉴别

一、良性肿瘤与恶性肿瘤的鉴别

良性、恶性肿瘤的生物学特性明显不同，对机体的影响有极大的差别。一般来说，良性肿瘤对机体影响小，治疗效果好；恶性肿瘤对机体的危害较大，治疗效果不够理想。因此，区别良性肿瘤与恶性肿瘤对正确诊断和治疗具有重要的实际意义。目前对肿瘤性质的判定主要是依据病理形态学上的异型性，并结合其生物学行为（如浸润、转移）等多项指标（表5-3）。

表 5-3 良性肿瘤与恶性肿瘤的区别

	良性肿瘤	恶性肿瘤
组织分化程度	分化好,异型性小,与原有组织的形态相似	分化差,异型性大,与原有组织的形态差别大
核分裂象	无或稀少,无病理性核分裂象	多见,并可见病理性核分裂象
生长速度	缓慢	较快
生长方式	呈膨胀性或外生性生长,前者常有包膜形成,与周围组织分界清楚,可活动	呈浸润性或外生性生长,前者无包膜形成,一般与周围组织分界不清楚,固定,不活动,后者常伴有浸润性生长
继发性改变	很少发生坏死、出血	常发生出血、坏死、溃疡等
转移	不转移	常有转移
复发	手术后很少复发	手术或治疗后较常复发
对机体影响	较小,主要为局部压迫或阻塞作用,发生在重要器官时也可引起严重后果	较大,除压迫、阻塞外,还可以破坏原发部位和转移处的组织,引起坏死、出血、感染,甚至造成恶病质

必须强调的是，上述关于良性、恶性肿瘤的各项指标，就每一项指标来说都可能有例外，必须综合所有的指标，并结合患者的临床资料进行综合分析，才可能对肿瘤性质做出正确的判定。肿瘤的性质也并非一成不变，某些良性肿瘤如不及时治疗，可转变为恶性肿瘤，称为恶性变（malignant change），如结肠息肉状腺瘤可恶变为腺癌。绝大多数恶性肿瘤不能自然逆转为良性。极个别的恶性肿瘤（如黑色素瘤），有时由于机体免疫力加强等原因，可以停止生长，甚至完全自然消退。有时良、恶性肿瘤之间并没有严格的界限，组织形态和生物学行为介于上述良、恶性之间的某些肿瘤称为交界性肿瘤（borderline tumor）。交界性肿瘤易复发，但通常不发生转移，发生恶性变的概率比良性肿瘤要高。

二、癌与肉瘤的区别

正确掌握癌与肉瘤的区别（表5-4），对肿瘤的病理学诊断及临床治疗均有重要意义。

表 5-4 癌与肉瘤的区别

	癌	肉瘤
组织来源	上皮组织	间叶组织
发病率	较高,约为肉瘤的9倍,多见于40岁以上成人	较低,大多见于青少年
大体特点	质较硬、色灰白、较干燥	质软、色灰红、湿润、鱼肉状
组织学特点	癌实质细胞多形成癌巢,实质与间质分界清楚,纤维组织常有增生	肉瘤细胞多弥漫分布,实质与间质分界不清,间质内血管丰富,纤维组织少

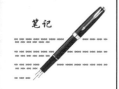

(续表)

	癌	肉瘤
网状纤维	癌细胞间多无网状纤维	肉瘤细胞间多有网状纤维
免疫组化	表达上皮组织标志物,如角蛋白(CK)、上皮膜抗原(EMA)	表达间叶组织标记物,如波形蛋白(vimentin)
转移途径	多经淋巴道转移	多经血道转移

第九节　癌前病变、非典型增生和原位癌

恶性肿瘤的演进,往往要经过"细胞增殖→发生恶性转化的细胞克隆性增生→瘤体内部分瘤细胞发生附加的基因突变→局部浸润→远处转移",这个过程称为肿瘤的演进,平均需要 15~20 年。因此,正确认识癌前病变、非典型增生及原位癌,并进行及时治疗,是早期发现、早期诊断、早期治疗,并防止肿瘤发生及进一步发展的重要环节。

一、癌前病变

癌前病变(precancerous lesions)是指某些具有癌变潜在可能性的良性病变,如长期存在,有少数病例可能转变为癌。因此,早期发现并积极治疗癌前病变对肿瘤的预防具有重要意义。正常细胞从增生到癌变,要经过一个缓慢而渐进的演变过程,取决于多种因素。并非所有癌前病变均会转变成癌,而且大多数的癌并没有明确的癌前病变。常见的癌前病变如下。

1. 黏膜白斑　常发生于口腔、外阴、阴茎、子宫颈及食管等处黏膜,主要病理变化是该处黏膜的鳞状上皮过度增生和过度角化,并出现一定异型性。肉眼观呈干燥、粗糙的白色斑块而得名,长期不愈有可能转变为鳞状细胞癌。

2. 子宫颈糜烂　是妇科常见的病变。慢性子宫颈炎时,子宫颈阴道部的鳞状上皮被子宫颈管内膜的单层柱状上皮取代,肉眼观呈粉红色或鲜红色,故称为子宫颈糜烂。随后在炎症消退时,局部又被鳞状上皮取代,称为糜烂愈复。如此反复进行,少数病变可转变为子宫颈鳞状细胞癌。有统计表明,子宫颈糜烂患者子宫颈癌的发病率是正常人群的 7 倍。

3. 乳腺纤维囊性病　也称为乳腺增生性纤维囊性变。该病由内分泌失调引起,常见于 40 岁左右女性。本病主要表现为乳腺小叶导管和腺泡上皮细胞增生,导管上皮呈不同程度的增生,上皮多层增生,甚至形成乳头并可发生囊性扩张,小叶周围间质的纤维组织也有增生。伴有导管内乳头状增生患者较易发生癌变。

4. 结肠、直肠息肉状腺瘤病　本病常有家族史,为多发性肿瘤,癌变率很高。

5. 慢性萎缩性胃炎及胃溃疡　慢性萎缩性胃炎伴胃黏膜腺体肠上皮化生与胃癌发生有一定关系,如久治不愈可发生癌变。慢性胃溃疡边缘的黏膜因刺激而不断增生,故可发生癌变。

6. 慢性溃疡性结肠炎　在溃疡反复发作和黏膜增生的基础上可发展为结肠癌。

7. 皮肤慢性溃疡　经久不愈的皮肤慢性溃疡,特别是小腿溃疡,在长期慢性炎症的刺激下,鳞状上皮过度增生易转变为鳞癌。

8. 肝硬化 慢性病毒性肝炎所致的肝硬化可发展为肝细胞肝癌。

二、非典型增生

非典型增生（atypical hyperplasia）也称为不典型增生，是指鳞状上皮细胞增生活跃，并出现一定的异型性，但还不足以诊断为癌。光镜下可见细胞增生活跃，层次增多，排列紊乱，极向消失；细胞大小不等，形态多样，核大而深染，核质比增大，核分裂象增多，但多为正常核分裂象。根据其异型性程度和累及范围，可分为轻、中、重3级。如子宫颈的鳞状上皮不典型增生可分为：轻度不典型增生，异型增生的上皮累及上皮层下部的1/3（Ⅰ级）；中度不典型增生，累及上皮层下部的2/3（Ⅱ级）；重度不典型增生，累及上皮层下部的2/3以上，但尚未达到全层（Ⅲ级）。轻度和中度非典型增生可以逆转；重度非典型增生很难逆转，常转变为癌。非典型增生也可发生在腺上皮。

三、原位癌

原位癌（carcinoma in situ）是指累及上皮或表皮全层的重度非典型增生或癌变，但尚未侵及基底膜而向下浸润性生长（图5-6），如子宫颈、食管及皮肤的原位癌。乳腺癌未突破小叶腺泡而侵及小叶外组织时，称为小叶原位癌。原位癌是一种早期癌，其诊断主要依赖组织病理学。原位癌可发展为浸润癌。早期发现、积极治疗，可防止其发展为浸润癌而提高恶性肿瘤的治愈率。

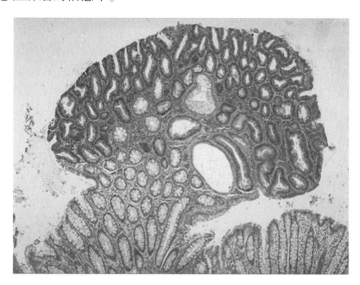

图5-6 子宫颈原位癌
异常增生的细胞累及子宫颈上皮全层，可见较多的核分裂象，基底膜完整

上皮内瘤变（intraepithelial neoplasia，IN）是指上皮从非典型增生到原位癌这一连续过程，多发生于皮肤、黏膜表面的被覆上皮，也可以发生于腺上皮。轻度非典型增生又称为上皮内瘤变Ⅰ级，中度非典型增生又称为上皮内瘤变Ⅱ级，重度非典型增生和原位癌又称为上皮内瘤变Ⅲ级。将重度非典型增生和原位癌统称为上皮内瘤变Ⅲ级，主要是因为重度非典型增生和原位癌两者实际上难以截然划分，且其临床处理原则和预后基本一致。

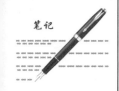
第十节　常见肿瘤举例

一、上皮组织肿瘤

上皮组织包括被覆上皮和腺上皮，上皮组织发生的肿瘤最为多见。人体的恶性肿瘤大部分来源于上皮组织，所以癌是对人体危害最大的恶性肿瘤。

（一）良性上皮组织肿瘤

1. 乳头状瘤（papilloma）　是指被覆上皮发生的良性肿瘤。肉眼观，肿瘤向表面呈外生性生长，形成许多手指样或乳头状突起，并可呈菜花状或绒毛状外观。肿瘤根部常有细蒂与正常组织相连。镜下观，每一乳头表面均覆盖着增生的上皮，乳头轴心由具有血管的分支状结缔组织间质构成。乳头状瘤常见于皮肤、鼻、鼻窦、喉、外耳道、膀胱等处。需引起重视的是，膀胱、阴茎、结肠和外耳道的乳头状瘤易恶变为乳头状癌。

2. 腺瘤（adenoma）　是指腺上皮发生的良性肿瘤，多见于甲状腺、卵巢、乳腺、涎腺、胃肠道，也见于汗腺、皮脂腺、垂体、肾上腺等处。黏膜的腺瘤常为息肉状，腺器官内的腺瘤则多呈结节状，且常有包膜，与周围组织分界清楚。腺瘤的腺体与其起源腺体相似，且具有一定的分泌功能。不同的是，腺瘤的腺体大小不一、形态不规则、排列紧密，即存在一定的组织结构异型性。

根据腺瘤的组成成分和形态特点，通常可将腺瘤分为以下几种类型。

（1）纤维腺瘤（fibroadenoma）：由增生的腺体和大量纤维结缔组织共同构成肿瘤实质，常发生于女性乳腺，是乳腺常见的良性肿瘤。纤维腺瘤多为单个结节状，境界清楚，有包膜。镜下观，可见乳腺导管扩张、上皮增生，纤维间质增生明显，并伴有黏液样变，常挤压导管。

（2）囊腺瘤（cystadenoma）：腺瘤中的腺体分泌物淤积，腺腔逐渐扩大并互相融合，形成大小不等的囊腔，称为囊腺瘤。囊腺瘤多见于卵巢，偶见于甲状腺及胰腺。卵巢囊腺瘤主要有两种类型：①浆液性囊腺瘤，腺上皮向囊腔内呈乳头状生长，分泌浆液。浆液性乳头状囊腺瘤易发生恶变，转化为浆液性囊腺癌。②黏液性囊腺瘤，腺上皮分泌黏液，常为多房性，囊壁多光滑，少有乳头生长。

（3）息肉状腺瘤（polypous adenoma）：又称腺瘤性息肉，多见于直肠和结肠。由肠黏膜上皮增生而呈息肉状、乳头状或绒毛状，有蒂与黏膜相连（图5-7）。多发性结肠息肉状腺瘤常有家族遗传性，不但癌变率高，而且易早期发生癌变。

（4）多形性腺瘤（pleomorphic adenoma）：因其往往由腺组织、黏液样及软骨样组织等多种成分混合组成而得名，多发生于涎腺，尤其是腮腺。腮腺的多形性腺瘤是由腮腺闰管上皮细胞和肌上皮细胞发生的一种腺瘤，以往称之为混合瘤（mixed tumor）。瘤组织中除腺体外，增生的肌上皮细胞之间还有黏液样基质，并可化生为软骨样组织，构成肿瘤的多形性特点。多形性腺瘤多见于中年人，生长缓慢，呈结节状或分叶状，手术切除后易复发，少数可以发生恶变。

（二）恶性上皮组织肿瘤

1. 鳞状细胞癌（squamous cell carcinoma）　简称鳞癌，可发生在机体原有鳞状上皮

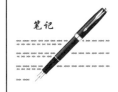

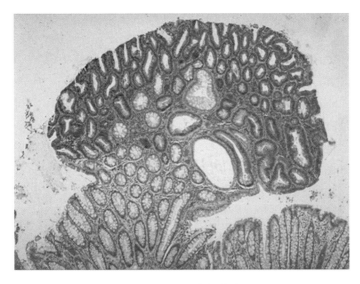

图 5-7 肠息肉状腺瘤

覆盖的部位，如皮肤、口腔、唇、子宫颈、阴道、食管、喉、阴茎等处，支气管、胆囊、肾盂黏膜发生鳞状上皮化生时也可发生鳞癌。肉眼观，鳞癌肿瘤呈菜花状向表面生长，同时向深层呈浸润性生长，其表面可因坏死、脱落而形成溃疡。镜下观，癌细胞呈巢状分布，与间质界限清楚。分化较好的鳞癌癌巢内，癌细胞间可见细胞间桥，在癌巢的中央可出现同心圆状红染的层状角化物，称为角化珠（keratin pearl）或癌珠（图 5-8）。分化较差的鳞癌无角化珠形成，甚至也无细胞间桥，细胞异型性明显，并可见较多的核分裂象。

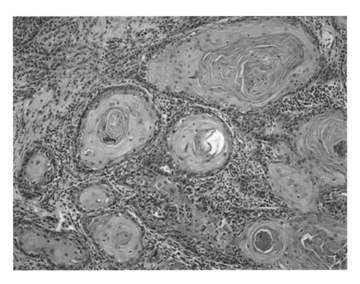

图 5-8 鳞状细胞癌的角化珠

2. 基底细胞癌（basal cell carcinoma） 发生于基底细胞或表皮原始上皮芽，多见于老年人的面部，如眼睑、鼻翼及面颊等处。癌巢中主要可见浓染的基底细胞样癌细胞。基底细胞癌生长缓慢，表面常因坏死而形成溃疡，并可浸润破坏深层组织，但几乎不发生转移，对放疗很敏感，临床上呈低度恶性经过。

3. 移行上皮细胞癌（transitional cell carcinoma） 肿瘤来自膀胱或肾盂等处的移行上皮，常为多发，呈乳头状或菜花状，可破溃形成溃疡或广泛浸润深层组织。镜下观，癌

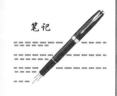
细胞似移行上皮，呈多层排列，具有异型性。无痛性血尿往往是其最先出现的临床征象。

4. 腺上皮细胞癌（adenocarcinoma） 是发生于腺体、导管或分泌上皮的恶性肿瘤。根据其形态结构和分化程度，可分为腺癌（分化较好，有腺样结构）、实性癌（低分化，形成实体癌巢）和黏液癌（分泌较多黏液的腺癌）。

（1）腺癌（adenocarcinoma）：多见于胃肠道、胆囊、甲状腺、卵巢、子宫体等处。肉眼观，肿瘤常呈息肉状、结节状、菜花状，可有溃疡形成。镜下观，癌细胞形成大小不等、形态不一、排列不规则的腺样结构（图5-9）。癌细胞呈不规则多层排列，异型性明显，核分裂象多见。主要由腺管构成的腺癌称为管状腺癌，有大量乳头状结构形成时称为乳头状腺癌，腺腔高度扩张呈囊状时称为囊腺癌，伴有乳头状生长的囊腺癌称为乳头状囊腺癌。

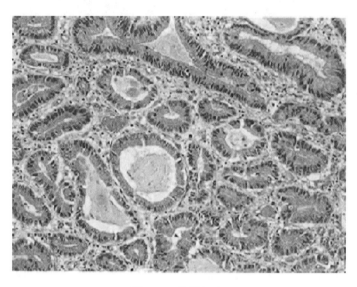

图 5-9　结肠腺癌

（2）实性癌（solid carcinoma）：也称为单纯癌，属于低分化的腺癌，恶性程度较高。多发生于乳腺，少数可发生于胃腺及甲状腺。癌巢为实体性，无腺样结构，癌细胞异型性明显，核分裂象多见。有的实性癌间质结缔组织多，癌巢小而少，质地较硬，称为硬癌（scirrhous carcinoma）；有的实性癌癌巢较大而多，间质结缔组织相对较少，并可伴有较丰富的淋巴细胞浸润，质软如脑髓，称为髓样癌（medullary carcinoma）。

（3）黏液癌（mucinous carcinoma）：腺癌组织中黏液成分超过50%时，则称为黏液腺癌。因分泌大量的黏液，肉眼观，癌组织呈灰白色、半透明，如胶冻样，又称为胶样癌（colloid carcinoma）。黏液癌常见于胃肠道。镜下观，黏液可堆积在腺腔内，使腺腔扩张，甚至破裂形成黏液湖，成片的癌细胞脱落后漂浮于黏液湖中。有时癌细胞呈弥漫分布，产生的黏液聚集在癌细胞内，将细胞核挤向一侧，癌细胞呈印戒状，则称为印戒细胞癌（signet-ring cell carcinoma）。印戒细胞癌早期即可广泛地浸润和转移，预后不佳。

二、间叶组织肿瘤

（一）良性间叶组织肿瘤

1. 纤维瘤（fibroma） 常见于四肢及躯干的皮下。肉眼观，肿瘤呈结节状，有包膜，肿瘤切面呈灰白色编织状的条纹结构，质地较硬。镜下观察，瘤细胞分化良好，似正常的纤维细胞，呈编织状排列，瘤细胞间有丰富的胶原纤维（图5-10）。纤维瘤生长缓慢，手术切除后不再复发。

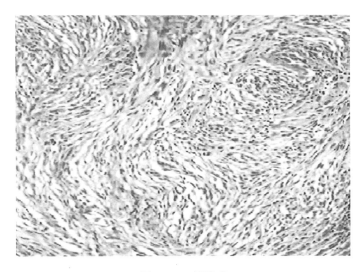

图5-10 纤维瘤

2. 脂肪瘤（lipoma） 常见于背、肩、颈及四肢近端的皮下组织，是最常见的良性间叶组织肿瘤。肉眼观，肿瘤呈圆形、扁圆形或分叶状，有包膜，质地柔软，切面为淡黄色，有油腻感。脂肪瘤常为单发，也可为多发（脂肪瘤病，lipomatosis）。镜下观与正常脂肪组织的主要区别在于有包膜和纤维间隔。脂肪瘤一般无症状，极少发生恶变，手术易切除。

3. 脉管瘤 发生于血管及淋巴管的良性肿瘤统称为脉管瘤，分为血管瘤（hemangioma）及淋巴管瘤（lymphangioma）两类。血管瘤更为常见，可发生在任何部位，但多见于皮肤、肝脏等处。肉眼观，肿瘤呈浸润性生长，无包膜。皮肤或黏膜可形成鲜红色、暗红色、紫红色的斑块或斑；内脏血管瘤多为结节状。病理学上将血管瘤分为毛细血管瘤（由增生的毛细血管构成）、海绵状血管瘤（由扩张的血窦构成）及混合型血管瘤（即两种改变并存）。婴幼儿血管瘤可随身体发育而增大，成年后即停止生长，甚至可以自然消退。

淋巴管瘤由增生的淋巴管构成，内含淋巴液。淋巴管可呈囊性扩大并相互融合，内含大量淋巴液，称为囊状水瘤。淋巴瘤多见于小儿头颈部，呈灰白色，半透明，无包膜，与周围组织分界不清楚。

4. 平滑肌瘤（leiomyoma） 最多见于子宫，其次为胃肠道。肉眼观，可见肿瘤为球形或结节状，界限清楚，质硬，呈灰白或灰红色，切面常为编织状或旋涡状。平滑肌瘤可单发或多发。镜下观，瘤细胞呈梭形，近似于正常的平滑肌细胞。瘤细胞呈相互编织的束状或呈栅状排列，细胞核呈长杆状，两端钝圆，核分裂象少见。

5. 骨瘤（osteoma） 好发于颅面骨，也可累及四肢骨，多为单发，表现为无痛性局部隆起，界限清楚，生长缓慢。镜下观，肿瘤由成熟骨质组成，但失去正常骨质的结构，骨小梁排列紊乱。

6. 软骨瘤（chondroma） 自骨膜发生并向外突起者，称为外生性软骨瘤。发生于短骨和长骨骨干的骨髓腔内者，称为内生性软骨瘤。肉眼观，肿瘤切面呈淡蓝色或银白色，半透明，可有钙化或骨化，有时可发生囊性变。镜下观，肿瘤由分化成熟的软骨细

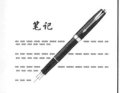
胞和软骨基质组成，呈不规则分叶状结构。发生在指（趾）骨的软骨瘤极少恶变；发生在盆骨、胸骨、肋骨、四肢长骨或椎骨的软骨瘤易恶变。

（二）恶性间叶组织肿瘤

1. 纤维肉瘤（fibrosarcoma）　　发生于纤维结缔组织，其发生部位与纤维瘤相同，以四肢皮下组织多见。肉眼观，肿瘤呈结节状或不规则，无包膜或有假包膜。肿瘤切面呈灰白或灰红色，质地细腻。分化好的纤维肉瘤，瘤细胞多呈梭形，异型性小，与纤维瘤有些相似；分化差的纤维肉瘤有明显的异型性（图5-11）。分化程度高的纤维肉瘤生长缓慢，极少复发和转移；分化差的纤维肉瘤则生长快，手术切除后易复发，且易发生转移。

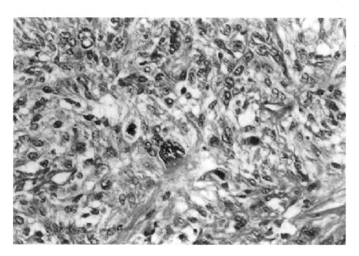

图5-11　纤维肉瘤
瘤细胞体积较大，且大小不一，核大、深染，核分裂象多见。

2. 脂肪肉瘤（liposarcoma）　　是肉瘤中较常见的一种，多见于40岁以上的成人，常发生在大腿及腹膜后等深部软组织。肉眼观，大多数肿瘤呈结节状或分叶状，表面常有一层假包膜。分化好的脂肪肉瘤切面呈黄色或黄红色，有油腻感；分化差的脂肪肉瘤有时可呈鱼肉状或黏液样外观。镜下观，肿瘤细胞大小、形态各异，可见分化差的星形、梭形、小圆形或呈明显异型性和多样性的脂肪母细胞，胞质内含有大小不等脂肪空泡，还可见成熟的脂肪细胞。根据其分化和组织学特点，分为高分化脂肪肉瘤（以分化成熟的脂肪细胞为主，其结构与脂肪瘤相似）、黏液样型脂肪肉瘤（间质有明显的黏液变性和大量血管网形成）、圆形细胞型脂肪肉瘤（以分化差的小圆形脂肪母细胞为主）、多形性脂肪肉瘤（以多形性脂肪母细胞为主）、去分化型脂肪肉瘤。前两型恶性程度较低，术后易复发，但是很少发生转移；圆形细胞型和多形性脂肪肉瘤易发生转移；去分化型脂肪肉瘤的预后最差。

3. 平滑肌肉瘤（leiomyosarcoma）　　好发部位与平滑肌瘤相似，多发生于子宫及胃肠道，偶可见于腹膜后、肠系膜、大网膜及皮下软组织，多见于50~70岁的中老年人。肉眼观，肿瘤常为不规则结节状肿块，部分有假包膜，切面呈灰红或灰白色、鱼肉状或编织状。平滑肌肉瘤可继发出血、坏死、囊性变。镜下观，分化好的平滑肌肉瘤与平滑肌瘤不易区别，分化差的肉瘤细胞具有明显异型性，核分裂象多见。恶性程度高者手术后易复发，可经血道转移至肺、肝及其他器官。

4. 横纹肌肉瘤（rhabdomyosarcoma）　　是儿童除白血病以外最常见的恶性肿瘤。横

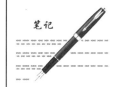

纹肌肉瘤主要见于 10 岁以下婴幼儿和儿童，少见于青少年和成人。儿童好发于鼻腔、眼眶、泌尿生殖道等腔道器官，成人则主要见于头颈部及腹膜后，偶可见于四肢。肿瘤由不同分化阶段的横纹肌母细胞组成。分化较高者，胞质内可见纵纹和横纹。根据瘤细胞的分化程度、排列结构和大体特点可分为 3 种类型：①胚胎性，瘤细胞较小，分化水平很低；②腺泡状，瘤细胞排列成腺泡状；③多形性横纹肌肉瘤，瘤细胞形态多种多样。横纹肌肉瘤的恶性程度均很高，生长迅速，易早期发生血道转移，如不及时治疗，预后极差，约 90% 以上的患者在 5 年内死亡。

5. 恶性纤维组织细胞瘤（malignant fibrous histiocytoma）　为老年人最常见的软组织肉瘤，男性多发。好发于肢体深部软组织，尤以下肢多见，其次为上肢和腹膜后等处，内脏器官也可见，但少见。一般认为，恶性纤维组织细胞瘤由原始间叶细胞向不同方向分化而成，故瘤细胞可有多种类型，异型性明显。肉眼观，肿瘤常为结节状，无包膜，切面呈灰白或灰红色，外观呈鱼肉状，易出血、坏死、囊性变，也可见黏液样变。镜下观，肿瘤主要成分有成纤维细胞和组织细胞样瘤细胞，尚可见原始间叶细胞、单核和多核巨细胞、泡沫细胞及数量不等的炎细胞。有的区域可见成纤维细胞呈束状交织排列，或排列成车辐状。恶性纤维组织细胞瘤的恶性程度高，手术切除后易复发。

6. 血管肉瘤（hemangiosarcoma）　为高度恶性肿瘤，好发于中老年男性。血管肉瘤起源于血管内皮细胞，又称为恶性血管内皮瘤。血管肉瘤可发生在各种器官和软组织，多发生于头颈、躯干和四肢的皮肤，尤以头面部为多见。肉眼观，肿瘤多隆起于皮肤，呈结节状或丘疹状，暗红或灰白色。肿瘤极易坏死、出血。镜下观，分化好的瘤组织形成大小不一、形状不规则的管腔，肿瘤性血管内皮细胞有不同程度的异型性，可见核分裂象；分化差的瘤细胞常呈团片状增生，血管腔不明显，瘤细胞的异型性明显，核分裂象多见。血管肉瘤的恶性程度较高，复发率和转移率都较高，常在局部淋巴结、肝、肺和骨等处形成转移灶。

7. 骨肉瘤（osteosarcoma）　骨肉瘤起源于骨母细胞，是最常见的、恶性度最高的骨组织恶性肿瘤。骨肉瘤常见于青少年，好发于四肢长骨，尤其是股骨下端和胫骨上端。肉眼观，肿瘤位于长骨干骺端，呈梭形膨大，切面呈灰白色鱼肉状，常见出血及坏死。若肿瘤性骨质形成较多，则质地较硬。肿瘤位于干骺端的髓腔中央或偏心生长，随着肿瘤逐渐增大，可侵犯、破坏骨皮质，引起病理性骨折。瘤组织向周围软组织内生长，形成梭形肿块。肿块内可形成放射状新生骨小梁，与骨干纵轴垂直或斜行，X 线片上形成日光放射状条纹。此外，在肿瘤与正常组织交界处的上、下两端，当肿瘤突破骨皮质后可将骨外膜掀起，并刺激骨膜形成新生骨，呈三角形隆起，在 X 线上称为 Codman 三角。日光放射状的骨小梁和 Codman 三角的形成，是骨肉瘤的重要 X 线特征。光镜下，可见肿瘤由明显异型性的梭形或多边形肉瘤细胞组成，肉瘤细胞可直接形成肿瘤性骨样组织或骨组织，是诊断骨肉瘤的最重要的组织学依据。骨肉瘤恶性程度高，生长迅速，预后差，早期就可经血道转移至肺。

8. 骨巨细胞瘤（bone giant cell tumor）　多见于 20~40 岁的中青年，15 岁以下罕见，10 岁以下极罕见。骨巨细胞瘤的发病率较高，在我国仅次于骨软骨瘤和骨肉瘤而居骨肿瘤的第三位。骨巨细胞瘤又称破骨细胞瘤（osteclastoma），是由较肥大的梭形或椭圆形单核基质细胞和大量破骨细胞样多核巨细胞构成的侵袭性肿瘤，其组织来源尚不明确。骨巨细胞瘤最常发生在长骨的骨端，常见于股骨下端、胫骨上端与桡骨下端，呈溶骨性。肉眼观，瘤组织呈灰红色，质软而脆，常伴有出血、坏死、囊性变而呈多彩性，瘤体周

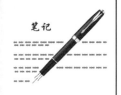

围常有菲薄的骨壳。X线表现为肥皂泡样阴影。行骨巨细胞瘤病灶内切除（刮除）后，可有20%~50%的病例复发，5%~10%的病例发生恶性变，转变为纤维肉瘤和骨肉瘤。

三、淋巴造血组织肿瘤

（一）白血病

白血病（leukemia）是指骨髓造血干细胞发生的恶性肿瘤。造血干细胞分化和生长的各个阶段都可能发生变异，形成具有恶性肿瘤特性的白血病细胞。白血病细胞侵袭和取代正常的骨髓组织，并大量进入外周血液，进而浸润肝、脾、淋巴结等全身组织和器官，造成贫血、出血、感染等。

白血病的分类：①根据病情急缓和白血病细胞分化程度分为急性和慢性白血病。②根据异常细胞的来源可分为淋巴细胞白血病和粒细胞白血病。③根据外周血白细胞的数量分为白细胞增多性和白细胞不增多性白血病。④目前国内外通用的是法、美、英三国协作组（French-American-English Cooperative Group）的法美英（FAB）分类，即根据白血病细胞的来源和分化程度将急性白血病分为急性淋巴细胞白血病和急性粒细胞白血病，将慢性白血病分为慢性淋巴细胞白血病和慢性粒细胞白血病。在我国以急性白血病为多。

各型白血病的组织器官病损相似，幼稚的白细胞持续增生和浸润累及所有的胚胎期造血器官，同时也浸润破坏正常组织。骨髓内白血病细胞弥漫增生，导致正常造血细胞受抑制甚至被摧毁，骨髓呈灰白或灰绿色。在临床上患者出现严重的贫血、出血和继发感染，是导致白血病患者死亡的直接原因。骨皮质受浸润时可发生病理性骨折；白血病细胞大量增生导致骨髓腔内压力升高，引起骨痛。白血病细胞浸润导致全身淋巴结、脾、肝肿大和结构破坏。此外，白血病细胞的浸润可出现在神经组织、消化道、肺、皮肤、肌肉等处，造成相应部位的结构破坏和功能障碍。

（二）淋巴瘤

淋巴瘤（lymphoma）也称恶性淋巴瘤（malignant lymphoma），是原发于淋巴结和淋巴结外淋巴组织的恶性肿瘤，较为常见，是儿童和青少年较常见的恶性肿瘤之一。根据瘤细胞的形态特点，可将淋巴瘤分为两大类，即霍奇金淋巴瘤和非霍奇金淋巴瘤。我国以非霍奇金淋巴瘤为多数，占80%~90%。

1. 霍奇金淋巴瘤（Hodgkin lymphoma, HL）　以往称为霍奇金病（Hodgkin disease），是恶性淋巴瘤的一个特殊类型。霍奇金淋巴瘤最常累及颈部和锁骨上淋巴结，其次为腋下、纵隔、腹膜后、主动脉旁等淋巴结。病变常从一个或一组淋巴结开始，很少在最早期即为多发性，晚期可累及脾、肝、骨髓等处。临床上最常见的表现为局部淋巴结（通常是颈部淋巴结）无痛性肿大，伴有发热、贫血、体重下降、瘙痒、局部压迫等症状，还可伴有肝、脾肿大。肉眼观，受累淋巴结肿大，相邻淋巴结可发生相互粘连或形成巨大肿块，不易推动。切面呈灰白色鱼肉状，可见黄色坏死区。镜下观，肿瘤细胞，即Reed-Sternberg细胞（R-S细胞）及其变异细胞组成。典型的R-S细胞直径为20~50 μm，细胞呈圆形或卵圆形，胞质丰富，呈嗜酸性，双核或多核，核呈圆形或卵圆形，核膜厚，核中央可见大而圆的嗜酸性的核仁，核仁周围有空晕。双核面对面排列，彼此对称，形成所谓的镜影细胞（mirror image cell），对霍奇金淋巴瘤最具诊断意义。霍奇金淋巴瘤的组织学特征是在以淋巴细胞为主的多种炎症细胞（浆细胞、中性粒细胞、嗜碱性粒细胞、嗜酸性粒细胞等）混合浸润的背景上有不等量的 R-S 细胞（图 5-12）。一般认为 R-S 细胞来源于 B 淋巴细胞。根据肿瘤组织内瘤细胞成分与非瘤成分的不同比例，可将霍奇金淋巴瘤分为 4 型：①淋巴细胞为主型；②结节硬化型；③混合细胞型；④淋巴细胞减少型。其中以淋巴细胞为主型预后最好，其次是结节硬化型和混合细胞型，而淋巴细胞减少型预后最差。

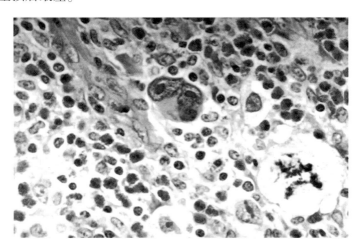

图 5-12 霍奇金淋巴瘤
中央可见典型的镜影细胞。

2. 非霍奇金淋巴瘤（non-Hodgkin lymphoma，NHL） 是指霍奇金淋巴瘤以外的淋巴瘤。NHL 占所有淋巴瘤的 80%~90%，好发于 40~60 岁的人群，男性患者多于女性患者。根据免疫学标记，该肿瘤大多起源于 B 淋巴细胞，部分来源于 T 淋巴细胞，极少数来源于组织细胞。65% 的非霍奇金淋巴瘤原发于淋巴结，好发部位为颈部淋巴结，其次为腋下与腹股沟淋巴结等；35% 的非霍奇金淋巴瘤原发于淋巴结以外的淋巴组织，如消化道、呼吸道、皮肤、涎腺、甲状腺及中枢神经系统等的淋巴组织。晚期非霍奇金淋巴瘤可侵犯肝、脾和骨髓，此时可于血液中出现瘤细胞，发生"白血病血象"。非霍奇金淋巴瘤由形态较一致的瘤细胞组成，较少见反应性成分。NHL 的发病部位有随机性或不确定性，其病理学形态复杂，临床表现多样，这些是非霍奇金淋巴瘤与霍奇金淋巴瘤不同之处。

肉眼观，淋巴结肿大，切面呈灰白或淡粉红色，鱼肉状，可见坏死区。光镜下，淋巴结结构破坏，为肿瘤细胞所占据。肿瘤细胞的排列方式有两种：一种为弥漫性，另一种为结节性。淋巴滤泡的生发中心是 B 淋巴细胞转化的场所，在淋巴细胞分化、成熟、转化过程中的任何阶段都可发生异常，导致恶变，形成相应类型的肿瘤。B 细胞淋巴瘤是不同转化阶段的 B 淋巴细胞肿瘤，多数来自滤泡中心细胞，分为滤泡型和弥漫型两种形态学结构。T 淋巴细胞分布于副皮质区，其转化过程不经过核分裂阶段，而转化为免疫母细胞。T 细胞淋巴瘤形态多样，发生在皮肤者，因早期表现为湿疹样病变并伴有皮肤瘙痒，故名蕈样肉芽肿。

非霍奇金淋巴瘤的组织学分类复杂，分类方案很多，目前倾向于结合其形态、功能、临床、免疫标记、细胞遗传学和基因分析进行分类。

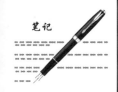
四、其他组织肿瘤

（一）视网膜母细胞瘤

视网膜母细胞瘤（retinoblastoma）是指来源于视网膜胚基的恶性肿瘤，患者常有家族史，是一种常染色体的显性遗传性疾病。该肿瘤绝大多数发生在 3 岁以内的婴幼儿，6 岁以上罕见。肿瘤多为单侧，大约 40% 的患者具有家族史。肉眼观，肿瘤为灰白色或黄色的结节状物，切面有明显的出血及坏死，并可见钙化。镜下观，肿瘤由小圆形细胞构成，核圆形、深染，核分裂象多见，有的瘤细胞围绕一空腔呈放射状排列，形成菊形团。肿瘤起初在视网膜上生长，以后向周围组织浸润，破坏眼球，侵入视神经并向颅内蔓延。视网膜母细胞瘤一般不发生转移，如发生转移则多经血道转移至骨、肝、肺、肾等处。眼眶软组织被累及时可发生淋巴道转移，多转移至耳前及颈淋巴结。本病预后不良，患者多在发病后 18 个月左右死亡。

（二）皮肤色素痣与黑色素瘤

1. 皮肤色素痣（pigmented nevus）　来源于表皮基底层的黑色素细胞，为良性错构性增生性病变，但有的可恶变成为黑色素瘤。根据其在皮肤组织内发生部位的不同，可分为 3 种类型：①皮内痣，是最常见的一种，痣细胞在真皮内呈巢状或条索状排列。②交界痣，即痣细胞在表皮和真皮的交界处生长，形成多个细胞巢，此型痣较易恶变为黑色素瘤。③混合痣，即同时有交界痣和皮内痣。色素痣的颜色加深、体积增大、生长加快或出现破溃、感染、出血等都可能是恶变的征象。

2. 黑色素瘤（melanoma）　又称恶性黑色素瘤，是一种能产生黑色素的高度恶性肿瘤，大多见于 30 岁以上成人，多发生于足底、外阴及肛门周围的皮肤，也可发生于黏膜和内脏器官。黑色素瘤通常由交界痣恶变而来，也可一开始即为恶性的。肉眼观，肿瘤突出或稍突出于皮肤表面，形状不规则，边缘不整齐，呈棕黑色，表面粗糙，常伴有破溃。镜下观，黑色素瘤的组织结构呈多样性，瘤细胞呈巢状、条索状或腺泡样排列。瘤细胞呈圆形、多边形或梭形，核大，常有粗大的嗜酸性核仁，可见病理性核分裂象，胞质内可有黑色素颗粒。无黑色素的黑色素瘤，免疫组织化学染色黑色素瘤和 S-100 蛋白阳性有助于诊断。

（三）畸胎瘤

畸胎瘤（teratoma）是指来源于性腺或剩余胚胎中的全能细胞的肿瘤，多含有两个以上胚层的多种组织成分，排列结构错乱，因形似畸形发育的胎儿，故称为畸胎瘤。畸胎瘤好发于卵巢、睾丸，少数可见于躯干中线及两端，如颅底、松果体、纵隔、腹膜后、骶尾部。根据外观又可分为囊性和实性两种。根据组织分化成熟程度不同，可将畸胎瘤分为良性畸胎瘤（皮样囊肿、成熟畸胎瘤）和恶性畸胎瘤（不成熟畸胎瘤）。

良性畸胎瘤是卵巢最常见的肿瘤之一，多为囊性，故称为皮样囊肿。肿瘤常为单个大囊，其囊内充满皮脂样物，内含数量不等的毛发。囊壁增厚部位有结节突起，其表面也有毛发。切面可见皮肤、脂肪、软骨、骨等结构，约 1/3 的良性畸胎瘤内可见牙齿。光镜下，常见的成分为皮肤组织及其附属器（如皮脂腺）、脂肪及平滑肌组织，较少见的成分有呼吸道黏膜、胃肠道、软骨、骨、神经、甲状腺等组织。约 1% 的良性畸胎瘤可恶变为鳞状细胞癌。

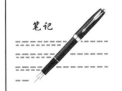

恶性畸胎瘤也称不成熟畸胎瘤，多见于年轻女性、儿童和青少年。恶性畸胎瘤一般较大，多为实性，其中可见大小不一的囊腔，常有出血及坏死。镜下观可见不成熟的神经组织形成菊形团神经管样或弥漫的神经上皮、未成熟软骨或胚胎性间叶组织等。其含幼稚未成熟组织越多，恶性程度越高，术后易复发或转移，预后不良。

（四）肾母细胞瘤

又称 Wilms 瘤，起源于肾内残留的后肾胚基组织。肾母细胞瘤好发于 7 岁以下的儿童，是最常见的儿童肾脏恶性肿瘤，成人偶发。部分患者伴有不同的先天畸形。肉眼观，肾母细胞瘤多为单个实性肿物，体积常较大，边界清楚，可有假包膜。切面呈灰白或灰红色鱼肉状。镜下观，可见肾母细胞瘤由间叶细胞、上皮样细胞和幼稚细胞组成。

（五）癌肉瘤

同一肿瘤中既有癌又有肉瘤成分者称为癌肉瘤。癌和肉瘤成分可按不同比例混合。癌的成分可为鳞癌、移行细胞癌、腺癌或未分化癌等，肉瘤成分可为纤维肉瘤、平滑肌肉瘤、横纹肌肉瘤、骨肉瘤、软骨肉瘤等。癌肉瘤的成分通常是癌和肉瘤各一种，偶尔可以是一种以上。癌肉瘤的发生有多种假说，有的学者认为是上皮组织和间叶组织同时恶变所致，也有的学者认为是多能干细胞向癌和肉瘤两种方向分化所致，还有的学者认为是癌细胞诱导其间质成分恶变所致等。

第十一节 肿瘤的病因和发病学

对肿瘤的病因学和发病的研究是人类攻克肿瘤的关键。肿瘤从本质上来说是基因病。环境和遗传性致癌因素引起基因改变，激活癌基因或灭活抑癌基因，实质细胞发生转化，最终形成肿瘤。近年来，随着分子生物学的迅速发展，对癌基因和抑癌基因的研究已初步揭示了某些肿瘤的病因和发病机制。

一、肿瘤发生的分子生物学基础

在机体正常的细胞中存在着原癌基因、癌基因和肿瘤抑制基因等，它们对细胞的生长、分化起到正向或反向调节作用，在保持机体正常功能方面也起着重要作用。如果这些基因发生了异常改变，则可能引起细胞转化和肿瘤发生。

（一）原癌基因和癌基因

原癌基因（proto-oncogene）本是正常细胞内促进细胞生长的基因，在正常细胞内以非激活形式存在，如 $C-ras$ 基因、$c-myc$ 基因等。原癌基因可在多种因素的作用下被激活成为癌基因。

原癌基因编码的蛋白质大多数是对正常细胞生长十分重要的细胞生长因子、生长因子受体、重要的信号转导蛋白及核调节蛋白等（表5-5）。

表 5-5 常见的原癌基因及其激活方式和相关的人类肿瘤

编码的蛋白质	原癌基因	激活机制	相关人类肿瘤
1. 生长因子			

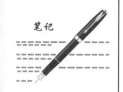
（续表）

编码的蛋白质	原癌基因	激活机制	相关人类肿瘤
PDGF-β 链	*sis*	过度表达	星形细胞瘤、骨肉瘤
FDF	*hst-1、int-2*	过度表达、扩增	胃癌、膀胱癌、乳腺癌、黑色素瘤
2. 生长因子受体			
EGF 受体家族	*erb-B1、erb-B3、erb-B2*	过度表达、扩增	肺鳞癌、乳腺癌、卵巢癌和胃癌
集落刺激因子-1 受体	*fms、ret*	点突变、重排	白血病、多发性内分泌肿瘤、家族性甲状腺髓样癌、自发性甲状腺乳头状癌
3. 信号转导蛋白			
GTP 结合蛋白	*ras*	点突变	肺癌、结肠癌、胰腺癌、白血病
非受体型酪氨酸激酶	*abl*	易位	慢性粒细胞白血病、急性淋巴细胞白血病
4. 核调节蛋白			
转录活化因子	*myc、N-myc、L-myc*	易位、扩增	伯基特淋巴瘤、神经母细胞瘤、小细胞肺癌
5. 细胞周期调节蛋白			
周期素	*cyclin D*	扩增	乳腺癌、肝癌、食管癌
周期素依赖激酶	*CDK4*	扩增或点突变	胶质母细胞瘤、黑色素瘤、肉瘤

有致癌活性的癌基因编码表达的蛋白质（癌蛋白，oncoprotein）与原癌基因的正常产物有质或量上的区别，可通过以下方式影响其靶细胞：①生长因子增加。②生长因子受体增加。③产生突变的信号转导蛋白。④产生与 DNA 结合的转录因子等。癌蛋白通过改变正常靶细胞的生长与代谢，促进细胞逐步转化成为肿瘤。

（二）肿瘤抑制基因

肿瘤抑制基因（tumor suppressor gene）是指正常细胞中存在的，对细胞的分裂、生长起负调节作用的基因。其编码的蛋白质能抑制细胞的分裂增殖，又称抑癌基因。其功能的丧失可能促进细胞的转化。肿瘤抑制基因根据其作用机制分为管理基因（caretaker）和看门基因（gatekeeper）。前者的作用是通过修复 DNA 损伤以维持基因组完整性，如 *BRCA1*、*BRCA2* 等；后者作用是抑制带损伤 DNA 的细胞增殖或促进其死亡，如 *p53*、*Rb*、*APC* 等（表5-6）。

表5-6　主要的肿瘤抑制基因和相关的人类肿瘤

亚细胞定位	基因	功能	与体细胞突变相关的肿瘤	与遗传性突变相关的肿瘤
细胞表面	*TGF-β* 受体基因	生长抑制	结肠癌	不明
	E-cadherin	细胞黏附	胃癌、乳腺癌	家族性胃癌

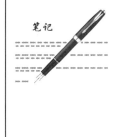

（续表）

亚细胞定位	基因	功能	与体细胞突变相关的肿瘤	与遗传性突变相关的肿瘤
浆膜下	NF1	抑制 ras 的信号转导	神经鞘瘤	Ⅰ型神经纤维瘤病和肉瘤
细胞骨架	NF2	不明	神经鞘瘤、脑膜瘤	Ⅱ型神经纤维瘤病、听神经瘤和脑膜瘤
胞质	APC	抑制信号转导	胃癌、结肠癌、胰腺癌、黑色素瘤	家族性结肠多发性息肉病、结肠癌
	Rb	调节细胞周期	视网膜母细胞瘤、骨肉瘤、乳腺癌、结肠癌、肺癌	视网膜母细胞瘤、骨肉瘤
	p53	调节细胞周期和 DNA 损伤所致的凋亡	大多数人类肿瘤	Li-Fraumeni 综合征、多发性癌和肉瘤
细胞核	WT1	核转录	肾母细胞瘤	肾母细胞瘤
	p16	通过抑制周期素依赖激酶来调节细胞周期	胰腺癌、食管癌	恶性黑色素瘤
	BRCA1	DNA 修复		女性乳腺癌和卵巢癌
	BRCA2	DNA 修复		男性和女性乳腺癌

（三）凋亡调节基因和 DNA 修复调节基因

细胞凋亡受抑制、细胞死亡不足是肿瘤发病的另一个重要因素。调节细胞凋亡的基因及其产物在某些肿瘤的发生上也起着重要的作用。研究表明：bcl-2 蛋白可以抑制细胞凋亡，bcl-2 蛋白增多，则细胞长期存活；bax 蛋白可以促进细胞凋亡，bax 蛋白增多，细胞则进入凋亡。正常情况下 bcl-2 和 bax 在细胞内保持平衡。p53 基因是通过诱导肿瘤细胞凋亡而发挥抑癌作用的，野生型的 p53 蛋白可以诱导 bax 蛋白合成，促使 DNA 受损的细胞凋亡。凋亡在肿瘤发生、发展过程中具有双重作用：在肿瘤形成前，经过凋亡过程去除受损基因或不能修复的细胞，可有效地防止其转化为恶性细胞；而在肿瘤形成后，瘤细胞凋亡基因失活或抗凋亡基因功能增强，则会使肿瘤迅速生长。

正常细胞内存在 DNA 修复调节基因，损伤因素引起 DNA 损伤较轻微时，细胞内的 DNA 修复调节基因能够对 DNA 进行及时的修复。当造成的 DNA 损伤较严重而不能修复时，细胞则发生凋亡。因此，与凋亡调节基因一样，DNA 修复调节基因对维持机体遗传基因组的稳定也是非常重要的。

（四）端粒、端粒酶与肿瘤

正常细胞进行一定次数的分裂后会进入老化阶段，DNA 失去复制的能力。控制细胞DNA 复制次数的是位于染色体末端的端粒（telomeres）。端粒是 DNA 重复序列，细胞每复制一次，端粒就缩短一点。细胞复制一定次数后，端粒缩短使得染色体相互融合，导致细胞死亡。端粒酶是一种保持细胞染色体末端的端粒结构、维持细胞具有旺盛增殖能力所必需的酶。端粒酶（telomerase）可使缩短的端粒得以恢复。生殖细胞内存在着端粒

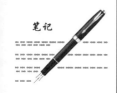

酶，因此，生殖细胞有十分强大的自我复制能力。而在大多数体细胞中，由于不含端粒酶，细胞只能复制大约 50 次，然后就会死亡。实验表明，绝大多数的恶性肿瘤细胞的端粒酶活性都较高，且端粒酶活性与肿瘤的恶性程度有关。对肿瘤细胞的端粒酶活性进行抑制的研究可能为肿瘤的治疗开辟一条新途径。

（五）多步癌变的分子基础

恶性肿瘤的发生是一个长期的、多因素造成的分阶段的过程。恶性肿瘤的完全形成需要多个基因的改变，包括几个原癌基因的激活和 2 个或更多肿瘤抑制基因的失活，以及凋亡调节和 DNA 修复基因的改变。以结肠癌的发生为例，在从结肠上皮过度增生到结肠癌的演变过程中，关键性的步骤是原癌基因的激活及肿瘤抑制基因的失活。这些积累起来的不同基因和分子水平的改变，可以通过形态学的改变反映出来。

二、环境致癌因素及致癌机制

（一）化学致癌因素

化学致癌因素是最主要的致瘤因素，占人类肿瘤病因的 80%~85%。到目前为止，已经确定对动物有致癌作用的化学致癌物有 1000 多种，其中有些可能与人类癌瘤密切相关。随着环境污染的日趋严重，某些恶性肿瘤的发病率呈不断上升趋势。化学致癌物已成为某些肿瘤的主要病因，主要的化学致癌因素如下。

1. 间接作用的化学致癌物　大多数化学致癌物需在体内进行代谢并活化后才有致癌性，因而称为间接作用的化学致癌物。

（1）多环芳烃：是数量最多、分布最广、与人类关系最密切、对人类健康威胁最大的一类致癌物。多环芳烃主要存在于石油、煤焦油中。致癌性特别强的有 3,4-苯并芘、1,2,5,6-二苯并蒽、3-甲基胆蒽及 9,10-二甲基苯蒽等。3,4-苯并芘是煤焦油的主要致癌成分，还可由于有机物的燃烧而产生，如工厂排出的煤烟、汽车的尾气、烟草点燃产生的烟雾中。近几十年肺癌的发病率日益增高，与吸烟和城市大气污染有密切关系。烟熏和烧烤的鱼、肉等食物也含有较多的多环芳烃，某些地区胃癌的发病率较高与之有一定关系。多环芳烃在肝经细胞色素氧化酶 P450 系统氧化成环氧化物，后者的亲电子基团（不饱和的 C—C 键）与核酸分子共价键结合而引起 DNA 突变。

（2）芳香胺类与氨基偶氮染料：致癌的芳香胺类有乙萘胺、联苯胺、4-氨基联苯等，在印染工业和橡胶工业常用到这些原料。芳香胺在肝经细胞色素氧化酶 P450 系统代谢，其 N 端羟化形成羟胺衍生物，再与葡萄糖醛酸结合成葡萄糖苷酸后从泌尿系统排出。在膀胱内葡萄糖苷酸水解释放出活化的羟胺而致膀胱癌。

（3）亚硝胺类：具有较强的致癌作用，且致癌谱广，能诱发多种肿瘤。这类物质广泛存在于食物与水中，在变质的蔬菜和食物中含量更高。亚硝酸盐可作为肉和鱼类食物的保存剂与着色剂；细菌分解硝酸盐可产生亚硝胺；亚硝酸盐和食物中的各种二级胺可在胃内的酸性环境中合成亚硝胺。亚硝胺在体内经过羟化作用而活化，形成具有反应性很强的烷化碳离子而致癌。

（4）真菌毒素：具有致癌性，其中黄曲霉素（aflatoxin）是研究最多的及最常见的有致癌作用的真菌毒素。黄曲霉素广泛存在于霉变的食物中，尤以霉变的花生、玉米及谷类中含量最多，其中黄曲霉素 B_1 的致癌性最强，其化学结构为异环芳烃，这种毒素主要诱发肝细胞肝癌，在肝内通过肝细胞内的混合功能氧化酶氧化成环氧化物而致癌。黄

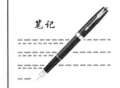

曲霉素 B_1 在谷物中的污染水平与肝癌的发生有密切关系。乙型肝炎病毒（hepatitis B virus，HBV）感染引起的肝细胞持续增生，也为黄曲霉素的致癌作用提供了有利条件。因此，HBV 感染与黄曲霉素 B_1 污染的协同作用可能是我国某些地区肝癌高发的主要致癌因素。

2. 直接作用的化学致癌物　少数化学致癌物不需要在体内进行代谢转化就可直接致癌，称为直接作用的化学致癌物。但这类致癌物的致癌作用一般较弱，引起癌变的时间较长。

（1）烷化剂与酰化剂：可不经体内代谢活化而直接致癌，如抗肿瘤药中的环磷酰胺、氮芥、苯丁酸氮芥、亚硝基脲等。长期应用这些抗肿瘤药物可诱发第二种肿瘤，如在化疗痊愈或已控制的白血病、霍奇金淋巴瘤和卵巢癌的患者中，数年后可能发生粒细胞白血病。

（2）其他直接致癌物：金属元素如铬、镉、镍、铍等对人类也有致癌作用，如铬可致肺癌，镉可致前列腺癌，镍可致鼻癌和肺癌等。其致癌原因可能是金属的二价阳离子是亲电子的，可与细胞大分子（尤其是 DNA）发生结合反应。一些非金属元素和有机化合物也有致癌性，如砷可致皮肤癌，氯乙烯可致肝血管肉瘤，苯可致白血病等。

化学致癌大多与环境污染和职业因素有关。因此，彻底治理环境污染、加强防护措施、防治职业病对减少癌症的发生极其重要。

（二）物理致癌因素

电离辐射、紫外线照射、热辐射、慢性炎症刺激、创伤和异物等物理致癌因素都可能与癌症的发生有关。

1. 电离辐射　是指 X 射线、γ 射线和亚原子微粒的辐射。长期接触 X 射线及镭、铀、氢、钴、锶等放射性同位素可发生各种肿瘤。辐射能使染色体断裂、易位和发生点突变，从而激活癌基因或使肿瘤抑制基因失活。如长期接触 X 射线而无必要防护措施的放射线工作者易发生皮肤癌和白血病；开采放射性物质（如钴、铀、氡等）的矿工易患肺癌。日本长崎、广岛遭受原子弹爆炸影响的居民，经过长期观察，其慢性粒细胞白血病的发病率明显增高，甲状腺癌、乳腺癌、肺癌等的发病率也较高。因与辐射有关的肿瘤的潜伏期较长，故最终肿瘤的形成可能是辐射损伤的细胞的子代细胞再次受其他致癌因素的作用而发生附加突变之后才形成的。

2. 紫外线照射　长期过度照射紫外线可引起皮肤鳞状细胞癌、基底细胞癌和恶性黑色素瘤，尤其是白种人和照射后色素不增加的人最易发生。其致癌机制是细胞内的 DNA 吸收了光子后，其中相邻的两个嘧啶连接形成嘧啶二聚体，二聚体又形成环丁烷，从而破坏 DNA 双螺旋中二聚体所在的磷酸二酯骨架，并妨碍 DNA 分子的复制。正常情况下这种损害通常被一系列 DNA 修复酶修复，因此皮肤癌少见。着色性干皮病患者由于先天性缺乏 DNA 修复酶，皮肤癌的发病率很高。

3. 其他　许多临床和实验资料表明，慢性炎症、热辐射、创伤和异物均可能与促进癌的发生有关。比如慢性皮肤溃疡、慢性胃溃疡等处易发生癌变；烧伤后的瘢痕癌、克什米尔地区的"怀炉癌"、我国北方地区的"炕癌"都可能与热辐射有关；骨折后可发生骨肉瘤；石棉可引起胸膜间皮瘤等。在实验动物体内植入塑料、金属片、玻璃纤维能诱发肉瘤，这也表明异物的促肿瘤作用。

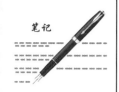
（三）生物致癌因素

生物致癌因素主要是指病毒、细菌和某些寄生虫，其中最重要的是病毒。现已知有上百种可引起动物肿瘤的致瘤病毒，其中 1/3 为 DNA 病毒，2/3 为 RNA 病毒。越来越多的证据显示某些肿瘤的发生与病毒感染相关。癌基因就是在对 RNA 病毒（逆转录病毒）的研究中的发现。

1. 致瘤 RNA 病毒　病毒通过转导或插入两种机制将其遗传物质整合到宿主 DNA 中，使宿主细胞发生转化。

（1）急性转化病毒：这类病毒含有从细胞的原癌基因转导出的病毒基因，如 v-src、v-abl、v-myb。当这些病毒感染细胞后，将病毒 RNA 作为模板，通过逆转录酶合成 DNA 片段，然后整合到宿主细胞的 DNA 链中进行表达，导致细胞转化。

（2）慢性转化病毒：这类病毒本身并不含癌基因，但当它们感染宿主细胞后，其病毒基因可在逆转录酶的作用下合成 DNA，并插入宿主细胞 DNA 链中的原癌基因附近，使得原癌基因被激活，并且过度表达，造成宿主细胞转化。

人类 T 细胞白血病/淋巴瘤病毒 1（human T-cell leukemia lymphoma virus RNA1，HTLV-1）是与人类肿瘤发生密切相关的一种 RNA 病毒，与 T 细胞白血病/淋巴瘤有关；HTLV-1 与 HIV 一样，在人类中通过性交、血液制品和哺乳传播，受感染人群发生白血病的概率为 1%。HTLV-1 转化 T 细胞的机制还不完全清楚，但其转化活性与一种称为 Tax 的基因有关。其转化的靶细胞是 CD4$^+$T 细胞亚群（辅助性 T 细胞）。转化 T 细胞的机制还不是很清楚，Tax 基因编码的蛋白质可激活几种宿主基因的转录，可能使 T 细胞发生转化而形成肿瘤。

2. 致瘤 DNA 病毒　DNA 病毒感染细胞后，如果病毒基因被整合到宿主细胞的 DNA 中，并作为细胞的基因加以表达，则可引起细胞转化。有 50 多种 DNA 病毒可引起动物肿瘤。与人类肿瘤发生关系密切的 DNA 病毒有以下 3 种。

（1）人乳头状瘤病毒（human papilloma virus，HPV）：近年来已证实 HPV 与人类上皮性肿瘤（主要是子宫颈、肛门、外生殖器区域的鳞癌）的关系密切，约 85% 的子宫颈癌及其癌前病变（重度非典型增生和原位癌）的病例中发现 HPV-16、HPV-18 的 DNA 序列，并已整合到宿主细胞的 DNA 中。HPV 的致癌作用是作为始动因子，需要其他基因突变的协同。HPV 的基因产物 E6 和 E7 蛋白过度表达，且容易与抑癌基因 Rb 和 p53 蛋白结合，使后者失去活性，若再转染一个突变的原癌基因 ras 基因，则完成完全的恶性转化。

（2）Epstein-Barr 病毒（Epstein-Barr virus，EBV）：是一种疱疹病毒，相关的人类肿瘤是 Burkitt 淋巴瘤、鼻咽癌、某些霍奇金淋巴瘤和 B 细胞淋巴瘤。主要感染人类的口腔上皮细胞和 B 淋巴细胞。EB 病毒感染后，整合到宿主细胞 DNA 中，阻止受感染细胞凋亡，同时激活促进细胞生长的通路，使细胞增生，最终导致细胞单克隆性增生，形成淋巴瘤。

伯基特淋巴瘤是一种 B 细胞淋巴瘤，是非洲中部和新几内亚岛最常见的儿童肿瘤，也散发于世界各地。在高发区，所有患者的瘤细胞都携带有 EBV 的基因组成分。EBV 对 B 细胞有很强的亲和性，能使受感染的 B 细胞发生多克隆性增生。在此基础上若再发生附加的突变，如染色体易位 t（8：14），使位于 14 号染色体的免疫球蛋白重链（IgH）基因与位于 8 号染色体的 C-myc 拼接成一个新的融合基因，导致 C-myc 激活，出现多克隆性增生。进一步附加突变（如 N-ras 基因突变）可能使得多克隆性增生转变为单克隆性增生，最后形成淋巴瘤。

鼻咽癌在我国南方和东南亚流行。与伯基特淋巴瘤的发生一样，EBV 在鼻咽癌的发生中发挥作用也需要其他因素的共同配合。

（3）乙型肝炎病毒（HBV）：慢性 HBV 感染与肝细胞肝癌的发生关系密切。HBV 致癌的机制可能是多因素参与的：①HBV 导致慢性肝细胞损伤，使肝细胞不断再生，若同时有其他致癌因素的存在，则其他致癌因素的致突变作用容易发生，导致癌变；如 HBV 与黄曲霉素 B_1 同时作用容易导致肝细胞肝癌。②HBV 可编码一种称为 HBx 的蛋白，可使受感染的肝细胞的几种生长促进基因激活。③HBx 与 p53 结合，干扰生长抑制功能。由此可见，肝细胞肝癌的发生也可能是多步骤的。

3. 幽门螺杆菌（helicobacter pylori，Hp）　许多研究报道指出，幽门螺杆菌引起的慢性胃炎与胃癌和胃低度恶性 B 细胞淋巴瘤的发生有关。理由是绝大多数的胃癌和胃淋巴瘤都伴有幽门螺杆菌的感染，但 Hp 与胃癌和胃淋巴瘤发生的因果关系和作用机制尚不十分清楚。其机制可能是幽门螺杆菌刺激 T 细胞增生，增生的 T 细胞分泌的淋巴因子又导致 B 细胞增生，从多克隆性增生到单克隆性增生，最终发生淋巴瘤。有学者用抗生素预防胃癌和治疗胃淋巴瘤，取得了一定的效果。

三、影响肿瘤发生、发展的内因及其作用机制

肿瘤的发生和发展是个十分复杂的问题，除了受外界致癌因素的作用外，机体的内在因素也起着重要作用，如宿主对肿瘤的反应，以及肿瘤对宿主的影响等。这些内在因素是复杂的，许多问题至今尚未明了，还有待进一步研究。机体的内在因素可分为以下几方面。

（一）遗传因素

1. 呈常染色体显性遗传的肿瘤　大量的流行病学调查表明，某些肿瘤和癌前病变，如结肠多发性腺瘤性息肉病、神经纤维瘤病、视网膜母细胞瘤、肾母细胞瘤、肾上腺或神经节的神经母细胞瘤等都属于单基因遗传病，并有明显的家族史，以常染色体显性遗传的规律出现。现已知发生遗传性基因突变或缺失的都是肿瘤抑制基因，如 Rb、p53、APC 等。这类肿瘤的发生需要二次突变（常染色体遗传肿瘤的隐性发病）。其特点为儿童期发病，肿瘤呈多发性，常累及双侧器官。

2. 呈常染色体隐性遗传的遗传综合征　如 Bloom 综合征患者（先天性毛细血管扩张性红斑及生长发育障碍）易发生白血病和其他恶性肿瘤；毛细血管扩张性共济失调综合征患者多发生急性白血病和淋巴瘤；着色性干皮病患者经紫外线照射易患皮肤基底细胞癌、鳞状细胞癌或黑色素瘤。以上 3 种遗传综合征均累及 DNA 修复基因。

3. 以环境因素为主的肿瘤易感性遗传　现有的资料表明，肿瘤易感性是可以遗传的，控制肿瘤遗传易感性的基因称为肿瘤易感基因。决定这类肿瘤的遗传因素涉及多个基因。目前发现不少常见肿瘤有家族史，如乳腺癌、胃肠癌、食管癌、肝癌、鼻咽癌、白血病、子宫内膜癌、前列腺癌、黑色素瘤等。

（二）免疫因素

1. 肿瘤抗原　引起机体免疫反应的肿瘤抗原可分为两类：①只存在于肿瘤细胞而不存在于正常细胞的肿瘤特异性抗原。②存在于肿瘤细胞和某些正常细胞的肿瘤相关抗原。

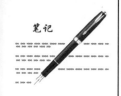

肿瘤抗原引起的宿主免疫反应是以细胞免疫为主，体液免疫为辅，参加细胞免疫的效应细胞主要有细胞毒性 T 淋巴细胞（cytotoxic T lymphocyte，CTL）、自然杀伤细胞（nature killing cell，NK）和巨噬细胞。它们通过不同的激活方式杀灭肿瘤细胞，是机体抗肿瘤的重要环节。

肿瘤特异性抗原是个体独特的，同一种致癌物在不同个体中诱发的同一组织学类型的肿瘤有不同的特异性抗原。这可能是癌变时基因突变的随机性较大，产生的异常蛋白的氨基酸序列变化不定的结果。在人类肿瘤中，CTL（CD8$^+$）可以通过其表面的 T 细胞受体识别只存在于肿瘤细胞，而且与主要组织相容性复合体（major histocompatibility complex，MHC）分子一起组成复合物状态下的肿瘤特异性抗原，从而杀伤肿瘤细胞。

肿瘤相关抗原亦可分为肿瘤胚胎抗原和肿瘤分化抗原。肿瘤胚胎抗原（如肝癌时出现的甲胎蛋白，结肠癌时出现的癌胚抗原）在正常情况下出现在发育中的胚胎组织而不见于成熟组织，但可见于癌变组织。临床上常应用肿瘤相关抗原（如甲胎蛋白和癌胚抗原）作为肿瘤标志物，或用其制备相应抗体，用于肿瘤的诊断、病情监测和免疫治疗。肿瘤分化抗原是指正常细胞和肿瘤细胞都具有的与分化程度有关的某些抗原。例如，前列腺特异性抗原（PSA）可见于正常前列腺上皮和前列腺癌细胞，酪氨酸酶见于正常黑色素细胞和黑色素瘤。

2. 抗肿瘤的免疫效应机制　机体对肿瘤的免疫反应以细胞免疫为主，体液免疫为辅。参加细胞免疫的效应细胞主要有 CTL、自然杀伤细胞和巨噬细胞。CTL 被白细胞介素 2（IL-2）激活后可以通过其 T 细胞受体识别瘤细胞上的 MHC I 型分子而释放某些溶解酶，从而将瘤细胞杀灭。CTL 的保护作用在对抗病毒所致的肿瘤（如 EBV 引起的 Burkitt 淋巴瘤和 HPV 导致的肿瘤）时特别明显。NK 细胞是不需要预先致敏的、能杀伤肿瘤细胞的淋巴细胞。NK 细胞由 IL-2 激活后，可以溶解多种人体肿瘤细胞，其中有些并不引起 T 细胞的免疫反应，因此 NK 细胞是抗肿瘤免疫的第一线的抵抗力量。NK 细胞识别靶细胞的机制可能是通过 NK 细胞受体和抗体依赖细胞介导的细胞毒作用（antibody-dependent cell mediated cytotoxicity，ADCC）。巨噬细胞在抗肿瘤反应中与 T 细胞协同作用。T 细胞产生的 γ-干扰素可激活巨噬细胞，而巨噬细胞产生的肿瘤坏死因子（TNF-α）和活性氧代谢产物在溶解瘤细胞中起主要作用。此外，巨噬细胞的 Fc 受体还可与肿瘤细胞表面的 IgG 结合，通过 ADCC 杀伤肿瘤细胞。参与抗肿瘤反应的体液免疫机制主要是激活补体和 NK 细胞介导的 ADCC。

肿瘤可破坏宿主的免疫功能，保护肿瘤细胞免受宿主的免疫攻击，使肿瘤继续生长和转移，这种现象称为免疫逃逸。产生这种现象的机制还不完全清楚，可能与下列因素有关。①肿瘤在生长过程中，具有较强抗原性的亚克隆被免疫系统消灭，而无抗原性的或抗原性弱的亚克隆存活下来而生长成肿瘤。②肿瘤细胞不表达能使 CTL 识别的 MHC 抗原，使肿瘤细胞避开了 CTL 的攻击。③肿瘤细胞表达 MHC 抗原时，缺乏协同因子，肿瘤细胞仍然可以逃避 CTL 的攻击。④肿瘤产物可抑制免疫反应。⑤CTL 发生凋亡。对肿瘤患者进行免疫治疗，旨在替换机体免疫系统受抑制的成分，或刺激内源性反应来增加机体的抗肿瘤能力。现代免疫治疗已成为肿瘤综合治疗的重要组成部分。

（三）其他因素

1. 内分泌因素　内分泌紊乱与某些肿瘤的发生有一定关系，如乳腺癌、子宫内膜癌的发生与雌激素水平过高有关，切除卵巢或雄激素治疗可使肿瘤缩小。某些激素与肿瘤的浸润、转移有关，如垂体前叶激素可促进肿瘤的生长和转移，而肾上腺皮质激素则可抑制某些造血系统肿瘤。

2. 性别因素　肿瘤的发生有很大的性别差异，除生殖器官肿瘤及乳腺癌在女性明显较多见外，其他大部分肿瘤均为男性的发病率高于女性。性别上的差异可能与女性激素有关，或与男女染色体差异和同一性别较多地接触某种致癌因素的作用有关。

3. 年龄因素　年龄对肿瘤的发生也有一定的影响，某些肿瘤有一定的年龄分布，如儿童易患急性白血病、肾母细胞瘤、神经母细胞瘤等；青年人以骨肉瘤、横纹肌肉瘤多见；40 岁以上的中老年人的癌症发病率增高。其机制可能是幼儿和儿童肿瘤常与遗传性基因缺陷有关；中老年人中癌症高发与某些致癌物质长期积累，引起体细胞突变及免疫功能下降有关。

4. 种族与地理因素　某些肿瘤的发病率在不同的种族与地区间有相当大的差别，如欧美国家乳腺癌、大肠癌的发病率较高，我国广东地区鼻咽癌较常见且发病年龄较轻，说明肿瘤与种族有一定关系，且地理位置和生活习惯可能也起到一定作用。

总之，随着分子生物学的发展，近年来对肿瘤的病因和发病机制的研究有了很大的进展。但是肿瘤的发生和发展是十分复杂的，还有许多未知领域有待深入研究。目前对于肿瘤的了解，以下几点是比较肯定的。①从遗传角度来说，肿瘤是一种基因病。②肿瘤的形成是瘤细胞单克隆性扩增的结果。③环境和遗传性致癌因素引起细胞遗传物质（DNA）改变的主要靶基因是原癌基因和肿瘤抑制基因。原癌基因的激活和（或）肿瘤抑制基因的失活，加上细胞凋亡调节基因和（或）DNA 修复基因的改变，可导致细胞的恶性转化。④肿瘤的发生不只是单个基因突变的结果，而是一个长期的、分阶段的、多种基因突变积累的过程。⑤机体免疫监视体系在防止肿瘤发生方面起着重要的作用，肿瘤的发生是免疫监视功能丧失的结果。

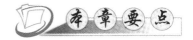

本章要点

1. 肿瘤的概念　肿瘤是指机体在各种致瘤因素的作用下，在基因水平上失去了对细胞生长的正常调控，导致克隆性异常增生而形成的新生物。

2. 克隆性增生　一个肿瘤的细胞群体是由发生了肿瘤性转化的一个细胞反复分裂而产生的子代细胞所组成的，这种现象称为克隆性增生。

3. 肿瘤性增生与非肿瘤性增生的区别　见表 5-1。

4. 肿瘤的大体形态　包括肿瘤的形状、数目、体积、颜色、质地。

5. 肿瘤的组织形态　肿瘤实质是肿瘤细胞的总称，也是肿瘤的主要成分。它决定了肿瘤的生物学特性，是对肿瘤进行分类和命名的依据，并根据其分化程度和异型性大小来确定肿瘤的良恶性和恶性肿瘤的恶性程度。

肿瘤间质主要由结缔组织和血管组成，有时还有淋巴管。肿瘤间质不具有特异性，对肿瘤实质有支持和营养作用。

6. 肿瘤的异型性　肿瘤组织无论是在细胞形态上还是在组织结构上，都与其起源的正常组织有着不同程度的差异，这种差异称为肿瘤的异型性。

7. 肿瘤的间变　是指恶性肿瘤细胞缺乏分化，异型性非常显著。

8. 肿瘤的分化　肿瘤的分化是指肿瘤细胞和组织与其起源的成熟细胞和组织的相似程度。相似程度越大，与起源组织越接近，分化程度越高，异型性越小，多见于良性肿

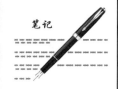

瘤。反之亦然。

9. 肿瘤的生长速度 良性肿瘤的成熟程度高，生长缓慢；而恶性肿瘤的成熟程度低，分化差，生长较快，且恶性程度越高，生长速度越快。

10. 与肿瘤细胞生长速度有关的因素 包括生长分数、瘤细胞的生成与丢失、肿瘤血管形成等。

11. 肿瘤的生长方式

（1）膨胀性生长：是大多数良性肿瘤的生长方式。随着肿瘤逐渐增大，瘤体似逐渐膨胀的气球，推开或挤压四周组织。

（2）浸润性生长：为大多数恶性肿瘤的生长方式。肿瘤生长迅速，并向周围浸润，破坏周围组织，像树根长入土壤一样。

（3）外生性生长：发生在体表、体腔或自然管道表面的肿瘤，常向表面生长，形成突起的乳头状、息肉状、蕈伞状、菜花状新生物，称为外生性生长。良性和恶性肿瘤都可呈外生性生长。

12. 肿瘤的扩散 是指呈浸润性生长的肿瘤向周围组织直接蔓延或经由一定途径扩散到身体其他部位。扩散主要是恶性肿瘤的特征。

（1）直接蔓延：是指恶性肿瘤连续不断地浸润、破坏周围组织器官的生长方式，瘤细胞可连续不断地沿着组织间隙、淋巴管、血管或神经束膜侵入，并破坏邻近正常组织或器官而继续生长。

（2）转移：是指恶性肿瘤细胞从原发部位侵入淋巴管、血管或体腔，迁徙到他处继续生长，形成与原发瘤性质相同的肿瘤，这个过程称为转移。所形成的肿瘤称为转移瘤或继发瘤。

13. 肿瘤的转移途径

（1）淋巴道转移：瘤细胞侵入淋巴管后，随着淋巴回流到达局部淋巴结，聚集于边缘窦，继续增殖而发展为淋巴结内转移瘤。癌多经淋巴道转移。

（2）血道转移：恶性肿瘤细胞侵入血管后，可随着血流到达远隔器官并继续生长，形成转移瘤。肉瘤多经血道转移。

（3）种植性转移：发生在体腔内器官的恶性肿瘤，当肿瘤蔓延至器官表面时，瘤细胞可脱落，像播种一样种植在体腔内各器官的表面，形成转移瘤，称为种植性转移。种植性转移多见于腹腔内的恶性肿瘤。

14. 肿瘤对机体的影响

（1）良性肿瘤对机体的影响。

1）局部压迫和阻塞：是良性肿瘤对机体的主要影响，如消化道良性肿瘤（如突入管腔的平滑肌瘤）可引起肠梗阻或肠套叠。

2）继发性改变：良性肿瘤也可发生继发性改变，并对机体造成不同程度的影响，但是远比恶性肿瘤少。如卵巢囊腺瘤发生蒂扭转，使瘤体出血、坏死，引起急腹症。

3）激素增多症状：发生于内分泌腺的良性肿瘤，因某种激素分泌过多而对全身产生影响，如垂体前叶腺瘤可分泌大量的生长激素而引起巨人症或肢端肥大症。

（2）恶性肿瘤对机体的影响：除了局部压迫和阻塞外，还有以下后果。

1）破坏器官的结构和功能：恶性肿瘤能破坏原发部位及浸润和转移部位器官的结构与功能。

2）继发性改变：恶性肿瘤可因浸润、坏死而并发溃疡、出血、穿孔、感染等。

3）恶病质：恶性肿瘤晚期患者可出现严重的消瘦、乏力、贫血、全身衰竭，皮肤干枯呈黄褐色，这些表现称为恶病质。

4）异位内分泌综合征：一些非内分泌腺发生的肿瘤能产生和分泌激素或激素类物质，引起内分泌紊乱而出现相应的临床症状，称为异位内分泌综合征。

5）副肿瘤综合征：由肿瘤的产物（包括产生的异位激素）或异常免疫反应（包括交叉免疫、自身免疫、免疫复合物沉积等）或其他不明原因引起内分泌系统、神经系统、消化系统、造血系统、骨关节、肾及皮肤等发生病变，出现相应的临床表现，称为副肿瘤综合征。

15. 肿瘤的命名

（1）良性肿瘤的命名：上皮组织和间叶组织的良性肿瘤的名称都是起源组织名称+"瘤"。

（2）恶性肿瘤的命名：①上皮组织的恶性肿瘤，起源组织名称+"癌"。②间叶组织的恶性肿瘤，起源组织名称+"肉瘤"。③癌肉瘤，在一个肿瘤中，既有癌的成分，又有肉瘤的成分时，称为癌肉瘤。

（3）特殊命名：白血病等。

（4）转移瘤的命名：常根据肿瘤所在部位+转移性+原发肿瘤的组织来源来命名，如肺转移性鳞状细胞癌、淋巴结转移性腺癌等。

16. 良性肿瘤与恶性肿瘤的鉴别　　见表5-3。

17. 癌与肉瘤的鉴别　　见表5-4。

18. 癌前病变　是指某些具有癌变潜在可能性的良性病变，如长期存在有少数病例可能转变为癌。

19. 非典型增生　是指鳞状上皮细胞增生活跃并出现一定的异型性，但还不足以诊断为癌。光镜下，可见细胞增生活跃，层次增多，排列紊乱，极向消失，细胞大小不等，形态多样，核大而深染，核质比增大，核分裂象增多，但多为正常核分裂象。

20. 原位癌　是指累及上皮或表皮全层的重度非典型增生或癌变。

21. 癌巢　是指癌实质细胞形成的癌细胞团块，与间质的界限清楚。

22. 角化珠　位于癌巢中央呈同心圆状的层状角化物质，称为角化珠或癌珠。

23. 腺癌　由腺体、导管或分泌上皮发生的恶性肿瘤，分化较好，有腺样结构。

24. 实性癌　由腺体、导管或分泌上皮发生的恶性肿瘤，呈低分化，形成实体癌巢。根据癌实质与间质的比例又分为硬癌和髓样癌。间质结缔组织多，癌巢小而少，质地硬者，称为硬癌。癌巢较大而多，间质结缔组织相对较少，并可伴有较丰富的淋巴细胞浸润，质软如脑髓者，称为髓样癌。

25. 印戒细胞癌　为黏液腺癌，镜下观可见黏液聚积在癌细胞内，将细胞核挤向一侧，细胞呈印戒状。

26. Codman三角　是指骨肉瘤的瘤组织向周围软组织内生长，形成梭形肿块，肿块内可形成放射状新生骨小梁，与骨干纵轴垂直或斜行，在X线片上形成日光放射状条纹。此外，在肿瘤与正常组织交界处的上、下两端，当肿瘤突破骨皮质后可将骨外膜掀起，并刺激骨膜形成新生骨，呈三角形隆起。

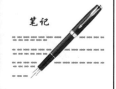
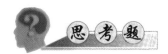

1. 肿瘤性增生和非肿瘤性增生有什么区别？
2. 肿瘤的异型性有哪些方面的表现？
3. 试述良性肿瘤与恶性肿瘤的区别。
4. 试述肿瘤对机体的影响。
5. 以胃癌为例，试分析恶性肿瘤的扩散途径。

（亢春彦）

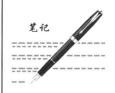

第六章 心血管系统疾病

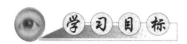

> 1. 掌握动脉粥样硬化的基本病理变化，冠状动脉粥样硬化性心脏病的类型，良性高血压的分期及病变特点，风湿病的基本病理变化，风湿性心脏病的病变特点，亚急性感染性心内膜炎的病变特点。
> 2. 能够运用所学的心血管系统疾病的病理学知识对患者制定并实施护理措施，促进患者的身心健康。
> 3. 学会运用所学的心血管系统疾病的病理学知识对患者进行健康教育，培养医者仁心，提升医德医风。

心血管系统是由心脏和血管构成的一个密闭系统。心脏是血液循环的动力器官，它依靠节律性搏动，推动血液在血管内流动，通过血液循环，将氧和营养物质等供给组织，并将组织代谢产生的废物运走，保证机体新陈代谢的正常运行。

心血管系统疾病是对人类健康与生命构成威胁的常见重要疾病。在人类各种疾病的发病率和死亡率中，心血管系统疾病占第一位。在我国，随着人们生活水平不断提高和饮食结构的改变，心血管疾病，特别是高血压、脑卒中及冠心病的发病率和死亡率均有明显提高，在各类疾病中居主要死亡原因之首。

第一节 动脉粥样硬化

引导案例

患者，男，58 岁。因阵发性心前区疼痛 5 年，加重 5 天入院。患者平日在劳动或休息时都曾有心前区疼痛发生，每次发作时间 3~5 分钟，休息或含服硝酸甘油可缓解。患者既往有高血压病史 20 年，血压最高 180/110 mmHg。常服用降压药。查体：BP 190/110 mmHg，P 90 次/分，律齐。1 年前患者行超声心动图检查显示左心室肥大。

案例思考：

（1）该患者患有何种疾病？

（2）该患者存在哪些危险隐患？

（3）对该患者的护理应注意哪些方面？

动脉粥样硬化（atherosclerosis，AS）是一种与血脂异常及血管壁成分改变有关的动

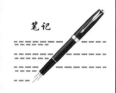

脉疾病，也是严重危害人类健康的常见病。AS 主要累及全身大、中动脉，如主动脉、冠状动脉、脑动脉等。病变特点是血中脂质在动脉内膜沉积，引起内膜灶性纤维性增厚及其深部成分的坏死，坏死组织崩解，形成粥样物质，使动脉壁增厚变硬、管腔狭窄，并引起一系列继发性改变。在我国，AS 多见于中、老年人，发病率呈上升趋势。

【病因】

动脉粥样硬化的确切病因目前仍不清楚，通常认为与下列因素有关。

1. 高脂血症　高脂血症（hyperlipidemia）是动脉粥样硬化的重要危险因素。高脂血症是指血浆总胆固醇（total cholesterol，TC）和（或）甘油三酯（triglyceride，TG）水平的异常增高。大量流行病学调查表明，血浆低密度脂蛋白（low density lipoprotein，LDL）、极低密度脂蛋白（very low density lipoprotein，VLDL）水平持续升高与动脉粥样硬化的发病率呈正相关。

研究发现，LDL 胆固醇含量高且分子较小，容易沉积在动脉内膜中，形成氧化低密度脂蛋白（oxidized LDL，ox-LDL），ox-LDL 不能被正常 LDL 受体识别，而易被巨噬细胞的清道夫受体识别并快速摄取，促进巨噬细胞形成泡沫细胞。相反，高密度脂蛋白（high density lipoprotein，HDL）可通过胆固醇逆向转运机制清除动脉壁的胆固醇，防止脂质沉积。此外，HDL 还有抗氧化作用，能防止 LDL 的氧化，并可竞争性抑制 LDL 与内皮细胞的受体结合而减少其摄取，因此 HDL 具有抗动脉粥样硬化的作用。

2. 高血压　据统计，高血压患者冠状动脉粥样硬化的患病率比正常血压者高 4 倍；与同年龄组、同性别的人相比较，其动脉粥样硬化发病较早，病变程度较重。动脉粥样硬化的病灶分布有一定的规律性，多见于大动脉的分叉处，高血压时血流对血管壁的剪应力（shear stress，即血流冲击力）较高。同时，高血压可引起内皮损伤和（或）功能障碍，促进动脉粥样硬化的发生。

3. 吸烟　是 AS 的危险因素之一，大量吸烟可使血液中的 LDL 易于氧化，并导致血液内一氧化碳浓度升高，从而造成血管内皮缺氧性损伤；烟草内所含的某种糖蛋白可引起血管壁中膜平滑肌细胞（smooth muscle cell，SMC）增生。吸烟可使血小板聚集功能增强及血液中儿茶酚胺的浓度升高，使不饱和脂肪酸及 HDL 水平降低。这些均有助于动脉粥样硬化的发生。

4. 继发性高脂血症相关疾病　①糖尿病患者血中 TG 和 VLDL 水平明显升高，HDL 水平较低，而且高血糖可致 LDL 氧化，促进 AS 的发生。②高胰岛素血症可促进动脉壁 SMC 增生，血中胰岛素水平越高，HDL 含量越低。③甲状腺功能减退症和肾病综合征均可引起高胆固醇血症，致使血浆 LDL 水平明显增高。

5. 遗传因素　冠心病的家族聚集现象提示遗传因素是本病的危险因素。患有家族性高胆固醇血症、家族性高甘油三酯血症时，细胞的 LDL 受体基因突变导致其功能缺陷，可导致血浆 LDL 水平极度升高。

6. 其他因素

（1）年龄：大量的资料表明，动脉粥样硬化的检出率和病变的严重程度均可随着年龄的增长而增高。

（2）性别：女性的血浆 HDL 水平高于男性，而 LDL 水平却较男性低。女性在绝经期前动脉粥样硬化的发病率低于同龄组男性，绝经期后女性与男性的发病率差异消失。

（3）肥胖：肥胖者易患高脂血症、高血压和糖尿病，间接促进 AS 的发生。

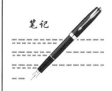

【发病机制】

动脉粥样硬化的发生可能是复杂的多种机制共同作用的结果，涉及脂源性学说、血栓镶嵌学说、单克隆学说、损伤应答学说、炎症学说等。但任何一种学说均不能单独而全面地解释 AS 的发病机制。其主要的发病过程有以下几方面。

1. 血管内皮细胞损伤 这是动脉粥样硬化发病的始动环节。高脂血症、高血压和吸烟等有害因素的作用可造成内皮细胞的损伤，使其通透性增加，有利于脂蛋白（LDL）渗入血管内膜。

2. 脂蛋白的氧化修饰 进入内皮下间隙的脂蛋白可被内皮细胞、平滑肌细胞等释放的氧自由基氧化修饰，产生 ox-LDL。目前认为 ox-LDL 是最重要的致动脉粥样硬化因子。

3. 泡沫细胞的形成 在受损内皮细胞分泌的细胞因子和 ox-LDL 的作用下，单核细胞聚集、黏附于内皮，迁入内皮下间隙并分化为巨噬细胞。巨噬细胞可通过其表面的受体结合并摄取大量的 ox-LDL，形成巨噬细胞源性泡沫细胞。同时，内皮细胞可产生生长因子，激活动脉中膜的 SMC，使之经内弹力膜的窗孔迁入内膜，并发生增生和转化。此种 SMC 表面有脂蛋白受体，可结合、摄取 LDL 和 VLDL 而成为肌源性泡沫细胞。此外，SMC 还可合成细胞外基质和胶原蛋白，使病变内膜增厚、变硬、促进斑块形成。

4. 泡沫细胞的坏死 由于 ox-LDL 具有细胞毒作用，可使泡沫细胞坏死、崩解，胆固醇等脂质释出，形成粥糜样坏死物，从而出现粥样斑块（图6-1）。

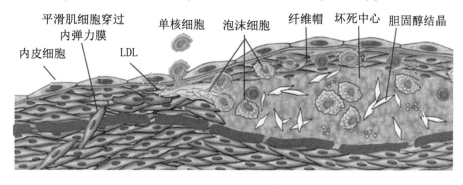

图 6-1 动脉粥样硬化的发病机制

【病理变化】

动脉粥样硬化好发于大、中动脉，尤其多见于腹主动脉、冠状动脉、脑动脉、肾动脉等处。病变多位于动脉分叉、分支开口、血管弯曲凸面。

1. 脂纹（fatty streak） 脂纹是动脉粥样硬化的早期病变。肉眼观，动脉内膜面可见针头大小黄色斑点或宽为1~2 mm、长短不一的黄色条纹，病灶不隆起或稍微隆起于内膜表面（图6-2）。镜下观，病灶处内皮下有大量的泡沫细胞积聚。泡沫细胞体积较大，呈圆形或梭形，胞质内有大量大小不一的脂质空泡。泡沫细胞来源于巨噬细胞和 SMC，苏丹Ⅲ染色呈橘黄（红）色，证实其为脂质成分。脂纹最早可出现于儿童期，是一种可逆性变化，并非所有脂纹都必然发展为纤维斑块。

2. 纤维斑块（fibrous plaque） 脂纹进一步发展可演变为纤维斑块。肉眼观，纤维斑块为隆起于内膜表面的灰黄色斑块，初为淡黄或灰黄色，随着斑块表层的胶原纤维不断增加及玻璃样变性，脂质被埋于深层，斑块乃逐渐变为瓷白色，状如蜡滴。斑块直径为 0.3~1.5 cm，并可融合。镜下观，斑块表面为一层纤维帽，胶原纤维可发生玻璃样变性。纤维帽下有不等量的泡沫细胞、SMC 及细胞外脂质及基质。

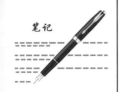

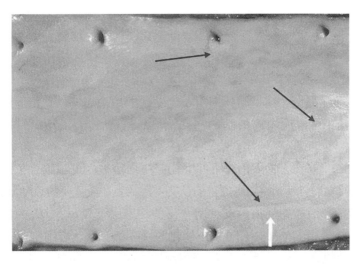

图 6-2 脂纹（肉眼观）

箭头示脂纹。

3. 粥样斑块（atheromatous plaque） 也称粥瘤（atheroma），粥样斑块是由纤维斑块深层细胞的坏死发展而来，是 AS 的典型病变。肉眼观，可见明显隆起于内膜表面的灰黄色斑块。切面上，表层纤维帽为瓷白色，深部为大量黄色糜粥样物质（由脂质和坏死崩解的物质混合而成）（图 6-3）。镜下观，纤维帽趋于老化，胶原纤维发生玻璃样变性，深部为大量无定形的坏死物质，为组织坏死崩解产物和细胞外脂质，并可见胆固醇结晶（石蜡切片经 HE 染色后显示为针状空隙）、钙化等。底部和边缘可有肉芽组织增生，外周可见少许泡沫细胞和淋巴细胞浸润（图 6-4）。病变严重者中膜 SMC 呈不同程度的萎缩，中膜变薄。外膜中可见新生毛细血管、不同程度的结缔组织增生及淋巴细胞、浆细胞浸润。

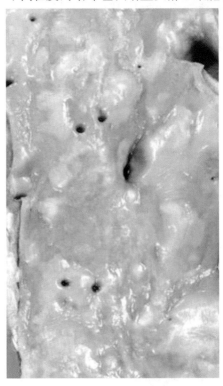

图 6-3 粥样斑块（肉眼观）

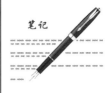

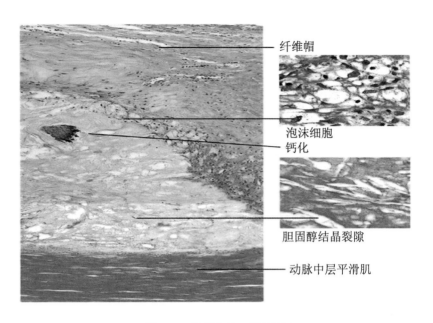

纤维帽

泡沫细胞
钙化

胆固醇结晶裂隙

动脉中层平滑肌

图 6-4 粥样斑块（镜下观）

4. 继发性病变 在纤维斑块和粥样斑块的基础上，可继发以下病变。

（1）斑块内出血：在粥样斑块的边缘常见到许多薄壁的新生血管。在血流剪应力的作用下，这些薄壁血管常易破裂出血，可形成血肿，使斑块突然增大，甚至使管径较小的动脉腔完全闭塞，导致急性血流中断。此外，有学者把斑块出现的腔隙样破裂并继发血液灌注入斑块内所形成的血肿也归属为斑块内出血。

（2）斑块破裂：斑块表面的纤维帽破裂，粥样物质自破裂处进入血流，入血的粥样物质可形成胆固醇栓子而造成栓塞。破裂处形成溃疡。

（3）血栓形成：斑块破裂造成较深的内膜损伤，使胶原暴露，引起血小板聚集而形成血栓。血栓可加重血管腔的狭窄，严重时管腔闭塞而导致梗死。附壁血栓脱落，可致栓塞。

（4）钙化：钙盐可沉积于坏死灶及纤维帽内，动脉壁因而变硬、变脆。肉眼观可见灰白色的斑点和斑块，触之有沙砾感。镜下观，HE 切片中可见蓝色的颗粒或团块。

（5）动脉瘤形成：严重的粥样斑块底部的中膜 SMC 可发生不同程度的萎缩，以致逐渐不能承受血管内压力（张力）的作用而发生局限性扩张，形成动脉瘤（aneurysm）。另外，血流从粥瘤性溃疡处侵入主动脉中膜或中膜内血管破裂出血均可造成中膜撕裂，形成夹层动脉瘤（dissecting aneurysm）。较大的动脉瘤破裂可引起严重后果。

（6）血管腔狭窄：体内某些中等动脉，如冠状动脉、脑动脉等，可因粥样斑块而出现管腔狭窄，引起相应供血区域的组织、器官发生缺血性病变。

【重要器官的动脉粥样硬化及对机体的影响】

1. 主动脉粥样硬化 病变多发生于主动脉后壁和其分支开口处。腹部主动脉病变最为严重，其次是胸主动脉、主动脉弓、升主动脉。前述的各种病变均可见到。病变严重者，斑块破裂可形成粥瘤性溃疡。有的病例因中膜 SMC 萎缩，弹力板断裂，局部管壁变薄弱，在血液压力的作用下管壁向外膨出，形成主动脉瘤。这种动脉瘤主要见于腹主动脉。偶见动脉瘤破裂，发生致命性大出血。有时可发生夹层动脉瘤。有的病例主动脉根部内膜病变严重，累及主动脉瓣，使瓣膜增厚、变硬，甚至钙化，形成主动脉瓣膜病。

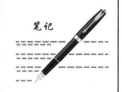

2. 冠状动脉粥样硬化　详见本章第二节。

3. 颈内动脉及脑动脉粥样硬化　病变最常位于颈内动脉起始部、基底动脉、大脑中动脉和 Willis 环。肉眼观，病灶内膜呈不规则增厚，管壁变硬，管腔狭窄。脑动脉粥样硬化可引起以下疾病。①脑萎缩：脑组织因长期供血不足而发生萎缩。大脑皮质变薄，脑回变窄，脑沟变宽、加深，重量减轻。严重者常有智力减退，甚至出现痴呆。②脑梗死：严重的脑动脉粥样硬化使管腔高度狭窄，常继发血栓形成而导致管腔阻塞，出现急性血流中断，脑组织缺血而发生梗死。③脑出血：脑动脉粥样硬化病变可形成小动脉瘤，当血压突然升高时可破裂出血，引起相应的临床症状。

4. 肾动脉粥样硬化　据统计，80%的肾动脉粥样硬化性狭窄见于肾动脉开口处或主干近侧端，也可累及弓形动脉和叶间动脉，引起肾血管源性高血压；并发血栓形成、栓塞、斑块内出血等可造成肾梗死，梗死灶机化后形成较大的凹陷瘢痕，大大小小的瘢痕使肾体积缩小、变硬，称为动脉粥样硬化性固缩肾。

5. 四肢动脉粥样硬化　主要发生在下肢动脉，常发生在髂动脉、股动脉、胫前动脉和胫后动脉。因四肢动脉的吻合支较丰富，较小动脉的管腔狭窄或闭塞通过侧支循环的代偿一般不引起严重后果。当较大动脉的管腔狭窄时，可因下肢缺血而在行走时出现疼痛、间歇性跛行。当动脉管腔严重狭窄，继发血栓形成而侧支循环又不能代偿时，可引起缺血部位的梗死，甚至发展为坏疽。

6. 肠系膜动脉粥样硬化　当肠系膜动脉因粥样硬化而出现管腔狭窄甚至闭塞时，患者有剧烈腹痛、腹胀和发热等症状，可发生肠梗死及休克等严重后果。

第二节　冠状动脉粥样硬化性心脏病

冠状动脉性心脏病（coronary heart disease，CHD），简称冠心病，是指因冠状动脉各种病变或冠状动脉循环障碍而供血不足所造成的心脏病。因其发病的基础为心肌缺血，故也称为缺血性心脏病。冠心病绝大多数是由冠状动脉粥样硬化引起的，故一般所指的冠心病即指冠状动脉粥样硬化性心脏病。

AS 的基本病变均可在冠状动脉中发生。根据病变检出率及统计结果，在冠状动脉中，AS 的发生率以左冠状动脉前降支为最高，其次为右冠状动脉，然后依次为左冠状动脉的主干或左旋支、后降支。由于其解剖学和相应力学特点，粥样硬化斑块多发生于血管的心壁侧。在横切面上，斑块多呈新月形，偏心位，使管腔出现不同程度的狭窄。有时 AS 可并发血栓形成，使管腔完全阻塞。根据管腔狭窄程度将狭窄分为 4 级：Ⅰ级≤25%，Ⅱ级为 26%~50%，Ⅲ级为 51%~75%，Ⅳ级≥76%。

一、心绞痛

心绞痛（angina pectoris）是冠状动脉供血不足和（或）心肌耗氧量骤然增加，引起心肌急性、短暂的缺血、缺氧所导致的一种临床综合征。患者表现为心前区、胸骨后部位压榨性疼痛，可放射至左肩和左臂，每次发作时间为 3~5 分钟，休息或服用硝酸酯药物后症状缓解或消失。

〖病因和发病机制〗

心绞痛的发生常有明显的诱因，如劳累、情绪激动、暴饮暴食或寒冷等。心绞痛最

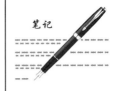

根本的病因是冠状动脉粥样硬化引起的血管腔狭窄和（或）痉挛，导致心肌缺血、缺氧，代谢不全的酸性代谢产物蓄积，刺激心脏局部的感觉神经末梢，信号经第 1~5 胸交感神经节和相应脊髓段传至大脑，产生痛觉。因此，心绞痛是心肌缺血所引起的反射性症状。

〖类型和特点〗

根据心绞痛的原因和引起疼痛的程度，国际上习惯将心绞痛分为稳定型心绞痛、不稳定型心绞痛和变异型心绞痛三种类型。

1. 稳定型心绞痛（stable angina pectoris） 也称为轻型心绞痛，此型心绞痛一般不发作，可稳定数月，仅在重体力劳动、脑力劳动或其他原因所致一过性心肌耗氧量增高时发作。

2. 不稳定型心绞痛（unstable angina pectoris） 临床上颇不稳定，在负荷时、休息时均可发作，发作时疼痛强度和发作的频率逐渐增加。

3. 变异型心绞痛（variant angina pectoris） 也称为 Prinzmetal 心绞痛，多在休息时发作，无明显诱因。此型心绞痛主要是冠状动脉痉挛引起的，血管扩张药的疗效较好。

二、心肌梗死

心肌梗死（myocardial infarction，MI）是由于冠状动脉供血中断，心肌发生严重而持久的缺血、缺氧而导致的较大范围的心肌坏死。MI 的临床表现为剧烈而持久的胸骨后疼痛，患者休息及服用硝酸酯类药物不能完全缓解，可并发心律失常、休克或心力衰竭。

【病因和发病机制】

心肌梗死最常见的病原是冠状动脉粥样硬化基础上并发血栓形成、斑块内出血或冠状动脉持续痉挛，冠状动脉循环血量进一步急剧减少甚至中断；有时也可由于强体力劳动或情绪激动引起心肌负荷过重，需血量增加而供血量不能相应地增加，心肌出现相对缺血、缺氧；休克、心动过速等导致冠状动脉血流急剧减少，也可引起心肌缺血而发生心肌梗死。

【好发部位】

心肌梗死的部位与冠状动脉的供血区域一致。其中 40%~50% 的心肌梗死发生于左冠状动脉前降支的供血区，如左心室前壁、心尖部及室间隔前 2/3；25%~30% 的心肌梗死发生于右冠状动脉的供血区，如左心室后壁、室间隔后 1/3 及右心室大部；15%~20% 的心肌梗死发生于左冠状动脉左旋支的供血区，如左心室侧壁；心肌梗死极少累及心房。

【类型】

根据病变的范围和深度，MI 可分为以下 2 种类型。

1. 心内膜下心肌梗死（subendocardial myocardial infarction） 心内膜下心肌梗死的特点是坏死主要累及心室壁内层 1/3 的心肌，并波及肉柱和乳头肌，常表现为多发性、小灶状坏死，坏死灶直径为 0.5~1.5 cm。病灶分布常不限于某一支冠状动脉的供血范围，而是不规则地分布于左心室四周。最严重的病例中，坏死灶扩大、融合而成为累及整个心内膜下心肌的坏死，称为环状梗死。

2. 透壁性心肌梗死（transmural myocardial infarction） 也称为区域性心肌梗死，是典型的心肌梗死类型。梗死区大小不一，直径多为 2.5~10.0 cm，累及心室壁全层或未累及全层而深达室壁的 2/3。

【病理变化】

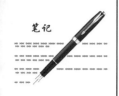

心肌梗死属于贫血性梗死，其形态变化是一个动态的演变过程。肉眼观，一般在梗死后 6 小时肉眼可辨认，坏死灶不规则，与正常组织分界清楚，呈苍白色；8~9 小时后呈土黄色；4 天后梗死灶周围可见明显的充血出血带；7 天后边缘区开始出现肉芽组织，呈红色；2~3 周后肉芽组织开始机化，进而瘢痕形成。

镜下观，心肌梗死后 2~4 小时，心肌纤维拉长并呈波浪状，肌质凝聚，细胞核消失；24 小时后才出现典型的凝固性坏死，肌质溶解，呈规则的粗颗粒状，横纹消失，肌细胞核消失，中性粒细胞浸润，间质水肿，常见出血。1~2 周后有肉芽组织长入，3 周后逐渐机化形成瘢痕。

【心肌梗死后的生化改变】

心肌梗死后，患者的血液和尿液中肌红蛋白水平升高。谷草转氨酶（glutamic-oxalo-acetic transaminase，GOT）、谷丙转氨酶（glutamic-pyruvic transaminase，GPT）、肌酸磷酸激酶（creatine phosphokinase，CPK）及乳酸脱氢酶（lactate dehydrogenase，LDH）可释放入血，使这些酶在血中的浓度升高。其中尤以 CPK 和 LDH 对心肌梗死诊断的意义最大。

【并发症】

1. 心脏破裂　较少见，占心肌梗死所致死亡病例的 3%~13%，常发生在心肌梗死后 1~2 周内。梗死灶周围中性粒细胞和单核细胞释放出的蛋白水解酶及坏死的心肌自身释放的溶酶体酶使坏死的心肌溶解，导致心壁破裂，心室内血液进入心包，造成急性心脏压塞而引起猝死。室间隔破裂时，左心室的血液流入右心室，引起右心功能不全。左心室乳头肌断裂可引起急性二尖瓣关闭不全，导致急性左心衰竭。

2. 心力衰竭　梗死心肌的收缩力显著减弱以至丧失，可引起左心、右心或全心充血性心力衰竭，是患者死亡的常见原因之一。

3. 心源性休克　当左心室梗死面积>40%时，心室收缩力极度减弱，心输血量显著减少，可发生心源性休克，是患者死亡的常见原因，约占 MI 的 60%。多在起病后数小时至 1 周内发生。

4. 室壁瘤　10%~30%的心肌梗死病例合并室壁瘤，可发生于心肌梗死急性期，但更多发生在愈合期。坏死组织或取代坏死组织的瘢痕组织在心室内血液压力的作用下，局部组织向外膨出而形成室壁瘤。室壁瘤多发生于左心室前壁近心尖处，可引起心功能不全或继发附壁血栓，也可发生破裂。

5. 附壁血栓　多见于左心室。梗死区的心内膜粗糙，室壁瘤处及心室纤颤时出现涡流等原因，为血栓形成提供了条件。血栓可发生机化，或脱落引起大动脉栓塞。

6. 心外膜炎　在心肌梗死后第 2~4 天，15%~30%的患者由于坏死组织累及心外膜，可出现无菌性纤维素性心外膜炎。

7. 心律失常　是急性心肌梗死早期最常见的并发症，多发生在起病后 1~2 周内，而以起病 24 小时内最多见。MI 累及心脏的传导系统，引起传导紊乱，严重者可导致心搏骤停、猝死。

三、心肌纤维化

心肌纤维化（myocardial fibrosis）是由于中度至重度冠状动脉粥样硬化引起管腔狭窄，心肌长期供血不足，心肌缺血、缺氧所产生的结果。肉眼观，心脏体积增大，重量增加，所有心腔扩张，以左心室最明显，心壁厚度可能正常。镜下观，可见广泛性、多灶性心肌纤维化，尤以内膜下区最为明显。本病变经过多年，会逐渐发展为慢性充血性心力衰竭。

四、冠状动脉性猝死

冠状动脉性猝死（sudden coronary death）是指由于心脏病发作而导致患者出乎意料地突然死亡，是心源性猝死中最常见的一种，多见于 40~50 岁患者，男性的发病率比女性高 3.9 倍。该病可在某些诱因（如劳累、饮酒、吸烟、运动等）的作用下发作，患者突然晕倒，四肢抽搐，大小便失禁，或突然出现呼吸困难、口吐白沫，迅速昏迷。患者可立即死亡或在 1 小时至数小时后死亡，也可在夜间睡眠无人察觉时发作和死亡。常见原因是在冠状动脉粥样硬化基础上，并发血管痉挛、血栓形成或斑块内出血，导致冠状动脉血流突然中断、急性心肌缺血，引发心室纤颤等致死性心律失常。

第三节　高血压病

引导案例

患者，男，56 岁。因右侧肢体麻木 1 个月，不能活动伴嗜睡 2 小时入院。患者呈嗜睡状态，叫醒后能正确回答问题。无头痛，无恶心、呕吐，不发热，二便正常。既往无药物过敏史，有高血压病史 10 余年。无心脏病病史。查体：T 36.8 ℃，P 80 次/分，R 20 次/分，BP 160/90 mmHg。患者呈嗜睡状态，双眼向左凝视。双瞳孔等大，直径 2 mm，光反应正常，右侧鼻唇沟浅，伸舌右偏。脉律齐，无异常血管杂音。右侧上下肢肌力 0 级，右侧腱反射低，右侧巴宾斯基征（+）。

案例思考：

（1）该患者患有什么疾病？

（2）该患者出现了何种并发症？

（3）该患者可能出现什么样的结果？应如何治疗和护理？

高血压（high blood pressure，HBP）是指以体循环动脉血压升高［收缩压 ≥140 mmHg（18.4 kPa）和（或）舒张压 ≥90 mmHg（12.0 kPa）］为主要表现的疾病。

高血压可分为原发性高血压（primary hypertension）和继发性高血压（secondary hypertension）两大类。原发性高血压即高血压病（hypertension disease），又称特发性高血压，是一种原因未明的、以体循环动脉血压升高为主要表现的、独立的全身性疾病，占高血压的 90%~95%，是我国最常见的心血管疾病。继发性高血压又称症状性高血压，是继发于某些确定疾病（如肾炎、肾动脉狭窄、肾上腺肿瘤或垂体肿瘤等）而出现的血压升高，临床较少见，占高血压的 5%~10%，病因消除后血压即可恢复正常。

高血压病是我国最常见的心血管疾病，多见于中老年人，病程长，症状显隐不定，患者不易坚持治疗，常在不被重视的情况下发展至晚期，累及心、脑和肾等脏器，且常伴发冠心病。我国高血压病的发病率呈上升趋势，估计现有高血压病患者 5000 万人，每年新发病例 120 万人。

《中国高血压防治指南（2018 年修订版）》发布了我国的高血压诊断标准（表 6-1）。

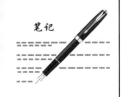
表6-1　高血压的定义和分级

分类	收缩压/mmHg		舒张压/mmHg
正常血压	<120	和	<80
正常高值	120~139	和（或）	80~89
高血压	≥140	和（或）	≥90
1级高血压（轻度）	140~159	和（或）	90~99
2级高血压（中度）	160~179	和（或）	100~109
3级高血压（重度）	≥180	和（或）	≥110
单纯收缩期高血压	≥140	和	<90

注：当收缩压和舒张压分属于不同级别时，以较高的分级为准。

【病因和发病机制】

高血压病的病因和发病机制较为复杂，尚未完全阐明，目前认为是遗传因素和环境因素共同作用所致，且神经、内分泌、体液、血流动力学等因素也发挥着重要作用。

（一）病因

1. 遗传因素　高血压病有明显的遗传倾向，据统计人群中至少20%~40%的血压变异是由遗传决定的。动物实验、流行病学研究、家系研究等提供的大量证据提示，高血压的发病有明显的家族聚集性，双亲无高血压、一方有高血压或双亲均有高血压，其子女的高血压发生率分别为3%、28%和46%。因此，遗传因素是高血压的重要易患因素。

研究显示，高血压病是多基因共同作用的结果。某些基因的突变、缺失、重排和表达水平的差异，即多个"微效基因"联合缺陷是高血压病的发病基础。

2. 职业和社会心理因素　调查表明，社会心理应激与高血压的发病有密切的关系。精神长期处于紧张状态的职业以及能引起严重心理障碍的社会应激（如父母早亡、丧偶、家庭破裂、经济冲击）等情况易引起高血压病，可能是由于大脑皮质功能失调，失去对大脑皮质下血管舒缩中枢的调控，交感神经系统兴奋性增强，持续产生以收缩为主的兴奋，引起全身细小动脉痉挛和外周血管阻力增加。

3. 膳食因素　大量研究显示食盐摄入量与高血压的发生密切相关，高钠摄入可使血压升高，而低钠摄入可降低血压。利尿药主要通过减少体内钠的含量而产生降压效果。WHO在预防高血压措施中建议每人每日摄盐量应控制在5 g以下。但也存在钠敏感和不敏感的个体差异，对钠不敏感的高血压患者其血压水平与膳食中盐的摄入量关系不大。钙对高血压发病的影响也受到重视，多数研究者认为膳食钙含量低是高血压的危险因素。

4. 其他因素　肥胖、吸烟、饮酒和缺乏体力活动等因素也与高血压的发病有关。其中肥胖是高血压病的重要危险因素，约1/3的高血压患者有不同程度的肥胖。烟草中的尼古丁可刺激机体产生大量儿茶酚胺，使心率加快、血管收缩、血压升高。饮酒可致血液中儿茶酚胺类和促皮质激素水平升高，进而引起血压升高。体力活动与高血压呈负相关，增强体力活动具有降低血压的作用，并且可以减少降压药的剂量，维持降压效果。

（二）发病机制

高血压病的发病机制尚不完全清楚。目前认为是在一定遗传背景下，与环境因素共同作用而产生的。高血压的血流动力学特征主要是总外周血管阻力相对或绝对增高。

1. 交感神经活性亢进 许多因素可使大脑皮质下神经中枢功能发生紊乱，各种神经递质浓度与活性异常，导致交感神经系统活性亢进，血浆儿茶酚胺浓度升高，使阻力动脉（细小动脉）收缩增强，可针对性应用镇静剂和β受体阻滞剂治疗。

2. 肾素-血管紧张素-醛固酮系统（RAAS）激活 在高血压发生和维持中均有（RAAS）的参与。血管紧张素Ⅱ是RAAS的重要成分，通过强力收缩小动脉，刺激肾上腺皮质球状带分泌醛固酮而扩大血容量，以及促进肾上腺髓质和交感神经末梢释放儿茶酚胺，均可显著升高血压，可针对性应用血管紧张素转换酶抑制剂治疗。

3. 钠水潴留 在高血压发病中有较多因素会引起肾性钠水潴留，机体为避免心输出量增加使组织过度灌注，会通过阻力动脉收缩增强进行调整，可针对性应用利尿药治疗。

4. 阻力动脉重构 在各种血管活性物质和生长因子及血压升高等因素共同参与下，阻力动脉会发生结构重建，主要特征有小动脉管壁增厚，壁腔比值增大，腔径减小，管壁僵硬度增加和脉波传导速度增快等，测定这些相关指标，有助于评高血压病的发病机制尚不完全清楚。目前认为是在一定遗传背景下，与环境因素共同作用而产生的。高血压的血流动力学特征主要是总外周血管阻力相对或绝对增高。

【类型和病理变化】

高血压病可分为良性高血压和恶性高血压。两种类型的高血压的病理变化不同。

（一）良性高血压

良性高血压（benign hypertension）又称缓进型高血压（chronic hypertension），约占高血压病的95%。良性高血压主要发生于中老年人，具有起病隐匿、进展缓慢、病程长的特点，病程常达10~20年以上，患者不易坚持治疗。良性高血压按病变发展进程可分为3期。

1. 功能紊乱期 此期为良性高血压的早期阶段。病变特点为全身细小动脉的间断性痉挛，无血管及心、脑、肾、眼底等器质性病变。患者临床表现不明显，可有高血压，但血压水平常有波动，往往是偶然发现的。患者偶有头晕、头痛，经过适当的休息和治疗，血压可恢复正常。此期可持续多年。

2. 动脉系统病变期

（1）细动脉硬化（arteriolosclerosis）：细动脉是指直径约1 mm及1 mm以下，中膜仅有1~2层平滑肌的最小动脉（如视网膜动脉、脾小体中央动脉、肾小球入球动脉）。

细动脉的病变是良性高血压的特征性病变，表现为细动脉的玻璃样变性。由于细动脉反复痉挛，血管内压力持续升高，致使血管内皮细胞受损，内皮细胞间隙扩大，血浆蛋白渗入内皮下间隙；同时内皮细胞及中膜的平滑肌细胞分泌细胞外基质，缺氧导致平滑肌细胞变性、坏死，使动脉壁正常结构逐渐被渗入的血浆蛋白和细胞外基质所代替，细动脉壁发生玻璃样变性。随着病变的进展，细动脉壁增厚、变硬，管腔狭窄甚至闭塞。镜下观，细动脉管腔狭窄，内皮下间隙甚至整个管壁呈均质状，伊红染色呈深染或淡染，动脉管壁增厚（图6-5）。

（2）小动脉硬化：主要累及肾的小叶间动脉、弓形动脉及脑的小动脉等。小动脉在长期承受高压的情况下，小动脉内膜胶原纤维及弹力增生，内弹力膜分裂。中膜平滑肌细胞增生、肥大，不同程度的胶原纤维和弹力纤维增生，血管壁增厚，管腔狭窄。

（3）大中型动脉硬化：大中型动脉可伴有粥样硬化病变。

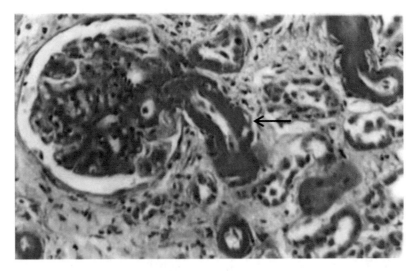

图 6-5　细动脉硬化

箭头所示为肾小球入球动脉的玻璃样变性。

　　此期，患者主要表现为动脉血压持续升高，失去波动性。患者前期伴发的头痛、头晕等症状加重，常需口服降压药治疗。

　　3. 内脏病变期　此期为良性高血压的晚期阶段，多数内脏器官受累，尤以心、脑、肾、视网膜病变最为明显。

　　(1) 心脏病变：主要累及左心室，为持续性血压升高，心肌工作负荷增加的一种适应性反应。心脏处于代偿期时，左心室室壁增厚，但心腔不扩张，甚至略微缩小，称为向心性肥大 (concentric hypertrophy)。肉眼观，心脏体积增大，重量增加，一般达 400 g 以上 (正常男性约为 260 g，女性约为 250 g)，左心室室壁增厚，可达 1.5~2.5 cm；左心室乳头肌和肉柱明显增粗，心腔不扩张甚至缩小。镜下观，肥大的心肌细胞变粗、变长，并有较多分支。细胞核大而深染 (可形成多倍体)。由于不断增大的心肌细胞与毛细血管之间的不匹配，加上高血压病的血管病变，以及并发动脉粥样硬化所致的供血不足，心肌收缩力下降，逐渐出现心腔扩张，此时称为离心性肥大 (eccentric hypertrophy)。严重者可发生充血性心力衰竭。

　　当心脏发生上述病变时，称为高血压性心脏病 (hypertensive heart disease)。临床上患者可有心悸，心电图检查显示左心室肥大，严重者可有心力衰竭的症状和体征。

　　(2) 肾病变：表现为原发性颗粒性固缩肾，为双侧对称性、弥漫性病变。肉眼观，双侧肾体积对称性缩小，质地变硬，重量减轻，一侧肾的重量一般小于 100 g (正常成人一侧肾的重量约为 150 g)，表面布满均匀的红色细小颗粒。肾的切面可见肾皮质变薄，一般厚度为 2 mm 左右 (正常厚度为 3~5 mm)，皮质与髓质交界处的小动脉硬化而呈裂开状，髓质变化不明显，但肾盂和肾周围脂肪组织明显增生 (图 6-6)。

　　镜下观，由于入球小动脉的玻璃样变性及肌型小动脉硬化，病变严重区域的肾小球因缺血发生纤维化和玻璃样变性，所属肾小管因缺血及功能废用而萎缩、消失。间质有纤维结缔组织增生及淋巴细胞浸润。纤维化的肾小球及纤维结缔组织收缩，使肾表面凹陷。病变较轻区域的肾小球因功能代偿而肥大，所属肾小管相应地代偿性扩张，向肾表面突起 (图 6-7)，形成肉眼所见的肾表面细小颗粒，称为原发性颗粒性固缩肾。

　　临床上，患者可多年不出现肾功能障碍。晚期由于病变的肾单位越来越多，肾血流

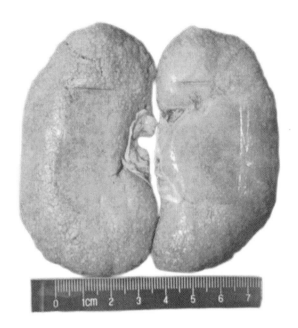

图6-6　原发性颗粒性固缩肾（肉眼观）
双侧肾对称性缩小，质地变硬，肾表面凹凸不平，呈细颗粒状。

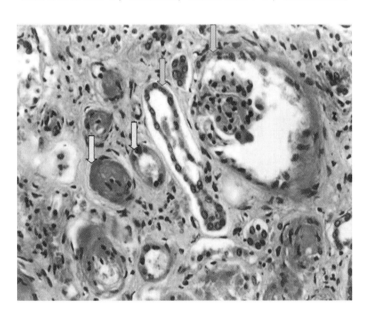

图6-7　原发性颗粒性固缩肾（镜下观）
部分肾单位萎缩、纤维化，部分肾单位代偿性肥大、扩张。

量逐渐减少，肾小球滤过率逐渐降低，患者可出现水肿、蛋白尿及管型尿。严重者可出现多尿、夜尿及低比重尿，尿中非蛋白氮、肌酐、尿素氮水平升高，甚至出现尿毒症的临床表现。由于心、脑病变出现较早而且严重，因此多数患者常在此前已死于心、脑并发症。

（3）脑的病变：高血压时，由于脑内细动脉的痉挛和病变，患者可出现一系列脑部变化。

1）脑水肿：又称高血压脑病（hypertensive encephalopathy）。由于脑内细动脉的痉挛和病变，血压骤升，脑组织供血不足，毛细血管通透性增加，引起急性脑水肿和颅内压

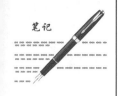
增高。临床上，患者表现为血压显著升高、剧烈头痛、头晕、恶心、呕吐、视力障碍及意识模糊等症状，称为高血压危象。如救治不及时，易引起患者死亡。高血压危象见于高血压的各个时期。

2）脑软化：这是由于脑内细小动脉病变造成脑组织发生缺血性梗死，常发生于壳核、丘脑、脑桥和小脑。脑组织内可出现多个小软化灶，即微梗死灶（microinfarct），形成直径<1.5 cm的筛网状病灶，称为脑软化。镜下观，梗死灶内脑组织坏死、液化，形成染色较浅、质地疏松的筛网状病灶。脑软化灶内可见坏死的细胞碎屑，周围有胶质细胞增生及少量炎症细胞浸润。最后，坏死组织被吸收，由胶质瘢痕修复。由于软化灶较小，一般不引起严重后果。

3）脑出血：是良性高血压最严重且往往致命的并发症。脑出血病灶多为大出血灶，常发生于基底核、内囊，其次为大脑白质、脑桥和小脑。出血区域的脑组织完全被破坏，呈囊腔状，其内充满坏死的脑组织和血凝块。有时出血范围大，可破入侧脑室（图6-8）。引起脑出血的原因：①脑血管的细、小动脉硬化，使血管壁变脆，血压突然升高时易破裂出血。②血管壁的病变导致血管弹性下降，当失去壁外组织支撑时，可形成微小动脉瘤，如果再遇到血压急剧波动，可致微小动脉瘤破裂出血。③脑出血多发生于基底核区域（尤以豆状核最多见），供养该区的豆纹动脉从大脑中动脉呈直角分出，直接受大脑中动脉压力较高的血流冲击，易使已有病变的豆纹动脉破裂出血。

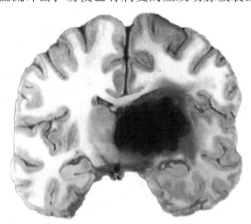

图6-8 高血压病脑出血
内囊、基底核区脑组织被血凝块代替。

临床上，患者常表现为骤然发生昏迷、呼吸加深和脉搏加快。严重者可出现陈-施（Cheyne-Stokes）呼吸、瞳孔反射及角膜反射消失、肢体迟缓、肌腱反射消失、大小便失禁等症状。出血灶扩展至内囊时，出现对侧肢体偏瘫及感觉消失。出血灶破入侧脑室时，患者发生昏迷，常因此而死亡。左侧脑出血常引起失语，脑桥出血可引起同侧面神经麻痹及对侧上下肢瘫痪。脑出血可因血肿占位及脑水肿引起颅内压增高，并可引起脑疝，临床上有相应的表现。

小的血肿可被吸收，并通过胶质瘢痕修复。中等大小的出血灶可被胶质瘢痕包裹，形成血肿或液化成囊腔。

（4）视网膜的病变：视网膜中央动脉属于细动脉，其病理变化与高血压病3期的变化一致。眼底镜检查可见血管迂曲，颜色苍白，反光增强，呈银丝样改变。动、静脉交叉处静脉呈受压现象。严重者视神经盘发生水肿，视网膜有渗出和出血，患者出现视物模糊。由于眼底镜检查可直接观察视网膜血管，并在一定程度上能反映其他器官的动脉病变，故临床上眼底镜检查对判断高血压病的严重程度和预后有一定的意义。

（二）恶性高血压

恶性高血压又称急进型高血压病（accelerated hypertension），可由缓进型高血压病恶化而来，但常为原发性，较少见，约占高血压病的5%以下。病变发展迅速，病程短，患者多在短期内死亡，常见于青年人。血压可显著升高，常超过230/130 mmHg，预后差。

特征性病变是增生性小动脉硬化（hyperplastic arteriolosclerosis）和坏死性细动脉炎（necrotizing arteriolitis）。增生性小动脉硬化突出的改变是内膜显著增厚，其内多数 SMC 增生、肥大，胶原纤维增多，血管壁呈层状洋葱皮样改变（图6-9）。这些变化并非恶性高血压所特有，类似的变化也见于肾移植后的慢性排斥反应、肾进行性系统性硬化等。坏死性细动脉炎时，细动脉的内膜和中膜发生纤维素样坏死，并有血浆成分内渗，使管壁极度增厚。苏木精-伊红染色切片上，受累血管壁呈嗜伊红性和折光性，免疫组织化学检查证实其中含有纤维蛋白、免疫球蛋白和补体成分。血管的病变以肾最严重，其次为脑和视网膜等部位。

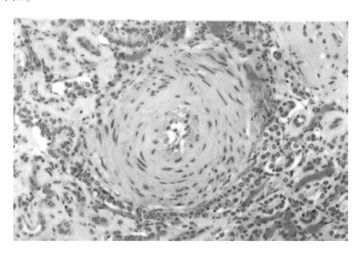

图6-9　恶性高血压
增生性小动脉硬化，血管壁呈同心圆状增厚，呈洋葱皮样，管腔狭窄。

临床上，恶性高血压患者常出现头痛、视物模糊、持续性蛋白尿、血尿和管型尿。患者多于1年内因尿毒症、脑出血或心力衰竭死亡。

第四节　风湿病

引导案例

患者，女，20岁。因发热、头痛、乏力、双膝关节疼痛3天入院。患者平素体健，一直在家务农，无特殊不适。查体：T 38.5 ℃，P 96 次/分，心尖部有轻微舒张期隆隆样杂音，杂音不传导，两肺未闻及干、湿啰音，下肢无水肿。实验室检查：红细胞沉降率50 mm/h，抗链球菌溶血素 O（Antistreptolysin O，ASO）试验结果显示抗体滴度>500 U，X线检查示心脏呈梨形增大。

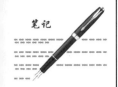

案例思考：

（1）该患者患有何种疾病？

（2）如何预防再次发作？如何对该患者进行健康教育？

【概述】

风湿病（rheumatism）是一种与 A 组 β 型溶血性链球菌感染有关的变态反应性疾病。病变主要累及全身结缔组织，呈急性或慢性结缔组织炎症。病变常累及心脏、关节、血管以及皮肤、皮下组织和脑等处。急性期患者常有发热、心脏损伤、关节疼痛、环形红斑、皮下结节、舞蹈病等表现，因此急性期也称为风湿热（rheumatic fever）。血液检查：白细胞计数增多、红细胞沉降率加快、ASO 抗体滴度增高。该病易反复发作，常造成轻重程度不等的心脏病变，甚至引起风湿性心瓣膜病。

风湿病常发生在冬春季，寒冷和潮湿是本病的重要诱因。风湿病可发生于任何年龄，但初发年龄多在 5~15 岁，高峰年龄为 6~9 岁，男女患病率无明显差异。患者常在 20~40 岁出现心瓣膜变形。

【病因和发病机制】

风湿病的发生与 A 组 β 型溶血性链球菌的感染有关。多数患者在发病前有咽峡炎、扁桃体炎等溶血性链球菌感染史；风湿病患者的血液中 ASO 抗体滴度增高，应用抗生素治疗不但能治疗咽峡炎、扁桃体炎，还可有效降低风湿病的发病和复发。但也有一些证据表明风湿病不是由链球菌感染直接引起的，而是一种与链球菌感染有关的变态反应性疾病。相关证据包括：本病发生在链球菌感染后的 2~3 周，而不在感染当时；风湿小体多在远离链球菌感染灶的心脏、关节及脑等处；本病非链球菌感染引起的化脓性炎；在局部（心、血管、关节等处）风湿病灶及患者血液中未检出或培养出链球菌。

风湿病的发生与链球菌在局部释出的菌体蛋白（M 抗原）和糖蛋白（C 抗原）有关，这些具有抗原性的大分子进入血液，刺激体液免疫细胞产生抗 M 抗体、抗 C 抗体。抗 M 抗体与心脏、血管平滑肌产生交叉反应，抗 C 抗体与心脏、血管、皮下结缔组织产生交叉反应，形成抗原-抗体复合物，由此激活补体产生活性物质，引发变态反应性损害。

有学者认为，风湿病的发生可能与自身免疫性损害有关。链球菌的感染及某些病毒、细菌感染可能改变心脏、血管及全身结缔组织的分子结构，使之具有抗原性而引发自身免疫反应。

【基本病理变化】

风湿病是累及结缔组织的变态反应性炎症，全身各个器官均可以受累，但以心脏、血管和浆膜等处的病变最为明显。特征性病变为形成风湿小体，即 Aschoff 小体，对诊断风湿病有意义。风湿病典型的病变过程可分为以下 3 期。

（一）变质渗出期

此期是风湿病的早期阶段。病变部位表现为结缔组织基质的黏液变性和胶原纤维的纤维素样坏死，伴有浆液、纤维素渗出及少量淋巴细胞、浆细胞、巨噬细胞浸润。此期约持续 1 个月。

（二）增生期（肉芽肿期）

此期病变的特点是结缔组织间质形成特征性的风湿肉芽肿，即风湿小体，对本病具有诊断意义。

风湿小体的中央是纤维素样坏死物质，周边围绕数量不等的风湿细胞，风湿细胞也称为阿绍夫细胞（Aschoff cell）。细胞体积较大，呈圆形或卵圆形，胞质丰富，略呈嗜碱性，核大，呈圆形或卵圆形、空泡状，核膜清晰，核染色质集中于中央，横切面呈枭眼状，纵切面呈毛虫状。有时可见多个核的 Aschoff 巨细胞。风湿细胞由增生的巨噬细胞吞噬纤维素样坏死物质转变而来。

纤维素样坏死、成团的风湿细胞及伴有的淋巴细胞、浆细胞等共同组成具有特征性的风湿小体或阿绍夫小体（图6-10）。风湿小体主要分布于心肌间质、心内膜下和皮下结缔组织，心外膜、关节和血管等处少见。心肌间质处的风湿小体多位于小血管旁。此期病变持续 2~3 个月。

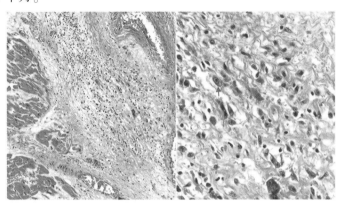

图6-10　风湿性心肌炎（低倍和高倍）
红色箭头所示为枭眼状细胞，绿色箭头所示为毛虫状细胞。

（三）纤维化期（愈合期）

此期是风湿病的晚期阶段。纤维素样坏死物质被溶解吸收，风湿细胞转变为成纤维细胞，产生胶原纤维，使风湿小体逐渐纤维化，最终形成梭形小瘢痕。此期持续 2~3 个月。

上述整个病程持续 4~6 个月，但该病常反复发作。因此，受累器官中新旧病变常同时并存。病变持续反复进展，纤维化和瘢痕形成将影响组织器官的结构和功能。

【各器官的病变】

（一）风湿性心脏病

风湿性心脏病表现为风湿性心内膜炎、风湿性心肌炎和风湿性心包炎。若病变累及心脏全层组织，则称为风湿性全心炎或风湿性心脏炎。在儿童风湿病患者中，60%~80%的患儿有心脏炎的临床表现。

1. 风湿性心内膜炎　风湿性心内膜炎（rheumatic endocarditis）主要累及心瓣膜，引起瓣膜炎，最易受累的是二尖瓣，其次是二尖瓣和主动脉瓣同时受累，肺动脉瓣极少受累。风湿性心内膜炎也可累及瓣膜邻近的心内膜和腱索，引起瓣膜变形和功能障碍。

病变早期表现为浆液性心内膜炎，瓣膜肿胀、透亮。镜下观，可见瓣膜因浆液渗出而变得疏松，胶原纤维发生纤维素样坏死。严重病例可有 Aschoff 小体形成。几周后，在瓣膜闭锁缘上有疣状赘生物（verrucous vegetation）（图6-11），称为风湿性疣性心内膜炎（rheumatic verrucous endocarditis）。疣状赘生物呈灰白色粟粒大小，单行排列，直径为 1~

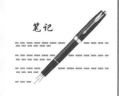
2 mm，与瓣膜附着牢固，不易脱落。镜下观，可见赘生物是由血小板和纤维素构成的白色血栓。

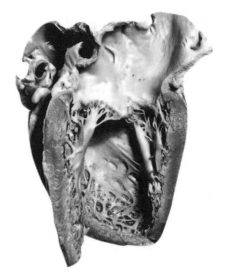

图 6-11　风湿性疣性心内膜炎
二尖瓣闭锁缘处可见呈串珠状单行排列的疣状赘生物。

病变后期，心内膜下病灶发生纤维化，赘生物也发生机化、纤维化，形成瘢痕。由于病变反复发作和机化，大量结缔组织增生，致使瓣膜增厚、卷曲、缩短及钙化，瓣叶之间发生粘连，腱索增粗、缩短，形成慢性心瓣膜病。当炎症病变累及心房、心室内膜时，心壁内膜也可增厚、粗糙和皱缩，尤以左心房后壁更为显著，称为 McCallum 斑。

临床上，风湿性心内膜炎急性期可因发热、贫血及相对性二尖瓣关闭不全，在心尖区出现轻度收缩期杂音，也可因瓣膜肿胀出现心尖区较柔和的舒张期杂音。当风湿活动停止后，上述心脏杂音消失。

2. 风湿性心肌炎　风湿性心肌炎（rheumatic myocarditis）主要累及心肌间质结缔组织。发生于成人者，常表现为灶性间质性心肌炎。心肌间质小血管旁的结缔组织发生纤维素样坏死，继而形成 Aschoff 小体。小体呈弥漫性或局限性分布，大小不一，多呈梭形，最常见于左心室后壁、室间隔、左心房及左心耳等处。后期，小体发生纤维化，形成梭形瘢痕。

风湿性心肌炎发生于儿童者，渗出性病变常特别明显，心肌间质发生明显水肿及弥漫性炎症细胞浸润。严重者可引起心功能不全。

风湿性心肌炎常可影响心肌收缩力，临床上表现为心率加快、第一心音低钝，严重者可导致心功能不全。心电图检查常见 P-R 间期延长，可能是由于病变累及房室结或迷走神经兴奋所致。儿童患者可发生急性充血性心力衰竭。

3. 风湿性心包炎　风湿病时，心包几乎总是被累及，但临床上仅 15% 的风湿性心包炎（rheumatic pericarditis）病例被确诊。风湿性心包炎病变主要累及心包脏层，呈浆液性或浆液纤维素性炎症，心外膜结缔组织可发生纤维素样变性。心包腔内可有大量浆液渗出（心包积液）。心脏叩诊时心界向左、右扩大，听诊时心音弱而遥远。X 线检查显示心影增大，立位时呈烧瓶状，平卧后心脏阴影的形状及大小可发生变化。当有大量纤维蛋白渗出时，心外膜表面的纤维素因心脏不停搏动而呈绒毛状，称为绒毛心（cor villosum）。临床上患者可有心前区疼痛，听诊时可闻及心包摩擦音。恢复期，浆液逐渐被吸

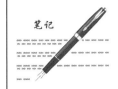

收，纤维素也大部分被溶解吸收，少部分发生机化，致使心包的脏层、壁层发生部分粘连，极少数患者甚至发生缩窄性心包炎（constrictive pericarditis）。

（二）其他部位的风湿病变

1. 风湿性关节炎 风湿性关节炎（rheumatic arthritis）出现在风湿病急性期，约有75%的风湿病患者早期可出现风湿性关节炎，以游走性多关节炎为临床特征，常累及大关节，最常见于膝关节和踝关节，其次是肩、腕、肘等关节。各关节常先后受累，反复发作，局部出现红、肿、热、痛和功能障碍。镜下观，关节滑膜充血、肿胀，关节腔内有大量浆液渗出，并有少量淋巴细胞和纤维素渗出，有时在关节周围的结缔组织内可形成少数不典型的 Aschoff 小体。风湿性关节炎预后良好，渗出物易被完全吸收，一般不遗留后遗症。

2. 皮肤病变 皮肤病变见于少数急性发作的患者，有环形红斑和皮下结节两种形式，具有一定的诊断意义。

（1）环形红斑（erythema annulare）：为渗出性病变。躯干和四肢皮肤出现直径约3 cm 的环形或半环形淡红色斑，中央皮肤色泽正常。镜下观，病变为真皮浅层血管扩张、充血，血管周围水肿，炎症细胞浸润。病变常在1~2天内消退。

（2）皮下结节（subcutaneous nodules）：为增生性病变，多见于肘、腕、膝、踝关节附近伸侧皮下，直径 0.5~2.0 cm，呈圆形或椭圆形，质地较硬，活动，无压痛。镜下观，结节中心为大片纤维素样坏死物质，其周围可见增生的成纤维细胞和风湿细胞呈栅栏状排列，伴有炎症细胞（主要为淋巴细胞）浸润。数周后，结节逐渐纤维化而成为瘢痕组织。

3. 中枢神经系统病变 多见于5~12岁儿童，以女孩较多见。中枢神经系统病变主要有风湿性动脉炎及轻度脑膜炎，可有神经细胞变性、胶质细胞增生及胶质结节形成。病变主要累及大脑皮质、基底核、丘脑及小脑皮质。当锥体外系受累较重时，患者常表现出躯干及四肢不自主、不协调的杂乱运动，伴有面部表情怪异，称为小舞蹈症（chorea minor）。

4. 风湿性动脉炎 大动脉和小动脉均可受累，以小动脉受累较为常见，如冠状动脉、肾动脉、肠系膜动脉、脑动脉及肺动脉等。急性期，血管壁发生黏液变性、纤维素样坏死和淋巴细胞浸润，并伴有阿绍夫小体（Aschoff 小体）形成。病变后期，血管壁纤维化而增厚，管腔狭窄，并发血栓形成。

第五节　感染性心内膜炎

感染性心内膜炎（infective endocarditis，IE）是指由病原微生物直接侵袭心内膜而引起的炎症性疾病。最常见的为细菌感染，因此习惯上称为细菌性心内膜炎（bacterial endocarditis，BE）。感染性心内膜炎可分为急性和亚急性。

一、急性感染性心内膜炎

急性感染性心内膜炎（acute infective endocarditis，AIE）起病急剧，症状迅猛而严重。

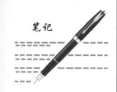

【病因和发病机制】

急性感染性心内膜炎多由毒力较强的化脓菌引起，其中大多为金黄色葡萄球菌，其次为溶血性链球菌。通常病原菌先在机体某局部引起化脓性炎（如化脓性骨髓炎、痈等），当机体抵抗力降低时，病原菌侵入血流，引起败血症并侵犯心内膜。此型心内膜炎主要发生在正常的心瓣膜上，单独侵犯二尖瓣或主动脉瓣，三尖瓣和肺动脉瓣很少受累。

【病理变化】

早期，可见瓣膜闭锁缘上覆盖着污秽的黄色脓性渗出物，瓣膜可被破坏，坏死组织脱落后形成溃疡，其底部多有血栓形成。血栓、坏死组织和大量细菌菌落混合在一起，形成疣状赘生物。此种疣状赘生物一般较大，质地松软，呈灰黄色或浅绿色，易脱落而形成带有细菌的栓子，可通过体循环引起一些器官的梗死和多发性栓塞性小脓肿。严重者可发生瓣膜破裂或穿孔和（或）腱索断裂，导致急性心瓣膜关闭不全而猝死。镜下观，瓣膜溃疡底部组织坏死，有大量中性粒细胞浸润及肉芽组织形成。血栓主要由血小板、纤维素构成，混有坏死组织和大量细菌。

过去，急性感染性心内膜炎患者起病急，病程较短，50%的患者可在数周至数月内死亡。近年来，由于抗生素的广泛应用，死亡率已大大下降。

二、亚急性感染性心内膜炎

亚急性感染性心内膜炎（subacute infective endocarditis，SIE）的病程经过在 6 周以上，可迁延数月，甚至 1~2 年，又称亚急性细菌性心内膜炎（subacute bacterial endocarditis，SBE）。

【病因和发病机制】

SIE 通常由毒力较弱的细菌引起，最常见的是草绿色链球菌（约占 75%），其次是肠球菌、表皮葡萄球菌、大肠埃希菌、肺炎球菌和淋球菌，甚至真菌也可引起本病。细菌可从感染灶（牙周炎、扁桃体炎、咽喉炎等）直接侵入血流。但也可因一些医源性操作（如拔牙、扁桃体切除手术）、留置的静脉导管受到污染，以及泌尿生殖道器械检查时细菌进入血流，机体发生菌血症或败血症，从而导致细菌侵犯瓣膜。

亚急性感染性心内膜炎常发生在已有病变的瓣膜［如风湿性心内膜炎、先天性心脏病（室间隔缺损、法洛四联症等）患者的心瓣膜］，仅少数发生于正常心瓣膜。细菌最常侵犯二尖瓣和主动脉瓣，并可累及腱索及其他部位的心内膜，三尖瓣和肺动脉瓣极少受累。

【病理变化】

肉眼观，原有病变的瓣膜上形成疣状赘生物，瓣膜呈不同程度的增厚、变形，常发生溃疡，其表面可见大小不一、单个或多个息肉状或菜花样疣状赘生物。赘生物呈污秽、灰黄色，干燥、质脆，易脱落引起栓塞。病变瓣膜僵硬，常发生钙化。瓣膜溃疡较急性感染性心内膜炎者为浅，但也可遭到严重破坏而发生穿孔。病变也可累及腱索。

镜下观，疣状赘生物由血小板、纤维素、细菌菌落、炎症细胞和少量坏死组织构成，细菌菌落常被包裹在血栓内部。瓣膜溃疡底部可见不同程度的肉芽组织增生和淋巴细胞、单核细胞及少量中性粒细胞浸润。有时还可见原有的风湿性心内膜炎病变。

【并发症和合并症】

1. 慢性心瓣膜病　亚急性感染性心内膜炎的治愈率较高，但瘢痕形成极易造成瓣膜的严重变形和腱索增粗、缩短，导致瓣口狭窄和（或）关闭不全，形成慢性心瓣膜病。

临床上在相应心瓣膜听诊区可听到杂音，随着赘生物的不断生成和脱落，杂音性质也会发生改变。少数病例可由于瓣膜穿孔或腱索断裂而出现急性瓣膜功能不全。

2. 动脉栓塞　栓塞是亚急性感染性心内膜炎的重要表现之一。瓣膜上的疣状赘生物极易脱落进入血流，可引起各器官的栓塞。栓塞最多见于脑动脉，其次为肾动脉及脾动脉，冠状动脉栓塞少见。由于栓子多来自血栓的最外层，不含微生物，或由于病原菌毒力弱而在局部不能存活，因此栓塞一般仅引起梗死而不形成脓肿。

3. 败血症　疣状赘生物内的病原菌可侵入血流，引起败血症。患者的主要临床表现如下。①感染性发热，乏力。②皮肤、黏膜、眼底出血点（Roth 点）或出血斑：患者的皮肤、黏膜和眼底常有出血点，这是由血管壁受损，通透性升高所致。有时，皮下小动脉的炎症可在指（趾）末端掌面形成紫红色、米粒大、有压痛的结节，称为 Osler 结节。这种结节在临床诊断上有一定意义。③脾中度肿大。脾一般呈中度肿大，偶呈重度肿大。镜下观，可见脾窦扩张、充血，脾单核巨噬细胞增生，含铁血黄素沉积。④由于脾功能亢进和草绿色链球菌的轻度溶血作用，患者常有贫血。

4. 免疫性合并症　由于病原菌长期释放抗原入血，可导致免疫复合物形成，高水平的循环免疫复合物可引起关节炎、紫癜及肾小球肾炎。后者大多为局灶性肾小球肾炎，少数病例为弥漫性增生性肾小球肾炎。

第六节　心瓣膜病

心瓣膜病（chronic valvular vitium of the heart）是指心瓣膜受各种致病因素作用损伤后或先天性发育异常所造成的器质性病变，表现为瓣口狭窄和（或）关闭不全。心瓣膜病常导致心功能不全，引起全身血液循环障碍。

瓣膜病的发生主要与风湿性心内膜炎和感染性心内膜炎有关，其次是主动脉粥样硬化或主动脉梅毒累及主动脉瓣，病变可累及 1 个瓣膜，当 2 个以上瓣膜受累时称为联合瓣膜病。心瓣膜病在代偿期可不引起明显的血液循环障碍的相关症状。随着瓣膜病变逐渐加重而进入失代偿期，患者出现肺循环和（或）体循环血液循环障碍的症状和体征。

一、二尖瓣狭窄

二尖瓣狭窄（mitral stenosis，MS）大多由风湿性心内膜炎所致，少数可由感染性心内膜炎引起。本病多见于 20~40 岁的青壮年，女性好发（占 70%）。

【病理变化和血流动力学】

正常二尖瓣口的面积为 5 cm^2，可通过两根手指。因瓣膜病变，瓣膜口狭窄可缩小至 1.0~2.0 cm^2，严重时可达 0.5 cm^2。病变早期，瓣膜轻度增厚，呈隔膜状；后期瓣叶增厚、硬化，腱索缩短，使瓣膜呈鱼口状（图 6-12）。腱索及乳头肌明显粘连、短缩，常合并关闭不全。

由于二尖瓣口狭窄，舒张期血液从左心房注入左心室受阻，以致舒张末期仍有部分血液滞留于左心房内，加上来自肺静脉的血液，致使左心房内血量比正常增多。此时，心肌纤维拉长以加强收缩力，心腔扩大以容纳更多血液，这种心腔扩大称为代偿性扩张。随着左心房心肌负荷增加，心肌出现代偿性肥大。后期，左心房代偿失调，心房收缩力减弱而呈肌源性扩张。此时，左心房血液在舒张期不能充分排入左心室。由于左心房内

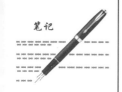
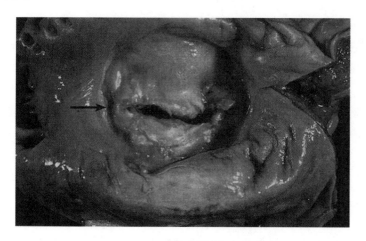

图6-12　心瓣膜病（二尖瓣狭窄）
二尖瓣呈鱼口状狭窄（→）。

血液淤积，肺静脉回流受阻，引起肺淤血、肺水肿或漏出性出血，肺静脉压力升高，通过神经反射引起肺内小动脉收缩，使肺动脉压升高。由于长期肺动脉压升高，导致右心室代偿性肥大，心肌纤维增粗。此后，右心室发生心肌劳损，出现肌源性扩张，继而右心房淤血。当右心室高度扩张时，右心室瓣膜环随之扩大，可出现三尖瓣相对性关闭不全。收缩期，一部分血液自右心室回流至右心房，加重了右心房的血液淤积，引起体循环淤血。二尖瓣口狭窄时，左心室内流入血量减少，左心腔一般无明显变化。当狭窄非常严重时，左心室可出现轻度缩小。

【临床病理联系】

由于二尖瓣口狭窄，血液在加压情况下快速通过狭窄口，引起旋涡与振动，听诊时在心尖区可闻及隆隆样舒张期杂音。X线检查显示左心房增大。左心房高度扩张时，左心房血液出现涡流，易继发附壁血栓，多见于左心房后壁及左心耳内。血栓脱落后可引起栓塞。由于左心室不发生明显改变甚至轻度缩小，X线检查可见"梨形心"。由于肺淤血、水肿及漏出性出血，肺内气体交换受到影响，患者常咳出带血的泡沫痰，出现呼吸困难、发绀。患者常出现面颊潮红（二尖瓣面容）。右心衰竭时，因体循环淤血，患者可出现颈静脉怒张，各器官淤血、水肿（如肝淤血肿大），下肢水肿，浆膜腔积液等表现。

二、二尖瓣关闭不全

二尖瓣关闭不全时，在左心收缩期，左心室一部分血液通过关闭不全的二尖瓣口反流到左心房内，加上肺静脉流入的血液，左心房的血容量较正常增加，压力升高。久之，左心房代偿性肥大。在心室舒张期，大量的血液涌入左心室，使左心室因收缩加强而发生代偿性肥大。此后，左心室和左心房均可发生代偿（左心衰竭），从而依次出现肺淤血、肺动脉高压、右心室和右心房代偿性肥大、右心衰竭及体循环淤血。与二尖瓣口狭窄相比，除瓣膜的变化不同外，二尖瓣关闭不全还有左心室代偿性肥大和失代偿后出现的肌源性扩张。

由于左心室的血液逆行流入左心房，听诊时心尖区可闻及吹风样收缩期杂音。X线检查显示，由于4个心腔都发生了显著的肥大扩张，心脏呈"球形心"。

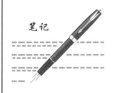

三、主动脉瓣狭窄

主动脉瓣狭窄时，左心室后负荷加大，左心室血液排出受阻，久之，左心室出现代偿性肥大，左心室壁肥厚，但心腔不扩张（向心性肥大）。后期，左心室代偿失调而出现肌源性扩张，二尖瓣相对关闭不全；久之，左心房衰竭，引起肺淤血、肺动脉高压、右心肥大、右心衰竭、体循环淤血等一系列改变。听诊时，主动脉瓣听诊区可闻及吹风样收缩期杂音。严重狭窄者，心输出量极度减少，血压降低，内脏血管（特别是冠状动脉）供血不足，患者可出现心绞痛，甚至心肌梗死。脑动脉供血不足时患者可出现眩晕。X线检查显示，由于左心室肥大，心脏向左、向下扩大，呈靴形，并向后转位。

四、主动脉瓣关闭不全

主动脉瓣关闭不全时，由于瓣口关闭不全，在左心舒张期，主动脉的部分血液反流至左心室，使左心室血容量比正常时增加而逐渐发生代偿性肥大。久之，发生失代偿性肌源性扩张，导致出现二尖瓣相对关闭不全，依次引起左心房淤血、肺淤血、肺动脉高压、右心肥大、右心衰竭、体循环淤血等一系列改变。听诊时，在主动脉瓣区可闻及舒张期杂音。由于心脏收缩时大量血液被泵出，收缩压明显升高，舒张期主动脉部分血液反流，舒张压下降，故脉压增大，患者可出现"水冲脉"、血管"枪击音"及毛细血管搏动征。由于舒张压降低，冠状动脉供血不足，患者有时可出现心绞痛、眩晕等症状。

第七节　心肌病

心肌病（cardiomyopathy，CMP）是指病变主要发生在心肌的非炎症性疾病，且必须排除风湿性、冠状动脉性、高血压性、肺源性和先天性等5种心脏病所引起的心脏疾病。一般将心肌病分为原发性心肌病和继发性心肌病。继发性心肌病的原因明确、种类繁多，常是某些全身性疾病（如胶原病、代谢性疾病、营养不良性疾病等）的一部分，不是独立的疾病。而原发性心肌病则是原因未明、缓慢发生、病变主要局限于心肌并可导致心力衰竭的独立疾病。心肌病一般仅指原发性心肌病。我国的地方性心肌病——克山病，其原因未明，但有独特的流行病学特征和病理改变，是心肌病的一种特殊类型。

一、扩张型心肌病

扩张型（充血性）心肌病［dilated（congestive）cardiomyopathy，DCM］是原因不明的各种心肌疾病的最后结局，以进行性心脏肥大、心腔扩张和收缩力下降为特征。发病年龄为20~50岁，男性多于女性。患者多因心力衰竭而就医。多数患者常因心力衰竭进行性加重而死亡或因心律失常而发生猝死。本病可能与病毒感染、酗酒、妊娠和基因遗传有关，但仍有不少病例原因不明。

【病理变化】

肉眼观，典型的病理变化是两侧心室肥大，4个心腔扩张，心尖部变薄呈钝圆形（离心性肥大），状如牛心。心脏的重量比正常时增加25%~50%，可达500~800 g（诊断标准：男性>350 g，女性>300 g）。由于心腔扩张，左心室壁厚度多在正常范围内，右心室壁常轻度增厚。常伴有心内膜纤维弹性组织增生，附壁血栓形成，机化后可导致斑块

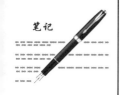

状心内膜纤维化。由于左心室、右心室扩张，瓣环扩大，二尖瓣及三尖瓣可出现相对性关闭不全。

镜下观，心肌细胞肥大、伸长，胞质出现空泡变性、嗜碱性变，失去收缩成分。肥大的心肌细胞整体伸长，其横径多在正常范围，细胞核大、浓染。心肌间质纤维化是此型心肌病最常见的变化，可见血管周围和心肌细胞周围纤维化，附壁血栓处纤维化明显。有些病例中可见到淋巴细胞性间质性心肌炎，其特点是多发性淋巴细胞浸润伴有心肌细胞的变性和坏死。

临床上患者常有运动后气促、乏力、胸闷、心律失常及缓慢进展性充血性心力衰竭的症状和体征，部分患者可发生猝死。

二、肥厚型心肌病

肥厚型心肌病（hypertrophic cardiomyopathy，HCM）的特点是室间隔非对称性肥厚，心肌细胞异常肥大、排列方向紊乱，舒张期充盈异常及左心室流出道受阻等。由于肥厚的肌壁的顺应性降低，心室充盈阻力增加。临床表现为不同程度的心室排空受阻而非充盈受限。根据左心室流出道有无梗阻现象，可将其分为梗阻性和非梗阻性。右心室流出道或两心室流出道均受阻者少见。肥厚型心肌病常导致猝死，也可并发感染性心内膜炎。

【病理变化】

肉眼观，两侧心室显著肥大，心脏重量增加，为正常心脏平均重量的 1~2 倍（成人患者的平均心脏重量为 582 g，少数可达 1000 g）。绝大多数病例的室间隔厚度大于左心室游离壁，两者之比>1.3（正常为 0.95），增厚的室间隔明显突向左心室，心室腔狭窄，二尖瓣及主动脉瓣下方的心内膜增厚。在心力衰竭发生之前，左心室一般不扩张。

镜下观，心肌细胞显著肥大，核大而浓染，核周有亮区包围，组织化学染色证实亮区为堆积的糖原，这些表现具有一定的诊断意义。心肌细胞排列紊乱较其他型心肌病为甚，而且常呈旋涡状或缠绕成簇状排列，细胞内肌原纤维不呈平行排列，而是向各个方向互相交错排列。常有间质纤维化灶形成，但以内膜纤维化，尤其是位于主动脉瓣下区的内膜纤维化较突出。位于肥厚的室间隔内的冠状动脉分支的管壁常有增厚现象。

临床上，心输血量下降可引发心绞痛，肺动脉高压可致呼吸困难，附壁血栓脱落可引起栓塞症状。

三、限制型心肌病

限制型心肌病（restrictive cardiomyopathy，RCM）是以单侧或双侧心室充盈受限和舒张期容量减少为特点。典型病理变化为心室内膜和内膜下心肌进行性纤维化，导致心室壁顺应性降低和心腔狭窄，故也称为心内膜心肌纤维化（endomyocardial fibrosis）。

【病理变化】

肉眼观，心腔狭窄，心室内膜纤维化且增厚，可厚达 2~3 mm，呈灰白色，常以心尖部为重，向上蔓延，累及三尖瓣或二尖瓣（可引起关闭不全），心室容积及顺应性因而下降。

镜下观，增厚的内膜主要为致密的玻璃样变性的胶原纤维，可有钙化。内膜表面可见陈旧的附壁血栓。心内膜下心肌常见萎缩、变性。

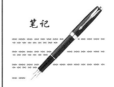

四、克山病

克山病（Keshan disease，KD）是一种地方性心肌病（endemic cardiomyopathy），1935年首先流行于黑龙江省克山县，当时对该病的本质认识不清，遂以此地名来命名，并一直沿用至今。该病主要流行于我国东北、西北、华北及西南一带交通不便的山区或丘陵地带。病理学上以心肌的变性、坏死及修复后瘢痕形成为特点。临床上患者常有急性或慢性心功能不全表现。

【病因】

20世纪50年代以来，学者对该病的病因做了大量研究，但至今尚无定论。起初认为它是一种地区流行性病毒性心肌炎，可能与柯萨奇B族病毒感染有关，但病毒分离和血清学检测未获得规律性的阳性结果。近年来发现病区粮食中硒的含量明显低于非病区，患者的头发和血液中硒的含量也明显低于非病区人群。服用亚硒酸钠可控制一部分克山病的发作。1974—1977年，我国在发病地区进行补硒的预防研究，结果表明，补硒儿童中克山病的发病例数显著低于对照组。应用硒制剂防治克山病在我国取得了一定的成果，然而其他可能的致病因素尚有待进一步研究。

【病理变化】

本病的病变主要在心肌，心肌可出现严重的变性、坏死及瘢痕形成。骨骼肌也可有轻度变性或小灶状坏死。

肉眼观，心脏呈不同程度的增大，两侧心室均扩张，致使心脏近于球形。重量也可增加，病程较长的慢性型病例其心脏重量的增加更甚，最重者可超过500 g。心腔的扩张属于肌源性，心壁变薄，乳头肌及肉柱变扁。少数病例在左心室肉柱间及左、右心耳内可有附壁血栓形成。血栓脱落可引起肺、肾、脾、脑等器官的栓塞和梗死。切面上可见正常红褐色心肌内散布着数量不等的变性、坏死或瘢痕病灶。坏死灶呈灰黄色，境界不清。瘢痕病灶呈灰白色、半透明，境界较清楚，呈星状或树枝状条纹，互相连接，有的呈较大的片块状或带状。心肌病变新旧交杂，色泽斑驳。

镜下观，心肌细胞出现不同程度的水肿，表现为胞质内出现蛋白颗粒（线粒体肿胀）和空泡变性。心肌坏死主要表现为凝固性坏死和液化性肌溶解。前者表现为肌原纤维融合成均质红染物，核消失，继而坏死物通过细胞自身及吞噬细胞的溶酶体酶溶解吸收；后者是在心肌空泡变性的基础上，肌原纤维及核发生酶性溶解液化，残留心肌细胞膜骨架。心肌坏死常呈灶状，病灶大小和形状不一，呈散在分布，并多见于心肌内层，且与冠状血管有密切关系，有的病变围绕冠状动脉分支呈袖套状分布。坏死灶最终被修复而成为瘢痕。

【临床表现】

根据患者发病缓急、病程长短及心肌代偿情况分为4型。

1. 急性型 发病急骤，由于心肌病变比较广泛、严重，心肌收缩力明显减弱，心输血量在短时间内大幅度减少，重者可出现心源性休克。由于供血不足，患者常有头晕、恶心、呕吐等症状。患者大多出现血压下降，心音弱，尤以第一心音减弱为著，并常有心律失常。

2. 亚急性型 病情进展稍缓，心肌受损不如急性型那样严重，但心肌收缩力明显减弱，临床上表现为明显的心力衰竭，特别是急性左心衰竭，患者有咳嗽、呼吸困难、满肺水泡音等征象。经过1~4周后，可发展为全心衰竭，患者出现颈静脉怒张、肝大及全

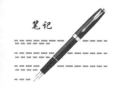

身水肿等症状。

3. 慢性型　也称痨型。此型病情发展缓慢，多由潜在型逐渐发展而来，少数由急性型或亚急性型转化而来。患者表现为心脏代偿性肥大，心腔扩张明显，临床上主要表现为慢性心功能不全。

4. 潜在型　心脏受损较轻或因代偿功能较好，临床上多无明显的自觉症状。

第八节　心肌炎

心肌炎（myocarditis）是指由各种原因引起的心肌的局限性或弥漫性炎症病变。引起心肌炎的原因很多，如病毒、细菌、真菌、寄生虫、免疫反应，以及物理、化学因素等。心肌炎的分类颇不一致，根据病因可分为病毒性心肌炎、细菌性心肌炎等。

一、病毒性心肌炎

病毒性心肌炎（viral myocarditis）颇为常见，是由亲心肌的病毒引起的原发性心肌炎症，常累及心包，继而引发心包心肌炎。

【病因和发病机制】

引起心肌炎的病毒种类颇多，其中最常见的是柯萨奇病毒、埃可病毒、风疹病毒、流行性感冒病毒、腮腺炎病毒等。由于在妊娠最初 3 个月内感染柯萨奇病毒和风疹病毒可引起胎儿的先天性心脏畸形，因此，这两种病毒占有特别重要的地位。人类心肌炎最常见的病因是柯萨奇 B 族病毒感染。一般而言，亲心肌病毒可直接破坏心肌细胞，但也可通过 T 细胞介导的免疫反应间接地破坏心肌细胞。

【病理变化】

主要病理变化是心肌间质内炎症细胞的浸润和心肌细胞的变性、坏死。初期的病毒性心肌炎可见心肌细胞坏死及中性粒细胞浸润。其后，代之以巨噬细胞、淋巴细胞、浆细胞浸润及肉芽组织形成。在成人，该病多累及心房后壁、室间隔及心尖区，有时可累及传导系统。镜下观，主要病理变化为坏死性心肌炎。晚期可见到明显的心肌间质纤维化，伴有代偿性心肌肥大及心腔扩张（充血性心肌病）。

临床表现轻重不一，常出现不同程度的心律失常。一般预后较好。但病情严重者及婴幼儿可出现心力衰竭等并发症。

二、细菌性心肌炎

细菌性心肌炎（bacterial myocarditis）可由细菌直接感染，或细菌产生的毒素对心肌的作用，或细菌产物所致的变态反应而引起。

【病因和发病机制】

1. 心肌脓肿　常由化脓菌感染引起，致病的化脓菌如葡萄球菌、链球菌、肺炎双球菌、脑膜炎双球菌等。化脓菌来源于脓毒败血症时转移而来的细菌菌落，或来自细菌性心内膜炎时的化脓性血栓栓子。肉眼观，心脏表面及切面可见多发性黄色小脓肿，周围有充血带。镜下观，脓肿内心肌细胞坏死、液化，脓腔内有大量脓细胞及数量不等的细菌菌落。脓肿周围心肌有不同程度的变性、坏死，间质内有中性粒细胞及单核细胞浸润。

2. 白喉性心肌炎　白喉棒状杆菌可产生外毒素，后者一方面可阻断心肌细胞核蛋白体的蛋白质合成，另一方面可阻断肉碱介导的长链脂肪酸进入线粒体，导致心肌细胞脂肪变性和坏死。镜下观，可见灶状心肌细胞的变性、坏死，心肌细胞出现嗜酸性变、肌质凝聚、脂肪变性及肌质溶解。病灶内可见淋巴细胞、单核细胞及少数中性粒细胞浸润。病灶多见于右心室壁，愈复后形成细小瘢痕。有的病例出现弥漫性心肌坏死，可导致心脏性猝死。

3. 非特异性心肌炎　在上呼吸道链球菌感染（如急性咽峡炎、扁桃体炎）及猩红热时可并发急性非风湿性心肌炎。其发病机制尚未明确，可能由链球菌毒素引起。病变是间质性心肌炎。镜下观，心肌间质结缔组织内及小血管周围有淋巴细胞、单核细胞浸润，心肌细胞有不同程度的变性、坏死。

三、孤立性心肌炎

孤立性心肌炎（isolated myocarditis）也称为特发性心肌炎（idiopathic myocarditis），至今原因不明。因其首先由 Fiedler（1899 年）所描述，又称 Fiedler 心肌炎。孤立性心肌炎多见于 20~50 岁的中青年人。急性型常导致心脏扩张，患者可突然发生心力衰竭而死亡。

【病理变化】
依据其组织学变化分为以下两型。

1. 弥漫性间质性心肌炎（diffuse interstitial myocarditis）　镜下观，心肌间质和小血管周围有大量淋巴细胞、浆细胞和巨噬细胞浸润。有时也可见嗜酸性粒细胞和少量中性粒细胞。心肌细胞较少发生变性、坏死。

2. 特发性巨细胞性心肌炎（idiopathic giant cell myocarditis）　病变特点是心肌内有局灶性坏死及肉芽肿形成。病灶中心可见红染、无结构的坏死物，周围有淋巴细胞、浆细胞、单核细胞和嗜酸性粒细胞浸润，并混有大量的多核巨细胞。多核巨细胞的形态、大小各异，可为异物型或朗汉斯（Langhans）型多核巨细胞。

第九节　先天性心脏病

先天性心脏病（congenital heart disease）是指出生时就存在的心血管结构和功能异常的心脏病，是由胎儿时期心血管系统发育异常或发育障碍以及出生后应当退化的组织未能退化造成的，又称先天性心脏畸形（congenital heart deformity）。先天性心脏病是新生儿和儿童期（特别是 4 岁以下）最常见的心脏病。

先天性心脏病的病因和发病机制尚未完全明确。目前认为原因可能是多方面的，可能是在遗传缺陷（染色体异常、单基因突变等）的基础上，受环境因素影响而发生的。胎儿发育环境的变化，尤其是胚胎早期（妊娠第 5~8 周，即胚胎心脏发育的最重要时期）母体内存在某些有害因素（如病毒感染、酗酒、放射线或细胞毒性药物的影响等）会影响胎儿心脏的正常发育；另外，早产、母亲患糖尿病、高原的缺氧环境等，都是与发病有关的环境因素。

一、房间隔缺损

房间隔缺损（atrial septal defect，ASD）为小儿时期较常见的先天性心脏病，其发病

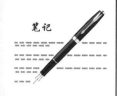

率在先天性心脏病中居第二位。房间隔缺损系在胚胎发育过程中，房间隔发育不良、吸收过度或心内膜垫发育障碍所导致的两心房之间存在通道的疾病状态。

胚胎发育第 5 周，自原始总心房的左、右两部分之间长出第一隔膜（第一房间隔），第一房间隔从后上向下生长，使两个心房之间仍然相通的部分（称为第一房间孔）逐渐变窄，第一房间隔继续向下生长，与心室间隔的心内膜垫融合而使第一房间孔完全封闭。但在第一房间孔完全封闭之前，第一房间隔上部裂开，形成第二房间孔。胚胎发育第 6 周，在第一房间隔的右侧长出第二个隔膜（第二房间隔），第二房间隔向前生长一段，正好像侧幕一样把第二房间孔盖住，但从右向左方向的血流仍可通过。第一和第二房间隔构成的通道即卵圆孔。出生后肺张开，大量血液从肺静脉进入左心房，产生从左心房向右心房的压力差，使第一房间隔上部向第二房间隔靠拢，其后通常与之融合。约 25% 的幼儿及儿童的解剖学卵圆孔保持开放，但由于左心房的压力高于右心房，因此处于封闭状态。

【病理变化】

房间隔缺损可以分为以下两种类型。

1. 第二房间隔缺损　比较多见，约占 70%，为卵圆窝内的一个或多个缺口（也称为卵圆窝缺损），最大者为整个卵圆窝缺损。其发生是由于第一房间隔上部形成第二房间孔的生理性裂缝，发生在错误的位置或者太大时，不能被第二房间隔盖住，结果导致第二房间孔缺损。因此，实际上并非第二房间隔缺损，而是第一房间隔中的第二房间孔缺损。

患儿出生后由于肺血流量增多，左心房压力增高而导致左心房向右心房分流。患儿可无发绀表现。缺损较大者，右心因容量负荷增加而出现右心室肥大和肺动脉高压。严重者可引起继发性逆向分流（右心房向左心房分流）而导致发绀。

2. 第一房间隔缺损　是指孤立的第一房间孔及第一房间隔缺损，是心房间隔在房室瓣水平上的部分缺如。孤立的第一房间隔缺损是由第一房间隔生长障碍所致，心内膜垫并不参与其发生。然而，大多数病例往往并发心内膜垫愈合不全或不愈合。因此，并发心内膜垫严重发育障碍者，除存在第一房间隔缺损外，尚合并共同房间孔、房室瓣及室间隔缺损，称为完全房室通道。

孤立性第一房间隔缺损时，血液动力学障碍与第二房间孔缺损相似，预后较好。若合并心内膜垫缺损，除在心房水平上左心向右心分流外，可有二尖瓣和（或）三尖瓣关闭不全，以及在心室水平上的左心向右心分流。

【临床病理联系】

一般小型缺损、分流量少者，可无任何临床症状，通常在体检时才被发现。缺损较大者其症状发生较早并随着年龄增长而更明显。由于分流量大，体循环缺血，患者表现为体形瘦长、面色苍白、易感疲劳。肺循环血流量增多使肺充血，故患儿易患呼吸道感染，存在活动后气促，严重者早期发生心力衰竭，听诊时在第 2 肋间近胸骨旁可闻及 2~3 级喷射性收缩期杂音。

二、室间隔缺损

室间隔缺损（ventricular septal defect，VSD）为心室间隔在胚胎发育过程中发育不全所致，是先天性心脏病中最常见的一种，占 25%~30%。

胚胎发育第 6 周，在左、右心室之间有一个肌性间隔（室间隔）自下而上生长，开始时，其上缘与两个心内膜垫之间还存留一个两心室之间的联系（室间孔），至第 8 周室

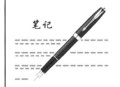

间孔关闭，同时心室间隔膜样部发生。构成心室间隔的各种成分的生长缺陷和（或）不能融合均可导致室间隔缺损。最常见的室间隔缺损是高位膜部缺损，极少数病例的室间隔肌部出现小孔状缺损。单独室间隔膜部缺损一般不大。在心室收缩期，左心室内压力高于右心室，部分血液分流到右心室内，右心室的血容量增加，输入肺循环的血液量也随之增多。这样，由肺静脉回流到左心的血量也增加，最后可依次导致右心室、肺动脉、左心室、左心房的扩张和肥大。当缺损甚小时，向右心室分流的血液量虽然很少，但是血流通过狭窄的小孔却能发生较大的涡流，临床听诊可闻及明显的收缩期杂音。

临床表现取决于缺损的大小、肺血流量及压力的高低。小型缺损一般无临床表现。大的缺损于患儿出生后 1~2 个月出现，可表现为呼吸急促、多汗，吸奶时常因气促而中断，体重增加缓慢，面色苍白。伴有左心功能不全时，有"哮鸣样"喘鸣，易发生呼吸道感染。听诊时在胸骨左缘第 3~4 肋间闻及响亮、粗糙的收缩期杂音。

三、法洛四联症

法洛四联症（tetralogy of Fallot）是由 Fallot 于 1888 年首先描述的。此种心脏畸形有 4 个特点：①肺动脉流出道狭窄。②室间隔膜部巨大缺损。③主动脉右移，骑跨于室间隔缺损上方。④右心室高度肥大及扩张。

这种畸形的发生是由于肺动脉肌性圆锥发育障碍伴有狭窄，室上嵴错位和圆锥肌与肌性室间隔不能融合，结果导致高位室间隔缺损，伴有膜部缺损。肺动脉狭窄多见于肺动脉瓣口，较少见于肺动脉干和肺动脉圆锥部。右心室因血液流出受阻而发生代偿性肥大。由于室间隔有巨大缺损，心脏收缩期，部分血液由左心室分流入右心室，以致右心室的血容量增加，发生代偿性肥大和扩张。此外，由于主动脉骑跨在室间隔缺损的上方，同时接受左、右心室的大量血液，结果发生管腔扩张和管壁增厚，肺动脉越狭窄，右心室注入主动脉的血液量就越多，主动脉的扩张和肥厚也越明显。增大的主动脉与狭窄的肺动脉形成鲜明的对比。少数患儿可合并其他心脏畸形，如主动脉位于右侧等。

临床上，患儿有明显的发绀，肺动脉狭窄的程度越重，发绀越明显。这是因为肺动脉高度狭窄时，右心室的静脉血更多地分流进入主动脉，且右心室的血液难以注入肺循环进行气体交换。X 线检查显示右心室高度肥大，肺由于血液输入量减少而显示肺纹理减少，肺野异常透明、清晰。

患儿一般能存活多年，少数由于侧支循环的代偿作用可存活到成年。支气管动脉常出现代偿性扩张，肺动脉与支气管动脉之间的侧支循环使主动脉的血液可通过侧支进入肺而得到代偿。极少数病例合并动脉导管开放，扩张的动脉导管成为重要的侧支循环。本病可进行手术治疗。

四、动脉导管未闭

动脉导管是胎儿期连接肺动脉和主动脉的一条短的动脉管道，在出生时，导管的直径约为主动脉直径的一半，以后逐渐闭锁。生理性闭锁一般在出生时，或出生后半年左右，少数可迁延到出生 1 年后。

动脉导管未闭（patent ductus arteriosus，PDA）是指导管完全未闭或仅一部分未闭。此种畸形可单独存在或与其他心脏畸形（如房间隔缺损、室间隔缺损、肺动脉狭窄等）合并发生。

动脉导管未闭时，主动脉的血液经未闭的动脉导管分流到肺动脉，肺血流量增多，

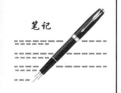
可发生肺动脉高压。因为血液是从主动脉（动脉血）流入肺动脉，故患儿无发绀表现。单纯动脉导管未闭可通过手术结扎治愈。

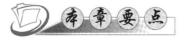

1. **动脉粥样硬化** 是一种与血脂异常及血管壁成分改变有关的动脉疾病，主要累及全身大、中动脉。

2. **动脉粥样硬化的病因** 目前仍不清楚。通常认为与下列因素有关：高脂血症、高血压、吸烟、继发性高脂血症相关疾病、遗传因素及其他因素（年龄、性别、肥胖等）。

3. **动脉粥样硬化的基本病理变化**

（1）脂纹。

（2）纤维斑块。

（3）粥样斑块。

（4）继发性病变：①斑块内出血。②斑块破裂。③血栓形成。④钙化。⑤动脉瘤形成。⑥血管腔狭窄。

4. **主动脉粥样硬化**

（1）部位：病变多发生于主动脉后壁和其分支开口处。

（2）危害：①病变严重者，斑块破裂可形成粥瘤性溃疡。②形成主动脉瘤。偶见动脉瘤破裂，发生致命性大出血。③形成主动脉瓣膜病。

5. **颈内动脉及脑动脉粥样硬化**

（1）部位：最常位于颈内动脉起始部、基底动脉、大脑中动脉和 Willis 环。

（2）危害：①脑萎缩。脑组织因长期供血不足而发生萎缩，严重者常有智力减退，甚至发生痴呆。②脑梗死。严重者常继发血栓形成而导致管腔阻塞，脑组织缺血而发生梗死。③脑出血。脑动脉粥样硬化病变可形成小动脉瘤，当血压突然升高时可破裂出血。

6. **肾动脉粥样硬化**

（1）部位：肾动脉开口处或主干近侧端，也可累及弓形动脉和叶间动脉。

（2）危害：①肾血管源性高血压。②AS 性固缩肾。

7. **四肢动脉粥样硬化**

（1）部位：主要发生在下肢动脉。

（2）危害：①间歇性跛行。②缺血部位的梗死，甚至发展为坏疽。

8. **冠状动脉粥样硬化部位** 以左冠状动脉的前降支最高，其次为右冠状动脉，少数为左冠状动脉的主干或左旋支、后降支。

9. **冠状动脉粥样硬化性心脏病的表现形式** 心绞痛，心肌梗死，心肌纤维化，冠状动脉性猝死。

（1）心绞痛：是冠状动脉供血不足和（或）心肌耗氧量骤增导致心肌急性、短暂的缺血和缺氧所引起的一种临床综合征。

（2）心肌梗死：①部位。40%～50%位于左心室前壁、心尖部及室间隔前 2/3；25%～30%发生在左心室后壁、室间隔后 1/3 及右心室大部，15%～20%发生于左心室侧壁。②类型。心内膜下心肌梗死，透壁性心肌梗死（为典型的心肌梗死类型）。③病理变化。心肌梗死属于贫血性梗死，其形态变化是一个动态的演变过程。④并发症。包括心脏破裂、心力衰竭、心源性休克、室壁瘤、附壁血栓、心外膜炎、心律失常。

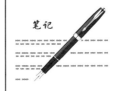

（3）心肌纤维化：是由于中度至重度的冠状动脉粥样硬化引起管腔狭窄，心肌长期供血不足，心肌缺血、缺氧所产生的结果。

（4）冠状动脉性猝死：是指由心脏病发作而导致的患者出乎意料的突然死亡，是心源性猝死中最常见的一种。

10. 高血压病　是一种原因未明的、以体循环动脉血压升高为主要表现的、独立的全身性疾病，以全身细小动脉硬化为基本病变。

11. 高血压病的病因　尚未完全阐明，目前认为是遗传因素和环境因素共同作用所致。①遗传因素。②职业和社会心理因素。③膳食因素。④其他因素，如肥胖、吸烟、饮酒和缺乏体力活动等。

12. 良性高血压　按病变发展进程可分为 3 期。

（1）功能紊乱期：此期为高血压病的早期阶段。基本病理改变为全身细小动脉的间歇性痉挛，血管壁无器质性病变。

（2）动脉系统病变期：①细动脉硬化，细动脉玻璃样变性。②小动脉硬化，中膜平滑肌肥大和增生，中膜内胶原、弹性纤维及蛋白多糖增加，内膜也有血浆蛋白渗入，平滑肌细胞增生，使血管壁增厚，管腔狭窄。

（3）内脏病变期：①心脏病变。代偿期主要为左心室向心性肥大：在高血压病的代偿期，左心室室壁增厚，但心腔不扩张，甚至略微缩小，称为向心性肥大。失代偿期，心脏呈离心性肥大。②肾病变。表现为原发性颗粒性固缩肾：肾体积缩小，质地变硬，重量减轻，表面布满均匀的细小颗粒，称为原发性颗粒性固缩肾。③脑的病变。高血压时，由于脑内细动脉的痉挛和硬化，患者可出现一系列脑部变化，主要表现为脑水肿、脑软化、脑出血，其中脑出血是高血压最严重且往往是致命性的并发症，常发生于基底核、内囊等部位，尤以豆状核最多见，可致供给该区的豆纹动脉破裂出血。

13. 恶性高血压　多见于青年人，特征性病变是增生性小动脉硬化和坏死性细动脉炎，患者多于 1 年内因尿毒症、脑出血或心力衰竭而死亡。

14. 风湿病　是一种与 A 族 β 型溶血性链球菌感染有关的变态反应性疾病。病变主要累及全身结缔组织，心脏、关节常被累及，关节受累最常见，心脏病变最严重。

15. 风湿病的病因和发病机制　与 A 族 β 型溶血性链球菌的感染有关，但不是 A 族 β 型溶血性链球菌感染直接导致的，而是与链球菌感染有关的变态反应性炎症所致。

16. 风湿病的基本病理变化　根据是否发生肉芽肿，可表现为非特异性炎和肉芽肿性炎。典型的肉芽肿性炎主要发生在心脏，病变发展过程可分为 3 期。

（1）变质渗出期：病变部位结缔组织基质发生黏液变性，胶原纤维发生纤维素样坏死。此期持续约 1 个月。

（2）增生期（肉芽肿期）：特点是形成风湿肉芽肿，即风湿小体（Aschoff body），风湿小体对本病具有诊断意义。此期持续 2~3 个月。

风湿小体：风湿病时，由于纤维素样坏死，成团的风湿细胞、成纤维细胞及伴随的淋巴细胞、浆细胞等共同构成了特征性的肉芽肿，即风湿小体或 Aschoff 小体，对本病有诊断意义。

（3）纤维化期（愈合期）：风湿小体逐渐纤维化，转变为梭形小瘢痕。此期持续 2~3 个月。

风湿病整个病程持续 4~6 个月，但本病常反复发作。因此，受累器官中新旧病变常同时并存。病变持续反复进展，可致较严重的纤维化和瘢痕形成。

17. 风湿性心脏病 风湿病时，心脏各层可单独受累，也可同时受累，各层均受累时称为风湿性全心炎。

（1）风湿性心内膜炎。

部位：风湿性心内膜炎常侵犯心瓣膜。病变部位按发病率由高至低依次为二尖瓣，二尖瓣和主动脉瓣同时受累，主动脉瓣或三尖瓣受累。肺动脉瓣一般不被累及。

病变特点：早期表现为浆液性心内膜炎，严重病例可有 Aschoff 小体形成。几周后，在瓣膜闭锁缘上形成疣状赘生物。镜下观，疣状赘生物为白色血栓，主要发生于瓣膜向血流面。

心瓣膜由于病变反复发作和机化，大量结缔组织增生，致使瓣膜增厚、卷曲、缩短及钙化，瓣叶之间发生粘连，腱索增粗和缩短，最终形成慢性心瓣膜病。

（2）风湿性心肌炎：心肌间质小动脉近旁的结缔组织常形成 Aschoff 小体。后期，Aschoff 小体发生纤维化，形成梭形瘢痕。

部分患儿的渗出性病变常特别明显，严重者可引起心功能不全。

（3）风湿性心包炎：风湿病时，心包腔内有大量纤维素渗出时，心外膜表面的纤维素因心脏的不停搏动而呈绒毛状，称为绒毛心。

18. 风湿性关节炎 关节是最容易受侵犯的部位，以游走性多关节炎为其临床特征。

19. 皮肤的病变 见于少数急性发作的患者，病变有环形红斑和皮下结节两种形式，具有一定的诊断意义。

20. 中枢神经系统病变 多见于5~12岁儿童。当锥体外系统受累较重时，患者常表现出躯干及四肢不自主、不协调的杂乱运动，伴有面部表情怪异，称为小舞蹈症。

21. 感染性心内膜炎 是由病原微生物直接侵袭心内膜而引起的炎症性疾病，最常见的为细菌性心内膜炎。感染性心内膜炎分为急性和亚急性，亚急性较常见。栓塞是亚急性感染性心内膜炎的重要表现之一。

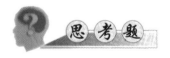
思 考 题

1. 试述动脉粥样硬化的基本病理变化及其继发性病变。
2. 何谓心肌梗死？试述心肌梗死的常见部位、病变特点及其并发症。
3. 试述良性高血压的分期及第3期受累脏器的主要病变特点。
4. 试述风湿病的基本病理变化。
5. 比较急性风湿性心内膜炎与亚急性感染性心内膜炎的赘生物的形态特点。

（薛玉仙）

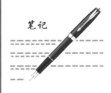

第七章 呼吸系统疾病

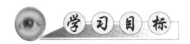

> 1. 掌握慢性支气管炎、支气管哮喘、支气管扩张、肺气肿、肺源性心脏病、大叶性肺炎、小叶性肺炎的病理变化。
>
> 2. 能够运用所学知识向患者解释慢性支气管炎、支气管哮喘、支气管扩张、肺气肿、肺源性心脏病、大叶性肺炎、小叶性肺炎的临床表现，具备准确进行护理评估的能力。
>
> 3. 能够应用所学的知识对患者进行健康宣教，能够与患者进行有效沟通、交流，树立人文关怀理念。

呼吸系统由鼻、咽、喉、气管、支气管和肺组成，以喉环状软骨为界将呼吸道分为上、下两部分。

上呼吸道黏膜的血液供应丰富，对吸入的空气有加温和湿润作用。黏膜分泌的黏液和浆液能黏附较大的粉尘或颗粒，并将其排出体外。下呼吸道自气管逐级分支为支气管、小支气管、细支气管至终末细支气管，共同构成气体出入的传导部分；继终末细支气管之后为管壁有肺泡开口的呼吸性细支气管、肺泡管、肺泡囊直至肺泡，构成肺的呼吸部。肺动脉和支气管动脉伴随支气管分支走行至肺泡间隔。终末细支气管的直径小于 1 mm，管壁被覆单层纤毛柱状上皮（无杯状细胞），腺体和软骨消失。3~5 个终末细支气管连同它们的分支及肺泡构成肺小叶（lobule）。相邻肺小叶由小叶间静脉、淋巴管和少量纤维组织间隔。肺小叶内的I级呼吸性细支气管及其远端肺组织称为肺腺泡（pulmonary acinus），是肺的基本功能单位。

气管、支气管黏膜上皮与管壁杯状细胞及黏液腺分泌的黏液共同构成纤毛-黏液排送系统，黏膜表面的黏液中含有溶菌酶、补体、干扰素和分泌型 IgA 等免疫活性物质，与支气管黏膜和肺巨噬细胞共同构成呼吸道防御系统。当机体抵抗力和免疫功能下降，或者呼吸道的自净和防御功能削弱时，可发生呼吸系统疾病。

常见的呼吸系统疾病可归纳如下。

（1）感染性疾病：主要是由病原体引起的呼吸道炎性疾病，如肺炎、流行性感冒等。

（2）阻塞性疾病：是一组以肺实质与小气道受到病理性损害后，气道完全或不完全阻塞及阻力增加，肺功能不全为共同特征的慢性疾病，如慢性阻塞性肺疾病（chronic obstructive pulmonary disease，COPD）（慢性支气管炎、支气管哮喘、支气管扩张及肺气肿等疾病）。

（3）限制性肺病：是指胸廓畸形或其他病因致使肺弹性减弱、顺应性降低，肺膨胀受限的疾病，如肺尘埃沉着病、肺弥漫性纤维化等。

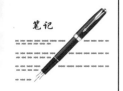

（4）肿瘤：如鼻咽癌、肺癌等。

第一节　慢性阻塞性肺疾病

引导案例

患者，男，59岁，清洁工。因心悸、气短、双下肢水肿4天入院。15年来，患者经常出现咳嗽、咳痰，尤以冬季为甚。近5年来，自觉心悸、胸闷、气短，活动后加重，时而出现双下肢水肿，但休息后可缓解。4天前因受凉病情加重，出现腹胀，不能平卧。患者有吸烟史40年。查体：消瘦，有明显发绀。颈静脉怒张，桶状胸，叩诊两肺呈过清音，双下肢凹陷性水肿。实验室检查：WBC $12.0 \times 10^9/L$，PaO_2 73 mmHg，$PaCO_2$ 60 mmHg。

案例思考：

（1）该患者的疾病是如何进展的？

（2）根据该患者的疾病特点，如何进行有效护理和预防此类疾病的进展？

慢性阻塞性肺疾病（COPD）是一组慢性气道阻塞性疾病的统称，其共同特点为肺实质和小气道受损，导致慢性气道阻塞、呼吸阻力增加和肺功能不全，主要包括慢性支气管炎、支气管哮喘、支气管扩张和肺气肿等疾病。

一、慢性支气管炎

慢性支气管炎（chronic bronchitis）是一种由气管、支气管黏膜及其周围组织的慢性非特异性炎症所致的慢性呼吸系统疾病，常见于老年人。临床上以反复发作的咳嗽、咳痰或伴有喘息症状为特征，且症状每年至少持续3个月，连续2年以上发作，即可诊断为慢性支气管炎。本病常于冬季或感冒后加重，北方较南方多见。慢性支气管炎晚期常并发阻塞性肺气肿和慢性肺源性心脏病。

【病因和发病机制】

慢性支气管炎往往是多种因素长期综合作用的结果。

1. 理化因素　是慢性支气管炎的常见原因。

（1）吸烟：吸烟者的患病率比不吸烟者高2~10倍，吸烟时间越久，日吸烟量越大，则患病率越高。这是由于烟雾中的焦油、尼古丁和镉等有害物质能损伤呼吸道黏膜，降低局部抵抗力。

（2）空气污染：大气污染与慢性支气管炎之间存在明显的因果关系，环境中的烟尘和粉尘的反复刺激可引起支气管黏膜损伤。

（3）气候因素：本病常在秋冬寒冷季节复发或加重，因为冷空气能引起呼吸道黏液分泌增多、纤毛排送黏液的速度减慢和肺泡巨噬细胞功能减弱。

2. 感染因素　呼吸道感染是慢性支气管炎发病和加重的重要原因。病毒感染导致支气管黏膜损伤和防御功能减弱，为寄生在呼吸道内的细菌的继发感染创造了条件。凡能引起感冒的病毒均能引起本病的发病和复发；呼吸道常驻细菌（如流感嗜血杆菌、肺炎球菌和甲型链球菌）是主要的致病菌。

3. 过敏因素　该因素与慢性支气管炎也有一定的关系，喘息型慢性支气管炎患者往往有过敏史。花粉等多种抗原激发的超敏反应可引起支气管痉挛、组织损伤和炎症反应，继而导致本病。

4. 其他因素　机体的内在因素也可参与慢性支气管炎的发病，如自主神经功能失调，当副交感神经功能亢进时可引起支气管收缩、痉挛，黏液分泌物增多；机体抵抗力降低、呼吸系统防御功能受损及内分泌功能失调等因素也与本病的发生和发展密切相关。

【病理变化】

慢性支气管炎的病理变化始于大、中型支气管，并逐渐累及较小的支气管和细小支气管。

1. 黏膜上皮的损伤与修复　在各种致炎因子的作用下，由于炎性渗出物和黏液分泌的增多，纤毛因负荷加重而发生粘连、倒伏或脱失；上皮细胞变性、坏死、脱落，轻者由基底细胞再生予以修复，病变严重或持续时间过久时可发生鳞状上皮化生（图 7-1）。上皮再生时，杯状细胞增多。

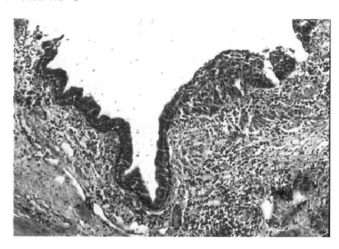

图 7-1　慢性支气管炎

2. 腺体增生　黏膜下黏液腺增生、肥大，部分浆液腺泡发生黏液腺化生，小气道黏膜上皮内杯状细胞增生，导致黏液分泌增多。

3. 管壁的其他病变　管壁充血、水肿，淋巴细胞、浆细胞浸润；晚期管壁平滑肌、弹性纤维及软骨变性、萎缩，发生纤维化、钙化，甚至骨化。

慢性支气管炎反复发作必然导致病变程度逐渐加重，累及的细支气管也不断增多，终将引起管壁纤维性增厚、管腔狭窄，甚至发生纤维性闭锁；而且，炎症易向管壁周围组织及肺泡扩展，形成细支气管周围炎。细支气管炎和细支气管周围炎是引起慢性阻塞性肺气肿的病变基础。

【临床病理联系】

慢性支气管炎的主要临床表现为咳嗽、咳痰，是由于炎症刺激导致杯状细胞和黏液腺增多，黏液分泌亢进。痰液一般呈白色黏液泡沫状，黏稠而不易咳出。并发化脓菌感染时，可出现黏液脓性或脓性痰。支气管痉挛或支气管狭窄以及黏液、渗出物阻塞引起喘息，出现哮鸣音。小细支气管腔内的炎性渗出物可引起干、湿啰音。疾病后期因黏膜和腺体分泌物减少，痰量可减少或无痰。

【结局和并发症】

脱离有害气体、粉尘的接触，预防感冒，及时有效地治疗细菌感染，积极认真地戒

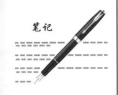

烟和加强体育锻炼，增强体质，则本病可逐渐治愈。如果不能长期防治致病因素，病变反复发作，可出现下列并发症。

1. 慢性阻塞性肺气肿　慢性炎症引起小气道发生不完全阻塞，致使患者呼气困难，使末梢肺组织含气量增加，肺泡过度扩张而形成肺气肿。

2. 慢性肺源性心脏病　慢性支气管炎可引起阻塞性通气障碍，破坏肺的血气屏障结构，减少气体交换面积，导致换气障碍，使肺泡氧分压降低，二氧化碳分压增高。低氧血症可引起肺小动脉痉挛；缺氧还可导致肺血管构型改建，使肺的小动脉中膜肥厚，可导致肺血管数目减少，这些因素均导致肺循环阻力增加和肺动脉高压，使右心肥大、扩张，最终导致慢性肺源性心脏病。

3. 支气管扩张　慢性炎症可破坏支气管管壁的支撑组织，从而导致管腔持久扩张。

4. 支气管肺炎　年老体弱的慢性支气管炎患者由于机体抵抗力减弱，易合并细菌感染，并发支气管肺炎。

二、支气管哮喘

支气管哮喘（bronchial asthma）简称哮喘，是一种由呼吸道过敏反应引起的以支气管可逆性发作性痉挛为特征的慢性阻塞性炎性疾病。患者大多具有特异性变态反应体质。临床表现为反复发作的哮喘，伴哮鸣音的呼气性呼吸困难、咳嗽、胸闷等症状，症状可自行或经治疗后缓解。反复的哮喘发作可导致阻塞性肺气肿及慢性肺源性心脏病。有时可发生自发性气胸，偶有哮喘持续状态致死的病例。

【病因和发病机制】

本病的病因复杂，诱发哮喘的过敏原种类较多，如花粉、尘埃、动物毛屑、真菌（曲霉）、某些食品和药品等。这些物质主要经呼吸道吸入，也可食入或经其他途径进入人体。呼吸道感染和精神因素也可诱发哮喘发作。

支气管哮喘的发病机制复杂，尚未完全明确。除过敏原方面的影响和机体本身的状态外，其发作过程主要涉及多种细胞（如淋巴细胞、单核细胞、肥大细胞和嗜酸性粒细胞等）表面的受体及它们合成和分泌的多种介质和细胞因子，并经过信息的接收、传递和调控等复杂步骤共同完成全部反应过程。在接触过敏原后15分钟左右出现哮喘发作者称为速发性反应，而在接触过敏原后4~24小时发作则称为迟发性反应。

此外，机体的特应性、气道壁的炎性增生和气道的高反应性均导致对过敏原的敏感性增高，以致轻微的刺激即可使气道发生明显的收缩，引起气道阻力显著增高，这也是哮喘发病的重要环节。

【病理变化】

肺因过度充气而膨胀，常常伴有局灶性萎陷。支气管管腔内可见黏液栓，偶可见支气管扩张。镜下观，可见黏膜上皮局部脱落，基底膜显著增厚及发生玻璃样变性，黏膜下水肿，黏液腺增生，杯状细胞增多，管壁平滑肌增生肥大。管壁各层均可见嗜酸性粒细胞、单核细胞、淋巴细胞和浆细胞浸润。在管壁及黏液栓中常可见嗜酸性粒细胞的崩解产物，即夏科-莱登（Charcot-Leyden）结晶。

【临床病理联系】

哮喘发作时，细支气管痉挛和黏液栓阻塞可引起呼气性呼吸困难并伴有哮鸣音。通常哮喘症状可自行缓解或经治疗后缓解。长期反复的哮喘发作可致胸廓变形及弥漫性肺气肿，有时可合并自发性气胸。

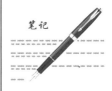

三、支气管扩张

支气管扩张（bronchiectasis）是以肺内小支气管管腔持久性扩张并伴有管壁纤维性增厚为特征的慢性呼吸道疾病。临床表现为慢性咳嗽、大量脓痰及反复咯血等。

【病因和发病机制】

支气管扩张的发病基础多为支气管管壁的炎性损伤和支气管阻塞。炎症造成阻塞，阻塞又导致感染。管壁的慢性炎症破坏了管壁的平滑肌、弹性纤维，甚至软骨，从而削弱了支气管管壁的支撑结构。当吸气和咳嗽时，管腔内压增高并在胸腔负压的牵引下引起支气管扩张，而呼气时却又因管壁弹性回缩力降低而不能充分回缩，久之则逐渐形成支气管的持久性扩张。小儿因管壁发育不全而更易发生扩张。

此外，若患者出现肺实变或肺纤维化，则该部位肺组织失去了对胸腔负压牵拉的缓冲作用，可使受损的支气管更易被牵拉而扩张。

【病理变化】

肉眼观，病变的支气管可呈囊状或筒状扩张，病变局限于一个肺段或肺叶，也可累及双肺，以左肺下叶最多见。扩张的支气管、细支气管可呈节段性扩张，也可连续延伸至胸膜下，扩张的支气管数目不等，数目多者肺切面可呈蜂窝状（图7-2）。扩张的支气管腔内可见黏液脓性渗出物或血性渗出物，若继发腐败菌感染可带恶臭，支气管黏膜可因萎缩而变平滑，或因增生、肥厚而呈颗粒状。

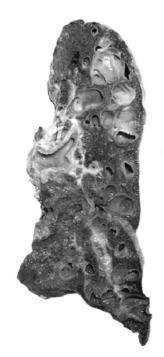

图7-2 支气管扩张
肺切面可见多个扩张支气管的断面。

镜下观，支气管管壁呈慢性炎症改变，并有不同程度的组织破坏。支气管黏膜上皮损伤、修复现象明显，常有鳞状上皮化生，支气管管壁增厚，黏膜下血管扩张、充血和炎症细胞浸润。支气管管壁的平滑肌、弹性纤维和软骨常因反复炎症而遭受破坏和纤维化。邻近的肺组织常发生纤维化及淋巴组织增生。

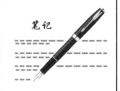

【临床病理联系】

患者因支气管受到慢性炎症及化脓性炎性渗出物的刺激，常有频发的咳嗽及咳出大量脓痰。若支气管管壁血管遭破坏，则可出现咯血，大量咯血可致失血过多或血凝块阻塞气道，严重时可危及患者生命。患者常因支气管引流不畅或痰不易咳出而感到胸闷、憋气，炎症累及胸膜者可出现胸痛。少数患者尚可合并肺脓肿、脓胸及脓气胸。慢性重症患者常伴有严重的肺功能障碍，出现气急、发绀和杵状指等，晚期可并发肺动脉高压和慢性肺源性心脏病。

四、肺气肿

肺气肿（pulmonary emphysema）是指因末梢肺组织（呼吸性细支气管、肺泡管、肺泡囊、肺泡）含气量过多，伴有肺泡间隔破坏，肺组织弹性减弱且功能降低的一种病理状态。

【病因和发病机制】

肺气肿常继发于其他阻塞性肺疾病，其中最常见的是慢性支气管炎。其发病机制主要与下列因素有关。

1. 阻塞性通气障碍　慢性支气管炎时，慢性炎症使小支气管和细支气管管壁结构遭受破坏，以纤维化为主的增生性改变导致支气管管壁增厚、管腔狭窄；黏液性渗出物的增多和黏液栓的形成进一步加剧小气道的通气障碍，使肺排气不畅，残气量过多。

2. 呼吸性细支气管和肺泡壁弹性降低　正常时细支气管和肺泡壁上的弹性纤维具有支撑作用，并通过回缩力排出末梢肺组织内的残余气体。长期的慢性炎症破坏了大量弹性纤维，使细支气管和肺泡的回缩力减弱；而阻塞性肺通气障碍使细支气管和肺泡长期处于高张力状态，弹性降低，使残气量进一步增多。

3. α_1-抗胰蛋白酶水平降低　α_1-抗胰蛋白酶（α_1-antitrypsin，α_1-AT）广泛存在于组织和体液中，对包括弹性蛋白酶在内的多种蛋白水解酶有抑制作用。炎症发生时，白细胞的氧代谢产物（如氧自由基等）能氧化 α_1-AT，使之失活，导致中性粒细胞和巨噬细胞分泌的弹性蛋白酶数量增多、活性增强，加剧了细支气管和肺泡壁弹性蛋白、Ⅳ型胶原和糖蛋白的降解，破坏了肺组织的结构，使肺泡回缩力减弱。临床资料也表明，遗传性 α_1-AT 缺乏者因血清中 α_1-AT 水平极低，故肺气肿的发病率较一般人高 15 倍。

由于上述诸因素的综合作用，细支气管和肺泡腔的残气量不断增多，压力升高，导致细支气管扩张，肺泡最终破裂融合成含气的大囊泡，形成肺气肿。

【类型】

根据病变部位、范围和性质的不同，可将肺气肿分为下列几种类型。

1. 肺泡性肺气肿（alveolar emphysema）　病变发生在肺腺泡（acinus）内，因其常合并小气道的阻塞性通气障碍，故也称为阻塞性肺气肿（obstructive emphysema）。根据发生部位和范围，又将其分为以下 3 种类型。

（1）腺泡中央型肺气肿（centriacinar emphysema）：此型最为常见，多见于中老年吸烟者或有慢性支气管炎病史者。其病变特点是位于肺腺泡中央的呼吸性细支气管呈囊状扩张，而肺泡管和肺泡囊的扩张不明显（图 7-3）。

（2）腺泡周围型肺气肿（periacinar emphysema）：也称隔旁肺气肿（paraseptal emphysema），此型多不合并慢性阻塞性肺疾病。其腺泡的呼吸性细支气管基本正常，而远侧端位于其周围的肺泡管和肺泡囊扩张。

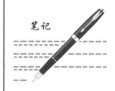

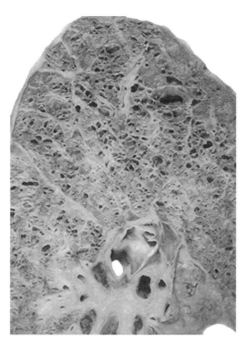

图 7-3 腺泡中央型肺气肿

（3）全腺泡型肺气肿（panacinar emphysema）：常见于青壮年及先天性 α_1-AT 缺乏症患者。其病变特点是呼吸性细支气管、肺泡管、肺泡囊和肺泡均扩张，含气小囊腔布满肺腺泡内。肺泡间隔破坏严重时，气肿囊腔融合形成直径超过 1 cm 的较大囊泡，称为囊泡性肺气肿。

2. 间质性肺气肿（interstitial emphysema）　肋骨骨折、胸壁穿透伤或剧烈咳嗽引起肺内压急剧增高等情况均可导致细支气管或肺泡间隔破裂，使空气进入肺间质而形成间质性肺气肿。气体出现在肺膜下、肺小叶间隔时，也可沿细支气管管壁和血管周围组织间隙扩散至肺门、纵隔，形成串珠状气泡，甚至可在上胸部和颈部皮下形成皮下气肿。

3. 其他类型肺气肿

（1）瘢痕旁肺气肿（paracicatricial emphysema）：是指出现在肺组织瘢痕灶周围，由肺泡破裂融合形成的局限性肺气肿，因其出现的具体位置不恒定且大小、形态不一，故也称为不规则型肺气肿。若气肿囊腔直径超过 2 cm，破坏了肺小叶间隔，称为肺大疱（bullae）。位于肺膜下的肺大疱破裂可引起气胸。

（2）代偿性肺气肿（compensatory emphysema）：是指肺萎缩及肺叶切除后残余肺组织或肺炎性实变病灶周围肺组织的肺泡代偿性过度充气，通常不伴有气道和肺泡壁的破坏或仅有少量肺泡壁破裂。

（3）老年性肺气肿（senile emphysema）：是因老年人的肺组织的弹性回缩力减弱，肺残气量增多而引起的肺膨胀。

【病理变化】

肉眼观，肺体积显著膨大，呈灰白色，边缘钝圆，柔软而缺乏弹性，指压后压痕不易消退。切面因肺气肿类型不同，所见囊腔的大小、分布的部位及范围均有所不同。

镜下观，肺泡扩张，肺泡间隔变窄、断裂，相邻肺泡融合成较大的囊腔（图 7-4）。肺泡间隔内毛细血管床数量减少，间质内肺小动脉内膜呈纤维性增厚。小支气管和细支气管可见慢性炎症改变。

145

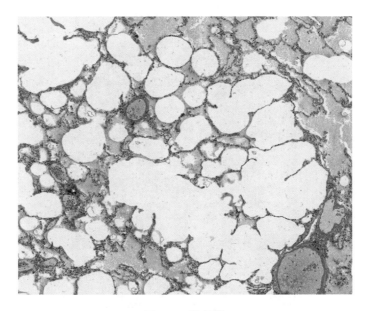

图 7-4　肺气肿
肺泡扩张，肺泡间隔变窄、断裂，相邻肺泡融合成较大的囊腔。

【临床病理联系】

患者除了有咳嗽、咳痰等慢性支气管炎的症状外，常因阻塞性通气障碍而出现呼气性呼吸困难、气促、胸闷、发绀等缺氧症状。严重者因长期处于过度吸气状态，其肋骨上抬，肋间隙增宽，胸廓前后径加大，形成肺气肿患者特有的体征，即"桶状胸"。因肺容积增大，X 线检查显示肺野扩大、横膈下降、透明度增加。后期由于肺泡间隔毛细血管床受压迫及数量减少，肺循环阻力增加，肺动脉压升高，最终导致慢性肺源性心脏病。

第二节　慢性肺源性心脏病

慢性肺源性心脏病（chronic cor pulmonale）是因慢性肺疾病、肺血管及胸廓的病变引起肺循环阻力增加，肺动脉压升高而导致以右心室室壁肥厚、心腔扩大甚或发生右心衰竭的心脏病，简称肺心病。我国肺心病的发病率较高，好发于冬、春季节，发病人群多为 40 岁以上的中老年人，北方地区肺心病的患者人数占住院心脏病患者人数的首位或第二位。

【病因和发病机制】

1. 原发性肺疾病　最常引起肺心病的是慢性阻塞性肺疾病，其中又以慢性支气管炎并发阻塞性肺气肿最常见，占 80%～90%；其次为支气管哮喘、支气管扩张、肺尘埃沉着病、慢性纤维空洞型肺结核和肺间质纤维化等。此类疾病时肺毛细血管床显著减少，小血管发生纤维化、闭塞，使肺循环阻力增加。由于阻塞性通气障碍，以及肺气血屏障破坏使气体交换面积减少等，肺泡氧分压降低，二氧化碳分压升高，引起肺小动脉反射性痉挛，使肺循环阻力增大，加重肺动脉高压及右心室后负荷，逐渐发生右心室肥大和扩张。

2. 限制性肺疾病　较少见。胸膜纤维化、胸廓和脊柱畸形疾病及胸廓成形术后等，均可使胸廓活动受限而引起限制性通气障碍；也可因肺部受压造成肺血管扭曲、肺萎陷等，肺循环阻力增加引起肺动脉压升高及肺心病。

3. 肺血管疾病 甚少见。原发性肺动脉高压及广泛或反复发生的肺小动脉栓塞（如虫卵、肿瘤细胞栓子）等可直接引起肺动脉高压，导致肺心病。

【病理变化】

1. 肺部病变 除原有肺疾病（如慢性支气管炎、肺尘埃沉着病等）所表现出的多种肺部病变外，肺心病时肺内的主要病理变化是肺小动脉的变化，特别是肺腺泡内小血管的构型重建，包括无肌型细动脉肌化及肌型小动脉中膜增生、肥厚，内膜下出现纵行平滑肌束等。此外，还可见肺小动脉炎，肺小动脉弹性纤维及胶原纤维增生，腔内血栓形成和机化，以及肺泡间隔毛细血管数量减少等。

2. 心脏病变 以右心室的病变为主，可见心室壁肥厚，心室腔扩张，扩大的右心室占据心尖部，外观钝圆。心脏重量增加，可达 850 g。右心室前壁肺动脉圆锥显著膨隆，右心室内乳头肌和肉柱显著增粗，室上嵴增厚（图 7-5）。通常以肺动脉瓣下 2 cm 处右心室前壁肌层厚度超过 5 mm（正常为 3~4 mm）作为诊断肺心病的病理形态标准。镜下观，可见右心室壁心肌细胞肥大，核增大、深染，也可见缺氧引起的心肌纤维萎缩、肌质溶解、横纹消失、间质水肿和胶原纤维增生等。

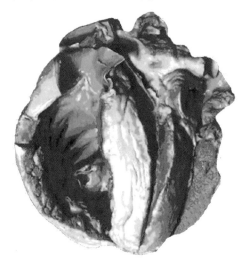

图 7-5 肺源性心脏病（大体观）
右心室壁肥厚，心室内乳头肌和肉柱增粗。

【临床病理联系】

肺心病发展缓慢，患者除了原有肺疾病的症状和体征外，还可逐渐出现呼吸功能不全（如呼吸困难、气急、发绀）和右心衰竭（如心悸、心率增快、全身淤血、肝脾肿大、下肢水肿）等主要临床表现。病情严重者，由于缺氧和二氧化碳潴留、呼吸性酸中毒等，可因出现脑水肿而并发肺性脑病，出现头痛、烦躁不安、抽搐、嗜睡甚至昏迷等症状。

预防肺心病的发生主要是对引发该病的肺部疾病进行早期治疗，并有效控制其发展。右心衰竭多由急性呼吸道感染致使肺动脉压增高而诱发，故积极治疗肺部感染是控制右心衰竭的关键。

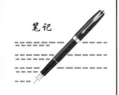

第三节　肺　炎

引导案例

患儿，女，5岁。因咳嗽、咳痰、气急7天，加重2天入院。查体：T 39.5 ℃，R 29次/分，P 169次/分。患儿呼吸急促，面色苍白，口唇发绀，精神萎靡，鼻翼扇动，双肺背侧下部可闻及湿啰音。心音钝，心律齐。辅助检查：血常规示白细胞计数为24×10⁹/L，中性粒细胞百分比为78%，淋巴细胞百分比为17%。X线检查显示左肺、右肺下叶可见灶状阴影。入院后给予抗生素及对症治疗，但患儿病情逐渐加重，经抢救无效死亡。

大体解剖：①肉眼观，左肺、右肺下叶背侧实变，切面可见粟粒大小、散在的灰黄色病灶。②镜下观，病变呈灶状分布，病灶中央可见细支气管管壁充血伴有中性粒细胞浸润，管腔中充满大量中性粒细胞及上皮细胞；病灶周围的肺泡中可见浆液和炎症细胞浸润。

案例思考：

(1) 该患儿所患疾病应与哪些疾病相鉴别？

(2) 该患儿病情恶化的原因是什么？死亡原因是什么？

(3) 在肺炎患者的护理中应注意哪些问题？

肺炎（pneumonia）是指肺组织的急性渗出性炎症，是呼吸系统的常见病和多发病。肺炎的分类方法有很多种：按致病因子可分为细菌性肺炎、病毒性肺炎、支原体肺炎、真菌性肺炎、立克次体肺炎等，按病变性质可分为纤维素性炎、化脓性炎等，按累及范围大小和部位可分为大叶性肺炎、小叶性肺炎及间质性肺炎。

一、大叶性肺炎

大叶性肺炎（lobar pneumonia）是指主要由肺炎链球菌引起的，以肺泡内弥漫性纤维素渗出为主的急性炎症。病变起始于肺泡，并迅速扩展至肺段或整个肺大叶，故称为大叶性肺炎。临床表现为起病急、寒战、高热、咳嗽、胸痛、咳铁锈色痰、呼吸困难及肺实变体征等。典型病程为7~10天，一般体温骤降并较快痊愈。大叶性肺炎多见于青壮年，男性多于女性。

〖病因和发病机制〗

90%以上的大叶性肺炎是由肺炎链球菌引起的，少数由肺炎克雷伯菌、金黄色葡萄球菌、流感嗜血杆菌、溶血性链球菌引起。肺炎链球菌存在于正常人的鼻咽部，带菌的正常人常是本病的传播源。当受寒、醉酒、疲劳和麻醉时，由于呼吸道的防御功能减弱，机体抵抗力降低，细菌易侵入肺泡而发病。进入肺泡内的病原菌迅速生长繁殖并引发肺组织的变态反应，导致肺泡间隔毛细血管扩张、通透性升高，浆液和纤维蛋白原大量渗出，并与细菌共同通过肺泡间孔（Cohn孔）或呼吸性细支气管而向邻近肺组织蔓延，波及部分或整个肺大叶，而肺大叶之间的蔓延则是经肺叶支气管播散所致。

【病理变化和临床病理联系】

大叶性肺炎的病理变化主要表现为肺泡内的纤维素性炎症，一般发生在单侧肺，以左肺或右肺下叶多见。典型的自然发展过程大致可分为 4 期，即充血水肿期、红色肝样变期、灰色肝样变期和溶解消散期。

1. **充血水肿期** 为发病后第 1~2 天。镜下观，肺泡壁毛细血管扩张、充血，肺泡腔内有大量的浆液、少量红细胞和中性粒细胞（图 7-6）。病原菌在渗出液中大量生长繁殖，并在肺内迅速播散，累及相邻的肺泡，使病变范围迅速扩大，波及整个肺段或肺大叶，并直达胸膜。肉眼观，病变肺组织肿胀，重量增加，颜色暗红，切面能挤出较多的泡沫状液体。

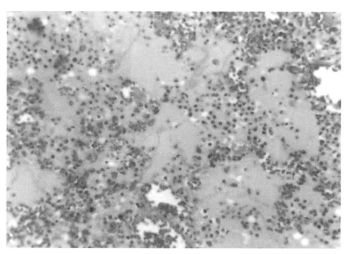

图 7-6 大叶性肺炎（充血水肿期）
肺泡壁毛细血管扩张、充血，肺泡腔内可见大量的浆液。

本期患者表现为全身中毒症状，如寒战、高热、咳嗽、咳粉红色泡沫样痰或痰中带血丝。听诊可闻及捻发音或湿啰音。渗出液中常可检出肺炎球菌。胸部 X 线检查显示呈片状分布的模糊阴影。

2. **红色肝样变期** 为发病后第 3~4 天。随着炎症的发展，肺泡腔中的渗出物增多，肺泡含气量减少。镜下观，肺泡壁毛细血管明显扩张、充血，肺泡腔内除有大量的红细胞外，还有逐渐增多的纤维素及中性粒细胞和少量的巨噬细胞（图 7-7）。其中纤维素连接成网，并常穿过肺泡间孔与相邻肺泡中的纤维素网相接。这一方面有利于限制细菌的扩散，另一方面有利于吞噬细胞吞噬病原菌。肉眼观，因肺泡壁毛细血管充血明显，肺叶肿胀，呈暗红色，质地变实、类似于肝，称为红色肝样变期。在病变肺叶的胸膜面常有纤维素性渗出物覆盖。肺切面呈颗粒状，这是由于肺泡腔内炎性渗出物凸出于切面。

临床上患者咳铁锈色痰，这是由于肺泡腔内红细胞被巨噬细胞吞噬后，形成含铁血黄素，并随痰液咳出。病变波及胸膜时可引起纤维素性胸膜炎，患者出现胸痛，可闻及胸膜摩擦音。由于肺实变区范围大，实变区内大量静脉血未能氧合而流入左心，引起静脉血掺杂，因而此期患者缺氧、发绀的表现比较明显。因病变肺叶实变，胸部叩诊呈浊音，触觉语颤增强；听诊正常呼吸音消失，可闻及支气管呼吸音。渗出物中可检出大量肺炎球菌。胸部 X 线检查显示大片致密阴影。

3. **灰色肝样变期** 为发病后第 5~6 天。镜下观，肺泡腔内纤维素性渗出物增多，相邻肺泡腔内的纤维素网连接更加紧密，纤维素网中有大量的中性粒细胞，肺泡壁毛细血管受压闭塞（图 7-8）。肉眼观，病变肺叶仍肿大，但充血消退，故由红色逐渐变为灰白色，质实如肝，故称为灰色肝样变期（图 7-9）。

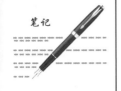

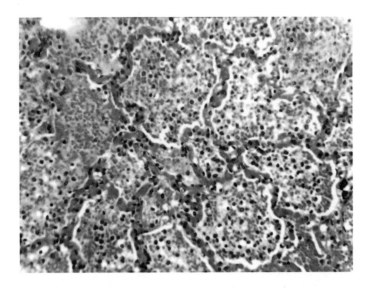

图 7-7 大叶性肺炎（红色肝样变期）
肺泡腔内充满红细胞和纤维素。

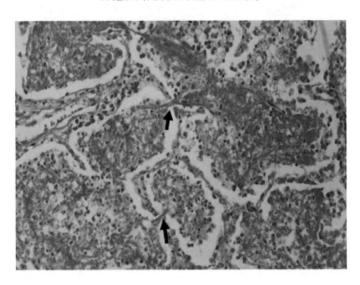

图 7-8 大叶性肺炎（灰色肝样变期）（一）
肺泡腔内充满渗出的纤维素及中性粒细胞，
箭头示相邻的肺泡腔内纤维素经肺泡间孔互相连接。

临床上，此期患者胸部叩诊、听诊及 X 线检查所见与红色肝样变期基本相同。此期虽然病变区仍无气体，但因肺泡壁毛细血管受压，血液不再流经病变肺部，故静脉血氧合不足的情况反而减轻，患者的缺氧症状有所改善。一般认为，此期患者体内针对病原体的抗体形成，临床表现开始减轻，患者咳出的痰由铁锈色逐渐变为黏液脓性，在渗出物中不易检出病原菌。

4. 溶解消散期　于发病后 1 周左右进入该期。此时机体的防御功能显著增强，病原菌被吞噬、消灭。镜下观，中性粒细胞大多变性、坏死，释放出大量蛋白溶解酶，使渗出物中的纤维素被溶解。溶解物由气道咳出，也可经淋巴管吸收。肉眼观，病变肺组织变软，切面实变病灶消失，最终肺组织可完全恢复正常。患者肺内炎症完全消散、肺功能恢复需要 1~3 周。

临床上由于肺泡壁渗出物的溶解、液化，痰量增加，呈稀薄状。听诊可闻及湿啰音，

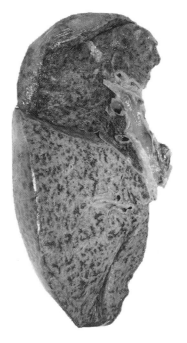

图7-9 大叶性肺炎（灰色肝样变期）（二）
病变肺叶肿大，呈灰白色，质实如肝。

实变体征逐渐消失。胸部X线检查显示实变区阴影密度降低，透亮度增加。

上述大叶性肺炎的病理变化是一个连续的过程，病变各期并无绝对的界限。近年来，由于应用抗生素治疗，有效干预了本病的自然经过，故已很少见到典型的4期病变过程。

【结局和并发症】

大叶性肺炎患者大多预后良好，经及时治疗，一般可以痊愈。其自然病程需10天左右，但炎症完全消退、肺功能恢复约需3周。

大叶性肺炎的并发症目前并不多见，主要有以下几种。

1. 中毒性休克 多由严重的毒血症引起。此时，患者的呼吸系统症状可不明显，但周围循环衰竭的表现（如面色苍白、四肢湿冷、神志不清、体温降低、血压下降等）较为突出。中毒性休克是大叶性肺炎的严重并发症，如不及时抢救可引起死亡。

2. 肺肉质变 主要见于某些患者，由于中性粒细胞渗出过少，其释出的蛋白酶不足以及时溶解和消除肺泡腔内的纤维素等渗出物，则由肉芽组织予以机化。肉眼观，病变部位肺组织变成褐色肉样纤维组织，称为肺肉质变（图7-10）。

3. 败血症 见于严重感染时，由细菌侵入血流并繁殖所致。患者可表现为化脓性脑膜炎、关节炎、腹膜炎、心内膜炎及脑脓肿等。

4. 肺脓肿及脓胸 此并发症少见，主要见于病原菌毒力强、机体抵抗力差的情况，并且大多病例由于混合感染，肺组织出现坏死、化脓而形成肺脓肿。在重症病例中，纤维素性胸膜炎可发展为纤维素性化脓性胸膜炎，甚至形成脓胸。

二、小叶性肺炎

小叶性肺炎（lobular pneumonia）主要由化脓性细菌引起，是以细支气管为中心，以肺小叶为单位的急性化脓性炎，又称支气管肺炎。此型多见于小儿、年老体弱者及久病卧床者。

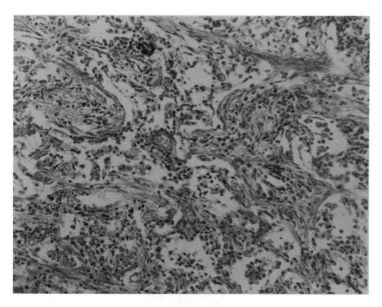

图 7-10　肺肉质变（镜下观）

【病因和发病机制】

小叶性肺炎大多由细菌引起，常见的致病菌有葡萄球菌、肺炎球菌、流感嗜血杆菌、肺炎克雷伯菌、链球菌、铜绿假单胞菌及大肠埃希菌等。小叶性肺炎的发病常与上述细菌中致病力较弱的菌群有关，它们通常是口腔或上呼吸道内的常驻菌。其中致病力较弱的 4 型、6 型、10 型肺炎球菌是最常见的致病菌。

在患有传染病或营养不良、恶病质、昏迷、麻醉和手术后等情况下，由于机体抵抗力下降，呼吸系统防御功能受损，这些细菌就可能侵入通常无菌的细支气管及末梢肺组织并生长和繁殖，从而引起小叶性肺炎。因此，小叶性肺炎常是某些疾病的并发症，如麻疹后肺炎、手术后肺炎、吸入性肺炎、坠积性肺炎等。

【病理变化】

小叶性肺炎的病理变化特征是以细支气管为中心的化脓性炎。由于小叶性肺炎大多为吸入性感染，病变常散布于两肺各叶，尤以两肺下叶和背侧病灶较多见。

镜下观，病灶内细支气管黏膜充血、水肿。严重时，被覆的纤毛柱状上皮发生变性、坏死、脱落。细支气管管腔内出现较多的中性粒细胞、脱落的上皮细胞及渗出的浆液，细支气管结构破坏，伴有中性粒细胞浸润。细支气管周围的肺泡腔充满脓性渗出物，纤维素一般较少。病灶附近的肺组织充血，肺泡扩张，呈代偿性肺气肿（图 7-11）。

肉眼观，通常两肺同时受累，以下叶及背侧较为严重。两肺表面和切面有多个散在的实变病灶，病灶直径多为 0.5~1.0 cm（相当于肺小叶范围），呈暗红色或灰黄色，质实。在病灶中央，常可见细支气管断面。在幼儿及年老体弱者，病变多较严重，常见相邻病灶融合，呈大片实变区，形成融合性支气管肺炎。

【临床病理联系】

小叶性肺炎时，因病变支气管壁受炎症刺激，黏液分泌增多。咳嗽、咳黏液脓性痰是小叶性肺炎较早期的临床表现。因细支气管腔及肺泡腔内有炎性渗出物积聚，听诊时可闻及湿啰音。若病变范围广泛，融合的实变范围达 3~5 cm 以上时，患者可出现肺实变体征。患者可因通气和换气功能障碍而出现呼吸困难、缺氧、发绀等症状。X 线检查可见两肺散在不规则的小片状或斑点状模糊阴影。

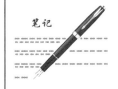

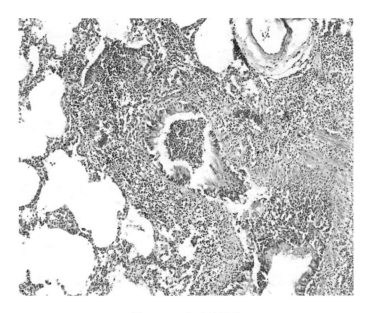

图7-11 小叶性肺炎
病灶中央为病变的细支气管，管腔内及其周围肺泡腔内充满
以中性粒细胞为主的炎性渗出物，病灶周围可见代偿性肺气肿。

【结局和并发症】

小叶性肺炎经及时治疗，多数患者可以痊愈。若有其他疾病并存，则容易出现并发症。常见的并发症如下。

1. 呼吸衰竭　如病灶发生大片融合，可严重影响肺的通气和换气功能，引起呼吸衰竭，造成缺氧及二氧化碳潴留。严重者可出现烦躁、抽搐、嗜睡、昏迷等肺性脑病表现。

2. 心力衰竭　因肺部炎症、充血，肺循环阻力增加，加重心脏负担，又因缺氧及毒血症，心肌受到损害，可出现急性心力衰竭。

3. 肺脓肿及脓胸　较少见。一般在机体抵抗力差，毒力强的葡萄球菌或各种化脓菌混合感染时发生。

4. 支气管扩张　若支气管管壁炎症所致的病变严重，未能有效控制而发展为慢性病变时，管壁结构遭到破坏，加上附近肺组织纤维化所产生的牵拉作用，导致支气管持久扩张。

大叶性肺炎和小叶性肺炎的区别见表7-1。

表7-1 大叶性肺炎和小叶性肺炎的区别

	大叶性肺炎	小叶性肺炎
病原菌	95%以上是肺炎球菌	各种化脓菌混合感染
发病情况	原发性多见，以青壮年多见	继发性多见，以小儿及年老体弱者多见
病变性质	纤维素性炎	化脓性炎
病变范围	始于肺泡→肺段→肺大叶	始于细支气管→肺小叶
临床表现	寒战、高热、咳嗽、胸痛，咳铁锈色痰，呼吸困难，肺实变体征，病程较短	起病慢，以发热、咳脓痰、呼吸困难、肺部啰音为主，病程长短不一
并发症	中毒性休克，肺肉质变，败血症，肺脓肿及脓胸	呼吸衰竭，心力衰竭，肺脓肿及脓胸，支气管扩张

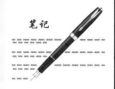
三、间质性肺炎

间质性肺炎（interstitial pneumonia）是指主要发生在肺泡壁、小叶间隔、细支气管周围等肺间质的炎症，多由病毒或肺炎支原体引起。

（一）病毒性肺炎

病毒性肺炎（viral pneumonia）常由上呼吸道病毒感染向下蔓延所致。引起肺炎的病毒种类较多，常见的有流感病毒、呼吸道合胞病毒、腺病毒、副流感病毒、麻疹病毒、巨细胞病毒等，也可由一种以上病毒混合感染并可继发细菌感染。除流感病毒、副流感病毒外，患者多为儿童，症状轻重程度不等。病毒性肺炎多为散发，偶可造成流行。

〖病理变化〗

病毒性肺炎主要表现为间质性炎症。肉眼观，病变不明显，病变肺组织因充血、水肿，体积可轻度肿大。镜下观，主要表现为沿支气管、细支气管及其周围和小叶间隔分布的间质性炎症。病理变化可因病情轻重而不同，通常表现为肺泡间隔明显增宽，肺间质内血管充血、水肿及淋巴细胞、单核细胞浸润。肺泡腔内一般无渗出物或仅有少量浆液（图7-12）。病变较重者，除上述的间质炎症外，支气管、细支气管上皮的灶状坏死也较常见，肺泡腔内还可出现浆液、少量纤维素、红细胞及巨噬细胞的渗出，甚至发生组织坏死。

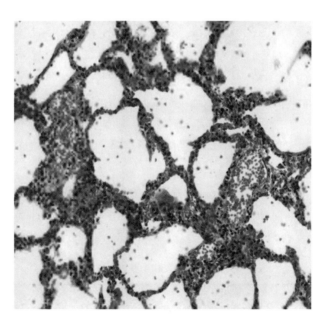

图 7-12　病毒性肺炎
肺泡间隔增宽，肺间质内可见淋巴细胞、单核细胞浸润。

病毒性肺炎还有一些特殊的病理变化。①透明膜形成：有些病毒性肺炎（如流感病毒、麻疹病毒和腺病毒等所致的肺炎），肺泡腔内渗出明显，渗出物浓缩、凝结成一层红染的膜状物并贴附于肺泡内表面，即透明膜形成。②支气管上皮和肺泡上皮也可增生，甚至形成多核巨细胞，故有巨细胞性肺炎之称。③病毒包涵体：在增生的上皮细胞和多核巨细胞中常可检到病毒包涵体（图7-13），其病毒包涵体可见于细胞核内并呈嗜碱性（如腺病毒、巨细胞病毒感染时），或见于胞质内并呈嗜酸性（如呼吸道合胞病毒感染时），或胞核和胞质内均可见到（如麻疹病毒感染时）。病毒包涵体常呈圆形或椭圆形，体积约红细胞大小，其周围常有清晰的透明晕。病毒包涵体的检出是病理组织学诊断病毒性肺炎的重要依据。

在某些重症病毒性肺炎患者中，除上述病变外，还可出现坏死性支气管炎和坏死性支气管肺炎。

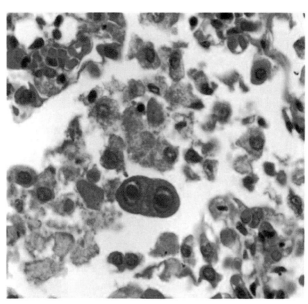

图 7-13　病毒包涵体
肺泡上皮细胞核内可见嗜酸性、均质状的圆形小体，其周围可见透明晕。

〖临床病理联系〗

因炎症刺激和缺氧，患者可出现剧烈咳嗽、呼吸困难、发绀，晚期合并细菌感染时，肺部可有实变体征。在重症病例中，由于中毒症状明显，甚至可出现中毒性脑病。坏死性支气管肺炎时，因支气管壁及肺组织遭受不同程度的损害，修复时常有纤维瘢痕形成，易导致支气管扩张。

（二）支原体肺炎

支原体肺炎（mycoplasmal pneumonia）是由肺炎支原体引起的一种间质性肺炎。肺炎支原体存在于患者呼吸道分泌物中，主要通过飞沫传播，通常为散发性，偶尔流行，以秋、冬季节发病较多。支原体肺炎多发生于 20 岁以下的青少年，发病率随着年龄的增长而降低。

〖病理变化〗

肺炎支原体感染可波及整个呼吸道，引起上呼吸道炎、气管炎和支气管炎及肺炎。肺部病变常累及一叶肺组织，以下叶多见，偶可波及双肺。支原体肺炎的病理变化主要发生于肺间质，故病灶实变不明显，常呈节段性分布，肉眼观呈暗红色，切面可有少量红色泡沫状液体溢出，气管或支气管管腔内可有黏液性渗出物，胸膜一般不被累及。镜下观，病变区内肺泡间隙明显增宽，血管扩张、充血，间质水肿伴有大量淋巴细胞、单核细胞和少量浆细胞浸润。肺泡腔内无渗出物或仅有少量混有单核细胞的浆液性渗出液。小支气管、细支气管管壁及其周围间质充血、水肿及慢性炎症细胞浸润，伴有细菌感染时可有中性粒细胞浸润。在严重病例中，支气管上皮和肺组织可有明显的坏死、出血。

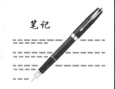

〖临床病理联系〗

患者起病较急，多有发热、头痛、咽痛、倦怠等全身不适症状，但最突出的症状是支气管和细支气管的急性炎症引起的剧烈咳嗽，初为干咳，之后咳黏液痰。由于肺泡腔内渗出物很少，故很少有湿啰音及实变体征。胸部 X 线检查显示肺部呈节段性分布的网状或斑片状阴影。

〖结局〗

大多数支原体肺炎预后良好，自然病程约为 2 周，患者可痊愈。病死率为 0.1%~1.0%。

第四节　肺硅沉着病

肺硅沉着病（silicosis）是尘肺的一种，简称硅肺（曾称矽肺）。尘肺（pneumoconiosis）是指有害粉尘沉积于肺部而引起的一种职业病。其病变包括粉尘结节、肺纤维化等，常伴有肺功能障碍。按病因可分为无机尘肺（如硅肺、煤工肺、石棉肺等）和有机尘肺，后者多由吸入具有抗原性的有机尘埃（如含真菌孢子的植物尘埃、细菌产物和动物蛋白等）所致，包括农民肺、棉尘肺、茶尘肺、皮毛尘肺等。在我国主要是硅肺、煤工肺和石棉肺。

肺硅沉着病是由长期吸入大量含游离二氧化硅（SiO_2）的粉尘微粒而引起的以硅结节形成和弥漫性肺间质纤维化为特征的一种尘肺病。硅肺是危害最严重的一种职业病，其特点是发展缓慢，即使在脱离硅尘作业后，病变仍然继续缓慢发展。患者多在接触硅尘 10~15 年后才发病。

【病因和发病机制】

游离二氧化硅主要存在于石英中，石英成分中 SiO_2 占 97%~99%。长期从事开矿、采石作业、坑道作业及在石英粉厂、玻璃厂、耐火材料厂、陶瓷厂和搪瓷厂生产作业的工人在生产过程中，若不注意防护措施而长期吸入硅尘，则可发生硅肺。

吸入空气中的游离二氧化硅粉尘是硅肺发病的主要原因。发病与否与吸入二氧化硅的数量、颗粒大小及其形状、作用时间密切相关。一般认为，硅尘颗粒直径>5 μm 者经过呼吸道时易附着于黏膜表面，大多被黏液-纤毛排送系统清除至体外；而颗粒直径<5 μm 者则可被吸入肺内而直达肺泡，并被聚集于肺泡间隔或支气管周围的巨噬细胞所吞噬，形成早期硅肺的细胞性结节。

【病理变化】

硅肺的基本病理变化是硅结节形成和肺组织的弥漫性纤维化。硅结节形成是硅肺的特征性病变。

1. 硅结节形成　早期硅结节为细胞性硅结节，由吞噬硅尘的巨噬细胞组成，多位于肺小动脉周围。继而结节发生纤维化和玻璃样变性，形成纤维性结节和玻璃样结节。镜下观，典型的硅结节中，玻璃样变性的胶原纤维组织呈同心圆状排列，似洋葱切面，中央常有闭塞的小血管（或淋巴管）及巨噬细胞，周围由成纤维细胞、纤维细胞组成（图7-14）。肉眼观，硅结节境界清楚，直径 2~5 mm，呈圆形或椭圆形，灰白色、质硬，触之有砂样感。晚期，硅结节可融合成团块状，团块的中央常因缺血、缺氧而发生坏死、液化，形成硅肺性空洞。

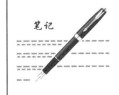

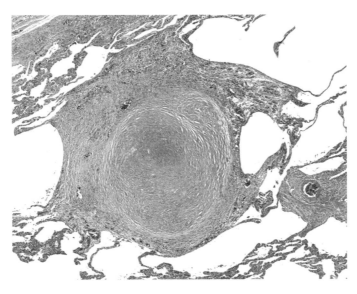

图 7-14　肺硅沉着病（镜下观）

硅结节由玻璃样变性的胶原纤维构成。

2. 肺组织弥漫性纤维化　病变肺组织内除可见硅结节外，尚可见范围不等的弥漫性纤维化病灶，镜下观为致密的玻璃样变性的胶原纤维。晚期病例中，纤维化肺组织可达全肺 2/3 以上。胸膜也可因弥漫性纤维化而广泛增厚，厚度可达 1~2 cm。

【并发症】

1. 肺结核　硅肺最常见的并发症是肺结核，硅肺病变越严重，并发肺结核的概率越高。这可能与机体抵抗力下降，硅尘对巨噬细胞的损害，使机体对结核分枝杆菌的防御功能降低有关。

2. 慢性肺源性心脏病　晚期硅肺患者常并发肺源性心脏病，主要为肺组织弥漫性纤维化等病变引起的肺动脉高压所致。严重者可因右心衰竭而死亡。

3. 肺部感染　因患者抵抗力低下，又有小气道引流不畅，易继发细菌或病毒感染。

4. 肺气肿和自发性气胸　晚期硅肺患者常有不同程度的阻塞性肺气肿，有时在肺膜下出现肺大疱，若破裂可发生自发性气胸。

第五节　呼吸系统常见肿瘤

一、肺癌

肺癌是最常见的恶性肿瘤之一，半个世纪以来肺癌的发病率和死亡率一直呈明显上升趋势。据统计，在多数发达国家中肺癌的发病率居恶性肿瘤的首位，在我国多数大城市内肺癌的发病率和死亡率也居恶性肿瘤的第一位和（或）第二位。90% 以上的肺癌患者的发病年龄超过 40 岁。近年来随着女性吸烟者数量不断增多，男女患者比例已由 4：1 转变为 1.5：1.0。

【病因】

肺癌的病因复杂，目前认为主要与以下因素有关。

1. 吸烟　是肺癌致病的最危险因素之一。因香烟燃烧的烟雾中含有 3,4-苯并芘、尼

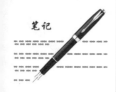
古丁、焦油等多种致癌物质，吸烟者的肺癌发病率比普通人群高20~25倍。

2. 大气污染　大城市和工业区肺癌的发病率和死亡率都较高，主要与交通工具或工业排放的废气或粉尘污染空气密切相关，污染的空气中3,4-苯并芘、二乙基亚硝酸胺及砷等致癌物的含量均较高。有资料表明，肺癌的发病率与空气中3,4-苯并芘的浓度呈正相关。此外，吸入家居装饰材料散发的氡及氡子体等物质也是肺癌发病的危险因素。

3. 职业因素　从事某些职业的人群，如长期接触放射性物质（铀）或吸入含石棉、镍、砷等化学致癌粉尘的工人，其肺癌发病率明显较高。

【病理变化】

1. 大体类型　根据肺癌的发生部位及大体形态特点，将其分为3个主要类型。这种分型与临床X线检查分型基本一致。

（1）中央型：中央型肺癌发生于主支气管或叶支气管，在肺门部形成肿块（图7-15）。此型临床上最常见，占肺癌总病例数的60%~70%。右肺多于左肺，上叶多于中下叶。肿瘤可向支气管管腔内呈息肉状或菜花状突出，也可向管壁呈弥漫性浸润，使管壁增厚、僵硬，黏膜皱襞消失。有时肿瘤还可突破管壁而向周围肺组织浸润。晚期，原发癌与受累的肺门淋巴结互相融合，形成巨大癌块，将原支气管包埋其中。

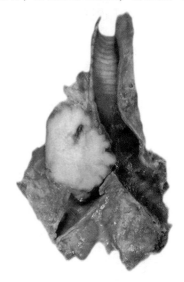

图7-15　中央型肺癌
可见肺门处有一不规则肿物。

（2）周围型：周围型肿瘤位于肺叶周边部，多由肺段以下支气管发生，占肺癌总病例数的30%~40%。肿瘤常为孤立性肿块，呈结节状，无包膜，直径为2~8 cm，境界清楚，与支气管的关系不明显（图7-16）。本型发生淋巴结转移较中央型晚，但可侵犯胸膜。

（3）弥漫型：此型极少见，占肺癌总病例数的2%~5%。癌组织起源于末梢的肺组织，沿肺泡管及肺泡呈弥漫性浸润生长，形成的多个粟粒大小的结节布满肺大叶的一部分或全肺叶；也可形成大小不等的多发性结节并散布于多个肺叶内，易与肺转移癌相混淆。

早期肺癌和隐性肺癌：近年来，国内外对早期肺癌（early lung cancer）和隐性肺癌（occult lung cancer）进行了较多研究。一般认为，发生于段支气管以上的大支气管者，即中央型早期肺癌，其癌组织仅局限于管壁内生长，包括腔内型和管壁浸润型，后者不

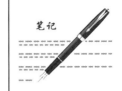

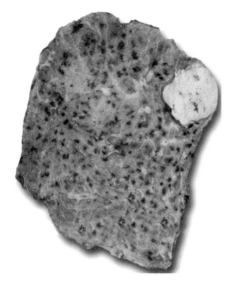

图 7-16　周围型肺癌

突破外膜，未侵及肺实质，且无局部淋巴结转移。发生于小支气管者，又称周围型早期肺癌，在肺组织内呈结节状，直径小于 2 cm，无局部淋巴结转移。隐性肺癌一般是指肺内无明显肿块，影像学检查阴性而痰细胞学检查显示癌细胞阳性，手术切除标本经病理学证实为支气管黏膜原位癌或早期浸润癌而无淋巴结转移。

2. 组织学类型　通常根据肺癌的组织学表现，将肺癌分为鳞状细胞癌、腺癌、小细胞癌（未分化癌）、大细胞癌等 4 种基本类型。

（1）鳞状细胞癌（简称鳞癌）：为肺癌中最常见的类型之一，其中 80%~85% 的鳞癌为中央型肺癌。患者绝大多数为中老年男性，且大多有吸烟史。根据细胞分化程度又可分为高分化鳞癌、中分化鳞癌、低分化鳞癌。

（2）腺癌：近年来腺癌的发病率有明显上升的趋势，是女性肺癌中最常见的类型，患者多为非吸烟者。肺腺癌通常发生于较小支气管上皮，故大多数（65%）为周围型肺癌。肿块通常位于胸膜下，境界不清晰，常累及胸膜（发生率约为 77%）。临床治疗效果及预后不及鳞癌。

（3）小细胞癌：小细胞癌占全部肺癌的 15%~20%，患者多为男性，且与吸烟密切相关。小细胞癌是肺癌中分化最低、恶性度最高的一种。肺小细胞癌生长迅速、转移发生早，患者 5 年生存率仅为 1%~2%。肺小细胞癌的手术切除效果差，但对放疗及化疗较为敏感。肿瘤多为中央型，常发生于大支气管，向肺实质呈浸润生长，形成巨块。镜下观，癌细胞小，常呈圆形或卵圆形，似淋巴细胞，但核体积较大；也可呈梭形或燕麦形，胞质少，似裸核，癌细胞呈弥漫分布或呈片状、条索状排列，称为燕麦细胞癌（图 7-17）。癌细胞有时也可围绕小血管形成假菊形团结构。

（4）大细胞癌：又称为大细胞未分化癌。半数肺大细胞癌发生于大支气管，肿块常较大。镜下观，癌细胞常呈实性团块或片状，或弥漫分布。癌细胞体积大，胞质丰富，通常均质、淡染，也可呈颗粒状或胞质透明。核呈圆形、卵圆形或不规则形，染色深，异型性明显，核分裂象多见。大细胞肺癌的恶性程度高，生长迅速，转移早而广泛，生存期大多在 1 年之内。

【扩散途径】

1. 直接蔓延　中央型肺癌常直接侵犯纵隔、心包及周围血管，或沿支气管向同侧甚

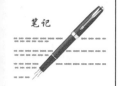
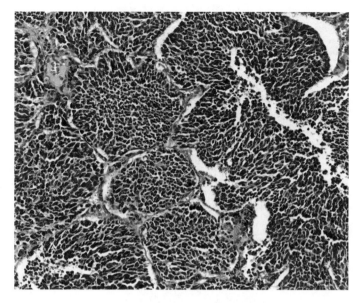

图 7-17　肺小细胞癌（燕麦细胞癌）

至对侧肺组织蔓延。周围型肺癌可直接侵犯胸膜并侵入胸壁。

2. 转移　肺癌转移发生较快且较多见。沿淋巴道转移时，首先转移至支气管肺门淋巴结，再扩散至纵隔、锁骨上、腋窝、颈部淋巴结。血道转移常见于脑、肾上腺、骨等器官和组织，也可转移至肝、肾、甲状腺和皮肤等处。

【临床病理联系】

早期肺癌常因症状不明显而易被忽视，之后常有咳嗽、痰中带血及胸痛等症状，咯血时最易引起注意，因而就诊。

肺癌患者的症状和体征与肿瘤的部位、大小和扩散情况有关。癌组织压迫或阻塞支气管时，可引起远端肺组织局限性萎陷或肺气肿；癌组织侵犯胸膜时除引起胸痛外，还可致血性胸腔积液；如食管受累可引起支气管-食管瘘；位于肺尖部的肿瘤，如压迫或侵犯颈交感神经链时，可引起同侧眼睑下垂、瞳孔缩小、皮肤无汗等交感神经麻痹综合征（Horner 综合征）；侵犯臂丛神经时可出现上肢疼痛和肌肉萎缩。

【预后】

肺癌患者大多预后不良，早发现、早诊断、早治疗对提高治愈率和生存率至关重要。年龄在 40 岁以上，特别是长期吸烟者，若出现咳嗽、气急、痰中带血和胸痛或刺激性咳嗽、干咳无痰等症状，应高度警惕，并及时进行 X 线、痰液细胞学、肺纤维支气管镜及活体组织病理学检查，以期尽早发现，提升治疗效果。

二、鼻咽癌

鼻咽癌（nasopharyngeal carcinoma）是由鼻咽部黏膜上皮发生的恶性肿瘤。本病见于世界各地，但以我国南方各省的发病率为最高，特别是广东省珠江三角洲和西江流域。本病男性患者多于女性，发病年龄多在 40~50 岁。患者的临床表现为鼻出血、鼻塞、耳鸣、听力减退、复视、偏头痛和颈部淋巴结肿大等。

【病因】

鼻咽癌的病因尚未完全阐明，现有的研究表明鼻咽癌的发生与下列因素有关。

1.EB 病毒　已知 EB 病毒与鼻咽癌关系密切，其主要证据为瘤细胞内存在 EBV-

DNA 和核抗原。90%以上患者的血清中能检出 EB 病毒核抗原、膜抗原等多种抗原成分的相应抗体。但 EB 病毒如何使上皮细胞发生癌变的机制尚不清楚，因而 EB 病毒是引发鼻咽癌的直接因素，还是间接或辅助因素尚不能确定。

2. 遗传因素　流行病学调查表明鼻咽癌不仅有明显的地域性，部分病例也有明显的家族性。高发区居民移居国外或外地后，其后裔的发病率仍远远高于当地人群，提示本病可能与遗传因素有关。

3. 化学致癌物质　某些致癌的化学物质（如亚硝酸胺类、多环芳烃类及微量元素镍等）也与鼻咽癌的发病有一定的关系。

【病理变化】

鼻咽癌最多见于鼻咽顶部，其次为外侧壁与咽隐窝，发生于前壁者最少。鼻咽癌也可同时发生在 2 个部位，如顶部和侧壁。

早期鼻咽癌常表现为局部黏膜粗糙或略隆起，或形成隆起黏膜面的小结节，随后可发展成结节型、菜花型、黏膜下浸润型和溃疡型肿块。结节型最多见，其次为菜花型。

【组织学类型】

鼻咽癌绝大多数起源于鼻咽黏膜柱状上皮的储备细胞，少数来源于鳞状上皮的基底细胞。柱状上皮中的储备细胞是一种原始的具有多向分化潜能的细胞，既可分化为柱状上皮，又可分化为鳞状上皮，以致鼻咽癌的组织结构复杂，分类意见难以统一，迄今尚无完善的病理学分类。现将较常见的鼻咽癌组织学类型按其组织学特征及分化程度分述如下。

1. 鳞癌　可分为分化型鳞癌和未分化型鳞癌，其中分化型又可分为高分化鳞癌和低分化鳞癌。高分化鳞癌较少见，癌巢中可见细胞内角化和角化珠；低分化鳞癌是最常见的类型，癌细胞大小、形态不一，核大、深染，无细胞角化及角化珠形成。未分化型鳞癌有两种形态学表现：其中一类为泡状核细胞癌，癌细胞呈片状或不规则巢状分布，胞质丰富，核大且呈空泡状；另一类未分化鳞癌的癌细胞小，胞质少，癌细胞呈弥漫分布，无明显的巢状结构。

2. 腺癌　可分为高分化腺癌和低分化腺癌。前者为柱状细胞腺癌或乳头状腺癌；后者的癌细胞呈不规则条索状或片状排列，无腺泡和腺管状结构。

【扩散途径】

1. 直接蔓延　癌组织呈侵袭性生长，向上蔓延可破坏颅底骨质，从而侵入颅内，损伤第Ⅱ～Ⅵ对脑神经；向下侵犯梨状隐窝、会厌及喉上部；向外侧可破坏咽鼓管而侵入中耳；向前可蔓延至鼻腔甚至眼眶，也可由鼻腔向下破坏硬腭和软腭；向后则可破坏上段颈椎和脊髓。

2. 淋巴道转移　由于鼻咽黏膜有丰富的淋巴管，故癌细胞早期即可发生淋巴道转移，一般先至颈后淋巴结，然后至颈上深部淋巴结，极少转移至颈浅淋巴结。颈淋巴结转移多发生在同侧，极少向对侧转移，后期可双侧均受累。临床上，一般多在颈上部胸锁乳突肌上端内侧出现无痛性肿块，约半数患者以此作为首发症状而就诊。

3. 血道转移　较晚发生，常可转移至肝、肺、骨、肾、肾上腺和胰等器官和组织。

【结局】

鼻咽癌因早期症状常不明显而易被忽略，确诊时多已是中期或晚期，常有转移，故治愈率低。本病的治疗以放疗为主，其疗效和预后与病理组织学类型有关。恶性程度高的低分化鳞癌和泡状核细胞癌对放疗敏感，经治疗后病情可明显缓解，但较易复发。

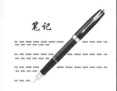

三、喉癌

喉癌（laryngeal carcinoma）是上呼吸道常见的恶性肿瘤。患者年龄多在 40 岁以上，大约 96% 的患者为男性。长期大量吸烟或酗酒及环境污染是主要危险因素。声嘶是喉癌（声带癌）患者常见的早期症状，发生于声带外侧者可无声嘶症状。

【病理变化】

根据喉镜检查，按喉癌发生的解剖部位分为 4 型：声带型、声门上型、跨声门型、声带下型。喉癌的主要组织学类型是鳞癌，占 95%～98%；腺癌少见，约占 2%。按鳞癌发展程度可分为以下 3 型。

1. 原位癌 癌仅限于上皮内，上皮全层均发生癌变但不突破基底膜。该型甚少见，有的原位癌可长期保持，而不发展为浸润癌。

2. 早期浸润癌 一般由原位癌发展而来，部分癌组织突破上皮基底膜并向下浸润，在固有膜内形成癌巢。

3. 浸润癌 最常见，癌组织已浸润喉壁。组织学上将其分为高分化鳞癌、中分化鳞癌和低分化鳞癌，其中以高分化鳞癌多见，癌细胞间可见细胞间桥，有细胞角化和角化珠形成。低分化者细胞异型性大，常以梭形细胞为主，且弥散分布而不呈巢状，似肉瘤结构。

【扩散途径】

喉癌常向黏膜下层浸润蔓延，侵犯邻近软组织。肿瘤向前可破坏甲状软骨、颈前软组织、甲状腺，向后扩散可累及食管，向下蔓延至气管。

喉癌转移一般发生较晚，常经淋巴道转移至颈淋巴结，多见于颈总动脉分叉处淋巴结。血道转移较少见，主要转移至肺、骨、肝、肾等处。

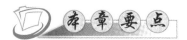

1. 慢性阻塞性肺疾病 是一组慢性气道阻塞性疾病的统称，其共同特点为肺实质和小气道受损，导致慢性气道阻塞、呼吸阻力增加和肺功能不全，主要包括慢性支气管炎、支气管哮喘、支气管扩张和肺气肿等疾病。

慢性支气管炎是一种由气管、支气管黏膜及其周围组织的慢性非特异性炎症所致的慢性呼吸系统疾病，常见于老年人。临床上以反复发作咳嗽、咳痰或伴有喘息症状为特征，且症状每年至少持续 3 个月，连续 2 年以上发作，即可诊断为慢性支气管炎。

肺气肿是指因末梢肺组织（呼吸性细支气管、肺泡管、肺泡囊、肺泡）含气量过多，伴有肺泡间隔破坏，肺组织弹性减弱、肺功能降低的一种病理状态。

2. 慢性肺源性心脏病 是因慢性肺疾病、肺血管及胸廓的病变引起肺循环阻力增加，肺动脉压升高而导致以右心室室壁肥厚、心腔扩大甚至发生右心衰竭的心脏病，简称肺心病。通常以肺动脉瓣下 2 cm 处右心室前壁肌层厚度超过 5 mm（正常为 3～4 mm）作为诊断肺心病的病理形态标准。

3. 肺炎 是指肺组织的急性渗出性炎症，是呼吸系统的常见病和多发病。按累及范围大小和部位可分为大叶性肺炎、小叶性肺炎及间质性肺炎。

（1）大叶性肺炎：是指主要由肺炎链球菌引起的以肺泡内弥漫性纤维素渗出为主的急性炎症。其病理变化可呈典型的自然发展过程，即充血水肿期、红色肝样变期、灰色肝样变期和溶解消散期。

（2）小叶性肺炎：主要由化脓性细菌引起，是以细支气管为中心，以肺小叶为单位的急性化脓性炎，又称支气管肺炎。

（3）间质性肺炎：是指主要发生在肺泡壁、小叶间隔、细支气管周围等肺间质的炎症，多由病毒或肺炎支原体引起。

4. 肺硅沉着病　是指由长期吸入大量含游离二氧化硅（SiO_2）的粉尘微粒而引起的以硅结节形成和弥漫性肺间质纤维化为特征的一种尘肺病。硅肺的基本病理变化是硅结节形成和肺组织的弥漫性纤维化。

5. 呼吸系统常见肿瘤　以肺癌、鼻咽癌、喉癌多见。在肺癌的大体类型中，以中央型多见，其次是周围型和弥漫型；肺癌最常见的组织学类型是鳞状细胞癌。肺癌患者大多预后不良，早发现、早诊断、早治疗对提高治愈率和生存率至关重要。

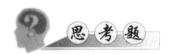

1. 简述慢性支气管炎的病理变化与临床病理联系。

2. 哪些常见的肺部疾病可导致肺心病？阐述其发生机制。

3. 大叶性肺炎、小叶性肺炎、间质性肺炎的病因、病变性质及特点有何不同？

4. 简述肺癌的大体类型和组织学类型。

（王凌霄）

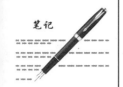

第八章　消化系统疾病

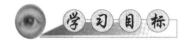

> 1. 掌握慢性胃炎的类型，溃疡病的病变特点、临床病理联系及并发症，非特异性肠炎的病变特点，病毒性肝炎的基本病理变化，肝硬化的病因、发病机制、病变特点及临床病理联系，消化系统肿瘤的病变特点及临床病理联系。
> 2. 能够辨识消化系统常见疾病的病变器官的大体形态和组织结构。
> 3. 学会运用所学消化系统疾病的病理学知识对患者进行健康教育，合理地进行病情观察。

消化系统包括消化管和消化腺。消化管是由口腔、食管、胃、肠及肛门组成的连续的管道系统。消化腺包括涎腺、肝、胰及消化管的黏膜腺体等，其主要功能有消化、吸收、排泄、解毒及内分泌等。消化系统疾病（如胃炎、溃疡病、肠炎、肝炎、肝硬化等）均属于常见病、多发病，而消化系统肿瘤中的食管癌、胃癌、大肠癌、肝癌，在我国有较高的发病率，危害严重。

第一节　胃　炎

胃炎（gastritis）是胃黏膜的炎症性病变，是一种常见病，可分为急性胃炎和慢性胃炎。急性胃炎常有明确的病因；慢性胃炎的发病机制较复杂，目前尚未完全明确，其病理变化多样。

一、急性胃炎

急性胃炎（acute gastritis）常见的类型有以下 4 类。

1. 急性刺激性胃炎（acute irritation gastritis）　多由暴饮暴食引起，胃黏膜充血、水肿，有时可有糜烂。常有胃黏液分泌亢进，也称为急性卡他性胃炎（acute catarrhal gastritis）。

2. 急性出血性胃炎（acute hemorrhagic gastritis）　本病的发生与服用某些药物（如水杨酸制剂）、过量应用肾上腺皮质激素及过度饮酒有关。

3. 急性感染性胃炎（acute phlegmonous gastritis）　少见，一般为金黄色葡萄球菌、链球菌或大肠埃希菌等化脓菌经血行感染（败血症或脓毒血症）或胃外伤处直接感染所引起的急性蜂窝织性胃炎。

4. 腐蚀性胃炎（corrosive gastritis）　多由吞服强酸、强碱或其他腐蚀性化学物质引起。病变多较严重，胃黏膜坏死、脱落，严重者可出现胃穿孔。

二、慢性胃炎

【病因和发病机制】

目前尚未完全明确，可能和下列因素有关：①长期慢性刺激，如急性胃炎的多次发作、喜烫食或辛辣食物、长期过度饮酒、吸烟或滥用水杨酸类药物等。②含胆汁的十二指肠液反流对胃黏膜屏障的破坏。③自身免疫系统损伤。④幽门螺杆菌（helicobacter pylori，HP）感染，此菌引起的胃炎在胃黏膜表层腺体有较多的中性粒细胞浸润，在黏膜上皮的表面常可找到螺旋状弯曲杆菌，它不侵入黏膜内腺体，在肠上皮化生区也无此细菌。

【病理变化】

慢性胃炎是一种常见病，其一般分类如下。

1. 慢性浅表性胃炎（chronic superficial gastritis）　本病在胃窦部最为常见，为常见的胃黏膜疾病之一，纤维胃镜检出率高达 20%～40%。病变多呈灶性或弥漫性，胃镜检查可见胃黏膜充血、水肿，表面有灰白色或灰黄色分泌物，有时伴有点状出血或糜烂。组织病理学上可见炎性病变主要限于黏膜浅层，浸润的炎性细胞主要是淋巴细胞和浆细胞，有时可见少量嗜酸性粒细胞及中性粒细胞，还可见黏膜浅层出现水肿、小出血点或表浅上皮坏死和脱落。

2. 慢性萎缩性胃炎（chronic atrophic gastritis）　病变主要发生在胃底及胃体部。本病的炎症改变并不明显，主要是胃黏膜的萎缩性变化。肉眼观，胃黏膜变薄而平滑，皱襞变浅甚至消失。胃镜检查有 3 个特点：①正常胃黏膜的橘红色消失，呈灰白色或灰黄色；②萎缩的胃黏膜明显变薄，与周围正常胃黏膜界限明显；③萎缩处因黏膜变薄，黏膜下血管分支清晰可见。光镜下的主要表现：①胃固有腺萎缩，腺体数目减少，体积变小并有囊性扩张；②黏膜全层有较多淋巴细胞和浆细胞浸润，有时可形成淋巴滤泡；③常伴有肠上皮化生和假幽门腺化生，以肠上皮化生为常见。肠上皮化生是指病变区胃黏膜上皮被肠型上皮取代，出现吸收上皮细胞、杯状细胞和帕内特（Paneth）细胞等（图 8-1）。目前认为肠上皮化生的胃黏膜易发生癌变。假幽门腺化生是指胃底和胃体部固有腺（胃底腺）中的主细胞及壁细胞消失，而被类似幽门腺的黏液分泌细胞取代。

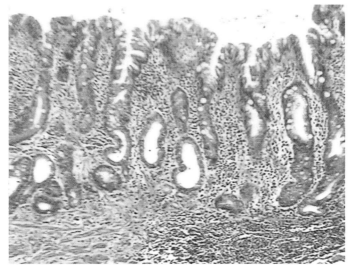

图 8-1　慢性萎缩性胃炎伴肠上皮化生

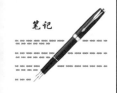

慢性萎缩性胃炎分为 A、B 两型（表8-1）。A 型的发病与免疫因素关系密切，又称自身免疫性胃炎，常合并恶性贫血。B 型也称单纯性萎缩性胃炎，在我国较为多见，有的可能发生癌变。

表8-1　A、B 两型慢性萎缩性胃炎的比较

	A 型	B 型
病因与发病机制	自身免疫	HP 感染（60%~70%）
病变部位	胃体或胃底弥漫性分布	胃窦部多灶性分布
抗内因子抗体、抗壁细胞抗体（胃液和血清）	阳性	阴性
血清胃泌素水平	高	低
胃内分泌细胞 G 细胞的增生	有	无
血清中自身抗体	阳性（>90%）	无
胃酸分泌	明显降低	中度降低或正常
血清维生素 B_{12} 水平	降低	正常
恶性贫血	常有	无
伴发消化性溃疡	无	经常

3. 肥厚性胃炎（hypertrophic gastritis）　又称肥厚性胃病、Menetrier 病，病因不明。病变常发生于胃底和胃体。胃镜检查可见黏膜肥厚，皱襞加深、变宽而似脑回。光镜下，腺体肥大、增生，腺管延长，黏膜表面黏液分泌细胞数量增加，壁细胞及主细胞有时减少，黏膜固有层内炎症细胞浸润不显著。

4. 疣状胃炎（gastritis verrucosa）　是一种有特征性病理变化的胃炎，病灶主要分布在胃窦，病变处胃黏膜可发生一些大小不等的糜烂，其周围黏膜隆起，形成中心凹陷的病灶。在病变活动期，镜下观可见病灶中心凹陷部位的胃黏膜上皮处于变性、坏死和脱落状态，并伴有急性炎性渗出物覆盖在病灶表面。病变修复时局部黏膜上皮再生、修复，有时可见修复上皮呈不典型增生。本病与一般的单纯性胃黏膜糜烂不同，其发病机制尚不明确。

【临床病理联系】

慢性浅表性胃炎因病变较轻，故患者常无明显症状，有时可表现为消化不良、上腹部不适或隐痛。慢性萎缩性胃炎由于胃腺萎缩，壁细胞和主细胞减少或消失，胃液分泌减少，患者常出现食欲缺乏、消化不良、上腹部不适或疼痛等症状。慢性萎缩性胃炎 A 型患者因内因子缺乏、维生素 B_{12} 吸收障碍，常发生恶性贫血。肥厚性胃炎患者多数有胃酸水平低下及低蛋白血症。慢性胃炎可治愈，其中有肠上皮化生的萎缩性胃炎有时可发生癌变。

第二节　消化性溃疡

引导案例

患者，男，41 岁。因 2 周前出现上腹部烧灼样疼痛，餐后加重，并伴有反酸、嗳气；

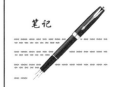

4 小时前饮酒后出现腹部刀割样疼痛而入院。查体：患者呈急性面容，痛苦状。P 108 次/分，BP 150/90 mmHg。板状腹，存在弥漫性压痛和反跳痛，遂决定行急症剖腹探查手术。术中发现胃小弯幽门前壁穿孔，腹腔内有胃内容物，行胃大部切除术。肉眼检查：胃小弯幽门有一圆形黏膜缺损，直径 2 cm，边缘整齐，无增厚，溃疡穿透胃壁全层。镜检：溃疡底部由表层至深部依次为炎性渗出物、坏死物、肉芽组织和瘢痕组织。

案例思考：

（1）该患者最可能的诊断是什么？

（2）该疾病的结局和并发症有哪些？

消化性溃疡（peptic ulcer）又称胃十二指肠溃疡，是一种常见病，多见于成年人，男性多于女性。临床上，患者表现为周期性上腹部疼痛、反酸、嗳气等症状，易反复发作，呈慢性经过。病理学上，以胃或十二指肠黏膜形成慢性溃疡为主要病变。消化性溃疡分为胃溃疡和十二指肠溃疡，其中十二指肠溃疡较胃溃疡多见，前者约占 70%，后者约占 25%，胃十二指肠复合性溃疡约占 5%。

【病因和发病机制】

胃十二指肠溃疡的病因和发病机制虽然还未完全阐明，但目前认为胃液的消化作用与黏膜屏障功能在正常时处于动态平衡，一旦这种平衡被破坏，就可引起黏膜损伤而导致溃疡形成。

1. 胃液的消化作用　有研究证实，溃疡的形成是胃壁或十二指肠壁组织被胃酸和胃蛋白酶消化的结果。这种自我消化的过程是溃疡形成的直接原因。空肠及回肠内为碱性环境，极少发生这种溃疡，但胃空肠吻合术后，吻合处的空肠则可因胃液的消化作用而形成溃疡。胃泌素瘤患者由于其胃泌素瘤分泌大量的胃泌素，可使胃酸分泌达到正常时的 10~20 倍，引起胃及十二指肠甚至空肠的多发性溃疡。十二指肠溃疡患者还可见分泌胃酸的壁细胞总数增多，由此可造成胃酸分泌的增加，在空腹时尤甚。

2. 胃黏膜屏障功能的破坏　正常情况下，胃及十二指肠黏膜是通过胃黏膜分泌的黏液（黏液屏障）、黏膜上皮细胞的脂蛋白（黏膜屏障）、良好的血液供应及上皮细胞较强的再生能力来保护黏膜不被胃液消化的。导致胃及十二指肠黏膜屏障功能损害的常见原因有：①幽门螺杆菌的感染能降解胃黏膜表面的黏液保护层，导致胃黏膜糜烂、溃疡形成；②长期服用非甾体类药物（如阿司匹林等），除了直接刺激胃黏膜外，还可抑制黏膜细胞内前列腺素的合成，影响黏膜的血液循环；③吸烟也可损害黏膜的血液循环；④胆汁反流可改变胃黏膜表面黏膜层的特性而损害胃黏膜屏障功能。

3. 神经及内分泌功能紊乱　长期的精神因素（如精神过度紧张、过度抑郁等）可以引起大脑皮质与皮质下中枢的功能紊乱，自主神经功能失调，导致胃酸分泌增多，有利于溃疡的形成。

4. 其他因素　近年来遗传和种族因素的影响受到关注。①遗传因素：消化性溃疡有时可见家族聚集现象，某些十二指肠溃疡患者可因存在遗传性反馈性抑制胃排空机制缺乏，其胃排空不受抑制，致使十二指肠的酸度增加而形成消化性溃疡；②近年来的研究发现，O 型血人群胃溃疡的发病率较高。体外实验证明，引起溃疡的幽门螺杆菌易于黏附表达 O 型血抗原的细胞，细菌可与该抗原接触进入细胞，引起感染和慢性炎症而引发溃疡。

【病理变化】

胃溃疡多位于胃小弯侧近幽门处，尤其多见于胃窦。肉眼观，溃疡呈圆形或椭圆形，

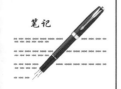

直径多在 2 cm 以内，少数可达 4 cm。溃疡边缘整齐，状如刀切，底部平坦、洁净，深浅不一。较浅者仅累及黏膜下层，深者可深达肌层或浆膜层。溃疡处黏膜下层甚至肌层可完全被侵蚀破坏，溃疡周围及底部可因纤维组织增生或瘢痕组织形成而变硬。邻近溃疡周围的胃黏膜皱襞因受溃疡底部瘢痕组织的牵拉而呈放射状（图 8-2）。

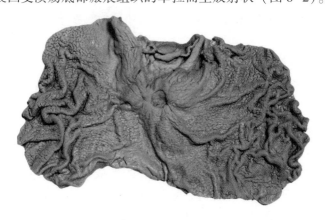

图 8-2　慢性胃溃疡

溃疡位于胃小弯侧近幽门处，边缘整齐，底部平坦、干净，周围黏膜呈放射状集中。

镜下观，溃疡底部从表层至深层可大致分为 4 层（图 8-3）。

1. 渗出层　为最表层，由白细胞和纤维素等少量的炎性渗出物覆盖。

2. 坏死层　主要由坏死的细胞碎片组成。

3. 肉芽组织层　主要由毛细血管和成纤维细胞构成。

4. 瘢痕组织层　由肉芽组织移行而来，主要由大量的胶原纤维和少数纤维细胞组成。

瘢痕组织中的小动脉因炎症刺激常发生增殖性动脉内膜炎，导致管壁增厚、管腔狭窄或者形成血栓。这种血管改变可防止血管破溃、出血，但也可使局部血供不良，不利于组织再生和溃疡的修复。溃疡底部神经丛内的神经节细胞和神经纤维经常发生变性和断裂，有时神经纤维断端呈小球状增生（创伤性神经瘤），这可能与消化性溃疡引起的疼痛有关。

十二指肠溃疡多发生在十二指肠球部前壁或后壁。溃疡一般较小，直径多在 1 cm 以内，其形态特点与胃溃疡相似。

【临床病理联系】

1. 节律性上腹部疼痛　是消化性溃疡患者的主要临床表现。胃溃疡疼痛大多出现于餐后 0.5~2.0 小时，直至下次进餐前消失，胃溃疡疼痛的节律性表现为：进食后疼痛—食物排空后疼痛缓解—下次进食后再次出现疼痛。其原因是进食后受食物刺激，促胃液素分泌亢进，胃酸分泌增多，刺激溃疡面和局部神经末梢或胃壁平滑肌痉挛所致。十二指肠溃疡疼痛多出现于饥饿或午夜，持续至下次进餐时，其疼痛节律性表现为：空腹疼痛—进食后疼痛缓解—食物排空后疼痛。其原因是饥饿或午夜时迷走神经兴奋性增高，使胃酸分泌增多，刺激溃疡病灶而导致疼痛；进食后胃酸被食物稀释或中和，疼痛减轻或缓解。临床上使用抗酸药和解痉药均能使疼痛缓解。

2. 反酸、嗳气和上腹部饱胀感　反酸是由胃酸刺激引起胃幽门括约肌痉挛和胃的逆蠕动，使酸性内容物向上反流至食管和口腔所致。嗳气和上腹部饱胀感是由胃幽门括约肌痉挛，使胃内容物排空困难，滞留于胃内发酵而引起消化不良所致。X 线钡餐检查，

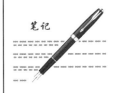

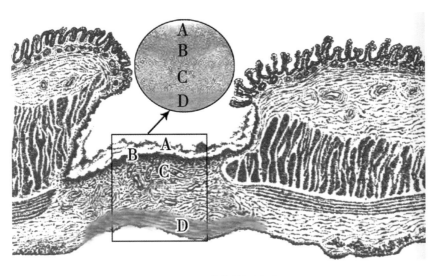

图 8-3　消化性胃溃疡
A. 炎性渗出层；B. 坏死组织层；C. 肉芽组织层；D. 瘢痕层

溃疡处可见龛影。

【结局和并发症】

若溃疡不再发展，渗出物及坏死组织逐渐被吸收、排出，溃疡可由肉芽组织形成的瘢痕组织充填，并通过上皮再生而修复愈合。已经受到破坏的肌层不能再生，也由肉芽组织修复。若溃疡继续发展可出现下列并发症。

1. 出血　为溃疡最常见的并发症，见于 10%～35% 的消化性溃疡患者。轻者因溃疡底部的毛细血管破裂而发生，此时患者的便隐血试验阳性。如果溃疡底部大血管被腐蚀而破裂，则可发生大出血，可出现黑便，有时伴有呕血，严重时因失血性休克而危及患者生命。

2. 穿孔　约见于 5% 的消化性溃疡患者，是溃疡穿透胃壁或十二指肠壁的结果。十二指肠的肠壁较薄，所以穿孔较胃溃疡更为常见。前壁穿孔可由于胃肠内容物漏入腹腔而引起弥漫性腹膜炎。后壁穿孔时，胃肠内容物可进入小网膜腔，引起局限性腹膜炎，或穿入胰腺等邻近器官。

3. 幽门梗阻　见于 2%～3% 的消化性溃疡患者，多由位于幽门处的溃疡充血、水肿或炎症刺激引起幽门括约肌痉挛，以及溃疡处瘢痕收缩所致。临床上可出现胃内容物潴留、反复呕吐、水与电解质紊乱等。

4. 癌变　较少见，约见于 1% 的消化性溃疡患者，多发生于经久不愈的胃溃疡，而十二指肠溃疡几乎不发生癌变。癌变多来自溃疡边缘的黏膜上皮或腺体，因黏膜不断受破坏和溃疡反复再生，加之其他致癌因素的共同作用，该处黏膜或腺体发生癌变。

第三节　非特异性肠炎

非特异性肠炎包括肠道多种非特异性炎症性疾病，其病因多不明确，在病理学上无特异性变化，故称为非特异性肠炎。非特异性肠炎主要有以下两种类型。

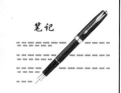

一、局限性肠炎

局限性肠炎（regional enteritis）也称克罗恩病（Crohn病），是一种病因未明的肠道疾病。病变主要累及回肠末端，其次为结肠、近端回肠和空肠等处。消化道的其他部位均可见病变。因病变局限且呈节段性分布，故称为局限性肠炎。本病多见于20~30岁青年人，临床表现主要有腹痛、腹泻、腹部肿块、肠瘘形成及肠梗阻等。本病呈慢性经过，病程较长，多数能自行缓解或经治疗后缓解，但常复发。本病与肠结核、溃疡性结肠炎等疾病常难鉴别。

【病因和发病机制】

本病病因迄今不明。近年来发现本病伴有免疫异常现象。在患者的血液中可以测到抗结肠抗体。在病变部位用免疫荧光和酶标方法证实有这种免疫复合物存在（抗原存在于患者的肠上皮细胞），并有补体C3的沉积，表明可能因发生Arthus反应而损伤肠组织，造成本病。关于肠壁水肿、溃疡的形成，多认为是由肠淋巴回流障碍进而导致血液循环障碍所致。

【病理变化】

肉眼观，病变处肠壁变厚、变硬，肠黏膜高度水肿而呈块状增厚，如鹅卵石状或息肉状。黏膜面有裂隙状溃疡，裂隙狭长而深入，呈穿通性，重者可出现慢性肠穿孔及瘘管形成。穿孔后常形成腹腔积脓。肠壁增厚常致肠腔狭窄，引起慢性肠梗阻。病变肠管易与邻近肠管或腹壁粘连。肠壁黏合成团，颇似回盲部增殖型结核。

镜下观，本病的病变复杂多样。裂隙状溃疡表面覆以坏死组织，其下肠壁各层组织中可见大量的淋巴细胞、单核细胞及浆细胞浸润。肠黏膜下层增厚、水肿，其中有较多扩张的淋巴管。有的部位黏膜下淋巴组织增生并有淋巴滤泡形成。部分病例在肠壁内可见由类上皮细胞、多核巨细胞形成的肉芽肿。肉芽肿中心不发生干酪样坏死，据此可与结核性肉芽肿鉴别。

二、溃疡性结肠炎

溃疡性结肠炎（chronic ulcerative colitis）是结肠的一种慢性炎症。因其病因不明，故又有特发性溃疡性结肠炎（idiopathic ulcerative colitis）之称。本病病变可累及结肠各段，偶见于回肠。本病常合并关节炎、肝病、皮肤疾病、虹膜炎等，还可伴发肠克罗恩病。本病多见于30岁以下青年人，其他年龄也可发病。临床上表现为腹痛、腹泻、便血等症状，病程较长，时好时坏，可持续多年。

【病因和发病机制】

本病的病因不明，现多认为是一种自身免疫性疾病。据报道，在大约不到半数的患者的血清中可查出抗自身结肠细胞抗体。这种自身抗体可与结肠组织浸液或从大肠埃希菌 E. coli-14 提取出的多糖类抗原发生交叉反应，其反应结果可以引起肠黏膜的免疫性损伤。但也有在正常人血清中检测出此类抗体的报道。总之，造成本病结肠黏膜破坏及溃疡形成的免疫学机制目前仍不清楚。

【病理变化】

病变最初表现为结肠黏膜充血并出现点状出血，黏膜隐窝有小脓肿形成。脓肿逐渐扩大，局部肠黏膜表层坏死、脱落，形成表浅小溃疡并可累及黏膜下层。溃疡可融合扩大或相互穿通而形成窦道。病变进一步发展，肠黏膜可出现大片坏死并形成大的溃疡。

残存的肠黏膜充血、水肿并增生形成息肉样外观，称为假息肉。假息肉细长，其蒂与体无明显区别。有时溃疡穿通肠壁而引起结肠周围脓肿并继发腹膜炎。病变局部的结肠可与邻近腹腔器官发生粘连。

镜下观，早期可见肠黏膜隐窝处有小脓肿形成，黏膜及黏膜下层可见中性粒细胞、淋巴细胞、浆细胞及嗜酸性粒细胞浸润。溃疡底部有时可见急性血管炎，血管壁呈纤维素样坏死。溃疡边缘假息肉形成处的肠黏膜上皮可有不典型增生，提示有癌变的可能。晚期病变区肠壁有大量纤维组织增生。

【并发症】

慢性溃疡性结肠炎除可引起结肠周围脓肿、腹膜炎外，尚可合并肠癌，且一般为多发性肠癌。其癌变率取决于病程长短及病变范围。一般患病 15 年以上者癌变率达 5%～10%。此外，在暴发型病例中，结肠可因中毒丧失蠕动功能而发生麻痹性扩张，又称急性中毒性巨结肠。

第四节　病毒性肝炎

引导案例

患者，男，39 岁。因上腹部饱胀不适、食欲缺乏、厌油、乏力 1 个月余入院。查体：肝区触痛，肝肿大至肋下 3 cm，脾肿大至肋下 2 cm。实验室检查：血常规示白细胞计数 $5.8×10^9$/L，中性粒细胞 0.62，淋巴细胞 0.3。肝肾功能示总蛋白 56.9 g/L，白蛋白 24.0 g/L，球蛋白 32.9 g/L，A/G 0.7，总胆红素 93.9 μmol/L，直接胆红素 46.70 μmol/L。病原学检查：HBsAg（+）、HBeAg（+）、抗 HBc（+）。腹水病理学检查：（少量腹水）离心沉淀涂片未找见癌细胞。B 超检查：肝实质回声增强、粗糙，管道结构稍模糊。

案例思考：

（1）该患者最可能的诊断是什么？

（2）该疾病的基本病变有哪些？

病毒性肝炎（viral hepatitis）是由肝炎病毒引起的以肝实质细胞变性、坏死为主要病变的传染病。目前已证实与肝炎有关的肝炎病毒有甲型（HAV）、乙型（HBV）、丙型（HCV）、丁型（HDV）、戊型（HEV）及庚型（HGV）6 种。病毒性肝炎在世界各地均有发病和流行，且发病率有不断升高趋势。其发病无性别差异，各种年龄均可罹患。

【病因和发病机制】

目前对各型肝炎病毒的认识已较为清楚，其特点见表 8-2。

表 8-2　各类型肝炎病毒的特点

病毒类型	病毒大小及性质	主要传染途径	临床情况
甲型（HAV）	27～32 nm,单链 RNA	肠道(易暴发流行)	儿童,青少年多见,潜伏期 2～6 周,多为急性病程,愈后有较持久免疫力
乙型（HBV）	42 nm,DNA	输血、注射、分泌物	青壮年多见,潜伏期 2～6 个月,起病较缓,5%～10%转为慢性

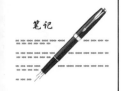

（续表）

病毒类型	病毒大小及性质	主要传染途径	临床情况
丙型（HCV）	30~60 nm，单链 RNA	输血、注射、分泌物	潜伏期 2~26 周，可急性起病，约 1/3 以上转为慢性
丁型（HDV）	35~37 nm，缺陷性 RNA	输血、注射、分泌物	与 HBV 重叠感染，潜伏期 4~7 周，使病变加重或转为慢性
戊型（HEV）	27~34 nm，单链 RNA	肠道（易暴发流行）	潜伏期 2~9 周，发病类似甲型肝炎，较少转为慢性
庚型（HGV）	50~100 nm，单链 RNA	输血、注射	潜伏期不等，多为急性病程，较少转为慢性

　　肝炎病毒引起肝损害的机制尚不十分清楚，不同类型的病毒致损伤机制可能有所不同。一般认为 HAV 和 HDV 可能是直接损伤肝细胞。HAV 引起的甲型肝炎为一种自限性疾病。而 HBV 并不直接作用于肝细胞，主要是通过 T 细胞介导的细胞免疫反应引起肝细胞损伤。HBV 在肝细胞内复制后释放入血，其中一部分与肝细胞膜结合，使肝细胞表面的抗原性发生改变；进入血液的病毒使淋巴细胞致敏，致敏的淋巴细胞释放淋巴毒素或经抗体依赖性细胞毒作用杀伤病毒，同时也损伤了含有病毒抗原信息的肝细胞。

　　由于个体的免疫反应和侵入的病毒数量和毒力不同，引起肝细胞的病变类型和程度有所不同，从而表现出不同的临床病理类型。患者细胞免疫反应（cell immune reaction，CIR）的强弱是决定肝炎病变轻重程度的重要因素。在病毒毒力相同的前提下，CIR 正常的人发生急性普通型肝炎，CIR 过强的人发生重型肝炎，CIR 较低或受抑制时则病变趋向慢性，而 CIR 耐受或缺乏的人大多成为无症状的病毒携带者。

【基本病理变化】

　　各型病毒性肝炎均属于变质性炎症，以肝细胞的变性、坏死为主，伴有不同程度的炎细胞浸润、肝细胞再生和纤维组织增生。

　　（一）肝细胞变性、坏死

　　1. 肝细胞变性

　　（1）细胞水肿：是最常见的病变，常呈弥漫分布。病理表现为肝细胞受损，代谢障碍，胞质内水分增多。光镜下可见肝细胞体积增大，胞质疏松呈网状、半透明，称为胞质疏松化。进一步发展，肝细胞高度肿胀，呈圆球形，胞质几乎完全透明，称为气球样变。

　　（2）嗜酸性变：往往累及单个或几个细胞，散在于肝小叶内。光镜下可见肝细胞水分脱失浓缩，体积缩小，嗜酸性染色增强。

　　2. 肝细胞坏死

　　（1）溶解坏死：由高度气球样变发展而来，表现为肝细胞崩解、消失。按肝细胞坏死的程度及范围可分为：①点状坏死（spotty necrosis），是指散在于肝小叶内单个或几个相邻肝细胞的坏死；②碎片状坏死（piecemeal necrosis），是指肝小叶周边界板的肝细胞灶性坏死和崩解；③桥接坏死（bridging necrosis），是指在中央静脉与汇管区之间或两个中央静脉之间出现融合性肝细胞坏死带；④大片坏死（massive necrosis），是指累及肝小叶较大范围或几乎整个肝小叶的坏死。

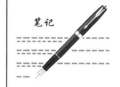

（2）嗜酸性坏死：嗜酸性变继续发展，胞质进一步浓缩，核固缩或消失，最后形成深红色均一浓染的圆形小体，称为嗜酸性小体（acidophilic body）。它属于细胞凋亡，单个存在于肝细胞索中，也可脱落于肝窦内。

（二）炎症细胞浸润

病毒性肝炎时，在汇管区和肝小叶的坏死区内常有不同程度的炎症细胞浸润，主要是淋巴细胞、单核细胞，有时也可见少量的浆细胞及中性粒细胞浸润。

（三）增生

1. 肝细胞再生　肝细胞坏死时，邻近的肝细胞可通过直接或间接分裂，再生修复。再生的肝细胞体积较大，核大、深染，有时见双核，胞质略嗜碱性。肝细胞坏死较轻，肝的网状支架常未破坏，再生的肝细胞可沿网状支架生长而完全修复；如坏死严重，网状支架塌陷，则再生的肝细胞失去支架依托，而呈结节状再生。

2. 间质反应性增生

（1）库普弗（Kupffer）细胞增生：是肝内单核巨噬细胞系统的炎性反应。增生的Kupffer细胞呈梭形或多边形，胞质丰富，突出于窦壁或自壁上脱入窦内成为游走的巨噬细胞，参与炎症反应。

（2）间叶细胞及成纤维细胞增生：存在于肝间质的间叶细胞具有多向分化潜能，肝炎早期可分化为组织细胞参与炎症细胞浸润，以后可转化为成纤维细胞引起纤维组织增生。在反复发生严重坏死的病例中，由于大量成纤维细胞增生可发展至肝纤维化甚至肝硬化。

（3）细小胆管增生：在慢性病例，汇管区和增生的纤维组织内可出现不同程度的细小胆管增生。

【临床病理类型】

病毒性肝炎除按病原学分类外，还可根据病程、病变程度和临床表现的不同进行临床病理分类。

（一）急性（普通型）病毒性肝炎

此型是病毒性肝炎中最常见的类型，各种肝炎病毒均可引起。临床上可分为黄疸型和无黄疸型。

〖病理变化〗

肝肿大，质地较软，表面光滑。镜下观，肝细胞变性广泛而坏死轻微。肝小叶结构完好，病变主要位于肝小叶内，表现为肝细胞普遍肿大，胞质疏松化乃至气球样变，可见嗜酸性变及嗜酸性小体形成，常见点状或小灶状坏死伴炎症细胞浸润，有肝细胞再生现象（图8-4）。黄疸型者可见胆汁淤积现象，如毛细胆管胆栓、细胞内胆色素颗粒等。

〖临床病理联系〗

1. 由于肝细胞弥漫性肿胀、炎症细胞浸润、肝细胞再生造成肝肿大，肝被膜紧张，刺激神经末梢引起肝痛及压痛。

2. 毒血症可引起畏寒、发热、乏力等症状。

3. 肝细胞损伤，胆汁排泌受阻造成食欲缺乏、厌油、呕吐。

4. 肝细胞坏死后酶释放入血，实验室检查血清转氨酶升高。

5. 肝细胞变性坏死影响胆红素代谢，出现黄疸，血清胆红素升高或尿胆红素阳性。

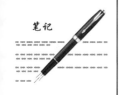

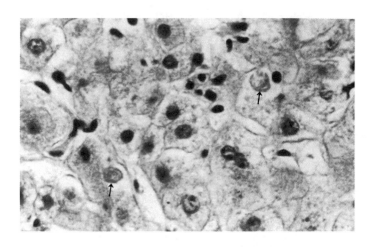

图 8-4　急性普通型肝炎（镜下观）

肝细胞肿胀，有点状坏死，箭头指示为嗜酸性小体。

6. 病原学检测可检出特异性抗原或抗体。

〖结局〗

多数患者在 6 个月内可治愈，5%～10% 的乙型肝炎可转为慢性，极少数（约 1%）可发展为急性重型肝炎，若重叠感染丁型肝炎病毒者往往病情严重。约 70% 的丙型肝炎可转为慢性。

（二）慢性（普通型）病毒性肝炎

病毒性肝炎病程持续半年以上即为慢性肝炎。大多数由急性肝炎转变而来，也有少数一开始即为慢性。其中乙型肝炎占绝大多数，也有近年明显增加的丙型肝炎。造成肝炎慢性化的因素有感染病毒的类型、治疗不当、营养不良、免疫因素、伴有其他传染病、长期饮酒或服用肝毒性药物等。1995 年我国提出的病毒性肝炎防治方案中将慢性肝炎分为轻度、中度、重度 3 类，各有不同程度的炎症变化、坏死及纤维化。

1. 轻度慢性肝炎　肝细胞轻度变性、坏死，主要为嗜酸性坏死和点状坏死。汇管区周围有少量纤维组织增生及炎症细胞浸润，肝小叶结构完整。

2. 中度慢性肝炎　肝细胞变性、坏死较明显，有中度碎片状坏死及特征性的桥接坏死。小叶及汇管区炎症细胞浸润及纤维组织增生，肝小叶内有纤维间隔形成，但小叶结构大部分保存。

3. 重度慢性肝炎　肝细胞坏死重且广泛，有重度的碎片状坏死及大范围桥接坏死。坏死区出现肝细胞不规则再生。小叶周边与小叶内肝细胞坏死区间形成纤维条索连接，纤维间隔分割肝小叶结构。晚期可形成假小叶。

〖临床病理联系〗

慢性病毒性肝炎患者除有肝肿大及肝区疼痛等临床表现外，重者还可伴有脾肿大。实验室检查结果是诊断的重要依据，如血清谷丙转氨酶或谷草转氨酶升高，白蛋白明显减少，而球蛋白常增高，血清白蛋白与球蛋白比值（A/G）倒置，胆红素不同程度升高，凝血酶原活动度下降等。

〖结局〗

轻度的慢性肝炎可以痊愈或病变相对静止。如病变不断加重或反复发作，在肝实质坏死基础上大量的纤维组织增生，逐渐破坏肝小叶的正常结构，最终演变为肝硬化。

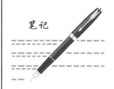

（三）重型病毒性肝炎

重型肝炎为最严重的类型，较少见。根据病程和病变不同，分为急性重型肝炎和亚急性重型肝炎。

1. 急性重型肝炎 起病急骤，病变进展迅速，病情危重，病程短，多数患者在 10 天内死亡，故又有"暴发型"或"电击型"肝炎之称。

〖病理变化〗

急性重型肝炎的病变特点是肝细胞大片坏死，肝细胞再生现象不明显。

肉眼观，肝体积显著缩小，尤以左叶为重，重量可减轻至 600～800 g（正常成人 1300～1500 g），质地柔软，被膜皱缩，切面呈黄色或红褐色，有的区域呈红黄相间的斑纹状，故以其主要颜色的不同又称急性黄色肝萎缩或急性红色肝萎缩（图 8-5）。镜下观，肝组织呈弥漫性大片溶解、坏死，坏死面积超过肝实质的 2/3，肝索离散，肝细胞溶解。坏死常自肝小叶中央开始，迅速向四周扩张，仅小叶周边部残留少数变性肝细胞。残留的肝细胞无明显再生现象；肝窦明显扩张、充血、出血；Kupffer 细胞肥大增生，吞噬活跃；坏死区和汇管区内有大量的淋巴细胞和巨噬细胞浸润。

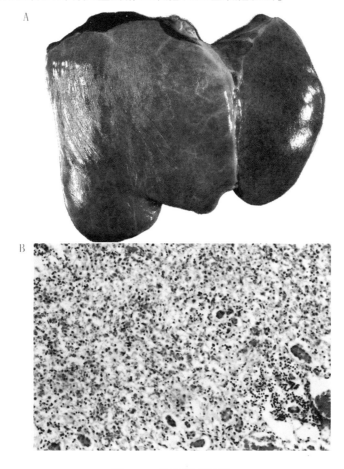

图 8-5 急性重型肝炎

A. 肝体积明显缩小、重量明显减轻，被膜皱缩，质软，表面呈红褐色；
B. 肝正常结构消失，肝细胞呈弥漫性大片坏死。

〖临床病理联系〗

急性重型肝炎时，由于大量肝细胞迅速溶解坏死，可导致以下结果。

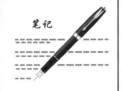

（1）胆红素大量入血引起重度黄疸。

（2）凝血因子合成骤减及发生弥散性血管内凝血（DIC）而致出血表现，如皮肤或黏膜瘀点、瘀斑、呕血、便血等。

（3）肝功能障碍直至肝性脑病，甚至发生肾衰竭（肝肾综合征）。后者是在急性肝功能不全时，由于毒血症和出血等因素，使肾血管强烈持续收缩，肾血流量减少，肾小管因缺血而发生变性、坏死，导致肾衰竭。患者可出现少尿或无尿、管型尿等表现。

〖结局〗

急性重型肝炎预后极差，死亡率高，死亡原因有肝衰竭、肾衰竭、DIC、消化道大出血等。少数可迁延为亚急性重型肝炎。

2. 亚急性重型肝炎　多数由急性重型肝炎转变而来或起始病变就较为缓和，呈亚急性经过。少数病例由急性普通型肝炎恶化而致。病程一般可达1个月至数月。根据肝形态特征又被称为亚急性黄色肝萎缩。

〖病理变化〗

亚急性重型肝炎的病变特点是既有肝细胞较大范围的坏死，又有肝细胞结节状再生。

肉眼观，肝体积不同程度缩小，重量减轻，被膜皱缩，呈黄绿色，病程较长者可见大小不一的结节，质地略硬。切面可见交错存在的坏死区（土黄色或褐红色）和小岛屿状结节。镜下观，肝细胞大片坏死，但范围小于肝实质的50%。坏死区内网状支架塌陷并胶原化，纤维组织增生明显，残留肝细胞再生，但再生的肝细胞因失去网状支架的依托而呈不规则结节状，肝小叶结构紊乱；肝小叶内外有大量炎症细胞浸润；肝小叶周边小胆管增生，有淤胆和胆栓形成。

〖临床病理联系和结局〗

因肝实质有较大范围的坏死，故亚急性重型肝炎患者在临床上有较重的肝功能障碍表现，实验室检查多项指标异常。如积极治疗，亚急性重型肝炎有停止进展和治愈的可能，如病程历时较长（超过1年），肝内病变反复进行性发展，逐渐过渡为坏死后性肝硬化。病情严重者可死于肝衰竭。

第五节　肝硬化

引导案例

患者，男，72岁。因食欲缺乏、腹泻、乏力，并时有鼻出血10多年，加重1年入院。患者既往有慢性肝炎病史。查体：营养不良，神志清楚，皮肤可见出血点、肝掌和蜘蛛痣；腹部膨隆，可见腹壁静脉曲张，伴有腹水。实验室检查：HBsAg（+），白蛋白20 g/L，球蛋白31 g/L。B超检查：腹部有液性暗区。肝穿刺活检：肝小叶结构消失，增生的纤维组织将肝组织分割包绕成大小不等、圆形或椭圆形肝细胞团，且肝细胞排列紊乱，小叶中央静脉偏位或缺失；包绕假小叶的纤维间隔宽窄比较一致。

案例思考：

（1）该患者诊断可能是什么疾病？并列出主要诊断依据。

（2）结合本病例，试分析该疾病可能会有哪些临床表现？

（3）对该患者的护理应注意哪些方面？

肝硬化（liver cirrhosis）是一种常见的慢性肝病。多种损伤因素反复损伤肝实质，致使肝细胞弥漫性变性、坏死，继而出现纤维组织增生和肝细胞结节状再生，这3种病变反复交替进行，导致肝小叶结构和血液循环途径逐渐被改建，肝变形，质地变硬而形成肝硬化。

按国际肝病研究会（ASC）分类，肝硬化按病因可分为：病毒肝炎性肝硬化、酒精性肝硬化、胆汁性肝硬化、隐源性肝硬化。按形态分类可分为：小结节型（结节直径<3 mm）、大结节型（结节直径>3 mm）、大小结节混合型及不全分割型肝硬化（又称肝炎后肝硬化，为肝内小叶结构尚未完全改建的早期肝硬化）。我国的常用分类是结合病因及病变的综合分类，分为：门脉性肝硬化、坏死后性肝硬化、胆汁性肝硬化、淤血性肝硬化、寄生虫性肝硬化和色素性肝硬化等。其中以门脉性肝硬化最常见。

一、门脉性肝硬化

门脉性肝硬化（portal cirrhosis）又称雷奈克肝硬化，相当于小结节型肝硬化，是最常见的一种肝硬化。发病年龄多在20~50岁。早期可无明显症状，后期出现门脉高压症和肝功能障碍。

【病因和发病机制】

1. 病毒性肝炎　在我国，慢性病毒性肝炎是肝硬化最常见的病因，尤其是乙型和丙型病毒性肝炎与肝硬化关系密切，故又被称为肝炎后肝硬化。据统计，肝硬化患者HBsAg阳性率高达76.7%。

2. 慢性酒精中毒　长期大量饮酒导致的肝损害统称为酒精性肝病，包括脂肪肝、酒精性肝炎和酒精性肝硬化，三者之间存在连续演进的关系，这在欧美国家尤为突出，故长期饮酒被认为是引起肝硬化的重要因素之一。在我国近年来由于饮酒者数量增多，这一因素已引起注意。目前认为酒精对肝细胞有直接损害作用。

3. 营养缺乏　在生活贫困、营养不良的地区和国家，肝硬化发病率较高。动物实验证明，食物中长期缺乏某些成分（如蛋氨酸和胆碱等营养物质）时，肝合成磷脂发生障碍，形成脂肪肝进而发展为肝硬化。

4. 毒性物质作用　某些化学物质，如四氯化碳、磷、砷等，或黄曲霉毒素及其他一些药物的长期作用，可导致肝细胞反复遭受损害而引起肝硬化。

肝硬化的发生常常是多种因素共同作用的结果。在上述因素作用下，首先引起肝细胞出现变性、坏死及炎症等。炎症刺激作用下坏死区发生胶原纤维增生。纤维组织主要来自增生的成纤维细胞、局部的贮脂细胞及因肝细胞坏死，局部的网状纤维支架塌陷并融合形成胶原纤维。初期增生的纤维组织虽形成小的条索但尚未互相连接形成间隔使肝小叶改建，此时称为肝纤维化，为可复性病变，如果病因消除，纤维化尚可被逐渐吸收。如果病变继续进展，小叶中央区和汇管区等处的纤维间隔互相连接，分隔原有的肝小叶，同时残余肝细胞结节性再生，最终使肝小叶结构和血液循环被改建而形成肝硬化。

【病理变化】

肉眼观，早期、中期肝体积正常或略增大，质地正常或略硬。晚期，肝体积缩小，重量减轻，由正常的1500 g减至1000 g以下，硬度增加，表面呈颗粒状或小结节状，结节大小较一致，直径多为0.1~0.5 cm，最大结节直径一般不超过1.0 cm。结节呈黄褐色（脂肪变）或黄绿色（淤胆）（图8-6）。切面可见小结节周围为纤维组织条索包绕，其间隔较窄且较一致，弥漫分布于全肝。

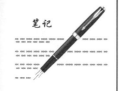
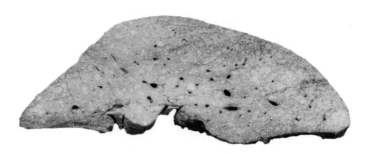

图 8-6 门脉性肝硬化

肝体积明显缩小，重量减轻，硬度增加，表面和切面可见弥漫全肝的小结节。

镜下观，正常肝小叶结构被破坏，由广泛增生的纤维组织将肝小叶或肝细胞再生结节分割包绕成大小不等、圆形或椭圆形的肝细胞团，称为假小叶（pseudolobule）（图 8-7）。假小叶内肝细胞索排列紊乱，肝细胞可有不同程度的变性、坏死及再生现象。再生的肝细胞较大，核大，染色较深，常为双核。小叶中央静脉缺如、偏位或有两个以上，有时汇管区也被包绕在假小叶内。假小叶外周增生的纤维组织中也有多少不一的慢性炎症细胞浸润，并常压迫、破坏小胆管，引起小胆管内淤胆。此外，在增生的纤维组织中还可见新生的小胆管和无管腔的假胆管。

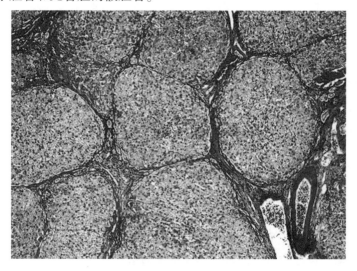

图 8-7 门脉性肝硬化

由增生的纤维组织分割包绕肝小叶及肝细胞结节状再生而形成的假小叶。

【临床病理联系】

（一）门脉高压症

肝硬化时门静脉压力可升高至 19 mmHg（25.5 cmH$_2$O）以上。门静脉压力升高的原因：①小叶中央静脉及肝窦周围纤维组织增生，造成窦性阻塞，使门静脉血进入肝窦受阻。②肝动脉与门静脉分支在进入肝窦前形成异常吻合支，压力高的动脉血进入门静脉，致使门静脉压力增高。③假小叶压迫小叶下静脉，使肝窦内血液流出受阻，即窦后性阻塞，进而妨碍门静脉血入肝（图 8-8）。

门静脉压力升高，胃、脾、肠等器官的静脉回流障碍，可出现一系列症状和体征。

1. 脾肿大　脾静脉是门静脉的主要属支之一。门脉高压可导致脾静脉回流障碍，脾因慢性淤血而肿大。脾体积增大，重量增加至 400～500 g，甚至可达 800～1000 g。脾大可

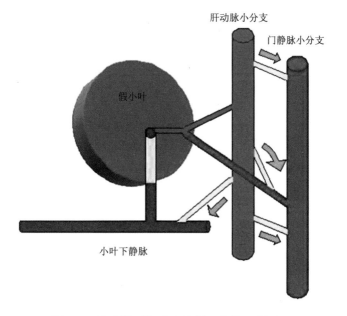

图 8-8 肝硬化时肝内血液循环变化示意图

伴有功能亢进，对红细胞破坏增多，患者出现贫血、出血和白细胞计数减少。

2. 胃肠道淤血、水肿 胃肠道静脉回流受阻，使胃肠道管壁发生淤血、水肿，可造成消化功能障碍，引起食欲缺乏、腹胀、消化不良等症状。

3. 腹水 肝硬化晚期腹腔内可聚集大量淡黄色透明液体（漏出液）称为腹水。腹水形成原因主要有：①小叶中央静脉及小叶下静脉受压，肝窦内压升高，液体自窦壁漏出，部分经肝被膜漏入腹腔。②门脉高压，由于胃肠道淤血、水肿，使血管内压力升高，水分及血浆蛋白漏出。③肝灭活功能减退，抗利尿激素、醛固酮等在体内分解减少，血液内水平增高，导致水钠潴留。④肝功能降低，白蛋白合成减少，血浆胶体渗透压下降而引起腹水。腹水形成后又可进一步压迫胃肠道管壁，使消化功能进一步减退。

4. 侧支循环形成 门脉高压使部分门静脉血经门-体静脉吻合支绕过肝直接回流至体静脉循环（图 8-9）。主要的侧支循环及并发症如下。

（1）食管下段静脉丛曲张：该侧支循环是门静脉血经胃冠状静脉、食管下段静脉丛、奇静脉注入上腔静脉而回流至右心。如果食管静脉丛曲张发生破裂可引起上消化道大出血，是肝硬化患者常见的死亡原因之一。

（2）直肠静脉（痔静脉）丛曲张：分流途径为门静脉血经肠系膜下静脉、直肠静脉丛、髂内静脉注入下腔静脉而回流至右心，引起直肠静脉丛曲张，形成痔。痔破裂可发生便血，长期便血可引起患者贫血。

（3）脐周及腹壁静脉曲张：分流途径为门静脉血经附脐静脉、脐周静脉网，分别流向上腔、下腔静脉，引起脐周静脉丛曲张，形成"海蛇头"现象。

（二）肝功能障碍

肝实质长期反复受破坏，可引起肝功能障碍。其主要临床表现如下。

1. 雌激素代谢异常 肝功能障碍时，肝对雌激素的灭活作用减弱，使之在体内水平增高，造成局部毛细血管扩张。患者常在面、颈、胸、前臂及手背等处出现蜘蛛状血管痣（蜘蛛痣）和手掌大鱼际、小鱼际及指腹呈潮红色（肝掌）。男性患者可出现乳腺发育、睾丸萎缩，女性患者可出现月经紊乱、不孕等。

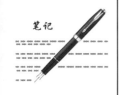
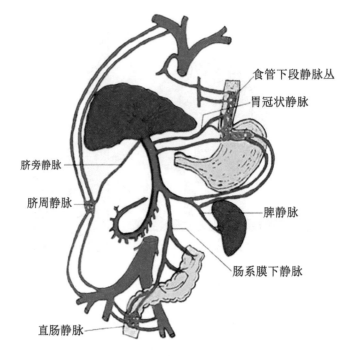

图 8-9　肝门静脉回流受阻时，侧支循环血流示意图

2. 出血倾向　患者有鼻出血、牙龈出血、黏膜及浆膜出血和皮下瘀斑等。其主要原因是肝合成凝血酶原、凝血因子和纤维蛋白原减少及脾肿大、脾功能亢进，使血小板破坏过多所致。

3. 血浆蛋白变化　由于蛋白质合成障碍，患者血浆白蛋白含量减少，使白蛋白和球蛋白比值下降。

4. 黄疸　肝硬化后期患者可能有黄疸，多因肝内胆管的不同程度阻塞及肝细胞坏死所致。

5. 肝性脑病（肝昏迷）　是肝硬化晚期的严重并发症，主要由于肠内含氮物质不能在肝内解毒而引起氨中毒所致，也是肝硬化患者的常见死因之一。

〖结局和并发症〗

肝硬化时，肝组织已被增生的纤维组织改建，不易从结构上恢复正常，但由于肝有强大的代偿能力，只要及时治疗，可使疾病处于相对稳定的状态。此时，肝细胞变性、坏死基本消失，成纤维细胞增生也停止。

晚期肝硬化则预后不良，造成死亡的主要原因有肝性脑病、上消化道大出血、合并严重感染等。部分患者肝硬化可合并肝癌。

二、坏死后性肝硬化

坏死后性肝硬化（postnecrotic cirrhosis）相当于大结节型肝硬化和大小结节混合型肝硬化，是在肝实质发生大片坏死的基础上形成的。

【病因和发病机制】

1. 肝炎病毒感染　大多为 HBV 感染，也有 HBV 与 HDV 复合感染。孕妇有时可见 HEV 感染。病因主要由亚急性病毒性肝炎和慢性肝炎引起。

2. 药物或化学毒物中毒　上述原因使肝实质受到严重损害，大片肝细胞坏死，纤维网状支架塌陷，继之肝细胞发生结节状再生和纤维组织增生，由此形成坏死后性肝硬化。

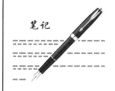

【病理变化】

肉眼观，肝体积呈不对称性缩小，尤以左叶为甚。肝重量减轻，质地变硬。肝表面的结节较大，且大小不等，最大结节直径可达 5~6 cm。结节呈黄绿色或黄褐色。切面可见结节由较宽大的纤维条索包绕。

镜下观，可见肝细胞坏死区大小不等，分布不规则，假小叶形状、大小也不一致，有的假小叶较大，甚至含有较为正常的肝小叶，假小叶形态不规则，有半月形、地图形等。假小叶内肝细胞变性坏死和胆色素沉着均较重，假小叶间的纤维间隔厚薄不均，其中可见较多的炎症细胞浸润，小胆管增生也较显著。

本型肝硬化坏死较重，故肝功能障碍较门脉性肝硬化明显且早，而门脉高压现象较轻且较晚。其病程较短，但癌变率较门脉性肝硬化高。

三、胆汁性肝硬化

胆汁性肝硬化（billiary cirrhosis）是因胆道阻塞淤胆而引起的肝硬化，较少见，可分为继发性与原发性。原发性者更为少见。

（一）继发性胆汁性肝硬化

〖病因和发病机制〗

继发性胆汁性肝硬化常见的原因为胆管系统的阻塞，如胆结石、肿瘤（胰头癌、Vater 壶腹癌）等对肝外胆道的压迫，引起胆道狭窄及闭锁。在儿童患者多因肝外胆道先天闭锁，其次是胆总管的囊肿、囊性纤维化等。胆道系统完全闭塞 6 个月以上即可引起此型肝硬化。

〖病理变化〗

肉眼观，肝体积常增大，表面平滑或呈细颗粒状，硬度中等。肝外观常被胆汁染成深绿色或绿褐色。镜下观，肝细胞因胞质内胆色素沉积而变性及坏死。坏死肝细胞肿大，胞质疏松呈网状，核消失，称为网状或羽毛状坏死。毛细胆管淤胆、胆栓形成，使胆汁外溢充满坏死区，形成"胆汁湖"。汇管区胆管扩张及小胆管增生，纤维组织增生使汇管区变宽、伸长，但在较长时期内并不侵入肝小叶内。故肝小叶的改建远较门脉性及坏死后性肝硬化为轻。胆汁性肝硬化伴有胆管感染时，则可见汇管区及增生的结缔组织内有多量中性粒细胞浸润甚至微脓肿形成。

（二）原发性胆汁性肝硬化

本病又称慢性非化脓性破坏性胆管炎。临床上很少见，多发生于中年以上妇女，男性患者发病率不超过 10%。本病患者临床表现为长期梗阻性黄疸、肝大和因胆汁刺激引起的皮肤瘙痒等。但肝内外的大胆管均无明显病变。本病还常伴有高脂血症和皮肤黄色瘤。

本病病因不明，一般认为可能与服用某些药物诱发肝胆管损伤及自身免疫系统反应有关。

〖病理变化〗

病变早期汇管区小叶间胆管上皮空泡变性及坏死，并有淋巴细胞浸润，其后则有纤维组织的增生及小胆管的破坏、增生并出现淤胆现象。汇管区增生的纤维组织进一步侵入肝小叶内，形成间隔，分割小叶最终发展为肝硬化。

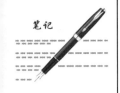

四、其他类型肝硬化

1. 淤血性肝硬化　本病常见于慢性充血性心力衰竭。由于肝长期淤血、缺氧，使肝小叶中央区肝细胞陷于萎缩、坏死，最后发生纤维化。如果淤血持续存在，进而形成纤维条索分割肝小叶则造成肝硬化。

2. 色素性肝硬化　多见于血色病患者，由于肝内有过多的含铁血黄素沉着而形成。

3. 寄生虫性肝硬化　主要见于慢性血吸虫病。

第六节　消化系统常见肿瘤

一、食管癌

食管癌（carcinoma of esophagus）是食管黏膜上皮或腺体发生的恶性肿瘤。本病在我国华北及河南地区多发，高发地区集中在太行山区附近。男性患者多于女性，发病年龄多在 40 岁以上。

【病因和发病机制】

食管癌病因尚未完全明了，根据高发地区大量调查资料分析，其病因可能与下列因素有关。

1. 饮食因素　饮食因素在本病的病因中较为重要。饮酒、吸烟及食用过热食物的习惯与本病的发生有关。在我国高发地区调查发现，当地某些粮食及食品中含有一定量的亚硝胺，其检出率比非高发地区高。有些亚硝胺类化合物可以选择性诱发动物食管癌。此外，也检测出高发地区居民食物常被真菌污染。动物实验表明食用这种霉变食物能诱发大鼠前胃鳞状细胞癌。

2. 环境因素　在我国高发地区调查发现，其土壤中缺乏钼等微量元素。钼是硝酸盐还原酶的成分，缺乏钼元素可使农作物中硝酸盐的含量增多，因此有学者认为患病地区土壤中缺乏钼等微量元素可能是引起食管癌的间接原因。

3. 遗传因素　高发地区调查发现，食管癌有明显的家族性。近年研究证实，食管癌的发病可能与许多抑癌基因的失活或突变有关，具体发病机制有待进一步研究。

【病理变化】

食管癌大多发生在食管 3 个生理狭窄处，以中段最多见，下段次之，上段最少。食管癌可分为早期和中晚期。

（一）早期食管癌

此期临床上患者尚无明显症状。病变局限，多为原位癌或黏膜内癌，也有一部分病例癌组织可侵犯黏膜下层，但未侵犯肌层，无淋巴结转移。早期食管癌及时治疗预后较好，患者 5 年存活率达 90% 以上。

（二）中晚期食管癌

此期患者已出现临床症状（如吞咽困难等）。肉眼观肿瘤形态可分为 4 型。

1. 髓质型　最多见。肿瘤在食管壁内浸润性生长，使食管壁均匀增厚，管腔变窄。切面癌组织为灰白色，质地较软似脑髓组织，其表面可形成浅表溃疡。

2. 蕈伞型　肿瘤为卵圆形扁平肿块，似蘑菇状突入食管腔内。

3. 溃疡型　肿瘤表面可形成溃疡，溃疡外形不整，边缘隆起，底部凹凸不平，深达肌层。

4. 缩窄型　癌组织在食管壁内呈浸润生长，可累及食管全周，形成明显的环形狭窄，近端食管腔明显扩张。

镜下观，肿瘤在病理组织学上可分为鳞状细胞癌、腺癌、小细胞癌、腺棘皮癌等类型。其中以鳞状细胞癌最多见，约占食管癌的90%，腺癌次之。大部分腺癌的发生与巴雷特（Barrett）食管有关（见注），极少数来自食管黏膜下腺体。

注：Barrett 食管

由于长期胃食管反流（慢性反流性食管炎）引起食管下段黏膜的鳞状上皮被化生的腺上皮所替代，称为 Barrett 食管。这种化生的腺上皮可发生消化性溃疡或通过非典型增生变成腺癌。其癌变率可达10%。

〖扩散途径〗

1. 直接蔓延　是指癌组织穿透食管壁直接侵入邻近器官。食管上段癌可侵入喉部、气管和颈部软组织，中段癌大多侵入支气管、肺，下段癌常侵入贲门、膈、心包等处。

2. 淋巴道转移　是胃食管癌的主要转移方式。癌细胞沿食管淋巴引流途径转移，上段癌常转移至颈部及上纵隔淋巴结，中段癌大多转移至食管旁及肺门淋巴结，下段癌常转移至食管旁、贲门及腹腔淋巴结。

3. 血道转移　主要见于晚期肿瘤患者，以转移至肝和肺最为常见。

〖临床病理联系〗

早期食管癌病变仅累及黏膜层（原位癌）或黏膜下层，故临床上患者多无明显症状，部分患者可有咽食后胸骨后疼痛、灼烧感、哽咽感，这些症状多轻微，时隐时现，可能是由食管痉挛、肿瘤或炎症浸润黏膜层所致。X 线钡餐检查显示食管壁可呈轻度局限性僵硬。中期、晚期食管癌，癌组织已在食管壁内浸润性生长，引起食管环形狭窄，或癌组织突入食管腔内，患者可出现程度不等的吞咽困难，重症者不能进食，患者逐渐出现恶病质，最后因全身衰竭死亡。

二、胃癌

胃癌（carcinoma of stomach）是消化道最常见的恶性肿瘤之一。在我国不少地区的恶性肿瘤死亡率的统计中，胃癌居第一位或第二位。胃癌好发年龄为 40～60 岁，男性多于女性。胃癌好发部位为胃窦，特别是小弯侧（约占75%），胃体则少见。

【病因和发病机制】

本病病因至今未明，但其发病可能与以下因素有关。

1. 饮食与环境因素　人类胃癌的发生有一定的地理分布特点。如在日本、中国、冰岛、智利及芬兰等国家胃癌的发病率远较美国及西欧国家高。这可能与各国家、民族的饮食习惯及各地区的土壤地质因素有关。据调查，胃癌的发生与大量摄取鱼类、肉类熏制食品有关。用被黄曲霉毒素污染或含亚硝酸盐的食物饲喂动物也可诱发胃癌。在日本曾有学者提出胃癌的高发与居民食用经滑石粉处理的稻米有关。因滑石粉内含有致癌作用的石棉纤维。

2. 幽门螺杆菌感染　与慢性胃炎有关的幽门螺杆菌（HP）也被认为是胃癌发生的主要危险因素。据报道，胃癌患者 HP 阳性率可达66.7%，明显高于胃炎患者，尤其是

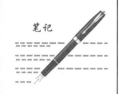

肠型胃癌患者。HP 感染可增加细胞的增殖活性（如 *PCNA* 表达增高）、癌基因激活（*C-myc*、*p21*）及抑癌基因（*p53*）的失活，从而诱发胃黏膜上皮细胞的癌变。

胃癌主要发生于来自胃腺颈部和胃小凹底部的干细胞。部分胃癌经肠上皮化生、不典型增生、癌变而形成。目前对胃癌发生分子机制的研究已进行了大量的工作，认为其发生是一个多步骤的过程，也是多种基因改变的累积最终导致的结果。

【病理变化】

根据胃癌的病理变化进展程度可分为早期胃癌与进展期（晚期）胃癌两大类。

（一）早期胃癌

癌组织浸润仅限于黏膜层及黏膜下层者均属早期胃癌（early gastric carcinoma）。所以判断早期胃癌的标准不是其面积大小而是深度，故早期胃癌也称为黏膜内癌或表浅扩散性癌。早期胃癌经手术切除治疗，其预后颇为良好，患者术后 5 年存活率达 80%~90%。

早期胃癌的肉眼形态可分为 3 种类型（图 8-10）。

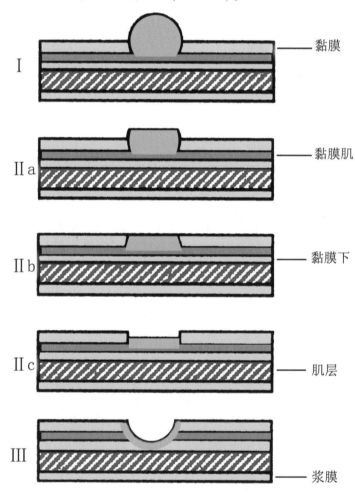

图 8-10　早期胃癌的大体分类模式图

1. 隆起型（protruded type，Ⅰ 型）　肿瘤从胃黏膜表面显著隆起，有时呈息肉状。

2. 表浅型（superficial type，Ⅱ 型）　肿瘤表面较平坦，隆起不显著。此型又可细分为：①表浅隆起型（superficial elevated type，Ⅱa 型）；②表浅平坦型（superficial flattype type，Ⅱb 型）；③表浅凹陷型（superficial depressed type，Ⅱc 型），又称癌性糜烂。

3. 凹陷型（excavated type，Ⅲ 型）　有溃疡形成，溃疡可深达肌层。此型最为多见。

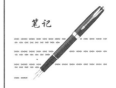

组织学分型：以管状腺癌最多见，其次为乳头状腺癌，未分化型癌最少。

（二）进展期（晚期）胃癌

癌组织浸润至黏膜下层以下者均属进展期胃癌（advanced gastric carcinoma），或称为中晚期胃癌。癌组织浸润越深，则预后越差，癌组织浸润至浆膜层的患者 5 年存活率较浸润至肌层的患者明显降低。

进展期胃癌肉眼形态可分为 3 型（图 8-11）。

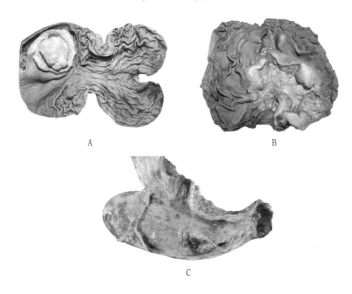

图 8-11 进展期胃癌的大体类型
A. 息肉型；B. 溃疡型；C. 浸润型。

1. 息肉型或蕈伞型（polypoid or fungating type） 癌组织向黏膜表面生长，呈息肉状或蕈状，突入胃腔内。

2. 溃疡型（ulcerative type） 部分癌组织坏死及脱落，形成溃疡。溃疡一般多呈皿状，有的边缘隆起，如火山口状。此型胃癌应注意与胃溃疡鉴别（表 8-3）。

表 8-3 胃溃疡与溃疡型胃癌的肉眼形态鉴别

特征	胃溃疡	溃疡型胃癌
外形	圆形或椭圆形	不规则，皿状或火山口状
大小	一般直径<2 cm	一般直径>2 cm
深度	较深	较浅
底部	较平坦	凹凸不平，有出血坏死
边缘	整齐、不隆起	不整齐、隆起
周围黏膜	黏膜皱襞呈放射状向溃疡集中	黏膜皱襞中断，呈结节状肥厚

3. 浸润型（infiltrating type） 癌组织向胃壁内呈局限或弥漫浸润型生长，与周围正常组织无明显边界。当癌组织呈弥漫浸润型生长时，可致胃壁增厚、变硬，胃腔缩小，黏膜皱襞大部分消失。典型的弥漫浸润型胃癌，其胃形状似皮革制成的囊袋，故有"革囊胃"之称。

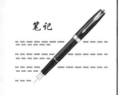
进展期胃癌的肉眼分型常用的还有 Borrmann（B）分型。其中 B1 型为隆起型，B2 型为局限溃疡型，B3 型为浸润溃疡型，B4 型为弥漫浸润型。

镜下观，根据癌组织的结构，一般将进展期胃癌分为 4 种病理组织学类型。

1. 腺癌（adenocarcinoma） 最多见。癌细胞大多呈柱状，排列成腺腔（glandular form，腺管状腺癌），腺腔内出现许多乳头（papillary form，乳头状腺癌）。有的癌细胞呈立方形或圆形，由数个癌细胞形成小腺泡（acinar form，腺泡状腺癌）。此型癌组织分化较高，恶性度较低，转移较晚。

2. 髓样癌（medullary carcinoma） 癌细胞无腺样排列，细胞大而多形，细胞异型性明显，恶性度较高，常较早即可向深层浸润。

3. 硬癌（scirrhous carcinoma） 癌细胞较小，呈圆形或短梭形，排列成条索状，多无腺管样结构，间质为大量纤维组织。本型恶性度较高。

4. 黏液癌（mucoid carcinoma） 呈腺样结构或单纯癌结构，癌细胞胞质内可出现大量酸性黏液，常将胞核挤压于癌细胞胞质一侧，形似戒指，故称之为"印戒细胞"（signet-ring cell）。黏液癌的恶性度高。此型因癌组织内含大量黏液，肉眼观呈半透明的胶冻状，故又称为胶样癌（colloid carcinoma）。

需要指出的是，许多胃癌的病理组织学结构不是单一类型，在同一胃癌标本中往往有两种组织类型同时存在。发生在贲门的胃癌，可兼有腺上皮及鳞状上皮的腺棘皮（adenoacanthoma）癌及鳞状细胞癌。

〖扩散途径〗

1. 直接扩散 浸润至胃浆膜层的癌组织，可直接扩散至邻近器官和组织（如肝、胰腺及大网膜等）。

2. 淋巴道转移 为胃癌转移的主要途径，首先转移至局部淋巴结，其中以胃小弯侧的胃冠状静脉旁淋巴结及幽门下淋巴结最为多见。由胃冠状静脉旁淋巴结可进一步扩散至腹主动脉旁淋巴结、肝门处淋巴结而达肝内；由幽门下淋巴结可到达胰头上方及肠系膜根部淋巴结。转移至胃大弯淋巴结的癌细胞可进一步扩散至大网膜淋巴结。晚期胃癌的癌细胞可经胸导管转移至锁骨上淋巴结，且以左锁骨上淋巴结多见。

3. 血道转移 多发生在晚期，常经门静脉转移至肝，其次是肺、骨及脑。

4. 种植性转移 胃癌，特别是胃黏液癌的癌细胞浸润至胃浆膜后，可脱落至腹腔，并种植于腹壁及盆腔器官腹膜上。有时在卵巢形成转移性黏液癌，称为克鲁肯贝格（Krukenberg）瘤。

〖临床病理联系〗

早期胃癌因病变范围较小，常无明显症状，有时可有上腹部不适或隐痛等表现。中期、晚期胃癌因胃黏膜被广泛破坏，胃酸及胃蛋白酶原减少或缺如，患者临床表现常有食欲缺乏及消化不良等。癌组织侵犯胃壁神经时，常有持续性胃痛。癌组织坏死、溃疡形成导致出血时，患者可有呕血、黑便或粪便潜血试验阳性等表现，长期少量出血及营养缺乏可导致贫血。位于幽门、贲门等部位的癌组织，有时可引起梗阻症状。晚期胃癌患者可出现恶病质及转移等症状和体征。

三、大肠癌

大肠癌（carcinoma of large intestine）在我国的发病率与国外发达国家相比较低。但近年由于居民饮食结构变化，其发病率有增加趋势。患者多为老年人，但中青年人发病率也在逐渐上升。患者临床表现常有贫血、消瘦，大便次数增多、变形，并伴有黏液血便。有时可出现腹部肿块与肠梗阻症状。

【病因和发病机制】

大肠癌的病因尚不完全明了，已知与下列因素有关。

1. 饮食因素　高营养低纤维而少消化残渣的饮食与本病的发生有关。这类食物不利于有规律地排便，因此延长了肠黏膜与这类食物中可能含有的致癌物质的接触时间。加上肠道内较易生长的厌氧菌可分解胆汁酸、中性类固醇，并使之转化为致癌物质。

2. 遗传因素　曾有大肠癌家族性高发的报道。另外，在遗传性多发性大肠息肉的患者中鉴定出一种单基因突变体，据报道后者与大肠息肉的癌变有关。

3. 结肠腺瘤　结肠的绒毛状腺瘤和家族性息肉病具有癌变的可能性也被大家所公认。单个息肉性腺瘤是否是癌前病变，目前看法不甚一致。一般认为，腺瘤直径在 1 cm 以下者发生癌变较少，直径超过 2 cm 者癌变的可能明显增加，表明息肉状腺瘤在增大的过程中有可能发生癌变。

4. 结肠慢性炎症　慢性非特异性溃疡性结肠炎癌变的发生率比正常人群高出 5~10 倍，其中慢性血吸虫病、慢性细菌性痢疾、慢性阿米巴肠病等疾病的癌变发生率较对照人群高，这些慢性结肠炎可能通过肉芽肿、炎性或假性息肉阶段而发生癌变。

【病理变化】

大肠癌的好发部位以直肠最多，其次为乙状结肠，两者占全部病例的 2/3 以上，再次是盲肠、升结肠、降结肠、横结肠。少数病例为多中心性生长，常由多发性息肉癌变而来。

大肠癌的大体观可分为 4 型。

1. 隆起型　肿瘤向肠腔内突出，又可分为隆起息肉型及盘状型两个亚型。镜下观多为分化成熟的腺癌，常有继发感染、出血、坏死和溃疡形成。

2. 溃疡型　肿瘤表面可形成明显的较深溃疡。根据溃疡外形及生长情况又可分为局限溃疡型及浸润溃疡型两个亚型。局限溃疡型肿瘤外观似火山口状，肿瘤中央坏死，形成较深的溃疡，溃疡边缘呈围堤状隆起于黏膜表面。浸润溃疡型溃疡底部较大，可向肠壁深部浸润生长，与周围正常组织分界不清，溃疡边缘为斜坡状隆起的肠黏膜。

3. 浸润型　肿瘤向肠壁深层弥漫浸润，常累及肠管全周，使局部肠壁增厚，表面常无明显溃疡。有时肿瘤伴有纤维组织增生，可使肠管管腔周径缩小，形成环状狭窄，也称环状型。

4. 胶样型　肿瘤外观及切面均呈半透明胶冻状。镜下观可见黏液腺癌或弥漫浸润的印戒细胞癌。此型较少见，主要发生于直肠，多见于青年人，预后较差。

大肠癌的肉眼形态在左时、右侧大肠有明显的不同。左侧多为浸润型，可引起肠壁环形狭窄，早期出现梗阻症状。右侧多为隆起息肉型，沿盲肠及升结肠的一侧壁生长、蔓延，一般无梗阻症状。

大肠癌病理组织学类型有乳头状腺癌、管状腺癌、黏液腺癌、印戒细胞癌和未分化癌等。肛管部位可发生鳞状细胞癌和腺鳞癌等。

〖扩散途径〗

1. 局部扩散　分化成熟的大肠癌生长缓慢，肠壁的环肌及纵肌又可限制其扩散。故在癌组织侵入肌层前，极少有淋巴结及静脉的受累。当癌细胞已浸润至浆膜后，可直接蔓延至邻近器官（如前列腺、膀胱、腹膜及腹后壁）。

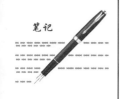
2. 淋巴道转移　早期肿瘤可沿肠壁神经周围的淋巴间隙扩散，由淋巴管转移至淋巴结。结肠淋巴结可分为结肠上、结肠旁、结肠中间和终末淋巴结 4 组，结肠癌时均可有转移。直肠癌首先转移至直肠旁淋巴结，以后再扩散，侵入盆腔和肛周组织。

3. 血道转移　晚期大肠癌可经血行转移至肝、肺、骨等处。肝转移时，转移癌的部位与原发部位有关，一般右侧结肠癌多转移至肝右叶，左侧结肠癌则左肝叶、右肝叶均可发生转移。

〖临床病理联系〗

大肠癌因发生部位和累及范围不同，其临床表现也不一致。大肠癌患者主要症状是排便习惯和粪便性质的改变、腹痛、腹部包块、肠梗阻、贫血等。

1. 右半结肠癌　右半结肠肠腔较宽，肠壁较薄，肠道扩张性较大，肠内粪便也较稀。癌组织一般较大，常易发生破溃、出血及继发感染等，患者较少有肠梗阻症状，而主要以右下腹部包块、大便带血、贫血、乏力等症状为主。

2. 左半结肠癌　左半结肠肠腔较窄，粪便较干，肿瘤也多为浸润型，故常易引起急性或慢性肠梗阻症状，患者表现为腹痛、腹胀、便秘和肠蠕动亢进等。如果继发感染，则可出现黏液便，肿瘤出现破溃，粪便可带鲜血。

3. 其他　肿瘤侵及周围脏器可形成内瘘（如胃结肠瘘、结肠膀胱瘘、结肠阴道瘘等），引起相应症状（如急性腹膜炎）。

大肠癌组织可产生一种糖蛋白，作为抗原引起患者的免疫反应。此种抗原称为癌胚抗原（carcino-embryonic antigen，CEA）。现已知的 CEA 可广泛存在于内胚叶起源的消化系统癌中（如发生在胃、小肠、大肠、肝、胰等处的癌），也存在于正常胚胎的消化管组织中。在正常人血清中也可有微量存在。因此，血清中检出 CEA 并不能作为确诊大肠癌的依据。但测定 CEA 水平有助于观察患者肿瘤的消长，如果切除肿瘤后 CEA 水平下降，以后 CEA 再度上升则提示癌瘤复发或转移。

影响大肠癌预后的因素有很多，但以癌组织在肠壁的侵袭深度和有无淋巴结转移最为重要。如前所述，大肠癌如能早期发现并及时手术治疗，患者 5 年存活率可达 90%以上。

四、原发性肝癌

原发性肝癌（primary carcinoma of liver）是由肝细胞或肝内胆管上皮细胞发生的恶性肿瘤，简称肝癌。其发病率在各国和地区差异很大，在亚非国家较常见，我国发病率较高，属于常见肿瘤之一。原发性肝癌发病年龄多在中年以上，男性多于女性。

【病因和发病机制】

原发性肝癌的病因尚未完全明了，目前认为与下列因素有关。

1. 病毒性肝炎　现已知的乙型肝炎与肝癌有密切关系，其次为丙型肝炎。肝癌病例中 HBsAg 阳性率可高达 80%，在 HBV 阳性的肝癌患者中可见 HBV 基因整合到肝癌细胞DNA 中，因此认为 HBV 是肝癌发生的重要因素。近年来，HCV 感染也被认为是肝癌发生的病因之一。

2. 肝硬化　肝硬化与肝癌之间有着密切关系。根据有关资料统计，肝硬化一般经 7年左右可发展为肝癌，其中以坏死后性肝硬化最多，其次是门脉性肝硬化。

3. 真菌及其毒素　黄曲霉菌、青霉菌、杂色曲霉菌等都可引起实验性肝癌。其中以黄曲霉菌（aspergillus flavus）最为重要。食用黄曲霉菌或其毒素或被黄曲霉菌污染的食物均可诱发动物肝癌。在我国肝癌高发地区，食物被黄曲霉菌污染的情况往往也较严重。

4. 亚硝胺类化合物 包括亚硝胺和亚硝酸胺及其前体物，它具有很强的化学致癌性。从肝癌高发地区南非居民的食物中已分离出二甲基亚硝胺。此类化合物也可引起机体其他部位肿瘤（如食管癌）的发生。

【病理变化】

早期肝癌（小肝癌）是指单个瘤结节直径在 3 cm 以下或结节数目不超过 2 个，其直径总和在 3 cm 以下的肿瘤。瘤结节呈球形或分叶状，灰白色，质较软，切面无出血及坏死，与周围组织界限清楚。晚期肝癌患者的肝体积明显增大，肝重量可达 2000 g 以上。癌组织可局限于肝的一叶（多为右叶），也可弥散于全肝，常合并肝硬化。

（一）大体分型

1. 巨块型 肿瘤为一圆形实体巨块，直径超过 10 cm，多位于肝右叶内，甚至占据整个肝右叶（图 8-12）。瘤块质地较软，肿瘤中心常有出血及坏死。瘤体周边常有散在的卫星状瘤结节。不合并或合并轻度的肝硬化。

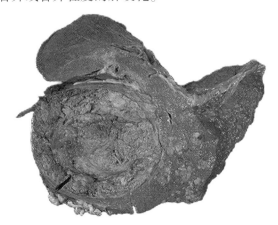

图 8-12 原发性肝癌（巨块型）

2. 结节型 最多见，常伴有明显的肝硬化。瘤结节多个、散在，呈圆形或椭圆形，大小不等，直径由数毫米至数厘米，有的可相互融合形成较大的结节。被膜下的瘤结节向表面隆起可致肝表面凹凸不平（图 8-13）。

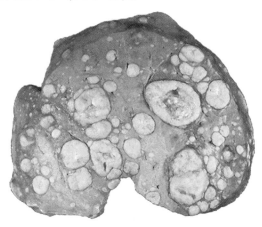

图 8-13 原发性肝癌（结节型）

3. 弥漫型 癌组织在肝内弥漫分布，无明显的结节或结节极小。在肝硬化基础上发

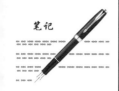
生者，不易区别癌组织与肝硬化的结节。此型少见。

（二）组织学类型

1. 肝细胞癌　最多见，是由肝细胞发生的肝癌。其分化较好者，癌细胞异型性较小，癌细胞类似肝细胞。分化差者，癌细胞异型性明显，常有巨核及多核瘤细胞。有的癌细胞排列成条索状（索状型），也可呈腺管样（假腺管型）或实体团块状（实体型），有时癌细胞为深染的小细胞（小细胞型），有时癌组织中有大量纤维组织分割（硬化型），分割的纤维组织多，且呈分层状（层状纤维化型）。

2. 胆管上皮癌　较为少见，是由肝内胆管上皮发生的癌。其病理组织学结构多为腺癌或单纯癌。较少合并肝硬化，有时可继发于华支睾吸虫病。

3. 混合性肝癌　具有肝细胞癌及胆管上皮癌两种结构，最少见。

【扩散途径】

肝癌首先在肝内蔓延和转移。癌细胞常沿门静脉播散，在肝内形成转移癌结节，还可逆行蔓延至肝外门静脉主干，形成较大的癌栓，有时可阻塞管腔引起门静脉高压。肝外转移常通过淋巴道转移至肝门淋巴结、上腹部淋巴结和腹膜后淋巴结。晚期可通过肝静脉转移至肺、肾上腺、脑及骨等处。有时肝癌细胞可直接种植在腹膜和卵巢表面，形成种植性转移。

【临床病理联系】

早期肝癌可无明显的临床表现，故又称亚临床肝癌。近年来，我国对于肝癌的研究，特别是对早期肝癌的研究取得了重要成果。随着血清甲胎蛋白（α-fetoprotein，AFP）检测在临床上的广泛应用，仪器诊断的进步及影像学定位与肝穿刺病理活检的结合，使早期肝癌的诊断率极大提高。手术切除小肝癌配合其他治疗可取得较好效果。

随着肝癌肿瘤体积的增大并不断破坏肝组织及影响肝功能，临床上患者可出现进行性消瘦、乏力、肝区疼痛、肝迅速增大、腹水等表现。有时由于肝表面癌结节自发性破裂或侵蚀大血管而引起腹腔大出血。此外，由于肿瘤压迫肝内外胆管及肝组织广泛破坏而出现明显黄疸。患者常因肝性脑病、上消化道出血、腹腔内大出血或合并感染等原因死亡。

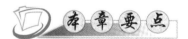
本章要点

1. 慢性萎缩性胃炎的病变特点及病理学意义　病变特点：病变区域腺上皮萎缩，腺体变小并可有囊性扩张；常出现上皮化生（假幽门腺化生及肠上皮化生）；在黏膜全层有不同程度的淋巴细胞和浆细胞浸润。病理学意义：慢性萎缩性胃炎在出现肠上皮化生时，患者可发生癌变。

2. 消化性溃疡的病变及其并发症　胃溃疡多位于胃小弯侧，呈圆形或椭圆形，直径较小。溃疡边缘整齐、平坦，状如刀切，底部平坦洁净，深浅不一。溃疡较浅者仅累及黏膜下层，溃疡深者可深达肌层或浆膜层。邻近溃疡周围的胃黏膜皱襞因受溃疡底部瘢痕组织的牵拉而呈放射状。十二指肠溃疡多发生在十二指肠球部前壁或后壁。溃疡一般较小，直径多在 1 cm 以内，其形态特点与胃溃疡相似。镜下观，溃疡主要由 4 层组成：渗出层、坏死层、肉芽组织层、瘢痕组织层。

消化性溃疡的并发症有出血、穿孔、幽门梗阻、癌变。

3. 局限性肠炎的病变部位及镜下病变特点　局限性肠炎也称 Crohn 病，其病变主要累及回肠末端，其次为结肠、近端回肠和空肠等处，消化管的其他部位均可见病变。镜下病变特点：病变复杂多样，裂隙状溃疡表面覆以坏死组织，其下肠壁各层组织中可见大量淋巴细胞、单核细胞及浆细胞浸润。肠黏膜下层增厚、水肿，其中有多数扩张的淋巴管。部分病例在肠壁内可见由类上皮细胞、多核巨细胞形成的肉芽肿。肉芽肿中心不发生干酪样坏死。

4. 慢性溃疡性结肠炎的病变部位及镜下病变特点 慢性溃疡性结肠炎病变可累及结肠各段，偶见于回肠。镜下特点：早期可见肠黏膜隐窝处有小脓肿形成，黏膜及黏膜下层可见中性粒细胞、淋巴细胞、浆细胞及嗜酸性粒细胞浸润。溃疡边缘假息肉形成处的肠黏膜上皮可见有不典型增生。晚期病变区肠壁有大量纤维组织增生。

5. 病毒性肝炎的基本病理变化

（1）变质：①肝细胞变性，如细胞水肿变性、嗜酸性变性。②肝细胞坏死，如溶解坏死、嗜酸性坏死。

（2）渗出：汇管区及小叶坏死灶周围有不同程度的淋巴细胞、单核细胞等炎症细胞浸润。

（3）增生：肝细胞再生，间质反应性增生。

6. 肝细胞气球样变 肝细胞内水分增多，肿胀，胞质疏松呈网状、半透明，称为胞质疏松化。进一步发展，肝细胞高度肿胀，呈圆球形，胞质几乎完全透明，称为气球样变。

7. 嗜酸性小体 病毒性肝炎时，病变肝细胞因胞质内水分脱失浓缩致使肝体积缩小，嗜酸性染色增强，称为嗜酸性变。嗜酸性变进一步发展，肝细胞胞质进一步浓缩，肝体积更为缩小，胞核固缩、碎裂消失，最后剩下深红染圆形小体，称为嗜酸性小体，又称嗜酸性坏死。嗜酸性小体为单个细胞的死亡，属细胞凋亡。

8. 点状坏死 为肝小叶内散在的单个至数个肝细胞的坏死。

9. 碎片状坏死 为小叶周边的肝细胞界板破坏，界板肝细胞呈灶状坏死、崩解。

10. 桥接坏死 为中央静脉与汇管区之间或两个中央静脉之间出现互相连接的肝细胞坏死带。

11. 大片状坏死 为肝小叶内全部或大部分肝细胞坏死。

12. 病毒性肝炎的临床病理类型

（1）急性（普通型）肝炎：最常见，分为黄疸型和无黄疸型，两者病变基本相同。镜下观，广泛的肝细胞变性而坏死轻微。肝细胞变性以胞质疏松化和气球样变最多见，嗜酸性变也较常见。坏死多为散在的点状坏死，也可见到嗜酸性小体。

（2）慢性（普通型）肝炎：分为轻度、中度、重度3类。①轻度：有点状、灶状坏死，偶可见轻度碎片状坏死，汇管区周围纤维增生，肝小叶结构完整。②中度：肝细胞坏死明显，有中度碎片状坏死及特征性的桥接坏死。肝小叶内有纤维间隔形成，但小叶结构大部分可保存。③重度：肝细胞坏死重且广泛，有重度的碎片状坏死及大范围桥接坏死。坏死区可出现肝细胞不规则再生。小叶周边与小叶内肝细胞坏死区间形成纤维条索连接。纤维间隔分割肝小叶结构。

（3）急性重型肝炎：肝细胞坏死严重且广泛。肝索解离，肝细胞溶解，出现弥漫性大片的肝细胞坏死。肝细胞再生现象不明显。

（4）亚急性重型肝炎：既有大片的肝细胞坏死，又有肝细胞结节状再生。

13. 肝硬化 是指反复交替发生的肝细胞弥漫性变性、坏死，纤维组织增生和肝细

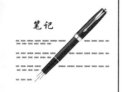

胞结节状再生，而导致的肝结构和血液循环改建，使肝变形、变硬。

14. 假小叶　正常肝小叶结构被破坏，由广泛增生的纤维组织将肝小叶或肝细胞再生结节分割包绕成大小不等、圆形或椭圆形的肝细胞团，称为假小叶。

15. 肝硬化性门静脉高压的形成机制　①肝窦受纤维组织压迫而扭曲变形（肝窦阻塞或减少），使肝窦内压力增加，门静脉回流障碍。②肝动脉与门静脉分支形成异常吻合支（窦前吻合），压力高的动脉血进入门静脉使后者压力增高。③假小叶形成及肝实质纤维化压迫小叶下静脉（窦后阻塞），致使门静脉的回流受阻。

16. 肝硬化腹水形成的原因　①小叶中央静脉及小叶下静脉受压，肝窦内压升高液体自窦壁漏出，部分经肝被膜漏入腹腔。②门脉高压，胃肠道淤血、水肿，血管内压力升高，水分及血浆蛋白漏出。③肝灭活功能减退，抗利尿激素、醛固酮等在体内分解减少，导致水钠潴留。④肝功能降低，白蛋白合成减少，血浆胶体渗透压下降。

17. 门脉高压的常见症状和体征　①脾大，脾功能亢进。②胃肠道淤血。③腹水形成。④侧支循环形成。

18. 肝功能不全的常见临床表现　①雌激素代谢障碍。②出血倾向。③血浆蛋白变化。④黄疸。⑤肝性脑病。

19. 肝硬化患者的常见死亡原因　包括肝性脑病、上消化道大出血、感染、癌变。

20. 食管癌的好发部位　食管癌大多发生在食管3个生理狭窄处，以中段最多见，下段次之，上段最少。

21. 早期食管癌的特点　早期食管癌患者临床上无明显症状，病变局限，多为原位癌或黏膜内癌。

22. 中晚期食管癌的类型　大体可分4型：髓质型、蕈伞型、溃疡型、缩窄型。病理组织学分类90%为鳞癌，腺癌次之。

23. 早期胃癌的概念　癌组织浸润仅限于黏膜层及黏膜下层者均属早期胃癌。

24. 革囊胃　为浸润型胃癌，大体可见胃壁增厚、变硬，胃腔缩小，皱襞消失似革制囊袋，称为革囊胃。

25. 大肠癌的好发部位及大体类型　其好发部位以直肠最多，其次为乙状结肠，两者可占全部病例的2/3以上，再次是盲肠、升结肠、降结肠、横结肠。大体可分为4型：隆起型、溃疡型、浸润型、胶样型。

26. 早期肝癌　单个瘤结节直径在3 cm以下或结节数目不超过2个，其直径总和在3 cm以下。

27. 中晚期肝癌大体类型　可分为巨块型、结节型、弥漫型。

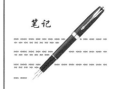

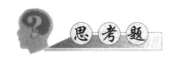

1. 叙述消化性溃疡的好发部位，肉眼观及镜下观病变特点。消化性溃疡患者经久不愈和产生疼痛的原因分别是什么？
2. 试述病毒性肝炎的临床病理类型的病变特点。
3. 试解释肝硬化腹水形成的机制。
4. 试述门脉性肝硬化的门脉高压症和肝功能障碍的常见临床表现。
5. 如果患者胃窦部发现一个溃疡，根据所学的病理学知识怎样说明此溃疡是良性溃疡还是恶性溃疡？请列表说明。

（亢春彦）

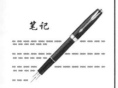

第九章　泌尿系统疾病

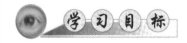

1. 掌握各类型肾小球肾炎的病理变化及临床病理联系，肾盂肾炎的病因与发病机制，肾盂肾炎的病理变化及临床病理联系。
2. 能够根据所学的泌尿系统疾病的相关知识对患者进行健康教育和疾病预防。
3. 具备理论联系临床的能力，能够根据患者的临床表现推测可能的病变，做出合理的护理安排。

　　泌尿系统包括肾、输尿管、膀胱和尿道，其功能是将人体代谢过程中产生的废物和毒物通过尿的形式排出体外，以维持机体内环境的相对稳定，并且对调节体内水与电解质和维持血液的酸碱平衡都有重要的作用。此外，肾还具有内分泌作用，可以分泌肾素、促红细胞生成素、前列腺素1,25-二羟胆钙化醇，参与调节血压、红细胞的生成和钙的吸收。

　　肾的基本功能单位称为肾单位，由肾小球和肾小管组成。每侧肾约有130万个肾单位，正常情况下肾单位交替进行活动，故肾具有很强的储备代偿能力。

　　肾小球由毛细血管球和肾小囊构成，是血浆滤过的。肾小球毛细血管壁分3层。中间为基底膜，内面由一层扁平的内皮细胞覆盖，外面为脏层上皮细胞（也称足细胞）。内皮细胞胞质很薄，布满许多小孔；脏层上皮细胞胞质丰富，伸出几个大的初级突起，继而分成指状的次级突起，插入毛细血管之间紧贴于基底膜上，突起之间有孔，称为裂孔。裂孔上覆盖一层膜，称为裂孔膜。毛细血管内皮细胞、基底膜和脏层上皮细胞的裂孔膜，共同构成肾小球的滤过膜。肾小球的滤过作用除与毛细血管的结构和滤过物质的分子大小有关外，还与基底膜的生物化学组成及其电荷有关。基底膜带大量负电荷，毛细血管内皮细胞和脏层上皮细胞表面也带负电荷。这些肾小球的负电荷可阻止血液中带负电荷的分子滤过。

　　在肾小球毛细血管之间有血管系膜，由系膜细胞和系膜基质组成。有支持毛细血管网，并将其联系在一起作用。系膜细胞有收缩功能，可参与调节肾小球毛细血管的血流；系膜细胞具有吞噬功能，可吞噬进入肾小球的大分子物质；系膜细胞可产生血管活性物质、细胞因子和生长因子，也可产生系膜基质和胶原纤维，对清除肾小球滤过的物质，以及与肾小球炎症和损伤时的增生和修复都有重要关系（图9-1）。

　　肾的各组成部分之间有密切联系，一部分发生病变可引起其他部分的损害。肾小球不能再生，损伤后只能由残留的肥大肾单位来代偿损伤细胞的功能，当发生严重的弥漫性肾小球损害时可造成严重后果。肾小管的再生能力很强，损伤后如果及时再生可以恢

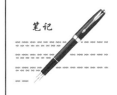

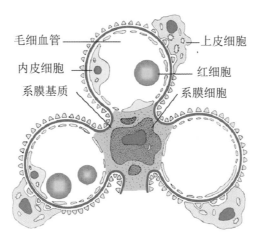

图 9-1　肾小球小叶示意图

肾小球毛细血管和系膜结构及其相互关系。

复功能。由于肾的代偿储备能力很大，因此肾功能障碍往往在病变比较严重时才表现出来。

泌尿系统疾病的种类有很多，本章将重点介绍肾小球肾炎、肾盂肾炎和泌尿系统常见的肿瘤。

第一节　肾小球肾炎

引导案例

患者，男，18 岁，学生。自诉半个月前咽部不适、咳嗽，自服感冒药无好转。5 天前发现双眼睑水肿，晨起明显，以双下肢肿胀、尿量减少、尿色较红等为主诉就诊。查体：T 36.5 ℃，P 80 次/分，R 18 次/分，BP 155/95 mmHg，双下肢轻度凹陷性水肿。尿常规：尿蛋白（++），白细胞 0~1 个/HP，红细胞 20~30 个/HP，24 小时尿蛋白定量 3.0 g。血液检查：血红蛋白 142 g/L，血浆白蛋白 35.5 g/L，血肌酐 140 μmol/L，血尿素氮 8.5 mmol/L，血 IgG、IgA、IgM 均正常，补体 C 30.5 g/L，抗 ASO 效价大于 1：400。

案例思考：

（1）该患者最有可能的病理学诊断是什么？

（2）该疾病的病理变化是什么？

肾小球肾炎（glomerulonephritis）是一种病变主要累及肾小球的变态反应性炎症。按其病变范围，可分为局灶性和弥漫性。前者是指炎症仅累及部分肾小球；后者是指两侧肾几乎所有的肾小球均发生炎症变化。原发性肾小球肾炎为一种原发于肾且病变主要累及肾小球的独立性疾病，而继发性肾小球肾炎则是继发于其他疾病，或作为某些全身性疾病的一部分（如系统性红斑狼疮）。一般所指的肾炎即原发性肾小球肾炎。

【病因和发病机制】

肾小球肾炎的病因和发病机制尚未完全阐明，但绝大多数（90%以上）类型的肾炎是由于体液免疫反应引起的肾小球损伤。引起肾小球肾炎的抗原物质种类很多，可分为

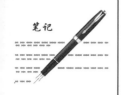

内源性和外源性。外源性抗原有细菌（链球菌、肺炎球菌、葡萄球菌、伤寒杆菌等）、病毒（流行性感冒病毒、乙型肝炎病毒、EB病毒、水痘病毒、麻疹病毒等）、寄生虫（疟疾、原虫等）、药物（青霉胺、汞等）、异种血清等。内源性抗原有核抗原、DNA、肾小球基底膜抗原、肿瘤抗原、甲状腺球蛋白抗原等。

其发病方式主要有以下两种。

1. 循环免疫复合物沉积　人类肾炎绝大多数属于这种发病机制。机体对外源性抗原或内源性抗原产生相应抗体后，在血液循环中结合形成抗原抗体复合物，在肾小球滤过时可阻留在肾小球滤过膜上。这种阻留与免疫复合物的相对分子质量大小有关，一般认为小分子的免疫复合物可通过肾小球的滤过膜，并从尿液中排出，不引起肾损害；大分子的免疫复合物不能通过滤过膜，可被单核巨噬细胞系统内的巨噬细胞吞噬及清除，也不引起肾损害；只有中等大小的免疫复合物（相对分子质量在100万左右，沉降系数在19S左右），在通过肾小球时可沉积在肾小球滤过膜的不同部位而引起肾损害。这种沉积的免疫复合物可用各种方法显示。电子显微镜观察时，可见肾小球基底膜上有电子致密物沉积；免疫荧光法可证实沿毛细血管基底膜表面排列的沉积物为免疫球蛋白和补体，并呈颗粒状荧光反应。

肾小球滤过膜上沉积的免疫复合物结合并激活补体，可产生许多活性物质，使肥大细胞释放组胺，引起毛细血管壁的通透性增高。继而吸引中性粒细胞、巨噬细胞，释放溶酶体酶，破坏内皮细胞和基底膜并激活凝血系统、纤溶系统、激肽系统，进一步引起肾小球内炎症细胞的浸润，引起毛细血管微血栓形成，以及系膜细胞、内皮细胞甚至球囊上皮细胞增生等一系列肾小球的病理变化。这种由免疫复合物沉积引起的肾炎，称为免疫复合物肾炎。

2. 原位免疫复合物形成　较前一种少见。抗原刺激机体产生相应的抗体出现在血液循环内，当抗体随血液流经肾小球时，与毛细血管壁上相应的抗原结合，形成原位免疫复合物，并激活补体而造成肾小球的免疫性损伤。引起原位免疫复合物形成的抗原目前可分为3类。

（1）肾小球基底膜抗原：包括两种肾性抗原。一种为感染或其他因素使基底膜本身的某些成分改变而形成的自身抗原，可引起自身免疫反应；另一种为某些细菌、病毒等外源性抗原与肾小球基底膜具有共同抗原性，可引起交叉免疫反应。免疫荧光检查可见抗体沿肾小球基底膜呈连续的线形荧光。这种由抗基底膜抗体沉积引起的肾炎，称为抗肾小球基底膜肾炎。

（2）植入性抗原：外源性抗原和内源性非肾性抗原通过不同方式（如理化反应等）与肾小球的基底膜或系膜等不同成分结合而形成植入性抗原。免疫荧光检查可见抗体在肾小球基底膜或系膜区内呈不连续的颗粒状荧光。

（3）其他肾小球抗原：其典型代表是足突抗原引起的实验大鼠同种免疫复合物性肾炎：肾小球足细胞的足突抗原与肾近曲小管刷状缘抗原具有共同抗原性，当用肾小管刷状缘抗原免疫大鼠产生相应抗体时，可与足突抗原在上皮下形成原位免疫复合物而致肾小球损伤。免疫荧光检查可见抗体沿肾小球毛细血管壁呈不连续的细颗粒状荧光。目前认为人类膜性肾小球肾炎的病变与同种免疫复合物性肾炎极为相似，但尚无确切的免疫学证据。

除体液免疫机制外，细胞免疫在肾小球肾炎的发病中也发挥作用。T淋巴细胞可促使B淋巴细胞对抗原做出反应；致敏T淋巴细胞释放的多种淋巴因子也可导致肾小球的损伤并可激活单核巨噬细胞，后者在肾小球肾炎的发病中起识别和处理抗原、活化淋巴

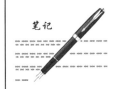

细胞及吞噬清除免疫复合物的作用。

【基本病理变化】

肾小球肾炎的基本病理变化如下。

1. 肾小球细胞增多 主要是系膜细胞、内皮细胞和上皮细胞（尤其是壁层上皮细胞）增生，加上中性粒细胞、巨噬细胞和淋巴细胞浸润，使肾小球内细胞增多。

2. 基底膜增厚 可以是基底膜本身的增厚，也可以由内皮下或基底膜内的免疫复合物的沉积引起。增厚的基底膜理化性状发生改变，使基底膜通透性增高，且代谢转换率变慢，不易被分解和清除，久之可致血管祥或肾小球硬化。

3. 炎性渗出和坏死 急性炎症时，肾小球内可出现中性粒细胞等炎症细胞浸润和纤维素渗出，血管壁发生纤维素样坏死，并伴有血栓形成。

4. 玻璃样变性和硬化 肾小球玻璃样变是指镜下肾小球内出现均质的嗜酸性物质堆积。电镜下可见细胞外出现无定型的物质，其成分为沉积的血浆蛋白、增厚的基底膜和增多的系膜基质。病变严重时可导致毛细血管祥塌陷，管腔闭塞，发生硬化，是各种肾小球改变的最终结局。

【命名和分类】

肾小球肾炎的命名和分类方法有很多，分类的基础和依据各不相同。通过多年研究，大家对肾小球肾炎的病理变化和病变发展过程的认识有了很大提高。临床分类是根据临床表现做出诊断，病理分类则依据组织学形态，虽然两者属于不同的范畴，彼此之间难以完全吻合，但肾小球肾炎的病理变化与临床发展有着密切的联系，肾小球肾炎的病理分类对临床治疗和预后有很大帮助。

原发性肾小球肾炎的临床分类见表9-1（参照1985年全国肾脏病学术会议）。

表9-1 原发性肾小球肾炎的临床分类

1. 急性肾小球肾炎
2. 急进性肾小球肾炎
3. 慢性肾小球肾炎（普通型、高血压型和急性发作型）
4. 肾病综合征（单纯型，伴有高血压、血尿或肾功能不全）
5. 隐匿性肾小球疾病（无症状性蛋白尿和单纯血尿）

原发性肾小球肾炎的病理分类见表9-2（根据1982年世界卫生组织分类）。

表9-2 原发性肾小球肾炎的病理分类

1. 肾小球轻微病变
2. 局灶性/节段性肾小球硬化
3. 局灶性/节段性肾小球肾炎
4. 弥漫性肾小球肾炎
（1）膜性肾小球肾炎（膜性肾病）
（2）系膜增生性肾小球肾炎
（3）毛细血管内增生性肾小球肾炎
（4）膜性增生性肾小球肾炎（系膜毛细血管性肾小球肾炎）
（5）致密沉积物性肾小球肾炎
（6）新月体（毛细血管外增生性）肾小球肾炎
5. 未分类的肾小球肾炎

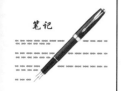

肾小球肾炎的分类较复杂，为便于理解，现根据各型肾炎病变特点介绍如下。

一、急性弥漫性增生性肾小球肾炎

急性弥漫性增生性肾小球肾炎（acute diffuse proliferative glomerulonephritis）又称为弥漫性毛细血管内增生性肾小球肾炎。该型肾炎多发生于儿童及青少年。这种肾炎常发生于感染后，有感染后肾小球肾炎之称，最常见的是 A 组乙型溶血性链球菌感染，少数也可发生于其他细菌和病毒感染后。这种肾炎的发病机制多由血液中的免疫复合物沉积被阻留在肾小球滤过膜上引起。

【病理变化】

本病属于增生性炎症，其特征性病理变化为：肾小球内皮细胞和系膜细胞的显著增生。镜下观，病变表现为弥漫性累及双侧肾的大多数肾小球，可见肾小球毛细血管内皮细胞和系膜细胞明显肿胀与增生，较多的中性粒细胞和少量单核细胞浸润，肾小球内细胞数量明显增多，肾小球毛细血管因受压阻塞而引起肾小球缺血（图9-2），肾小球内还有红细胞、浆液及纤维素性渗出物。

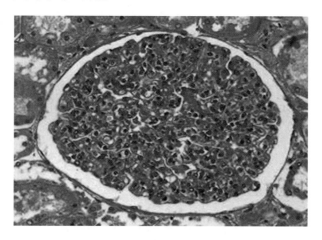

图9-2　急性弥漫性增生性肾小球肾炎

肾小球内细胞数量增多，系膜细胞和内皮细胞增生并有少量中性粒细胞浸润毛细血管腔狭窄，肾间质内常出现充血、水肿和少量中性粒细胞、淋巴细胞，以上病变使肾小球体积增大。另有一些病例的病变性质有所不同，如有的以渗出为主，称为渗出性肾炎；有的则伴有大量出血，称为出血性肾炎；若病变严重，肾小球毛细血管内可有微血栓形成，使毛细血管壁发生纤维素样坏死，称为坏死性肾炎。由于肾小球毛细血管的狭窄和闭塞，引起所属的肾小管缺血、缺氧，使肾小管上皮细胞水肿、脂肪变性、玻璃样变性。管腔内可含有从肾小球滤出的蛋白质、红细胞、白细胞和脱落的上皮细胞凝成的各种管型。

电子显微镜下可见肾小球系膜细胞和内皮细胞增生、肿胀。基底膜和脏层上皮细胞间有致密物质沉积。这些沉积物大小不等，有的很大，在基底膜表面呈驼峰状或小丘状。沉积物表面的上皮细胞足突多消失。基底膜变化不明显，有时基底膜内侧内皮细胞下和系膜内也可见小型沉积物。

肉眼观，肾体积可有轻度或中度肿大、充血，颜色变红，故有"大红肾"之称。切面可见肾皮质增厚，纹理不清，与髓质分界明显，包膜容易剥离。以出血为主的病例，其肾表面及切面均可见散在的小出血点，故有"蚤咬肾"之称。

【临床病理联系】

本病患者主要临床症状是尿液的变化（少尿、血尿、蛋白尿）、水肿和高血压，可表现为急性肾炎综合征。

1. 尿液的变化　由于肾小球毛细血管损伤，造成毛细血管通透性增加，故常有血尿、蛋白尿、管型尿。血尿常可反映肾小球毛细血管损伤的情况。轻度血尿在镜下可以发现；严重血尿肉眼可见尿呈鲜红色。若尿中红细胞溶解，血红蛋白在酸性尿中转变成酸性血红素，使尿呈棕红色。蛋白尿的程度因人而异，多数患者不严重，但少数患者尿中可有大量蛋白质。管型尿是指在肾小管凝聚的蛋白管型、透明管型、细胞管型、颗粒管型随尿液排出。

由于肾小球内皮细胞和系膜细胞增生、肿胀，压迫毛细血管，导致管腔狭小，使肾血流受阻，肾小球滤过率降低，而肾小管再吸收无明显障碍，可引起少尿，导致体内水钠潴留。严重病例可因含氮的代谢产物潴留，引起氮质血症。

2. 水肿　患者常有轻至中度水肿，首先出现在组织疏松的部位（如眼睑）。水肿是因肾小球滤过减少，而肾小管再吸收功能相对正常，引起水钠潴留所致，也可能与变态反应所引起的全身毛细血管痉挛和通透性增加有关。

3. 高血压　患者常有轻至中度高血压，其主要原因可能与水钠潴留引起的血容量增加有关，而此时肾素的含量大多正常，对血压影响不大。

【结局】

急性弥漫性增生性肾小球肾炎的预后与年龄和病因有一定关系。儿童链球菌感染后肾小球肾炎的预后很好，绝大多数患者可在数周或数月内症状消失，病变消退，患者可完全恢复。少数患者病变消退较慢，肾小球系膜增生可持续数月甚至1~2年。临床上患者常有迁延性蛋白尿和复发性血尿，有时无明显症状，称为隐匿性肾炎。这种病变大多数仍可消退，恢复正常。极少数患者病变严重，发展较快，同时有明显的肾小球囊内上皮细胞增生，形成大量新月体，可发展为新月体性肾小球肾炎，患者可发生急性肾衰竭，预后差。极少数患者病变严重，发展迅速，在短期内发生肾衰竭、心力衰竭或高血压性脑病。

一般成人患肾小球肾炎者预后较差，发生肾衰竭和转变为慢性肾小球肾炎者较多。由其他细菌感染引起的肾炎转变为慢性肾小球肾炎者，比链球菌感染后肾炎转为慢性者多见，预后也较差。

二、弥漫性新月体肾小球肾炎

弥漫性新月体肾小球肾炎（diffuse crescentic glomerulonephritis）又称毛细血管外增生性肾小球肾炎，较少见，多见于青年人和中年人。其病变特点为肾小球囊内壁层上皮细胞增生形成新月体。本病患者主要症状为血尿，并迅速出现少尿、无尿、高血压和氮质血症。病变严重，进展迅速，如不采取措施，常在数周至数月内发生肾衰竭，死于尿毒症，故又称快速进行性肾小球肾炎（rapidly progressive glomerulonephritis）。这种肾炎可与其他肾小球疾病伴发，如严重的弥漫性增生性肾小球肾炎、肺出血肾炎综合征、系统性红斑狼疮、过敏性紫癜等。

【病理变化】

镜下观可见病变呈弥漫性，大部分肾小球内有新月体形成。新月体主要由肾小球囊内壁层上皮细胞增生和渗出的单核细胞组成。壁层上皮细胞显著增生，堆积成层，在肾

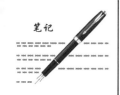

小球囊内毛细血管丛周围呈新月状或环状（图9-3），故称为新月体或环状体。新月体形成迅速，可在发病后数日内形成。

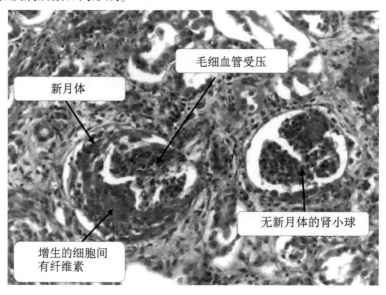

图9-3 弥漫性新月体肾小球肾炎

肾小球囊内壁层上皮细胞增生，其间有单核巨噬细胞浸润形成新月体，肾小球囊腔被阻塞；增生的上皮细胞间可见红细胞、中性粒细胞和纤维素性渗出物。肾小球囊内渗出的纤维蛋白可刺激上皮细胞增生，是促使新月体形成的原因。早期新月体主要由增生的上皮细胞和单核细胞组成，称为细胞性新月体。新月体内增生的上皮细胞之间逐渐出现新生的纤维细胞，以后纤维组织逐渐增多形成纤维细胞性新月体。最后新月体内的细胞和渗出物完全由纤维组织替代，成为纤维性新月体。新月体形成后，一方面压迫毛细血管丛，另一方面使肾小球囊增厚，与毛细血管丛粘连，逐渐导致肾小球囊腔闭塞，最后使整个肾小球纤维化和玻璃样变而丧失功能。

肾小管的上皮细胞常有水肿和脂肪变，其腔内可见由蛋白质凝固而成的玻璃样管型。部分肾小管由于肾小球纤维化而发生萎缩和消失。间质呈轻度纤维组织增生和多数淋巴细胞及单核细胞浸润。

电子显微镜下可见肾小球毛细血管基底膜不规则增厚，常有裂孔或缺损。现认为基底膜损伤可使血液中的红细胞和纤维蛋白渗入肾小球囊内，纤维蛋白原进而形成纤维素，刺激壁层上皮细胞增生而形成新月体。有时在基底膜上皮下或内皮下可见电子密度较高的沉积物。

肉眼观可见双侧肾弥漫性增大，颜色苍白，切面皮质增厚，纹理模糊，皮髓质分界尚清楚，肾皮质内常有散在的出血点。

【临床病理联系】

弥漫性新月体肾小球肾炎患者主要症状为血尿、蛋白尿，并逐渐出现少尿、无尿、高血压和氮质血症。由于此型肾炎常发生肾小球毛细血管丛的坏死、基底膜缺损和出血，故血尿常比较明显。蛋白尿是由于肾小球毛细血管损伤，通透性增高所致。大量肾单位纤维化及玻璃样变，使肾组织缺血，通过肾素-血管紧张素的作用和水钠潴留，使血容量增加，可发生高血压。由于绝大多数肾小球有新月体形成，使肾小球囊腔闭塞，血浆无法滤过，故出现少尿或无尿，代谢产物在体内滞留，而引起氮质血症。由于病变广泛，

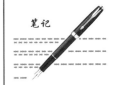

使大量代谢产物在体内堆积，引起水、电解质与酸碱平衡紊乱，最终可导致肾衰竭。

【结局】

由于此型肾炎病变广泛、发展迅速、预后较差，如不及时采取措施，患者往往于数周或数月内死于尿毒症。此型肾炎预后一般与病变的广泛程度和新月体的数量有关。肾内80%~90%以上肾小球皆有新月体形成者往往不能恢复；肾内50%~80%有新月体形成，且病变程度较轻者进展较慢，残留的肾小球可保留部分功能，患者残留肾功能可维持较长时间。

三、引起肾病综合征的原发性肾小球肾炎

（一）轻微病变性肾小球肾炎

本病因光镜下所见病变轻微，故称为轻微病变性肾小球肾炎（minimal change glomerulonephritis），又因肾小管上皮细胞内常有大量脂质沉积，故又称脂性肾病（lipid nephropathy）。因电镜下可见肾小球囊内脏层上皮细胞足突肿胀、消失又称为足突病（foot process disease）。本病多见于小儿，成人患者较少，是引起小儿肾病综合征最常见的类型，在小儿肾病综合征中65%~85%由脂性肾病引起。

轻微病变性肾小球肾炎与其他类型肾炎不同，电子显微镜下未找到沉积物，免疫荧光检查也未发现肾小球内有免疫球蛋白或补体。其病因和发病机制不清楚。有些现象提示可能与细胞免疫机制有关。如霍奇金病（Hodgkin disease）患者轻微病变性肾小球肾炎发病率较高，而已知霍奇金病患者常有T细胞功能缺陷，故认为这种肾炎的发病可能与T细胞功能异常有关。近来有学者提出，肾小球多聚阴离子减少可能是造成本病肾小球毛细血管上皮细胞变化和大量蛋白尿的原因。

〖病理变化〗

镜下观，肾小球无明显变化或仅有轻度节段性系膜增生。电镜下可见弥漫性肾小球脏层上皮细胞足突融合消失，细胞内高尔基体和内质网增多，并可见脂滴。细胞表面常有多数微绒毛形成。足突消失不仅见于脂性肾病，也常见于其他原因引起的大量蛋白尿和肾病综合征。经过治疗或蛋白尿等症状缓解后，脏层上皮细胞的变化可恢复正常。

光镜下可见肾小球形态基本正常，而肾近曲小管上皮细胞胞质内含大量脂质空泡和玻璃样小滴。肾小管上皮细胞内的玻璃样小滴和脂类沉积，是由于肾小球毛细血管通透性增加，大量脂蛋白通过肾小球滤出，而在肾小管被重吸收所致。肾小管腔内可有透明管型。这些变化常与蛋白尿的程度平行。

肉眼观，肾肿胀，体积增大，颜色苍白。由于大量脂类沉积，切面可见黄色条纹。

〖临床病理联系〗

此型患者临床上大多表现为肾病综合征、低蛋白血症、高脂血症、大量蛋白尿和严重水肿。蛋白尿为高度选择性，主要为小分子的白蛋白大量滤出。其原因可能为脏层上皮细胞损伤，合成的基底膜物质结构异常，致使基底膜通透性增高所致。还可能因肾小球基底膜和脏层上皮损伤后其表面阴离子减少，使其排斥其他阴离子物质的能力减弱，以致白蛋白从肾小球大量滤出。低蛋白血症可引起高度水肿，并继发高脂血症。

由于肾小球的病变轻微，故一般无血尿和高血压，患者肾功能也不受影响。

〖结局〗

大多数患者对皮质激素治疗效果甚佳，预后良好，90%以上儿童可以完全康复，病

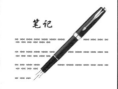
变在数周内消失。成人预后也很好，少数患者可以反复，一般不发展成慢性肾小球肾炎。

（二）膜性肾小球肾炎

膜性肾小球肾炎（membranous glomerulonephritis）的主要病变为弥漫性肾小球毛细血管基底膜增厚，常伴有大量蛋白尿，是引起肾病综合征的最常见原因之一。由于肾小球无明显炎症现象，故又称为膜性肾病。起病缓慢病程长，多见于中年人和青年人。

〖病理变化〗

光镜的主要特点是双肾大多数肾小球毛细血管壁呈弥漫性渐进性增厚；晚期可造成毛细血管腔逐渐狭窄甚至闭塞，最终导致肾小球纤维化、玻璃样变性及功能丧失。肾小球内通常可见细胞增生及炎症细胞浸润等炎症病变。

肾小球毛细血管损伤，通透性显著增加，大量蛋白由肾小球滤过进入肾小管，部分被肾小管重吸收。肾近曲小管上皮细胞水肿、脂肪变性，晚期因肾小球纤维化、玻璃样变，所属肾小管也萎缩消失。

电子显微镜下可见毛细血管基底膜表面及上皮细胞下有多数细小的小丘状沉积物。基底膜表面形成许多钉状突起插入小丘状沉积物之间。钉状突起与基底膜垂直相连形如梳齿。银染色基底膜及钉状突起呈黑色。免疫荧光法证实沉积物内含免疫球蛋白和补体。早期沉积物和基底膜钉状突起少而细小，以后逐渐增多、增大，使基底膜增厚，钉状突起伸向沉积物表面将沉积物包围，最后大量沉积物被埋藏在增厚的基底膜内，使基底膜高度增厚。沉积物在增厚的基底膜内逐渐溶解，使基底膜呈虫蚀状。由于基底膜高度增厚，故毛细血管腔狭小，甚至阻塞。

肉眼观，早期双侧肾体积肿大，颜色苍白，称为"大白肾"。晚期肾体积缩小，表面呈细颗粒状。

〖临床病理联系〗

肾小球基底膜严重损伤，肾小球毛细血管壁增厚，通透性明显增加，引起非选择性蛋白尿，每日排出蛋白可超过 3 g。血浆蛋白大量丢失，出现低蛋白血症，导致血浆胶体渗透压降低，血管内液体外溢，引起水肿。同时血容量减少，肾小球血流量和肾小球滤过减少，醛固酮和抗利尿激素分泌增加，引起水钠潴留，进一步加重水肿。低蛋白血症可刺激肝合成更多的血浆蛋白，包括脂蛋白类代偿性增加，运载胆固醇相应增多而出现高脂血症。血脂过高，血浆内的脂蛋白也可由肾小球滤过引起脂尿症。

〖结局〗

膜性肾小球肾炎起病缓慢，病程较长。早期及时治疗病变可恢复。但多数病例呈缓慢进展，对糖皮质激素治疗反应较差。晚期多数肾小球纤维化可出现少尿、高血压，可发展致肾衰竭。

（三）膜性增生性肾小球肾炎

膜性增生性肾小球肾炎（membrane proliferative glomerulonephritis）的病变特点是弥漫性肾小球毛细血管壁增厚和系膜增生，又称为系膜毛细血管性肾小球肾炎。各年龄组均可发病，但是多见于中年人和青年人，起病缓慢，呈慢性进行性，临床表现不一，约有半数患者在起病时即表现为肾病综合征，常伴有高血压和肾功能不全。一些患者的血清补体降低，故又称为低补体血症性肾小球肾炎。

〖病理变化〗

镜下观，肾小球系膜细胞明显增生并产生大量基质。增生的系膜组织不断向毛细血管基底膜内侧延伸，致使血管壁明显增厚，管腔变窄，也使血管丛呈分叶状。晚期因毛细血管壁高度增厚，管腔阻塞，以致肾小球纤维化、硬化，所属肾小管也萎缩，间质纤维组织增生，有大量淋巴细胞及单核细胞浸润。

电子显微镜下可见肾小球系膜增生，毛细血管基底膜不规则增厚，增生的系膜组织沿毛细血管基底膜和内皮细胞之间向毛细血管周围部分伸展，甚至环绕全部毛细血管壁，使毛细血管壁增厚。肾小球内有大量电子致密物沉积。免疫荧光检查显示沉积物主要为 C3。

肉眼观，肾病变早期无明显改变，但晚期可缩小，肾表面呈细颗粒状。

〖临床病理联系〗

由于肾小球大量 C3 沉积，故患者血清补体降低。早期病变局限在系膜，仅有轻度蛋白尿或血尿。病变累及毛细血管基底膜时，可出现非选择性蛋白尿等肾病综合征表现。晚期肾小球缺血、纤维化，可导致高血压和肾功能不全。

〖结局〗

本病呈慢性进行性经过，对肾上腺皮质激素、免疫抑制剂治疗效果短暂或不明显，大多数病例经多年后发展为慢性肾衰竭。肾移植术后复发率也较高。

（四）局灶性节段性肾小球硬化症

局灶性节段性肾小球硬化症（focal segmental glomerulosclerosis）仅累及少数或部分肾小球。病变的肾小球毛细血管丛呈节段性硬化，是引起肾病综合征常见的原因之一。多见于儿童和青年人。

〖病理变化〗

镜下观，病变呈局灶性，常从肾皮质深部近髓质部分的少数肾小球开始。早期仅少数肾小球受累，病变的肾小球毛细血管丛的部分毛细血管萎陷，系膜硬化、增宽、玻璃样变，系膜内和毛细血管内常有脂滴和玻璃样物质沉积。有时可见吞噬脂类的泡沫细胞聚积。电子显微镜下可见硬化部分毛细血管基底膜皱缩，厚薄不均匀。上皮细胞足突消失。免疫荧光检查显示病变肾小球内有免疫球蛋白和补体沉积。

若病变继续发展可使受累的肾小球逐渐增多，有些肾小球毛细血管丛可全部纤维化、硬化、玻璃样变，而所属的肾小管也可萎缩、纤维化。晚期，大量肾小球硬化可发展为弥漫性硬化性肾小球肾炎而导致肾功能不全。

〖临床病理联系〗

绝大多数局灶性节段性肾小球硬化症患者表现为肾病综合征症状。但不同点是约 2/3 的患者同时伴有血尿、高血压。此型患者的大量蛋白尿多为非选择性。患者对激素治疗效果不好，有效率仅为 20%～30%。病变继续发展最终可导致肾功能不全。儿童的预后一般比成人好。

四、弥漫性系膜增生性肾小球肾炎

弥漫性系膜增生性肾小球肾炎的病变特点为弥漫性肾小球系膜增生。此型多见于青少年。本病可为原发性，也可在一些全身性疾病时发生，如系统性红斑狼疮、过敏性紫癜等。有些迁延性毛细血管内增生性肾小球肾炎病变持续不退，可表现为系膜增生性肾小球肾炎。少数患者表现为肾病综合征症状。

【病理变化】

镜下观，主要病变为肾小球系膜细胞和基质增生，系膜区增宽。毛细血管壁无明显

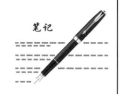

变化，管腔通畅。系膜内可有少数单核细胞和中性粒细胞浸润。病变严重者可引起系膜硬化。

电子显微镜下可见除肾小球系膜增生外，系膜内有电子致密物沉积，有时肾小球基底膜表面上皮细胞下、内皮细胞下也可见小型致密沉积物。

免疫荧光法检查显示系膜区内有免疫复合物沉积，主要为 IgM，有时可同时伴有 C3 沉积；有些病例系膜区内免疫复合物主要为 IgG、IgA 及 C3。

【临床病理联系】

本病病变主要累及系膜，患者早期症状多不明显，仅有轻度蛋白尿或复发性血尿，容易被忽略。系膜内沉积的免疫复合物与临床症状有一定联系；有 IgM 沉积的患者大多表现为肾病综合征；同时有 IgG、IgA 及 C3 沉积者多伴有血尿。

【结局】

一般病变可及时消退，预后较好。有时病变可持续 2~3 年，以后仍可消退。部分患者病变严重不能及时消退，继续发展可导致系膜硬化和肾小球硬化。晚期患者可发展为硬化性肾小球肾炎和慢性肾功能不全。

五、弥漫性硬化性肾小球肾炎

弥漫性硬化性肾小球肾炎（diffuse glomerulosclerosis）是各种类型肾小球肾炎发展至晚期的结果。当肾出现大量肾小球纤维化、玻璃样变时，原始的病变类型已不能辨认。患者的主要症状为慢性肾衰竭。有些患者既往有肾炎病史。约 25% 的患者起病缓慢，无自觉症状，无肾炎病史，发现时已为晚期。

【病理变化】

肉眼观，两侧肾呈对称性萎缩变小，颜色苍白，表面呈弥漫性细颗粒状。有时可有散在的小囊肿形成。肾小而质硬，故称为颗粒性固缩肾。切面可见肾皮质萎缩、变薄，纹理模糊不清，皮髓质分界不明显。肾盂周围脂肪组织增多。小动脉壁增厚、变硬、口哆开。

镜下观，可见大量肾小球纤维化及玻璃样变，有的形成无结构的玻璃样小团。这些肾小球所属的肾小管也发生萎缩、纤维化、消失。纤维组织收缩，使纤维化、玻璃样变的肾小球相互靠近集中。有些纤维化的肾小球消失于增生的纤维结缔组织中，无法辨别原有的病变类型。残留的肾单位常发生代偿性肥大，肾小球体积增大，肾小管扩张，肾小管上皮细胞呈立方状或高柱状，有些肾小管明显扩大呈小囊状，上皮细胞扁平（图 9-4）。扩张的肾小管腔内常有各种管型。间质纤维组织明显增生，并有多数淋巴细胞和浆细胞浸润。由于肾组织缺血及高血压，可使间质内小动脉硬化、管壁增厚、管腔狭小。

【临床病理联系】

晚期硬化性肾小球肾炎患者常有贫血、持续性高血压和肾功能不全表现，而尿常规检查往往变化不明显。由于大量肾单位被破坏，肾功能丧失，残留的肾单位相对比较正常，血浆蛋白漏出不多，因而蛋白尿、血尿、管型尿都不如早期那样明显，水肿也很轻微。大量肾单位丧失后，血流只能通过残留的肾单位，故血流通过肾小球的速度加快，肾小球滤过率和尿液通过肾小管的速度也随之加快。但肾小管的重吸收功能有一定限度，所以大量水分不能被再吸收，使肾的尿浓缩功能降低，从而出现多尿、夜尿，尿比重降低，常固定在 1.010 左右。

晚期肾炎患者由于大量肾单位纤维化，使肾组织严重缺血，肾素分泌增加，患者往

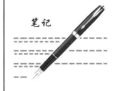

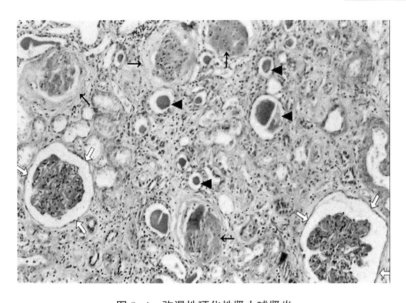

图9-4 弥漫性硬化性肾小球肾炎

大量的肾小球发生纤维化、玻璃样变，残存的肾小球呈代偿性肥大

往有明显的高血压。高血压可促使动脉硬化，进一步加重肾缺血，使血压持续在较高水平。长期高血压可引起左心室肥大，严重时甚至可导致心力衰竭。

晚期肾炎时肾单位大量破坏，残留的肾单位逐渐减少，造成体内代谢废物不能排出，使水、电解质与酸碱平衡代谢调节发生障碍，最后可导致氮质血症和尿毒症。

由于肾组织被大量破坏，使促红细胞生成素生成减少，再加上长期肾功能不全引起的氮质血症和自身毒素抑制骨髓造血功能，故患者常有贫血。

硬化性肾小球肾炎的死因主要为尿毒症、心力衰竭、脑出血和继发感染。

第二节 肾盂肾炎

引导案例

患者，女，29岁。因畏寒、高热伴有腰痛、尿频、尿急、尿痛2天入院。患者自诉为纺织工人，平时工作过于劳累、出汗多、饮水少。2天前发热伴有全身乏力、腰部疼痛，排尿时有明显尿频、尿急、尿痛，尿色混浊。查体：T 39.1 ℃，P 88次/分，R 24次/分，BP 120/75 mmHg，双肾区有压痛和叩击痛，双下肢无水肿。尿常规：微量尿蛋白，白细胞满视野，红细胞15~20个/HP，外周白细胞计数 $14.2×10^9$/L，中性粒细胞分叶型0.86。

案例思考：

（1）该患者可能的病理学诊断是什么？

（2）该病的感染途径是什么？如何进行健康指导？

肾盂肾炎（pyelonephritis）是一种常见的以肾小管、肾盂和肾间质的化脓性炎症为主要表现的疾病。可发生于任何年龄，男：女为1：10。本病好发于已婚育龄妇女、老年妇女和女婴。临床上患者常有发热、腰部酸痛、血尿和脓尿等症状。

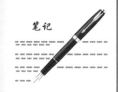

【病因和发病机制】

1. 病因　肾盂肾炎主要由细菌感染引起，肾组织和尿液中都可培养出致病菌。引起肾盂肾炎的致病菌主要为革兰阴性菌，以大肠埃希菌最多，占 60%～80%；其次为变形杆菌、产气杆菌、肠杆菌和葡萄球菌等。少数为铜绿假单胞菌，偶有真菌、原虫和病毒感染。急性肾盂肾炎常为单一的细菌感染引起，慢性肾盂肾炎多为两种以上细菌的混合感染引起。

2. 感染途径

（1）上行性感染：是本病最重要的感染途径，多见于女性。下泌尿道感染时（如尿道炎或膀胱炎），细菌可沿输尿管或输尿管周围的淋巴管上行至肾盂，引起肾盂和肾组织的炎症。病原菌以大肠埃希菌为主。病变多累及一侧肾，也可累及双侧肾。

（2）血源性感染：细菌由体内某处感染灶侵入血流，随血流到达肾。这种肾盂肾炎可以是全身脓毒血症的一部分，病原菌以葡萄球菌多见，两侧肾常同时受累。

血源性感染较少见，一般上行性感染最多见，细菌引起上行性感染时，首先需要在尿道黏膜停留繁殖。大肠埃希菌细胞膜表面的菌毛可以通过与尿道上皮细胞表面的受体结合黏附在尿道黏膜表面，停留并繁殖，对引起上行性感染起重要作用。

尿路的完全或不完全阻塞，尿流不畅引起的尿液潴留，有利于细菌感染、繁殖，对肾盂肾炎的发生有重要作用。正常时，机体具有一定的防御功能。①膀胱内不断有尿液流动，可将进入膀胱的少量细菌稀释冲刷，使细菌不易在膀胱内停留生长。②膀胱黏膜能产生局部分泌型 IgA 抗体，有抗菌作用。③膀胱黏膜内的白细胞有吞噬和杀灭细菌的作用。因此，少量细菌进入膀胱后不能生长，膀胱内的尿液无菌。但尿液又是细菌良好的培养基，当某些因素使机体的防御功能削弱时，细菌得以侵入和生长繁殖，引起肾盂肾炎。因此，泌尿道结石、前列腺肥大、妊娠子宫和肿瘤的压迫、尿道炎症和损伤后的瘢痕狭窄以及肾盂输尿管畸形或发育不全等引起的尿路阻塞时，均容易发生肾盂肾炎。

导尿、膀胱镜检查和其他尿道手术、器械操作等有时可将细菌带入膀胱，并易损伤尿道黏膜降低其防御能力而引起感染，诱发肾盂肾炎。尤其是留置导尿管的使用，应注意严格灭菌和掌握使用指征。

膀胱输尿管反流是导致细菌由膀胱进入输尿管和肾盂的重要途径。正常人输尿管斜行穿过膀胱壁，在壁内的斜行部分可起到瓣膜作用，当排尿膀胱内压力增高时，压迫该部分输尿管，可阻止膀胱的尿液反流。如果膀胱三角区发育不良，张力减弱，输尿管在膀胱壁内斜行部分过短，输尿管开口异常等，可发生膀胱输尿管反流。此外，下泌尿道梗阻、膀胱功能紊乱、尿道炎、膀胱炎等也可引起膀胱输尿管反流，使细菌进入输尿管和肾盂引起感染。反流是细菌由膀胱进入肾组织最常见的途径。

女性因尿道短，尿道口与阴道、肛门靠近等解剖及生理特点，使上行性感染机会较多。此外，妊娠子宫压迫输尿管可引起不完全梗阻；黄体酮可使输尿管张力降低，蠕动减弱，容易引起尿潴留，都可诱发感染。同时，因男性前列腺液含有抗菌物质，故女性肾盂肾炎发病率比男性高。慢性消耗性疾病（如糖尿病及截瘫等）患者全身抵抗力低下时，常并发肾盂肾炎。

【类型】

根据肾盂肾炎临床表现和病理变化的特点，可分为急性肾盂肾炎和慢性肾盂肾炎。

（一）急性肾盂肾炎

急性肾盂肾炎是指细菌感染引起的以肾盂和肾间质为主的急性化脓性炎。

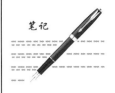

〖病理变化〗

本病主要病变为肾间质的化脓性炎和肾小管坏死。病变分布不规则，可累及一侧或两侧肾。肉眼观，肾肿大、充血，表面散在多数大小不等的脓肿，呈黄色或黄白色，周围有紫红色充血带环绕。严重病例中数个小化脓灶可融合成较大脓肿，不规则地分布在肾组织各部。髓质内可见黄色条纹向皮质伸展，有些条纹融合形成小脓肿。肾盂黏膜充血、水肿，可有散在的小出血点，有时黏膜表面有脓性渗出物覆盖，肾盂腔内可有脓性尿液。

上行性感染引起的急性肾盂肾炎首先引起肾盂炎症。镜下观可见肾盂黏膜充血、水肿，并有中性粒细胞等炎症细胞浸润。以后炎症沿肾小管及其周围组织扩散，在肾间质内引起大量中性粒细胞浸润，并可形成大小不等的脓肿，其中肾小管往往被破坏，肾小管腔内充满脓细胞和细菌。早期肾小球多不受影响，病变严重时肾小球也可被破坏。

血源性感染的特点是肾组织内有多数散在的小脓肿，病变首先累及肾小球或肾小管周围的间质，以后逐渐扩大，破坏邻近组织，也可破入肾小管蔓延至肾盂。

〖并发症〗

1. 急性坏死性乳头炎 主要发生于糖尿病或有尿路阻塞患者。本病病变可为单侧或双侧。肉眼观可见肾切面乳头部坏死，范围大小不等，坏死区呈灰黄色，周围有充血带与邻近组织分界明显。镜下观可见坏死区为缺血性凝固性坏死，坏死区内可见肾小管轮廓，有时可见细菌集落，周围有充血和白细胞浸润。

2. 肾盂积脓 有严重的尿路阻塞，特别是高位完全性尿路阻塞时，脓性渗出物不能排出，淤积在肾盂、肾盏和输尿管内，引起肾盂积脓。严重者肾组织受压萎缩、变薄，整个肾可变成一个充满脓液的囊。

3. 肾周围脓肿 肾组织内的化脓性炎可穿过肾包膜扩展至肾周围的组织中，引起肾周围脓肿。

肾盂肾炎急性期后，肾组织内中性粒细胞浸润由单核细胞、巨噬细胞、淋巴细胞及浆细胞取代。被破坏的肾组织由纤维组织修补，形成瘢痕，其中可见萎缩的肾小管和多数淋巴细胞浸润。肾盂、肾盏因瘢痕收缩而变形。

〖临床病理联系〗

由于急性肾盂肾炎为急性化脓性炎，故起病急，患者可突然出现发热、寒战、白细胞计数增多等全身表现。肾肿大，肾盂、肾间质的化脓性病变常引起腰部酸痛和尿液的变化，如脓尿、蛋白尿、管型尿、菌尿，有时还有血尿等。尿培养可找到致病菌。由于膀胱和尿道急性炎症的刺激可出现尿频、尿急、尿痛等症状。肾盂肾炎病变为不规则灶性，早期肾小球往往无明显病变或病变较轻，故一般肾功能无明显变化，无氮质血症和高血压。

急性坏死性乳头炎时常有明显血尿，严重时肾小管破坏，相应的肾小球被阻塞可引起少尿和氮质血症。乳头坏死组织脱落可阻塞肾盂，有时坏死组织碎块通过输尿管排出可引起绞痛。

〖结局〗

急性肾盂肾炎如果能及时彻底地治疗，大多数患者都能治愈。如果治疗不彻底或尿路阻塞未消除，易反复发作而转为慢性肾盂肾炎。如果有严重的尿路阻塞，可引起肾盂积水或肾盂积脓。

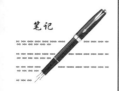

（二）慢性肾盂肾炎

多数慢性肾盂肾炎是由急性肾盂肾炎未及时彻底治疗转变而来，或因尿路梗阻未解除，或由于膀胱输尿管反流，病变迁延，反复发作而转为慢性。少数可无明显的急性期症状，一旦发现，已进入慢性期。有些慢性肾盂肾炎患者多次尿培养皆为阴性，但病变反复发作，迁延不愈，可能与免疫反应有关。据报道，慢性肾盂肾炎患者肾组织中有细菌抗原持续存在，可在体内引起免疫反应，使炎症继续发展。此外，细菌的 L 型（原生质体）可在肾髓质高渗环境中长期生存，青霉素等许多抗菌药物大多是作用于细菌的细胞壁，故对细菌 L 型无效。细菌 L 型的长期存在与肾盂肾炎发展为慢性有一定关系。

〖病理变化〗

慢性肾盂肾炎的病变特点是既有肾小管和肾间质活动性炎症，又有肾组织纤维化瘢痕形成，肾盂、肾盏变形。病变可累及一侧或两侧肾。病变分布不均匀，呈不规则的灶性或片状。肉眼观，可见两侧肾不对称、大小不等、体积缩小、质地变硬。肾表面高低不平，有不规则的凹陷性瘢痕，这是慢性肾盂肾炎大体观的特征性改变。切面可见皮髓质界线模糊，肾乳头部萎缩。肾盂、肾盏因瘢痕收缩而变形。肾盂黏膜增厚、粗糙。肾包膜增厚，且常与瘢痕粘连。

镜下观，病变呈不规则片状，夹杂于相对正常的肾组织之间。瘢痕区的肾组织被破坏，肾间质和肾盂黏膜纤维组织大量增生，其中有大量淋巴细胞、浆细胞、单核细胞和多少不等的中性粒细胞浸润。其间的小血管常有炎症，管壁增厚，管腔狭小。肾小管多发生萎缩、坏死，由纤维组织替代。有些肾小管腔扩张，腔内有均匀红染的胶样管型，形似甲状腺滤泡。有些肾小管腔内还有多数中性粒细胞。肾小球多发生萎缩、纤维化或玻璃样变。病灶周围的肾组织内肾小球尚完好，有些肾小球的球囊壁增厚，形成环形纤维化，有些肾单位呈代偿性肥大。

〖临床病理联系〗

慢性肾盂肾炎常反复急性发作。慢性肾盂肾炎发作时的症状与急性肾盂肾炎相似，尿中有多数白细胞、蛋白质和管型。由于肾小球损害发生较晚，肾小管病变比较严重，发生也较早，故肾小管功能障碍出现较早，也较明显。肾小管浓缩功能降低，患者可出现多尿和夜尿。电解质（如钠、钾和重碳酸盐）丧失过多，可导致缺钠、缺钾和酸中毒。晚期患者由于肾组织纤维化和小血管硬化，肾组织缺血，肾素分泌增加，通过肾素-血管紧张素的作用可引起高血压。肾乳头萎缩，肾盂肾盏因瘢痕收缩而变形，可通过肾盂造影检查，对临床诊断有一定的意义。晚期患者大量肾组织被破坏，可引起氮质血症和尿毒症。

〖结局〗

慢性肾盂肾炎病程较长，及时治疗可控制病情发展，肾功能损害可维持多年而无显著变化，不致引起严重后果。若反复急性发作，病变广泛并累及双肾者，晚期可引起高血压和肾衰竭等严重后果。因此，消除诱因和早期彻底治疗非常重要。

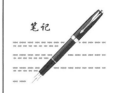

第三节 泌尿系统常见肿瘤

引导案例

患者，男，61岁。患者主诉无痛性血尿1个月。膀胱镜检查见膀胱黏膜表面有典型的乳头状突起。组织学检查见乳头表面被覆的细胞较正常的移行上皮层次增多，细胞核大小不一，核大深染，核分裂象在局部区域稍多，且不限于基底层。

案例思考：

（1）该患者所患疾病是膀胱移行细胞癌几级？

（2）该患者可能会出现哪些临床表现？如何对膀胱癌患者进行健康指导？

一、肾细胞癌

肾细胞癌（renal cell carcinoma）是肾原发肿瘤中最多见的，占肾恶性肿瘤的80%~90%。肾细胞瘤多发生于60岁左右的老年人。男性与女性之比约为2∶1。肾细胞癌来源于肾小管上皮细胞，故又称为肾腺癌。

【病理变化】

肾细胞癌可发生于肾的任何部位，但多见于肾的两极，尤其以肾上极更为多见。一般为单个圆形，大小差别很大，小者直径1~2 cm，大者可重达数千克，多数直径为3~10 cm。切面上癌组织呈淡黄色或灰白色，其间常有出血、坏死、软化和钙化区，故常呈红色、黄色、灰白色相间的多种色彩。癌组织与邻近的肾组织分界明显，常有假包膜形成。但肿瘤周围组织中常可见小肿瘤结节环绕，说明肿瘤具有侵袭性。肿瘤逐渐生长可以侵入肾盂、肾盏而引起阻塞，导致肾盂、肾盏扩张和肾盂积水。肿瘤也可突破肾盂侵入输尿管。此外，肾细胞癌的特点是常侵入肾静脉，并可在静脉腔内呈条索状生长向下腔静脉延伸，甚至可达右心。有时癌组织可穿破肾包膜，侵犯肾上腺和肾周围软组织。

镜下观，癌细胞形态和排列多样，多数癌细胞体积较大，呈多角形，轮廓清楚，胞质清亮透明；细胞核小而深染，位于细胞中央或边缘。癌细胞常排列成片状、条索状、腺泡状或管状，似肾小管。以这种形态结构的癌细胞为主的肾细胞癌称为透明细胞癌。这种类型在肾细胞癌中最多见。有些肾细胞癌由颗粒细胞组成，癌细胞体积较大，呈立方形或多角形，胞质呈伊红色细颗粒状；核圆形，多位于细胞中央。分化较好的癌细胞比较规则，排列成腺状或片状；分化不好的癌细胞大小及形状不规则，胞质深染，核大并有多数核分裂象，有时有癌巨细胞形成。高度未分化的癌细胞呈梭形或不规则形，似肉瘤样，称为未分化癌。有时癌组织中有大量乳头状结构，这种结构可见于透明细胞癌的某些区域，也可为肾细胞癌的主要成分，称为乳头状腺癌。有时其间有囊肿形成则称为乳头状囊腺癌。以上各种类型之间常有过渡形式。在大多数肾癌中，几种类型常同时并存，而以某一类型为主。癌组织的间质很少，但血管丰富，有些区域纤维组织可增多，常有出血、坏死和钙化。

【转移】

肾细胞癌除直接向邻近组织扩散外，还可通过血道和淋巴道转移。癌组织血管丰富，

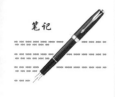

早期即可发生血道转移。有时原发灶体积很小，无局部症状，但已侵入肾静脉引起远处转移。肾细胞癌最常转移至肺，其次为骨、局部淋巴结、肝、肾上腺和脑。有些肾细胞癌可转移至对侧肾。有些可转移至一些不寻常的部位（如口腔、喉、眼和阴道）。左肾静脉内的癌细胞栓可沿精索静脉或卵巢静脉逆行性转移至生殖器官。淋巴道转移常首先转移至肾门及主动脉旁淋巴结。

【临床病理联系】

肾细胞癌早期患者常无症状，或仅有发热、乏力等全身症状，肿瘤体积增大到一定程度时才被发现。患者临床主要表现为血尿、肾区疼痛和肿块。血尿多因癌组织浸润血管或侵及肾盂、肾盏引起。肿瘤体积增大或侵犯包膜时，可引起腰部疼痛，并可触及肿块。有时癌组织出血，血块通过输尿管排出时，可引起剧烈肾绞痛。

肾细胞癌可产生多种激素和激素样物质而引起不同的症状，其中包括：①红细胞生成素可引起红细胞增多症。②甲状旁腺样激素可引起血钙过高。③肾素可引起高血压。④促性腺激素可导致女性化或男性化。⑤肾上腺糖皮质激素可引起库欣（Cushing）综合征。

肾细胞癌患者如无远处转移，则早期行彻底手术切除（包括清除肾门、主动脉旁淋巴结），预后较好。若癌细胞侵入肾静脉或侵犯肾周围组织则预后差。

二、肾母细胞瘤

肾母细胞瘤（nephroblastoma）又称维尔姆斯（Wilms）瘤，是肾胚基来源的肿瘤。1899 年德国医生 Max Wilms 首先报道此病。该病主要发生于儿童，尤其是 10 岁以下儿童常见的肿瘤之一。最多见于 2~4 岁的小儿，很少见于成人。

【病理变化】

肾母细胞瘤通常为单侧，有 5%~10% 为双侧。肿瘤巨大多呈球形，有时可占据大部分腹腔。肿瘤界线清楚，压迫周围肾组织，可有假包膜形成。切面色彩不一，与肿瘤的成分有关，部分呈灰白色，质硬；部分呈黏液样，质软；部分呈鱼肉状；部分可见透明软骨样组织，并常有钙化、大片出血和坏死区。早期肿瘤一侧可见残留的肾组织，晚期则肾组织可全部被破坏，并可穿破肾包膜侵入肾周围组织。

镜下观可见原始的肾小球样和肾小管样结构，周围为间叶组织来源的梭形细胞基质。梭形细胞胞质少，核染色深，呈肉瘤样。此外，肿瘤内还可见横纹肌、平滑肌、胶原纤维、软骨、骨和脂肪细胞。部分有坏死者，其中可见胆固醇结晶和吞噬脂类的巨噬细胞。最常见的是横纹肌细胞。基质梭形细胞的异型性程度与预后有关。

【临床病理联系】

腹部肿块是患者最常见的症状，一些患者可有血尿。巨大的肿块可越过腹中线到达盆腔，压迫邻近器官引起腹痛、肠梗阻。有些患儿有高血压，可能与肿瘤压迫肾动脉和产生肾素有关。

肿瘤在局部生长可侵入邻近组织，也可沿血道和淋巴道转移至肺、肝、肾门淋巴结和主动脉旁淋巴结。综合应用手术切除、放射治疗和化学治疗效果较好。有些已发生肺部转移的患者经综合治疗后，其肺部转移灶可以消失。

三、膀胱癌

膀胱癌（bladder carcinoma）是泌尿系统最常见的恶性肿瘤，多发生于 50 岁以上的成年人，男性与女性发病之比为 3:1。

膀胱癌的病因尚未明了。引起人类膀胱上皮肿瘤的化合物已被确认的有 4-氨基联苯和联苯胺。这些物质作为原料应用于染料、橡胶、煤焦油、电缆和皮革工业。据统计，长期接触这些染料的人，发生膀胱癌的机会要比未接触者大 50 倍，但从第一次接触到发生膀胱癌至少需要 20 年。此外，下列因素可能是膀胱癌发生的危险因素：大量吸烟；膀胱黏膜长期遭受刺激（如慢性感染、结石等慢性炎症）；细胞免疫功能障碍患者的色氨酸代谢异常；发生在膀胱内的寄生虫感染等。

【病理变化】

膀胱癌多发生于膀胱三角区靠近输尿管开口处，故容易造成输尿管口阻塞引起肾盂积水和肾盂肾炎。肿瘤的外形多呈乳头状或扁平状，肿瘤有蒂或广基，单发或多发，直径在数毫米至数厘米。肿瘤表面可有大小不等的溃疡、出血和伴发感染。肿瘤切面呈灰白色，有时可伴有坏死。

【组织学类型】

根据组织学类型膀胱癌可分为移行细胞癌、鳞状细胞癌和腺癌。

1. 移行细胞癌（transitional cell carcinoma） 最多见，约占膀胱癌的 90%，包括分化良好的乳头状非浸润性癌至高度未分化的浸润性癌。根据癌细胞分化程度不同，移行细胞癌可分为 3 级。

（1）移行细胞癌 I 级：癌组织呈乳头状，表面被覆的移行上皮较厚，细胞层次较多，缺乏细胞逐渐分化的现象。细胞核的大小不一致，有些较大，染色较深。核分裂象在局部区域稍多，且不限于基底层。有时癌细胞可浸润固有膜。

（2）移行细胞癌 II 级：癌组织呈乳头状、菜花状或扁平无蒂状，其表面常有坏死、溃疡形成。镜下观，部分癌组织仍保持乳头状结构，但不规则，并有许多实体癌巢。癌细胞大小不一，排列紊乱，极性消失，常有瘤巨细胞形成。癌组织常浸润至上皮下组织，甚至可达肌层。

（3）移行细胞癌 III 级：部分为菜花状，底宽无蒂，或为扁平状斑块，肿瘤表面常有坏死和溃疡形成。癌组织高度未分化，细胞大小、形态不一，排列紊乱，很少或无乳头状结构，有的可形成不规则的癌巢。其内常见瘤巨细胞，核形状不规则，染色深，核分裂象多，并可见多数不典型的病理核分裂象。癌组织常浸润至膀胱壁肌层深部，并可穿过膀胱壁浸润到邻近器官。

2. 鳞状细胞癌（squamous cell carcinoma） 较少见，常在膀胱移行上皮鳞状化生的基础上发生。肿瘤多数为浸润性，其表面常有坏死和溃疡形成。镜下观癌细胞结构与一般鳞状细胞癌相同，分化程度好者可见细胞间桥和角化，并有癌珠形成；分化差者表现为未分化癌。这种单纯的鳞状细胞癌应与移行细胞癌伴有灶性鳞状化生相区别，因为单纯的鳞状细胞癌预后较好。

3. 腺癌（adenocarcinoma） 很少见。腺癌可来自脐尿管残余、尿道周围和前列腺周围的腺体、囊性和腺性膀胱炎或移行上皮的化生。有的腺癌可以产生黏液。

膀胱癌以淋巴道转移为主，首先转移至局部淋巴结，常累及髂动脉旁、主动脉旁和子宫旁淋巴结。晚期可发生血道转移，常累及肝、肺、骨髓、肾、肾上腺等处。

【临床病理联系】

无痛性血尿是膀胱癌最常见的症状，有时也是唯一的症状。血尿是由于肿瘤乳头断裂、瘤体表面坏死、溃疡形成或合并感染所致。如肿瘤组织侵及膀胱壁或继发膀胱炎时，

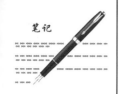

则可出现膀胱刺激症状；如肿瘤组织侵及输尿管入口处时，则可造成患侧上尿路阻塞，导致肾盂或输尿管积水、肾盂肾炎、肾盂积脓等并发症。

【预后】

膀胱癌的预后与其他恶性肿瘤一样，取决于肿瘤病理类型、浸润范围和患者本身的免疫状态等。移行细胞癌与分级有关，一般认为分化越差则易侵犯膀胱壁，且侵犯得越深，预后也越差。分化好及浸润越浅者则预后越好。膀胱顶部和前壁肿瘤预后比膀胱底部肿瘤预后差。晚期膀胱癌患者往往死于广泛转移和输尿管阻塞引起的感染。

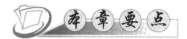

本章重点讲述各型肾小球肾炎的病理变化及临床病理联系，肾盂肾炎的感染途径、病理变化，泌尿系统常见肿瘤的病因、病理变化及临床病理联系。

1. 急性弥漫性增生性肾小球肾炎主要的病理变化是双侧肾大多数肾小球毛细血管内皮细胞和系膜细胞明显肿胀与增生，毛细血管因受压阻塞而引起肾小球缺血；本病患者主要的临床症状是急性肾炎综合征表现，包括血尿、蛋白尿、少尿、无尿、水肿和高血压。

2. 弥漫性新月体肾小球肾炎的新月体主要由壁层上皮细胞增生和渗出的单核细胞组成。弥漫性新月体肾小球肾炎患者表现为急进性肾炎综合征症状，主要包括血尿、蛋白尿，并逐渐出现少尿、无尿、高血压和氮质血症，最后可导致肾衰竭。

3. 轻微病变性肾小球肾炎又称为足突病，脂性肾病。患者临床症状为肾病综合征表现，包括高度选择性蛋白尿，主要是小分子的白蛋白。

4. 膜性增生性肾小球肾炎患者因肾小球内大量 C3 沉积，故血清补体水平降低。

5. 弥漫性硬化性肾小球肾炎的病理改变　肉眼观为颗粒性固缩肾；镜下观可见大量肾小球纤维化及玻璃样变，残留的肾单位呈代偿性肥大。

6. 晚期弥漫性硬化性肾小球肾炎患者临床症状为慢性肾炎综合征表现，常有多尿、夜尿、低比重尿，贫血、持续性高血压和进行性肾功能不全。

7. 肾盂肾炎主要由细菌感染引起，肾组织和尿液中可培养出致病菌，以大肠埃希菌最多见。

8. 肾盂肾炎的感染途径可分为上行性感染和血源性感染，前者是最重要的感染途径。

9. 急性肾盂肾炎的病理改变为肾间质的化脓性炎和肾小管坏死。

10. 急性肾盂肾炎的并发症是急性坏死性乳头炎、肾盂积脓和肾周围脓肿。

11. 慢性肾盂肾炎的病变特点是肾小管和肾间质活动性炎症，肾组织纤维化瘢痕形成，肾盂、肾盏变形。

12. 肾细胞癌可发生于肾的任何部位，但多见于肾的两极，尤其以肾上极更为多见。肾细胞癌的癌组织与邻近的肾组织分界明显，常有假包膜形成。

13. 肾细胞癌除直接蔓延向邻近组织扩散外，还可通过血道和淋巴道转移。最常转移至肺。

14. 肾细胞癌按病理变化可分为透明细胞癌、未分化癌、乳头状腺癌或乳头状囊腺癌。

15. 肾细胞癌患者的主要临床表现为血尿、肾区疼痛和肿块。肾细胞癌可产生激素或激素样物质而引起不同的症状，如促红细胞生成素、甲状旁腺激素、肾素、促性腺激素和肾上腺糖皮质激素。

16. 肾母细胞瘤是肾胚来源的肿瘤，主要发生于儿童。腹部肿块是最常见的症状。

17. 膀胱癌多发生于膀胱三角区靠近输尿管开口处，故容易造成输尿管口阻塞引起肾盂积水和肾盂肾炎。

18. 无痛性血尿是膀胱癌最常见的症状。

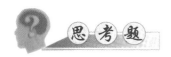

思考题

1. 何谓大红肾、新月体、大白肾？
2. 慢性硬化性肾小球肾炎的病理变化及临床病理联系是什么？
3. 所学的泌尿系统疾病中，哪些疾病可引起血尿？应如何护理？

（张秀芝）

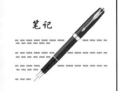

第十章 生殖系统和乳腺疾病

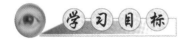

> 1. 掌握子宫颈糜烂的病变特点，子宫颈癌的病因、病变特点、扩散及转移途径，乳腺癌的病变特点、扩散及转移途径。
> 2. 能够运用所学生殖系统和乳腺疾病的病理学知识对患者制定并实施有效的护理措施，促进患者身心健康。
> 3. 学会运用所学生殖系统和乳腺疾病的病理学知识对患者进行健康教育，培养医者仁心，提高医德医风。

第一节 子宫颈疾病

引导案例

患者，女，51 岁，已婚。因阴道不规则出血 4 个月入院。患者 3 年前绝经。阴道镜检查显示子宫颈病变处黏膜潮红、颗粒状、质脆、触之出血，呈糜烂样。子宫大小及双侧附件正常，阴道壁未见异常。宫颈活检病理检查，电子显微镜下显示癌细胞累及子宫颈鳞状上皮全层，并沿基底膜通过子宫颈腺口蔓延至子宫颈腺体内，取代部分腺上皮。另外，可见局部区域癌细胞突破基底膜，向固有膜间质内浸润，形成小条索状，深度约为 3 mm。

案例思考：

（1）该患者最可能的诊断是什么？

（2）该疾病扩散途径有哪些？

（3）对该患者的护理应注意哪些方面？

一、慢性子宫颈炎

慢性子宫颈炎（chronic cervicitis）是指子宫颈的慢性炎症，是育龄妇女最常见的疾病。其常见原因有：①分娩所造成的宫颈撕裂伤。②宫颈内膜皱襞易隐藏细菌，葡萄球菌、链球菌及肠球菌是较常见的致病菌。③宫颈分泌物较多，有利于病原菌的生长。临床上患者主要表现为白带增多，时有白带带血或伴有腹坠、腰酸等。

【病理变化】

慢性子宫颈炎的主要病理变化是宫颈黏膜充血、水肿，固有膜纤维组织增生，有较多淋巴细胞和浆细胞浸润，子宫颈上皮细胞有变性、坏死、增生等变化。根据临床病理特点可分为以下几种类型。

1. 宫颈柱状上皮异位（cervical columnar ectopy） 慢性子宫颈炎时，覆盖在子宫颈阴道部表面的鳞状上皮坏死脱落，形成表浅的缺损，称为真性柱状上皮异位，较少见。而临床上常见的宫颈柱状上皮异位，实际上为假性柱状上皮异位，其本质是一种化生。上皮损伤后，由子宫颈管黏膜的柱状上皮增生，并向子宫阴道部鳞状上皮的缺损处延伸，覆盖创面，取代了原鳞状上皮缺损区域。由于柱状上皮较薄，黏膜下方充血的毛细血管明显易见，所以肉眼观可见子宫颈外口病变黏膜呈鲜红色糜烂样区，似无上皮被覆，称为宫颈柱状上皮异位。当病变处的柱状上皮逐渐被鳞状上皮所取代，其色泽由鲜红色恢复至淡红色光滑状态时，称为"柱状上皮异位愈合"。如此过程反复进行，局部上皮可通过非典型增生发展为鳞状细胞癌。

2. 子宫颈腺囊肿（naboth cyst） 增生的鳞状上皮覆盖阻塞子宫颈腺体开口或子宫颈腺体被增生的纤维组织压迫，使黏液潴留，腺体扩大成囊状，称为子宫颈囊肿。

3. 子宫颈息肉（cervical polyp） 慢性子宫颈炎时，子宫颈黏膜上皮、腺体及间质呈局限性增生形成突出黏膜表面带蒂的小肿块，称子宫颈息肉。肉眼观，息肉常为单个，也可多发，数毫米至数厘米不等，质软，易出血，呈红色。镜下观，息肉表面被覆柱状上皮或鳞状上皮，实质部由增生的腺体、纤维组织和扩张充血的毛细血管构成，并伴有以淋巴细胞为主的炎细胞浸润，可见腺体鳞状上皮化生现象。

4. 宫颈肥大（cervical hypertrophy） 长期慢性炎症刺激，子宫颈结缔组织和腺体明显增生。肉眼观，子宫颈体积均匀增大，质地较硬，表面黏膜光滑，色苍白。镜下观，子宫颈表面鳞状上皮增厚，间质纤维组织增生，血管充血，淋巴细胞浸润，腺体增生。

二、宫颈上皮非典型增生与原位癌

宫颈上皮非典型增生（cervical epithelial dysplasia）是指子宫颈鳞状上皮呈不同程度的异型性增生改变，是一种癌前病变。若子宫颈上皮全层皆为异型细胞所取代，但尚未突破基底膜者，则称为原位癌（carcinoma in situ）。

【病理变化】

宫颈上皮非典型增生常见于子宫颈鳞状上皮与子宫颈管柱状上皮交界处黏膜。肉眼观，近似正常黏膜，或显示为糜烂，故仅凭临床无法诊断。镜下观，上皮层增生，细胞异型，胞核大、深染，可见核分裂，细胞排列极性消失。根据细胞异型性程度及病变累及上皮层的范围，将其分为轻度、中度及重度非典型增生（Ⅰ、Ⅱ、Ⅲ级）。表皮层自下而上，异常增生的细胞占1/3者称为Ⅰ级（轻度），占2/3者称为Ⅱ级（中度），占2/3以上时，称为Ⅲ级（重度）。若全层均被异常增生的细胞占据而尚未突破基底膜时，则为原位癌（图10-1）。近年将宫颈上皮非典型增生至原位癌这一演变过程，称为子宫颈上皮内瘤变（cervical intraepithelial neoplasia，CIN）。CIN也分为3级，CINⅠ级、Ⅱ级分别相当于轻度、中度非典型增生，CINⅢ级相当于重度非典型增生及原位癌。

根据现有临床及病理资料，未加治疗的CIN，可能有以下转归：可经多年保持原来病变无变化；恢复正常；若干年后继续发展为原位癌或侵袭癌。据统计，各级CIN发展为原位癌所需的时间为3~7年。Ⅰ级及Ⅱ级病变，如果及时正确治疗，绝大多数患者可以治愈。

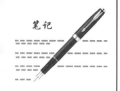

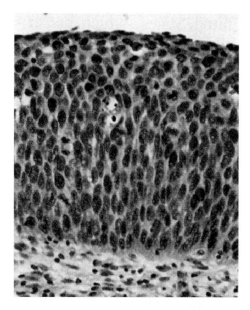

图 10-1　子宫颈原位癌

子宫颈上皮全层被癌细胞占据，但未突破基底膜。

三、子宫颈癌

子宫颈癌（cervical cancer）是女性生殖系统最常见的恶性肿瘤。国外统计仅次于乳腺癌，居第二位，而在我国为第一位。本病发病年龄以 40~60 岁最多。近年来，由于子宫颈癌的普查防治工作的广泛开展，使宫颈癌的早期发现、早期诊断率极大提高，其预后也大为改善。

【病因】

子宫颈癌的病因尚未阐明，可能与以下因素有关。

（1）婚姻与生育，如早婚、早育、多产、性生活混乱、子宫颈撕裂伤等。

（2）配偶的包皮垢及雌激素刺激等。

（3）近年来对病毒的病因研究较多，人乳头状瘤病毒（HPV16，18 型）和单纯疱疹病毒Ⅱ型（HVS-Ⅱ）的感染均与子宫颈癌的发病有关。

【病理变化】

大部分子宫颈癌发生于宫颈鳞状上皮和柱状上皮交界处。由于各种病因的不断刺激，在反复损伤和修复过程中，鳞状上皮及柱状上皮下的贮备细胞进一步发生异常增生而导致癌变。

子宫颈癌的肉眼观形态分为 4 型。

1. 糜烂型　为较早期表现，癌组织常环绕子宫颈外口呈糜烂状或颗粒状突起，可有浅表溃疡，质地较硬，触之易出血，与一般子宫颈糜烂外观上不易区别。组织学上多位原位癌或早期浸润癌。

2. 外生型　癌肿突出于宫颈表面和阴道部，呈乳头状或菜花状，质脆，易出血。此型若能早期诊断和治疗，患者预后较好。

3. 内生型　此型癌组织主要向子宫颈管壁侵袭，早期子宫颈一侧增厚变硬，以后子宫颈呈不均匀增大或结节状突起。晚期若癌组织坏死严重，脱落可形成较深的溃疡。此型预后较差。

4. 溃疡型 外生型或内生型在发展过程中，癌组织发生坏死、脱落，形成溃疡，似火山口状，易继发出血和感染（图10-2）。

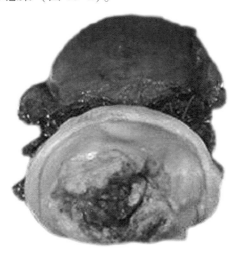

图 10-2 子宫颈癌（溃疡型）

子宫颈癌的病理组织学分为两大类。

1. 鳞状细胞癌 在子宫颈癌中最为常见，约占95%。根据癌组织的发生过程，可分为以下几种：①原位癌，是指癌细胞局限于上皮层内，癌细胞也可沿基底膜累及腺体，使部分腺体或整个腺体被癌细胞代替，但癌细胞仍未突破腺体的基底膜，称为原位癌累及腺体，但仍然属于原位癌的范畴。②早期浸润癌（图10-3），癌细胞突破基底膜向间质侵袭，但较表浅，侵袭深度不超过基底膜下5 mm，且浸润宽度不超过7 mm，早期浸润癌一般肉眼不能判断，只有做活检后在显微镜下才能确诊。③浸润癌，癌组织向间质内浸润性生长，浸润深度超过基底膜下5 mm或浸润宽度超过7 mm，称为浸润癌。按癌组织分化程度可分为两型：角化型鳞癌和非角化型鳞癌。

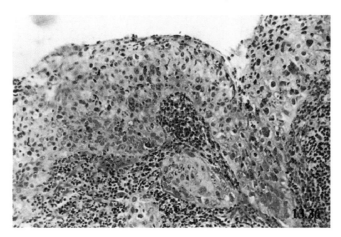

图 10-3 子宫颈鳞状细胞癌（早期浸润癌）

2. 腺癌 少见，约占子宫颈癌的5%。其发病年龄一般在55岁左右。年轻患者子宫颈癌大多数为腺癌。腺癌的肉眼形态与鳞癌基本相同。其病变可呈菜花状、息肉型、溃疡型、侵袭结节型等。镜下观，为一般腺癌结构，可表现为乳头状腺癌、黏液腺癌、管状腺癌。子宫颈腺癌对放射治疗不敏感，易早期发生转移。预后较鳞癌差。

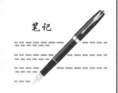

【扩散途径】

1. 直接蔓延　癌组织局部浸润，并向邻近器官及组织扩散。向下侵及阴道穹隆部，向上侵犯破坏整个子宫颈，但很少侵犯子宫体；向两侧侵及子宫旁和盆壁组织，晚期还可侵犯和压迫输尿管，导致输尿管阻塞；向前、向后分别侵犯膀胱和直肠，晚期可形成膀胱阴道瘘或直肠阴道瘘。

2. 淋巴道转移　是子宫颈癌最重要和最常见的转移途径，且发生较早。一般通过宫旁淋巴管转移至宫旁淋巴结、髂内、髂外和闭孔淋巴结等处，以后累及骶骨、腹股沟淋巴结。

3. 血道转移　多见于晚期癌症患者。最常见的转移部位是肺、骨、肝、脑等处。

【临床病理联系】

早期子宫颈癌常无自觉症状，与宫颈柱状上皮异位不易区别。随着病变进展，癌组织破坏血管，患者可出现接触性出血及不规则阴道出血。若癌组织刺激子宫颈使腺体分泌亢进，可出现白带增多；癌组织坏死继发感染，白带多且有特别的臭味。晚期因癌组织浸润盆腔神经，患者可出现下腹部及腰骶部疼痛。如癌组织侵及膀胱及直肠时，可引起膀胱子宫瘘或子宫直肠瘘。

【预后】

原位癌和早期浸润癌经及时治疗，绝大多数患者预后良好。局限于子宫颈的浸润癌术后 5 年生存率可达 90%，而侵及直肠或膀胱以及已发生远方转移的病例，其 5 年生存率仅有 10% 左右。对于已婚妇女，定期做宫颈细胞学检查是发现早期子宫颈癌的有效措施。

第二节　子宫体疾病

一、子宫内膜增生

子宫内膜增生（endometrial hyperplasia，EH），也称子宫内膜增生过长。临床上称为功能性子宫出血，患者主要表现为不规则阴道出血和月经量过多。本病多见于青春期或绝经期妇女。其病变主要与卵巢功能紊乱导致雌激素分泌过多而孕激素缺乏有关。

【病理变化】

肉眼观，增生的子宫内膜呈弥漫性或灶性增厚，其厚度超过 5 mm。根据细胞形态和腺体结构增生和分化程度的不同，分为以下几种类型。

1. 单纯性增生　腺体增多、密集、腺体大小较一致，呈小圆形，上皮细胞增生呈多层，细胞无异型性，内膜间质细胞增生。约 1% 可发展为腺癌。

2. 复杂性增生　腺体大小极不一致，小者如增生早期的腺体，大者扩张呈囊状，形成像藕片样小孔结构，内膜间质细胞明显增生，排列紧密。增生也可以腺体为主，腺体密集靠拢，增生的腺上皮可形成乳头状向腺腔内突起或向间质呈指状突入，上皮细胞也无异型性。本病患者约 3% 发展为腺癌。

3. 非典型性增生　病变主要表现为腺体上皮细胞异型增生，癌细胞呈复层排列，极向紊乱，腺体间仍可有少量间质分隔。呈现此种非典型增生子宫内膜表现的约 1/3 患者可发展为子宫内膜腺癌。

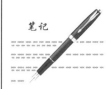

【临床病理联系】

子宫内膜增生患者主要表现为不规则子宫出血，长期可引起贫血。由于卵巢功能紊乱而导致雌激素水平增高，致使孕酮缺乏。一方面卵巢持续性不排卵，引起子宫内膜增生，另一方面垂体前叶的反馈作用，使增生的子宫内膜得不到足够的雌激素的支持则发生坏死、脱落，引起子宫出血。

二、子宫平滑肌瘤

子宫平滑肌瘤（leiomyoma）是女性生殖系统最常见的一种良性肿瘤，多见于 30～50 岁妇女，绝经后肌瘤可逐渐萎缩。其发病机制可能与雌激素长期过度刺激有关。

【病理变化】

肉眼观，肿瘤可发生在子宫的任何部位。常位于子宫壁（壁间肌瘤）、黏膜下（黏膜下肌瘤）和浆膜下（浆膜下肌瘤）。肿瘤可单发，也可多发，多者可达数十个，称为多发性子宫平滑肌瘤。肿瘤大小不等，小者如绿豆或更小，大者可达成人拳头或更大。肿瘤多呈球形，或融合成不规则形，质较硬，与周围组织界限清楚（图 10-4）。切面灰白色，呈编织状或旋涡状。当肿瘤生长较快或供血不足时，可发生各种继发性改变，如黏液变、囊性变及出血、坏死等。镜下观，瘤细胞与正常子宫平滑肌细胞相似，但瘤细胞比较密集，常排列成纵横交错的编织状，与周围正常组织界限较清楚。瘤细胞核大多呈长杆状，两端钝圆，间质有少量纤维结缔组织。

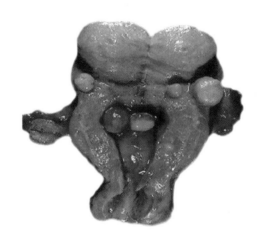

图 10-4　子宫平滑肌瘤（多发性）

【临床病理联系和预后】

临床上肌瘤较小时，多数患者无症状。部分患者可出现月经量过多，经期延长或不规则阴道出血，下腹部不适及局部肿块。肌瘤较大时可有局部压迫症状。若肿块发生退行性变并继发感染时，患者可出现发热、腹痛等症状。有些患者还可出现不孕等。

子宫平滑肌瘤呈良性经过，恶变率极低。

三、子宫内膜癌

子宫内膜癌（endometrial carcinoma）较常见，多见于绝经期和绝经期后妇女，55～65 岁为发病高峰。其病因尚未完全清楚，可能与过量雌激素的长期刺激有关。临床上患者主要表现为阴道不规则出血。

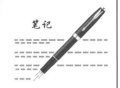
【病理变化】

肉眼观,肿瘤分为两种类型。①弥漫型:癌组织遍及子宫内膜大部分或整个子宫内膜,使内膜明显增厚或形成不规则的乳头状突起(图10-5)。癌组织灰白色,质松脆,易坏死、脱落,并向肌层侵袭,致使子宫呈不同程度的增大。②局限型:肿瘤仅局限于子宫内膜的某一区域,多见于子宫底及子宫角部,肿瘤呈菜花状或息肉状,主要向宫腔内生长,但也可侵及子宫肌层。若肿瘤较小时,可能在诊断性刮宫时已被清除,故再行子宫切除术时,子宫内已不见癌组织。

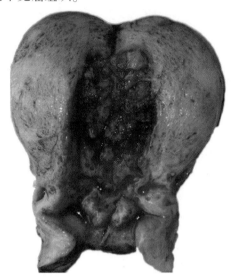

图10-5 子宫内膜癌(弥漫型)

镜下观,子宫体癌大多数呈高分化腺癌结构,部分呈乳头状腺癌。腺体密集、紊乱,腺体间质较少,呈"背靠背"或"共壁"现象。根据癌组织的分化程度,分为高、中、低3级。有时子宫内膜腺癌伴有鳞状上皮化生,化生的鳞状上皮呈良性形态者,称为腺棘皮癌;如果其化生的鳞状上皮呈恶性,则称为腺鳞癌。后者预后较差。

【扩散途径】

子宫内膜癌一般生长缓慢。扩散途径主要是直接蔓延和淋巴道转移,晚期患者可发生血道转移。

【临床病理联系】

子宫内膜癌患者主要临床表现为阴道不规则出血。当癌组织坏死、脱落时,可由阴道排出米汤样、脓性及伴有臭味的物质。晚期患者由于肿瘤压迫神经而发生腰骶部及下腹部疼痛,可向下肢放射。诊断性刮宫进行病理组织学活检,可早期发现。

【预后】

子宫内膜癌的预后较好。其预后与临床分期、病理类型、肌层浸润程度、治疗的充分与否及淋巴结有无转移、腹腔有无癌细胞、癌组织ER(雌激素受体)及PR(孕激素受体)水平,甚至患者年龄等因素均相关。

第三节 滋养细胞疾病

滋养细胞疾病包括葡萄胎、侵袭性葡萄胎、绒毛膜癌和胎盘部位滋养细胞肿瘤,其共同特征为滋养细胞异常增生。患者血清和尿液中人绒毛膜促性腺激素（human chorionic gonadotropin，HCG）含量高于正常妊娠水平，可作为临床诊断、随访观察和评价疗效的辅助指标。本节主要讲述葡萄胎、侵袭性葡萄胎和绒毛膜癌 3 种疾病。

一、葡萄胎

葡萄胎又称水泡状胎块（hydatidiform mole），是胎盘绒毛的一种良性病变，以绒毛间质高度水肿、滋养叶细胞不同程度增生为特征，形成许多串状水泡而得名。本病可发生于育龄期的任何年龄，以 20 岁以下和 40 岁以上女性多见，这可能与卵巢功能不足或衰退有关。

【病因和发病机制】

葡萄胎的病因和发病机制尚未完全阐明，染色体的异常可能起主要作用。完全性葡萄胎是正常二倍体核型，其染色体均来自父方。这可能是由于一个含有 23X 单倍体的精子与一无原核的卵细胞结合自我复制而成纯合子 46XX 核型所致。完全性葡萄胎是一个无胚胎的妊娠。部分性葡萄胎是三倍体核型，为 69 条染色体，多余的单倍体来自父方。这可能是双精子入卵或第一次减数分裂失败的精子使正常卵子受精的结果，常可见到胚胎的部分发育。

【病理变化】

肉眼观，可见子宫增大的程度超过相应妊娠月份的体积。完全性葡萄胎可见胎盘绒毛普遍水肿，形成大量成串的半透明水泡，状似葡萄，故称为葡萄胎（图 10-6）。水泡大小不一，大者直径可达 2 cm，无胚胎或胎儿。部分性葡萄胎则有部分正常的胎盘组织，部分胎盘绒毛形成囊泡，经常可见胎儿部分或胎膜。

镜下观，完全性葡萄胎有 3 个特点：滋养细胞有不同程度增生；绒毛间质水肿，致使绒毛扩大；绒毛间质一般无血管，或有少数无功能性毛细血管，见不到红细胞。部分性葡萄胎仅见部分绒毛水肿，滋养细胞常为局灶性增生及轻度增生，绒毛间质可有或无毛细血管。

区分完全性葡萄胎及部分性葡萄胎的意义是，完全性葡萄胎有 2%～3% 可发展为绒毛膜癌，而部分性葡萄胎一般不发展为绒毛膜癌。

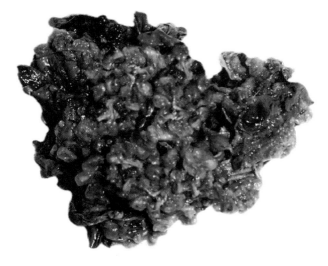

图 10-6 葡萄胎肉眼观可见大小不等的透明水泡

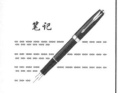

【临床病理联系】

由于胎盘绒毛过度增生和水肿，致使子宫体积明显增大，远超同月份正常妊娠子宫的大小。因胚胎早期死亡，故临床检查时听不到胎心，扪不到胎体，患者也不觉有胎动。由于增生的滋养细胞有较强的侵袭血管能力，故在妊娠早期（2~4个月）患者就可有阴道少量出血。因增生的滋养细胞分泌绒毛膜促性腺激素（hCG）增多，患者血、尿中hCG水平常超出正常妊娠水平的数倍至数十倍，故尿妊娠试验hCG呈强阳性。卵巢的卵泡在大量hCG的作用下，常发生黄体化而形成黄素囊肿。

【预后】

葡萄胎经彻底刮宫术可完全治愈，部分病例虽未经刮宫术也可自行排出而痊愈。约有15%的完全性葡萄胎因水泡侵袭子宫肌层而转变为侵袭性葡萄胎，约3%发展为绒毛膜上皮癌。故葡萄胎患者刮宫术后需连续检测血液及尿中hCG水平，hCG水平持续升高者提示有恶变倾向。

二、侵袭性葡萄胎

侵袭性葡萄胎（invasive mole）又称恶性葡萄胎，多继发于葡萄胎之后，但也有一开始即为侵袭性葡萄胎者。

【病理变化】

肉眼观，子宫肌层内有局限性水泡状绒毛浸润，侵袭并破坏肌层静脉，形成暗红色结节，也可穿透子宫壁累及宫旁周围组织。镜下观，子宫壁肌层破坏伴出血，其中可见高度水肿的绒毛结构，滋养上皮细胞增生明显，有一定异型性。侵袭性葡萄胎的病理诊断要点是能在子宫壁肌层内找到完整的水泡状绒毛结构（图10-7）。

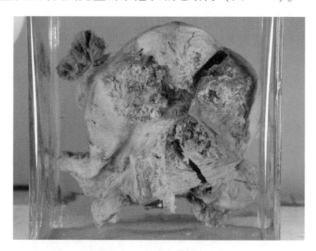

图10-7　侵袭性葡萄胎
子宫壁肌层内可见水泡状绒毛结构。

【临床病理联系】

患者表现为血、尿妊娠试验hCG持续阳性，阴道持续性或间断性不规则出血。因为侵袭性葡萄胎的侵袭力强，会破坏局部子宫肌壁大血管而发生大出血，水肿的绒毛可经静脉转移至肺，也可逆行性经血道转移至阴道壁，形成暗红色的出血结节。

【预后】

多数侵袭性葡萄胎患者经化疗可以治愈，预后良好。

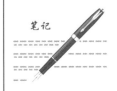

三、绒毛膜癌

绒毛膜癌（choriocarcinoma）简称绒癌，是滋养细胞的高度恶性肿瘤。绝大多数与妊娠有关。约半数继发于葡萄胎之后，25%的患者发生于自然流产，20%的患者发生于正常妊娠，少数患者发生于早产或异位妊娠。发病年龄以 20~30 岁多见。

【病理变化】

肉眼观，子宫体不规则增大。切面可见癌肿呈结节状、单个或多个，紫蓝色或暗红色，质较脆。肿瘤多位于子宫底，常突出于宫腔内，大小不一。癌组织常侵袭并穿破子宫壁而突出于浆膜下，也可侵入盆腔或子宫旁组织，形成出血性肿块。镜下观，子宫肌层内可见两种高度异型增生的滋养细胞。癌细胞排列紊乱，呈片状或条索，无绒毛结构，此点是与侵袭性葡萄胎鉴别的重要依据（图 10-8）。癌细胞的生长和增生主要依靠侵袭邻近血管而得到营养，由于血管被侵蚀，故癌组织出血和坏死严重。

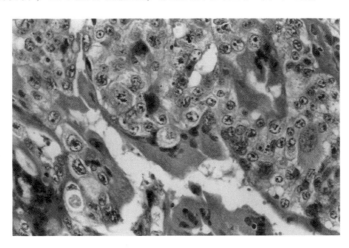

图 10-8 绒毛膜癌

【扩散途径】

绒毛膜癌极易破坏血管，故主要发生血道转移。最常见的转移部位是肺，其次为脑、肾、肝等。逆血流可至阴道壁，常形成血肿样的"阴道结节"。癌组织也可直接蔓延至子宫体及阔韧带，穿透宫壁和阔韧带，可引起腹腔大出血。

【临床病理联系】

1. 多数患者在葡萄胎刮宫术后或足月产后数天至数月，可发生持续性阴道不规则出血。子宫体大且软。患者血中 hCG 水平持续升高，尿妊娠试验阳性。

2. 因长期阴道出血，患者可发生贫血，大出血可致休克。如果转移至肺可有咯血，转移至脑可出现头痛、抽搐、瘫痪等神经系统症状。

【预后】

绒毛膜癌恶性程度很高，以往治疗以手术为主，患者多在 1 年内死亡。自开始应用化疗后，绒毛膜癌患者的死亡率已明显下降。

第四节 卵巢肿瘤

卵巢肿瘤是女性生殖系统常见的肿瘤，卵巢虽小，但组织复杂，是全身各脏器肿瘤

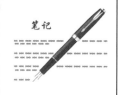
类型最多的部位。卵巢肿瘤按其组织发生部位不同可分为3类。①上皮性肿瘤：如浆液性肿瘤、黏液性肿瘤、子宫内膜样肿瘤、透明细胞肿瘤等。②性索间质肿瘤：如颗粒细胞-卵泡膜细胞瘤、支持-间质细胞瘤等。③生殖细胞肿瘤：如畸胎瘤、无性细胞瘤、内胚窦瘤及绒毛膜癌等。

【病因和发病机制】

卵巢肿瘤的发生机制可能与以下因素有关：卵巢组织有生理性周期改变；卵巢内含有胚胎残留组织；卵巢的生殖细胞、卵巢生发上皮、卵巢间质组织等具有多方向发展的可能性，故卵巢组织可能在异常刺激下，发生许多不同种类的肿瘤。

【病理变化】

（一）卵巢上皮性肿瘤

1. 浆液性囊腺瘤（serous cyst adenoma）　是最常见的一种卵巢肿瘤，常见于30~40岁妇女，约60%为良性，15%为交界性，25%为恶性。肉眼观，肿瘤表面光滑，呈圆形或卵圆形，触之有囊性感。切面多为单房，腔内为清亮透明的浆液，囊壁内面一处或多处可见乳头生长（图10-9）。镜下观，囊壁由单层立方上皮或低柱状上皮被覆，上皮表面可有纤毛，细胞核大，呈圆形或椭圆形，位于细胞中央。囊壁和乳头间质均由含血管的纤维结缔组织构成，有时可见圆形钙化小体（砂粒体）。

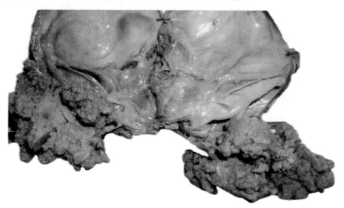

图10-9　卵巢浆液性囊腺瘤
囊壁不光滑，有乳头生长。

2. 黏液性囊腺瘤（mucinous cyst adenoma）　肉眼观，肿瘤大小不等，囊内外表面光滑，偶见小乳头形成。切面呈多房性，腔内充以灰白色半透明黏液（图10-10）。镜下观，囊内表面衬以单层柱状上皮，上皮无纤毛，胞质透明，胞核位于基底部；胞质和囊内黏液做黏液染色呈阳性反应；间质主要为纤维结缔组织。

3. 囊腺癌（cyst adenocarcinoma）　是卵巢最常见的恶性肿瘤，可以开始即为癌，但也可以由良性囊腺瘤恶变而来，分为浆液性和黏液性囊腺癌。肉眼观，肿块呈囊性，表面光滑，切面呈多房性或单房性，囊腔大小不一，囊腔内容物呈黏液样或浆液样，并可见乳头状生长物局限于囊壁一侧。镜下观，肿瘤的囊壁、乳头及腺腔均被具有异型性的单层或多层上皮所被覆，核分裂象易见。间质内均可见散在的腺样或条索状癌巢浸润。

（二）卵巢性索间质肿瘤

1. 颗粒细胞瘤（granulosa cell tumor）　大部分发生于绝经期前后。肉眼观，肿块大小不一，小者仅在镜下才能检见，大者可占据大部分腹腔。此瘤95%为单侧发生，双侧

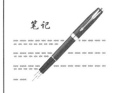

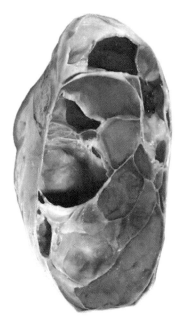

图 10-10 卵巢黏液性囊腺瘤

肿瘤为多房性，表面光滑湿润，囊腔内充满灰白色的黏液。

发生者罕见。肿瘤呈圆形或卵圆形，表面光滑或呈分叶状，有包膜。切面呈实体或伴有囊性变，肿瘤呈淡黄色，常伴暗红色出血区。镜下观，肿瘤细胞与颗粒细胞相似，或含有部分卵泡膜细胞和（或）纤维母细胞。颗粒细胞样瘤细胞大小比较一致，呈多边形、梨形，核位于中央，呈圆形或卵圆形，有时可见核仁，核膜清楚，常有核沟，即在细胞核内沿细胞核长轴有一条纤细纹状结构。瘤细胞排列呈多样性，如小滤泡状、大滤泡状、梁状。其中具有诊断意义的是考尔-爱克斯诺（Call-Exner）小体形成，即由 5~6 个瘤细胞排列成小腺泡样或菊形团样结构，小体中心为淡红色蛋白液或退化的细胞核。该小体为低度恶性肿瘤。

2. 卵泡膜细胞瘤（thecoma） 也是卵巢特殊的性索间质发生的一种肿瘤。患者发病年龄比颗粒细胞瘤患者大，40 岁以下的妇女不常见。本瘤多为单侧发生，双侧极少。肉眼观，肿瘤质地较硬，切面多为实性或纤维组织，呈灰白色或浅黄色。镜下观，肿瘤细胞由卵圆形或梭形细胞组成，胞质淡染透明，排列成片状或编织状。

（三）卵巢生殖细胞肿瘤

1. 无性细胞瘤（dysgerminoma） 是起源于原始生殖细胞（germcells）的肿瘤。本瘤多见于儿童和青年人，多为单侧发生。肉眼观，瘤体呈圆形或椭圆形，有包膜，质韧；切面为实性，常伴有出血、坏死和囊性变。镜下观，与典型的睾丸精原细胞瘤相似，瘤细胞体积较一致，呈圆形或多角形，胞质透明，核大而圆，核仁明显，核分裂象常见，间质有多少不等的纤维组织，常伴淋巴细胞浸润。此瘤为恶性肿瘤。

2. 内胚窦瘤（endodermal sinus tumor） 又称恶性卵黄囊瘤（malignant yolk cystoma），为原始生殖细胞向卵黄囊分化形成的高度恶性肿瘤，多见于年轻人，常为单侧发生。除卵巢外，还可发生于骶尾、腹膜后、纵隔、松果体等处。肉眼观，肿块呈圆形或卵圆形，有包膜，切面多为实体性，质软而脆，因生长迅速常有明显出血、坏死，伴有小囊形成，而致瘤体较大，色泽多样，呈灰红色、红褐色。镜下观，常为疏松网状结构，瘤细胞胞质突互相连接成网状结构，相互沟通的腔隙及囊腔形如迷路；腔隙和囊腔被覆

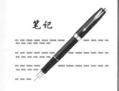

扁平上皮、立方上皮或柱状上皮，网眼内可见嗜酸性小体及基膜样物形成；也可见到血管上皮套结构，包括围绕血管的上皮套结构和肾小球样小体，即胚胎性柱状上皮细胞排列在带有少量纤维组织的毛细血管周围，形成血管套。

3. 胚胎性癌（embryonal carcinoma） 为来自具有向胚外或胚内分化潜能的原始生殖细胞的一种未分化癌。肉眼观，肿瘤呈实体性，切面灰白色，伴有灶状出血、坏死。镜下观，肿瘤由实体上皮样瘤细胞团组成，瘤细胞体积大，呈多边形或卵圆形，细胞境界不清常形成合体细胞样排列，核大而不规则，核深染，核分裂象多见，病理性核分裂象常见，可见巨细胞和多核瘤细胞。有时也可见不典型的管状、腺泡状或乳头状分裂象。

〖临床病理联系和预后〗

1. 浆液性囊腺瘤较黏液性囊腺瘤癌变率高，特别是肿瘤呈乳头状生长时。瘤细胞恶变后成为卵巢囊腺癌。当肿瘤破裂或向表面生长时，常可发生腹腔种植转移，而有腹水形成。此时即使组织学上为良性，也应列为交界性肿瘤，且预后较差。

2. 卵泡膜细胞瘤患者的临床症状与颗粒细胞瘤相似，均有雌激素分泌过多引起的症状，如性早熟、不规则阴道出血等。后者属于低度恶性，其扩展蔓延局限在盆腔和下腹部，远处转移少。而前者一般认为是良性肿瘤。

3. 无性细胞瘤属于恶性。由于对放疗敏感，故预后较好。癌组织多通过腹腔种植或淋巴管转移。

4. 内胚窦瘤恶性度很高，对放疗不敏感，故预后不良。患者多在手术后 1 年内复发或转移。

第五节　乳腺疾病

引导案例

患者，女，53 岁。因无意中发现左侧乳房无痛性肿块就诊。查体：左侧乳房较对侧高，外上象限皮肤凹陷，乳头下陷，局部可触及约 2 cm 大小的肿块，单个，质硬，边界不清，活动度差，右腋下触及约 1 cm×0.5 cm 大小的淋巴结 2 个，质稍硬、活动。X 线检查：肺部正常。手术中快速病理检查：肿块直径约 3 cm，灰白色，质硬，界限不清。电子显微镜检查：肿瘤呈浸润性生长，瘤细胞异型性明显。

案例思考：

（1）该患者最可能的诊断是什么？

（2）该疾病发生的相关因素有哪些？

（3）该疾病的扩散方式有哪些？

（4）对该患者的护理和心理疏导应注意哪些方面？

一、乳腺增生症

乳腺增生症（cyclomastopathy）又称乳腺腺病或乳腺结构不良，是最常见的乳腺疾病。本病可发生于青春期后任何年龄，30～40 岁妇女为其发病高峰。一般认为，其发病机制与卵巢内分泌功能失调有关，主要是由于黄体酮减少而雌激素分泌过多，刺激乳腺组织不同程度增生所致。患者临床上表现为乳腺肿块，可单发或双侧发生。本病可分为以下 3 种类型。

1. 乳腺组织增生　为乳腺增生早期病变，临床上以乳腺周期性疼痛为特征，乳腺可触及弥散的颗粒状肿块。肉眼观，增生区域呈弥漫性，边界不清，质韧。镜下观，乳腺小叶大小不一，小导管轻度扩张或有小囊腔形成，上皮细胞正常或增生形成复层，小叶间质纤维组织增生。病变一般在 1~3 个月内可自行消失，部分病例可发展为乳腺腺病。

2. 乳腺腺病　乳腺腺病以乳腺小叶腺泡、末梢导管和结缔组织增生为特征，小叶结构基本保存。根据组织学改变可分为 3 型。

（1）小叶增生型：表现为小叶数目及小叶内腺泡数目增多，导致小叶增大，上皮细胞呈双层或多层。

（2）纤维腺病型：小叶继续增生，同时间质结缔组织增生明显，故也称硬化性腺病。

（3）纤维化型：是腺病的晚期表现，由于间质结缔组织大量增生，腺泡受压而萎缩、消失，仅见残留部分萎缩的小导管。

3. 囊肿病　又称乳腺囊性增生症，特点是以小叶末梢导管和腺泡高度扩张成囊为特征。肉眼观，囊肿常呈多发性，囊腔大小不等，多少不一。镜下观，中导管、小导管或腺泡扩张成囊，囊壁上皮萎缩或增生，部分上皮呈乳头状增生突入囊内，当多数扩张的导管和囊肿内均有乳头状增生时，则称为乳头状瘤病。囊肿病伴非典型增生性病变时，易发生癌变，视为癌前病变。

二、乳腺纤维腺瘤

乳腺纤维腺瘤很常见，多为单发，可单侧或双侧发生，边界清楚。本病发病年龄多为 20~30 岁女性。本病发生在卵巢功能活跃时期，故认为与雌激素的刺激有密切关系。

肉眼观，瘤体为实体性，质较硬，有完整包膜，肿物一般直径为 3 cm 以下，切面呈灰白色，有时可见散在的细小裂隙。电子显微镜下根据间质腺管的数量及形态不同，分为两型。

1. 管内型　间质纤维组织增生较明显，将管腔压扁，有时呈裂隙状。

2. 管周型　增生的纤维组织围绕上皮生长，使腺管大致呈圆形或椭圆形。乳腺纤维腺瘤因有完整包膜，手术易切除干净，不易复发。

三、乳腺癌

乳腺癌（carcinoma of breast）很常见，仅次于子宫颈癌，居女性恶性肿瘤的第二位。乳腺癌常发生于 40~60 岁的妇女，男性乳腺癌少见，仅占 1% 左右。临床上除乳房内硬结外，无其他不适，患者往往是在自我检查或体检时发现。癌肿多数发生于乳腺外上象限，其次为乳腺中央区和其他象限。

乳腺癌的发生机制和原因尚未完全阐明，雌激素长期作用、家族遗传倾向、环境因素和长时间接触放射线等均可能与乳腺癌的发病有关。

【病理变化和分类】

乳腺癌形态结构较复杂，类型也多，根据组织发生和形态结构分为三大类。

（一）导管癌

1. 导管原位癌　肉眼观，肿物边界较清，质中等硬度。切面癌组织呈灰白色或灰黄

227

色，挤压时可挤出粉刺样物，故也称粉刺样癌（comedocarcinoma）。镜下观，癌细胞位于扩张的导管内，导管基底膜完整。分化程度较高者，核分裂象少见，分化程度较低者，异型性明显，核分裂象多见。癌细胞在导管内的排列常形成实性细胞团充满管腔，也可呈乳头状、筛状、小管状排列。腔内或癌巢中央常发生坏死，这是诊断此型癌的依据（图 10-11）。

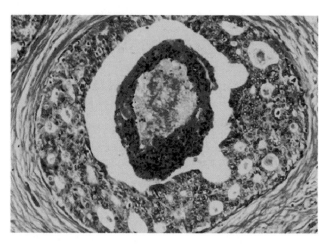

图 10-11　乳腺导管原位癌（粉刺癌）

癌细胞胞质丰富，核不规则，核仁明显，细胞排列呈实心团块，中央有片状坏死灶。

2. 浸润性导管癌　由导管原位癌发展而来，是乳腺癌最常见的类型，占乳腺癌的 50%～80%，以 40～60 岁妇女为多见。肉眼观，肿块呈单个结节状，直径一般为 2～4 cm，质硬，与周围组织界限不清。切面呈灰白色，蟹足状。镜下观，癌细胞排列成不规则的条索状、团块状，偶可见腺样结构。根据实质与间质比例的不同，又将其分为 3 型。

（1）硬癌：癌细胞少而间质多（图 10-12）。

（2）单纯癌：实质与间质比例大致相等。

（3）不典型髓样癌：实质多而间质少，癌细胞较大，异型性明显，核分裂象常见，间质内一般无淋巴细胞浸润，预后较差。

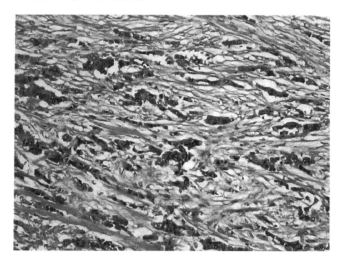

图 10-12　乳腺浸润性导管癌（硬癌）

癌细胞呈实性条索状、小梁状或巢团状，部分呈腺管样排列，异型性明显。

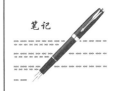

（二）小叶癌

1. **小叶原位癌** 发生于乳腺小叶，临床上患者一般无明显肿块，常因其他乳腺疾病切除标本时发现。镜下观，癌组织局限于小叶内的腺泡或终末导管内（图10-13）。如果能及时治疗，患者预后良好。

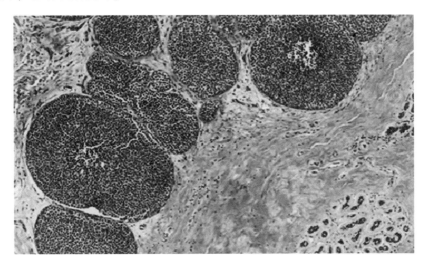

图 10-13　乳腺小叶原位癌
乳腺小叶内癌细胞增生形成实性巢状，无间质浸润。

2. **浸润性小叶癌** 是由小叶原位癌发展而来。临床检查可触及肿块，边界不清。镜下观，癌细胞排列松散，呈条索状，有时癌细胞分散于结缔组织内，也有沿腺管周围结缔组织呈同心圆排列。周围常可见到小叶原位癌。此型癌肿生长较缓慢，预后较好。

（三）典型髓样癌

较少见，约占乳腺癌的5%，以50岁以下妇女多见。肉眼观，肿瘤体积较大，直径4～6 cm或更大，多位于乳腺中央较深处，边界较清，质软，呈灰白色脑髓样，常有出血、坏死。镜下观，癌实质多，呈弥散性分布，间质少。坏死组织较多，常有淋巴细胞、浆细胞浸润。

〖扩散途径〗

1. **直接蔓延** 癌组织可直接侵袭乳腺实质、乳头、皮肤、筋膜、胸肌及胸壁等。
2. **淋巴道转移** 是乳腺癌最常见的转移途径，发生转移也较早。最早转移至同侧腋窝淋巴结，晚期可转移至锁骨上淋巴结、锁骨下淋巴结、乳内淋巴结和纵隔淋巴结。偶尔可通过胸壁深筋膜淋巴管转移至对侧腋窝淋巴结。
3. **血道转移** 晚期乳腺癌可发生血道转移，癌细胞侵入体静脉，首先发生肺转移，继而转移至肝、脑和骨等处。

〖临床病理联系〗

如果肿瘤侵犯皮肤，常阻塞真皮淋巴管导致皮肤水肿，使皮肤出现不规则的浅表微小凹陷，呈橘皮样外观；如果肿瘤侵及乳头，则出现乳头回缩、下陷；晚期癌组织侵入周围组织，可形成卫星结节。

〖预后〗

乳腺癌预后与临床分期密切相关。应用于临床的乳腺钼靶 X 线（片）有助于乳腺癌的早期诊断和预示术后复发情况。

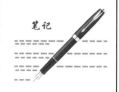

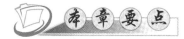

1. **慢性子宫颈炎** 根据其临床病理特点，分为以下几种类型。

（1）宫颈柱状上皮异位：分为真性柱状上皮异位和假性柱状上皮异位。子宫颈阴道部鳞状上皮坏死、脱落，形成真性柱状上皮异位。假性柱状上皮异位是子宫颈管的柱状上皮取代了鳞状上皮。临床上常见的宫颈柱状上皮异位实质上是假性柱状上皮异位。

（2）子宫颈腺囊肿。

（3）子宫颈息肉：子宫颈局部的黏膜、腺体、间质局限增生形成。

（4）子宫颈肥大。

2. **宫颈上皮非典型增生和原位癌** 宫颈上皮非典型增生、原位癌、浸润癌是一个逐渐连续发展的过程。但并非所有子宫颈浸润癌的形成都必须通过这一过程，也不是所有的上皮非典型增生均会发展为子宫颈癌。子宫颈非典型增生经过治疗后，多数可消退，少数可发展为癌。

3. **子宫颈癌** 子宫颈癌的组织类型主要有鳞状细胞癌及腺癌。

（1）子宫颈鳞状细胞癌：分为原位癌、早期浸润癌、浸润癌3种。

（2）子宫颈腺癌。

4. **子宫内膜增生症**

肉眼观：内膜弥漫性或灶性增厚，常超过5 mm。

镜下观：可分3种类型。

（1）单纯性增生：局部或弥漫的腺体结构不规则，腺体扩张并稍显拥挤；腺上皮单层或假复层，细胞无异型性，约1%可发展为子宫内膜腺癌。

（2）复杂性增生：腺体外形不规则，结构复杂，腺上皮突向腺腔，腺体拥挤，间质较稀少，细胞无异型性；约3%可发展为子宫内膜腺癌。

（3）非典型性增生：腺体排列拥挤，可见少量间质，腺体结构复杂，有腔内乳头或生芽，上皮细胞出现异型性，约1/3可发展为子宫内膜腺癌。

5. **子宫平滑肌瘤**

（1）肉眼观：可位于子宫肌层内，浆膜下或黏膜下。界限明显。切面呈灰白色编织状或旋涡状，可发生各种继发性改变，如黏液变、囊性变及出血、坏死等。

（2）镜下观：瘤细胞与正常子宫平滑肌细胞相似，瘤细胞核较密集，排列成不规则的编织状，核大多呈长杆状、两端钝圆。

6. **子宫内膜癌**

（1）肉眼观：分为弥漫型及局限型。①弥漫型：子宫内膜弥漫增厚，形状不规则，质脆。②局限型：多位于宫底或宫角，呈菜花状或息肉状。

（2）镜下观：根据分化程度，可分为3级：①Ⅰ级（高分化腺癌）。②Ⅱ级（中分化腺癌）。③Ⅲ级（低分化腺癌）。

（3）扩散和转移：主要是淋巴道转移、直接蔓延，晚期也可有血道转移。

7. **葡萄胎** 也称水泡状胎块，可分为完全性葡萄胎和部分性葡萄胎。

（1）肉眼观：完全性葡萄胎可见大部或全部胎盘绒毛水肿，形成薄壁透明囊性葡萄样物。部分性葡萄胎则部分胎盘绒毛形成葡萄状，仍有部分正常绒毛。

（2）镜下观：完全性葡萄胎有3个特点：①滋养层细胞有不同程度的增生。②绒毛

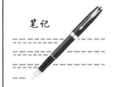

间质高度水肿。③间质血管消失或稀少。

预后：葡萄胎一经确诊后应立即行彻底清宫术，患者可痊愈。约15%的完全性葡萄胎可转变为侵蚀性葡萄胎，3%恶变为绒毛膜癌。监测患者血清及尿液中绒毛膜促性腺激素（hCG）水平变化，可判断其预后。

8. 侵袭性葡萄胎

（1）肉眼观：子宫体不规则增大。

（2）镜下观：子宫壁肌层可见高度水肿的绒毛结构。

9. 绒毛膜癌　简称绒癌，是高度恶性的滋养层细胞肿瘤。

（1）肉眼观：呈出血、坏死外观。

（2）镜下观：可见高度异型性增生的两种滋养层细胞。

（3）扩散与转移：主要为血道转移，最多见转移至肺，其次为脑、肾、肝等处。

10. 卵巢肿瘤分型　①上皮性肿瘤。②卵巢间质性肿瘤。③生殖细胞肿瘤。

11. 乳腺增生

（1）乳腺组织增生：小导管轻度扩张或有小囊腔形成，上皮细胞正常或增生，小叶间质纤维组织增生。

（2）乳腺腺病：乳腺小叶腺泡、末梢导管和结缔组织增生。

（3）囊肿病：小叶末梢和腺泡导管高度扩张成囊。

12. 乳腺纤维瘤　发病与雌激素的刺激有密切有关。病变特点：肿瘤有完整的包膜，手术易切除干净，不易复发。

13. 乳腺癌　半数以上患者发生于乳腺外上象限，其次为乳腺中央区。

（1）导管癌：①导管原位癌，癌细胞局限于导管内，管壁基底膜完整。②浸润性导管癌，是乳腺癌最常见的类型。

（2）小叶癌：①小叶原位癌，累及小叶，癌细胞局限于管泡内，未穿破基底膜。②浸润性小叶癌，由小叶原位癌突破基底膜向间质浸润所致。

（3）典型髓样癌：较少见。

病理临床联系：患者皮肤可出现橘皮样外观，乳头下陷，晚期患者乳房周围出现卫星结节。

乳腺癌预后：与其临床分期密切相关。

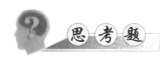

1. 宫颈上皮不典型增生、子宫颈原位癌、子宫颈早期浸润癌和子宫颈浸润癌4种病变在组织学上有什么区别？它们是如何发展形成的？

2. 子宫颈癌的扩散途径及其后果有哪些？思考如何做好子宫颈癌的预防工作？

3. 乳腺癌的局部临床表现有哪些？其扩散途径有哪些？思考如何做好乳腺癌的有效预防和患者的健康护理？

（吕丰收）

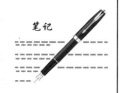

第十一章 内分泌系统疾病

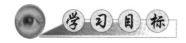

第一节 甲状腺疾病

引导案例

患者，女，46 岁。因颈部肿物多年，近来肿物体积逐渐增大，并伴有吞咽困难、声音嘶哑等压迫症状入院。体格检查：甲状腺明显肿大，表面触及多数结节，检测甲状腺功能无明显变化。患者遂行甲状腺切除术，标本送病理检查：肉眼观可见肿大的甲状腺表面及切面有大小不一、数目不等的结节，境界清楚，无包膜。镜下观可见甲状腺滤泡大小不一，有高度扩张充满胶质的滤泡，以及不含胶质的小滤泡，间质纤维增生。

案例思考：

（1）甲状腺出现结节的疾病有哪些？如何鉴别？

（2）该患者存在哪些健康隐患？

（3）对该患者的护理应注意哪些方面？

甲状腺分左右两叶，中间以峡部相连。甲状腺包膜伸向腺体内将腺体分成许多的小叶。每小叶含 20~40 个滤泡，大小不一。滤泡上皮呈单层立方形，基底膜完整。滤泡间和部分滤泡上皮层内有滤泡旁细胞［属于胺前体摄取和脱羧（amine precursor uptake and decarboxylation，APUD）系统］，分泌降钙素，参与钙、磷代谢，是甲状腺髓样癌的起源。

甲状腺能吸收碘，合成和分泌甲状腺激素。其主要功能是促进机体的新陈代谢，提高神经系统兴奋性，促进生长发育，尤其对婴幼儿的骨骼发育和中枢神经系统发育影响很大。若小儿甲状腺功能减退，不仅身材矮小，而且脑发育障碍，导致呆小症。甲状腺的活动受下丘脑-垂体-甲状腺轴的调节，垂体可分泌促甲状腺激素（thyroid stimulating hormone，TSH），以维持机体甲状腺功能正常。

甲状腺疾病主要包括甲状腺炎、甲状腺肿和甲状腺肿瘤。

一、甲状腺炎

甲状腺炎可分为急性、亚急性和慢性甲状腺炎。急性甲状腺炎为细菌感染引起的化脓性炎，由于甲状腺对细菌感染抵抗力强，较少见。亚急性甲状腺炎多为病毒感染或感染后的变态反应所致；慢性甲状腺炎最常见，包括慢性淋巴细胞性甲状腺炎和慢性纤维性甲状腺炎。

1. 慢性淋巴细胞性甲状腺炎（chronic lymphocytic thyroiditis） 也称桥本甲状腺炎，桥本病（Hashimoto disease），是一种自身免疫病。患者血清中可检出抗甲状腺抗体。本病常见于中年女性，临床上患者表现为甲状腺肿大，甲状腺功能正常或降低。增大的甲状腺可压迫食管、气管及喉返神经等邻近器官，引起患者吞咽和呼吸困难及声音嘶哑等。

肉眼观，甲状腺呈对称性中度肿大，质地硬，包膜完整，极少与周围组织粘连，切面呈灰白色，正常分叶明显。镜下观可见甲状腺结构被大量淋巴细胞、浆细胞、巨噬细胞等所取代，并有淋巴滤泡形成。甲状腺滤泡萎缩可见小灶性萎缩滤泡残留，滤泡上皮细胞大而胞质嗜酸性。晚期间质纤维结缔组织增生。

2. 慢性纤维性甲状腺炎（fibrous thyroiditis） 又称慢性木样甲状腺炎，甚少见。本病主要发生于中年女性，病因不清。病变多从一侧开始，甲状腺质地甚硬，表面略呈结节状，与周围组织明显粘连，切面呈灰白色。镜下观，甲状腺滤泡明显萎缩，胶质减少，纤维组织明显增生和玻璃样变，间质有少量淋巴细胞浸润，但不形成淋巴滤泡。临床上患者常有甲状腺功能减退表现。

二、甲状腺肿

甲状腺肿（goiter）是由于缺碘或某些致甲状腺因子所引起的甲状腺非肿瘤性增生性疾病。根据其增生情况可分为弥漫性甲状腺肿和结节性甲状腺肿；根据是否伴有甲状腺功能亢进，又可将其分为弥漫性非毒性甲状腺肿和弥漫性毒性甲状腺肿。

（一）弥漫性非毒性甲状腺肿

弥漫性非毒性甲状腺肿（diffuse nontoxic goiter）也称单纯性甲状腺肿，是由于甲状腺素分泌不足，促使促甲状腺激素（TSH）分泌增多引起的甲状腺肿大。根据地理分布可分为地方性（endemic）和散发性（sporadic）甲状腺肿。地方性甲状腺肿以远离海岸的内陆山区和半山区多见，人群中约有10%以上的人患有该病；散发性甲状腺肿可见于全国各地，女性多于男性。

〖病因和发病机制〗

1. 外源性因素 地方性甲状腺肿的主要病因是缺碘，由于饮水及土壤中缺碘，人体碘摄入不足，导致甲状腺素合成减少，出现轻度的甲状腺功能减退，通过反馈机制使垂体TSH分泌增多，使甲状腺滤泡上皮细胞增生、肥大，因而甲状腺肿大，同时摄取碘的功能增强，提高了甲状腺合成分泌甲状腺素的能力，使血中甲状腺素恢复至正常水平，这时增生的上皮逐渐复旧至正常。如果长期持续缺碘，一方面滤泡上皮持续增生，另一方面所合成的甲状腺球蛋白不能充分碘化，不能被上皮细胞吸收利用，从而堆积在滤泡内，使滤泡腔显著扩大，这样可使甲状腺进一步肿大。

2. 内源性因素 机体对碘或甲状腺素需求量的增加（如青春期、妊娠期、哺乳期），机体内甲状腺素相对缺乏，也可导致甲状腺肿。

3. 高碘 碘摄食过多，过氧化物酶的功能基被过多地占用而影响了酪氨酸氧化，使碘有机化受阻，导致甲状腺代偿性肿大。

4. 遗传与免疫因素 家族性甲状腺肿的原因是激素合成过程中酶的遗传性缺乏。自身免疫反应也可能参与甲状腺肿的发生。

散发性甲状腺肿在女性中发生率显著多于男性，其病因不清。除上述因素外，有些也与遗传因素有关。

〖病理变化〗

按其病变发生、发展的过程可分为 3 期。

1. 增生期（hyperplastic stage） 又称弥漫性增生性甲状腺肿。当甲状腺素分泌减少时，通过反馈作用，垂体分泌大量促甲状腺素，滤泡上皮细胞增生明显。肉眼观，甲状腺呈弥漫性肿大，表面光滑。镜下观，甲状腺滤泡增生，伴有新生小滤泡，增生的滤泡上皮细胞肥大，呈立方形或柱状，甚至形成乳头状，胶质含量少，间质充血。甲状腺功能无明显变化。此期可称为弥漫性增生性甲状腺肿（diffuse hyperplastic goiter）。

2. 胶质贮积期（colloid accumulation stage） 又称弥漫性胶性甲状腺肿。由于长期缺碘和促甲状腺激素的刺激，使滤泡上皮反复增生、复旧，少数滤泡上皮仍呈现增生、肥大，保持小型滤泡增生状态，但大部分滤泡显著扩大，内积大量浓厚的胶质，上皮细胞受压变扁平（图 11-1）。肉眼观可见甲状腺弥漫肿大，重量可达 200～300 g（正常值为 20～40 g），表面光滑，无结节形成，质地较软，切面呈淡褐色，半透明胶冻状。此期可称为弥漫性胶样甲状腺肿（diffuse colloid goiter）。

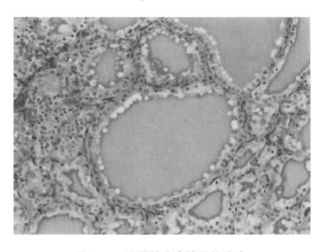

图 11-1 弥漫性非毒性甲状腺肿

甲状腺滤泡显著扩大，腔内充满均匀的胶质，上皮细胞变扁平。

3. 结节期（nodular stage） 又称结节性甲状腺肿。随着病程的发展，由于甲状腺内不同部位滤泡上皮增生与复旧变化不一致，逐渐形成不规则的结节，故称为结节性甲状腺肿。肉眼观，甲状腺更加肿大，外形不规则，有许多结节，数量及大小不一，大者直径可达数厘米，结节境界清楚，但无包膜或包膜不完整，这是与腺瘤明显不同之处。此期常发生出血、坏死及囊性变，出血和坏死灶可被机化而导致纤维化。镜下观，与上一期基本相同，只是滤泡大小不一，部分滤泡过度扩大，直径可达 300 μm 以上，腔内贮存

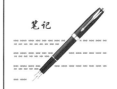

胶质，上皮细胞变扁平；部分滤泡小，内含胶质少，滤泡上皮呈高柱状，且有乳头形成，可发生癌变；部分滤泡增生形成实性细胞团，呈腺瘤样，间质纤维增生，毛细血管受压，很少有淋巴细胞浸润。

〖临床病理联系〗

肿大的甲状腺可向胸骨下延伸，患者临床表现可有颈部压迫感、吞咽困难、呼吸困难、刺激性干咳和哮喘。长期挤压可造成气管的弯曲和狭窄，压迫食管引起吞咽困难，有时可压迫颈静脉和上腔静脉、喉返神经和颈交感神经，引起相应的症状。甲状腺功能一般无明显变化，但少数可有甲状腺功能亢进或减退。少数有乳头形成者（1%～2%）可发生癌变。

（二）弥漫性毒性甲状腺肿

弥漫性毒性甲状腺肿（diffuse toxic goiter）是指血中甲状腺素过多作用于全身组织所引起的临床综合征，临床上统称为甲状腺功能亢进症（hyper thyroidism），简称"甲亢"。因约有1/3的患者有眼球突出表现，又称为突眼性甲状腺肿。也有学者将弥漫性毒性甲状腺肿称为Graves病或Basedow病。本病多见于20～40岁女性，男女之比为1：（4～6）。临床主要表现为甲状腺肿大，基础代谢率和神经兴奋性升高，T3、T4水平升高，患者可出现心悸、多汗、烦躁、脉搏增快、手震颤、多食、消瘦、乏力和突眼等症状。

〖病因和发病机制〗

目前一般认为本病与下列因素有关。

1. 自身免疫性疾病　甲状腺肿是一种自身免疫性疾病，其依据如下。

（1）血中球蛋白增高，并有多种抗甲状腺抗体。本病常与其他自身免疫性疾病如重症肌无力、血小板减少性紫癜、溶血性贫血等合并发生。

（2）血中有能与TSH受体结合的自身抗体。这类抗体具有类似TSH的作用，可分为两种：一种是能促进甲状腺素分泌的刺激甲状腺免疫球蛋白（thyroid stimulating immunoglobulin，TSI），另一种是促进滤泡上皮生长的甲状腺生长免疫球蛋白（thyroid growth immunoglobulin，TGI）。

2. 遗传因素　发现某些患者亲属中也有人患有此病或其他自身免疫性疾病。

3. 精神创伤　可能干扰了免疫系统而促进自身免疫性疾病的发生。

〖病理变化〗

肉眼观，甲状腺呈对称性弥漫肿大，一般为正常的2～4倍，质地较软，切面呈灰红色，胶质含量少。镜下观，以滤泡增生为主要病变特征，滤泡大小不等，以小型滤泡为主。小型滤泡上皮呈立方形，大型滤泡上皮多为高柱状，常向腔内形成乳头状突起。滤泡腔内胶质少而稀薄，胶质的周边部即靠近上皮处可出现大小不等的空泡，有的滤泡内甚至不见胶质。间质中血管丰富，显著充血，有多量淋巴细胞浸润并有淋巴滤泡形成。经碘剂治疗的患者中，由于碘能阻断含甲状腺素胶质的分解和促进胶质的储存，故胶质增多变浓，上皮增生受抑制，间质充血减轻，淋巴细胞也减少。与此相反，经硫脲嘧啶等阻断甲状腺素合成的药物治疗者，由于血中TSH代偿性增加，故滤泡增生更明显，上皮呈高柱状，胶质更稀少甚至消失。

除甲状腺病变外，患者还可有全身淋巴组织增生，胸腺肥大和脾肿大；心脏肥大、扩张，心肌可有灶状坏死及纤维化；肝细胞脂肪变性，空泡变性，甚至可有坏死和纤维增生。部分患者有眼球突出表现，其原因是眼球外肌水肿及淋巴细胞浸润；球后脂肪纤维组织增生，淋巴细胞浸润及大量氨基多糖积聚而形成的黏液水肿，目前认为这些病理变化是由自身免疫反应所引起的。

〖临床病理联系〗

弥漫性毒性甲状腺肿患者临床表现为甲状腺肿大、甲状腺功能亢进和眼球突出三大症状。患者颈部变粗、肿大的甲状腺随吞咽上下移动、甲状腺有血管杂音、压迫症状不明显。由于甲状腺素分泌过多，机体代谢活动增强，基础代谢率增高，对儿茶酚胺敏感，患者临床上可表现为神经过敏、易激动、手颤、心动过速、易激、多食但体重减轻等症状。另外还有眼球突出、眼睑闭合困难、角膜干燥，易继发感染。甲状腺功能亢进的严重并发症为甲状腺危象，其病死率极高。

三、甲状腺肿瘤

（一）甲状腺腺瘤

甲状腺腺瘤（thyroid adenoma）是甲状腺滤泡上皮发生的一种常见的良性肿瘤，多见于中青年女性，出现甲状腺功能亢进者不超过1%。该肿瘤绝大多数为单发，大小从直径数毫米至3~5 cm。肿瘤中心有时可见囊性变、纤维化或钙化（图11-2）。其病理组织学上可分为滤泡性腺瘤和乳头状腺瘤。

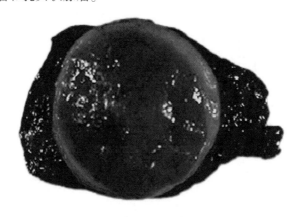

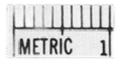

图11-2　甲状腺腺瘤
肿瘤呈类圆形结节状，周围有薄层白色包膜包绕。

1. 滤泡性腺瘤（follicular adenoma）　　根据肿瘤组织中滤泡分化的特征，又可分为单纯型腺瘤、胶样腺瘤、胎儿型腺瘤、胚胎性腺瘤和嗜酸性细胞腺瘤等亚型。

2. 乳头状腺瘤（papillary adenoma）　　滤泡上皮细胞排列成单层，呈乳头状向腺腔内突出，滤泡常形成大囊腔，故也称乳头状囊腺瘤。此肿瘤间质少，常并发出血、坏死及纤维化。乳头状腺瘤应注意与乳头状腺癌相鉴别。

结节性甲状腺肿和甲状腺腺瘤的诊断和鉴别要点：①前者多为多发的结节、无完整的包膜；后者一般单发，有完整的包膜。②前者滤泡大小不一致，一般比正常的大；后者则相反。③前者周围甲状腺组织无压迫现象，邻近的甲状腺内与结节内有相似病变；后者周围甲状腺有压迫现象，周围和远处甲状腺组织均正常。

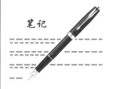

（二）甲状腺癌

甲状腺癌（carcinoma of thyroid）是一种较常见的恶性肿瘤，在不同地区发病率差别很大。本病可见于各个年龄段，以 40～50 岁为多见，女性明显多于男性。本病恶性程度不同，与其他器官肿瘤相比，发展较缓慢。但值得注意的是，有的原发病灶很小，临床上常首先发现转移病灶。

〖病因和发病机制〗

本病病因未明。有实验发现，由于甲状腺次全切除术、饮食缺碘等可导致垂体促甲状腺素分泌过多，而刺激甲状腺增生癌变。另外，也有报道儿童甲状腺癌的发生与胸腺、扁桃体及颈部病变接受放疗有关。在甲状腺肿流行地区的甲状腺癌发生率也相对较高。

〖病理变化〗

甲状腺癌可分为 4 种类型。

1. 甲状腺乳头状癌（papillary carcinoma of thyroid）　是甲状腺癌中最常见的类型。占甲状腺癌的 40%～60%，青少年、女性多见，生长较慢，恶性程度低，预后较好，但局部淋巴结转移较早。肉眼观，肿瘤一般呈圆形，直径为 2～3cm，无包膜。切面灰白色或灰棕色，质地较硬。部分病例可囊性变、常伴有出血、坏死、纤维化和钙化（图 11-3）。镜下观，肿瘤呈乳头状排列，中央有纤维血管轴，乳头分支较多。癌细胞呈立方形或矮柱状，核染色质少，呈透明或毛玻璃样，无核仁。间质中常有同心圆状钙化小体，即砂粒体，有助于诊断。本癌发现时约 50% 已有颈部淋巴结转移，有些病例原发灶甚小，癌直径小于 1 cm，称为"隐匿性癌"。

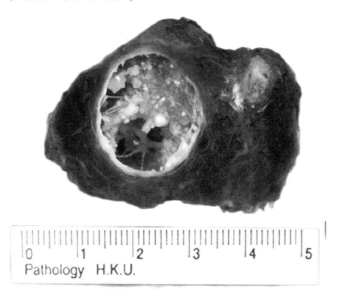

图 11-3　甲状腺乳头状癌

癌肿呈囊性，内含乳头状赘生物。

2. 甲状腺滤泡癌（folicullar carcinoma of the thyroid）　占甲状腺癌的 15%～20%，多见于 40 岁以上女性。此癌早期即可出现血行转移，原发灶切除后 5 年存活率为 30%～40%。肉眼观，肿瘤呈灰白色结节状，有不完整包膜；有的广泛浸润于甲状腺内，进而侵犯气管壁、颈部血管、肌肉及喉返神经。镜下观，可见不同分化程度的滤泡，分化良好者滤泡结构较完整，细胞异型性较低，不易与腺瘤区别，需注意包膜或血管是否有瘤

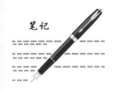

细胞浸润来加以鉴别。分化不良者滤泡少，滤泡形态不整，有的呈实性细胞巢，细胞异型性较明显，核分裂象多见。少数情况下，此癌主要由嗜酸性细胞构成，故也称嗜酸性细胞癌。

3. 甲状腺髓样癌（medullary carcinoma）　较少见，占甲状腺癌的 5%~10%。国外报道此癌有 10%~20% 的患者具有家族史，40~60 岁为高发年龄，女性略高于男性。此癌来源于滤泡旁细胞（也称亮细胞）发生的恶性肿瘤，又称滤泡旁细胞瘤，是 APUD 肿瘤的一种。

肉眼观，癌组织呈灰白色或灰褐色，质地软，多无包膜，但境界清晰。镜下观，癌细胞为圆形、多角形或梭形小细胞，大小较一致，呈实体巢状排列，或呈乳头状、滤泡状排列。间质内常有淀粉样物质和钙盐沉着。

4. 甲状腺未分化癌（undifferentiated carcinoma）　占甲状腺癌的 5%~10%，恶性程度高，生长快，早期即可向周围组织浸润并发生转移。患者发病年龄多在 50 岁以上，发病比例无性别差别。肉眼观，切面呈灰白色，常有出血、坏死。根据组织形态可分为小细胞型癌、巨细胞型癌和梭形细胞型癌。小细胞型癌由小圆形细胞构成，呈弥漫分布，与恶性淋巴瘤颇相似。采用免疫组化鉴别，如瘤细胞显示角蛋白（keratin）或癌胚抗原（CEA），则可确定其来源于上皮组织。巨细胞型癌预后最差，镜下观可见癌细胞大小不一，形态各异，常有巨核细胞及多核巨细胞。

〖临床病理联系〗

甲状腺乳头状癌生长缓慢、恶性度低、病程较长，但常发生淋巴结转移，故临床上患者往往先发现颈部淋巴结转移。甲状腺滤泡腺癌生长也较缓慢，但预后较乳头状腺癌差，且浸润血管较常见。甲状腺髓样癌的恶性程度有的很高，有的较低，患者可有家族性及内分泌紊乱症状，常有血管、淋巴管浸润。甲状腺未分化癌生长迅速，常广泛浸润至颈部，形成固定而巨大的肿块，肿块压迫附近器官（如喉、气管、食管）可引起相应的压迫症状，表现为咳嗽、呼吸困难、吞咽困难等，并常通过淋巴管、血道扩散，转移部位以淋巴结、骨、肺、皮肤、胃肠道常见。

第二节　糖尿病

引导案例

患者，女，65 岁，退休教师。既往有糖尿病病史 3 年，自服糖适平、二甲双胍，平日血糖控制不佳，空腹血糖数值多在 17~18 mmol/L，否认有高血压、冠心病病史。本次入院因乏力 1 天，加重伴意识模糊 8 小时入院，3 天前家人自诉患者自觉乏力，神志不清。患者自诉口干多饮、多尿、消瘦，按糖尿病酮症处理后患者症状无明显缓解，并逐渐出现意识模糊。患者无大小便失禁，下肢轻度水肿，但无肢体活动障碍。

案例思考：

（1）对于糖尿病患者应注意做好哪些有效的护理？

（2）该患者可能会出现哪些并发症？

糖尿病（diabetes mellitus，DM）是由于胰岛素相对或绝对缺乏及靶细胞敏感性降低，

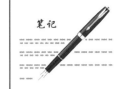

或胰岛素本身存在结构上的缺陷而引起的代谢障碍，其主要特点是持续的血糖升高和糖尿。临床上患者表现为多饮、多食、多尿和体重减轻（即"三多一少"）。糖尿病的发病率日益增高，已成为世界性的常见病和多发病。

【病因和发病机制】

糖尿病依据病因可分为原发性及继发性。继发性糖尿病是由于炎症、肿瘤、手术等已知疾病造成的胰岛功能广泛破坏，或由于其他内分泌的异常影响胰岛素的分泌所导致的糖尿病。日常所称的糖尿病是指原发性糖尿病，按其病因、发病机制、病理变化、临床表现及预后的不同可分为胰岛素依赖型糖尿病和非胰岛素依赖型糖尿病。

1. 胰岛素依赖型糖尿病　胰岛素依赖型糖尿病（insulin-dependent diabetes mellitus，IDDM）又称 1 型或幼年型糖尿病，约占糖尿病的 10%。患者多为青少年，发病时年龄小于 20 岁。本病主要特点是起病急、病情重、发展快，胰岛 B 细胞分泌明显减少，血中胰岛素明显降低，患者易合并酮症甚至昏迷，治疗依赖胰岛素。目前认为其发病机制是在遗传易感性的基础上，胰岛感染了病毒（如腮腺炎病毒、风疹病毒或柯萨奇 B4 病毒等）或受毒性化学物质（如吡甲硝苯脲等）的影响，使胰岛 B 细胞受损伤，释放出致敏蛋白，引起自身免疫反应（包括细胞免疫及体液免疫），导致胰岛的自身免疫性炎症，进一步引起胰岛 B 细胞严重破坏。

2. 非胰岛素依赖型糖尿病　非胰岛素依赖型糖尿病（noninsulin-dependent diabetes mellitus，NIDDM）又称 2 型或成年型糖尿病，约占糖尿病的 90%。本病主要特点是成年发病，起病缓慢，病情较轻，进展缓慢。胰岛数目可正常或轻度减少，血中胰岛素可正常、增多或降低，以肥胖者多见，不易出现酮症，一般可以不依赖胰岛素治疗。本型病因和发病机制尚不清楚，一般认为是与肥胖有关的胰岛素分泌相对不足及组织对胰岛素不敏感（胰岛素抵抗）所致有关。此外，缺乏运动、营养过剩、手术、感染、精神刺激等因素都可成为本病的诱因。

【病理变化】

1. 胰岛的病变　主要是胰岛的退行性改变，使胰岛 B 细胞颗粒脱失、空泡变性、坏死、消失，胰岛细胞变小、数目减少、纤维组织增生、玻璃样变性及淋巴细胞浸润等，这些均非特异性改变。其中 1 型糖尿病表现较明显，2 型糖尿病表现一般轻微，约 1/3 的病例胰岛无明显病变。

2. 血管改变　血管病变最具特征性，从毛细血管到大中动脉均有不同程度的病变，且病变发病率较正常人高，发病特点为发病早、进展快、病情严重；毛细血管基底膜明显增厚；细动脉血管壁玻璃样变性硬化，小动脉增生性硬化，患者血压可升高；有的血管壁发生纤维素样坏死；有的患者有血栓形成可使管腔狭窄，导致血液供应障碍，引起相应组织或器官缺血损伤及功能障碍；大、中动脉有动脉粥样硬化或中层钙化，粥样硬化病变发生早、程度重。患者临床表现为主动脉、冠状动脉、下肢动脉、脑动脉及其他器官动脉粥样硬化，从而引起冠心病、心肌梗死、脑萎缩和脑梗死及下肢坏疽等疾病。

3. 肾的病变

（1）肾小球硬化：表现为肾小球内玻璃样物质沉积，初期为阶段性，以后逐渐发展为球性。病变主要损害肾小球毛细血管壁和系膜，使毛细血管管腔变窄或完全闭塞，最终导致肾小球缺血和玻璃样变性。

（2）肾小管：表现为间质损害，肾小管上皮细胞水肿，晚期肾小管萎缩。肾间质损害包括纤维化、水肿和炎症细胞浸润。

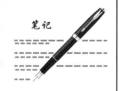

（3）肾血管损害：糖尿病可累及所有的肾血管，特别是入球小动脉和出球小动脉，发生玻璃样变性硬化，而较大血管如肾动脉及其主干则发生动脉粥样硬化。

（4）肾乳头坏死：常见于糖尿病患者并发急性肾盂肾炎时，因缺血、感染所致。

4. 视网膜病变　早期可表现为微小动脉瘤和视网膜小静脉扩张，继而出现渗出、水肿、微血栓形成、出血等非增生性视网膜性病变；血管病变可引起缺氧，刺激纤维组织增生、新生血管形成等增生性视网膜性病变。视网膜病变可造成白内障，严重者可因视网膜脱离而失明。

5. 神经系统病变　周围神经可因血管病变引起缺血性损伤或症状，如肢体疼痛、麻木、感觉丧失、肌肉麻痹等，脑细胞也可发生广泛变性。

6. 其他组织病变　可出现皮肤黄色瘤、肝脂肪变性和糖原沉积、骨质疏松、糖尿病性外阴炎及化脓性和真菌性感染等。

【临床病理联系】

糖尿病的典型症状为"三多一少"，即多尿、多饮、多食和体重降低，这是由于血糖过高引起糖尿，造成渗透性利尿而致多尿；由于尿量过多，引起水分丧失，使血浆渗透压增高，刺激下丘脑口渴中枢致口渴而多饮。由于机体不能充分利用糖，因而脂肪和蛋白质分解加强；加上血糖过高，刺激胰岛素分泌，致使患者食欲亢进，并常有饥饿感。患者消瘦、面容憔悴、体重下降、疲乏无力，这是由于糖代谢障碍，使腺苷三磷酸（adenosine triphosphate，ATP）生成减少和负氮平衡所致。上述表现均为代谢紊乱引起，以1型糖尿病表现最明显，2型糖尿病常较轻微，而且随着现代治疗手段的进步，患者症状已大为减轻。当前本病存在的问题是由于血管病变引起的并发症。晚期患者常因心肌梗死、肾衰竭、脑血管意外和合并感染而致死。

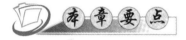

1. 甲状腺疾病主要包括甲状腺炎、甲状腺肿和甲状腺肿瘤。

2. 甲状腺炎分为急性、亚急性和慢性甲状腺炎。急性甲状腺炎是由细菌感染引起的化脓性炎，较少见；亚急性甲状腺炎多为病毒感染或感染后的变态反应所致；而慢性甲状腺炎最常见；其他包括淋巴细胞性甲状腺炎和纤维性甲状腺炎。甲状腺肿根据有无甲状腺功能亢进，分为非毒性甲状腺肿和毒性甲状腺肿。甲状腺肿瘤分为甲状腺腺瘤和甲状腺癌。

3. 糖尿病是指体内胰岛素相对或绝对分泌不足或靶细胞对胰岛素敏感性降低，或胰岛素本身存在结构上的缺陷而引起的糖类、脂肪和蛋白质代谢紊乱的慢性代谢性疾病，其主要特点是持续性高血糖、糖尿。患者临床表现为多饮、多食、多尿和体重降低（即"三多一少"），以及多种并发症的症状。

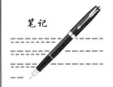

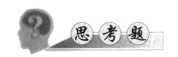

1. 弥漫性非毒性甲状腺肿和弥漫性毒性甲状腺肿的病变特点及临床病理有何联系和区别?

2. 糖尿病能引起哪些器官的病理变化? 它们的病变特点如何?

3. 根据所学内分泌系统疾病的病理学知识, 结合患者临床表现, 谈一谈如何做好甲状腺疾病和糖尿病患者的护理工作?

(吕丰收)

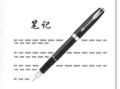

第十二章　传染性疾病

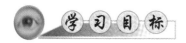

> 1. 掌握结核病的基本病理变化、基本病变的转化规律，原发性肺结核的病变特点，继发性肺结核的类型及病变特点，伤寒的基本病理变化，细菌性痢疾的病变特点，流行性脑脊髓膜炎、流行性乙型脑炎病理变化。
> 2. 能够运用所学传染病的病理学知识对患者制定实施护理措施，实现患者身心健康。
> 3. 学会运用所学传染病的病理学知识对患者进行健康教育。

　　传染病是由病原微生物通过一定的途径侵入易感人群，并在一定的条件下可以在人群中传播的一种疾病。传染病的流行必须同时具备3个基本环节：传染源、传播途径和易感人群。引起传染病的常见病原体有：病毒、细菌、真菌、立克次体、螺旋体、支原体等。传染病患者和病原体的携带者常常成为传染源。病原体侵入人体时有一定的途径和方式，并且往往定位于特定的组织或器官，传染病的基本病变都属于炎症。

　　传染病曾在世界各地流行，严重威胁着人类的健康。近年来，随着社会经济条件的改善，以及基因诊断技术和抗生素的应用，我国传染病的发病率和死亡率均得到明显控制，但由于种种原因，近年来一些原已被控制的传染病发生率又出现上升趋势（如结核病、梅毒、淋病等），并出现了一些新的传染病［如艾滋病、严重急性呼吸综合征（severe acute respiratory syndrome，SARS）、埃博拉出血热、新型冠状病毒肺炎等］。

第一节　结核病

引导案例

　　患者，女，59岁。因间断咳嗽、咳痰5年，加重伴咯血2个月入院。患者5年前受凉后出现低热、咳嗽、咳白色黏痰，给予抗生素及祛痰治疗，1个月后症状不见好转，体重逐渐下降。后经X线胸片诊断为浸润型肺结核，肌内注射链霉素1个月，口服利福平、异烟肼3个月，症状逐渐减轻，遂自行停药。此后一直咳嗽，咳少量白痰，未再进行治疗和复查。2个月前因劳累后咳嗽加重，少量咯血，伴有低热、盗汗、胸闷、食欲缺乏、乏力。

　　案例思考：

　　（1）该患者目前的诊断是什么？

（2）该患者在治疗过程中应该注意哪些问题？

（3）对该患者的护理和防治措施有哪些？

一、概述

结核病（tuberculosis）是由结核分枝杆菌（mycobacterium tuberculosis）引起的一种慢性传染病，典型的病变特征是形成具有诊断价值的结核结节，并伴有不同程度的干酪样坏死。结核病可累及全身各组织、器官，以肺结核病最为常见。

目前，结核病仍是传染病中的首位杀手。虽然由于有效抗结核药物的发明和应用，结核病的发病和死亡率有所下降，但近年来由于艾滋病的流行和日益严重的多种耐药菌株出现，使结核病的发病和死亡率又呈上升趋势，因此世界卫生组织已将结核病列为重点控制的传染病之一，并提出 2030 年可持续发展目标，其中一个具体目标是终结全球结核病的流行。

【病因和发病机制】

结核病的病原菌是结核分枝杆菌，呈细长弯曲状，为革兰阳性需氧菌，细菌细胞壁中含分枝菌酸，抗酸染色呈红色。其可分为 4 型：人型、牛型、鸟型和鼠型。对人有致病性的是人型和牛型。结核分枝杆菌无侵袭性酶，不产生内毒素、外毒素，其致病因素主要与菌体所含的成分有关。菌体含有脂质、蛋白和多糖类 3 种成分。

1. 脂质 特别是脂质中的糖脂。索状因子（cordfactor）是糖脂的衍生物之一，具有较强的毒性作用，能破坏线粒体膜，还与结核结节形成有关。另一种糖脂为蜡质 D，与菌体蛋白结合能引起机体产生强烈的变态反应造成机体损伤。脂质中的磷脂使结核分枝杆菌不易被巨噬细胞消化，并刺激巨噬细胞转变为类上皮细胞及朗汉斯巨细胞而形成结核结节。

2. 蛋白 结核分枝杆菌的蛋白成分具有抗原性，与蜡质 D 结合后能使机体发生强烈的变态反应，引起组织坏死和全身中毒症状，在结核结节形成中也发挥一定的作用。

3. 多糖 可引起局部嗜中性粒细胞浸润，作为半抗原参与免疫反应。

结核病主要传播途径是呼吸道，也可经消化道传播（食入带菌的食物及含菌牛奶或咽下带菌的痰液），极少数经皮肤伤口传染。呼吸道传播是最常见和最重要的途径。肺结核患者（主要是空洞型肺结核）从呼吸道排出大量带菌微滴，吸入这些带菌微滴即可造成感染。直径小于 5 μm 的微滴能到达肺泡，因此其致病性最强。到达肺泡的结核分枝杆菌可以趋化和吸引巨噬细胞，并被巨噬细胞所吞噬。人对结核分枝杆菌的自然免疫力较弱，在机体初次感染结核分枝杆菌且未产生特异性免疫力之前，巨噬细胞将其杀灭的能力很有限，结核分枝杆菌可在巨噬细胞内生存并繁殖，一方面可引起局部炎症，另一方面还可发生全身性血源性播散，成为以后肺外结核病发生的根源。机体对结核分枝杆菌产生特异的细胞免疫一般需 30~50 天。这种特异的细胞免疫在临床上表现为皮肤结核菌素试验阳性，人对结核分枝杆菌的免疫力主要来自这种感染后的特异性免疫（即获得性免疫），目前主要以接种卡介苗来替代初次感染，使机体获得免疫力，当已获得免疫力的机体再度感染结核分枝杆菌时，免疫反应和变态反应往往相伴发生（图 12-1）。

总之，结核病时免疫反应和变态反应常贯穿在结核病的病程中，并随着机体内外环境的变化而改变，从而决定结核病的转归：当细菌数量少、毒力弱、机体抵抗力强时，以免疫反应占优势，病变好转；反之，则以变态反应为主，局部病变恶化。虽然免疫反应和变态反应均属细胞免疫反应，但近年来研究证明，这两种反应可能受不同 T 细胞亚

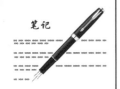

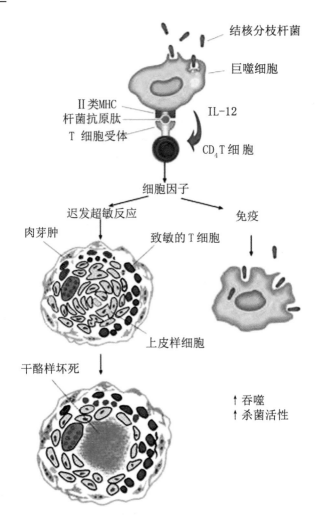

图 12-1　结核分枝杆菌引起的免疫反应和变态反应

群释放的不同淋巴因子所调控。其基本病变与机体免疫状态关系见表 12-1。

表 12-1　结核病基本病变与机体免疫状态关系表

	机体状态		结核分枝杆菌		
病变类型	免疫力	变态反应	菌量	毒力	病理特征
渗出为主	低	较强	多	强	浆液性或纤维素性
增生为主	较强	较弱	少	较低	结核结节
坏死为主	低	强	多	强	干酪样坏死

【基本病理变化】

结核病的基本病变为炎症，常呈慢性经过，并可形成具有特征性的肉芽肿性病变。由于侵入细菌数量和毒力及组织的特性不同，以及机体在感染过程中不同时期免疫力和变态反应的消长，故病变复杂，可有不同的病变类型。

1. 以渗出为主的病变　主要见于结核病的早期或机体抵抗力弱，细菌数量多、毒力强及变态反应强烈时。渗出物主要为浆液和纤维素，严重时还有红细胞的漏出，早期有嗜中性粒细胞浸润，随即被巨噬细胞所取代。渗出性病变不稳定，渗出物可完全吸收不留痕迹，或转变为以增生为主或以坏死为主的病变。此型病变好发于肺、浆膜、滑膜和脑膜等处。

2. 以增生为主的病变 当细菌数量少、毒力弱或机体免疫力较强时则以增生为主，形成具有诊断价值的结核肉芽肿，即结核结节（tubercle）。

病变最初是局部出现巨噬细胞，由于细胞免疫反应的结果，被活化了的巨噬细胞对结核分枝杆菌有很强的吞噬、消化的能力，在杀灭细菌的过程中，由于结核分枝杆菌的作用，巨噬细胞转变为多角形、胞质丰富、境界不清、连接成片的上皮样细胞，其核呈圆形或卵圆形，染色质甚少，甚至可呈空泡状，核内有1~2个核仁。多个上皮样细胞还能互相融合或一个细胞核分裂而胞质不分裂形成朗汉斯巨细胞，后者为多核巨细胞，体积大，直径可达300 μm，胞质丰富，核的形态与上皮样细胞核相似，数量有十几个至几十个不等，常排列在细胞质周围呈花环状、马蹄形或密集在胞体的一端。患结核病时，由上皮样细胞、朗汉斯巨细胞及外周致敏的T淋巴细胞和少量反应性增生的成纤维细胞聚集形成结节状，构成结核性肉芽肿（图12-2）。单个结核结节直径约为0.1 cm，通常3、4个结节融合后肉眼才能看到，粟粒状大小，呈灰白色半透明状。有干酪样坏死时呈黄色，微隆起于器官表面。

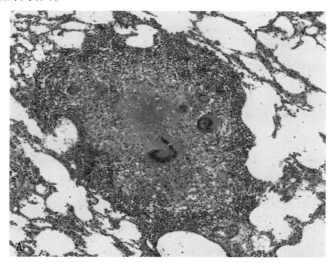

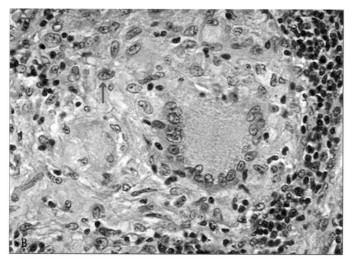

图 12-2 结核结节

A. 低倍镜；B. 高倍镜。

红色箭头所指为上皮样细胞，绿色箭头所指为朗汉斯巨细胞。

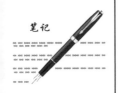

3. 以坏死为主的病变　当细菌量多、毒力强、机体抵抗力低下或变态反应强烈的情况下，出现以坏死为主的病变，多由渗出性病变和增生性病变恶化而形成。肉眼观，坏死灶由于含脂质较多而呈淡黄色，均匀细腻，质地较实，状似奶酪，故有干酪样坏死之称。镜下观为红染无结构的颗粒状物。干酪样坏死物内有一定数量的结核分枝杆菌，一旦发生液化，则细菌数量大增。坏死物液化有利于坏死物排出而使病变消除，但却成为细菌播散的来源，也是造成结核病进展及恶化的原因。

变质、渗出、增生在结核病发生和发展过程中同时存在，往往以某一种改变为主，而且可以相互转化。如以渗出为主的病变，可因适当治疗和机体抵抗力增强而转化为增生性的病变；反之，在机体抵抗力下降或变态反应增强时，原来增生为主病变可转化为渗出或变质为主的病变，或原来渗出性病变转化为变质性病变。因此，在同一器官或不同器官中的结核病变常是多样复杂的。

【结核病的转归】

结核病的发展变化主要取决于机体抵抗力和结核菌的致病力之间的关系。当机体免疫力增强或经适当治疗时，结核分枝杆菌被抑制、消灭，结核病转向愈合；反之，则转向恶化。

1. 转向愈合

（1）吸收、消散：是渗出性病变的主要愈合方式。病灶中的渗出物主要经淋巴道、微静脉吸收，较小的干酪样坏死灶及小范围的增生性病灶，经过适当的治疗也可被吸收。X线检查显示原边缘模糊、密度不匀、呈云絮状的渗出性病变的阴影逐渐缩小或被分割成小片状，以致完全消失。此期临床上称为吸收好转期。

（2）纤维化、钙化：增生性病变和小的干酪样坏死灶（1~2 mm），以及未完全吸收的渗出性病变，均可逐渐纤维化，形成瘢痕愈合。较大的干酪样坏死灶难以全部纤维化时，坏死灶由纤维组织包裹，中央的坏死物逐渐干燥浓缩并有钙盐沉着，钙化的结核灶内有少量结核分枝杆菌残留，当机体抵抗力下降时便成为结核病复发的根源。X线检查显示纤维化病灶呈边缘清楚、密度升高的条索状阴影，钙化为密度更高，边缘清晰的阴影。此期临床上称为硬结钙化期。

2. 转向恶化

（1）浸润进展：病变恶化，原有病灶周围发生渗出性病变，并继发干酪样坏死，如此反复病灶不断扩大。X线检查显示原病灶周围出现边缘模糊的絮状阴影，出现干酪样坏死时，坏死处密度增高。此期临床上称为浸润进展期。

（2）液化播散：病情恶化时干酪样坏死物可发生液化，发生液化的干酪样坏死物内含有大量结核分枝杆菌，在经自然管道排出的过程中造成新的播散，并在局部留下空洞。X线检查显示病灶阴影密度深浅不一，空洞部位出现透亮区，周围为大小不等、深浅不一的新播散病灶的阴影。此期临床上称为溶解播散期。此外，结核分枝杆菌还可通过淋巴道和血道播散至全身各器官。

二、肺结核病

肺结核病是结核病中最常见的一种。由于初次感染和再次感染结核分枝杆菌时机体的反应性不同，而致肺部病变的发生和发展各有不同的特点，可分为原发性肺结核和继发性肺结核两大类。

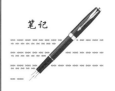

（一）原发性肺结核

原发性肺结核（primary pulmonary tuberculosis）是指第一次感染结核分枝杆菌所引起的肺结核病，本病多见于儿童，故又称儿童型肺结核病。偶见于未感染过结核分枝杆菌的青少年或成人。免疫功能严重抑制患者可多次发生原发性结核病变。

〖病理变化〗

原发性肺结核的病变特点：由肺的原发病灶、淋巴管炎和肺门淋巴结结核组成的原发综合征。结核分枝杆菌被吸入后，常位于通气较好的肺上叶下部或下叶上部靠近胸膜处，形成直径为 1.0~1.5 cm 的原发灶。以右侧肺更为多见。原发病灶呈圆形，直径多为 1 cm 左右，呈灰黄色。初起为渗出性病变，继而发生干酪样坏死，周围形成结核性肉芽组织。由于是初次感染，机体缺乏对结核分枝杆菌的免疫力，所以肺部结核病变不易局限，原发病灶的结核分枝杆菌游离或被巨噬细胞吞噬，很快侵入淋巴管，循淋巴液引流至局部肺门淋巴结，引起结核性淋巴管炎和肺门淋巴结结核。受累的淋巴结常为数个，肿大并有干酪样坏死形成。肺的原发病灶、结核性淋巴管炎和肺门淋巴结结核三者合称为原发综合征（primary complex），是原发性肺结核病的特征性病变。X 线检查显示肺原发病灶和肺门淋巴结结核，由结核性淋巴管炎的条索相连，形成哑铃状结构（图 12-3）。

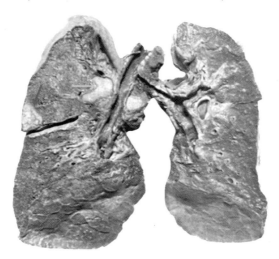

图 12-3　肺结核病原发综合征
红色箭头所指为肺原发病灶，绿色箭头所指为肺门淋巴结结核病灶

原发性肺结核病多无明显的症状，很多患儿在不知不觉中度过，仅表现为结核菌素试验阳性。少数患儿病变较重，可出现倦怠、食欲缺乏、潮热、盗汗等症状，但很少有咳嗽、咯血等呼吸道症状。

〖病变的转归〗

原发综合征形成初期，细菌可通过血道或淋巴道播散至全身其他器官，1~2 个月后由于细胞免疫的建立，绝大部分（95%）的患儿病情不再发展，病灶进行性纤维化和钙化而自然痊愈，少数抵抗力低下的患儿可发生淋巴道、血道和支气管的播散。

1. 痊愈　绝大多数原发性肺结核病，由于机体抗结核免疫力逐渐建立而自然痊愈。小的病灶可完全吸收或钙化，较大的病灶可发生纤维包裹或钙化。一般肺门淋巴结病变愈合较慢，有时肺内原发病灶已愈合，而肺门淋巴结病变仍继续发展，蔓延至支气管淋巴结，形成支气管淋巴结结核，但经过适当的治疗，这些病灶仍可被包裹、钙化或纤维

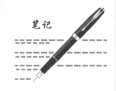
化而痊愈。

2. 恶化　少数患儿因年龄小、营养不良或同时患有其他呼吸道传染病（如流行性感冒、麻疹、百日咳等），使机体抵抗力下降，或感染细菌量多、毒力强时，导致病变发生恶化，肺内原发病灶及肺门淋巴结病灶继续扩大，并通过支气管、淋巴道和血道而发生播散。

（1）淋巴道播散：肺门淋巴结病变恶化后，结核分枝杆菌经淋巴管到达气管分叉处、支气管旁、纵隔、锁骨上下及颈前颈后淋巴结引起病变。如果引流淋巴管因结核病变发生阻塞，结核分枝杆菌可逆流至腋下、腹股沟、腹膜后及肠系膜淋巴结，引起广泛的淋巴结结核。

（2）血道播散：结核分枝杆菌入血后可引起血道播散。若进入血源的菌量较少而免疫力较强，则可不发生明显病变。如有大量细菌入血，机体抵抗力较弱时，则可引起血源性结核病，这种病变也见于继发性结核病。血道播散可引起两种类型结核病。①全身性粟粒型结核病：当机体免疫力很差，大量细菌短期内侵入肺静脉及其分支，可出现急性全身性粟粒型结核病，其病理特点是全身多器官（如肺、肝、脑、肾和脑膜、腹膜等处）密布大小一致、灰白色、粟粒状的结核病灶（图12-4）。每个粟粒病灶由几个结核结节组成，可进一步发生干酪样坏死。由于患者同时有结核性败血症，所以患儿病情危重，有明显的中毒症状，如高热、寒战、烦躁、器官衰竭、神志不清。如果细菌少量多次进入体循环，则粟粒型病灶大小不一，新旧各异，称为慢性全身性粟粒型结核病。②肺粟粒型结核病：有时结核病变播散仅限于肺内，此由淋巴结中的干酪样坏死液化后破入附近的静脉系统，则细菌由右心经肺动脉播散至两肺所致，其播散的形状与全身性粟粒型结核病相同。③肺外器官结核：在原发性肺结核时，如有少量的结核分枝杆菌经原发灶处的毛细血管侵入血流播散肺外某些器官（如骨、关节、泌尿生殖器官、神经系统）等处，形成个别或少数结核病灶。由于机体抵抗力强，病灶中的细菌受抑制，可以潜伏下来，以后机体抵抗力下降时，可以繁殖、复发，形成肺外器官结核。

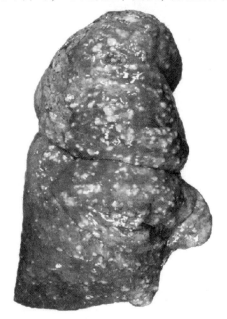

图12-4　粟粒型肺结核

（3）支气管播散：肺原发灶的干酪样坏死范围扩大，侵及相连的支气管，含菌的液

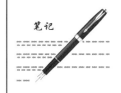

化坏死物沿支气管排出，形成空洞，细菌播散引起邻近或远隔的肺组织形成干酪样肺炎。原发性肺结核形成空洞和支气管播散者较少见。这可能因儿童支气管树发育不完善，有炎症时易塌陷、闭塞。

（二）继发性肺结核

继发性肺结核（secondary pulmonary tuberculosis）是指再次感染结核分枝杆菌所引起的肺结核病，多见于成人，病程长，易反复。它是肺结核中的一个主要类型。其感染来源有两种：一是内源性再感染，细菌由原发性肺结核血源播散形成潜伏病灶，当机体抵抗力下降时，潜伏病灶活动而发展为继发性肺结核；二是外源性再感染，结核分枝杆菌由外界再次侵入肺内而发病。本病多以内源性再感染为主。

继发性肺结核患者对结核分枝杆菌已具有了一定的免疫力，因此具有与原发性肺结核不同的病变特点：X线检查显示病变往往从肺尖开始（血液循环差、通气不畅、细菌容易繁殖），多以增生为主，形成结核结节，病变较局限，很少发生淋巴道或血道播散。病程较长、病情比较复杂，时好时坏，新旧病变交替，有时以渗出或坏死为主，有时以增生为主。见表12-2。

表12-2 原发性肺结核和继发性肺结核的比较

	原发性肺结核	继发性肺结核
结核分枝杆菌感染	初次	再次
发病人群	儿童	成人
对结核分枝杆菌免疫力或致敏性	无	有
病变特点	原发综合征	病变多样，新旧病灶复杂，病变较局限，空洞形成的机会多
起始病灶	肺上叶下部、下叶上部，近胸膜处	肺尖部
播散方式	淋巴道或血道	支气管
病程	短，大多自愈	长，需治疗

继发性肺结核主要有以下几种类型。

1. 局灶性肺结核 多为早期病变，常见于右肺肺尖下2~4 cm处，病灶多为一个，也可为数个，直径为0.5~1.0 cm，境界清楚，以增生性病变为主，中央为干酪样坏死。患者常无明显症状，多于体检时发现，属于非活动性结核病。少数患者在抵抗力低下时，可发展为浸润性肺结核。

2. 浸润性肺结核 是临床中最常见的一种类型，多由局灶性肺结核发展而来，病灶位于肺尖部或锁骨下，X线检查显示边缘模糊的云絮状阴影。病变以渗出为主，中央部有干酪样坏死，病变周围肺泡内充满浆液、单核细胞、淋巴细胞和少数中性粒细胞。患者常有低热、疲乏、盗汗、咳嗽、咯血等。本型属活动性肺结核，如能合理治疗，多在半年左右痊愈。如果患者抵抗力差或未能得到及时和适当的治疗，干酪样坏死区进一步扩大，坏死物液化经支气管排出后局部可形成急性空洞。这种空洞一般较小、形状不规则、洞壁薄、洞壁内附有干酪样坏死物及结核分枝杆菌。急性空洞较易愈合，经过适当的治疗后，洞壁肉芽组织增生，填满洞腔而愈合；洞腔也可塌陷，最后形成瘢痕。空洞

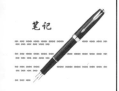
护理病理学

若经久不愈，则液化的干酪样坏死物不断经支气管播散，可引起新的病灶。

3. **慢性纤维空洞型肺结核** 多由浸润性肺结核急性空洞发展而来，为晚期继发性肺结核类型。其病变特点：①肺内有一个或多个厚壁空洞，多位于肺上叶，形状不规则，大小不一，洞壁厚度可达 1 cm 以上。镜下观，洞壁分为 3 层：内层为干酪样坏死物，中层为结核性肉芽组织，外层为增生的纤维组织。②同侧或对侧肺组织，特别是肺下叶可见由支气管播散引起的很多新旧不一、大小不等、类型不同的病灶，越往下病灶越新鲜（图 12-5）。③晚期肺组织破坏严重，呈广泛纤维化，严重影响肺功能，并可导致肺源性心脏病。

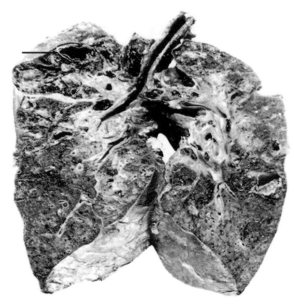

图 12-5 慢性纤维空洞型肺结核
箭头所指为慢性纤维空洞。

厚壁空洞较急性薄壁空洞难愈合，若空洞大，沿壁坏死物质脱落净化，洞壁内肉芽组织转变成瘢痕组织或由邻近的支气管上皮增生覆盖洞壁内面，称为开放性愈合。但较小的厚壁空洞经适当的治疗后，也可经纤维组织增生，形成瘢痕而愈合。慢性纤维空洞常与支气管相通，成为结核病的传染源，故又称开放性肺结核。本病可继发喉结核、肠结核、气胸或脓气胸等，如空洞壁的干酪样坏死物侵蚀较大血管时，可引起大咯血而危及患者生命。

4. **干酪性肺炎** 在免疫力极度低下或变态反应过高的情况下，由浸润性肺结核恶化而来或由急性、慢性空洞内的细菌经支气管播散所致，常累及一个或几个肺叶，镜下观主要为大片干酪样坏死物，肺泡腔内有大量浆液纤维蛋白性渗出物。此型患者病情危重，常可危及生命，目前临床上已十分少见。

5. **结核球** 球形的干酪样坏死灶由纤维组织包裹，直径为 2~5 cm，称为结核球，又名结核瘤。多见于肺的上叶，一般为单个（图 12-6）。结核球是相对稳定的病灶，患者常无临床症状，但由于坏死灶较大，又有纤维组织包绕，药物难以进入，治愈可能性较小。当机体免疫力下降时，病灶还可恶化，使干酪样坏死液化，纤维包膜破溃，造成播散。如果肺的其他部位病变不重，可考虑局部手术切除，以防后患。

6. **结核性胸膜炎** 是一种比较常见的结核性疾患，可发生于任何年龄，但多见于儿童和青少年。按其病变特点可分为两种。

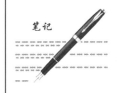

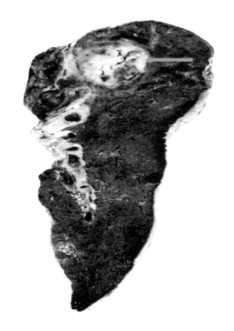

图 12-6 肺结核球

（1）湿性胸膜炎：又称渗出性胸膜炎。此型较常见，病变表现为浆液纤维素性炎，渗出物多以浆液为主，严重时可有红细胞漏出，大量积液时可引起呼吸困难。此型经及时有效的治疗患者一般都可痊愈，如病程过长，渗出的纤维素过多，则未被溶解和吸收的纤维素机化后可造成脏胸膜、壁胸膜的粘连和增厚。

（2）干性胸膜炎：又称增生性胸膜炎。此型多为肺膜下结核病灶直接蔓延而来，病变较局限，以增生为主，一般经过纤维化而愈合。结核性胸膜炎如果延误诊断和治疗，极易转变成结核性脓胸，或在几年内发生肺结核或肺外其他脏器结核。

三、肺外结核病

（一）肠结核

1. 原发型 很少见，常见于幼儿。因饮用带菌的乳制品而感染，细菌进入肠壁后，在肠黏膜形成原发性结核病灶，继而侵入淋巴管到达肠系膜淋巴结，形成肠原发综合征（肠原发结核性溃疡、结核性淋巴管炎和肠系膜淋巴结结核）。

2. 继发型 绝大多数继发于活动性空洞型肺结核，由反复咽下含菌的痰液所致，多发生于回盲部（85%）。此型可分为以下两种类型。

（1）溃疡型：结核分枝杆菌常由淋巴组织入侵，并通过肠壁淋巴管蔓延，局部形成结核结节，结节逐渐融合并发生干酪样坏死，坏死物脱落后即形成溃疡。典型的溃疡多呈带状，与肠的纵轴垂直，边缘参差不齐，底部较浅为干酪样坏死物，其下为结核性肉芽组织。肠溃疡愈合时常因瘢痕收缩而致肠管狭窄。

（2）增生型：较少见，以大量结核性肉芽组织形成和纤维组织增生为其病变特征，肠壁高度肥厚变硬、肠腔狭窄。黏膜面可有浅表性溃疡及息肉形成。患者临床上表现为慢性不完全低位肠梗阻。右下腹可触及肿块，故需与肿瘤相鉴别。

（二）结核性脑膜炎

结核性脑膜炎主要见于原发性结核病发生血行播散的儿童。病变以脑底部最明显，

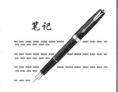

在脑桥、脚间池、视交叉及大脑外侧裂等处的蛛网膜下隙内有多量的灰黄色混浊的胶胨样渗出物积聚，偶见粟粒大小灰白色结核结节。光镜下，可见蛛网膜下隙内渗出物中有纤维蛋白、巨噬细胞和淋巴细胞，常伴有干酪样坏死形成。病变严重者可累及脑皮质引起脑膜脑炎。病变较长者，可由于发生闭塞性血管内膜炎，引发脑软化及蛛网膜下隙渗出物机化而发生粘连导致脑积水。

（三）肾结核病

肾结核病最常见于20~40岁男性，90%为单侧发生，多为血行播散所致。病变始发于皮质、髓质交界或肾锥体乳头内。初期可有结核性肉芽肿形成，病变呈进行性发展，出现干酪样坏死，坏死物破溃入肾盂，形成多发性结核空洞。干酪样坏死物液化后常随尿液下行而致使输尿管和膀胱发生感染，继而造成对侧输尿管和肾的病变。

（四）生殖系统结核病

男性生殖系统结核病主要发生在附睾，结核分枝杆菌多由泌尿系统直接蔓延而来，血源感染偶见。附睾肿大、变硬，常与阴囊粘连，可见结核性肉芽肿和干酪样坏死，坏死物液化后可穿破阴囊皮肤，形成经久不愈的窦道。

女性生殖系统的结核主要发生于输卵管，多由肺结核病灶内的细菌经过血行播散而来；少数来自腹膜结核。子宫内膜和卵巢的结核则常为输卵管结核蔓延的结果。生殖系统结核为男性不育、女性不孕的常见原因之一。

（五）骨结核与关节结核

骨结核与关节结核多由血行播散所致，常见于正处于生长发育阶段的儿童和青少年。

1. 骨结核　多见于脊椎骨、指骨及长骨骨骺等处。

（1）干酪样坏死型：病变局部干酪样坏死物和死骨形成，且常累及周围软组织发生干酪样坏死、死骨形成和结核性肉芽肿。坏死物液化后在骨旁形成结核性脓肿，因局部无红、热、痛，故称为"冷脓肿"（cold abscess）。脓肿穿破皮肤后，可形成经久不愈的窦道。

（2）增生型：较少见，主要以结核性肉芽组织逐渐侵蚀骨小梁，无明显干酪样坏死和死骨形成。脊椎结核在骨结核中最常见，多发于第10胸椎至第2腰椎。锥体常发生干酪样坏死，波及椎间盘及邻近椎体，引起脊柱后突畸形。干酪样坏死物液化后可在局部或沿筋膜间隙下行在远处形成"冷脓肿"。

2. 关节结核　以髋、膝、踝、肘等处多见，常继发于骨结核，由骨骺或干骺端处干酪样坏死累及关节软骨及滑膜所引起。病变处软骨被破坏，滑膜有结核性肉芽肿形成和纤维素渗出。炎症波及周围软组织可使关节明显肿胀。当干酪样坏死穿破软组织及皮肤时，可形成经久不愈的窦道。病变愈合时，由于大量纤维组织增生，充填关节腔，致使关节强直。

（六）淋巴结结核

淋巴结结核多见于儿童和青年，以颈部、支气管和肠系膜淋巴结多见，尤以颈部淋巴结结核（俗称瘰病）最为常见。结核分枝杆菌可来自肺门淋巴结结核的播散，也可来自口腔、咽喉部结核感染。淋巴结常成群受累，可有结核结节形成和干酪样坏死。淋巴结逐渐肿大，最初各淋巴结尚能分离，当炎症累及淋巴结周围组织时，则淋巴结彼此粘连，形成较大的包块。

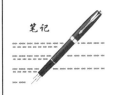

第二节 伤 寒

伤寒（typhoid fever）是由伤寒杆菌引起的一种急性肠道传染病，病变特点是全身单核巨噬细胞系统增生，并且形成具有诊断意义的伤寒肉芽肿。患者临床表现为持续高热、相对缓脉、脾肿大、皮肤玫瑰疹、中性粒细胞减少等。

【病因和发病机制】

伤寒杆菌为革兰阴性杆菌，沙门菌属。其菌体"O"抗原、鞭毛"H"抗原及表面"Vi"抗原都能使人体产生相应的抗体，尤以"O"及"H"抗原性较强，故可用血清凝集试验（Widal reaction，肥达反应）来测定血清中抗体的水平增高，可作为临床诊断伤寒的依据之一。伤寒主要致病原因是菌体裂解后释放出来的内毒素。

伤寒患者和带菌者是本病的传染源，细菌随尿粪排出，人因为误食被污染的水或食品而感染，患者以儿童和青壮年多见。全年均可发病，以夏秋季节最多见。患病后可获得比较稳固的免疫力，很少再次感染。

伤寒杆菌进入消化道后，一般可在胃内被胃酸杀灭，只有进入的菌量较多时才会有部分未被杀死的伤寒杆菌进入小肠，伤寒杆菌进入小肠后可穿过小肠黏膜上皮细胞而侵入肠壁淋巴组织（如回肠末端，特别是回肠下段的集合淋巴小结和孤立淋巴小结），在淋巴组织内伤寒杆菌被巨噬细胞所吞噬但不能被消灭，而是在巨噬细胞内大量繁殖，并经过胸导管进入血液引起菌血症。血液中的伤寒杆菌很快被全身单核巨噬细胞所吞噬，并在其中大量繁殖，使得单核巨噬细胞系统增生引起肝、脾、淋巴结肿大，这段时间患者无临床症状，故又称潜伏期，约10天左右。此后，随着细菌的繁殖和内毒素大量释放入血，患者出现败血症和毒血症症状。当由肝进入胆囊的大量细菌随胆汁再次进入肠腔时，穿过肠黏膜进入肠壁，接触已致敏的回肠末端肠壁淋巴组织，引起强烈变态反应，使局部肠黏膜坏死、脱落及溃疡形成。胆汁是伤寒杆菌的良好培养基，其内含有大量的伤寒杆菌。

【病理变化和临床病理联系】

伤寒的主要病理变化特点是全身单核巨噬细胞系统增生，属于急性增生性炎症，增生活跃的巨噬细胞具有强大的吞噬能力，胞质内含有被吞噬的伤寒杆菌、红细胞、淋巴细胞及一些坏死组织碎屑，这种细胞是本病的特征性病变，故称为"伤寒细胞"。若伤寒细胞聚集成团，则称其为伤寒肉芽肿或伤寒小结（图12-7），具有病理诊断价值。

一、肠道病变

伤寒的肠道病变主要以回肠下段的集合淋巴小结和孤立淋巴小结为常见，根据病变的发展进程可分为4期，每期大约持续1周。

1. 髓样肿胀期 于起病的第1周由于淋巴小结内的大量巨噬细胞增生及伤寒肉芽肿的形成，使局部肿胀凸出于黏膜表面，其中以集合淋巴小结及孤立淋巴小结处黏膜肿胀最为明显，呈灰红色、质地软，形似隆起的脑回（图12-8A）。镜下观，肠壁淋巴组织内可见典型的伤寒肉芽肿。此期患者体温呈阶梯形升高（40~41℃），可伴有头痛、全身乏力、肝脾肿大。

2. 坏死期 于起病的第2周出现。由于局部血管受压，血栓形成导致缺血，以及过

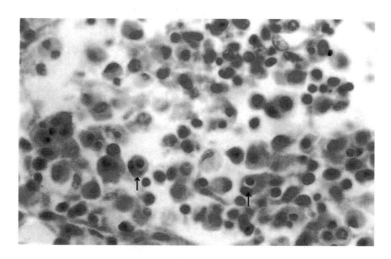

图 12-7　伤寒小结
箭头所指为伤寒细胞。

敏反应致使淋巴组织发生多灶性坏死，并逐步融合扩大累及黏膜表面（图 12-8B）。此期由于坏死物和毒素入血，患者神经系统中毒症状突出，主要表现为昏睡、谵妄等。

3. 溃疡期　在起病的第 3 周出现，坏死组织崩解、脱落形成溃疡，溃疡边缘稍隆起，底部高低不平。在集合淋巴小结发生的溃疡，其长轴与肠的长轴平行（图 12-8C）。孤立淋巴小结处的溃疡小而圆。溃疡常深及黏膜下层，偶有深达肌层及浆膜，甚至肠穿孔。如果病变腐蚀肠壁小动脉，可引起肠腔内的出血。因此，此期常出现肠出血、肠穿孔等并发症。

4. 愈合期　相当于起病的第 4 周，由新生的肉芽组织将溃疡面填平，黏膜上皮再生覆盖。目前由于抗生素的应用，4 期病变已不典型。

由于上述肠道病变，患者可出现食欲缺乏、腹部胀痛、便秘或腹泻等症状，右下腹可有轻度压痛。病程第 1 周因败血症及肠道病变，患者开始出现持续高热，体温可高达 40 ℃，第 2 周起粪便细菌培养阳性，第 4 周因病变逐渐愈合而体温下降。

二、其他脏器病变

1. 肠系膜淋巴结　主要为回肠下段邻近的肠系膜淋巴结，常明显肿大。镜下观，可见淋巴窦扩大，充满大量吞噬活跃的巨噬细胞，并有伤寒小结形成，常见灶性坏死。

2. 肝　肝肿大，质地软。镜下观，可见肝细胞明显水肿，灶性坏死，肝小叶内散在有伤寒小结。病变严重者可出现黄疸和肝功能障碍。

3. 脾　中度肿大，为正常的 2～3 倍，质地软，切面如果酱状，脾小体不清。镜下观，可见红髓高度充血，巨噬细胞呈弥漫性增生，并有伤寒小结形成，常见灶性坏死。

4. 胆囊　伤寒杆菌易在胆汁内繁殖，但多数患者胆囊无明显的病变或仅有轻度的炎症。由于患者在临床痊愈后，细菌仍可在胆汁内存活，并不断随胆汁经肠道排出体外，成为带菌者，故值得重视。

5. 骨髓　可见大量巨噬细胞增生，伤寒小结形成和灶状坏死。粒细胞系统受抑制，致使外周血中性粒细胞和嗜酸性粒细胞明显减少。

6. 心肌　心肌纤维明显水肿，间质充血、水肿，单核细胞浸润，重者可发生中毒性心肌炎。临床上出现相对缓脉，可能是由于内毒素对心肌的影响或毒素造成的心迷走神

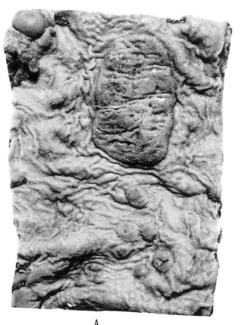

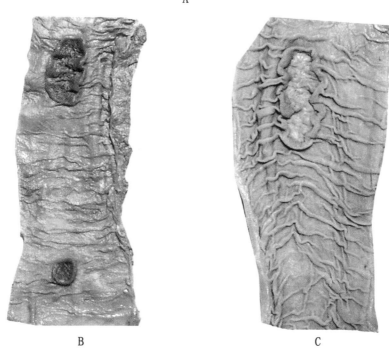

图 12-8　肠伤寒

A. 肠伤寒髓样肿胀期；B. 肠伤寒坏死期；C. 肠伤寒溃疡期。

经兴奋性增高所致。

【并发症】

伤寒如无严重并发症，一般 4~5 周即可痊愈，愈后可获得较强的免疫力，极少再次发生感染。自从应用有效抗生素治疗伤寒以来，病程明显缩短，症状减轻，典型的肠道病变及全身病变已少见，但复发率却明显增多，可能是由所用抗生素为抑菌剂，体内伤寒杆菌未被完全杀死所致。败血症、肠出血、肠穿孔是伤寒的主要死亡原因。伤寒主要的并发症如下。

1. 肠出血、肠穿孔　均多见于溃疡期。由于小动脉破裂出血，可导致出血性休克，

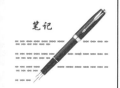

肠穿孔多为一个，常引起弥漫性腹膜炎。

2. 支气管肺炎　儿童患者多见。由于抵抗力下降而继发呼吸道细菌感染。

第三节　细菌性痢疾

引导案例

患儿，女，13岁。2天前出现畏寒、发热、腹痛、腹泻，开始为水样便，后呈黏液脓血便，偶见片状灰白色膜状物排出，排便次数明显增多，里急后重明显。查体：T 38.5℃，P 112次/分。左下腹轻度压痛，无反跳痛，肠鸣音亢进。

案例思考：

（1）该患儿患有什么疾病？

（2）该疾病属于哪种炎症类型？

（3）简述该疾病有何病变特点？

细菌性痢疾（bacillary dysentery）简称菌痢，是由志贺菌属引起的一种常见的肠道传染病，多发于夏秋季节，儿童发病率较高，其次为青壮年。其主要病理变化是大量纤维素渗出，在黏膜表面形成假膜，假膜易脱落而形成溃疡。患者临床表现为腹痛、腹泻、里急后重和黏液脓血便。

【病因和发病机制】

志贺菌属是革兰阴性的短杆菌，可分为4群：福氏志贺菌、宋氏志贺菌、鲍氏志贺菌和志贺菌。我国最常见的致病菌为福氏志贺菌和宋氏志贺菌。4群均可产生内毒素，志贺菌尚可产生外毒素。本病的传染源是细菌性痢疾的患者或带菌者，志贺菌属由粪便排出后，可直接或间接（苍蝇）污染食物、食具、水等，经消化道传染健康人。侵入肠道的志贺菌属是否致病取决于细菌的数量、毒力、肠管的防御能力、全身的抵抗力等。在全身抵抗力较强时，进入人体的志贺菌属大部分可被胃酸杀灭，即使有少量细菌进入肠道，由于肠道正常菌群的拮抗作用及肠黏膜上皮细胞分泌的特异性抗体的排斥作用，其不能侵袭肠黏膜引起发病；只有机体全身或局部抵抗力降低时，如过度疲劳、慢性疾病、暴饮暴食和胃酸缺乏等，志贺菌属才能侵入肠黏膜上皮细胞内生长繁殖，然后通过基底膜进入黏膜固有层，并在该处继续生长繁殖，产生内毒素，引起局部炎症反应，使肠黏膜变性、坏死、脱落形成溃疡。极少数患者固有层内细菌产生的内毒素可吸收入血引起全身毒血症。志贺菌属产生的外毒素是引起菌痢早期水样腹泻的主要因素。其病变多局限于结肠。

【病理变化和临床病理联系】

细菌性痢疾的病变主要在肠道（乙状结肠和直肠多见），根据其特点可分为3种。

1. 急性细菌性痢疾　病变初期为急性卡他性炎，黏膜充血、水肿，分泌亢进，中性粒细胞和巨噬细胞浸润，病变进一步发展致黏膜浅表坏死，同时渗出的大量纤维素、中性粒细胞、红细胞和细菌一起形成本病特征性的假膜。假膜附着于黏膜皱襞的顶部，呈糠皮样，一般为灰白色。如出血明显则呈暗红色；如受胆色素浸染，则呈灰绿色。大约1周假膜开始脱落，形成大小不等、形状不一的"地图样"溃疡（图12-9），溃疡多浅表。经适当的治疗 1~2 周后大多痊愈，并发肠出血、肠穿孔少见，少数病例可转为慢性。

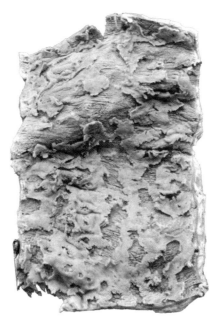

图 12-9 细菌性痢疾
结肠黏膜浅表呈"地图样"溃疡。

临床上，由于局部炎症刺激，肠蠕动亢进、肠肌痉挛、腺体分泌亢进及对水分吸收障碍，可引起患者腹痛、腹泻等症状。初期为水样便和黏液便，随着肠道炎症的变化，以后转为黏液脓血便。炎症刺激直肠内的神经末梢及肛门括约肌，导致里急后重和排便次数增多。早期黏液便是急性卡他性炎黏液分泌亢进之故；当黏膜上皮发生变性坏死、假膜溶解、脱落伴出血时则排出脓血便。

2. 慢性细菌性痢疾　是指病程超过 2 个月者。多由急性菌痢转变而来，病程长者可达数年。肠道病变此起彼伏，新旧混杂。原有溃疡尚未愈合，新的溃疡又形成，因此新旧病灶同时存在。慢性溃疡边缘不规则，黏膜常过度增生而形成息肉，肠壁呈不规则增厚、变硬，严重者可致肠腔狭窄。

临床上患者因病变程度不一而出现不同的肠道症状，轻者可有腹痛、腹胀、腹泻或便秘等；重者可出现急性细菌性痢疾的典型症状，称为慢性细菌性痢疾急性发作；少数患者无明显症状和体征，仅粪便细菌培养阳性，为细菌性痢疾的重要传染源。

3. 中毒型细菌性痢疾　常见于 2~7 岁的儿童，起病急，全身中毒症状严重，肠道病变轻，发病数小时后即可出现中毒性休克或呼吸衰竭而死亡。肠黏膜仅呈轻度卡他性炎，有时伴有肠壁集合淋巴小结、孤立淋巴小结滤泡增生、肿胀，而呈滤泡性肠炎改变。本型病原菌常为毒力较低的福氏志贺菌或宋氏志贺菌，发病机制不清，可能与患者特异性体质对细菌毒素产生强烈过敏反应，引起微血管痉挛缺血有关。

第四节　肾综合征出血热

肾综合征出血热（hemorrhagic fever with renal syndrome，HFRS）旧称流行性出血热

（epidemic hemorrhagic fever，EHF），是由汉坦病毒（Hantavirus）引起的一种由鼠类传播给人类的自然疫源性急性传染病，临床以发热、休克、充血、出血和急性肾衰竭为主要表现。本病广泛流行于欧亚国家，我国属于高发区。

【病因和发病机制】

肾综合征出血热由汉坦病毒感染引起，鼠类是主要的自然宿主和传染源。汉坦病毒在鼠类的体内繁殖传代，但传播途径目前尚不十分明确。一般认为是由带有病毒的鼠类排泄物（尿、粪、唾液等）污染易感染者的皮肤伤口而感染。另外，通过吸入被感染的尘埃，或是食入被污染的食物，病毒即可以经呼吸道、消化道黏膜侵入人体而致病。出血热各季节都可发生，但以冬季多发。其发病机制尚未完全阐明。多数研究发现，病毒感染的直接损伤及诱发免疫应答是造成全身多器官损伤的主要发病因素。病毒进入机体后，可能侵入血管内皮细胞、巨噬细胞、淋巴细胞内复制繁殖，并释放入血引起毒血症或侵入周围组织引起脏器损伤，出现发热等中毒症状，并直接损害小血管，使内皮细胞变性、坏死。病毒复制释放的抗原与机体产生的抗体相结合，形成大量的循环免疫复合物，沉积在小血管壁、肾等部位，导致血管壁免疫性损伤，患者表现为低血压休克、出血、肾衰竭等各种临床症状。免疫性损伤是本病的重要发病机制。

【病理变化】

HFRS 的基本病变为全身性小血管的出血性炎。病变表现为毛细血管内皮肿胀、脱落和纤维素样坏死，血管壁通透性增高，从而导致全身皮肤和各脏器广泛出血，其中肾上腺髓质的出血、脑垂体前叶出血和右心房、右心耳内膜下大片出血常恒定出现，具有病理诊断价值。组织学上发现肾、肾上腺、下丘脑和垂体出血、血栓形成和坏死常是本病的特征性改变。

【临床病理联系】

本病典型的病程可分为 5 期，即发热期、休克期、少尿期、多尿期和恢复期。

1. 发热　是本病首发和必有的症状，为毒血症所致。患者可出现持续性高热，以稽留热和弛张热多见，发病后的 1~2 天体温达到高峰，一般持续 5~6 天，并伴有头痛、腰痛、眼眶痛等。

2. 出血　全身广泛性出血为本病的突出表现之一，于发病后的第 2~3 天出现，并呈进行性加重。患者常在皮肤、黏膜、浆膜和多器官出现点状、斑状，甚至大片状出血点。浆膜腔可有血性积液，内脏器官的出血则可表现为呕血、咯血、尿血及便血等。早期的出血与小血管损伤及血小板下降有关，后期严重的出血与 DIC 的发生有关。

3. 休克　多在发病后的 4~6 天出现低血压和休克，热退病重是本期的重要特点。患者主要表现为面色苍白、心慌、多汗、脉搏细速、血压下降，严重者可发生休克。

4. 急性肾衰竭　多数病例可导致急性肾衰竭。一般认为，广泛的小血管的损害、低血压、肾小球和肾小管基底膜免疫复合物的沉积及 DIC 的发生是引起急性肾衰竭的原因。

肾综合征出血热治愈后，患者可以产生持久而稳固的免疫力，一般不会发生二次感染。

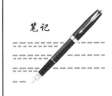

第五节 钩端螺旋体病

钩端螺旋体病（leptospirosis）是由各种不同型的致病性钩端螺旋体引起的急性传染病。因个体免疫水平的差别及受感染菌株的不同，患者临床表现轻重不一。典型表现者起病急骤，早期有高热、倦怠无力、全身酸痛、结膜充血、腓肠肌压痛、表浅淋巴结肿大；中期可伴有肺弥漫性出血，明显的肝、肾、中枢神经系统损害；晚期多数患者可恢复，少数患者可出现后发热、眼葡萄膜炎及脑动脉闭塞性炎症等。肺弥漫性出血、肝衰竭、肾衰竭常为致死原因。

【病因和发病机制】

本病的病原体为致病性钩端螺旋体，鼠类和猪为主要的传染源。钩端螺旋体在受感染的动物的肾小管内长期繁殖，并随尿液排出，污染环境，人接触被污染的水及其他物品时，钩端螺旋体通过暴露部位的皮肤进入人体而感染，钩端螺旋体还可穿越胎盘使胎儿受感染。本病常在稻田作业或洪水泛滥季节流行，因此 6～10 月份是发病的高峰期，约占全年发病的 90%。钩端螺旋体自皮肤破损处或各种黏膜如口腔、鼻、肠道、眼结膜等侵入人体内，经淋巴管或小血管至血液循环和全身各脏器（包括脑脊液和眼部），迅速繁殖引起菌血症。钩端螺旋体因具特殊的螺旋状运动，且分泌透明质酸酶，因而穿透能力极强，可在起病 1 周内引起严重的感染中毒症状，以及肝、肾、肺、肌肉和中枢神经系统等病变。各脏器损害的严重程度因钩端螺旋体菌型、毒力及人体的反应不同，钩端螺旋体病的表现复杂多样，病变程度不一，临床往往由于某个脏器病变突出，而出现不同的临床类型，如流行性感冒伤寒型、肺弥漫性出血型、黄疸出血型、肾衰竭型和脑膜脑炎型等。

【病理变化】

钩端螺旋体病的病理变化属于急性出血性炎，病变可累及全身毛细血管，引起一定程度的出血，并导致实质细胞变性、坏死和功能障碍。

1. 肺 肺部的主要病变为出血，开始呈少量点状出血，之后逐渐扩大，融合成片状或团块状，引起全肺弥漫性出血。

2. 肾 钩端螺旋体病的肾病变主要是肾小管上皮细胞的变性、坏死。对许多患者进行肾活检，均发现有肾间质性肾炎，因而可以认为间质性肾小球肾炎是钩端螺旋体病的基本病变。肾小球病变一般不严重，有时可见囊内出血，上皮细胞水肿。

3. 肝 主要病变为肝细胞水肿和脂肪变，小灶性坏死，汇管区炎症细胞浸润和胆小管胆汁淤积。由于肝细胞损害引起胆汁排泄功能和凝血因子合成障碍，故临床上可见患者表现为重度黄疸和广泛皮肤黏膜出血，严重者可发生急性肝功能不全和肝肾功能综合征。

4. 心脏 心肌损害常常是钩端螺旋体病的重要病变，如心肌细胞变性、灶性坏死。心包可有少数出血点、间质炎症和水肿。

5. 其他器官 脑膜及脑实质可出现血管损害和炎症细胞浸润。常可见到脑膜充血、水肿、出血，以及炎症细胞浸润和神经细胞变性和坏死。

6. 骨骼肌 特别是腓肠肌肿胀、横纹消失、出血，并有肌浆空泡、融合，致使肌浆

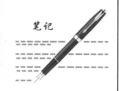

护理病理学

仅残留细微粒或肌浆及肌原纤维消失，在肌肉间质中可见到出血及钩端螺旋体。

【临床病理联系】

1. 早期（败血症期）　此期相当于起病后的第1~3天。此期为钩端螺旋体侵入人体后，大量繁殖并产生毒素，导致全身感染中毒症候群，如畏寒、发热、乏力、头痛、躯干痛、结膜充血、腓肠肌压痛、表浅淋巴结肿大、皮疹和鼻出血等。

2. 中期（败血症伴器官损伤期）　此期多发生于起病后第3~10天。在败血症的基础上，钩端螺旋体及其毒素进一步引起不同程度的器官损害，造成临床上不同的病型。如果无明显的器官损害，患者临床上表现为流感伤寒型；如果有明显器官损害，则根据受损器官及其严重程度，分为肺出血型、黄疸出血型、肾衰竭型和脑膜炎型等。各型间有时可有一定的重叠。

3. 后期（恢复期或后发症期）　此期多发生在起病后的第7~10天。血液中开始出现特异性抗体，首先出现IgM，之后出现IgG，其水平随病程逐渐增高。血液及各组织中的钩端螺旋体开始减少并消失，临床上进入恢复期。多数患者热退后各种症状逐渐消失而获痊愈。少数患者在热退后几天至6个月或更长时间可再次出现发热、眼部及神经系统后发症，这可能为迟发性变态反应所致。

第六节　流行性脑脊髓膜炎

流行性脑脊髓膜炎（epidemic cerebrospinal meningitis）简称流脑，是由脑膜炎双球菌引起的脑脊髓膜的急性化脓性炎。本病多见于10岁以下儿童，以冬春季节多发。致病菌由鼻咽部侵入血循环，形成败血症，最后局限于脑膜及脊髓膜，形成化脓性脑脊髓膜病变。患者主要临床表现有发热、头痛、呕吐、皮肤瘀点及颈项强直等脑膜刺激征。脑脊液检查呈化脓性改变。

【病因和发病机制】

脑膜炎双球菌属奈瑟菌属，革兰染色呈阴性，传染源是患者和带菌者。此病原菌存在于患者或带菌者的鼻咽分泌物中，借助咳嗽、喷嚏、说话等由飞沫直接从空气中传播，因其在体外生活力极弱，故通过日常用品间接传播的机会极少。本病通过密切接触（如同睡、怀抱、哺乳、接吻等）对2岁以下婴儿的传播有重要意义。

脑膜炎双球菌自鼻咽部侵入人体后，其发展过程取决于人体与病原菌之间的相互作用。如果机体健康且免疫力正常，则可迅速将病菌消灭或成为带菌者。如果机体缺乏特异性杀菌抗体，或者细菌的数量多、毒力强，病菌则从鼻咽部侵入血流形成菌血症或败血症，再侵入脑脊髓膜形成化脓性脑脊髓膜炎。

【病理变化】

本病根据病变特点分为普通型和暴发型，多数患儿属于普通型。

（一）普通型流脑

约占90%，典型患者分为3期。

1. 上呼吸道感染期　细菌在鼻咽部繁殖，患者主要表现为上呼吸道感染症状，黏膜充血、肿胀、少量中性粒细胞浸润和分泌物增多。1~2天后部分患者进入败血症期。

2. 败血症期　主要病变为血管内皮损害，血管壁有炎症、坏死和血栓形成，同时血

260

管周围有出血，皮下、黏膜及浆膜也可有局灶性出血。此期血培养可阳性。

3. 脑膜炎期 此期的特征性病变是脑脊髓膜的化脓性炎。肉眼观，可见脑脊髓膜血管高度扩张充血，病变严重的区域，蛛网膜下隙可充满灰黄色的脓性渗出物，覆盖着脑沟、脑回，以致脑结构模糊不清。一般以大脑额叶和顶叶表面、脑底部最为明显。边缘病变较轻的区域，可见脓性渗出物沿血管分布。在渗出物较少的区域，软脑膜往往略带混浊。由于炎性渗出物的阻塞，脑脊液循环发生障碍，可引起不同程度的脑室扩张。光镜下，蛛网膜血管明显扩张、充血，蛛网膜下隙增宽，其中有大量嗜中性粒细胞及纤维素渗出和少量单核细胞、淋巴细胞浸润（图 12-10）。革兰染色在嗜中性粒细胞内外均可找到致病菌。脑实质一般并不受累，邻近的脑皮质可有轻度水肿，由于内毒素的弥散作用可使神经元发生不同程度的变性。严重病例在邻近脑膜的脑实质可出现明显炎症，称为脑膜脑炎。

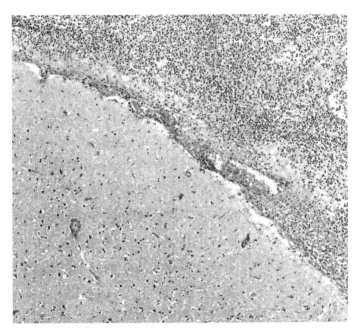

图 12-10 流行性脑脊髓膜炎
软脑膜表面血管扩张充血，蛛网膜下隙有大量中性粒细胞浸润。

（二）暴发型流脑

本病起病急骤，患者主要表现为周围循环衰竭、休克和皮肤、黏膜大片紫癜。同时，两侧肾上腺严重出血，肾上腺皮质功能衰竭，称为沃-弗综合征（Waterhouse-Friederichsen syndrome）。其发病机制主要是大量内毒素释放所引起的中毒性休克和弥散性血管内凝血，患者病情凶险，常在短期死亡。患者脑膜病变轻微。

〖临床病理联系〗

1. 败血症 寒战、高热及出血性皮疹等均为脑膜炎双球菌败血症所致。

2. 颅内压升高 由于脑膜血管扩张，蛛网膜下腔内充满大量脓性渗出物，并且脓性渗出物可导致脑脊液回流障碍，致使患儿出现头痛、呕吐、昏迷、抽搐、前囟饱满等颅内压升高症状。

3. 脑膜刺激征 颈项强直和屈髋伸膝征阳性。颈项强直是由于炎症累及脊神经根周围的蛛网膜及软膜致使神经根增粗，在通过椎间孔时受压，当肌肉收缩时可引起疼痛。

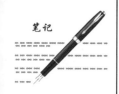

颈项强直是颈部肌肉对上述情况所发生的一种保护性痉挛状态。在婴幼儿由于腰背部肌肉发生痉挛而引起角弓反张的体征。屈髋伸膝试验时,坐骨神经牵引神经根而发生疼痛。

4. 脑脊液改变 脑脊液压力增高,外观混浊,内含大量脓细胞,蛋白含量增多,糖减少。脑脊液涂片或培养可找到病原菌,是诊断本病的重要依据。

〖结局和并发症〗

由于及时治疗及抗生素广泛应用,大多数患者可痊愈。目前病死率已降至 5% 以下。只有极少数患者可并发以下后遗症。①脑积水:由于脑膜粘连,使脑脊液循环障碍所致。②脑神经受损麻痹:如耳聋、视力障碍、面神经麻痹等。③颅底部动脉炎导致阻塞性病变,引起相应部位的脑梗死。

第七节　流行性乙型脑炎

流行性乙型脑炎(epidemic encephalitis B)简称乙脑,是由嗜神经的乙脑病毒所致的中枢神经系统传染病。因本病首先发生于日本,且在夏秋之交流行,又称日本夏季脑炎。因与冬季发生的甲型昏睡型脑炎不同,故又称为乙型脑炎。本病由蚊等吸血昆虫传播,流行于夏秋季节,多发生于儿童,临床上以高热、意识障碍、惊厥、呼吸衰竭及脑膜刺激征为特征表现。患者起病急,病情重,死亡率高。

【病因和发病机制】

病原体为嗜神经性乙脑病毒。人和动物感染后都可成为传染源,由于人感染后毒血症期短暂,血中病毒含量少,不是主要的传染源。作为中间宿主的动物,特别是猪、马、狗等感染率高,血中病毒含量高,传染性强,饲养广,可成为主要的传染源。传播媒介为库蚊、伊蚊和按蚊,在我国主要为三节库蚊。当人体被带病毒的蚊虫叮咬后,病毒即进入血循环中。发病与否一方面取决于病毒的毒力与数量,另一方面取决于机体的反应性及防御功能。当人体抗病能力强,血脑屏障功能好时,病毒即被消灭,仅引起隐性感染或轻型病例,并可获得终生免疫力。如果人体抵抗力降低,血脑屏障不健全,且感染病毒量大,毒力强时,病毒经血循环可突破血脑屏障侵入中枢神经系统,并在神经细胞内复制增殖,导致中枢神经系统广泛病变。

【病理变化】

本病病变广泛累及脑脊髓实质,引起神经细胞变性、坏死,胶质细胞增生和血管周围炎症细胞浸润,属变质性炎症。病变以大脑皮质、基底核和视丘最为严重;小脑皮质、丘脑和脑桥次之;脊髓病变最轻。

肉眼观,可见软脑膜及脑实质血管高度扩张充血,脑实质水肿,有时在皮质深层、基底核可见粟粒或米粒大小的半透明的软化坏死灶。

电子显微镜下观察可出现以下几种病变。

1. 血管病变 脑内血管高度扩张、充血,小血管内皮细胞肿胀、坏死、脱落。血管周围环状出血,血管周围有淋巴细胞和单核细胞浸润,可形成"袖套状浸润"(图12-11)。

2. 神经细胞变性和坏死 神经细胞变性,胞核溶解,尼氏体消失,胞质内出现空泡、核偏位。细胞坏死则表现为胞质深染,核浓缩、碎裂或溶解消失。在变性、坏死的神经细胞周围,常有增生的少突胶质细胞围绕,称为神经细胞卫星现象。小胶质细胞、中性粒细胞侵入神经细胞内，称为噬神经细胞现象（图 12-12）。

3. 软化灶形成　局灶性神经组织坏死或液化，形成染色较浅、质地疏松、边界清楚的筛网状，称为筛状软化灶（图 12-13）。病灶呈圆形或卵圆形，边界清楚，分布广泛。除大脑（顶叶、额叶、海马回）皮质及灰质、白质交界处外，丘脑、中脑等处也颇常见。对本病的诊断具有一定的特征性。筛状软化灶的发生机制尚未能肯定，除病毒或免疫反应对神经组织可能造成的损害外，病灶的局灶性分布提示，局部循环障碍可能也是造成软化灶的一个因素。

4. 胶质细胞增生　主要是小胶质细胞增生明显，呈弥漫性或灶性，分别存在于血管旁或坏死崩解的神经细胞附近，形成小胶质细胞结节（图 12-12）。

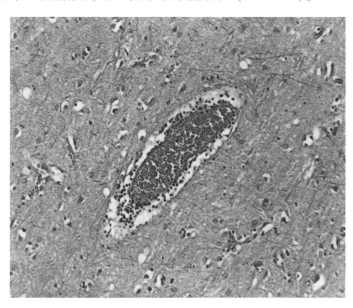

图 12-11　流行性乙型脑炎
淋巴细胞围绕血管呈袖套状浸润。

【临床病理联系】

1. 颅内压增高　由于脑内血管的扩张、充血、血流停滞，血管内皮细胞受损，使血管壁的通透性升高，导致脑水肿，引起颅内压升高。患者常出现头痛、呕吐症状。严重者颅内压升高可形成脑疝（如枕骨大孔疝），可使延髓呼吸中枢受压而死于中枢性呼吸衰竭。

2. 嗜睡和昏迷　由于神经细胞的广泛变性、坏死，引起中枢神经系统功能障碍，可导致患者嗜睡、抽搐甚至昏迷等症状。

3. 脑膜刺激征　少见。由于脑膜有不同程度的反应性炎症，临床上可有脑膜刺激征。

4. 脑脊液改变　脑脊液中细胞计数增多，从数十至数百不等。细胞分类以淋巴细胞增高为主。

多数患者经过适当治疗，在急性期后可痊愈，脑部病变逐渐消失。重症患者可出现语言障碍、痴呆、肢体瘫痪及因脑神经损伤所致的吞咽困难、中枢性面瘫等，这些表现经数月之后多能恢复正常。少数病例因不能完全恢复而留下后遗症。

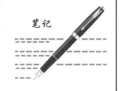

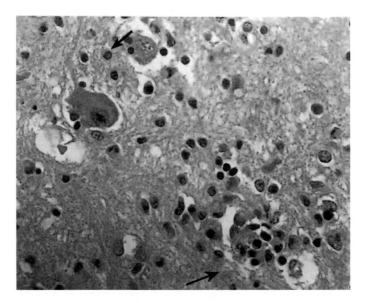

图 12-12　流行性乙型脑炎

上方箭头所示为噬神经细胞现象，下方箭头所示为小胶质细胞结节。

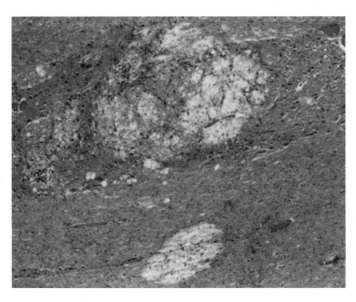

图 12-13　流行性乙型脑炎

软化灶形成。

第八节　性传播疾病

性传播疾病（sexually transmitted disease，STD）是指通过性接触而传播的一类传染性疾病。传统的性病（venereal diseases）只包括梅毒、淋病、软下疳、性病性淋巴肉芽肿和腹股沟淋巴肉芽肿。近十余年 STD 谱增宽，其病种已多达 20 余种。本节仅叙述淋病、尖锐湿疣、梅毒和艾滋病。

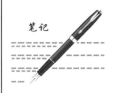

一、淋病

淋病（gonorrhea）是由淋球菌引起的泌尿生殖系统急性化脓性炎，是世界各国最常见的 STD。本病多发生于 15~30 岁年龄段，以 20~24 岁最常见。

本病病因为淋球菌感染，淋球菌（neisseria gonorrhoeae）属奈瑟菌属，为氧化酶阳性，有菌毛、荚膜和耐药质粒的革兰阴性双球菌。淋球菌具有极强的传染性，患者及无症状的带菌者为本病的主要传染源。成人几乎全部通过性行为直接传染，儿童可通过接触患者用过的衣物等传染。胎儿可经母亲产道娩出时被感染而患新生儿眼结膜炎。淋球菌主要侵犯泌尿生殖系统，对柱状上皮和尿路上皮有特别的亲和力。淋球菌侵入泌尿生殖道上皮包括黏附和侵入两个步骤。

淋病的病变特征为化脓性炎伴肉芽组织形成及浆细胞浸润和纤维化。感染早期，尿道和尿道附属腺体呈急性卡他性化脓性炎，尿道黏膜充血、水肿，并有黏液脓性渗出物自尿道口流出。男性的病变从前尿道开始，可逆行蔓延至后尿道，波及前列腺、精囊和附睾，肉眼观可见尿道外口充血水肿，有脓性分泌物流出；镜下观，可见黏膜充血、水肿，有溃疡形成，黏膜下可见大量中性粒细胞浸润。临床上患者有尿频、尿急、尿痛等急性尿道炎的症状，局部可有疼痛及烧灼感。女性的病变累及外阴、阴道腺体、子宫颈输卵管及尿道。

少部分病例可经血行播散引起菌血症，多见于女性，常发生于月经期。临床常见的表现为关节–皮炎综合征，可有心内膜炎及脑膜炎等疾病，严重者可发生淋球菌性败血症。目前临床除标本涂片镜检找病原菌外，尚可用基因探针技术检测淋球菌。

二、尖锐湿疣

尖锐湿疣（condyloma acuminatum）又称性病疣，由人乳头状瘤病毒感染引起的性传播疾病。本病常见于 20~40 岁年龄组，好发于潮湿温暖的黏膜和皮肤交界部位。男性常见于阴茎冠状沟、龟头、系带、尿道口或肛门附近，女性多见于阴蒂、阴唇、会阴部及肛周。尖锐湿疣主要通过性接触传播，也可通过非性接触的间接感染而致病。

人乳头状瘤病毒（human papilloma virus，HPV）属乳多空病毒科，为双股 DNA 病毒。已发现有 60 多个基因型，本病主要由 HPV 6、11 型引起。HPV 具有高度的宿主和组织特异性，只侵袭人体皮肤和黏膜，不侵犯其他动物。患者及无症状带菌者是本病的主要传染源，主要通过性接触直接传播，也可通过带病毒的污染物（如浴巾、浴盆等）传染或非性行为接触发生间接感染，并由生殖器部位自体接触传播至非生殖器部位。

本病的潜伏期通常为 3 个月，肉眼观，可见早期为小而尖的乳头状突起，并逐渐扩大。呈淡红色或灰白色，质地软；晚期表面凹凸不平，呈疣状颗粒。有时可相互融合呈鸡冠状或菜花状突起，触之易出血。镜下观，表皮呈乳头状或疣状增生，表皮角质层细胞轻度增厚，几乎全为角化不全细胞，棘层肥厚，颗粒层和棘层上部出现散在或成群的凹空细胞有助诊断。凹空细胞较正常细胞大，核周有空晕或胞浆空泡状，细胞边缘常残存带状胞浆。核增大居中，呈圆形、椭圆形或不规则形，染色深，可见双核或多核。真皮层可见毛细血管及淋巴管扩张，有大量慢性炎症细胞浸润。应用免疫组织化学方法可检测 HPV 抗原，用原位杂交或 PCR 和原位 PCR 技术可检测 HPV 的 DNA，以帮助临床诊断。

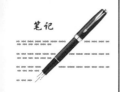

三、梅毒

梅毒（syphilis）是由梅毒螺旋体感染引起的慢性传染病。本病流行于世界各地，我国曾基本消灭了梅毒，但近期又有新的病例出现，尤其在沿海城市有流行趋势。本病病程长，起病隐匿，临床表现多样。

【病因和发病机制】

梅毒螺旋体是本病的病原体，菌体长 6~15 μm，宽约 0.2 μm，有 8~14 个排列规则的螺旋。病原体在体外活力低，不易生存，对理化因素抵抗力极弱，对青霉素、四环素、汞、砷、铋等药物敏感。梅毒患者是本病唯一的传染源，梅毒螺旋体常在皮肤或黏膜破损时才侵入人体。梅毒 95% 以上通过性交传播，少数可因输血、接吻、医务人员不慎受染等直接接触传染（后天性梅毒）。梅毒螺旋体还可由患病母体血液经胎盘感染胎儿（先天性梅毒）。

机体免疫力的强弱决定受感染后是痊愈、隐伏或发展为晚期梅毒。病原体感染机体后第 6 周，血清出现特异性抗体、非特异性抗体及反应素，临床上梅毒血清学实验反应阳性有诊断价值，但可出现假阳性，应予以注意。随着抗体产生，机体免疫力增强，病变部位的螺旋体数量减少，因而早期梅毒病变有不治自愈的倾向。然而，播散至全身的梅毒螺旋体，常难以完全消灭，是复发梅毒、晚期梅毒发生的原因。少数人感染梅毒螺旋体后，在体内可终身隐伏〔血清反应阳性而患者无症状和（或）病变〕，或在二、三期梅毒时局部病变消失而血清反应持续阳性，均称为隐性梅毒。

【基本病理变化】

1. 增生性动脉内膜炎及小血管周围炎 增生性动脉内膜炎是指小动脉内皮细胞增生肥大，内膜纤维化，使管壁增厚，管腔狭窄闭塞。小血管周围炎是指周围血管性单核细胞、淋巴细胞和浆细胞浸润。大量浆细胞浸润是本病的特点之一。

2. 树胶样肿 树胶样肿（gumma）又称梅毒肿，是梅毒的特征性病变。病灶呈灰白色，大小不一，小者仅镜下可见，大者可达数厘米。因其质韧而有弹性（如树胶），故称为树胶样肿。镜下观病变结构似结核结节，中央为凝固性坏死，类似干酪样坏死，但坏死不彻底，弹力纤维染色可见组织内原有血管壁的轮廓，坏死灶周围肉芽组织中富含淋巴细胞和浆细胞，而上皮样细胞和朗汉斯巨细胞较少，且必有闭塞性动脉内膜炎和动脉周围炎。树胶样肿后期可被吸收、纤维化，最后使器官变形，但极少引起钙化。

梅毒树胶肿可发生于任何器官，最常见于皮肤、黏膜、肝、骨和睾丸。梅毒树胶肿仅见于三期梅毒。

【临床病理类型】

1. 后天性梅毒 后天性梅毒根据病程，可分为 3 期。一、二期梅毒称为早期梅毒，传染性强。三期梅毒又称晚期梅毒，传染性小。因常累及内脏，故又称内脏梅毒。

（1）一期梅毒：该期病变特点为形成硬下疳。当梅毒螺旋体侵入人体后约 3 周左右，在侵入部位可发生充血及水疱形成，破溃后可形成直径 1~2 cm 大小、质硬、底部洁净、边缘稍隆起的溃疡，称为硬下疳。病变常见于外生殖器、阴茎、冠状沟、龟头、子宫颈、阴唇等，也可发生于口唇、舌、肛周等处病变部位。镜下观，为闭塞性小动脉内膜炎和血管周围炎，下疳出现 1~2 周后局部淋巴结肿大，质地硬而无痛感，为非特异性炎症。经 1 个月左右多自愈，肿大的局部淋巴结也可消退。临床上处于静止状态，但体内螺旋体仍继续繁殖。若能及时治疗，可阻止其向二期梅毒发展。

（2）二期梅毒：本期病变特点为出现梅毒疹。硬下疳发生在 7~8 周后，体内潜伏的螺旋体又大量繁殖入血，可引起全身广泛性皮肤黏膜的暗红色小丘疹形成，称为梅毒疹，也可有全身性非特异性淋巴结肿大。镜下观可见大量淋巴细胞、浆细胞呈弥漫性浸润，以及典型的闭塞性动脉内膜炎和血管周围炎改变，病灶内可查到螺旋体。此期梅毒传染性极强，若能及时彻底治疗，患者也可治愈。部分患者治愈率约 30% 左右，多年后可发展为三期梅毒。

（3）三期梅毒：本期病变特征是形成树胶样肿。常发生于感染后 4~5 年，病变累及内脏器官，特别是心血管和中枢神经系统。由于树胶样肿、纤维化，瘢痕收缩可引起严重的组织破坏和功能障碍。病变侵犯主动脉可引起梅毒性主动脉炎，主要损害主动脉中层弹力纤维和平滑肌，可致主动脉瓣关闭不全及主动脉瘤形成，梅毒主动脉瘤破裂出血常造成患者猝死。神经系统病变主要累及中枢神经系统及脑脊髓膜，可导致麻痹性痴呆和脊髓痨。肝的树胶样肿可使肝呈结节性肿大，继而发生纤维化及瘢痕收缩，晚期可使肝呈分叶状改变。此外，梅毒常可使颅骨、鼻骨、胸骨及股骨等受损害，如鼻骨受损时常使鼻中隔破坏，鼻梁塌陷而形成马鞍鼻。睾丸树胶样肿可引起睾丸无痛性肿大，临床易误诊为肿瘤，应予以鉴别。皮肤及黏膜受累可形成结节性病变。

2. 先天性梅毒　先天性梅毒是由梅毒螺旋体经孕妇血液通过胎盘感染胎儿所致，常引起孕妇早期或晚期流产，以及死胎或产后不久死亡。

先天性梅毒可分为早发性和晚发性。

（1）早发性先天性梅毒：是指胎儿或婴幼儿期发病的先天性梅毒，多在 2 岁以内发病。病变特点为皮肤黏膜出现广泛的梅毒疹及大疱形成，以及大片的剥脱性皮炎。内脏（如肝、肺、胰及肾等器官）的病变，可见淋巴细胞及浆细胞的浸润，梅毒性肉芽肿形成及弥漫性纤维化。肺病变时，肺呈弥漫性纤维化，间质血管床减少而呈灰白色，故称为白色肺炎。骨的损害也较常见，胫骨前侧骨膜炎常伴有骨膜增生的新骨形成，使胫骨向前呈弧形弯曲，呈马刀样，称为马刀胫。此外，临床上也可见眼脉络膜炎及脑膜炎病变。

（2）晚发性先天性梅毒：患儿发育不良，智力低下，可出现间质性角膜炎、神经性耳聋及哈钦森牙（Hutchinson）齿，三者构成了晚期先天性梅毒的三联征，也称为 Hutchinson 三联征。患者也可出现马鞍鼻、马刀胫及内脏器官损害等病变。

四、艾滋病

艾滋病（acquired immunodeficiency syndrome，AIDS）是获得性免疫缺陷综合征的简称，是由人类免疫缺陷病毒（human immunodeficiency virus，HIV）引起的，以全身性严重免疫缺陷为主要特征的致死性传染病。其特征为严重免疫抑制，导致机会性感染、继发性肿瘤及神经系统症状。患者临床表现为发热、全身淋巴结肿大、体重下降、腹泻和神经系统症状。本病具有传播迅速、发病缓慢、病死率高的特点，严重危害人类健康。

【病因和发病机制】

艾滋病由 HIV 感染所引起。HIV 是一种 RNA 逆转录病毒，已知 HIV 分为 HIV-1 和 HIV-2 亚型，分别发现于 1983 年和 1985 年。HIV-1 病毒结构已清楚，为圆形或椭圆形，病毒核心由两条 RNA 链、逆转录酶和核心蛋白 P17 及 P24 构成，并有来自宿主细胞的脂质膜包被，膜上镶嵌有由病毒编码的糖蛋白即外膜蛋白 gp120 和跨膜蛋白 gp41，在感染宿主细胞过程中发挥重要作用。

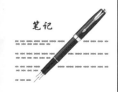

　　艾滋病患者及无症状携带者是本病的传染源。HIV 存在于宿主血液、精液、唾液、泪液、乳汁、尿液和子宫颈、阴道分泌物等体液和组织器官中，因此其传播途径主要如下。①性传播：异性性接触、同性性接触和双性接触是 AIDS 传播的最常见方式，全球 HIV 感染大约 75% 是通过性接触传播的。同性恋或双性恋男性曾是高危人群，但目前异性性传播已成为世界 HIV 流行的普遍规律。②血液及血制品传播：包括使用被病毒污染的针头做静脉注射、使用含有病毒的血液及血制品。③母婴传播：母体病毒经胎盘感染胎儿或通过哺乳、黏膜接触等方式感染婴儿。④医务人员职业性传播，少见。

　　HIV 由皮肤、黏膜的创口及针孔进入人体血液，与 CD4$^+$细胞（辅助性 T 细胞）表面受体结合，病毒外壳蛋白留在 T 细胞膜上，核心进入细胞，在逆转录酶的作用下，病毒 RNA 逆转录成前病毒 DNA，然后整合入宿主基因组，产生新的病毒颗粒，并以出芽方式逸出，同时引起该细胞的溶解和坏死。逸出的病毒再感染其他 T 细胞，造成 T 细胞的大量破坏，导致 T 细胞免疫缺陷，从而引起机会性感染和恶性肿瘤的发生。

　　【病理变化】

　　艾滋病的病理变化主要是全身淋巴组织变化、机会性感染和恶性肿瘤 3 个方面。

　　1. 淋巴组织变化　早期和中期因淋巴滤泡明显增生，生发中心活跃，使淋巴结增大，晚期淋巴结一片荒芜。淋巴细胞消失，仅残留少许巨噬细胞和浆细胞。有时特殊染色可见大量分枝杆菌、真菌等病原微生物，却很少见到肉芽肿形成等细胞免疫反应性病变。脾、胸腺也表现为淋巴细胞减少。

　　2. 机会性感染　多发机会性感染是本病的重要致死原因。其感染范围广，可累及各个器官，以中枢神经系统、肺、消化道受累最常见。由严重免疫缺陷，感染所致炎症反应往往轻且不典型。

　　70%～80% 的患者可经历一次或多次卡氏肺孢子虫感染。在艾滋病因机会性感染而死亡病例中，约 50% 死于肺孢子虫感染，因而对比本病的诊断有一定参考价值。

　　约 70% 的病例有中枢神经系统受累，其中继发性机会性感染有弓形虫或新型隐球菌感染所致的脑炎或脑膜炎；巨细胞病毒或乳头状瘤空泡病毒感染所致的进行性多灶性白质脑病等。

　　3. 恶性肿瘤　本病常伴有卡波西肉瘤、恶性淋巴瘤等恶性肿瘤，约有 30% 的病例可发生卡波西肉瘤，该肉瘤起源于血管内皮，广泛累及皮肤、黏膜和内脏，以下肢多见，肉眼观，肿瘤呈暗蓝色或棕紫色结节。镜下观主要由梭形细胞、血管裂隙、含铁血黄素和红细胞 4 种成分组成。

　　【临床病理联系】

　　1. 肺部感染　主要为卡氏肺孢子虫感染，患者表现为发热、咳嗽、呼吸困难等呼吸系统症状。

　　2. 脑膜炎症状　如头痛、呕吐、意识障碍、抽搐等。

　　3. 消化系统症状　常为隐孢子虫引起的腹痛、腹泻、里急后重、脓血便等慢性肠炎症状。

　　4. 其他症状　病程晚期，患者持续发热、消瘦、乏力等，伴有机会性感染及恶性肿瘤。

　　【预后】

　　对于艾滋病，目前尚无确切有效的治疗方法，故患者预后极差，死亡率达 100%。由于有效疫苗尚待时日，又无理想的治疗药物，艾滋病的预防是至关重要的。

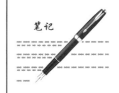

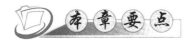

1. 结核病 是由结核分枝杆菌引起的一种慢性传染病。本病可经呼吸道、消化道和破损的皮肤、黏膜传播，呼吸道传播是最常见和最重要的途径。结核病可发生于全身各个器官，以肺部最为常见。

2. 结核病的基本病理变化

（1）以渗出为主的病变：主要见于结核病炎症早期或机体抵抗力弱、细菌数量多、毒力强及变态反应强烈时。渗出物主要为浆液和纤维素，此型病变好发于肺、浆膜、滑膜和脑膜等。

（2）以增生为主的病变：当细菌数量少、毒力弱或机体免疫力较强时病变以增生为主，形成具有诊断价值的结核结节。患结核病时，这种由上皮样细胞、朗汉斯巨细胞及外周致敏的T淋巴细胞和少量反应性增生的成纤维细胞聚集形成结节状，构成结核性肉芽肿，又称结核结节。此结核结节具有诊断价值。

（3）以坏死为主的病变：当细菌量多、毒力强、机体抵抗力低下或变态反应强烈的情况下，出现以坏死为主的病变，形成干酪样坏死。

3. 结核病基本病变的转化规律

（1）转向愈合：①吸收消散。②纤维化、纤维包裹及钙化。

（2）转向恶化：①浸润进展。②液化播散。

4. 原发性肺结核 机体第一次感染结核分枝杆菌所引起的肺结核称为原发性肺结核，多见于儿童，又称儿童型肺结核。病变特点是形成肺原发综合征（肺的原发病灶、淋巴管炎和肺门淋巴结结核组成）。

5. 原发性肺结核的转归

（1）痊愈。

（2）恶化：①淋巴道播散。②血道播散。③支气管播散。以淋巴道和血道播散多见，支气管播散少见。

6. 继发性肺结核 再次感染结核分枝杆菌所引起的肺结核病，多见于成人，其病程长，易反复。继发性肺结核的主要类型如下。

（1）局灶性肺结核：属非活动性结核病。少数患者在抵抗力下降时，可发展为浸润性肺结核。

（2）浸润性肺结核：是临床中最常见的一种类型。本型属于活动性肺结核，可形成急性空洞。

（3）慢性纤维空洞性肺结核：其病变特点如下。①肺内有一个或多个厚壁空洞。②同侧或对侧肺组织可见很多新旧不一、大小不等、类型不同的病灶，越往下病灶越新鲜。③晚期肺组织破坏严重，广泛纤维化，严重影响肺功能并可导致肺源性心脏病。

（4）干酪样肺炎：在患者免疫力极度低下或变态反应过高的情况下，由浸润性肺结核恶化而来或由急性、慢性空洞内的细菌经支气管播散所致。此型病情危重，常可危及患者生命，目前临床上已十分少见。

（5）结核球：球形的干酪样坏死灶由纤维组织包裹，直径在 2 cm 以上，称为结核球，又称结核瘤。

（6）结核性胸膜炎。

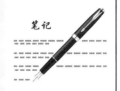
7. 原发性肺结核和继发性肺结核的区别　见表12-2。

8. 肠结核　好发部位是回盲部，类型有溃疡型（典型的溃疡多呈带状，与肠的纵轴垂直，边缘参差不齐，底部较浅为干酪样坏死物，其下为结核性肉芽组织。愈合时常因瘢痕收缩而致肠管狭窄）和增生型。

9. 骨结核　多见于脊椎骨、指骨及长骨骨骺等处。其类型可分为干酪样坏死型（病变局部干酪样坏死物和死骨形成，且常累及周围软组织发生干酪样坏死，坏死物液化后在骨旁形成结核性脓肿，因局部无红、热、痛，故称"冷脓肿"）和增生型。

10. 伤寒　其病变特征是全身单核巨噬细胞系统增生，典型病变是形成伤寒小结。伤寒细胞：胞质内含有被吞噬的伤寒杆菌、红细胞、淋巴细胞及一些坏死组织的碎屑，这种细胞是本病的特征性病变，故称"伤寒细胞"。伤寒小结：若伤寒细胞聚集成团，称为伤寒肉芽肿或伤寒小结，具有病理诊断价值。肠道病变分4期：①髓样肿胀期。②坏死期。③溃疡期（其长轴与肠的长轴平行，较深）。④愈合期。并发症为肠出血、肠穿孔和支气管肺炎。

11. 细菌性痢疾　其病变主要在乙状结肠和直肠，病变特点为纤维素性炎。

12. 肾综合征出血热　是由汉坦病毒引起的出血性炎，基本病变是全身小血管损伤，并可导致多脏器的损伤，最严重的后果是休克、出血、急性肾衰竭。

13. 钩端螺旋体病　是由钩端螺旋体引起的急性出血性炎，病理变化属于急性全身中毒性损害，主要累及毛细血管，可引起不同程度的循环障碍和出血，同时造成多个实质脏器损伤和功能障碍，主要累及肺、肝、肾、心脏、横纹肌及神经系统。炎症反应一般较轻。

14. 流行性脑脊髓膜炎　是由脑膜炎双球菌引起的，呼吸道传播的急性化脓性脑脊髓膜炎，可分为普通型和暴发型。普通型包括上呼吸道感染期、败血症期和脑脊髓膜炎期。

15. 流行性乙型脑炎　是由乙型脑炎病毒感染所引起的急性传染病，属于变质性炎症。其基本病理变化为神经细胞变性、坏死、软化灶形成、胶质细胞增生。本病多于夏秋季节流行，传染源主要为家禽、家畜，蚊类为传播媒介。

（1）袖套状浸润：血管周围环状出血，血管周围有淋巴细胞和单核细胞浸润，可形成"袖套状浸润"。

（2）神经细胞卫星现象：是指在变性、坏死的神经细胞周围，常有增生的少突胶质细胞围绕的现象。噬神经细胞现象：是指小胶质细胞、中性粒细胞侵入神经细胞内的现象。

（3）筛状软化灶：是指局灶性神经组织坏死或液化，形成染色较浅、质地疏松、边界清楚的筛网状。

（4）胶质细胞结节：小胶质细胞明显增生，呈弥漫性或局灶性病变，分别存在于血管旁或坏死、崩解的神经细胞附近，形成小胶质细胞结节。

16. 性传播疾病

（1）淋病：是由淋球菌引起的主要累及泌尿及生殖系统的急性化脓性炎。

（2）尖锐湿疣：是由人类乳头状瘤病毒（HPV）感染引起的肛门生殖器部位良性增生性病变为主要表现的性传播疾病。病原体是HPV，主要通过性接触传播。病变呈乳头状瘤样增生，以表皮浅层出现凹空细胞为特征性病变。

（3）梅毒：是由梅毒螺旋体引起的一种慢性性传播疾病。其基本病变为闭塞性动脉内膜炎、小动脉周围炎和树胶样肿。硬下疳见于一期梅毒，梅毒疹见于二期梅毒，三期梅毒可有树胶样肿形成。树胶样肿即梅毒肉芽肿，又称梅瘤，是梅毒的特征性病变。

（4）艾滋病：是获得性免疫缺陷综合征（AIDS）英文缩写的音译，由人类免疫缺陷病毒（HIV）引起。HIV 主要攻击 $CD4^+$ T 淋巴细胞，导致机体免疫力严重低下，引发机会性感染和恶性肿瘤，病死率极高。

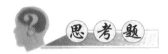

1. 试述结核病的基本病理变化及其转化规律。
2. 试述原发性肺结核及继发性肺结核各类型的病变特点。
3. 试述伤寒的基本病理变化及肠伤寒的病变发展过程。
4. 简述急性细菌性痢疾的病变特点及临床病理联系。
5. 简述流行性脑脊髓膜炎与流行性乙型脑炎的区别。

（薛玉仙）

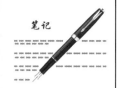

第十三章　常见寄生虫病

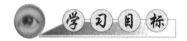

1. 掌握阿米巴病、血吸虫病的病变特点及临床病理联系。
2. 能够运用所学阿米巴病、血吸虫病相关知识对患者进行护理评估。
3. 学会运用相关知识对患者进行健康指导，实现患者身心健康。

第一节　阿米巴病

引导案例

患者，男，48 岁。因反复腹泻半年入院。患者近 20 多天来大便呈红色果酱样，大便次数明显增多，每日可达数十次。查体：T 38 ℃，患者一般情况较差，精神萎靡，下腹部压痛（+），肝大，表面不光滑，有波动感。腹部 X 线检查可见横膈抬高，以右侧为甚。患者于拍片后下楼时，不慎摔倒，突然面色苍白，四肢厥冷，经抢救无效，1 小时后死亡。尸检：心包显著扩大，大小 18 cm×17 cm×12 cm，内含暗红色液体约 1500 ml。肝重 870 g，左叶中部可见一 12 cm×9 cm×8 cm 大小单房性囊腔，内含咖啡色黏稠液体，有似烂鱼肉的腐臭味。囊腔膈面肝组织及膈肌菲薄，与心尖部心包紧密粘连，并见一通向心包腔的穿孔（直径为 1 cm）。回肠末端有数个溃疡，形状、大小不一，最大者 6 cm，边缘呈潜行性。腹腔内含草黄色液体约 700 ml，肠系膜淋巴结普遍肿大，质软。镜下检查发现于肝囊腔及肠溃疡周边部可见阿米巴滋养体。

案例思考：

（1）该患者的病理学诊断是什么？

（2）该疾病的病理变化是什么？如何对这类患者进行健康指导？

阿米巴病（amebiasis）是由溶组织内阿米巴（entamoebidae histolytica）原虫引起的一种寄生虫病。病原体主要寄生于人体结肠，少数病例经血道或偶尔直接侵袭肝、肺、脑、皮肤、阴道等肠外部位，引起相应组织的坏死、溃疡和脓肿形成。阿米巴病包括肠阿米巴病及肠外阿米巴病。

阿米巴病遍及世界各地，以热带及亚热带地区为多见，感染率为 0.37%～30%。在我国多见于南方，年平均感染率为 0.95%，农村高于城市，男性多于女性，儿童多于成人。

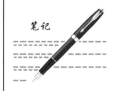

一、肠阿米巴病

肠阿米巴病（intestinal amebiasis）又称阿米巴痢疾（amebic dysentery），病变主要累及结肠，尤其是盲肠、升结肠，引起以变质性改变为主的炎症。本病典型的临床表现有腹痛、腹泻及果酱样黏液血便。

【病因和发病机制】

溶组织内阿米巴原虫的生活史有滋养体及包囊两个阶段，滋养体又分大滋养体（组织型）、小滋养体（肠腔型）。滋养体是阿米巴的致病阶段，因对外界的抵抗力极弱，排出体外后很快死亡，故无传染性。包囊是阿米巴的传染阶段，对外界有较强的抵抗力，包囊见于慢性阿米巴病患者或包囊携带者的成形大便中。因此，慢性患者及包囊携带者是阿米巴病的重要传染源。

肠阿米巴病是由食入被成熟包囊污染的食物或饮水而引起，包囊进入消化道后能抵抗胃酸的作用而进入回肠末段、结肠上段，在碱性消化液作用下发育成小滋养体。小滋养体直径为 10~20 μm，其以肠黏液、细菌为养料，不断增殖，在肠道功能正常时小滋养体不侵入肠壁而转变成包囊随粪便排出体外，此类感染者无症状，为原虫携带者。在肠功能紊乱、免疫力降低等情况下，小滋养体附着于肠黏膜表面或下行至结肠，侵入肠壁黏膜并继续分裂增殖，转变为大滋养体，大滋养体直径为 20~40 μm，能吞噬红细胞和组织细胞，破坏肠壁组织，形成溃疡，此为致病型阿米巴，可不断向周围组织侵入蔓延，使病变扩大。部分未侵入的滋养体，变成包囊随粪便排出体外。大滋养体、小滋养体可以互相转化。

溶组织内阿米巴的致病机制尚未完全明了，其毒力和侵袭力主要表现在对宿主组织的溶解破坏作用。其机制可能与下列因素有关：①滋养体分泌溶组织酶（如蛋白水解酶、透明质酸酶、胶原酶）引起接触溶解作用。②产生的肠毒素损害肠黏膜。③滋养体能在组织中进行伪足运动，破坏所到之处的组织，并吞噬、降解破坏的细胞。④阿米巴抗原中有激发机体免疫力抑制的抗原决定簇，侵袭型滋养体有逃逸宿主免疫攻击的能力。

【病理变化】

阿米巴痢疾的基本病变是结肠的变质性炎症，以形成口小底大的烧瓶状溃疡为特点。病变主要位于盲肠、升结肠，其次位于乙状结肠和直肠，严重者可累及整个结肠及回肠下段。病变按病程可分急性期与慢性期。

1. 急性期病变　肠腔内的阿米巴大滋养体先在肠腺隐窝内繁殖，并逐步破坏黏膜层和黏膜下层结构。肉眼观，早期肠黏膜表面散布灰黄色、点状坏死区，其中心可见针孔大小的溃疡。随着病变的进展，滋养体继续繁殖穿过黏膜肌层、侵入疏松的黏膜下层，溶解组织并沿黏膜下层蔓延扩散，形成大小不等、圆形或卵圆形、口小底大的烧瓶状溃疡，具有特征性的诊断价值（图13-1）。溃疡边缘不整齐、肿胀，溃疡间黏膜大致正常。病变严重时，溃疡底部在黏膜下层相互沟通呈隧道样，表面黏膜剥脱似絮片状，脱落后溃疡面直径增大可达 8~12 cm，少数溃疡深及浆膜层导致穿孔及腹膜炎。

光镜下，病变以组织细胞的液化性坏死为主，溃疡口小底大，溃疡底部及边缘为残留的坏死组织，其附近组织炎症反应轻，仅有少量淋巴细胞、浆细胞和巨噬细胞浸润，如继发细菌感染则可有中性粒细胞浸润。坏死区与正常组织交界处及肠壁小静脉内可见阿米巴大滋养体，其核小而圆，胞质内含有糖原空泡或吞噬有红细胞及淋巴细胞等。

临床上急性期患者的症状可从轻度、间歇性腹泻至爆发性痢疾。典型急性病例表现

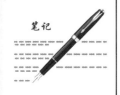
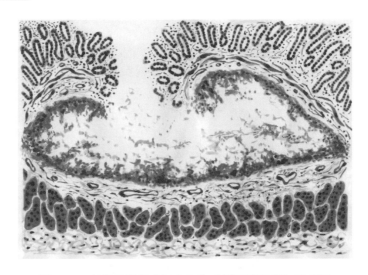

图 13-1　结肠急性阿米巴痢疾的"烧瓶状溃疡"模式图

溃疡深达黏膜下层，口小底大呈烧瓶状，溃疡口周围的黏膜悬覆于溃疡面上。

为腹痛、腹泻、大便量增多，大便因含黏液、血液及坏死溶解的肠壁组织而呈暗红色果酱样，伴有腥臭味。便常规时可找到溶组织内阿米巴滋养体。急性阿米巴痢疾经适当治疗后可痊愈，少数患者因治疗不彻底而转入慢性阶段。

肠阿米巴病和细菌性痢疾的鉴别见表 13-1。

表 13-1　肠阿米巴病和细菌性痢疾的鉴别

	肠阿米巴病	细菌性痢疾
病原体	溶组织内阿米巴	痢疾杆菌
好发部位	盲肠、升结肠	乙状结肠、直肠
病变性质	局限性坏死性肠炎	弥漫性假膜性肠炎
溃疡深度	一般较深，呈烧瓶状	潜在，不规则
溃疡间黏膜	大致正常	为炎性假膜
溃疡边缘	潜行性，呈挖掘状	不呈挖掘状
全身症状	症状轻，发热少	症状重，常发热
肠道症状	右下腹压痛，腹泻不伴里急后重	左下腹压痛，腹泻常伴里急后重
粪便检查	腥臭味，血色暗红，镜下检查可见红细胞多，可找到阿米巴滋养体	粪质少，黏液脓血便，血色鲜红，镜下检查可见脓细胞多

2. 慢性期病变　肠道病变较为复杂，阿米巴原虫不断引起肠壁坏死、溃疡，继而肉芽组织增生及瘢痕形成，新旧病变交替出现，导致肠壁纤维组织增生使肠壁变硬、增厚甚至肠腔狭窄，局部组织过度增生还可导致息肉形成，有时盲肠上皮及肉芽组织过度增生形成局限性肿块，称为阿米巴瘤（ameboma），易被误诊为结肠癌。

二、肠外阿米巴病

肠外阿米巴病（extraintestinal amebiasis）大多是肠阿米巴病的并发症，常侵犯肝、肺、脑等脏器，少数可累及脑膜、皮肤或泌尿系统。本病以阿米巴肝脓肿最常见。

1. 阿米巴肝脓肿 是最常见的肠外阿米巴病。常继发于阿米巴痢疾后1~3个月，也可在阿米巴痢疾症状消失数年后发生。肠道的阿米巴滋养体可经门静脉或穿过肠壁经腹腔侵入肝，引起局部组织坏死、液化而形成"脓肿"，但并非化脓性炎。肉眼观，阿米巴肝脓肿可为单个或数个，直径大小不等，直径大者可占据整个肝右叶，脓液呈红棕色果酱样，脓肿壁上附尚未彻底液化坏死的汇管区结缔组织、胆管和血管等，呈破絮状外观（图13-2）。本病患者炎症反应不明显，脓肿常位于肝右叶。

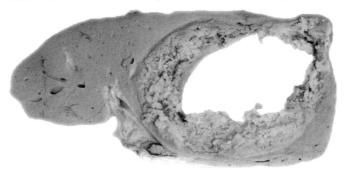

图13-2　阿米巴肝脓肿
肝右叶为一巨大的脓肿所占据，脓肿壁呈破絮状外观。

镜下观，脓液为淡红色液化性物质，脓肿壁有不等量尚未彻底液化坏死组织，有少量炎性细胞浸润，在坏死组织与正常组织交界处可查见阿米巴滋养体。慢性阿米巴肝脓肿周围可有肉芽组织及纤维组织增生。

临床上，阿米巴肝脓肿患者症状和体征的轻重与脓肿的位置、大小及是否伴有感染有关。常表现为长期不规则发热，伴右上腹痛及肝大和压痛，全身消耗等症状。若治疗不及时，脓肿可继续扩大并向周围组织穿破，引起相应部位的病变。

2. 阿米巴肺脓肿 发病较少，绝大多数由阿米巴肝脓肿向上蔓延穿过横膈侵入肺引起，少数为阿米巴滋养体经血流至肺。脓肿多为单个，直径大小不等，有时肺脓肿与肝脓肿相通。脓肿破入支气管，患者可咳出红棕色的痰液，痰中可查见阿米巴滋养体。

3. 阿米巴脑脓肿 极少见，偶由其他脏器阿米巴病变滋养体经血道侵入脑组织所致。病灶常位于大脑半球，患者有发热、头痛、恶心等神经系统症状。

第二节　血吸虫病

引导案例

患者，女，36岁。自幼生长在南方。近2年来，经常腹泻，有便血史。查体：体形较消瘦，腹部膨隆，肝未触及，脾明显增大，脾下缘位于季肋下5 cm。腹部呈移动性浊音，便常规检查发现血吸虫虫卵。

案例思考：

（1）该患者的病理学诊断是什么？

（2）该疾病的病理变化是什么？

血吸虫病（schistosomiasis）是由血吸虫寄生于人体引起的一种地方性寄生虫病。在

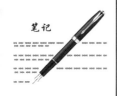
我国流行的血吸虫病是由感染日本血吸虫所致，也称为日本血吸虫病，简称血吸虫病。这是一种人畜共患病，主要发生在长江流域及其以南13个省市的农村地区。

【病因和感染途径】

血吸虫的生活史包括虫卵、毛蚴、胞蚴、尾蚴、童虫及成虫等发育阶段。血吸虫卵随患者或病畜的粪便排出进入水中，在适当条件下孵出毛蚴；毛蚴钻入中间宿主钉螺体内，经过胞蚴阶段后发育成尾蚴，尾蚴离开钉螺，再次入水（疫水），如遇人或牛、马、羊、猪等终宿主，尾蚴可借其头腺分泌的溶组织酶和机械性运动钻入皮肤或黏膜，脱去尾部变为童虫；童虫穿入小静脉和淋巴管进入血液循环，经右心到达肺，再由肺毛细血管、肺静脉进入体循环；少数童虫可直接穿出肺血管、胸膜并穿破横膈侵入肝内。但一般只有抵达肠系膜静脉者才能发育为成虫并大量产卵，其余都在沿途死亡。虫卵随血流入肝，或逆流入肠壁，沉积于组织中引起病变，肠壁内虫卵也可破坏肠黏膜落入肠腔，随粪便排出体外，重演其生活史。自感染尾蚴至粪检虫卵阳性需时约1个月以上。日本血吸虫成虫平均寿命约4.5年，最长可达40年之久。

血吸虫的致病性除了由各阶段虫体机械性损伤引起外，还有变态反应的参与。其变应原包括各阶段虫体的代谢产物、分泌排泄物、死后分解产物，以及血吸虫抗原成分引起机体变态反应性损伤。

【病理变化】

本病病变包括由尾蚴、童虫、成虫及虫卵引起多种组织损伤，其中以虫卵沉积引起肠、肝、脾等脏器的病变最为重要。

1. 尾蚴引起的损害　尾蚴侵入皮肤后可引起尾蚴性皮炎。一般在尾蚴钻入皮肤后数小时至2~3天内发生，患者表现为入侵局部瘙痒的小丘疹，数日后可自然消退。镜下观可见真皮充血、水肿及出血，起初有中性粒细胞及嗜酸性粒细胞浸润，以后主要为单核细胞浸润。

2. 童虫引起的损害　童虫在体内移行可引起血管炎和血管周围炎，以肺组织受损最为明显。患者表现为肺组织充血、水肿、点状出血及白细胞浸润，但病变一般轻微而短暂。

3. 成虫引起的损害　成虫对机体的损害作用较轻，原因可能是成虫的表面含有宿主的抗原，被宿主认为是"自我"组织而逃避了免疫攻击。成虫借助口、腹吸盘吸附于血管壁，造成寄居部位的血管壁损害，引起静脉内膜炎及静脉周围炎。肝、脾内的单核巨噬细胞增生，并常吞噬有黑褐色血吸虫色素，为成虫吞噬红细胞后，在蛋白酶作用下分解血红蛋白而形成的一种血红素样色素。

4. 虫卵引起的损害　是血吸虫病最主要的病变。成虫寿命长、产卵多（每对成虫每天产卵1000~3000个），虫卵在肝、肠、肺、脾等组织中长期、大量沉积，形成虫卵结节。按其病程，可分为急性和慢性虫卵结节。

（1）急性虫卵结节：肉眼观，病灶为灰黄色，结节状，粟粒至黄豆大小。光镜下，结节中央常见多个成熟虫卵，卵壳薄，有折光性，表面附有放射状嗜酸性棒状体（称为何博礼 Hoeppli 现象），用免疫荧光法证明为虫卵抗原抗体复合物。虫卵周围可见大量嗜酸性粒细胞聚集并发生坏死，形成嗜酸性脓肿，其间可见菱形或多面形蛋白质结晶［夏科-莱登（Charcot-Leyden）结晶］，是由嗜酸性粒细胞的嗜酸性颗粒融合而成（图13-3）。晚期嗜酸性粒细胞逐渐被巨噬细胞、淋巴细胞代替，并出现向结节中央呈放射状排列的类上皮细胞，构成晚期急性虫卵结节。晚期急性虫卵结节逐渐演变成慢性肉芽肿性虫卵结节。

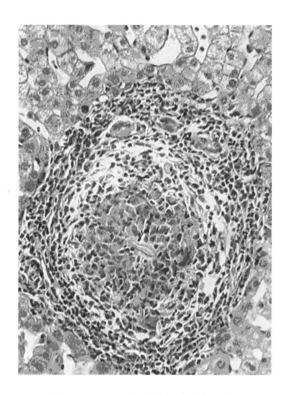

图 13-3　血吸虫病的急性虫卵结节
镜下观可见结节中央有一个成熟虫卵，周围是一大片
无结构的颗粒状坏死物质及大量嗜酸性粒细胞浸润。

（2）慢性虫卵结节：在晚期急性虫卵结节的基础上，结节内坏死物质被吸收，虫卵破裂或钙化，周围有许多类上皮细胞增生并出现多核异物巨细胞，伴有淋巴细胞浸润，其形态类似结核结节，故称为假结核结节（pseudotubercle），即慢性虫卵结节（图 13-4）。最后结节内出现大量纤维母细胞增生，逐渐发生纤维化，其中死亡、钙化的虫卵可长期存留，成为病理学上诊断血吸虫病的依据。

【主要脏器的病变和结局】

1. 肠道病变　虫卵主要沉积在直肠、乙状结肠和降结肠。早期：黏膜层或黏膜下层有许多急性虫卵结节，呈灰黄色细颗粒状或呈细小溃疡，虫卵可由溃疡处排入肠腔，故虫卵粪检阳性；肠黏膜有充血水肿及点状出血。因此，急性期患者可出现腹痛、腹泻和便血等痢疾样症状。晚期：虫卵反复沉积，形成许多新旧不一的虫卵结节，最终因虫卵结节纤维化导致肠壁增厚变硬，使虫卵难以排入肠腔，故做虫卵粪检阴性；由于虫卵和慢性炎症刺激，肠黏膜可发生萎缩或增生形成息肉。慢性患者可有结肠梗阻症状或并发息肉，甚至可发生癌变。据统计，血吸虫病患者大肠癌的发病率远比非血吸虫病患者高，而且发病年龄也较轻。

2. 肝病变　虫卵主要沉积在汇管区门静脉分支内。早期：汇管区内有多数虫卵结节形成，使肝表面及切面呈粟粒状灰白或灰黄色结节。汇管区邻近的肝窦扩张充血，库普弗细胞增生，并吞噬血吸虫色素。晚期：由于纤维组织增生和收缩，导致血吸虫性肝硬化。肉眼观，肝体积缩小、变形、变硬，尤以肝左叶为甚。表面起伏不平，有散在地图状浅沟纹，将肝划分为若干大小不等、形态不规则的微隆起区。切面可见大量增生的纤

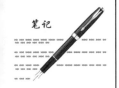

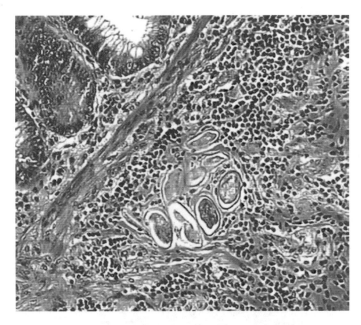

图 13-4　血吸虫病的慢性虫卵结节（假结核结节）
结节中央可见数个破裂和钙化的虫卵。

维组织沿门静脉分支呈树枝状分布，构成典型的血吸虫病肝纤维化，又称干线型或管道型肝纤维化。镜下观可见汇管区有许多慢性虫卵结节，并因显著纤维化而增宽，伴有慢性炎性细胞浸润。由于虫卵主要沉积在汇管区门静脉分支周围，因而汇管区纤维化尤为明显，这种病变使正常肝小叶未遭受严重破坏，没有小叶结构的改建，不形成假小叶，这与结节性肝硬化病变不同。同样，因纤维组织增生主要压迫汇管区的门静脉分支，引起窦前性的门静脉高压，在临床上较早出现腹水、巨脾和食管静脉曲张等体征，而肝功能损害一般较轻。

3. 脾病变　早期脾略肿大，主要由成虫的代谢产物引起的单核巨噬细胞增生所致。晚期脾呈进行性肿大，可形成巨脾，重量可达 4000 g，主要由门静脉高压引起的脾淤血所致。临床上可出现贫血、白细胞计数减少和血小板计数减少等脾功能亢进症状。

4. 其他病变　肺有大量虫卵沉积时，形成急性虫卵结节，X 线片上颇似支气管肺炎或粟粒性结核病。虫卵可能通过门-腔静脉或门-肝静脉交通支进入肺。临床上可有咳嗽、气促、哮喘等表现。脑内虫卵主要沉积于大脑顶叶、颞叶和枕叶，患者可出现脑炎、癫痫、头痛等症状。

血吸虫病患者如能早期接受病原学治疗，大多预后良好；晚期可出现各种并发症，预后较差。

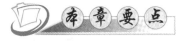

1. 阿米巴病　是由溶组织内阿米巴原虫引起的一种寄生虫病。病原体主要寄生于人体结肠，少数病例经血道或偶尔直接侵袭肝、肺、脑、皮肤、阴道等肠外部位，引起相应组织的坏死、溃疡和脓肿形成。阿米巴病包括肠阿米巴病及肠外阿米巴病。

2. 肠阿米巴病　病变主要累及结肠，尤其是盲肠、升结肠，引起以变质性改变为主的炎症。肠阿米巴病急性期形成口窄底宽的烧瓶状溃疡具有诊断意义。

3. 阿米巴肝脓肿　是肠阿米巴病重要的并发症。脓肿多位于肝右叶，脓肿腔内是棕褐色果酱样坏死物。炎症反应不明显，特别是缺乏中性粒细胞。

4. 血吸虫病　是因血吸虫寄生于人体而引起的地方性寄生虫病。在我国流行的血吸虫病主要是感染日本血吸虫所致。血吸虫虫卵在肝、肠和肺组织中所致的损害是本病的主要病变。

5. 急性虫卵结节　镜下观结节中央可见一至数个成熟虫卵，虫卵表面附有放射状嗜酸性均质棒状物，称为 Hoeppli 现象。结节周围是一片无结构的坏死区和大量嗜酸性粒细胞聚集，即嗜酸性脓肿。

6. 慢性虫卵结节　急性虫卵结节形成 10 天后，其中的毛蚴死亡，虫卵破裂或钙化，周围有许多类上皮细胞增生并出现多核异物巨细胞，伴有淋巴细胞浸润，其形态类似结核结节，故称为假结核结节，即慢性虫卵结节。

7. 血吸虫病　虫卵主要沉积在直肠、乙状结肠和降结肠，慢性患者可有结肠梗阻症状或并发息肉，甚至可诱发大肠癌。

8. 血吸虫病　虫卵沉积于肝，晚期可导致血吸虫性肝硬化。

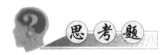

思考题

1. 如何鉴别阿米巴病和细菌性痢疾？
2. 血吸虫病的不同发育阶段对机体的损害有哪些？
3. 对患有寄生虫病的患者应如何护理？

（王凌霄）

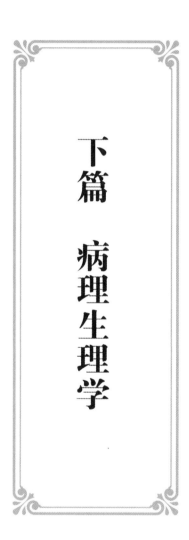

下篇　病理生理学

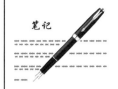

第十四章　病理生理学绪论

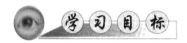

病理生理学（pathophysiology）是一门探讨患病机体生命活动规律的医学基础学科。病理生理学的教学内容与研究范畴与国外的临床生理学（clinical physiology）、医学生理学（medical physiology）或疾病生理学（physiology of disease）相近。病理生理学是被教育部列为护理学教学中的主干课程之一。

一、病理生理学的研究对象和内容

病理生理学的研究范围很广，但其主要任务是研究疾病发生、发展的一般规律与机制，研究患病机体的功能、代谢变化和机制，从而探讨疾病的本质，为疾病的防治提供理论依据。病理生理学作为医学基础课程，研究的对象是疾病，它有责任把学生从学习正常人体的有关知识，逐渐引向对患病机体的认识。病理生理学是基础课中围绕疾病进行探讨的学科之一，通过本学科在基础医学与基础护理学、内科护理学、外科护理学、妇产科护理学、儿科护理学等各学科间架起"桥梁"，起到承前启后的作用。因此，它又是一门沟通基础医学与临床医学的桥梁学科。

疾病的种类繁多，但是不同的疾病可以具有一些相同的变化和共同的发病规律，而同一个器官系统的疾病及每一种具体疾病，又有其特殊的变化和特殊的发生、发展规律。因此，病理生理学主要包括以下三部分内容。

（一）疾病学概论

疾病学概论也称病理生理学总论，主要讨论疾病的概念、疾病发生和发展中的普遍规律、病因学和发病学的一般问题。

（二）基本病理过程

简称病理过程，是指许多疾病中可能出现的共同的、成套的功能、代谢和结构的变化。如水、电解质与酸碱平衡紊乱，缺氧，发热，弥散性血管内凝血（DIC）、休克和炎症等。

（三）病理生理学各论

病理生理学各论又称各系统器官病理生理学。个别疾病的病理生理学变化将在临床

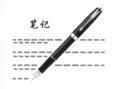
讲授。本书主要论述体内几个主要系统的某些疾病在发生、发展过程中可能出现的一些常见而共同的病理过程，这些变化在临床上称其为综合征（syndrome）。如心血管系统疾病时的心力衰竭、呼吸系统疾病时的呼吸衰竭、严重肝病时的肝衰竭、泌尿系统疾病时的肾衰竭等。

根据我国护理学教育专业课程基本要求，本书着重安排了基本病理过程、器官病理生理学等基本内容，这些是进一步学习具体疾病病理生理学的基础。本课程的教学目的在于使学生熟练掌握病理生理学的基本概念、基本理论和基本技能，并能运用于具体疾病病理生理学问题的分析和综合，为护理学的学习和实践奠定必备的基础。

二、病理生理学与其他学科的关系

病理生理学作为一门主要从功能和代谢角度探讨疾病本质的学科，不仅有自己的科学体系，而且与其他医学学科关系密切，具有沟通基础医学与临床医学的桥梁作用，并与其他生物医学学科互相渗透而形成一门综合性边缘学科。因此，掌握某些学科的基本理论及其先进技术和方法是学习和研究病理生理学的先决条件，学习和研究病理生理学又是研究疾病和防治疾病的基础。

研究患病机体的功能与代谢变化及发生、发展机制，必须运用其他有关医学基础学科的理论和方法。例如，欲认识患病机体的功能变化规律，必须先掌握正常人体各器官系统的生理功能和调控机制；欲阐明疾病过程中物质代谢变化的机制，必须先熟悉正常人体的物质代谢过程及调节机制；同样，不兼备免疫生物学、免疫遗传学及免疫化学的知识，则不可能深究免疫性疾病的发病学规律等。因此，病理生理学与生理学、生物化学、生物学、生物物理学、遗传学、免疫学等学科有密切关系。这些基础医学学科的每一重大进展都有力地促进了病理生理学的发展，譬如生物化学、细胞生物学、分子生物学和结构生物学的渗透，使病理生理学的研究从细胞水平进入分子水平，出现了分子病理学，特别是人类基因组计划的巨大进展，为以往难以认识的疾病包括遗传性疾病的研究开拓了新的领域。

病理解剖学和病理生理学都以患病机体为研究对象，但因主要研究方法不同，所以内容各有侧重。病理生理学主要用生理、生物化学的方法研究疾病过程中的功能、代谢变化及其机制，而病理解剖学偏重用解剖学、组织学方法研究疾病过程中形态结构的变化规律。大多数疾病都有比较明显的形态结构、功能和代谢的变化，这三方面变化互为因果、相互影响，分子细胞生物学技术的应用，使形态和功能学科之间的界限已越来越模糊。因此，病理解剖学和病理生理学是不可分割的，其学科划分是从不同角度更好地研究疾病。

病理生理学是一门理论性很强的学科，要理解疾病的规律，正确估计疾病过程中机体功能、代谢变化及疾病发生、发展和转归的机制，只有在唯物辩证法的基础上才有可能。随着生物医学模式向生物-心理-社会医学模式的转变，人们日益认识到，人的社会属性决定了社会因素在疾病过程中的作用。不同条件下所发生的同一种疾病，其经过也可能不同。不良的心理因素可导致某些疾病的发生，也可能影响某些疾病的发展和转归。因此，病理生理学的内容与哲学、社会学、伦理学、心理学的关系也日益密切。许多迫切需要解决的病理生理学的问题在临床各科中不断出现，诸如某些疾病原因和条件的探索、发病机制的阐明、防治原则等，病理生理学专业就必须同其他有关学科一起对这些问题进行深入研究。病理生理学的研究成果不断促进了临床医学的发展，而临床医学不仅为病理生理学的研究成果提供了应用机会和检验标准，同时也不断地向病理生理学提出新的研究课题，促使病理生理学的发展。

三、病理生理学的主要研究方法

病理生理学既是一门医学理论课，又是一门实践性很强的实验性学科。病理生理学的所有理论都来源于科学研究，即使是为了了解疾病的原因和发生、发展机制，或解释各系统生理活动障碍而提出的许多假说，也都是在一定的科学实验基础上萌发的，而且这些假说是否具有反映客观事物的真实性，还必须经受实践的检验，有赖于进一步实验研究的验证。因此，为了探讨疾病发生、发展的规律以及疾病发生时体内功能、代谢的变化，病理生理学工作者必须从事科学研究。

在病理生理学的教学内容中也安排了一些动物实验，目的在于通过具体操作和观察，通过对实验结果的分析，提高学生独立思考和工作的能力。病理生理学研究中采用的方法相当广泛，生理学、生物化学、免疫学、细胞生物学、分子生物学等医学基础学科以及物理、化学、数学等普通学科的研究方法都可用于病理生理学的研究。根据研究对象和研究层次的不同，病理生理学的研究方法与手段主要有下列几种类型。

（一）临床观察

病理生理学研究的是疾病和患病机体中的功能、代谢变化，而人体是其主要对象。因此，很多研究必须对患者做周密细致的临床观察后再得到结论，有时甚至要在对患者进行长期的随访中探索疾病动态发展的规律，故应在不损害患者健康的前提下，进行一些必要的临床实验研究。

（二）动物实验

动物实验包括急性和慢性动物实验，是病理生理学研究疾病时的主要手段。由于有关疾病的大部分实验研究不能在人体上进行，因此，首先要在动物身上复制类似人类疾病的模型，或者利用动物的某些自发性疾病，人为地控制某些条件，以便对患病时功能、代谢变化进行深入的动态观察，并在必要时对动物疾病进行实验治疗，探索疗效的机制。但是人与动物不仅在形态上和新陈代谢上有所不同，而且由于人类神经系统的高度发达，具有与语言和思维相联系的第二信号系统，因此人与动物虽有共同点，但又有本质上的区别。

人类的疾病不可能都在动物身上复制，即使能够复制，在动物中所见的反应也远比人类反应简单。因此，动物实验的结果不能不经分析地、机械地完全应用于临床，只有把动物实验结果和临床资料相互比较、分析和综合后，才能被临床医学借鉴和参考，并为探讨临床疾病的病因、发病机制及防治提供依据。

（三）疾病的流行病学调查

为了从宏观和微观世界中探讨疾病发生的原因和条件、疾病发生及发展的规律和趋势，从而为疾病的预防、控制和治疗提供依据，传染性疾病和非传染性疾病的群体流行病学调查和分子流行病学调查都已经成为疾病研究中重要的方法与手段。

（四）离体器官实验

离体器官实验通常是指将动物或人体的器官取出至体外，在人工环境中培养，观察其在某些因素的作用下发生的功能、代谢变化。离体器官实验对于疾病过程中发病机制

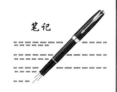

的阐明具有更深层次的意义，可以代表器官水平的研究。但是，动物或人体都是一个完整的机体，无论是哪一器官都受整体的调控。因此，单独研究处于体外人工环境中的某一器官的变化不一定能完全真实地反映疾病机体内的实际状况。

（五）体外细胞、亚细胞器研究的其他方法

根据研究目的，将来源于人体或动物某些组织器官的细胞分离出来，并用适当的培养液在体外进行培养。研究者既可以采用这种方法建立细胞病理模型，也可以通过观察某些处理因素对细胞功能、代谢变化的影响，进行对疾病过程中的细胞机制的研究。体外细胞培养的方法可以解决细胞水平甚至亚细胞水平的研究问题，并因细胞来源丰富、研究方便、实验周期短及针对性强等优点而广泛应用于病理生理学的研究领域。

值得指出的是，自从 1973 年 Cohen 和 Boyer 在人类历史上首创 DNA 体外重组新技术后，分子生物学以其极富有生命力的理论和技术迅速渗透至生命科学的各个领域，病理生理学也广泛采用了诸如分子杂交、限制性内切酶酶切片段长度的多态性分析、聚合酶链反应（PCR）、基因克隆、克隆基因在异源性细胞中的转录和表达、核苷酸序列的快速测定、转基因动物和基因工程等新技术，从分子水平探讨疾病的发病机制，特别是加深了人们对肿瘤、动脉粥样硬化症、高血压、艾滋病等复杂的或难治性疾病的认识，为人类最终从细胞或分子水平干预疾病的发生、发展提供了极有力的工具。

综上所述，病理生理学研究中可采用的技术方法非常多，但选用哪种方法取决于研究课题的性质和目的。各种不同水平的实验方法可以解决不同层次的问题，但不能互相取代。病理生理学中任何重要理论的确立和重要机制的阐述都不是单纯一种方法取得的结果。只有采用多种方法互相配合，从多方面获取实验结果加以综合分析才能完成。

四、病理生理学的发展简史

病理生理学在医学的广阔领域中是一门比较年轻的学科，它是顺应科学的迅速发展和临床实践的迫切需要而创立和发展起来的。

19 世纪中叶，法国生理学家 Claude Bernard 等开始认识到仅仅用临床观察和尸体解剖的方法还不能全面、深刻地揭示疾病的本质，并开始在动物身上用实验方法来研究其功能和代谢的动态变化，创立了实验病理学，这便是病理生理学的雏形。到了 20 世纪，德国最先创立了作为新的独立学科的病理生理学。1924 年苏联开始在全国开设病理生理学课程和建立病理生理学教研室。此后，尤其是近 20 年来，随着自然科学，尤其是生理学、生物化学、分子生物学、细胞生物学和免疫学等生命科学的飞速发展以及各种先进技术的广泛应用，病理生理学得到了飞速发展，在本学科的各个领域中取得了重大进展，使人们对许多疾病的病因和发展机制的认识提高到一个新的水平；同时病理生理学研究成果的迅速应用又促进了临床医学的不断发展。

新中国成立以前，我国虽然没有独立的病理生理学专业，但也有少数医学院校和研究机构开展过一些实验病理学的研究工作。新中国成立之后，我国病理生理学作为一门独立的新兴学科有了较大的发展。1952 年就有个别医学院校开始创建病理生理学教研室，翻译病理生理学专著，编写病理生理学讲义。1954 年中央人民政府卫生部确定各医学院校建立独立的病理生理学教研室，并邀请外国专家举办全国性病理生理学师资进修班，培训专职教师，从而促使全国各高等医学院校先后创立了病理生理学教研室，陆续为医学生开设了病理生理学课程。目前，在全国高等医学院校里，病理生理学已成为最受欢迎的学科之一。

　　1961 年 9 月在上海召开了第一届病理生理学学术讨论会，在这次会议上成立了"病理生理学专业委员会筹备委员会"，这是中国生理科学会下属的一个组成部门（即二级学会）。随着中国生理科学会病理生理学专业委员会的成立，病理生理学科得到了长足的发展。1985 年，中国病理生理学会从中国生理科学会中独立出来成为全国性一级学会，并于 1986 年和 1996 年先后创办了具有鲜明专业特色的《中国病理生理学杂志》和《中国动脉粥样硬化杂志》。现在该学会生机勃勃，队伍不断壮大，先后成立了动物学、休克、炎症和发热、微循环、实验血液学、心血管、动脉粥样硬化、肿瘤、免疫和中医学等十多个专业委员会。一大批病理生理学工作者不仅在医学教育园地上辛勤耕耘着，而且在医学研究的前沿领域勤奋工作，对疾病过程中的神经体液调节、缺氧、炎症、发热、感染、烧伤、冻伤、微循环障碍、休克、肿瘤、免疫损伤、放射损伤、地方病、冠心病、遗传性疾病及各系统的病理生理学课题进行了许多工作，研究水平不断提高，并取得了可喜的成绩。

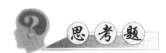

思考题

1. 病理生理学的主要内容有哪些？

2. 何谓基本病理过程？

3. 病理生理学在护理专业课程中的地位如何？

（陈　洁）

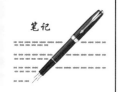

第十五章　疾病概论

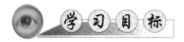

1. 掌握健康、亚健康、疾病的概念及三者之间的关系，掌握疾病的分期及特点，康复、不完全康复的概念及区别，传统的死亡概念及脑死亡概念，脑死亡的标准。
2. 能够理解并举例说明疾病发生和发展的一般规律和基本机制，为患者提供基本的保健服务。
3. 学会正确认识疾病的本质，为疾病的预防、诊断及治疗提供理论基础，培养护理专业学生对患者的服务意识和奉献精神。

　　疾病（disease）是相对人类健康（health）而言，两者是机体生命活动中的一组对立的表现，且健康与疾病之间缺乏明确判断界限。随着社会进步、科学的发展及医学模式的转变，由单纯的生物医学模式转变为生物-心理-社会医学模式，人们对健康和疾病的认识也在不断地深化。

第一节　健康与疾病

一、健康

　　很久以来，人们认为"不生病""无疼痛"就是健康。实际上，这种观点是很不全面的。世界卫生组织（WHO）对健康的定义是："健康不仅是没有疾病或病痛，而且是一种身体上、精神上及社会上的良好状态。"因此，健康既要具备强壮的体魄，还要有健全的心理状态和良好的环境适应能力。

二、疾病

　　疾病是指机体在一定病因的损害作用下，因自稳调节紊乱而发生的异常生命活动过程。自稳是指机体在多种调节机制作用下，机体内环境的理化性质、各器官组织细胞的功能与代谢保持相对稳定及机体与外环境相对适应的状态。在疾病中，机体对致病因素引起的损害发生一系列的防御性抗损伤反应，表现为各种复杂的功能、代谢和形态结构异常变化，使各器官系统之间及机体与外环境之间的协调关系发生障碍，从而引起各种症状、体征和社会行为异常，患者对环境适应力下降，劳动力减弱或丧失。

　　症状是患者自我感觉的异常，如腹痛、恶心等；体征是对患者体格检查时发现的客

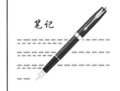

观征象，如脾肿大、心脏杂音、尿糖升高等。社会行为异常是指患者有目的的语言和行为发生异常，如烦躁不安、哭笑无常、活动不自如等。病理过程是指存在于不同疾病中的有规律的功能、代谢及形态结构的异常表现，如休克、DIC、缺氧、发热等。一种疾病可以出现几种病理过程，不同疾病可出现相同的病理过程。

三、亚健康

从健康到疾病是由量变到质变的一个过程。在健康和疾病之间存在的一种中间状态称为亚健康。患者常表现为失眠或嗜睡、疲乏、无力、心悸、气促、头痛、头晕、记忆力减退、注意力不集中、烦躁、焦虑、抑郁、多疑、易惊等。以个人感受为主，缺少病理学证据及客观体征。

亚健康状态是一种特殊的、短暂的阶段，很不稳定。据统计，人群中健康和患病者不足2/3，有1/3以上人群处于亚健康状态。处理得当可保持身心健康，反之，则会患病。

第二节　疾病的病因学概述

病因学（etiology）是指研究疾病发生原因及条件的科学，即探讨疾病是如何发生的。

一、疾病发生的原因

（一）病因的概念

能够引起某一疾病并决定该疾病特异性的因素称为致病因素，简称病因（cause of disease）。

（二）病因的种类

病因的种类很多，可来自外界环境，也可以是机体内部。一般分为以下几类。

1. 生物性因素　是一类比较常见的病因。它包括各种病原微生物（如细菌、病毒、支原体、衣原体、立克次体、真菌等）和寄生虫（如原虫、蠕虫等）。这类病因对机体的致病作用与病原体侵入宿主的数量、侵袭力、毒力和机体的防御、抵抗能力密切相关。

生物因素作用于机体具有以下特点。

（1）病原体有一定入侵门户、传播途径和定位。

（2）病原体必须与被侵个体相互作用才能引起疾病。例如，甲型流感病毒（真鸡瘟病毒）引起的禽流感，是一种人兽共患的传染病，而伪鸡瘟病毒对人一般无感染性。

（3）病原体作用于机体后可引起免疫反应，而致病微生物的自变异可产生抗药性。

2. 化学性因素　包括化学毒物、生物毒素、内源性物质及过量药物。只需小剂量便可引起严重损伤的有机和无机化学物质称为毒物，为外源性物质，如有机磷、苯、强酸、强碱、砷、汞、铅、氰化物、一氧化碳等；生物毒素，如蛇毒、蕈毒等；内源性物质，如氨、自由基等。化学性因素的致病作用主要取决于毒物剂量和机体代谢解毒及排泄毒物的功能。其致病也有急性和慢性之分。如强酸引起的烧灼伤发病急，没有潜伏期；职业性铅中毒，毒物在体内有一个蓄积过程。有的毒物对机体的器官组织具有选择性毒性作用，如四氯化碳引起的肝细胞损伤，一氧化碳与血红蛋白结合作用于红细胞，氰化物

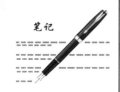
阻断呼吸链，巴比妥类药物主要作用于神经系统等。

3. 物理性因素　包括机械暴力、高温、低温、电流、电离辐射及气压、噪声等。它们的致病作用取决于作用强度、部位、持续时间。很少与机体的反应有直接关系，而且多数只引起疾病发生，但对疾病进一步发展不发挥作用。

4. 营养性因素　是指各类营养物质过剩及缺乏。它包括生命的基本物质（氧气、水等）、各种营养素（糖、蛋白质、脂肪、维生素等）、微量元素（铁、铜、锌、氟等）。机体缺乏必需营养物质可以引起功能和代谢的变化而致病。如维生素 A 缺乏引起夜盲症。营养过剩也致病，如长期摄入高热量物质可以引起肥胖症。过多摄入维生素 A 可引起维生素 A 中毒。

5. 遗传性因素　遗传性因素分为两种情况。

（1）遗传因素可直接引起疾病，主要通过染色体畸变或基因突变而起作用，如血友病、先天性愚型等。

（2）遗传易感性，是遗传物质缺陷或突变使具有容易发生某些疾病的倾向，在一定的环境因素作用下发生相应疾病。如原发性高血压、糖尿病、精神分裂症等。

6. 先天性因素　是指能损害正常胚胎发育的因素。由先天性因素引起的疾病称为先天性疾病，如妊娠早期感染病毒（风疹病毒、麻疹病毒），有可能引起先天性心脏病。这种先天性疾病不会遗传。

7. 免疫性因素　正常的免疫功能有利于防御疾病的发生。当免疫系统对某些抗原刺激发生异常强烈的反应时，可使组织细胞损伤和生理功能障碍，引起变态反应。如青霉素引起的过敏性休克，花粉或食物引起的荨麻疹、支气管哮喘等变态反应性疾病。当机体对自身抗原发生免疫反应，并引起自身组织损害可导致自身免疫性疾病，如类风湿关节炎、全身性红斑狼疮、溃疡性结肠炎。因体液免疫或细胞免疫缺陷可引起免疫缺陷病（immunodeficiency disease），容易发生致病微生物的感染和恶性肿瘤。

8. 社会–心理–精神因素　随着社会进步、竞争意识加强及生活节奏的加快，社会生存环境、经济生活状况、人际关系，必然会使人们产生不同的精神心理效应，从而影响机体稳定状态。因此，造成的疾病发生的作用也日趋增大。如恶劣生存环境或不和谐的人际关系均会引起长期忧虑、恐惧、精神紧张，导致原发性高血压、溃疡病、神经官能症的发病率升高。这些疾病的发生与精神心理因素有着密切的关系，因此称为心身疾病（psychosomatic disease）。

二、疾病发生的条件

疾病发生的条件是指在病因作用于机体的前提下，影响疾病发生和发展的因素。它包括年龄、性别等内部条件和环境地理、气温等自然因素及社会因素。条件本身不直接引起疾病，但它可以增强或削弱病因致病力和机体抵抗力，通过作用于病因或机体，促进或阻碍疾病的发生。例如，结核病的病因是结核分枝杆菌，结核分枝杆菌存在并不会引起每个人都发生结核病。在营养不良、空气污浊或过度疲劳的条件下，机体抵抗力降低，使结核病的发病率提高。

必须指出的是，病因和条件的划分不是绝对的。同一个因素对不同疾病表现特征不同，对某一疾病是病因，而对另一疾病却是条件。如低温是冻伤的原因，而又是影响冬春季节呼吸道传染病的条件。

诱因是能够加强某一疾病的病因作用促进疾病或病理过程发生和发展的因素，如肝硬化上消化道出血或高蛋白饮食可诱发肝性脑病。

第三节　疾病的发病学

发病学（pathogenesis）是研究在病因作用于机体后疾病发生的基本机制及发生、发展和转归的一般规律的科学。

一、疾病发生的基本机制

人类疾病的种类很多，不同疾病有着各自不同的发病机制。疾病发生的基本机制是指参与多数疾病发病的共同机制。因此，它不同于个别疾病的特殊机制。随着医学的快速发展，各种新技术的发现及应用，不同学科间的交叉渗透使疾病发生的基本机制研究由系统水平、器官水平、细胞水平深入到分子水平。

（一）神经机制

病因直接损害神经系统或通过神经反射引起器官组织功能改变而致病称为神经机制。

神经系统在人体生命活动的维持和调节中起主导作用。因此，许多致病因素可以通过影响神经系统而引起疾病的发生。有些病因直接损害神经系统，如流行性乙型脑炎病毒、脊髓灰质炎病毒具有高度嗜神经性，可直接破坏神经组织发病。有些病因刺激神经反射引起相应系统功能和代谢变化，或者抑制递质合成、释放和分解，促使病因与神经递质受体结合，阻断正常递质的作用，由此干扰神经系统的功能而导致疾病的发生。最常见者表现为长期精神紧张、焦虑、惊恐，导致大脑皮质功能紊乱，皮质与皮质下功能失调导致内脏功能障碍。

（二）体液机制

体液机制是维持机体内环境稳定的重要因素。由某些病因引起体液量和质的变化、体液调节障碍，最后造成内环境紊乱而导致疾病称为体液机制。如体液量严重减少（脱水、失血）可引起血液循环障碍，导致休克发生。大量促凝物质（组织因子、蛇毒）进入血液可激活凝血系统引起弥散性血管内凝血（DIC）。体液调节紊乱常由各种体液因子数量或活性变化引起。体液因子分为 3 种。

1. 全身性作用的体液因子，如组胺、去甲肾上腺素、前列腺素、激活的补体等。

2. 局部作用的体液因子，如内皮素、神经肽等。

3. 细胞因子，如白介素（IL）、肿瘤坏死因子（TNF-α）。体液因子通过内分泌、旁分泌、自分泌 3 种方式作用于靶细胞受体而发挥调节作用并引起机体发生一系列的变化。如组胺、激肽增多，局部血管扩张、毛细血管通透性升高引起局部炎症性病变。而休克、高血压的发生，体液因子也都发挥着重要作用。

在疾病的发生和发展过程中，神经机制和体液机制常常同时发生，共同参与发病。如体液中内分泌激素在很多疾病中有重要作用，而内分泌的功能又受神经机制调节，神经系统对各器官功能代谢的调节有许多又要依赖于内分泌去实现。

（三）细胞机制

致病因素作用于机体后，直接或间接作用于组织细胞，造成某些细胞功能代谢障碍，

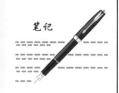

引起细胞自稳调节紊乱称为细胞机制。

致病因素使细胞受损的方式分为：①直接破坏细胞完整性，表现为直接无选择性地损伤细胞，如机械力引起外伤、高温引起烧伤；直接有选择性地损伤细胞，如四氯化碳损害肝细胞、疟原虫侵犯红细胞。②细胞膜功能障碍，可影响跨膜信号转导、离子泵主动转运。目前，尤以对各种离子泵最为重视，当离子泵主动转运功能失调时，细胞内外离子失衡，造成细胞内 Na^+、Ca^{2+} 大量聚集，细胞水肿，甚至死亡。③细胞器功能障碍。在病因作用下，细胞器功能发生障碍，可引起相应的病变。如线粒体功能障碍，表现为氧化还原电位下降，各种酶系统受抑制，阻碍三羧酸循环，引起能量生成缺乏，而造成严重的细胞功能异常。

（四）分子机制

细胞内含有很多分子，包括大分子多聚体与小分子物质。大分子多聚体主要是蛋白质和核酸，而蛋白质和核酸是机体生命现象的主要分子基础。各种病因无论通过何种途径引起疾病，在疾病的过程中都会以各种形式表现出分子水平的异常，从而影响正常生命活动。目前，从分子水平研究疾病的发生机制称为分子病理学，狭义的分子病理学主要研究生物大分子（主要是核酸与蛋白质）在疾病中的作用。而由于 DNA 遗传性变异引起的以蛋白质异常为特征的疾病为分子病。分子病分为 4 个类型：①酶缺陷所致的疾病，主要是指 DNA 遗传变异所致的酶蛋白异常引起的疾病。如苯丙酮尿症，因苯丙氨酸羟化酶遗传性缺乏，一方面苯丙氨酸在血液中堆积，另一方面代谢旁路开放，旁路代谢的产物（苯丙酮酸、苯乙酸）从尿液及汗液排出，形成特殊的霉烂、臭味。②血浆蛋白或细胞蛋白缺陷所致的疾病，因基因突变而致蛋白质构成异常引起的疾病。如地中海贫血，由于珠蛋白基因突变或缺乏致使血红蛋白链缺乏或合成减少而使珠蛋白生成障碍导致贫血。③受体病，是指由受体基因突变使受体缺失、减少或结构异常而致的疾病。它又可以分为遗传性受体病（如家族性高胆固醇血症）和自身免疫性受体病（如重症肌无力）。④膜转运障碍所致的疾病，是指由于基因突变引起特异性载体蛋白缺陷而造成膜转运障碍的疾病。如胱氨酸尿症，由于肾小管上皮细胞膜胱氨酸载体蛋白发生遗传性缺陷，使其对胱氨酸、精氨酸、鸟氨酸、赖氨酸转运发生障碍。因此，氨基酸随尿排出形成胱氨酸尿症。

近年来，随着基因的研究深入，某些疾病（如糖尿病、高血压）相关基因或易感基因已找到，因此出现了基因病的概念。它是指基因本身突变、缺失或其表达调控障碍引起的疾病。基因病分单基因病和多基因病。由一个致病基因引起的基因病称为单基因病，如多囊肾。由多个基因共同控制其表型性状的疾病称为多基因病，如高血压、冠心病、糖尿病。由于这些基因的作用也受环境影响，也称为多因子疾病。

二、疾病发展的一般规律

病因作用于机体之后引起发病，疾病便不断地发展，并遵循一定规律演变、推移，经过一定阶段后最终结束。疾病发展的一般规律主要是指各种疾病发展过程中共同存在的基本规律。

（一）损伤与抗损伤

病因作用于机体时，机体发生自稳调节紊乱引起一系列功能、代谢与结构的变化。这些变化有些是病因引起的损伤反应，有些是机体调动各种防御功能而产生的抗损伤反

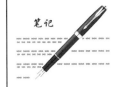

应。损伤与抗损伤反应相互斗争，相互依赖，始终贯穿于疾病的过程中，并推动疾病发展及转归，成为疾病发展的基本动力。如疾病过程中抗损伤反应占优势，则疾病向有利于机体的方向发展，直至痊愈。反之，损伤重，抗损伤反应不足以抗衡损伤反应，则病情恶化，甚至死亡。如大面积烧伤，高温导致皮肤、组织大量坏死，组织液大量渗出引起血容量减少、血压下降等变化为损伤性变化，同时机体出现血浆白细胞增加、血管收缩、心率加快、心输出量增加等为抗损伤反应。如果损伤反应较轻，抗损伤占优势和恰当治疗，机体可恢复健康；反之，损伤占优势，抗损伤无法抗衡损伤反应，又无及时治疗，则病情恶化。应当强调的是，在损伤和抗损伤之间并没有严格的界线，在一定条件下，或在疾病的不同发展阶段，两者可以互相转化。如烧伤早期，小动脉收缩有助于维持血压为抗损伤反应，但小动脉收缩过久，会引起组织缺血和缺氧而造成组织、细胞坏死及器官功能障碍成为损伤反应。因此，正确区分疾病过程中损伤和抗损伤变化，对有效治疗疾病非常重要；在疾病治疗过程中，要支持和保护抗损伤反应，消除或减轻损伤反应，发现抗损伤反应转变为损伤反应时，应全力消除或减轻，使病情好转。

（二）因果交替

在疾病过程中，原始病因作用于机体后，机体产生一定的变化，这些变化在一定条件下又会引起另外一些变化。即原始病因引起的后果，可以在一定条件下转化为另一变化的原因。如此因果不断交替，相互转化，推动疾病的发展。如外伤大出血使心输出量减少和动脉血压下降，血压下降反射性引起交感神经兴奋，使小动脉、微动脉收缩，致使组织缺血、缺氧，导致毛细血管扩张及微循环淤血，结果回心血量锐减，使心输出量进一步减少及血压下降加重（图15-1）。如此因果交替使病情不断恶化，称之为恶性循环。但经过恰当的治疗，在疾病的过程中也可以形成良性循环促进机体康复。

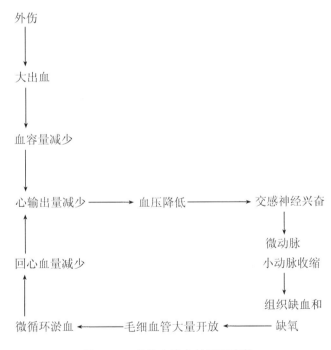

图15-1 外伤大出血的因果交替

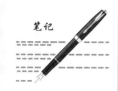

（三）局部与整体

在病因作用下，疾病发生时都有局部反应和全身反应。一方面，局部病变可通过神经-体液途径引起机体整体反应。另一方面，整体反应也可以影响局部病变的发展。在疾病过程中，局部与整体互相影响，相互制约。如肺结核的病变主要在肺部，患者表现为咳嗽、咳痰、咯血，但同时会在全身出现发热、盗汗、乏力、红细胞沉降率加快；而全身的状态又会影响肺部病变的发展方向，当全身的抵抗力降低时，肺结核病变可以进一步发展，甚至扩散至全身；全身的抵抗力增强时，肺部病变逐渐缩小直至痊愈。疾病过程中局部和整体双方的关系可相互转化，明确是全身病变还是局部病变在疾病发展中起主导作用，对指导临床治疗具有重要意义。

第四节　疾病的经过和转归

疾病的发生和发展是一个连续的过程，损伤和抗损伤的斗争和互相转化形成了疾病发展的阶段性，且有其开始与终结。部分疾病的周期性比较明显（如急性传染病），而有些疾病不明显（如代谢性疾病）。

一、疾病的经过

（一）潜伏期

潜伏期是指致病因素作用于机体到该疾病最初症状出现之前的阶段。潜伏期时间长短随病因的特异性、疾病的类型和机体自身特征而不同。传染病的潜伏期明显，可数小时、几天、数月不同。而有些疾病没有潜伏期（如外伤）。潜伏期患者无临床症状，不易被发现，如确定或怀疑某个体已感染某种传染病时，应及时隔离及预防治疗。

（二）前驱期

前驱期是指潜伏期之后至典型症状出现之前的时期。此期患者主要表现为非特异性症状，如全身不适、乏力、食欲缺乏、头痛、发热等一般临床症状。前驱期及时发现有利于疾病的早期诊断和治疗。

（三）症状明显期

此期是出现该疾病特征性临床表现的时期。临床上可依据特殊的症状和体征做出诊断。如流行性脑膜炎患者在发热、乏力、流涕、咽喉疼痛之后出现剧烈呕吐、头痛、颈项强直、脑脊液混浊、颅内压升高及白细胞计数增多等特征性表现。

（四）转归期

疾病发展至最后终结时期。疾病最后的结局取决于病因作用机体后损伤与抗损伤的斗争。疾病的转归有康复和死亡两种形式。

二、疾病的转归

（一）康复

1. 完全康复（complete recovery）　是指致病因素导致疾病时发生的各种损伤性变化

完全消失；机体功能、代谢障碍及形态结构变化完全恢复正常；临床症状和体征完全消失；机体的自稳调节及对外界环境适应能力、社会行为（包括劳动力）也完全恢复正常。

2. 不完全康复（incomplete recovery）　是指损伤性变化得到控制，患者主要的症状、体征消失，但机体内仍存在某些病理变化，或留有后遗症。机体通过代偿机制来维持相对正常的生命活动。当机体免疫力下降或外界环境剧烈变化过多地增加机体的功能负荷，可以因代偿失调而导致疾病再次出现。如心瓣膜病引起的心力衰竭，经有效治疗患者主要症状消失，但心瓣膜病依然存在。如果某些因素（如感染、妊娠、过度劳累）增加了心脏负荷，又可导致代偿失调时心力衰竭再次出现。

（二）死亡

死亡（death）是生命活动的终止，也是生命活动的必然规律。但作为疾病的转归是疾病发展最不幸的结局。死亡可以分为生理性死亡和病理性死亡。生理性死亡是由于各器官的老化而发生的死亡，是生命的自然终止，又称老死。根据生长期与生命期之比（1∶5 或者说 1∶7），人的最高寿命估计在 120~160 岁。实际上人的生理性死亡很少见，绝大多数属于病理性死亡。病理性死亡通常又把 6 小时或者 24 小时内因非暴力意外的突然死亡称为猝死（sudden death）。

传统死亡的概念认为，死亡是一个渐进的过程。死亡分为濒死期、临床死亡期、生物学死亡期。

1. 濒死期　也称临终状态。此期患者表现为脑干以上的中枢神经处于深度抑制状态，各系统的功能和代谢发生严重障碍，患者意识模糊或消失，反射迟钝，血压降低，呼吸减弱或不规律。此期长短因疾病不同而不同，猝死者可不经历濒死期直接进入临床死亡期。

2. 临床死亡期　此期特点是延髓处于深度抑制和功能丧失。临床主要标志是呼吸和心跳停止，各种反射消失，但组织器官仍进行着微弱的代谢活动。临床死亡期时间长短与大脑血液供应停止后所能耐受缺氧的时间有关，一般为 5~6 分钟。此期是复苏的关键阶段。

3. 生物学死亡期　此期是死亡过程的最后阶段。机体从大脑皮质到各器官的新陈代谢相继停止，并逐渐出现尸斑、尸僵和尸冷，最终腐烂。

随着医学的发展，由于社会、法律及医学需要，尤其是器官移植的开展，人们对死亡提出了新的认识。一般认为，死亡是机体作为一个整体功能永久性停止。整体死亡的标志是脑（brain）死亡，它是指全脑功能（包括大脑半球、间脑和脑干）的永久性丧失。脑死亡并不意味着各组织、器官同时发生死亡。在脑死亡之后的一段时间内有些器官、系统或某些组织仍能继续功能活动。

脑死亡的判断标准如下。

（1）不可逆性昏迷和大脑无反应。

（2）呼吸停止，人工呼吸 15 分钟仍无自主呼吸。

（3）瞳孔散大或固定。

（4）脑神经反射消失，包括瞳孔反射、角膜反射、吞咽反射、咳嗽反射等的消失。

（5）脑电波消失。

（6）脑血管造影显示脑血液循环完全停止。

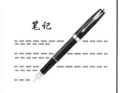
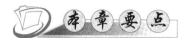

疾病概论包括健康与疾病、病因学、发病学、疾病经过和转归的内容。

1. 健康、亚健康与疾病

（1）健康的概念：健康既要有强壮的体魄，还要有健全的心理、精神状态及良好的环境适应力。

（2）亚健康的概念：亚健康是不稳定的短暂阶段，表现以个人主观感受为主，缺少病理证据及客观体征。

（3）疾病的概念：发生疾病时机体表现为复杂的功能、代谢和形态结构异常，在临床上出现各种症状、体征和社会行为异常。不同疾病中有规律的功能、代谢及形态结构的异常表现称为病理过程。发生疾病时患者自我感觉到的异常称为症状；患者体格检查发现的客观征象称为体征。

2. 病因学　主要研究疾病发生的原因及条件的科学。

（1）病因：引起疾病发生并决定该疾病特异性的因素称为病因，包括生物性、物理性、化学性、营养性、遗传性、先天性、免疫性和社会–心理–精神因素。

（2）条件：是在致病因素作用于机体的前提下，影响疾病发生和发展的因素。条件本身不直接致病，但可以增强或削弱病因的致病力和机体抵抗力，促进或阻碍疾病的发生。

（3）诱因：是能够加强某一疾病的病因作用，促进疾病或病理过程发生和发展的因素。

3. 发病学　是研究病因作用于机体后，疾病发生的基本机制和发生、发展、转归的一般规律。

（1）疾病的基本机制：有神经机制、体液机制、细胞机制和分子机制。主要研究生物大分子在疾病中的作用称为分子病理学。由于DNA遗传变异引起的以蛋白质异常为特征的疾病称为分子病。分子病分为：①酶缺陷所致的疾病。②血浆蛋白或细胞蛋白缺陷所致的疾病。③受体病。④膜转运障碍所致的疾病。

（2）疾病发展的规律：病因作用于机体后，疾病遵循着因果交替的规律不断发展。体内损伤与抗损伤的斗争决定疾病的发展方向。局部反应和整体反应在病变发展中相互影响。

4. 疾病的经过与转归　疾病的经过可分为潜伏期、前驱期、症状明显期和转归期。疾病的转归有康复（完全康复和不完全康复）、死亡。死亡是机体作为整体功能的永久性停止。整体死亡的标志是脑死亡。脑死亡是全脑功能的永久性丧失。传统死亡的观念中，死亡是一个渐进的过程，分为濒死期、临床死亡期、生物学死亡期。

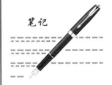

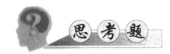

1. 何谓健康、亚健康和疾病?

2. 何谓症状和体征?

3. 何谓完全康复和不完全康复?

4. 先天性疾病和遗传性疾病的主要区别是什么?

5. 导致疾病的病因有哪些?

6. 疾病的发展过程可分为哪几期? 各期的特点如何?

7. 死亡分为哪几期? 各期的特点如何?

8. 何谓脑死亡? 其判定标准是什么?

(陈 洁)

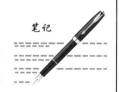
第十六章 水、电解质代谢紊乱

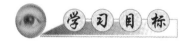

学习目标

1. 掌握3种类型脱水的概念、常见原因及对机体的影响，低钾血症和高钾血症的概念、常见原因及对机体的影响，掌握水肿的概念和主要发生机制。

2. 能够运用脱水、钾代谢紊乱及水肿的基本理论分析患者相应的临床表现，初步具备对患者病程中出现的水、电解质代谢紊乱进行合理的行为指导和有效护理的能力。

3. 学会帮助患者正确认识常见的水、电解质代谢紊乱，积极开展健康宣教，不断培养医学生高尚的职业道德和为人类健康服务的奉献精神。

水是机体内含量最多的重要构成物质。体内的水和溶解于其中的电解质、低分子有机化合物及蛋白质等称为体液。体液不仅构成细胞的外环境，也是组成细胞本身不可缺少的成分。机体的各种功能代谢活动，都是在体液中进行的。机体新陈代谢的正常进行要求体液量及组成相对恒定。

正常成年人体液总量占体重的60%，其中细胞内液占40%，细胞外液占20%。细胞外液中，血浆占5%，组织间液占15%。血浆、组织间液和细胞内液三者不断地进行液体交换，而且体液还通过器官、组织与外界进行交换。在神经内分泌的调节下各部分体液容量和分布保持动态平衡。若某些致病因素使水、电解质代谢异常，超过机体调节限度，就会引起水、电解质代谢紊乱，从而破坏机体内环境的相对稳定，使全身各器官、系统功能与代谢发生障碍。

第一节 水、钠代谢紊乱

引导案例

患者，男，42岁。2天前因食用不洁食物后出现腹痛，每日排水样便10余次。后在当地医院经抗感染治疗和输注5%葡萄糖溶液1 000 ml，未见好转。查体：口唇发紫，皮肤弹性降低，眼窝下陷，脉搏无力，血压85/60 mmHg，尿量400 ml/d。实验室检查：血pH 7.29，血清Na^+ 123 mmol/L，血清Cl^- 98 mmol/L，血清K^+ 3.5 mmol/L，血浆渗透压265 mmol/L，血清尿素氮9.0 mmol/L，尿检正常。

案例思考：

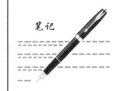

（1）该患者为什么会出现上述症状和体征？

（2）对该患者的护理过程中应注意什么？

机体体液内水与钠具有相互依存的关系。水、钠代谢紊乱常常是同时或相继发生的，且相互影响。常见的水、钠代谢紊乱有脱水、水中毒等。

一、脱水

各种原因引起的体液容量减少（超过体重的2%），并出现一系列功能、代谢变化的病理过程，称为脱水（dehydration）。由于脱水时水、钠丢失比例不同，导致细胞外液渗透压变化不同。按脱水后细胞外液渗透压不同，分为高渗性脱水、低渗性脱水、等渗性脱水3种类型。

（一）高渗性脱水

高渗性脱水（hypertonic dehydration）又称低容量性高钠血症。其特点是失水大于失钠，血钠浓度大于150 mmol/L，血浆渗透压大于310 mmol/L，细胞外液量和细胞内液量均减少。

1. 原因

（1）水摄入减少：①水源断绝，如沙漠迷路、航海途中淡水用尽。②不能饮食，如口腔、咽喉、食管疾病伴有吞咽困难、频繁呕吐的患者等。③丧失渴感，如中枢神经系统损伤、极度衰竭及昏迷患者。此时，水摄入减少，而且通过肺、皮肤仍不断丢失水分，造成失水多于失钠。

（2）失水过多：①经皮肤失水，如高热、大量出汗和甲状腺功能亢进等。发热时，体温每升高1 ℃，皮肤不感蒸发每天增加200~300 ml。②经肺失水，任何原因引起过度换气都会使呼吸道黏膜蒸发水分增加，如癔症、代谢性酸中毒。③经胃肠失水，如呕吐、腹泻丢失含钠量低的消化液；婴幼儿腹泻，排出水样便。④经肾失水，如尿崩症，由于抗利尿激素（antidiuretic hormone，ADH）分泌减少或肾远曲小管和集合管对ADH失去反应，肾浓缩功能障碍，排出大量低渗性尿液。反复使用脱水剂（如甘露醇、山梨醇、高渗葡萄糖溶液），以及昏迷患者鼻饲高蛋白食物等，均可产生渗透性利尿导致失水。

2. 对机体的影响　失水大于失钠，血钠含量和细胞外液渗透压升高是机体变化的基本环节。

（1）细胞外液渗透压升高：机体动员一系列代偿反应使细胞外液恢复等渗。①细胞外液高渗，细胞内液向渗透压高的细胞外转移，使细胞内液明显减少，而导致细胞脱水。②刺激下丘脑渗透压感受器引起ADH分泌增多，使肾远曲小管和集合管重吸收水增加，导致少尿和尿比重升高。③刺激下丘脑口渴中枢产生渴感。唾液腺细胞脱水，唾液腺分泌减少引起口干舌燥，也是引起渴感的原因。通过饮水增加，排尿减少，细胞内液向细胞外移动等代偿使细胞外液得到补充。因此，脱水早期血容量减少不明显，较少发生循环障碍（图16-1）。

（2）细胞脱水：①细胞脱水引起代谢紊乱，甚至细胞结构分解破坏。②汗腺细胞脱水，分泌汗液减少，皮肤蒸发水分减少，这种因脱水导致的机体散热障碍引起的体温升高称为脱水热。③脑细胞脱水，严重时脑体积显著缩小，颅骨和脑皮质之间空隙增大，导致血管扩张甚至破裂，出现脑内出血和蛛网膜下隙出血，并引起烦躁、抽搐、昏迷等

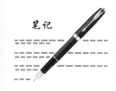
中枢神经系统功能紊乱。

（3）尿钠含量变化：尿钠含量随脱水程度及病期早晚而不同。早期或轻度的脱水由于机体的代偿，血容量减少不明显，血钠升高而抑制醛固酮分泌及肾小管重吸收水增加使尿钠增高。晚期或重症患者血容量及肾血流量减少，醛固酮分泌增多而使尿钠排出减少，尿钠含量降低。

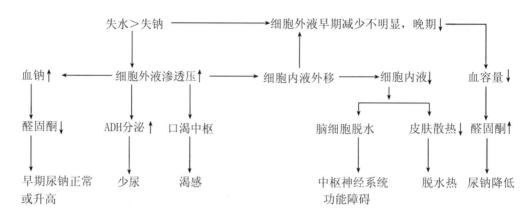

图 16-1　高渗性脱水对机体的影响

3. 防治原则

（1）首先防治发病。

（2）合理补液，高渗性脱水患者，失水大于失钠，故补液应以 5% 葡萄糖溶液为主，但应注意细胞脱水时分解代谢增强，输入低渗溶液过多易引起水中毒。

（3）高渗性脱水仍有失钠，应补充一定量的含钠溶液。

（二）低渗性脱水

低渗性脱水（hypotonic dehydration）又称低容量性低钠血症。其特点是失钠大于失水，血钠浓度小于 130 mmol/L，血浆渗透压小于 280 mmol/L，伴有细胞外液量减少。

1. 原因　常见于肾内或肾外丢失大量液体后处理措施不当，只补充水而未补充电解质导致的低渗性脱水。

（1）肾外丢失钠：①丢失消化液，如呕吐、腹泻、胃肠引流等导致大量含钠消化液丢失。②大量出汗，可每小时失钠 30～40 mmol/L。③大面积烧伤时，血浆由烧伤创面外渗引起失水和失钠。④体腔内液体聚积后，大量或反复抽放体腔液。

（2）经肾失钠：①长期连续使用排钠利尿剂，如呋塞米、依他尼酸、噻嗪类等抑制髓袢升支对钠的重吸收。②肾上腺皮质功能不全，由于醛固酮分泌减少，肾小管对钠的重吸收减少。③急性肾衰竭多尿期，由于原尿中溶质浓度升高引起渗透性利尿，使肾小管对钠、水重吸收减少。④慢性间质性肾病，髓质结构破坏，髓袢功能受损，影响钠的重吸收。

2. 对机体的影响　因失钠大于失水，细胞外液低渗是机体变化的基本环节。

（1）细胞外液明显减少：细胞外液渗透压降低，水分由细胞外液向渗透压相对较高的细胞内转移及 ADH 分泌减少，肾小管上皮细胞重吸水减少，使细胞外液显著减少，表现为：①血容量减少。脱水早期就可以表现为外周循环衰竭，如血压下降、脉搏细数、静脉塌陷、四肢厥冷、血液浓缩等休克表现。②组织间液减少。由于血浆中蛋白质形成的胶体渗透压比组织间液高，表现出组织间液减少比血容量减少更明显。组织间液减少出现组织脱水症。如皮肤弹性降低，眼窝和婴儿囟门下陷等（图 16-2）。

（2）细胞内液变化：因细胞外液向细胞内移动，使细胞内液渗透压降低而容量增加，严重时导致细胞水肿，若脑细胞水肿可引起神经系统功能障碍。

（3）尿的变化：①尿量。低渗性脱水早期，细胞外液渗透压降低，ADH 分泌减少，肾小管对水重吸收减少，尿量增多，尿比重降低；严重时，由于血容量减少，刺激容量感受器使 ADH 分泌增多，导致尿量减少，尿比重升高。②尿钠。血钠浓度降低，引起醛固酮分泌增加，肾小管重吸收钠增多，尿钠减少。

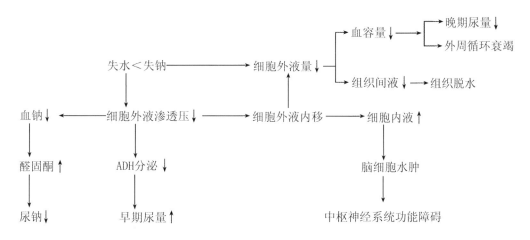

图 16-2　低渗性脱水对机体的影响

3. 防治原则　积极防治原发病，纠正不适当的补液种类。原则上补给等渗或高渗盐水，恢复细胞外液容量及渗透压。出现休克时按休克的处理方式积极抢救。

（三）等渗性脱水

等渗性脱水（isotonic dehydration）的特点是水钠按其在正常血浆中的含量等比例丢失或虽不等比例丢失，通过机体调节后，血钠浓度范围在 130~150 mmol/L，血浆渗透压保持在 280~310 mmol/L。

1. 原因　任何等渗性体液大量丢失引起的脱水在短期内均属于等渗性脱水。此型脱水在临床上最常见。等渗性体液丢失的原因如下。

（1）消化液丢失：如腹泻、小肠瘘、小肠梗阻、肠引流等均可导致等渗性体液丢失。

（2）大量胸水、腹水形成及抽放。

（3）大面积烧伤、严重创伤导致血浆或血液丢失。

2. 对机体的影响

（1）等渗性体液丢失。首先是细胞外液容量减少，血浆容量及组织间液减少，严重者可出现皮肤弹性降低、眼窝和婴儿囟门下陷、血压下降、外周循环衰竭等低渗性脱水的表现。

（2）细胞外液渗透压正常，所以细胞内液变化不大。

（3）细胞外液容量减少，使醛固酮和抗利尿激素分泌增多，肾对钠水重吸收增强，细胞外液得到补充，患者尿量减少，尿钠下降，尿比重增高。

（4）因治疗不及时，随肺、皮肤不感蒸发继续丢失水分可转变为高渗性脱水，也可以因治疗不当，只补水、不补盐转变为低渗性脱水。

3. 防治原则　首先防治原发病，以补充等渗溶液为主恢复细胞外液容量。

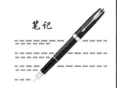

二、水中毒

水中毒（water intoxication）是指肾排水功能降低，摄入水分过多引起的大量低渗性体液在体内潴留，导致细胞内、外液量增多，重要器官功能严重障碍。水中毒的特点是水潴留使体液量明显增多，血钠下降，血钠浓度<130 mmol/L，血浆渗透压<280 mmol/L。

（一）原因

1. ADH 分泌过多　由于 ADH 具有促进肾远曲小管和集合管重吸收水的作用，体内 ADH 过多，肾排水减少可引起水潴留。常见的原因有恶性肿瘤（如肺癌），中枢神经系统疾病、疼痛、创伤、失血、大手术后等各种应激状态和某些药物导致的 ADH 分泌、释放增多。此时，若给予大量水分，可引起水中毒。

2. 肾排水功能不足　急性肾衰竭少尿期、慢性肾衰竭晚期肾排水功能严重低下，如果入水量不严格限制，常引起水潴留。严重心力衰竭和肝硬化时，有效循环血量下降可引起肾血流降低，肾排水明显减少，如果入水量增加也可引起水中毒。

3. 低渗性脱水晚期　低渗性脱水晚期，水向细胞内转移出现细胞水肿，此时处理不当，只输入大量水，扩充细胞外液容量的同时，会进一步促进细胞水肿而发生水中毒。

（二）对机体的影响

1. 细胞内、外液量增加，渗透压降低，体内水潴留，细胞外液水分增多，钠被稀释使渗透压下降。继之水向渗透压相对较高的细胞内转移，引起细胞水肿，最终导致细胞内、外液量均增加，且渗透压都降低。

2. 细胞水肿体液容量增大，使大部分水积聚在细胞内。如果发生脑细胞水肿对机体危害较大。急性脑细胞水肿和颅内压升高是脑部出现症状最早且最突出的，患者可表现为烦躁、失语、精神错乱、凝视、定向障碍、抽搐、昏迷等神经精神症状，眼底检查可见视盘水肿，严重时可发生脑疝。

3. 慢性水中毒发病缓慢，患者症状不明显，多被原发症状和体征掩盖。患者可表现为嗜睡、头痛、恶心、呕吐、肌肉痉挛等症状。

（三）防治原则

1. 防治原发病。
2. 轻症患者暂停给水后可自行恢复。
3. 重症或急性水中毒患者给予脱水、利尿剂（如甘露醇、山梨醇、呋塞米等），可促进体内水分排出，减轻脑细胞水肿，也可谨慎给 3% 高渗氯化钠溶液以缓解体液低渗状态。

第二节　钾代谢紊乱

引导案例

患儿，男，5岁。因脓血便8天，高热3天，食少，多饮多尿，近2天乏力，呼吸困难2小时入院。查体：神志不清，口唇发绀，腹膨隆，肠鸣音消失，四肢呈弛缓性瘫痪。实验室检查：血钠 140 mmol/L，血钾 2.31 mmol/L，血氯 97 mmol/L。治疗经过：除补液

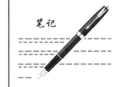

与抗炎外，静脉输注 0.3% KCl，6 小时后患儿出现呼吸困难缓解，10 小时后四肢瘫痪消失，患儿神志转清。此时复查血钾 3.5 mmol/L，继续补钾 5 天，患儿痊愈出院。

案例思考：

（1）该患儿是否存在低钾血症？为什么？是否缺钾？

（2）该患儿为何会出现乏力、腹膨隆、肠鸣音消失、四肢呈弛缓性瘫痪等临床表现？

（3）该患儿静脉补钾过程中应注意什么？为什么？

钾是体内最主要的阳离子之一。正常人体内的钾含量为 50～55 mmol/kg。其中 98% 存在于细胞内，仅约 2% 存在于细胞外液中。正常钾的摄入和排出处于动态平衡。体内钾主要来源于食物，食物中的钾大部分由小肠吸收入血，由尿液、汗液和粪便排出，其中主要由尿液排出。肾排钾量的特点是摄钾多排出多，摄钾少排出少，不摄钾仍然排出。钾代谢平衡对维持细胞的新陈代谢、细胞内液渗透压平衡、酸碱平衡，保持神经肌肉应激性及心脏的正常功能均有重要作用。

正常血清钾含量为 3.5～5.5 mmol/L。钾代谢紊乱主要是指细胞外液钾离子含量异常，分为低钾血症和高钾血症。细胞外液钾离子含量变化与细胞内液钾离子含量变化、机体内含钾量高低并不一定平行。

一、低钾血症

低钾血症（hypokalemia）是指血清钾浓度低于 3.5 mmol/L。

（一）原因及机制

1. 钾摄入不足　食物含钾丰富，只要正常进食，一般不会缺钾。如果消化道梗阻、昏迷不能进食和胃肠手术长期禁食患者采用静脉输液，但未补给钾盐，由于钾摄入不足，而肾仍继续排钾，可引起血清钾的降低。

2. 丢失钾过多　是低钾血症最主要的原因。丢失钾的途径如下。

（1）经胃肠道丢失钾：是小儿失钾最重要的原因。消化液含有丰富的钾。呕吐、腹泻、胃肠道引流、肠瘘等导致随消化液丢失过多的钾，同时钾的吸收减少。若引起血容量减少，继发醛固酮增多，又可促进肾排钾。

（2）经肾丢失钾：是成人失钾的最重要原因。常见于：①长期过量应用利尿剂（如噻嗪类、依他尼酸等）抑制髓袢升支粗段及远曲小管起始部对氯化钠的重吸收，使远曲小管内钠离子增多，K^+-Na^+ 交换增加，钾随尿排出增多。渗透性利尿剂（如甘露醇等）使排尿增多，尿钾也增加。②原发性或继发性醛固酮增多，保钠排钾作用加强，使过量的钾从肾丢失。③某些肾病（如急性肾功能多尿期），由于原尿溶质增多，产生渗透性利尿作用伴有尿排钾增多。远端肾小管性酸中毒时，因远端肾小管分泌 H^+ 功能障碍，H^+-Na^+ 交换减少，K^+-Na^+ 交换增多，使尿排钾增多。

（3）经皮肤丢失钾：大量出汗或大面积烧伤随体液丢失大量的钾。

3. 钾分布异常　细胞外钾向细胞内转移可导致低钾血症，但体内总钾量不减少。常见原因如下。

（1）碱中毒：细胞内 H^+ 移出，细胞外的 K^+ 进入细胞内，使血清 K^+ 含量降低。

（2）大量应用胰岛素，促进钾离子随葡萄糖进入细胞内参与合成糖原，而使血钾含量下降。

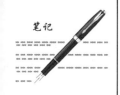

（3）家族性周期性麻痹是常染色体显性遗传性疾病，发作期钾突然移入细胞内致使血钾含量降低。

（4）某些毒素：如钡中毒、粗制生棉籽油（含有棉酚）中毒，可引起钾离子通道阻滞，使 K^+ 外流受阻。

（二）对机体的影响

低钾血症对机体的影响个体差异很大。一般取决于血清钾降低的程度和速度，更重要的是降低的速度。血清钾浓度越低，降低的速度越快，对机体影响越大。慢性失钾者虽然血钾也降低，但临床症状可不明显。

1. 对神经肌肉的影响

（1）急性低钾血症：由于细胞外 K^+ 浓度急剧降低，细胞内外钾含量比值 $[K^+]i/[K^+]e$ 增大，细胞内 K^+ 外流增大，静息电位负值增大，静息电位与阈电位之间差距增大，细胞处于超极化阻滞状态，神经肌肉兴奋性降低。表现：①骨骼肌出现肌无力甚至软瘫，通常以四肢肌肉最常见，且下肢重于上肢，重者累及躯干，甚至导致呼吸肌麻痹。②平滑肌兴奋性降低，胃肠蠕动减弱，轻者出现食欲缺乏、恶心、呕吐、消化不良、腹胀、便秘，严重者出现麻痹性肠梗阻。

（2）慢性低钾血症：缓慢失钾，使细胞内 K^+ 逐渐向细胞外移出，细胞内、外 K^+ 浓度比值接近正常，膜静息电位变化不明显，故神经肌肉兴奋性变化不大。

2. 对心血管系统的影响　低钾血症使心肌细胞静息电位发生改变，而影响心肌细胞电生理特性。其机制表现为心肌兴奋性增高、心肌自律性增高、心肌传导性降低、心肌收缩性增强。因此，在临床上引起各种心律失常（如心动过速、期前收缩），甚至心室纤维颤动，心电图也有变化。

（1）对心肌电生理特性的影响：①急性低钾血症时，虽然心肌细胞膜内、外 K^+ 浓度差增大，但心肌细胞膜钾电导降低。细胞内 K^+ 外流减少，静息膜电位降低，静息电位和阈电位之间的距离接近，兴奋所需要的阈刺激小，心肌兴奋性增高。②低血钾时，心肌细胞膜对 K^+ 的通透性降低，达到最大复极后，细胞内 K^+ 外流减慢，Na^+ 内流相对加速，快反应自律细胞复极期除极加速，心肌自律性增高。③低钾血症，由于静息电位减小，除极时 Na^+ 内流缓慢，0 期除极的速度和幅度变小，兴奋扩布减慢，因此心肌的传导性降低。④细胞外液含钾量降低，对 Ca^{2+} 内流的抑制作用减弱，复极 2 期 Ca^{2+} 内流加速，心肌细胞 Ca^{2+} 浓度增高，兴奋收缩耦联增强，心肌收缩性增强（图 16-3）。但严重的慢性缺钾时，心肌细胞内缺钾，细胞代谢障碍可引起心肌细胞变性、坏死导致心肌收缩性减弱。

（2）心电图变化：与心肌细胞在低钾血症时的电生理特性变化密切相关。①低钾血症因细胞膜对 K^+ 的通透性降低，K^+ 外流减少，使极化 3 期延缓，超常期延长，心电图表现为 T 波低平增宽，出现 U 波和 Q-T 间期延长。②低钾血症心肌细胞膜对 K^+ 的通透性下降，出现 Ca^{2+} 内流加速而致复极 2 期缩短，心电图表现为 S-T 段压低。③0 期除极化速度减慢，兴奋扩布延迟，传导性降低，引起心电图出现 P-R 期延长，QRS 综合波增宽。

（3）对血管的影响：低钾血症使血管对儿茶酚胺及其他升压物质反应减弱，呈现血管紧张性下降，外周循环阻力降低，易引起低血压。

3. 对中枢神经系统的影响　主要为中枢神经系统兴奋性降低，患者表现为表情淡

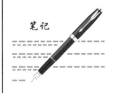

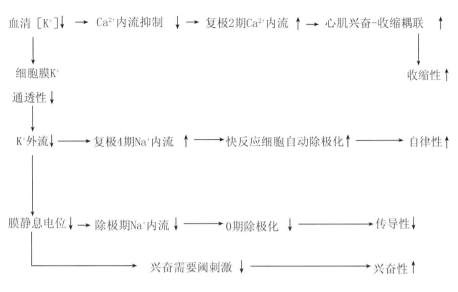

图 16-3 急性低钾血症对心肌电生理特性的影响

漠、全身倦怠或精神萎靡，甚至出现反应迟钝、嗜睡、昏迷。其发生机制：①低钾血症时，脑细胞膜静息电位降低，使神经兴奋性降低。②缺钾使糖代谢障碍，ATP 生成减少及 Na^+-K^+-ATP 酶活性下降，造成中枢神经系统功能受影响。

4. 对肾的影响　慢性缺钾可引起肾浓缩功能和结构变化，主要为集合管和远曲小管上皮细胞受损，对 ADH 反应性降低和髓袢升支受损，对 Na^+、Cl^- 重吸收减少而影响肾髓质渗透梯度形成，造成肾的尿浓缩功能障碍，出现多尿及低比重尿。

5. 对酸碱平衡的影响　低钾血症容易发生代谢性碱中毒。低血钾时，细胞内 K^+ 移至细胞外，细胞外 H^+ 移至细胞内，结果使细胞外液中 H^+ 浓度降低，细胞外碱中毒。而肾小管上皮细胞内 K^+ 浓度降低，H^+ 浓度增大，导致肾小管上皮 K^+-Na^+ 交换减弱，H^+-Na^+ 交换增强，尿中排 H^+ 增多呈酸性。这种低钾血症碱中毒时，尿液呈酸性的现象称为反常性酸性尿。

（三）防治原则

1. 首先防治原发病和尽早恢复正常饮食。

2. 补钾时口服补钾最好，不能口服者由静脉补钾，但要注意以下几方面。

（1）密切注意肾功能。见尿补钾，即每日尿量在 500 ml 以上或每小时尿量在 30 ml 以上才可补钾。

（2）补钾浓度要低，速度要慢，而且要控制总量。

（3）严重缺钾时，补钾要经过一段时间，一般需要几天内补足。

二、高钾血症

高钾血症（hyperpotassaemia）是指血清钾浓度高于 5.5 mmol/L。

（一）原因

1. 肾排钾减少　钾主要通过肾排泄，肾排钾减少是引起高钾血症的主要原因。常见于以下情况。

（1）肾衰竭，如急性肾衰竭少尿期少尿和无尿，肾排钾障碍、慢性肾衰竭末期肾小

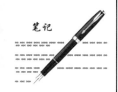

球滤过率（glomerular filtration rate，GFR）明显下降，都可以引起高钾血症。

（2）醛固酮减少或肾小管排钾障碍，如肾上腺皮质功能不全（Addison 病）或间质性肾炎损害肾小管，使远曲小管分泌钾障碍，引起血钾升高。

（3）大量应用保钾利尿剂，如应用螺内酯竞争性阻断醛固酮的作用，氨苯蝶啶能抑制远曲小管上皮细胞和集合管分泌钾，导致钾在体内潴留。

2. 钾摄入过多　静脉输钾过快、过多，肾未能及时排出，可引起高钾血症。若肾功能欠佳者又大量输入储存过久的血液可引起高钾血症。因为库存 2 周的血液，其血钾浓度可增加 2~3 倍。

3. 细胞内钾释放　当细胞内 K^+ 迅速大量转移至细胞外，且超过肾排钾能力时，血清钾浓度升高。常见于以下情况。

（1）酸中毒：细胞外 H^+ 浓度升高，H^+ 进入细胞内缓冲，细胞内 K^+ 转移至细胞外，引起血钾浓度升高。

（2）缺氧：由于细胞能量代谢障碍，ATP 生成不足，细胞膜 Na^+-K^+ 泵功能障碍，细胞外 K^+ 进入细胞内受阻，使血清钾浓度升高。

（3）溶血：重度溶血（如血型不合输血、自身免疫性溶血等），由于大量红细胞破坏，K^+ 释放入血，使血清钾浓度升高。

（4）组织坏死：严重创伤，尤其是挤压伤时，恶性淋巴瘤、白血病采用化学疗法以后，细胞破坏钾离子释放，伴肾功能障碍，排 K^+ 下降，血清钾浓度升高。

（二）对机体的影响

高钾血症对机体的影响，也取决于血清钾升高的速度和程度。

1. 对神经肌肉的影响

（1）急性高钾血症：①血清钾轻度升高时，细胞内、外 K^+ 离子浓度比值减小，K^+ 外流减少，因此静息膜电位减小，静息膜电位与阈电位距离变小，神经肌肉兴奋性增高。临床上出现足手感觉异常，肌肉轻度震颤。②严重高钾血症时，静息膜电位极度降低，甚至等于或低于阈电位，细胞膜快钠通道失活，不易形成动作电位，处于去极化阻滞状态，使神经肌肉兴奋性降低，患者表现为四肢软弱、无力，腱反射减弱或消失，甚至四肢软瘫、呼吸肌麻痹。

（2）慢性高钾血症：由于血清钾缓慢潴留，过量 K^+ 逐渐转入细胞内，细胞内、外 K^+ 浓度比值变化不大，一般不出现神经肌肉症状。

2. 对心脏的影响　高钾血症时，对机体最大的危害是对心脏的毒性作用，主要表现为严重的心律失常（心室纤维性颤动、传导阻滞），甚至心搏骤停。

（1）对心肌电生理特性的影响：主要引起心肌细胞静息膜电位、动作电位的变化，从而使心肌兴奋性先升高后降低、自律性降低、传导性和收缩性降低。①心肌兴奋性呈双向变化，轻度高钾血症时，心肌细胞静息膜电位变小，与阈电位的差距缩小，心肌兴奋性升高；重度高钾血症时，因静息电位过小，钠通道失活，不易形成动作电位，心肌兴奋性降低甚至消失。②传导性降低：由于心肌细胞静息膜电位减小，Na^+ 内流不足，动作电位 0 期除极化速度减慢、幅度降低，心肌传导性下降。③自律性降低：高钾血症时，心肌细胞膜对 K^+ 通透性升高，快反应自律细胞复极 4 期 K^+ 外流加快，Na^+ 内流相对减慢，导致自动除极化缓慢，心肌自律性降低。④收缩性减弱：细胞外 K^+ 浓度增高，对 Ca^{2+} 内流抑制作用增强，动作电位 2 期 Ca^{2+} 内流减少，细胞内 Ca^{2+} 浓度降低，兴奋-收缩耦联减弱，心肌收缩性降低（图16-4）。

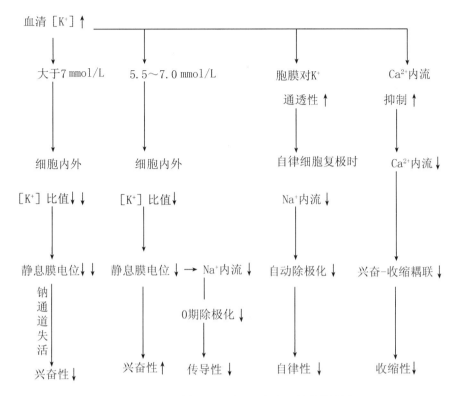

图16-4 急性高钾血症对心肌电生理特性的影响

（2）心电图的表现：①T波狭窄高耸和Q-T间期缩短。由于高钾血症时，心肌细胞膜对K⁺通透性升高，K⁺外流加速，复极3期也加速，使动作电位和有效不应期缩短，心电图显示T波狭窄高耸和Q-T间期缩短。②由于心肌传导性降低，可发生不同程度的传导延缓或传导阻滞。心房内传导减慢表现为P波压低、增宽。心房和心室间传导延缓可使P-R间期延长。心室内传导延缓使QRS综合波增宽，出现R波降低。

3. 对酸碱平衡的影响 高钾血症时，细胞外K⁺进入细胞内，H⁺由细胞内移出至细胞外，使细胞外液H⁺增高，导致细胞内碱中毒和细胞外酸中毒。然而，肾小管上皮细胞内K⁺含量升高，H⁺-Na⁺交换减弱，尿排H⁺减少，呈碱性。高钾血症酸中毒时，尿液呈碱性的现象称为反常性碱性尿。

（三）治疗原则

1. 积极治疗原发病，消除引起高血钾的原因。

2. 降低血钾

（1）减少钾的摄入，禁食含钾多的食物。

（2）使用离子交换树脂、山梨醇导泻促进钾排出。必要时进行血液透析或腹膜透析。

（3）静脉输入葡萄糖和胰岛素，促进糖原合成的同时钾进入细胞内，也可以给予碳酸氢钠溶液静脉注射，提高细胞外液pH值，促进K⁺进入细胞。

3. 给予钙剂或钠盐，以拮抗K⁺对心肌的毒性作用。

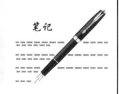

第三节 水 肿

引导案例

患儿，男，9岁。10天前晨起发现双眼睑水肿，尿色发红，8天前尿色变浅，但尿量进行性减少，每日 130~150 ml。查体：T 36.9℃，P 90 次/分，R 24 次/分，BP 145/80 mmHg，眼睑水肿，结膜稍苍白，咽稍充血，扁桃体Ⅰ~Ⅱ度肿大，双下肢凹陷性水肿，ESR 110 mm/h，尿蛋白（++），红细胞 10~12/高倍，白细胞 1~4/高倍，比重 1.010，24 小时尿蛋白定量 22 g。血生化：BUN 36.7 mmol/L，肌酐 546.60 μmol/L，总蛋白 60.9 g/L，白蛋白 35.4 g/L，补体 C 30.48 g/L，抗 ASO：800 U/L。患儿 2 个月来有咽部不适，无用药史。诊断：①急性肾小球肾炎。②急性肾功能不全。

案例思考：

（1）该患者为什么会发生水肿？

（2）水肿有何特点？

一、概述

（一）水肿的概念

水肿（edema）是指过多的体液在组织间隙或体腔内积聚。一般将体液积聚在体腔内称为积液或积水（hydrops），如心包积水、腹腔积水、脑室积水等。水肿不是独立的疾病，它是一种常见的病理过程。而细胞内水分增多称为细胞水肿，它与水肿概念不同，而且发生机制也不同。

（二）水肿液的性状

水肿液含血浆的全部晶体成分，蛋白含量因水肿原因而不同，根据蛋白含量不同分为漏出液和渗出液。①漏出液（transudate）主要由微血管流体静压升高引起。其特点是水肿液的比重低于 1.018，蛋白质的含量低于 25 g/L，细胞计数小于 1×10^6/L。②渗出液（exudate）由微血管壁通透性增高引起。其特点是水肿液的比重高于 1.018，蛋白质的含量高于 25 g/L，细胞计数多于 500×10^6/L，可见多数的白细胞。

（三）水肿的分类

水肿分类方法如下。

1. 按水肿发生的部位分类 分为皮下水肿、脑水肿、肺水肿、喉头水肿、视盘水肿等。

2. 按水肿发生的原因分类 分为心性水肿、肝性水肿、肾性水肿、营养不良性水肿、炎性水肿、淋巴性水肿等。

3. 按水肿发生的范围分类 分为局部性水肿和全身性水肿。全身性水肿是指机体多处同时或先后发生的水肿。水肿发生的部位只是疾病过程中全身性变化的局部表现，如心性水肿、肾性水肿。局部性水肿是指水肿局限在某组织或器官，一般水肿的部位与疾病的主要病变部位一致。

4. 按水肿存在的状态分类 将皮下水肿分为隐性水肿和显性水肿。正常组织间隙液体99%存在于胶原纤维及凝胶基质等组成的固态成分内，为不能自由流动的凝胶态液体，只有1%的液体为游离液体。当组织间隙中水分增多时，首先为凝胶态液体增加，若水肿液增加低于原体重的10%时，组织中凝胶态液体增加，而游离液体无明显变化，故手指按压后不出现凹陷，称为隐性水肿。水肿液显著增加，超过原体重的10%以上，组织间隙游离液体明显增多，手指按压后游离液体向周围散开，出现的凹陷不能立即恢复，称为显性水肿。

二、水肿的发生机制

正常人体组织液的量保持相对恒定，主要依赖于血管内液与血管外液通过微血管壁不断进行交换，维持动态平衡；体内外液进行交换，并维持动态平衡。如果这两个平衡中任何一个平衡被打破，即可导致水肿发生。

（一）血管内外液体交换平衡失调

正常情况下，组织液和血液不断进行液体交换（图16-5），使组织液的生成和回流保持动态平衡。影响血管内外液体交换平衡的因素有：①毛细血管血压和组织液的胶体渗透压是促进毛细血管内液体向组织间隙滤出的力量。②血浆胶体渗透压和组织液的流体静压是促进组织液回流到血管的力量。这两组力量的差称为有效滤过压。在毛细血管动脉端，液体的滤出力量大于回吸收的力量，因此液体从动脉端滤出。在毛细血管的静脉端，液体回吸收的力量大于滤出的力量，液体返回血管。正常时，动脉端组织液生成略大于静脉端回流。③淋巴回流是影响组织液量的另一因素。组织液回流剩余部分经淋巴管回流至血液中。另外，淋巴管壁通透性较高，蛋白质易通过。因此，淋巴回流不仅可以把略多生成的组织液送回体循环，还可以把经毛细血管漏出的蛋白质吸收入体循环，而且在组织液生成过多时，淋巴回流还具有代偿能力。上述一个或多个因素同时或先后失调，就会导致组织液生成大于回流形成水肿。

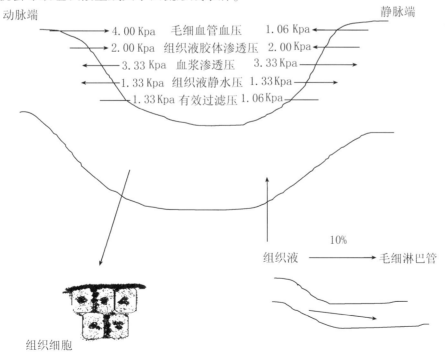

图16-5 组织液生成与回流示意图

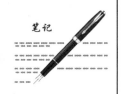

1. 毛细血管流体静压升高　毛细血管流体静压升高，使有效滤过压增大，血管内液体滤过增多，而组织液回吸收减少。当过多生成的组织液超过淋巴回流代偿限度时，便聚积于组织间隙引起水肿。毛细血管流体静压升高的原因主要见于静脉回流受阻，使静脉内压升高，如充血性心力衰竭时，静脉内压升高引起的全身性水肿；静脉血栓形成或肿瘤压迫静脉使静脉回流受阻，引起局部水肿。肝硬化时，门静脉血液回流障碍，引起门静脉高压形成腹水。

2. 血浆胶体渗透压降低　血浆胶体渗透压主要取决于血浆清蛋白（白蛋白）的含量。当血浆蛋白量降低时，血浆胶体渗透压降低，有效滤过压增大，组织液生成增多，回流减少，导致水肿形成。引起血浆蛋白下降的原因有：①蛋白质摄入不足，如禁食、胃肠道疾病使吸收功能严重障碍。②蛋白合成障碍，见于肝硬化等。③蛋白质丢失过多，见于肾病综合征等。④蛋白质消耗增加，见于恶性肿瘤、慢性感染等慢性消耗性疾病。

3. 微血管通透性增高　正常时微血管只允许微量的小分子血浆蛋白滤过，所以微血管内外形成胶体渗透压梯度。当微血管通透性增高，血浆蛋白滤出增多，使血浆胶体渗透压降低的同时，组织胶体渗透压升高，组织液生成增多而形成水肿。常见的原因是各种炎症性疾病，如感染、烧伤、冻伤、化学伤及过敏性疾病等对微血管直接损伤或通过组织胺、激肽间接的作用引起血管壁通透性升高。

4. 淋巴回流受阻　正常的淋巴回流不仅能把组织液及其渗出的少量蛋白回流至血液循环，而且在组织液形成增多时还能代偿回流增多，具有重要的抗水肿作用。当淋巴回流受阻时，一方面组织液不能经淋巴管反流至血液，另一方面从微血管滤出的蛋白质不能被淋巴运走从而增加了组织液胶体渗透压，使含蛋白液体聚积于组织间隙。淋巴回流受阻的原因有：丝虫病时阻塞淋巴管、恶性肿瘤细胞转移阻塞淋巴管、手术摘除淋巴结引起相应部分水肿。

（二）体内外液体交换平衡失调

正常人体内钠、水的摄入量和排出量处于动态平衡。肾在保持机体体液量相对恒定，调节钠、水平衡中起着重要作用。肾通过肾小球的滤过和肾小管的重吸收调节钠、水排泄。正常机体经肾小球滤出的钠、水总量的 99%～99.5% 被肾小管重吸收，如果肾小球滤过率降低或肾小管重吸收功能增强，导致球-管平衡失调时，就可以引起钠水潴留，成为水肿形成的重要因素。

1. 肾小球滤过率降低　肾小球滤过率（GFR）是单位时间内两肾生成的肾小球滤液量，肾小球滤过率主要取决于肾小球有效滤过压、滤过膜通透性和有效滤过面积，三大因素的任何一方面发生异常变化，都可以导致肾小球滤过率降低，在不伴肾小管重吸收相应减少时，就会导致钠水潴留。常见原因如下。

（1）广泛的肾小球病变引起肾小球滤过膜面积减少和通透性降低。如急性肾小球肾炎时，毛细血管内皮细胞肿胀及炎性渗出物使肾小球滤过膜的通透性降低，肾小球滤过率下降。慢性肾小球肾炎的肾单位严重破坏时，肾小球滤过面积明显减少，肾小球滤过率降低。

（2）有效循环血量减少，如充血性心力衰竭、肝硬化腹水、肾病综合征等使有效循环血量减少，肾血流量降低，以及由此继发的交感-肾上腺髓质系统兴奋和肾素-血管紧张素系统活性增强，使入球动脉收缩，肾血流量进一步减少，引起肾小球滤过率降低，导致钠水潴留。

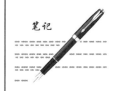

2. 肾小管、集合管重吸收钠水增多

（1）肾小球滤过分数增加：正常时肾小球滤过率轻度降低，近曲小管可相应减少重吸收，这种近曲小管重吸收滤液量始终占肾小球滤出钠、水总量65%～70%的现象被称为球–管平衡。球–管平衡受肾小球滤过分数（滤过分数＝肾小球滤过率/肾血浆流量）的影响。当心力衰竭、肾病综合征或肝硬化腹水等有效循环血量减少而导致肾血流量减少时，由于出球小动脉的收缩比入球小动脉更明显，肾小球滤过率相对增高，因此肾滤过分数增加，此时血浆中的非胶体部分从肾小球毛细血管滤出增多，而通过肾小球后，流入肾小管外周毛细血管的血液其胶体渗透压相对升高；同时，由于血流量减少，流体静压降低。这两种因素使近曲小管重吸收钠水增加，导致钠水潴留。

（2）血流重新分布：正常肾血流约90%分布在皮质肾单位。皮质肾单位约占肾单位总数的85%，髓袢短不进入高渗区，对水钠重吸收能力较弱。而近髓肾单位约占15%，其髓袢长，深入高渗区，重吸收钠水能力强。当某些病理状态下，有效循环血量减少，肾血流下降时，由于皮质血管对儿茶酚胺、血管紧张素Ⅱ敏感性较高而产生明显收缩反应，引起血流重新分布，皮质肾单位血流明显减少，而近髓肾单位血流增多，从而使钠水重吸收增强。

3. 醛固酮和抗利尿激素分泌增多　远曲小管和集合管重吸收钠水功能受激素的调节，醛固酮分泌增加，促进肾远曲小管和集合管对钠的重吸收，进而引起钠水潴留。抗利尿激素（antidiuretic hormone，ADH）的作用是促进肾远曲小管和集合管对水的重吸收，成为钠水潴留的机制之一。

（1）醛固酮分泌增多：常见原因如下。①充血性心力衰竭、肾病综合征、肝硬化腹水等使有效循环血量减少，肾血流量降低，灌流压降低刺激入球动脉牵张感受器及流经致密斑钠量减少，均可使球旁细胞分泌肾素增加，肾素–血管紧张素–醛固酮系统被激活。②肝硬化时肝灭活醛固酮功能减退，也是血中醛固酮升高的原因之一。

（2）抗利尿激素分泌增加：常见原因如下。①醛固酮分泌增加，促进肾小管对钠重吸收增多，引起血浆渗透压升高，刺激下丘脑渗透压感受器使 ADH 分泌、释放增加。②心力衰竭发生时，有效循环血量减少使左心房和胸腔大血管的容量感受器所受刺激减弱，反射性地引起 ADH 分泌增加。③肾素–血管紧张素–醛固酮系统激活，血管紧张素Ⅱ刺激下丘脑–神经垂体分泌、释放 ADH 增多。

4. 心房利钠尿多肽（atrial natriuretic polypeptide，ANP）分泌减少　心房利钠尿多肽由心房肌细胞分泌、释放，具有扩张血管、促进钠水排出的利尿作用。血容量、血压、血 Na^+ 含量影响 ANP 的分泌和释放。当有效循环血量减少，心房的牵张感受器兴奋性降低，可使 ANP 分泌减少，近曲小管对钠水重吸收增加。

三、常见的全身性水肿的类型与特点

（一）心性水肿

由于心力衰竭而引起的水肿称为心性水肿（cardiac edema）。心性水肿液的分布与心力衰竭发生的部位有关。左心功能衰竭可引起肺水肿，右心功能衰竭引起全身性水肿，通常称为心性水肿。

1. 心性水肿的特点　皮下水肿是心性水肿的典型体征。水肿首先出现在身体下垂部位，站立或坐位时下肢如足、内踝和胫前区水肿较明显，仰卧时背部水肿明显，随之波

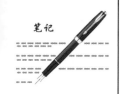

及身体各部，严重时可伴有腹水、胸水等。

2. 发生机制　心性水肿的发生机制与许多因素有关，但主要原因是钠水潴留和静脉回流障碍。

（1）钠水潴留：心力衰竭时，体液总量明显增多主要是钠水潴留的结果。钠水潴留的基本机制：①肾小球滤过率降低。心力衰竭时心泵功能减弱，使心输出量和有效循环血量减少，肾血流量减少，因而肾小球滤过率降低；同时，由交感-肾上腺髓质系统及肾素-血管紧张素系统被激活又可引起肾血管收缩，肾血流量进一步减少，GFR 下降更明显。②肾小管重吸收钠水增多。由于有效循环血量减少，肾血流量降低，肾素-血管紧张素系统激活，醛固酮、ADH 分泌增加，肾内血流重新分布，肾小管滤过分数升高使 ANP 分泌减少等引起肾小管钠水重吸收增加。

（2）静脉回流障碍：心力衰竭时心泵功能减弱使体循环静脉回流障碍，进而静脉压增高造成毛细血管流体静压增高，组织液生成大于回流引起水肿。

（3）血浆胶体渗透压降低：心力衰竭因长期消化道及肝淤血、蛋白质消化、吸收及合成功能降低，使血浆清蛋白减少，加之钠水潴留血浆蛋白稀释，使血浆胶体渗透压降低，促进水肿的发生。

（4）淋巴回流受阻：静脉回流障碍，体循环静脉压升高影响淋巴回流，促进水肿发生（图 16-6）。

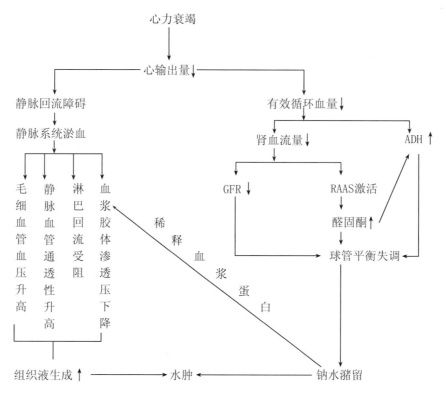

图 16-6　心性水肿发生机制示意图

（二）肝性水肿

肝性水肿是指由肝的原发性疾病而导致的体液异常积聚。

1. 临床特点　肝性水肿常以腹水为主要表现，皮下水肿不明显，严重者也可发生胸水。患者可由于腹水或胸水过多而影响呼吸运动。

2. 发生机制　慢性肝疾病时主要因肝静脉回流受阻和门静脉高压而引起水肿。

（1）肝静脉回流受阻和门静脉高压：肝硬化时，由于肝小叶结构破坏，使肝内静脉血管扭曲、闭塞，导致肝静脉回流受阻，肝血窦压力增高，使肝淋巴液生成增多超过肝淋巴回流的代偿能力，由肝表面或肝门漏入腹腔形成腹水。肝静脉回流受阻，门静脉高压引起肠淋巴液生成增多，超过淋巴代偿回流能力，导致肠壁水肿并漏入腹腔参与腹水形成。

（2）血浆蛋白降低：门静脉淤血，使胃肠道对蛋白质的消化吸收功能降低；肝功能障碍时，肝合成白蛋白减少，导致血浆蛋白降低，血浆胶体渗透压下降，促进腹水及其他部位水肿形成。

（3）钠水潴留：由于上述原因引起的大量腹水形成，血容量减少，有效循环血量减少，激活肾素-血管紧张素-醛固酮系统，使醛固酮和 ADH 分泌增加，加之肝严重受损，对醛固酮和 ADH 灭活功能减弱，使肾小管重吸收钠水增多而引起钠水潴留，加重水肿（图 16-7）。

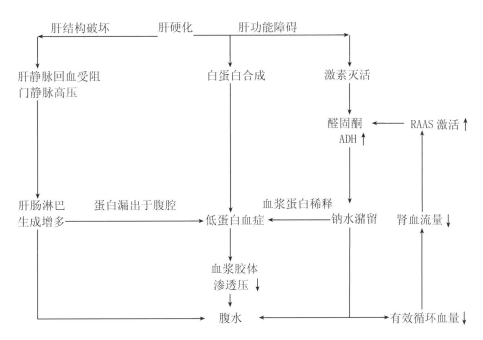

图 16-7　肝硬化腹水形成机制

（三）肾性水肿

肾性水肿是指因肾原发疾病引起的全身性水肿，它是肾疾病的重要体征。

1. 原因和临床特点　肾性水肿多见于急性肾小球肾炎、肾病综合征，也可见于慢性肾炎。肾性水肿初起时，常在晨起时出现眼睑或面部水肿，以后才扩展至全身，严重时也可出现腹水，肾性水肿这种表现特征是因为水肿之初没有体循环静脉压及外周毛细血管流体静压升高的因素存在，所以大量液体滞留后，首先分布于组织间液压力较低之处，尤其是皮下组织疏松的部位。

2. 发生机制　肾性水肿因引起原因的不同，发生机制也有区别，可分为肾炎性水肿和肾病性水肿。

（1）肾炎性水肿：急性肾小球肾炎时双侧肾呈弥漫性病变，肾小球毛细血管内皮细胞及系膜细胞肿胀、增生，加上炎性渗出物聚积挤压，使肾小球毛细血管及肾球囊狭窄，

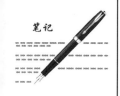

护理病理学

导致肾小球血流量及有效滤过压降低，滤过膜通透性降低，滤过面积明显减少，肾小球滤过率因此显著降低，但肾小管对钠水重吸收并没有相应减少，引起球-管平衡失调，导致钠水潴留。

慢性肾小球肾炎晚期大量肾小球纤维化使肾小球滤过面积极度减少，导致钠水潴留，引起水肿。此外，长期蛋白尿引起低蛋白血症也可以促进水肿发展。

（2）肾病性水肿：肾病性水肿发生的主导环节是低蛋白血症引起血浆胶体渗透压降低。①低蛋白血症：肾病综合征时，肾小球毛细血管基底膜通透性升高，滤出的大量血浆蛋白随尿排出，引起低蛋白血症，血浆胶体渗透压降低，组织液生成大于回流，导致全身性水肿。②钠水潴留：由于大量液体由血管转向组织间隙，使有效循环血流量少，一方面肾血流量减少，导致肾小球滤过率降低，同时又激活肾素-血管紧张素-醛固酮系统，使醛固酮分泌增多。另一方面刺激容量感受器，引起 ADH 分泌增多，使肾小管重吸收钠水增加，这些因素引起钠水潴留。钠水潴留又稀释血浆蛋白，加重低蛋白血症，又成为水肿形成的原因（图 16-8）。

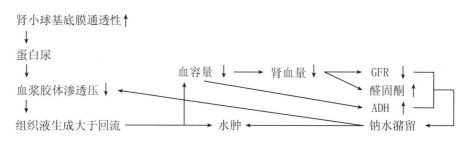

图 16-8　肾病性水肿的发生机制示意图

四、重要器官的水肿

（一）脑水肿

脑细胞、脑间质及脑室内液体含量增多引起脑容积增大和重量增加，称为脑水肿（cerebral edema）。

1. 临床特征　脑水肿对机体的影响取决于水肿发生的速度和程度。轻者无明显临床表现，随着脑水肿逐渐加重，可出现颅内压增高而引起患者出现剧烈头痛、头晕、恶心、呕吐、血压升高、心动过缓、视盘水肿及烦躁不安等症状；当水肿进一步加重时，可出现抽搐、昏迷及脑疝，患者可因延髓生命中枢受压，导致呼吸、循环衰竭而死亡。

2. 原因和发病机制　脑水肿按发病机制分为 3 种类型。

（1）血管源性脑水肿：是脑水肿最常见的一类。此型多见于脑外伤、脑出血、脑梗死、脑脓肿、化脓性脑膜炎、脑肿瘤等。引起脑水肿的主要机制是：在炎症介质及自由基的作用下，脑内毛细血管壁的通透性增高，含蛋白质的液体进入细胞间隙增多，尤其是白质的细胞间隙。此类脑水肿主要发生于白质，灰质无明显变化，可有胶质细胞肿胀。

（2）细胞毒性脑水肿：见于心搏骤停或窒息等引起的急性脑缺氧；尿毒症、糖尿病引起内源性中毒；水中毒。其水肿发生的机制：①由于脑急性缺血、缺氧或某些毒物作用，使 ATP 生成减少，细胞膜钠泵障碍，导致细胞内钠水潴留，引起细胞水肿。②急性低钠血症时，由于细胞外液渗透压降低，导致水分进入脑细胞内引起脑水肿。此类脑水肿的特点是：由于细胞内水分增多，引起脑细胞、神经胶质细胞、血管内皮细胞肿胀，

314

细胞外液间隙缩小。水肿可发生于灰质，也可以发生于白质。

（3）间质性脑水肿：见于肿瘤或炎症阻塞大脑导水管或脑室管，引起脑脊液循环障碍，过多的脑脊液聚积在脑室，使脑室内压升高，管膜通透性增高，脑脊液进入脑室周围白质，引起间质性脑水肿。这类水肿液来自脑脊液，水肿主要发生在脑积水的脑室周围白质区。

（二）肺水肿

过多的液体在肺间质或肺泡内聚积，称为肺水肿（pulmonary edema）。通常水肿液首先在间质积聚，称为间质性肺水肿。病变进一步发展，水肿液进入肺泡腔，称为肺泡水肿。正常肺具有抗水肿的特点，是由于肺泡毛细血管的平均血压为 0.93 kPa，不足体循环毛细血管血压的 1/2，而肺循环血浆胶体渗透压仍为 3.33 kPa，使正常肺间质液体的回吸收明显大于滤出，既保证了肺泡相对"干燥"和正常功能，又对防止肺水肿的发生有重要意义。

1. 临床特点　由于过多的液体在肺间质或肺泡积聚，肺泡的有效容量降低，肺顺应性下降；肺间质水肿气体弥散距离加大，影响气体交换，导致动脉血氧分压下降，肺小动脉收缩，可引起肺动脉高压继发右心衰竭。急性肺水肿发生时，患者表现为进行性呼吸困难、端坐呼吸、发绀、咳嗽，并咳出白色或粉红色泡沫样痰，听诊可闻及两肺大量湿啰音。

2. 发生机制　很多疾病可引起肺水肿，不同疾病肺水肿的发生机制也不尽相同。概括如下。

（1）肺泡毛细血管通透性增高：肺炎、吸入毒气及氧中毒、休克、DIC 时，直接损伤肺泡上皮及肺泡毛细血管内皮，并继发组胺、缓激肽、前列腺素及溶酶体酶作用，使肺泡毛细血管通透性增高，引起液体滤过增多，发生肺水肿。

（2）肺泡毛细血管血压增高：凡能引起肺静脉回流受阻的因素都可导致肺静脉及肺泡毛细血管血压升高。组织液生成增多，超过淋巴代偿回流能力，即可引起肺水肿。常见于：①左心衰竭，由于左心衰竭，收缩末期左心室残余血量增多，舒张期肺静脉回流障碍，引起肺静脉及肺泡毛细血管血压升高。②休克时，局部产生的组胺、激肽等引起肺静脉收缩，也是引起肺泡毛血管血压升高的原因。

（3）血浆胶体渗透压降低：血浆胶体渗透压降低时，当肺毛细血管血压稍升高，肺水肿即可以发生。在血浆蛋白减少时，虽然无左心衰竭，但只给予中度的液体负荷，就可以引起肺水肿。

（4）肺淋巴回流受阻：当硅肺或肿瘤阻塞或压迫肺淋巴管时，可引起肺淋巴回流受阻，发生肺水肿。

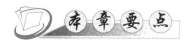

本 章 要 点

1. 脱水的概念及类型　脱水是指各种原因引起的体液容量减少。按细胞外液渗透压的变化分为高渗性脱水、低渗性脱水、等渗性脱水。

（1）高渗性脱水：失水大于失钠，血钠浓度大于 150 mmol/L，血浆渗透压大于 310 mmol/L。①原因：水摄入不足；失水过多。②对机体的影响：对机体影响的基本环节是血钠含量及细胞外液渗透压升高。患者表现为尿液的变化、细胞脱水、口渴、脱水热、中枢神经系统功能紊乱等。③防治原则：防治原发病，合理补液，以补水为主，还应补

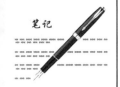

一定量的钠。

（2）低渗性脱水：失钠大于失水，血钠浓度小于 130 mmol/L，血浆渗透压小于 280 mmol/L。①原因：低渗性脱水的发生主要与治疗不当有关，即大量体液丢失，只补水而未补电解质。②对机体的影响：脱水发生时，细胞外液渗透压降低是机体变化的基本环节。患者表现为因细胞外液明显减少而易出现的外周循环衰竭及组织脱水征、尿液的变化、脑水肿。③防治原则：积极治疗原发病，纠正不适当的补液种类。原则上补给等渗盐水，抗休克治疗。

（3）等渗性脱水：水钠按正常血浆中的含量等比例丢失，血钠浓度在 130～150 mmol/L，血浆渗透压在 280～310 mmol/L，是最常见的不稳定脱水类型。①原因：任何等渗性体液大量丢失在短期内均可引起等渗性脱水。最常见的是各种原因引起的消化液丢失。②机体的变化：细胞外液量减少，而细胞内液量变化不大。可因治疗不及时转变为高渗性脱水，也可因治疗不当转变为低渗性脱水。③防治原则：首先防治原发病，补液以补等渗溶液为主。

2. 水中毒　是指肾排水功能降低、摄水过多引起大量低渗性体液在体内潴留，导致细胞内外液量增多，重要器官功能严重障碍。①原因：ADH 分泌过多；肾排水功能不足，且过多增加入水量；低渗脱水晚期只输入大量的水。②对机体的影响：细胞内外液量增多，渗透压降低；细胞水肿、脑细胞水肿对机体危害较大，可发生脑疝引起呼吸、心脏搏动骤停。③防治原则：防治原发病；暂停给水；给予脱水利尿剂促进体内水分排出，消除脑水肿。

3. 低钾血症　血清钾浓度低于 3.5 mmol/L。

（1）原因：①钾摄入不足。食物含钾丰富，只要正常进食，一般不会引起缺钾。②钾丢失过多。这是最主要的原因，经肠胃失钾是小儿失钾最重要的原因，经肾失钾是成年人失钾最重要的原因；经皮肤失钾。③钾分布异常：细胞外钾向细胞内转移可致低钾血症，但体内总钾量不减少，如碱中毒、大量应用胰岛素、家族性周期麻痹等。

（2）对机体的影响：主要取决于血清钾降低的程度和速度，更重要的是降低的速度。①对神经肌肉的影响：细胞处于超极化阻滞状态，使神经肌肉兴奋性降低。②对心血管系统的影响：对心肌电生理特性的影响表现为心肌兴奋性增高，心肌自律性增高，心肌传导性降低，心肌收缩性增强；心电图的变化表现为 T 波低平增宽，出现 U 波，Q-T 间期延长、S-T 段压低，QRS 综合征波群增宽；血管紧张性下降，外周循环阻力降低，易引起低血压。③其他：中枢神经系统兴奋性降低、肾浓缩功能和结构发生变化，代谢性碱中毒及反常性酸性尿。

（3）治疗原则：①防治原发病和尽早恢复正常饮食。②补钾治疗口服最好，静脉补钾原则是见尿补钾，补钾要低浓度、慢速度，防止形成高钾血症。

4. 高钾血症　血清钾浓度高于 5.5 mmol/L。

（1）原因：①肾排钾减少，是引起高钾血症的主要原因。②钾摄入过多。③细胞内钾释放。

（2）对机体的影响：①对神经肌肉的影响，轻度的高钾血症使神经肌肉兴奋性增高。严重时细胞处于去极化阻滞，使神经肌肉兴奋性降低。②对心脏的影响，心肌兴奋性先升高后降低、自律性降低、传导性降低和收缩性降低。心电图表现为 T 波狭窄高耸。③对酸性平衡的影响，引起代谢性酸中毒和反常性碱性尿。

（3）治疗原则：①防治原发病。②降低血钾，减少钾摄入，使用离子交换树脂、导泻、血液或腹膜透析。③使用 K^+ 拮抗剂。

5. 水肿　过多的体液在组织间隙或体腔内积聚称为水肿。体液积聚在体腔内称为积液。

（1）发生机制。

1）血管内外液体交换平衡失调－组织液生成大于回流：原因如下。①毛细血管流体静压升高。②血浆胶体渗透压降低。③微血管通透性增高。④淋巴回流受阻。

2）体内外液体交换平衡失调－钠水潴留：肾小球滤过率降低和肾小管重吸收功能增强导致球－管平衡失调引起钠水潴留。

肾小球滤过率降低，常见的原因有：a. 广泛的肾小球病变引起肾小球滤过面积减少和通透性降低；b. 充血性心力衰竭、肝硬化腹水、肾病综合征等使有效循环血液减少，肾血流量降低，使肾小球滤过率降低。

肾小管、集合管重吸收钠水增多：a. 肾小球滤过分数增加，流入肾小球周围毛细血管的血液其胶体渗透压相对升高，而流体静压降低，使近曲小管重吸收钠水增多。b. 血流重新分布，使近髓肾单位血流量增加从而使钠、水重吸收增强。c. 醛固酮和抗利尿激素分泌增多，使远曲小管和集合管对钠水重吸收增加。d. 心房利钠尿多肽分泌减少，近曲小管对钠水重吸收增多。

（2）常见全身性水肿的类型及特点。

1）心性水肿：其特点是水肿首先出现在身体下垂部位。心性水肿的发生机制主要是：①钠水潴留。②静脉回流障碍引起毛细血管流体静压增高，组织液生成大于回流引起的水肿。其次血浆胶体渗透压降低和淋巴回流受阻也参与水肿形成。

2）肝性水肿：其特点是常以腹水为主要表现，皮下水肿不明显。其发生机制是：①肝静脉回流受阻与门静脉高压。②血浆蛋白含量降低。③钠水潴留。

3）肾性水肿：肾性水肿初起时，患者常在晨起出现眼睑或面部水肿。其发生机制因引起水肿的原因不同而有区别。

肾炎性水肿：①急性肾炎时，弥漫性肾小球增生性病变使肾小球血流量减少，滤过膜通透性降低，滤过面积减少，肾小球滤过率降低。②慢性肾炎晚期大量肾单位被破坏，使肾小球滤过面积极度减少，原尿滤出降低及长期蛋白尿引起低蛋白血症，促进水肿的发展。

肾病性水肿：①低蛋白血症。②钠水潴留。

（3）重要器官的水肿。

1）脑水肿：脑细胞、脑间质及脑室内液体含量增多，引起脑容积增大和重量增加，称为脑水肿。脑水肿加重可出现颅内压升高，患者表现为剧烈头痛、头晕、恶心、呕吐、血压升高、心动过缓、视盘水肿，甚至抽搐、昏迷及脑疝。脑水肿按其发病机制分为3种类型：①血管源性脑水肿，是最常见的。由各种原因使脑内毛细血管壁的通透性增高引起的脑水肿。此类脑水肿主要发生于白质，灰质无明显变化。②细胞毒性脑水肿，其形成机制是ATP生成减少，细胞膜钠泵功能障碍和细胞外液渗透压降低，使脑细胞内钠水增多。水肿可发生于灰质，也可以发生于白质。③间质性脑水肿，主要由脑导水管或脑室管阻塞引起脑脊液循环障碍。临床表现为脑室积水和相应脑室周围的间质水肿。

2）肺水肿：过多的液体在肺间质与肺泡内聚积，称为肺水肿。急性肺水肿表现为进行性呼吸困难、端坐呼吸、发绀、咳嗽，并咳出白色或粉红色泡沫样痰。听诊可闻及两肺大量的湿啰音。

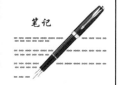
肺水肿的发生机制有：①肺泡毛细血管通透性增高。②肺泡毛细血管血压增高。③血浆胶体渗透压降低。④肺淋巴回流受阻。

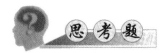
思考题

1. 何谓高渗性脱水、低渗性脱水、等渗性脱水、低钾血症、高钾血症、水肿、积水？
2. 低渗性脱水患者为什么容易出现休克倾向？
3. 低钾血症对机体主要有哪些影响？
4. 心性水肿是如何发生的？
5. 对于有水、电解质紊乱的患者，应如何做好护理？

（李宜培）

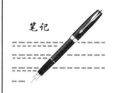

第十七章 酸碱平衡紊乱

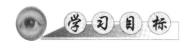

> 1. 掌握酸碱平衡紊乱的概念，掌握酸碱平衡的调节、反映酸碱平衡的常用指标及其意义，掌握单纯型酸碱平衡紊乱的病因、代偿调节及对机体的主要影响。
> 2. 能够运用酸碱平衡紊乱常用指标的变化分析临床酸碱紊乱的类型，初步具备对单纯性酸碱平衡紊乱患者进行行为指导和有效护理的能力。
> 3. 学会帮助患者正确认识酸碱平衡紊乱，积极开展健康宣教，培养高尚的职业道德和为人类健康服务的奉献精神。

机体内环境中体液酸碱度的相对稳定是组织细胞进行正常生命活动的必要条件之一。体液酸碱度改变最直接影响生命化学的酶促反应、细胞生物电活动、细胞信号转导及细胞结构，从而导致组织器官代谢和功能异常，重则危及生命。

体液的酸碱度取决于其 H^+ 浓度。由于体液内 H^+ 浓度很低，通常以 H^+ 浓度的负对数即 pH 来表示体液的酸碱度。正常人动脉血 pH 维持在 7.35～7.45，即 H^+ 浓度在 35～45 nmol/L 一个很窄的弱碱性范围内变动。尽管机体在代谢过程中不断产生酸性或碱性物质，也经常摄取一些酸性或碱性食物和药物，但是依靠体液的缓冲系统及肺、肾的调节功能，使动脉血 pH 仍然稳定在正常范围内。机体经过调节，维持体液酸碱度的相对稳定性称为酸碱平衡（acid-base balance）。

机体虽然对酸碱负荷具有较强的缓冲能力和调节能力，若体内酸性或碱性物质来源过多或丢失过多，超过机体的调节能力，或肺、肾功能严重障碍，则导致体液环境酸碱度稳定性破坏，形成酸碱紊乱（acid-base disturbance）。

第一节 酸碱平衡的概述

一、酸与碱的概念

目前医学上所用的酸与碱的概念源自化学的质子理论：在一个化学反应中，能释放出 H^+ 的化学物质称为酸，能接受 H^+ 的化学物质称为碱。依照释放 H^+ 能力高低，分为强酸和弱酸，如 HCl、H_2SO_4、H_3PO_4、CH_3COOH；依照接受 H^+ 能力的高低，也有强碱和弱碱之分，如 OH^-、SO_4^{2-}、NH_3、$H_2PO_4^-$、PO_4^{3-}、CH_3COO^- 和 HCO_3^- 等。蛋白质（Pr^-）在体液中可与 H^+ 结合形成蛋白酸 HPr，而且结合较牢固，所以 Pr^- 也是一种较强的碱。

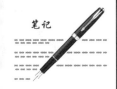

二、体内酸碱物质的来源

体液的酸性或碱性物质主要是组织细胞在物质代谢过程中产生的，在普通膳食条件下，酸性物质产生量远远多于碱性物质。

（一）酸性物质的来源

体内酸性物质来源甚多，依据其特性主要分为以下两种。

1. 挥发酸　机体在代谢过程中产生最多的酸性物质是 H_2CO_3。糖、脂肪和蛋白质在体内分解氧化为水和 CO_2，静息状态下成人每天生成 300～400 L 的 CO_2。机体代谢速率增强，CO_2 产量明显增多。CO_2 与水结合，特别是在碳酸酐酶（carbonic anhydrase，CA）催化下迅速生成 H_2CO_3。如果产生的 CO_2 全部生成 H_2CO_3，则每日约产生 15 mol H^+。

$$CO_2 + H_2O \xrightleftharpoons{CA} H_2CO_3 \rightleftharpoons H^+ + HCO_3^-$$

H_2CO_3 可以解离成气体 CO_2，从肺排至体外，由此而称为挥发酸（volatile acid）。通常把肺对 H_2CO_3（CO_2）排出量的调节，称为酸碱平衡的呼吸性调节。

2. 固定酸　不能由肺呼出而经肾从尿中排出的酸，称为固定酸（fixed acid），或称非挥发性酸。正常成人每天由固定酸释出的 H^+ 为 50～100 mmol。

体内固定酸是在分解和代谢过程中产生的。三大营养物质（蛋白质、脂肪、糖）及嘌呤类化合物氧化代谢过程中分别产生酸性物质，如磷酸、硫酸、β-羟丁酸、乙酰乙酸、乳酸、尿酸等。固定酸的另一来源为饮食或药物摄取，如大量服用含氨基酸的营养液或 NH_4Cl、水杨酸等药物。

（二）碱性物质的来源

一般膳食时机体酸的生成大于碱，为维持酸碱平衡，机体一方面要不断地排出酸，另一方面体内必须不断地生成碱，肾小管上皮细胞可将 H_2CO_3 解离生成的 H^+ 分泌入尿液，剩下 HCO_3^- 与重吸收的 Na^+ 或 K^+ 一起重返血液，使血液中 $NaHCO_3$ 增强，这是体内碱性物质的主要来源。血中碳酸氢盐在中和酸的过程中不断被消耗，由此而得到补充。

在体内物质代谢过程中也可产生碱性物质，如氨基酸脱氨基所产生的 NH_3，但经过肝的鸟氨酸循环合成尿素，血中氨含量甚微，对体液酸碱度影响不大。

摄入机体的蔬菜、水果含有机酸盐（如柠檬酸盐、苹果酸盐、草酸盐等），在代谢过程中，与细胞内 H^+ 结合生成有机酸，后者经三羧酸循环氧化生成碱性盐。例如：

$$\underset{\text{苹果酸钠}}{COONa-CHOH-CH_2-COOH} \xrightarrow[3O_2]{\text{生物氧化}} 3CO_2 + 2H_2O + \underset{\text{碱性盐}}{NaHCO_3}$$

另外，服用一些碱性药物（如 $NaHCO_3$ 等），是构成体内碱性物质的另一重要来源。

三、酸碱平衡的调节机制

机体在正常状态下所产生的酸性物质远多于碱性物质，或因饮食食谱改变而产生相反的结果。显然要维持体液的正常酸碱度，机体必须通过中和或排出体内多余的酸或碱。机体主要是通过体液缓冲系统、肺和肾对酸碱平衡进行调节的。

（一）血液缓冲系统的调节作用

血液缓冲系统承担细胞外液的缓冲，在细胞外液缓冲中起主要作用。体液的缓冲作用是指通过弱酸及其共轭碱构成的缓冲对来维持体液 H^+ 浓度稳定的一种特性。血液中有许多缓冲对，其缓冲能力各不相同，血液缓冲系统分为两类。

血浆缓冲系统：$\dfrac{NaHCO_3}{H_2CO_3}$、$\dfrac{Na_2HPO_4}{NaH_2PO_4}$、$\dfrac{NaPr}{HPr}$（Pr 血浆蛋白）。

红细胞缓冲系统：$\dfrac{KHCO_3}{H_2CO_3}$、$\dfrac{K_2HPO_4}{KH_2PO_4}$、$\dfrac{KHb}{HHb}$、$\dfrac{KHbO_2}{HHbO_2}$。

在血浆和红细胞中，分别以 $NaHCO_3/H_2CO_3$ 和血红蛋白缓冲对为主，特别是 $NaHCO_3/H_2CO_3$ 有最强的缓冲能力。

1. 血浆碳酸氢盐缓冲对的作用　关于碳酸与碳酸氢盐的比例和细胞外液 pH 之间的关系，20 世纪初由两位学者归纳成 Henderson-Hasselbalch 方程式：

$$pH = pKa + lg\frac{\left[HCO_3^-\right]}{\left[H_2CO_3\right]} = pKa + lg\frac{\left[HCO_3^-\right]}{\left[\alpha \times PaCO_2\right]}$$

其中，pKa 为碳酸的电解离常数的负对数，38 ℃时为 6.1。HCO_3^-/H_2CO_3 缓冲系统由血浆内含有的 $NaHCO_3$ 和 H_2CO_3 以一定的浓度比例组成。血浆 $NaHCO_3$ 主要由肾调节，正常值平均为 24 mmol/L。血浆内 H_2CO_3 的浓度由物理性溶解的 CO_2 与 H_2O 生成的 H_2CO_3 的量所决定，为二氧化碳分压（$PaCO_2$）与其溶解系数（α）之积。$PaCO_2$ 的正常值平均为 40 mmHg，故 $\left[H_2CO_3\right] = 400.03 = 1.2$ mmol。代入上式为：

$$pH = 6.1 + lg\frac{24}{1.2} = 6.1 + lg20 = 6.1 + 1.3 = 7.4$$

由此可见，由于 pKa 恒定，血浆 $pH \propto \dfrac{\left[NaHCO_3\right]}{\left[H_2CO_3\right]}$，$\left[NaHCO_3\right]$ 和 $\left[H_2CO_3\right]$ 之间任一因素改变而另一因素不变将会使 pH 改变，若两项因素相继发生同方向改变（一同增加或减少），并使 $\left[NaHCO_3\right]/\left[H_2CO_3\right]$ 仍能维持 20：1，则 pH 仍在正常范围内。机体在有酸碱负荷冲击时，$NaHCO_3$（或 H_2CO_3）浓度原发性改变，通过调节只要能维持 $\left[NaHCO_3\right]/\left[H_2CO_3\right]$ 比值为 20：1 时，体液的 H^+ 浓度仍在正常范围内。这对维持机体的正常生命活动是有重要意义的。

碳酸氢盐缓冲对在体液缓冲系统最为重要，其原因：①$NaHCO_3$ 含量最多，缓冲能力强。②H_2CO_3 有丰富的来源来抵抗碱负荷增大。③为开放体系，$NaHCO_3$ 和 H_2CO_3 分别由肾和肺调节，多则排出，少则保留。

2. 血红蛋白缓冲对的作用　红细胞中血红蛋白的主要功能除运输 O_2 至组织细胞，还运输 CO_2 至肺并参与酸碱平衡的调节。在红细胞的参与下，血液运输 CO_2 的能力比直接溶解的 CO_2 多 18 倍。正常情况下，脱氧血红蛋白以 HHb 和 KHb 两种形式存在，而氧合血红蛋白则以 $HHbO_2$ 和 $KHbO_2$ 两种形式存在。$HHbO_2$ 具有弱酸性，HHb 具有弱碱性。

$$HHbO_2 \rightleftharpoons H^+ + HbO_2^- \qquad pK = 6.68$$

$$HHb \rightleftharpoons H^+ + Hb^- \qquad pK = 7.93$$

显然在肺的 $HHbO_2$（酸性强）与组织 HHb（酸性弱）增高性变化，可部分抵消因 CO_2 增多略呈偏酸性或减少略呈偏碱性所带来的酸碱度的改变。

在红细胞内，血红蛋白对 H_2CO_3 的缓冲作用还表现在 $KHbO_2/HHbO_2$ 和 KHb/HHb 缓冲对中两个因素相互转变上。$KHbO_2$ 因失去 O_2 转变为 KHb，后者与 H_2CO_3 作用，生成 HHb 和 $KHCO_3$，$KHCO_3$ 中 HCO_3^- 扩散至血浆。为维持细胞内外电中性，有等量的 Cl^- 从血浆转移至红细胞中去。Cl^- 在血浆和红细胞间的转移称为氯转移（chloride shift）。通

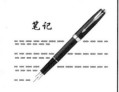

过氯转移增加血浆 $NaHCO_3$ 含量，提高血浆缓冲能力。因此，血红蛋白缓冲对在缓冲挥发性酸（H_2CO_3）方面起重要作用。

3. 血浆蛋白缓冲对　在 pH 为 7.4 时，血浆蛋白为带负电的阴离子（Pr^-），它以蛋白盐（$NaPr$）的形式与蛋白酸（HPr）组成缓冲对。它的作用在其他缓冲对全部动用后才能显示出来，平时缓冲作用不大。

4. 磷酸盐缓冲对　这是由磷酸二氢钠（NaH_2PO_4）和磷酸氢二钠（Na_2HPO_4）构成的，该缓冲对主要在细胞内（构成形式是 K_2HPO_4/KH_2PO_4），在血浆中的缓冲作用较弱。

总之，血液中众多的缓冲对，特别是碳酸氢盐缓冲对虽能有效地调节机体的酸碱平衡，但其作用仅限于将强碱转变为弱碱或将强酸转变为弱酸的化学缓冲作用上。在代偿调节过程中，缓冲对的两个组分会发生相互转化，但欲使其含量相对稳定，继续有效地发挥缓冲作用，还有赖于肺和肾对二组分的后续调节作用。

（二）肺调节作用

肺是通过呼吸运动的频率和幅度，控制 CO_2 的排出量，调节血浆 H_2CO_3 的浓度，来维持血浆 $[NaHCO_3]$ / $[H_2CO_3]$ 的 20∶1 比值关系，参与酸碱平衡调节的。

动脉血二氧化碳分压（$PaCO_2$）升高刺激中枢化学感受器使呼吸频率及幅度增加，肺泡通气增加。反之，呼吸频率及幅度降低，肺泡通气减少。

PaO_2 降低、pH 降低、$PaCO_2$ 升高均可通过外周化学感受器反射性使呼吸中枢兴奋，呼吸加深加快，CO_2 由肺排出增多。反之，$PaCO_2$ 降低，pH 升高时，呼吸变浅变慢，CO_2 排出减少。缺氧对呼吸中枢的直接作用是抑制的，因血液中 H^+ 不易透过血脑屏障，动脉血中 H^+ 浓度增高是通过外周化学感受器作用改变呼吸中枢兴奋性的。

呼吸运动对血液酸碱度进行调节，虽然反应较快，几分钟即可见明显反应，但是这种调节是有限度的：持续深快呼吸，会使呼吸肌疲乏，最终使肺通气量降低；持续浅慢呼吸，可导致机体缺氧，而 PaO_2 降低反射性兴奋呼吸中枢，又使肺通气量增加。

（三）肾调节作用

肾主要通过排出过多的酸或碱来调节血浆中的 $NaHCO_3$ 含量，以维持血浆 pH 在正常范围内。由于在普通饮食条件下，正常人机体以产酸为主，因此肾主要针对固定酸负荷进行调节，主要表现为既要排出每天代谢形成的 50~100 mmol 的 H^+，又要重吸收经肾小球滤出的 HCO_3^-。尿液的 pH 正常值为 6.0，随着体液酸碱平衡的情况，尿 pH 可在 4.4~8.2 变动。

1. H^+ 分泌和 $NaHCO_3$ 重吸收

（1）近曲小管调节作用：人体每天从肾小球滤过的 $NaHCO_3$ 约为 3570 mmol（300 g），排出量仅为 3.6 mmol（0.3 g），是滤过量的 0.1%。滤过的 $NaHCO_3$ 有 80%~90% 在近曲小管重吸收，主要是通过近曲小管上皮细胞进行 H^+-Na^+ 交换来实现的（图 17-1）：肾小球滤液中 $NaHCO_3$ 在近曲小管管腔内解离成 Na^+ 和 HCO_3^-；肾小管上皮细胞内的 CO_2 在细胞内碳酸酐酶（CA）的催化下与 H_2O 结合成为 H_2CO_3，后者在细胞内解离成 H^+ 和 HCO_3^-。H^+ 主动分泌入肾小管管腔与 Na^+ 交换，Na^+ 进入肾小管上皮细胞并与其内的 HCO_3^- 通过载体进入肾间质回到血液循环中。分泌到肾小管腔的 H^+ 与管腔 HCO_3^- 结合成为 H_2CO_3，后者在近曲小管刷状缘 CA 作用下解离成 CO_2 和 H_2O。水可随尿液排出，CO_2 是脂溶性的，透过细胞膜又扩散到肾小管上皮细胞内，与细胞内 H_2O 在 CA 催化下再结合成 H_2CO_3，继而又解离成 H^+ 和 HCO_3^- 参与继续交换。近曲小管 H^+-Na^+ 交换过程中 CA 起着很重要的作用。肾小管上皮细胞内 pH 降低，CA 活性增高，H^+-Na^+ 交换增强，$NaHCO_3$ 重吸收增多。反之，$NaHCO_3$ 重吸收减少。

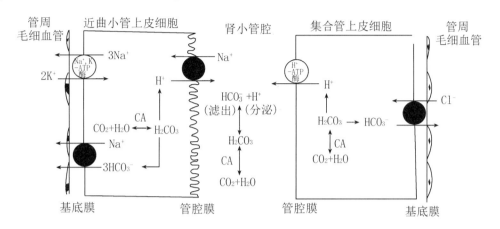

图 17-1　近曲小管与集合管泌 H^+ 和 HCO_3^- 重吸收过程示意图

○-表示主动转运；●-表示继发性主动转动；CA-碳酸酐酶。

（2）远曲小管调节作用：远曲小管能根据机体需要对 Na^+、Cl^- 和 H_2O 等进行调节性重吸收。经近曲小管重吸收后，原尿中余下的 10%~20% $NaHCO_3$ 在远曲小管和集合管通过 H^+-Na^+ 交换和 K^+-Na^+ 交换的方式重吸收。远曲小管借助管腔膜表面 H^+-ATP 酶泵作用主动排泌 H^+。细胞内 CA 活性、血 K^+ 浓度、血 Cl^- 浓度和醛固酮分泌的改变影响远曲小管对 $NaHCO_3$ 的重吸收过程。

皮质和髓质集合管的闰细胞承担远端酸化作用（distal acidification）。闰细胞又称泌 H^+ 细胞，它不能转运 Na^+，属非 Na^+ 依赖性调节，它是借助 H^+-ATP 酶泵向管腔中泌 H^+，同时重吸收等量 HCO_3^-，后者图 17-1 所示，是 Cl^--HCO_3^- 交换的结果。外髓集合管管腔膜也含 CA，在远端肾单位酸化过程中也起重要作用。

2. **肾小管管腔内缓冲盐的酸化**　这里缓冲盐的酸化主要是指磷酸盐（NaH_2PO_4）形成增多，每天以这种形式机体可排出 20~30 mmol 的 H^+ 于尿中。当肾小球滤液中 $NaHCO_3$ 重吸收后，仍不足以维持细胞外液中 $NaHCO_3$ 的浓度，就需要增加尿中可滴定酸及铵的生成，增强 H^+ 的排出和 $NaHCO_3$ 的重吸收。

刚从肾小球滤出的滤液 $[Na_2HPO_4]$ / $[NaH_2PO_4]$ 的比值是 4:1，原尿 pH 是 7.4，均与血浆相同，形成终尿时，$[Na_2HPO_4]$ / $[NaH_2PO_4]$ 的比值最大可达 1:99，此时尿液 pH 降至 4.8 左右。这是因为原尿流经远端肾单位时，不断接受肾小管上皮细胞排泌的 H^+，原尿中的碱性 HPO_4^{2-} 变为酸性 $H_2PO_4^-$（图 17-2）。但是，通过磷酸盐缓冲对增加酸分泌的作用是有限的，尿液 pH 一旦低于 5.0，实际上尿液中绝大部分磷酸盐都已转变为 $H_2PO_4^-$，缓冲作用就达到极限了。

3. **铵盐的生成和排出**　在正常情况下，NH_4^+ 的排泄速率为 20~40 mmol/d。当尿液 pH 稍有降低时，肾小管上皮细胞则以分泌 NH_3 来阻止尿液 pH 继续下降，所以 NH_4^+ 的生成和排出是 pH 依赖性的。机体酸中毒越重，尿排 NH_4^+ 量就越多，具有很强的代偿作用，排 NH_4^+ 可增加 10 倍以上。在肾小管上皮细胞 H^+ 浓度增加时，谷氨酸和 NH_3 基本反应过

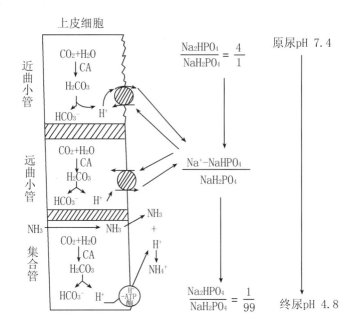

图 17-2　肾小管管腔内尿液及缓冲盐酸化模式图

程为：谷氨酰胺→NH₃，而谷氨酸→NH_3+α-酮戊二酸，后者进一步代谢生成 HCO_3^-，并通过基底膜 Na^+-HCO_3^- 逆向转运进血液循环。NH_4^+ 是通过 Na^+-H^+ 载体以 NH_4^+-Na^+ 交换形式排入管腔，并非自由扩散。肾小管管腔内 75% 的 NH_4^+ 在髓质进入铵循环，进入低酸度的肾间质生成 NH_3，这些 NH_3 从间质弥散至髓质集合管腔中，与髓质集合管 H^+-ATP酶泵分泌的 H^+ 结合成 NH_4^+。NH_4^+ 带正电荷，水溶性，不易通过基底膜返回肾小管上皮细胞而从尿中排出（图 17-3）。管腔中 NH_4^+ 不断形成维持了管腔内外的 H^+ 浓度梯度，促使 H^+ 持续分泌，避免了 H^+ 浓度持续过度升高对肾小管的损伤。

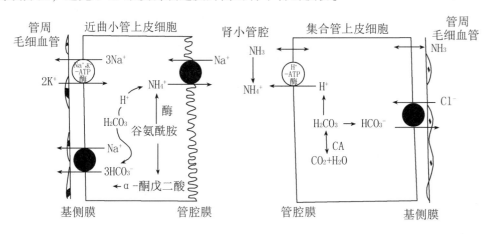

图 17-3　尿铵形成示意图

（四）组织细胞的调节作用

机体大量组织细胞也是酸碱平衡的缓冲池，承担了对酸碱的部分调节作用。细胞的缓冲作用主要是通过离子交换进行的，以红细胞、肌细胞和骨组织发挥的作用最大。当血浆 pH 降低时，细胞外 H^+ 向细胞内移动，使细胞外 H^+ 降低；当 pH 升高时，细胞内 H^+ 向细胞外移动，使细胞外 H^+ 升高；为维持电荷平衡，与 H^+ 转移的同时伴有 K^+ 的逆向移动，称为细胞内外离子交换（ion exchange）。慢性酸中毒时，骨盐溶解也可发挥缓冲作

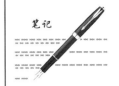

用；当 CO_2 浓度升高或降低时，由于红细胞内 HCO_3^- 浓度改变，也可发生细胞内外 $Cl^- - HCO_3^-$ 交换，以维持血浆中 $[NaHCO_3] / [H_2CO_3]$ 比值的平衡，即稳定了细胞外液的 H^+ 浓度。这对保证重要的生命器官向血液排 H^+ 有着重要的生理意义。从缓冲效果来看细胞缓冲是以改变多数组织细胞内 H^+ 浓度和细胞内外离子分布为代价的，会对机体产生不利的影响，可认为这既是细胞对酸碱失衡的调节，又是酸碱失衡的结果。

机体主要通过上述 4 个方面的调节（图 17-4），保证了机体在生理或轻度的病理状态下体液酸碱度的正常。但是，这种调节是有限度的，当机体的酸碱变化超过了机体调节的能力，或机体调节机制的某一方面出现了障碍，机体就处于酸碱失衡状态了。

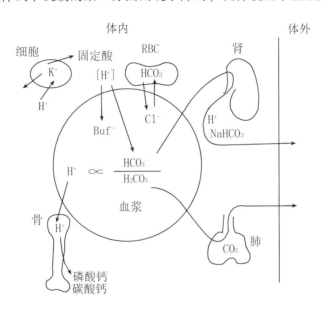

图 17-4 机体对体液 pH（H^+ 浓度）调节示意图

→表示离子交换，Buf^- 表示非碳酸氢盐缓冲碱，调节的中心是维持体液 H^+ 浓度的稳定。

第二节 判断酸碱失衡的常用指标

目前有不少指标用于判定机体酸碱失衡的种类和程度，这些指标基本是围绕碳酸氢盐缓冲对二组分展开的。即一些指标主要反映 HCO_3^- 的改变，另一些指标主要反映 H_2CO_3 的改变，还有一些指标既受 H_2CO_3，又受 HCO_3^- 改变的影响。

一、pH 和 H^+ 浓度

pH 是 H^+ 浓度的负对数，即 $-\lg[H^+]$，正常人动脉血 pH 为 7.35～7.45。若 pH<7.35 就是酸中毒，pH>7.45 就是碱中毒，pH 可直接判定酸碱紊乱的方向和程度。人体生命所能耐受 pH 的范围是极狭小的，pH<6.8 或 pH>7.8 即会导致死亡（图 17-5）。显然若仅从 $[H^+]$ 上看有 10 倍的变化范围空间（pH 6.8～7.8，$[H^+]$ 16～160 mmol/L），使人的生命承受着一定量的 $[H^+]$ 负荷波动。酸中毒时，pH 7.35→6.8，$[H^+]$ 45 mmol/L→160 mmol/L；碱中毒时，pH 7.45→7.80，$[H^+]$ 35 mmol/L→16 mmol/L，从中可发现机体耐受酸中毒的能力强于耐受碱中毒的能力。

由于血浆 pH 是受碳酸氢盐缓冲对控制，当 $[H_2CO_3]$ 增高或 $[HCO_3^-]$ 降低，使碳酸氢盐缓冲对比值<20∶1 时，pH 降低；当 $[H_2CO_3]$ 降低或 $[HCO_3^-]$ 增高，使碳酸氢盐缓冲对比值>20∶1 时，pH 增高，所以单纯以 pH 改变将无法判定是呼吸性因素还是代谢性因素改变所致；当 pH 在 7.35~7.45 时，无法确定是真正的正常，还是代偿性酸碱紊乱（$[HCO_3^-]$ 及 $[H_2CO_3]$ 绝对值已有改变，经机体调节其比值仍维持在 20∶1），或是体内混合型酸碱紊乱酸碱中和反应相抵消，因此 pH 在判定机体酸碱紊乱上有明显的局限性。

pH	6.8	7.35	7.45	7.8
死亡	酸中毒	正常	碱中毒	死亡

图 17-5　人体所能耐受的酸碱平衡紊乱范围示意图

二、二氧化碳分压

二氧化碳分压（partial pressure of CO_2，$PaCO_2$）是指物理溶解在血浆中的 CO_2 分子所产生的张力。正常人动脉血二氧化碳分压（$PaCO_2$）变动在 33~46 mmHg（4.39~6.25 kPa），平均值为 40 mmHg（5.30 kPa）。血浆 H_2CO_3 浓度与 $PaCO_2$ 呈正相关，$[H_2CO_3]$ $=\alpha PaCO_2$，$PaCO_2$ 的变动直接反映着血浆呼吸性因素作用的高低。机体产生的 CO_2 由肺排出，肺通气状态直接决定着 $PaCO_2$ 的大小。当通气不足时，CO_2 在机体内潴留，$PaCO_2$ 增高，可见于呼吸性酸中毒或代谢性碱中毒后代偿反应；当通气过度时，CO_2 排出过多，$PaCO_2$ 降低，可见于呼吸性碱中毒或代谢性酸中毒后代偿反应。

三、缓冲碱

缓冲碱（buffer base，BB）是指血液中具有缓冲作用的碱性物质的总和，包括 HCO_3^-、$Hb-$、Pr^-、HPO_4^{2-} 等。通常以氧饱和全血测定，正常值为 45~55 mmol/L。BB 是反映代谢的指标，不受呼吸性因素影响。例如，当 CO_2 潴留时，CO_2 进入红细胞并进行以下反应。

$$CO_2 + H_2O \rightarrow H_2CO_3 \rightarrow H^+ + HCO_3^-$$
$$\downarrow$$
$$KHb \rightarrow HHb + K^+$$

从反应式中可以看出，CO_2 生成 H_2CO_3，虽然消耗 KHb，使其血红蛋白缓冲碱减少，但血液中增加等量的 HCO_3^-，因此血液 BB 总量未变。BB<45 mmol/L 为代谢性酸中毒或呼吸性碱中毒后代偿反应所致；BB>55 mmol/L 为代谢性碱中毒或呼吸性酸中毒后代偿反应所致。

四、剩余碱

剩余碱（base excess，BE）是指在标准条件下，即在血液温度为 38 ℃、$PaCO_2$ 为 40 mmHg（5.32 kPa）、Hb150 g/L 并完全氧合条件下，将 1 L 全血滴定至 pH=7.40 时所用酸或碱的量（图 17-6）。

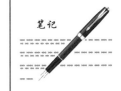

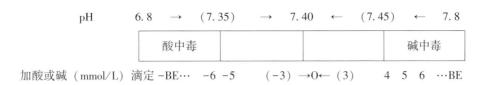

图 17-6 体液酸碱滴定与酸碱紊乱关系示意图

正常人动脉血 pH 为 7.35~7.45，BE 正常值为（0±3）mmol/L。对测试血样如用酸滴定，大于 3 mmol/L，说明血样碱过剩，此时用正值（BE）表示，见于代谢性碱中毒或呼吸性酸中毒后代偿反应；如用碱滴定，小于 -3 mmol/L，说明血样碱欠缺，此时用负值（-BE）表示，见于代谢性酸中毒或呼吸性碱中毒后代偿反应。

五、标准碳酸氢盐和实际碳酸氢盐

标准碳酸氢盐（standard bicarbonate，SB）是指在标准条件下（血液温度为 38 ℃，Hb 氧饱和度 100%，$PaCO_2$ 5.32 kPa）所测血浆中 HCO_3^- 含量。因排除了呼吸因素的影响，所以 SB 为反映代谢性因素的指标，正常值为 22~27 mmol/L，平均值为 24 mmol/L。

实际碳酸氢盐（actual bicarbonate，AB）是指隔绝空气的血液样本，在实际 $PaCO_2$ 和血氧饱和度条件下所测血浆中 HCO_3^- 含量。AB 受呼吸和代谢两方面因素的影响，正常人 AB 与 SB 相等。AB 与 SB 不相等时反映出呼吸因素对酸碱平衡的影响。AB>SB 表明有 CO_2 潴留，是呼吸性酸中毒或代偿后的代谢性碱中毒；AB<SB 表明有 CO_2 排出过多，是呼吸性碱中毒或代偿后的代谢性酸中毒；AB 与 SB 均小于正常值为代谢性酸中毒；AB 与 SB 均大于正常值为代谢性碱中毒。

六、二氧化碳结合力

二氧化碳结合力（CO_2 combining power，CO_2CP）是指血浆 HCO_3^- 中的 CO_2 含量，即呈化学结合状态的 CO_2 量。传统所称的碱储备就是以 CO_2CP 来表示的，CO_2CP 的正常范围为 23~31 mmol/L。每 1 mmol 的 CO_2CP 相当于 2.2 ml 体积的 CO_2，当用容积表示时，须以 2.2 乘以每升血浆中的 CO_2 物质的量（以 mmol 为单位），正常范围是 50~70 ml/L。CO_2CP 用于反映血浆中 $NaHCO_3$ 的含量，CO_2CP 降低可能是代谢性酸中毒或呼吸性碱中毒所出现的代偿反应，CO_2CP 升高可能是代谢性碱中毒或呼吸性酸中毒所出现的代偿反应，使用该指标须首先确定无影响呼吸性因素的存在，才可判定 CO_2CP 的改变确由 $NaHCO_3$ 变动所致。

七、负离子间隙

负离子间隙（anion gap，AG）是指血浆中未测定负离子量（undetermined anion，UA）与未测定阳离子量（undetermined cation，UC）的差值，即 AG＝UA-UC。推导过程如下。

根据电荷平衡　　　$[Na^+]$ +UC＝ $[Cl^-]$ + $[HCO_3^-]$ +UA

移项得　　　　　　AG＝UA-UC＝ $[Na^+]$ － （$[Cl^-]$ + $[HCO_3^-]$ ）

正常人 AG 实际值＝140-（24+104）＝12 mmol，波动范围为 10~14 mmol/L（图 17-7）。AG 是判断代谢性酸碱紊乱的一项重要指标，尤其是对代谢性酸中毒类型的区分和混合性酸碱紊乱的判断上具有重要意义。

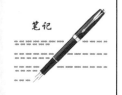
在代谢性酸中毒时，根据AG变化可分为：①AG正常血氯增高型代谢性酸中毒，见于腹泻、肾小管性酸中毒等，体内$NaHCO_3$丢失，血Cl^-代偿性增多，UA未变。②AG增大血氯正常型代谢性酸中毒，见于固定酸（UA）在体内蓄积，如乳酸增多、酮体增多、水杨酸中毒、甲醇中毒及严重肾衰竭等，体内UA增大，血Cl^-浓度正常。

AG是由血浆离子变化推导得出，UA中非固定酸根如清蛋白浓度或UC中K^+、Ca^{2+}、Mg^{2+}浓度增减也会改变AG，这在分析AG时应予以注意。

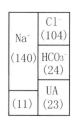

图17-7 正常人AG实际值

第三节 单纯性酸碱平衡紊乱

根据酸碱平衡公式（Henderson-Hasselbalch方程式）$pH \propto \dfrac{[NaHCO_3]}{[H_2CO_3]}$，酸碱平衡紊乱可由代谢性因素或呼吸性因素原发性改变所致，因此体液酸碱平衡紊乱分成4个最基本类型，即代谢性酸中毒、呼吸性酸中毒、代谢性碱中毒、呼吸性碱中毒。

一、代谢性酸中毒

引导案例

患者，男，37岁。因反复腿肿，血压升高10余年，尿少，视物不清1个月入院。临床诊断为慢性肾炎尿毒症。实验室检查结果：pH 7.31，$PaCO_2$ 26 mmHg，AB 11 mmol/L，SB 14 mmol/L，BE −15 mmol/L。

案例思考：

（1）该患者发生了何种酸碱紊乱？

（2）如何对该患者进行处理及护理？

$$pH \begin{cases} <7.35 \to 酸中毒 \begin{cases} 代谢性酸中毒——固定酸\uparrow或碱性物质丢失（HCO_3^-\downarrow） \\ 呼吸性酸中毒——高碳酸血症（PaCO_2\uparrow） \end{cases} \\ >7.45 \to 碱中毒 \begin{cases} 代谢性碱中毒——碱性物质\uparrow或H^+丢失（HCO_3^-\uparrow） \\ 呼吸性碱中毒——低碳酸血症（PaCO_2\downarrow） \end{cases} \end{cases}$$

代谢性酸中毒（metabolic acidosis）的基本特征是由血浆HCO_3^-浓度原发性减少引起的病理过程，这是临床上最常见的一种酸碱平衡紊乱。代谢性因素致HCO_3^-减少使SB、AB、BB降低，BE负值加大，作为机体代偿反应$PaCO_2$可降低，血钾升高，$[Cl^-]$升高或正常，失代偿时pH下降。根据AG变化，代谢性酸中毒分成AG增大型和AG正常型。

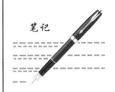

（一）原因和发生机制

1. 固定酸产生或摄入过多

（1）乳酸中毒：机体缺氧时，无氧糖酵解过程增强，乳酸产生增多，临床上常见于休克、心力衰竭等疾病；严重的肝功能障碍使乳酸利用受阻，也可导致血乳酸蓄积。乳酸增多，使 UA 增大、AG 增大。

（2）酮症酸中毒：多见于糖尿病、严重饥饿、酒精中毒等，脂肪大量分解以提供能源，结果产生大量酮体，当酮体的产生量超过外周组织的氧化能力和肾排出能力时，则在体内蓄积引起酮症酸中毒，使 AG 增大。

（3）摄入过多的酸性物质：过量摄入阿司匹林（乙酰水杨酸）或误饮甲醇（甲醇在体内分解为甲醛和甲酸），均可导致固定酸在体内蓄积，形成 AG 增大型代谢性酸中毒。

2. 固定酸排出障碍　肾是排出固定酸的主要器官，当肾功能受抑制或不全时，就会出现固定酸排出障碍。

（1）肾衰竭：由于肾小球滤过率极度降低，固定酸根（SO_4^{2-}、HPO_4^{2-} 等）不能经肾排出，同时肾小管泌 H^+、泌 NH_4^+ 能力降低，产生 AG 增大型代谢性酸中毒。

（2）肾小管性酸中毒：肾小管性酸中毒（renal tubular acidosis，RTA）由先天遗传缺陷引起，酸中毒引起的单纯性肾小管排 H^+ 和 $NaHCO_3$ 重吸收障碍（体内碱的丢失），而肾小球滤过和其他物质重吸收功能正常。此时，机体产生严重酸中毒而尿液却是碱性或中性。醛固酮分泌不足或肾小管对其反应性降低也可导致肾小管性酸中毒。此型属 AG 正常血氯增大型代谢性酸中毒。

（3）碳酸酐酶抑制剂的使用：碳酸酐酶抑制剂乙酰唑胺能抑制肾小管上皮细胞内 CA 活性，使细胞内 H_2CO_3 的形成减少，最终使 H^+ 的分泌和 HCO_3^- 重吸收减少，故导致 AG 正常型代谢性酸中毒。

3. 体内碱丢失过多　肠液、胰液和胆汁含有丰富的 HCO_3^-，其浓度远高于血浆中的浓度。因此，严重的腹泻、小肠和胆管瘘管、持续肠引流时，均可引起 HCO_3^- 大量丢失，导致 AG 正常型代谢性酸中毒。此时，伴有血氯代偿性增高，其机制主要是肾代偿性增加吸收 Cl^-；醛固酮分泌增加也可促使回肠、结肠对 Cl^- 的吸收；失液使血液浓缩也使血 Cl^- 增高。

4. 血钾增高　血钾增高使细胞内外 H^+-K^+ 交换增强，细胞外 H^+ 增多；另外，肾小管上皮细胞内 K^+ 增多、排 K^+ 增多、排 H^+ 减少，即 K^+-Na^+ 交换增强、H^+-Na^+ 交换减弱，而使血液 H^+ 浓度增高和 $NaHCO_3$ 降低，此型酸中毒属 AG 正常血氯增高型。

5. 含氯制剂的过量应用　临床上过量使用 NH_4Cl、盐酸精氨酸或盐酸赖氨酸时，常出现血氯增高型代谢性酸中毒。其发生机制是：①此类药物本身就是酸性制剂，如 NH_4Cl、HCl。②引起高氯血症，使肾髓祥以 NaCl 的形式重吸收增多，远曲小管 $NaHCO_3$ 重吸收减少，即 H^+-Na^+ 交换的排 H^+ 减少。同理，大量滴注 NaCl 溶液也可引起高氯性酸中毒。

（二）机体的代偿调节

代谢性酸中毒时，细胞外液 H^+ 浓度的增加，机体通过前述的 4 个方面进行体液酸碱度的调节。

1. 血液缓冲系统缓冲　固定酸增多使血液 H^+ 的浓度增高后，血液缓冲系统立即发挥

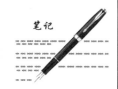

缓冲作用，其方式显示如下。

$$H^+ HCO_3^- \leftrightarrow H_2CO_3 \leftrightarrow CO_2\uparrow + H_2O$$
$$H^+\uparrow$$
$$H^+ Buf^- \leftrightarrow HBuf$$

此处 Buf 表示非碳酸氢盐缓冲碱，从反应式可以看出，碳酸氢盐和非碳酸氢盐缓冲碱发挥缓冲作用而消耗性减少，反映它们变化的指标 SB、AB 和 BB 均降低，BE 负值增大，反应式中产生的 CO_2 立即由肺排出。

2. 肺代偿　血液 H^+ 浓度增高，刺激外周化学感受器反射性兴奋延髓呼吸中枢，使呼吸加深加快，故代谢性酸中毒患者多见深快呼吸。深快呼吸使 CO_2 排出增多，$PaCO_2$ 和 H_2CO_3 浓度降低，使 [HCO_3^-] / [H_2CO_3] 的比值趋于 20:1，以维持 pH 在正常范围。呼吸系统对代谢性酸中毒的反应是非常迅速的，通常数分钟即可见深快呼吸。深快呼吸时能量过度消耗，$PaCO_2$ 的降低会使肺代偿受限。另外，严重的代谢性酸中毒时，呼吸中枢受抑制，代偿也不能充分表现出来。

3. 肾代偿　代谢性酸中毒除肾排酸障碍和高钾血症引起的外，肾均能充分发挥其代偿作用。由于肾小管上皮细胞内 H^+ 浓度、CA 和谷氨酰胺酶活性增强，泌 H^+、泌 NH_3 增多，尿液酸化增多，$NaHCO_3$ 重吸收也增多，来补充因固定酸增多或肠液丢失引起的 $NaHCO_3$ 减少，从而起到代偿作用。

4. 组织细胞代偿　H^+ 浓度升高后 2~4 小时，将有一半的 H^+ 通过 H^+-K^+ 交换方式进入细胞内，由细胞内的蛋白盐和磷酸盐来缓冲，这种交换缓冲后果引起高钾血症。

通过上述各种调节机制，若能使 [$NaHCO_3$] / [H_2CO_3] 的比值维持在 20:1，pH 可在正常范围内的低限值，此种状态称为代偿性代谢性酸中毒；若 [$NaHCO_3$] / [H_2CO_3] 的比值不能维持 20:1 而小于 20:1，则 pH 小于 7.35，此时称为失代偿性代谢性酸中毒。

（三）对机体的影响

代谢性酸中毒对机体的影响是很广泛的，以对中枢神经系统、心血管系统及骨骼系统的影响更为突出。

1. 中枢神经系统抑制　代谢性酸中毒时，中枢神经系统功能障碍的主要表现是抑制症状，患者出现乏力、知觉迟钝、淡漠，重者嗜睡、昏迷。其发生机制如下。①脑能量产生减少：酸中毒时脑组织生物氧化还原酶类活性降低，氧化磷酸化过程减弱，导致 ATP 产生减少，脑组织能量供应不足。②脑内 γ-氨基丁酸产生增多：酸中毒时脑细胞中谷氨酸脱羧酶活性增强，使抑制性递质 γ-氨基丁酸生成增多，抑制中枢神经系统。

2. 心血管系统功能障碍　H^+ 浓度增高使心血管系统发生以下主要变化。①微循环障碍：过多的 H^+ 可使毛细血管前括约肌对儿茶酚胺的反应性降低而松弛，引起外周血管扩张，毛细血管容量扩大，回心血量减少，严重时可导致休克。②心肌收缩抑制：大量 H^+（pH<7.20）能抑制心肌收缩，使心输出量降低，机体发生循环性缺氧和组织细胞代谢障碍，从而进一步加重微循环障碍和酸中毒。③心律失常：酸中毒引起血钾升高，而血钾通过改变膜电位与阈电位水平，使心肌电活动异常，可导致心脏传导阻滞和心室纤维性颤动。

3. 骨骼系统骨盐溶解　慢性代谢性酸中毒（如慢性肾衰竭、肾小管性酸中毒）时，由于 H^+ 的侵蚀性溶解作用，机体不断从骨骼中释放钙盐进行缓冲，延迟骨骼的生长发

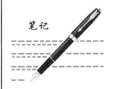

育，引起纤维性骨炎、佝偻病和骨软化症。

（四）防治原则

1. 积极防治原发疾病　防止和消除引起代谢性酸中毒的病因是治疗的根本措施。同时应注意纠正水与电解质紊乱，恢复有效循环血量，维持肾功能和肺功能正常。

2. 碱性药物的应用

（1）$NaHCO_3$：$NaHCO_3$输注后直接回升血浆 $NaHCO_3$ 含量，增加对 H^+ 的缓冲能力，提高 pH，作用迅速，但 $NaHCO_3$ 不易进入细胞内，故对细胞内酸中毒作用小。临床常以 5% $NaHCO_3$ 溶液静脉推注或加入 5% 葡萄糖生理盐水静脉滴注。注意应在呼吸功能正常的前提下使用。

（2）乳酸钠：乳酸钠在体内结合 H^+ 生成乳酸，后者在肝内进一步氧化代谢生成 H_2O 和 CO_2，故肝功能不全或乳酸中毒患者不宜使用。

（3）三羟甲基氨基甲烷（THAM 或 Tris）：这是一种不含钠的有机胺类碱性药物，可避免 $NaHCO_3$ 和乳酸钠大量使用使血钠升高的不利后果。此药在体内作用机制如下。

$$（HOH_2C）3—CNH_2+HCl→（HOH_2C）3—CNH_3^++Cl^-$$

$$（HOH_2C）3—CNH_2+H_2CO_3→（HOH_2C）3—CNH_3^++HCO_3^-$$

由反应式可看出，该药在体内既可直接中和固定酸，又可中和挥发酸，适宜用于治疗代谢性酸中毒或慢性呼吸性酸中毒。由于 THAM 可迅速渗入细胞内，对纠正细胞内酸中毒有效。但该药碱性强，滴注时避免漏出血管引起剧烈疼痛和组织坏死及对呼吸中枢的抑制。

（4）磷酸盐缓冲液：在肾小管性酸中毒时，肾丧失通过肾小管的排 H^+ 功能，患者可口服 Na_2HPO_4/NaH_2PO_4 缓冲液，缓冲 H^+ 浓度的增高，形成酸性磷酸盐从肾排出。纠正代谢性酸中毒需防止低血钾的出现，因酸中毒时血钾浓度升高，而掩盖患者体内钾缺失状态，酸中毒纠正后可出现低钾血症，需注意观察，及时补钾。

二、呼吸性酸中毒

引导案例

患者，男，50 岁。临床诊断为慢性支气管炎急性发作、肺气肿。血液气体分析：pH 7.30，$PaCO_2$ 80 mmHg，AB 38 mmol/L，SB 33 mmol/L，BE +8 mmol/L。

案例思考：

（1）该患者发生了何种类型的碱紊乱？

（2）如何对该患者进行处理和护理？

呼吸性酸中毒（respiratory acidosis）的基本特征是血浆 H_2CO_3 浓度原发性升高引起的病理过程。反映血浆 H_2CO_3 浓度的指标 $PaCO_2$ 增大，AB>SB；机体代偿性调节后，BB、AB、SB 也相应增大，血浆 K^+ 浓度升高，血 Cl^- 降低。

（一）原因和发生机制

引起呼吸性酸中毒的原因很多，但基本环节是由 CO_2 排出障碍或 CO_2 吸入过多所导致，特别多见于呼吸系统疾病引起的肺通气功能降低而致 CO_2 排出受阻。

1. 呼吸系统疾病　由任何病因引起的颅脑损伤、呼吸中枢抑制、呼吸肌麻痹、呼吸

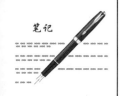
道阻塞、胸廓病变、肺部疾病，使肺通气换气障碍，CO_2 排出受阻，血浆 H_2CO_3 浓度增高；当机体在此基础上出现应激高代谢状态时，CO_2 产生也增多，可加重 CO_2 潴留。

2. 呼吸机使用不当　当自主呼吸减弱或丧失，人工辅助呼吸时，呼吸机频率、幅度过小也会使 CO_2 排出减少。

3. CO_2 吸入过多　环境通风不畅、人群聚集处、蒙头睡眠等均可使 CO_2 吸入过多。

（二）机体代偿调节

因肺通气功能障碍或吸入气中 CO_2 浓度过高是呼吸性酸中毒的共同发病学原因，所以呼吸性酸中毒时肺不可能发挥代偿性调节功能；血液碳酸氢盐缓冲对对自身组分的改变不能缓冲调节，而细胞外非碳酸氢盐缓冲对的缓冲碱含量少，缓冲能力极弱，机体对呼吸性酸中毒的调节主要依赖以下两种方式。

1. 细胞内外离子交换和细胞内缓冲　这是急性呼吸性酸中毒时的主要代偿方式。在体内潴留的 CO_2 与 H_2O 作用产生 H_2CO_3，解离成 H^+ 与 HCO_3^-。H^+ 与细胞内 K^+ 交换，进入细胞内的 H^+ 可被蛋白质和磷酸盐缓冲，HCO_3^- 则留在细胞外液起一定代偿作用。另外，进入红细胞的 CO_2 在 CA 作用下形成 H_2CO_3，H_2CO_3 又解离成 H^+ 和 HCO_3^-。H^+ 主要由 Hb 结合缓冲，而 HCO_3^- 则进入血浆，并与 Cl^- 交换，使血浆 HCO_3^- 增加。由于 $PaCO_2$ 每升高 10 mmHg（1.3 kPa），血浆 HCO_3^- 浓度仅升高 1 mmol/L，不足以维持血浆中 ［HCO_3^-］／［H_2CO_3］ 的正常比值（20∶1）。因此，急性呼吸性酸中毒常常是失代偿性的。

2. 肾的代偿　这是慢性呼吸性酸中毒的主要代偿形式。慢性呼吸性酸中毒通常是指持续 24 小时以上的 CO_2 潴留。肾在慢性呼吸性酸中毒时代偿机制与代谢性酸中毒相同，也表现为肾小管上皮细胞泌 H^+、泌 NH_3 和 $NaHCO_3$ 重吸收增加。据测定，慢性酸中毒时，$PaCO_2$ 每升高 10 mmHg（1.3 kPa），血浆 HCO_3^- 浓度增高 4 mmol/L（含红细胞释放 0.5 mmol 的 HCO_3^-），这样代偿后能使血浆中 ［HCO_3^-］／［H_2CO_3］ 的比值维持在 20∶1。因此，慢性呼吸性酸中毒常常是代偿性呼吸性酸中毒，pH 偏向 7.35 处于正常值下限。

（三）对机体的影响

呼吸性酸中毒对机体的影响与代谢性酸中毒基本相同，均由 H^+ 浓度增高引起。但呼吸性酸中毒因 H_2CO_3（CO_2）浓度升高，CO_2 的本身特性与对机体组织的作用上与代谢性酸中毒有明显的区别。

1. 中枢神经系统功能障碍　严重的急性呼吸性酸中毒时患者可出现持续性头痛，尤以夜间和晨起时为甚。若酸中毒持续时间较长则可出现精神错乱、定向障碍、震颤、谵妄或嗜睡。其发生机制如下。①CO_2 潴留：CO_2 为脂溶性气体，能迅速通过血脑屏障。高浓度 CO_2 使脑血管扩张及脑血流增加，引起颅内压增高，发生脑水肿和视神经盘水肿。②脑脊液 H^+ 浓度增高且缓冲能力低：通过血脑屏障进入脑组织的 CO_2 形成 H_2CO_3，而 HCO_3^- 为水溶性，通过血脑屏障缓慢，再加上脑脊液自身缓冲能力低，因此急性呼吸性酸中毒时脑脊液 pH 降低比急性代谢性酸中毒时更为显著，也从另一个方面说明挥发酸（H_2CO_3）和固定酸对中枢神经系统的影响存在时相性和作用成分上的差异。

2. 心血管系统功能障碍　与代谢性酸中毒相似，由于 H_2CO_3 引起的血浆 H^+ 浓度升高可引起微循环障碍、心肌收缩功能降低、严重心律失常。重度呼吸性酸中毒时，由于大量潴留的 CO_2 可扩张外周血管，使患者面部潮红，球结膜充血，呈现"醉酒样面容"。

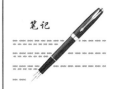

（四）防治原则

1. 积极防治原发病、消除病因 应针对呼吸系统疾患的发病环节，消除引起通气障碍的各种原因，祛痰、排除异物、控制感染、解除气管平滑肌痉挛、通畅气道，如有呼吸中枢抑制给呼吸中枢兴奋剂。

2. 应用碱性药物 如 pH 过低或出现严重并发症（如高钾血症加心室颤动）时根据需要选择性静脉滴注碱性药物 $NaHCO_3$、乳酸钠或 THAM。使用 $NaHCO_3$ 和乳酸钠时一定要保证患者有足够的通气，否则将加重高 H_2CO_3 血症。

三、代谢性碱中毒

引导案例

患者，男，28 岁。因上腹疼痛数年，反复呕吐数月入院。临床诊断为十二指肠球部溃疡合并幽门梗阻。血气分析检查：pH 7.47，$PaCO_2$ 50 mmHg，AB 33.5 mmol/L，SB 31.9 mmol/L，BE +8.2 mmol/L。

案例思考：

（1）该患者发生了何种类型的酸碱紊乱？

（2）如何对该患者进行处理和护理？

代谢性碱中毒（metabolic alkalosis）的基本特征是血浆 HCO_3^- 浓度原发性升高引起的病理过程。反映酸碱平衡的指标改变是 SB、BB、BE 增大，$PaCO_2$ 可呈代偿性增加；失代偿时 pH 增高。血浆电解质 K^+、Cl^- 降低。

（一）原因和发生机制

1. 体液 H^+ 丢失过多 主要是从胃液和肾丢失。

（1）胃液失 H^+：胃液内含有大量的 HCl，其 H^+ 浓度是血浆 H^+ 的数百万倍。由于呕吐、胃肠吸引等原因使 HCl 大量丢失，则胃血液循环中来自胃黏膜壁细胞的 HCO_3^- 得不到来自胰腺的 H^+ 中和，结果血浆 HCO_3^- 浓度升高引起代谢性碱中毒（图 17-8）。另外，胃液丢失同时伴有 Cl^- 和 K^+ 的丢失，引起低氯血症和低钾血症，这也促进发生代谢性碱中毒。

（2）肾失 H^+：见于长期使用排氯性利尿剂（如呋塞米等）及肾上腺盐皮质激素和糖皮质激素增多症。前者因抑制髓袢升支粗段对 Cl^- 和 Na^+ 的相继主动吸收，使流经远端肾单位小管液中的 Na^+、Cl^- 和 H_2O 增加；小管液急速流动的冲洗作用使小管液 H^+ 浓度低，促进 H^+ 的排泌；因远端肾小管 Na^+-K^+ 交换增强，利尿引起 NaCl 排出增多和继发醛固酮分泌使血 K^+、血 Cl^- 降低。后者因盐皮质激素中醛固酮直接刺激集合管细胞 H^+-ATP 酶泵排 H^+ 增加和 $NaHCO_3$ 重吸收增加，同时醛固酮排 K^+ 引起低钾血症也促使代谢性碱中毒发生。糖皮质激素中皮质醇大量分泌时呈较强的盐皮质激素样作用。如醛固酮增多症（原发性或继发性）和皮质醇增多症（Cushing 综合征），因有大量盐、糖皮质激素的分泌通过对肾的作用而引起代谢性碱中毒。

2. 摄入过量碱性药物 常见于：①胃溃疡患者服用过量的 $NaHCO_3$，使胃内 HCl 大量被中和，胃壁细胞继发性产生大量 HCO_3^- 入血，胰腺不能产生 H^+ 来中和。②纠酸补碱时，滴注 $NaHCO_3$ 或乳酸钠过多。③大量输入库存血，因其内含有较多的抗凝剂（如柠

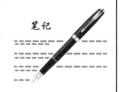

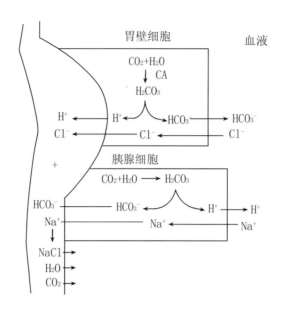

图 17-8　胃 HCl 与胰 $NaHCO_3$ 的分泌及相互作用对血液 pH 影响的示意图

檬酸盐）经机体代谢后生成 HCO_3^-，1 L 库存血所含的柠檬酸盐可产生 30 mmol HCO_3^-。

3. 低钾血症　低钾导致代谢性碱中毒，这是由于低钾血症时，细胞内外 H^+-K^+ 交换增加和肾排 K^+ 减少、排 H^+ 增加（即 H^+-K^+ 交换增加）的结果。有研究显示缺钾引起的碱中毒，单纯输入 NaCl 溶液后，碱中毒可被纠正但仍缺钾，这表明缺钾性碱中毒与缺氯有一定的联系。

4. 低氯血症　Cl^- 大量丢失可导致代谢性碱中毒，这是因为低 Cl^- 使髓袢升支粗段对 NaCl 重吸收减少，而使远端肾小管 H^+-Na^+ 和 K^+-Na^+ 交换增强，出现排 H^+、排 K^+ 和 $NaHCO_3$ 重吸收增多；小管液血 Cl^- 值降低通过影响致密斑感受器激活 RAAS，使醛固酮分泌增强；使集合管细胞 H^+-ATP 酶泵泌 H^+ 增强；抑制闰细胞 Cl^--HCO_3^- 交换，限制 HCO_3^- 的排出，缺氯通过这些影响维持代谢性碱中毒。

综上所述，有很多种原因可导致代谢性碱中毒，由于肾具有迅速排出血浆中过多 HCO_3^- 的能力，如正常成人每天摄入 1000 mmol $NaHCO_3$，2 周后过多的 HCO_3^- 即可被排出，这是因为过多的 HCO_3^- 从肾小球滤出后不会被肾小管重吸收。目前将导致肾排出 HCO_3^- 能力降低的原因称为代谢性碱中毒的维持因素。有效循环血量减少、缺钾、缺氯及盐皮质激素增多等是代谢性碱中毒的主要维持因素。正是这些维持因素促使肾重吸收过多的 HCO_3^- 而导致代谢性碱中毒，因此在纠正代谢性碱中毒时，针对这些维持因素的治疗措施是十分重要的。

另外，根据临床治疗应用需要，可将代谢性碱中毒分为盐水反应性碱中毒和盐水抵抗性碱中毒。前者主要见于呕吐、胃管引流及使用排氯性利尿剂，伴有明显低氯血症，给予生理盐水或其他高 Cl^- 制剂即可促进经肾排出过多的 HCO_3^-，从而纠正碱中毒；而盐水抵抗性碱中毒常见于原发性醛固酮增多症和严重低钾血症，给予生理盐水无治疗效果。

（二）机体的代偿调节

1. 血液的缓冲作用　血液对碱性物质增多的缓冲能力有限，这是因为缓冲系统中的组成成分中碱性成分远多于酸性成分（如 [$NaHCO_3$] / [H_2CO_3] = 20：1，[Na_2HPO_4] / [NaH_2PO_4] = 4：1）。细胞外液 H^+ 浓度降低时，OH^- 浓度升高，OH^- 可被缓冲系统中的弱酸所中和，结果使 HCO_3^- 及 Buf^- 浓度增高。

2. 肺代偿调节 代谢性碱中毒时，由于细胞外液 pH 升高，通过外周化学感受器抑制呼吸中枢，呼吸变浅变慢，肺泡通气量减少，CO_2 排出降低，$PaCO_2$ 和血浆 H_2CO_3 浓度上升，使〔HCO_3^-〕／〔H_2CO_3〕比值趋于 20∶1，pH 有所回复。但是肺的这种代偿调节是有限的，因为肺通气减少会引起 PaO_2 降低，后者会反射性兴奋呼吸中枢。

3. 肾代偿调节 体液 pH 升高使肾小管上皮细胞内 CA 和谷氨酰胺酶活性降低，肾小管泌 H^+、排 NH_4^+ 降低；$NaHCO_3$ 重吸收减少而排出增加，使血液 $NaHCO_3$ 浓度降低。肾这种调节后果使尿液呈碱性。但在缺钾或由肾排 H^+ 增多的碱中毒时，尿液仍呈酸性。

4. 细胞内外离子交换 细胞外液 H^+ 降低时，细胞内 H^+ 外逸补充细胞外 H^+ 不足，为维持电荷平衡细胞外 K^+ 进入细胞内，而导致低钾血症。

机体通过上述调节，如能使〔$NaHCO_3$〕／〔H_2CO_3〕的比值维持在 20∶1，pH 趋向正常值上限，称为代偿性碱中毒；如〔$NaHCO_3$〕／〔H_2CO_3〕比值仍大于 20∶1，pH>7.45 称为失代偿性代谢性碱中毒。

（三）对机体的影响

1. 中枢神经系统功能兴奋 严重的代谢性碱中毒引起患者烦躁不安、精神错乱和谵妄等症状。其发生机制如下。①γ-氨基丁酸减少：体液 pH 增高，脑组织内谷氨酸脱羧酶活性降低而 γ-氨基丁酸转氨酶活性增高，使 γ-氨基丁酸生成减少、降解增多，γ-氨基丁酸减少对中枢神经系统的抑制减弱，因此出现中枢神经系兴奋症状。②脑组织缺氧：体液 pH 升高使氧解离曲线左移，氧合血红蛋白释放氧降低使脑组织供氧不足。

2. 机体组织缺氧 血液 H^+ 降低，可使 Hb 与 O_2 的亲和力增强（Bohr 效应），使氧离曲线左移，氧合 Hb 上 O_2 不易释出而导致对组织供氧不足。

3. 神经肌肉应激性增高 患者出现面部和肢体肌肉的抽动、手足搐搦和惊厥等症状。其发生机制：①体液 pH 升高使血浆游离 Ca^{2+} 浓度降低，神经肌肉阈电位下移，兴奋性增高。②γ-氨基丁酸减少，中枢神经系统兴奋性增高。

4. 低钾血症 可导致神经肌肉超极化阻滞，机体弛缓性麻痹，因呼吸肌麻痹和心律失常危及代谢性碱中毒患者的生命。低钾发生与 pH 升高时细胞内外 H^+-K^+ 交换和肾排钾增多有关。

（四）防治原则

1. 积极防治原发病 对引起剧烈呕吐的病因进行防治，合理使用利尿剂，维持 Cl^-、K^+ 平衡等，这些对预防代谢性碱中毒有重要意义。

2. 合理选用药物纠正 pH 因代谢性碱中毒患者一部分由缺 Cl^- 引起，另一部分由其他因素改变所致，应根据发生机制合理选择用药，才能达到治疗效果。

（1）生理盐水：用于盐水反应性碱中毒患者。生理盐水相对于细胞外液是高 Cl^- 制剂，并且生理盐水 pH 比血浆低，故有利于纠正低氯性碱中毒。治疗后患者尿液碱化，尿 Cl^- 浓度增高。

（2）其他含氯制剂：对缺 K^+ 症状较重或有明显抽搐症状的代谢性碱中毒患者，有选择地补充适量的 KCl、$CaCl_2$、NH_4Cl，特别严重的代谢性碱中毒患者可用 0.1 mol/L 的稀 HCl 治疗。

（3）碳酸酐酶抑制剂：碳酸酐酶抑制剂（如乙酰唑胺）可抑制肾小管上皮细胞内

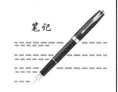

CA 的活性，减少 H_2CO_3 合成，故可使排 H^+ 和 $NaHCO_3$ 重吸收减少，增加 $NaHCO_3$ 排出。

（4）醛固酮拮抗剂：氨苯蝶啶和安体舒通拮抗醛固酮对肾小管的作用，使 $NaHCO_3$ 重吸收减少、排出增多，适用于醛固酮增多症引起的代谢性碱中毒。

四、呼吸性碱中毒

引导案例

患者，男，35 岁。慢性肝炎数年，肝区疼痛，近 3 天大便变黑，伴有恶心、神志恍惚。临床诊断为门脉性肝硬化合并肝昏迷。血气分析检验：pH 7.58，$PaCO_2$ 22 mmHg，AB 22 mmol/L，SB 26 mmol/L，BE +1.0 mmol/L。

案例思考：

（1）该患者为何种类型的酸碱紊乱？

（2）如何对患者进行处理和护理？

呼吸性碱中毒的基本特征是由血浆 H_2CO_3 浓度原发性减少引起的病理过程。反映酸碱平衡的指标表现为 $PaCO_2$ 降低，AB<SB，机体代偿调节后 BB、BE、SB 可升高；失代偿时 pH 升高，伴有血 K^+ 降低，血 Cl^- 升高。

（一）原因和发生机制

引起呼吸性碱中毒的基本环节是肺通气过度，导致 CO_2 排出过多，血浆 H_2CO_3 浓度降低，常见原因如下。

1. 精神性通气过度　见于癔症发作，快而深的呼吸使 CO_2 排出过多，这是引起呼吸性碱中毒较为常见的原因。另外，创伤、烧伤早期，由于疼痛刺激也可引起通气过度。

2. 低张性缺氧　常见于初入高原或在通风不良环境（坑道、矿井）工作，或外呼吸功能障碍（如肺炎、肺水肿等）。因吸入气体 PaO_2 低或 O_2 在呼吸膜弥散障碍，使 PaO_2 下降反射性使呼吸运动增强。

3. 代谢过盛　发热、甲状腺功能亢进、败血症等病理过程，由于分解代谢亢进和炎性刺激，机体处于应激高代谢状态，使肺通气过度。

4. 中枢神经系统疾病　如颅脑损伤、脑炎、脑膜炎、脑肿瘤或脑血管意外等刺激呼吸中枢，使通气增强。

5. 某些药物作用　如水杨酸、氨等，可直接兴奋呼吸中枢致通气加强，使 CO_2 排出过多。

6. 呼吸机使用不当　如通气量过大可引起呼吸性碱中毒。

（二）机体的代偿调节

由于呼吸性碱中毒的原因是肺过度通气，使 CO_2 排出过多，血浆 H_2CO_3 浓度降低，其代偿功能不复存在或极弱难以表现出效应。呼吸性碱中毒时机体的代偿主要依赖相继发生的细胞内缓冲和缓慢进行的肾排酸减少、$NaHCO_3$ 排出增加。

1. 细胞内外离子交换和细胞内缓冲作用　这是急性呼吸性碱中毒时的主要代偿方式。此型碱中毒时，血浆 H_2CO_3 浓度迅速降低，HCO_3^- 浓度相对升高。10 分钟内，H^+ 从细胞内移出与细胞外 HCO_3^- 结合，细胞外液中的 K^+、Na^+ 进入细胞内，血钾降低。此时，使血浆 H_2CO_3 浓度有所回升。进入血浆的 H^+ 来自细胞内非碳酸氢盐缓冲物（如 HHb、

$HHbO_2$、HPr 和 NaH_2PO_4 等），也可来自细胞代谢产生的乳酸，因为碱中毒能促进糖酵解使乳酸生成增多，其发生机制与 H^+ 减少影响 Hb 释出 O_2，从而造成组织缺氧和糖酵解增强有关。

另外，当血浆 H_2CO_3 降低时，HCO_3^- 相对增多，部分 HCO_3^- 可进入红细胞，与红细胞内 H^+ 生成 H_2CO_3，后者可分解成 H_2O 和 CO_2，CO_2 自红细胞进入血浆，一部分形成 H_2CO_3 使血浆 H_2CO_3 浓度有所回升。在 HCO_3^- 进入红细胞过程中有等量 Cl^- 外逸，使血 Cl^- 升高。

通常这种缓冲作用是有限的。血浆 $PaCO_2$ 每降低 10 mmHg（1.33 kPa），通过红细胞使血浆〔HCO_3^-〕降低 2 mmol/L。以此比例计算不能维持〔$NaHCO_3$〕／〔H_2CO_3〕于 20：1。

2. 肾代偿调节　在慢性呼吸性碱中毒时，肾充分参与代偿调节，肾小管代偿性泌 H^+ 减少和 $NaHCO_3$ 重吸收减少，故尿中固定酸和 NH_4^+ 排出减少，尿液酸化降低，使血浆 HCO_3^- 浓度降低。由于肾代偿和细胞内缓冲，平均 $PaCO_2$ 每降低 10 mmHg（1.33 kPa），血浆 HCO_3^- 浓度下降 5 mmol/L，较为有效地避免了细胞外液 H^+ 浓度的过度降低。

（三）对机体的影响

与代谢性碱中毒相似，呼吸性碱中毒对中枢神经系统和神经肌肉的影响更为迅速，呼吸性碱中毒时，患者更易出现眩晕、四肢及口周围感觉异常、意识障碍及抽搐等表现。机体出现抽搐与血浆游离 Ca^{2+} 浓度降低及中枢兴奋性增高有关。低碳酸血症血浆 CO_2 含量减少，可引起脑血管收缩和脑血流量减少，与 γ-氨基丁酸减少和脑缺氧一同引起中枢神经系统的功能症状。

呼吸性碱中毒因细胞内外 H^+-K^+ 交换和肾排钾增加而导致低钾血症，同样因 pH 升高氧解离曲线左移引起组织供氧不足。

多数严重呼吸性碱中毒患者血浆磷酸盐浓度明显降低。其发生机制是细胞内碱中毒使糖原分解增强，6-磷酸葡萄糖和 1，6-二磷酸果糖等磷酸化合物生成增加，消耗大量果糖使细胞外液的磷酸进入细胞内。

（四）防治原则

1. 消除原发病和诱因　针对病因选择使用解热剂和镇痛剂，并进行抗甲状腺功能亢进治疗。精神性通气过度者可用镇静剂，低张性缺氧者应给予吸氧。

2. CO_2　对呼吸性碱中毒症状较重或一时难以解除病因的患者，可让其吸入含 5% CO_2 的混合气体，或用纸袋罩于患者的口鼻使其吸入呼出的气体（含 CO_2 较多）。

第四节　混合性酸碱平衡紊乱

混合性酸碱平衡紊乱（mixed acid-base disturbance）是指同一患者有两种或两种以上的单纯型酸碱平衡紊乱存在。从类型上混合性酸碱平衡紊乱分为二重性和三重性酸碱平衡紊乱；从酸碱性质上混合性酸碱平衡紊乱又分为酸碱一致型和酸碱混合型酸碱平衡紊乱，前者是指代谢性和呼吸性异常皆为酸中毒或碱中毒，后者是指患者既存在酸中毒，又存在碱中毒。

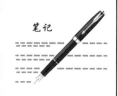

护理病理学

由于同一患者机体内不可能同时发生 CO_2 过多又过少的状态，所以三重性酸碱平衡紊乱只有代谢性酸中毒和代谢性碱中毒伴有呼吸性酸中毒或呼吸性碱中毒两种形式。

一、二重性酸碱一致型酸碱平衡紊乱

（一）呼吸性酸中毒合并代谢性酸中毒

1. 原因　可见于：①心跳与呼吸骤停，如溺水、电击伤；②呼吸衰竭患者合并糖尿病；③慢性阻塞性肺疾病合并中毒性休克。以上情况均因 CO_2 蓄积引起呼吸性酸中毒，同时伴有固定酸产生过多而发生代谢性酸中毒。

2. 酸碱指标改变　由于呼吸性和代谢性因素均可使血浆 pH 趋向减低，因此可见 pH 显著降低；$PaCO_2$ 升高；血浆〔HCO_3^-〕降低，AB、BB、SB 降低，BE 负值加大；AG 增大。

（二）呼吸性碱中毒合并代谢性碱中毒

1. 原因　常见于：①通气增强患者（如肝衰竭、败血症、严重创伤）合并呕吐或使用利尿剂不当；②高热患者出现剧烈呕吐；③慢性呼吸性酸中毒（体内 HCO_3^- 已代偿性增高）后使用人工呼吸机通气过度。这些均可使通气过度 CO_2 排出过多，再合并体内酸丢失或碱性物质来源增加。

2. 酸碱指标变化　由于呼吸性和代谢性因素均使血浆 pH 趋向增高，因此 pH 显著增高；$PaCO_2$ 降低；血浆 HCO_3^- 浓度升高，AB、BB、SB 升高，BE 正值加大。

二、二重性酸碱混合型酸碱平衡紊乱

（一）呼吸性酸中毒合并代谢性碱中毒

1. 原因　常见于：①慢性阻塞性肺疾病时，患者出现呕吐；②慢性肺源性心脏病患者因长时间限制 NaCl 的摄入和使用大量排钾利尿剂；以上因素将使患者在出现呼吸性酸中毒的同时，又出现代谢性碱中毒。

2. 酸碱指标变化　$PaCO_2$ 增高，血浆 HCO_3^- 浓度增高，且升高的程度均已超出彼此正常代偿范围，AB、SB、BB 均升高，BE 正值加大，pH 变动不大，略偏高或偏低，也可以在正常范围内。

（二）呼吸性碱中毒合并代谢性酸中毒

1. 原因　常见于：①肝肾综合征，肺衰竭使血 NH_3 升高刺激呼吸中枢兴奋，CO_2 排出过多，再加上肾衰竭固定酸排出障碍；②糖尿病、肾衰竭和感染性休克患者伴有发热，在原有的代谢性酸中毒基础上又出现呼吸性碱中毒。

2. 酸碱指标变化　$PaCO_2$ 降低；血浆 HCO_3^- 浓度降低，两者不能相互代偿，均小于代偿的最低值，pH 变动不大，甚至在正常范围，AB、SB、BB 降低，BE 负值加大。

（三）代谢性酸中毒合并代谢性碱中毒

1. 原因　常见于：①剧烈的呕吐合并严重腹泻；②糖尿病或肾衰竭患者出现剧烈呕吐。这些变化一方面有固定酸来源增加或排出障碍，另一方面有 HCO_3^- 产生增多。

2. 酸碱指标变化　由于导致血浆 HCO_3^- 升高和降低的原因同时存在，彼此相互抵消，常使血浆 HCO_3^- 及血液 pH 在正常范围内，$PaCO_2$ 也常在正常范围内或略高略低变动。测

量 AG 值对诊断该型有重要意义。

三、三重性酸碱混合型酸碱平衡紊乱

三重性酸碱混合型酸碱平衡紊乱仅有两种类型：①呼吸性酸中毒合并代谢性酸中毒和代谢性碱中毒。②呼吸性碱中毒合并代谢性酸中毒和代谢性碱中毒。由于两种代谢性酸碱平衡紊乱各自程度上有差异，血浆 HCO_3^- 浓度可增加、减少或处于正常，血液 pH 和 $PaCO_2$ 改变是不确定的，常由占优势方决定或由病因决定（表 17-1）。

表 17-1 混合型酸碱平衡紊乱［HCO_3^-］/［H_2CO_3］与 pH 的改变

类型	［HCO_3^-］/［H_2CO_3］	比值 20 : 1	pH	病因比例
二重性				
呼酸+代酸	↓/↑	<	↓	气道梗阻+缺氧
呼碱+代碱	↑/↓	>	↑	发热+呕吐
呼酸+代碱	↑/↑	>,<,=	不定	慢阻+呕吐
呼碱+代酸	↓/↓	>,<,=	不定	发热+糖尿病
代酸+代碱	不定/不定		不定	糖尿病+呕吐
三重性				
呼酸+代酸+代碱	不定/↑	不定	不定	呼吸衰竭+糖尿病+呕吐
呼碱+代酸+代碱	不定/↓	不定	不定	发热+缺氧+呕吐

注：箭头表示原发性改变；"呼酸""代酸""呼碱""代碱"分别为呼吸性酸中毒、代谢性酸中毒、呼吸性碱中毒和代谢性碱中毒的简称；"不定"由酸碱占优势的一方决定；"慢阻"为慢性阻塞性肺疾病的简称。

混合型酸碱平衡紊乱的患者往往并发多种疾病，这种紊乱对机体的影响更大、更复杂，多与很多原发疾病一并出现。一般说来，酸碱平衡紊乱的合并类型越多，对患者生命影响越大，治疗难度也加大；另外，碱中毒对患者的影响比酸中毒大，有更高的死亡率，患者耐受碱中毒能力比耐受酸中毒差。

第五节 酸碱平衡紊乱的临床诊断

严重的酸碱平衡紊乱可直接危及患者的生命，临床工作中，首先必须正确地判定酸碱平衡紊乱的类型，才能进行有针对性的治疗。由于血气分析的运用和检测性能的提高，使血气酸碱分析指标越趋复杂。血气分析仪基本原理仍是根据 Henderson-Hasselbalch 方程式设计的。

$$pH = pKa + \lg \frac{[HCO_3^-]}{[H_2CO_3]}$$

因 pKa 是一常数 6.1，故：

$$pH \propto \frac{[HCO_3^-]}{[H_2CO_3]}$$

尽管血气分析仪衍生出很多酸碱指标，如 pH、$PaCO_2$、SB、AB、BB、BE 等，但此方程式实际上只有 3 个变量，即 pH、［H_2CO_3］、［HCO_3^-］。酸碱指标中只有 pH、

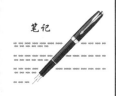

[H_2CO_3] 由相应电极测出，而其他指标为运算得出。进一步分析可发现，3个变量中起决定作用的是 [HCO_3^-] 和 [H_2CO_3] 这两个变量。它们的变化决定着 pH 的变化。根据反映酸碱指标的定义可将公式中3个变量与指标做一连接。

$$[H^+] \propto \begin{matrix} [HCO_3^-] \text{——SB，BB，BE，CO}_2\text{CP} \\ [H_2CO_3] \text{——PaCO}_2 \\ | \\ pH \end{matrix}$$

根据这些指标及血电解质、其他生化指标变化，再综合患者的临床资料（如病史、实验室检查），可以分析出患者酸碱平衡紊乱的类型。

一、根据 pH 改变确定酸中毒或碱中毒

在单纯性酸碱紊乱中，pH 升高一定是碱中毒，pH 降低一定是酸中毒，这是很明确的；在混合性酸碱紊乱中，pH 升高或降低是由占优势的一方决定的，而不能否定另一方的变动，如 pH 升高时可能有呼吸性碱中毒或代谢性碱中毒存在。但当 pH 正常时，就有3种可能性：①可能是正常人。②可能是代偿性酸碱中毒。③可能是混合性酸碱紊乱。3个变量皆正常者除极少数混合型酸碱紊乱外，一般为正常人；pH 正常而另两个变量异常者（即 [HCO_3^-] 及 [H_2CO_3] 绝对值改变）肯定为酸碱平衡紊乱。

总之，首先看 pH 变动基本可确定是酸中毒还是碱中毒，即确定了 [H^+] 变动的主要方向，但不能确定是何种类型酸碱中毒，也无法区分是单纯性还是混合性酸碱紊乱。

二、根据病史提示的原发因素确定

原发性 [HCO_3^-] 减少或增多是代谢性酸中毒或代谢性碱中毒的特征，原发性 [H_2CO_3] 减少或增多是呼吸性碱中毒或呼吸性酸中毒的特征。由此从病史判断出原发因素是判断代谢性或呼吸性酸碱紊乱的重要依据。如患者出现 [HCO_3^-] ↑ 及 [H_2CO_3] ↑，pH 又正常，这可能是代偿性代谢性碱中毒，也可能是代偿性呼吸性酸中毒；若病史中有"获碱"或"失酸"的病因发生，则 [HCO_3^-] 又是原发性变化，[H_2CO_3] 是继发性的代偿反应，此患者即为代偿性代谢性碱中毒；若病史中仅有通气降低的病因，则 [H_2CO_3] 为原发性改变，[HCO_3^-] 是继发性代偿反应，此患者即为代偿性呼吸性酸中毒。

三、根据代偿调节规律区分单纯性或混合性酸碱平衡紊乱

在单纯性酸碱平衡紊乱中，[HCO_3^-] 及 [H_2CO_3] 二变量中确定一个变量的变化为原发性改变后，另一个变量的变化即为继发性代偿反应。而混合性酸碱紊乱时，二变量的变化均为原发性。有时区分某一变量的变化是原发性改变还是继发性改变是很困难的。机体对酸碱紊乱代偿性调节有一定的方向性、代偿预测值和代偿限值。符合此代偿调节规律者为单纯性酸碱平衡紊乱，不符合者为混合性酸碱平衡紊乱。

（一）变量"继发性"改变的方向性

当确定某一变量为原发性改变时，另一变量的改变在理论上可假定为"继发性"改变，改变方向若与原发性改变方向一致者有可能是单纯性酸碱紊乱（确定还须看此值与预测值和代偿限值的关系）。从 [HCO_3^-] / [H_2CO_3] 的比值改变方向上看有 ↑/↑、

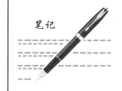

↓/↓两个大类的变化（**↑**表示原发性改变，↑表示继发性改变），尽管两变量在二大类中都表现出方向一致性变化，但后一大类变量的变化与预测值不符或超过代偿的限值。例如，［HCO_3^-］**↑**/［H_2CO_3］↑称为代谢性碱中毒，［H_2CO_3］↑为代偿反应；而［HCO_3^-］↑/［H_2CO_3］↑为代谢性碱中毒合并呼吸性酸中毒。若改变方向与代偿调节的方向呈相反者，则易确定为混合型酸碱紊乱，此变量改变即为原发性改变。

从［HCO_3^-］/［H_2CO_3］的比值改变方向上看有↑/↓、↓/↑二变量的变动方向明显相反，不符合调节规律，表明有病因作用使这一变量变动与调节方向完全相反。如［HCO_3^-］↑/［H_2CO_3］↓可称为代谢性碱中毒合并呼吸性碱中毒。

（二）代偿调节的预测值和代偿限值

在机体酸碱紊乱时，若两变量变动呈相反性变化，是混合型酸碱紊乱；变动方向相同时则需进一步区分。变动符合代偿规律升降者为单纯性酸碱紊乱，不相符且变动"过度"或"不足"者则可能是混合性酸碱紊乱，现已有经验公式来计算代偿预计值以帮助对酸碱紊乱的诊断（表17-2）。

表17-2　单纯性酸碱紊乱的代偿范围和代偿限值

	原发性变化	代偿反应	代偿预计值	代偿限值
代谢性酸中毒	［HCO_3^-］↓	$PaCO_2$ ↓	$\triangle PaCO_2 = \triangle$［$HCO_3^-$］$\times 1.2 \pm 2.0$	10 mmHg
			$PaCO_2 = 1.5 \times$［HCO_3^-］$+8 \pm 2.0$	
代谢性碱中毒	［HCO_3^-］↑	$PaCO_2$ ↑	$\triangle PaCO_2 = \triangle$［$HCO_3^-$］$\times 0.7 \pm 5.0$	55 mmHg
			$PaCO_2 = 40 +$［HCO_3^-］$\times 0.7 \pm 5.0$	
呼吸性酸中毒	$PaCO_2$ ↑	［HCO_3^-］↑		
急性			$\triangle$［HCO_3^-］$= \triangle PaCO_2 \times 0.1 \pm 1.5.0$	30 mmol/L
慢性			$\triangle$［HCO_3^-］$= \triangle PaCO_2 \times 0.35 \pm 3.0$	42~45 mmol/L
呼吸性碱中毒	$PaCO_2$ ↓	［HCO_3^-］↓		
急性			$\triangle$［HCO_3^-］$= \triangle PaCO_2 \times 0.2 \pm 2.5$	18 mmol/L
慢性			$\triangle$［HCO_3^-］$= \triangle PaCO_2 \times 0.5 \pm 2.5$	12~15 mmol/L

注：有△为变化值，无△表示绝对值。

根据经验公式计算，假设的"继发性变化"数值明显超过代偿预计值，即"代偿过度"者为混合性酸碱紊乱。若这种"继发性变化"数值有明显不足者（低于代偿预计值）则有两种可能：一种为急性酸碱紊乱机体代偿不及，则可能是失代偿性酸碱紊乱；另一种是病史呈慢性过程，机体有充足时间代偿而"代偿"不足，则可能是混合性酸碱紊乱。

例如：一位60岁老年人，患慢性阻塞性呼吸道疾病合并有心力衰竭，行利尿治疗。血气分析检查可见 pH 7.41，$PaCO_2 = 78$ mmHg（10.4 kPa），［HCO_3^-］47 mmol/L。根据代偿限值，单纯性酸碱紊乱时，$PaCO_2 = 78$ mmHg（10.4 kPa）所引起的［HCO_3^-］代偿应在39~42 mmol/L；［HCO_3^-］$= 47$ mmol/L 所引起的 $PaCO_2$ 代偿应在52.5 mmHg（7.0 kPa）左右。因 $PaCO_2$ 和［HCO_3^-］的变化均明显超过代偿限值，表明患者酸碱紊乱的类型是呼吸性酸中毒合并代谢性碱中毒，而不是单纯性酸碱紊乱。

四、根据 AG 确定混合酸碱平衡紊乱

AG 实际是对血浆电解质数值进行数学转换处理推导出的一个指标，即 AG＝UA－UC

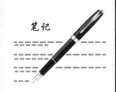

= ［Na$^+$］ － (［Cl$^-$］ + ［HCO$_3^-$］)，正常范围是 10~14 mmol/L。当 AG 增大时可以确定有固定酸来源增多的代谢性酸中毒，即 UA 是增大的。

有些患者仅从酸碱指标上似乎是单纯性酸碱紊乱，但若计算 AG 就可发现潜在的代谢性酸中毒。如一名慢性肺源性心脏病合并腹泻患者，血气分析检查可见 pH 7.12，PaCO$_2$ 84.6 mmHg（11.3 kPa），［HCO$_3^-$］26.6 mmol/L，［Na$^+$］137 mmol/L，［Cl$^-$］85 mmol/L。本例看上去像是失代偿性呼吸性酸中毒，但计算 AG = 137 － (85＋26.6) = 25.4 大于正常值 10~14 mmol/L，显示有代谢性酸中毒的存在，故此患者实为慢性呼吸性酸中毒合并代谢性酸中毒患者。

根据上述分析，基本上能判断出属于哪型酸碱紊乱，但这种计算略显复杂和费时。在判断过程中还应参考患者的症状、体征和其他实验室检查以求确诊。

目前国内外有些计算机辅助诊断软件和酸碱诊断图的应用，也有助于临床诊断。图 17-9 是根据 Henderson-Hasselbalch 的方程式中的 pH、［HCO$_3^-$］和［H$_2$CO$_3$］3 个变量绘制的坐标图，如为单纯性酸碱紊乱，其数据点会落在相应的线区内，如落在线区间为混合性酸碱紊乱。

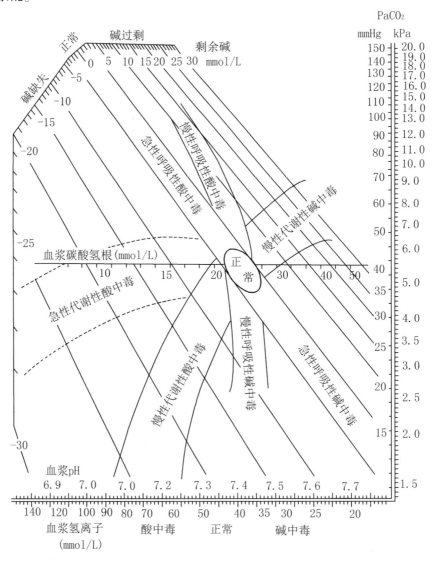

图 17-9 各种类型酸碱平衡紊乱时的血浆 pH、PaCO$_2$、HCO$_3^-$ 浓度变化

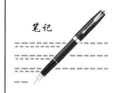

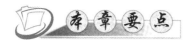

1. 酸碱平衡、酸碱平衡紊乱、代偿性酸碱平衡紊乱、失代偿性酸碱平衡紊乱的概念和酸碱平衡调节。

体内酸性物质来源主要为挥发酸（H_2CO_3）和固定酸。体内碱性物质的主要来源为肾小管上皮细胞重吸收 $NaHCO_3$。

血液缓冲系统的调节作用：在血浆和红细胞中，分别以 $NaHCO_3/H_2CO_3$ 和血红蛋白缓冲对为主，特别是 $NaHCO_3/H_2CO_3$ 有极强的缓冲能力；肺是通过呼吸运动的频率和幅度，调节血浆 H_2CO_3 的浓度，来维持血浆 [$NaHCO_3$]／[H_2CO_3] 的 20∶1 比值关系，参与酸碱平衡调节的；肾主要通过排出过多的酸或碱来调节血浆中的 $NaHCO_3$ 含量，以维持血浆 pH 在正常范围内，表现为 H^+ 分泌和 $NaHCO_3$ 重吸收，肾小管管腔内缓冲盐的酸化、铵盐的生成和排出；细胞的缓冲作用主要是通过离子交换进行的，以红细胞、肌细胞和骨组织发挥的作用最大。

2. 判断酸碱失衡的常用指标（pH、$PaCO_2$、BB、BE、SB、AB、AG）的定义及意义。

3. 单纯性酸碱平衡紊乱的代谢性酸中毒、呼吸性酸中毒、代谢性碱中毒和呼吸性碱中毒的概念。

（1）代谢性酸中毒：是临床上最常见的一种酸碱紊乱，分为 AG 增大血氯正常型和 AG 正常血氯增大型。

1）原因和发生机制：①体内固定酸产生或摄入过多；②固定酸排出障碍；③体内碱丢失过多；④血钾增高；⑤含氯制剂的过量应用。

2）机体的代偿调节：①血液缓冲系统缓冲；②肺代偿；③肾的代偿；④组织细胞代偿。

3）对机体的影响：①中枢神经系统抑制的发生机制；②心血管系统功能障碍的机制；③骨骼系统骨盐溶解。

4）防治原则：①积极防治原发疾病；②碱性药物的应用，如 $NaHCO_3$、乳酸钠、三羟甲基氨基甲烷（THAM 或 Tris）。

（2）呼吸性酸中毒：特别多见于呼吸系统疾病引起 CO_2 排出受阻者。

1）原因和发生机制：①呼吸系统疾病；②呼吸机使用不当；③CO_2 吸入过多。

2）机体代偿调节：①细胞内、外离子交换和细胞内缓冲，是急性呼吸性酸中毒时的主要代偿方式；②肾的代偿，是慢性呼吸性酸中毒的主要代偿形式。

3）对机体的影响：与代谢性酸中毒相似，重度呼吸性酸中毒时，由于大量潴留的 CO_2 可扩张外周血管。

4）防治原则：①积极防治原发病，消除病因；②应用碱性药物。

（3）代谢性碱中毒。

1）原因和发生机制：①体液 H^+ 丢失过多，主要是从胃液和肾丢失；②摄入过量碱性药物；③低钾血症；④低氯血症；目前将导致肾排出 HCO_3^- 能力降低的原因称为代谢性碱中毒的维持因素，如有效循环血量减少、缺钾、缺氯及盐皮质激素增多等。代谢性碱中毒分为盐水反应性碱中毒和盐水抵抗性碱中毒。

2）机体的代偿影响：①血液的缓冲作用；②肺代偿调节；③肾代偿调节；④细胞内

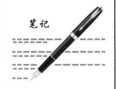

外离子交换。

3）对机体的影响：①中枢神经系统兴奋的机制；②机体组织缺氧的机制；③神经肌肉应激性增高的机制；④低钾血症。

4）防治原则：①积极防治原发病；②合理选用药物纠正 pH。生理盐水用于盐水反应性碱中毒患者。对缺 K^+ 症状较重或有明显抽搐症状的代谢性碱中毒患者，有选择地补充适量 KCl、$CaCl_2$、NH_4Cl，特别严重的代谢性碱中毒患者可用 0.1 mol/L 的稀 HCl 治疗。其他还可使用碳酸酐酶抑制剂、醛固酮拮抗剂。

（4）呼吸性碱中毒。

1）原因和发生机制：引起呼吸性碱中毒的基本环节是肺通气过度，导致 CO_2 排出过多，血浆 $[H_2CO_3]$ 降低。其原因：①精神性通气过度；②低张性缺氧；③代谢过盛；④中枢神经系统疾病；⑤某些药物作用；⑥呼吸机使用不当。

2）机体的代偿调节：①细胞内、外离子交换和细胞内缓冲作用；②肾代偿调节。

3）对机体的影响：与代谢性碱中毒相似，呼吸性碱中毒对中枢神经系统和神经肌肉的影响更为迅速。

4）防治原则：①消除原发病和诱因；②吸入 CO_2。

4. 混合性酸碱紊乱（mixedacid-base disturbance）是指同一患者有两种或两种以上的单纯性酸碱平衡紊乱存在。从类型上分为二重性和三重性酸碱紊乱，从酸碱性质上混合性酸碱紊乱又分为酸碱一致型和酸碱混合型。

5. 酸碱平衡紊乱的临床诊断

（1）根据 pH 改变确定酸中毒或碱中毒。

（2）根据病史提示的原发因素确定代谢性或呼吸性酸碱紊乱。

（3）根据代偿调节规律区分单纯性或混合性酸碱紊乱：①变量"继发性改变"的方向性；②代偿调节的预测值和代偿限值。

（4）根据 AG 确定混合酸碱紊乱。

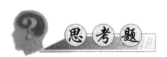

1. 何谓代谢性酸中毒、呼吸性酸中毒、代谢性碱中毒、呼吸性碱中毒？

2. 混合性酸碱紊乱包括哪些类型？各有哪些特征？

3. 代谢性酸中毒的病因和发病机制如何？

4. 呼吸性酸中毒的病因有哪些？

5. 酸中毒的临床表现有哪些？

6. 试述酸中毒对机体的影响？

7. 碱中毒的临床表现有哪些？

8. 碱中毒对机体有何影响？

9. 酸碱紊乱的患者如何护理？应注意哪些问题？

（牛朝霞　彭莲莲）

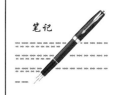

笔记

第十八章 缺 氧

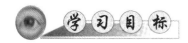

学习目标

1. 掌握缺氧的概念，4 种类型缺氧的概念、病因、血氧变化特点及组织缺氧的机制，缺氧时机体的功能代谢变化。
2. 能够运用缺氧的基本理论知识分析和解决临床护理中的实际问题，提高知识应用能力。
3. 学会帮助患者正确认识缺氧，积极开展健康宣教。

引导案例

患者，男，77 岁。因咳嗽、咳痰、喘憋加重伴发热 3 天入院。患者 20 年前开始反复发作咳嗽、咳痰并有时伴喘憋，冬季加重。查体：口唇、指尖部皮肤发绀。T 38.9 ℃，P 120 次/分，R 28 次/分。胸廓略呈桶状，肋间隙稍增宽，双肺呼吸音粗并可闻及大量痰鸣音。实验室检查：PaO_2 42 mmHg，$PaCO_2$ 80 mmHg；胸透提示双肺纹理加重，右下肺片絮状阴影。

案例思考：

（1）该患者有无发生缺氧？

（2）该患者缺氧类型是什么？依据是什么？

缺氧（hypoxia）是指组织供氧不足或用氧障碍，从而引起其代谢、功能以致形态结构发生异常变化的病理过程。

氧是人体生命活动的必需物质。成人静息时需氧量约为 250 ml/min，而体内贮存的氧仅约 1500 ml，只能供组织消耗几分钟，因此机体必须不断地从外界获取氧，并输送到全身才可满足机体氧化代谢需求。机体内氧的获取和利用包括外呼吸、气体运输（血液运载、循环功能）和内呼吸等基本环节，任何一个环节出现障碍均会导致缺氧。缺氧是临床上常见的病理过程，很多疾病通过缺氧导致机体死亡。

第一节 常见的血氧指标及其意义

血氧的变化可以反映组织的供氧量与耗氧量。组织的供氧量=动脉血氧含量×组织血流量，组织的耗氧量=（动脉血氧含量–静脉血氧含量）×组织血流量。因此，血氧参数是反映组织的供氧量与耗氧量的重要指标。常用的血氧指标有以下几种。

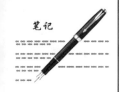

护理病理学

一、血氧分压

血氧分压（partial pressure of oxygen，PO_2）是指以物理状态溶解在血浆内的氧分子所产生的张力（故又称血氧张力）。正常人动脉血氧分压（PaO_2）约为 13.3 kPa（100 mmHg），取决于吸入气体氧分压和外呼吸功能；静脉血氧分压（PvO_2）约为 5.33 kPa（40 mmHg），取决于内呼吸状态。

二、血氧容量

在温度 38 ℃，氧分压（PaO_2）19.998 kPa（150 mmHg），二氧化碳分压（$PaCO_2$）5.33 kPa（40 mmHg）条件下，体外 100 ml 血液内血红蛋白所结合氧的量。物理溶解的氧量极微，一般忽略不计。正常血红蛋白在上述条件下，每克能结合氧 1.34～1.36 ml。若按每 100 ml 血液含血红蛋白 15 g 计算，正常值约为 20 ml/dl。氧容量取决于单位容积血液内血红蛋白的量和血红蛋白结合氧的能力。氧容量的高低反映血液携带氧的能力。

三、血氧含量

血氧含量（oxygen content，CO_2）是指 100 ml 血液的实际带氧量，包括实际与血红蛋白结合的氧和血浆中物理溶解的氧。动脉血氧含量（CaO_2）约 19 ml/dl，静脉血氧含量（CvO_2）约 14 ml/dl。

动脉血氧含量主要取决于 PaO_2 和血红蛋白的质与量。动-静脉血氧含量差反映组织的摄氧量。

四、血氧饱和度

血氧饱和度（oxygen saturation，SaO_2）是指血液中已经与氧结合的血红蛋白占血液血红蛋白总量的百分比。计算公式如下。

$$氧容量氧饱和度（\%）= \frac{氧含量-溶解氧量}{氧容量} \times 100\% \approx \frac{氧含量}{氧容量} \times 100\%$$

正常动脉血氧饱和度（SaO_2）为 95%，静脉血氧饱和度（SvO_2）约为 70%。SO_2 主要取决于 PaO_2，两者之间呈氧合 Hb 解离曲线的关系。

五、氧解离曲线

氧解离曲线（oxygen dissociation curve，ODC），血红蛋白结合氧的量和饱和度取决于 PaO_2，PaO_2 高，氧含量就高，氧饱和度上升；PaO_2 降低，氧解离增多，氧饱和度下降。PaO_2 与氧合血红蛋白饱和度的函数关系可通过把血液暴露在不同氧分压的环境中测知。根据所测结果，可绘制成如图 18-1 所示的曲线，称之为氧解离曲线。氧解离曲线大致呈 S 形。氧分压在 10～60 mmHg（1.33～7.99 kPa），曲线较陡，氧分压稍加改变，血红蛋白的氧饱和度变化很大；而氧分压在 70～100 mmHg（9.33～13.33 kPa）曲线较平坦，氧分压发生变化，而氧饱和度变化不多，这有利于结合氧，即使氧分压较低，下降到 80 mmHg（10.66 kPa）时，动脉血的氧饱和度仍可达 95% 左右。相反，血液经组织时，毛细血管中血液氧分压降至 40 mmHg（5.33 kPa）以下，此时血氧饱和度大幅度下降，解离出大量的氧供组织利用。

血红蛋白与氧亲和性的高低，可用 P_{50} 表示。P_{50} 即血液温度 38 ℃，pH 7.4，$PaCO_2$ 40 mmHg（5.33 kPa）的条件下，使血氧饱和度达到 50% 时的氧分压。正常人 P_{50} 约为 27 mmHg（3.599 kPa）。血液 pH 降低，温度升高，$PaCO_2$ 升高，红细胞内2,3-二磷酸甘油酸（2,3-DPG）含量增加，都可使血红蛋白与氧的亲和力下降，氧解离曲线右移，P_{50} 增大。反之，则亲和力增强，曲线左移，P_{50} 减小。

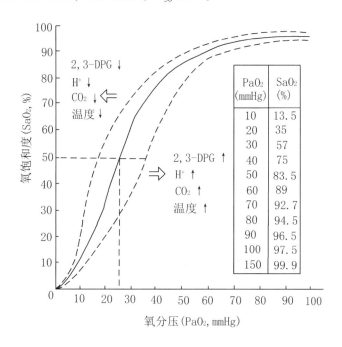

图 18-1　氧解离曲线及影响因素

六、动-静脉血氧含量差

指动脉血氧含量减去静脉血氧含量所得的毫升数，说明组织对氧的利用情况，在各种类型的缺氧都有变化。正常动脉血与静脉血氧含量差约为 5 ml/dl。即通常 100 ml 血液流经组织时约 5 ml 氧被利用。当 Hb 含量减少，Hb 与氧亲和力异常增强，组织氧化代谢减慢或存在动、静脉分流时，动-静脉血氧含量差变小；反之则可增大。

第二节　缺氧的类型、原因和特点

缺氧是由供氧和用氧环节上障碍引起，因此根据缺氧的原因和血氧变化的特点，可将缺氧分为 4 种基本类型。

一、低张性缺氧

低张性缺氧（hypotonic hypoxia）是指各种原因引起的 PaO_2 降低，使动脉氧含量减少引起的缺氧，也称为乏氧性缺氧（hypoxic hypoxia）。

（一）原因

1. 吸入气 PaO_2 过低　多发生于海拔 3000 m 以上的高原或高空，或通风不良的矿井、

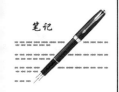
护理病理学

坑道、潜水作业，或吸入惰性气体、麻醉剂或过度稀释的空气时，因吸入气中氧分压不足，故又可称为大气性缺氧。

2. 外呼吸功能障碍　由肺的通气功能或换气功能障碍所致，又称呼吸性缺氧。

3. 静脉血分流入动脉增多　多见于某些先天性心脏病，如室间隔缺损伴肺动脉狭窄或肺动脉高压时，出现右向左的分流，静脉血掺入左心的动脉血中，可引起 PaO_2 降低。

（二）血氧变化的主要特点

低张性缺氧时，最关键的改变是各种病因引起的 PaO_2 降低，由于肺或组织进行气体交换时，进入血液的氧总是先溶解，提高氧分压，再出现化学结合，故 PaO_2 降低可直接导致氧含量、氧饱和度下降。因血液与细胞线粒体部位的氧分压差降低，使氧弥散速度减慢，引起细胞缺氧，并使动-静脉血氧含量差减少。急性低张性缺氧氧容量无明显改变，慢性低张性缺氧因红细胞代偿性增生，血氧容量可增高。

低张性缺氧患者毛细血管中氧合血红蛋白减少，脱氧血红蛋白（正常时 26 g/L）增多，毛细血管中脱氧血红蛋白大于 50 g/L 时，透过皮肤黏膜呈现青紫色称为发绀（cyanosis）。发绀是缺氧的表现，但缺氧的患者不一定都有发绀，如血液性缺氧可无发绀；有发绀的患者也可以无缺氧，如红细胞增多症患者。

二、血液性缺氧

血液性缺氧（hemic hypoxia）是由于血红蛋白数量减少或性质改变，导致血氧含量降低、血液携氧能力降低或血红蛋白结合的氧不易释出所引起的缺氧。此型缺氧大多是动脉血氧含量降低而氧分压正常，所以也称为等张性缺氧（isotonic hypoxia）。

（一）原因

1. 贫血　各种原因引起贫血时，单位容积血液中红细胞数目和血红蛋白数量减少，使血液携氧减少。贫血是血液性缺氧最常见的原因。

2. 碳氧血红蛋白血症　由一氧化碳（CO）中毒引起，Hb 与 CO 结合形成碳氧血红蛋白（carboxyhemoglobin，HbCO）从而失去携氧功能。CO 还能抑制红细胞糖酵解，使2,3-DPG 减少，氧解离曲线左移，加重组织缺氧。CO 与 Hb 结合的速率仅为 O_2 与 Hb 结合速率的1/10，但 HbCO 的解离速率却为 HbO_2 解离速率的1/2100。因此，CO 与 Hb 的亲和力比 O_2 大 210 倍。当吸入气中 CO 含量为 0.1%时 HbCO 可达50%，为重度中毒。当吸入含 0.5% CO 的气体时，血中 HbCO 仅在 20~30 分钟就可高达70%，中毒者将死于心脏和呼吸衰竭。CO 主要来源于含碳物质不完全燃烧，煤、天然气、汽油、香烟等在燃烧时均可产生 CO，尤其在密闭环境中燃烧，一方面造成 CO 聚集，另一方面造成大气中氧消耗，往往从这两方面导致此环境下缺氧。

正常血液中 HbCO 浓度为 0.1%~0.4%，是由 Hb 中血红素分解过程中产生的 CO 引起的，现已发现生理条件下产生的 CO 是体内很重要的信号物质。

3. 高铁血红蛋白血症　血红蛋白中的二价铁，在氧化剂的作用下，可氧化成三价铁，形成高铁血红蛋白（methemoglobin，$HbFe^{3+}OH$，MHb），又称变性血红蛋白或羟化血红蛋白。因为高铁血红蛋白的 Fe^{3+} 与 OH^- 牢固结合而失去携氧能力，并且血红蛋白分子 4 个血红素中部分被氧化成 Fe^{3+} 后，还能使剩余的 Fe^{2+} 与氧的亲和力增加，导致氧解离曲线左移，使组织缺氧。正常人血液中含有极少量的 $HbFe^{3+}$，约占血红蛋白总量的

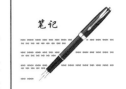

1.7%。当机体出现亚硝酸盐、过氯酸盐、磺胺等氧化剂中毒时，血中 $HbFe^{3+}$ 剧增可达 20%~50%，患者可出现头痛、呼吸困难、衰弱、心动过速等症状；达60%以上时出现痉挛、昏迷，甚至死亡。大量食用含较多硝酸盐的腌菜或残剩菜时，肠道细菌将硝酸盐还原为亚硝酸盐，经肠道吸收后形成大量的 $HbFe^{3+}$，使皮肤、黏膜呈咖啡色或灰褐色，称为肠源性发绀（enterogenous cyanosis）。

4. 血红蛋白与氧的亲和力异常增强　如输入大量碱性液体，血液 pH 升高，通过 Bohr 效应使 Hb 与 O_2 的亲和力增强；大量输库存血液，因库存血红细胞中2,3-DPG含量低及含有较多的柠檬酸盐（经代谢生成 HCO^-）使氧解离曲线左移。此外，现已发现30多种血红蛋白病，由于血红蛋白肽链中存在氨基酸的替代，导致 Hb 与 O_2 的亲和力异常增高几倍以上，使结合在血红蛋白上的氧不能释出。

（二）血氧变化的主要特点

血液性缺氧，由于缺氧的始动环节发生于血红蛋白数量的减少和性质的改变，因此氧含量、氧容量均降低；动-静脉血氧含量差减小，是因血液流经毛细血管时，氧分压降低迅速，氧向组织弥散的速度很快减慢，而其他血液性缺氧患者主要因氧解离曲线左移，氧不易从血红蛋白上释出；由于这类缺氧外呼吸功能正常，PaO_2 正常；氧含量和氧容量均降低使血氧饱和度正常。需要区别的是，血红蛋白与氧亲和力增强引起的血液性缺氧较特殊，其动脉血氧容量和氧含量并不降低，甚至还可高于正常。

CO 中毒时，将血取出在体外用氧充分饱和后，测得的血氧容量是正常的，因 Hb 结合的 CO 已完全被 O_2 所取代；但患者体内的血氧容量应该是降低的。

血液性缺氧的患者皮肤、黏膜颜色变化因血红蛋白的改变而异。Hb 数量减少使严重贫血的患者皮肤、黏膜苍白，这种患者即使合并低张性缺氧，但由于毛细血管中脱氧血红蛋白达不到 50 g/L，所以不出现发绀。HbCO 大量形成使 CO 中毒患者皮肤、黏膜呈樱桃红色，有时因 CO 中毒引起皮肤血管收缩，皮肤黏膜也呈苍白色。$HbFe^{3+}$ 呈棕褐色或咖啡色，故使高 $HbFe^{3+}$ 血症患者皮肤黏膜呈相同的颜色变化。单纯由 Hb 与 O_2 亲和力增高引起的缺氧，毛细血管中氧合血红蛋白高于正常人，因此皮肤黏膜可呈玫瑰红色。

三、循环性缺氧

因灌流组织的血液速度减慢、血流量减少所引起的缺氧称为循环性缺氧（circulatory hypoxia）或低血流动力性缺氧（hypokinetic hypoxia）。循环性缺氧可以是局部的病变（如脑血栓、冠状动脉痉挛），也可以是全身的病变（如心力衰竭、休克）。由动脉狭窄或阻塞，致动脉血流灌注不足而引起的缺氧又称缺血性缺氧（ischemic hypoxia）；而静脉回流受阻、血流缓慢、微循环淤血引起的缺氧称为淤血性缺氧（congestive hypoxia）。

（一）原因

1. 局部循环障碍　如局部组织器官动脉痉挛、脉管炎、动脉血栓形成或动脉粥样硬化等引起该血管供血区域的缺血性缺氧变化，若静脉栓塞或静脉受实体肿瘤压迫则可导致淤血性缺氧。

2. 全身循环障碍　见于休克和心力衰竭。休克由于微循环缺血、淤血或麻醉性扩张，微循环灌注剧减而引起缺氧；心力衰竭患者由于心泵功能降低导致动脉系统供血不足和静脉回流受阻淤血而引起循环性缺氧。

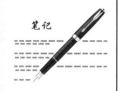

（二）血氧变化的主要特点

单纯性循环性缺氧，PaO_2、氧含量、氧容量均可正常，淤血性缺氧血流速度减慢，血液流经毛细血管的时间延长，组织细胞从单位容量血液中摄取较多的氧，因此静脉血氧含量降低，动-静脉血氧含量差增大，由于毛细血管静脉端脱氧血红蛋白明显增多引起发绀。缺血性缺氧因组织器官灌流量明显减少，皮肤颜色苍白。

全身性循环障碍累及肺，如左心衰竭引起肺水肿，或休克引起急性呼吸窘迫综合征时，则可合并有呼吸性缺氧，使 PaO_2 与氧含量低于正常。

四、组织性缺氧

因组织细胞利用氧障碍所引起的缺氧称为组织性缺氧（histogenous hypoxia），也称用氧障碍性缺氧（dysoxidative hypoxia）。

（一）原因

1. 组织中毒　很多毒物（如氰化物、硫化物、砷化物、磷等）可引起组织中毒性缺氧，尤以氰化物中毒最具代表性。各种氰化物（HCN、KCN、NaCN 等）可通过消化道、呼吸道或皮肤进入体内，其中的 CN^- 迅速与氧化型细胞色素氧化酶的三价铁结合形成氰化高铁细胞色素氧化酶，使之不能接受细胞色素 C 传递过来的电子而还原，导致呼吸链阻断，组织细胞不能利用氧。氰化物具有剧毒性，0.06 g HCN 即可使人死亡。砷化物、硫化物等毒物也主要通过抑制细胞色素氧化酶而使细胞生物氧化还原障碍。

2. 维生素缺乏　不少维生素是生物氧化还原酶的辅酶或辅基，尤其是维生素 B 族（维生素 B_1、维生素 B_2、维生素 B_4、维生素 B_{12} 等）。如硫胺素为丙酮酸脱氢酶的辅酶成分，维生素 PP（烟酰胺）组成的辅酶Ⅰ（NAD^+）和辅酶Ⅱ（$NADP^+$）及核黄素组成的黄素辅酶，均为许多氧化还原酶的辅酶。因此，这些维生素缺乏时，会影响生物氧化过程。

3. 线粒体受损　生物氧化还原反应是在线粒体内完成的，各种原因（如辐射、细菌毒素、高热、自由基及缺氧本身等）均可引起线粒体损伤，使生物氧化障碍。

（二）血氧变化的主要特点

组织性缺氧时，PaO_2、氧含量、氧容量和氧饱和度均可正常。因组织细胞不能利用氧，故静脉血氧含量增高，动-静脉血氧含量差减少；毛细血管静脉端氧合血红蛋白含量增高，使皮肤、黏膜颜色呈玫瑰红色。

以上所述是各种单纯性缺氧的原因和特点。但在临床上所见的缺氧常常是混合性缺氧。例如，革兰阴性菌感染性休克主要引起循环性缺氧，但内毒素损伤线粒体引起组织利用氧的障碍而发生组织性缺氧，并发休克肺时可出现低张性缺氧。

各型缺氧血氧变化的特点见表 18-1，图 18-2。

表 18-1　各型缺氧的血氧指标变化

缺氧类型	动脉血氧分压	血氧容量	动脉血氧含量	动脉血氧饱和度	动-静脉血氧含量差
低张性缺氧	↓	N 或 ↑	↓	↓	N 或 ↓
血液性缺氧	N	↓ 或 N	↓	N	↓
循环性缺氧	N	N	N	N	↑
组织性缺氧	N	N	N	N	↓

注：↓降低，↑升高，N 正常。

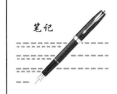

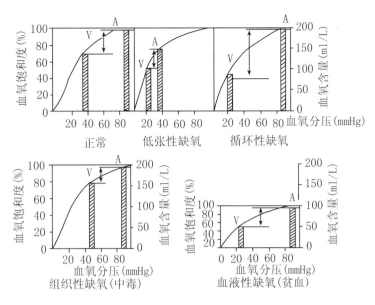

图 18-2　各型缺氧血氧变化的特点

A 表示动脉；V 表示静脉。

第三节　缺氧时机体的功能与代谢变化

缺氧对机体的影响，取决于缺氧发生的程度、速度、持续时间和机体的功能代谢状态。轻度缺氧主要引起机体代偿性反应，快速严重的缺氧而机体代偿不全时，则出现代谢功能障碍，并可引起不可逆损伤，甚至死亡。机体在急性缺氧与慢性缺氧时的代偿反应有区别。急性缺氧时由于机体来不及代偿较易发生功能代谢障碍。以下以低张性缺氧为例说明缺氧对机体的影响。低张性缺氧时，动脉血氧分压（PaO_2）一般要降至 60 mmHg 以下才引起机体的代偿反应；PaO_2 低于 30 mmHg 可导致严重的代谢功能障碍。

一、呼吸系统的变化

（一）代偿性反应

当 PaO_2 低于 60 mmHg 时可刺激颈动脉体和主动脉体化学感受器，反射性引起呼吸加深加快，从而使肺泡通气量增加，肺泡气氧分压升高，PaO_2 也随之升高。胸廓呼吸运动的增强使胸内负压增大，还可促进静脉回流，增加心输出量和肺血流量，有利于氧的摄取和运输。但过度通气使 $PaCO_2$ 降低，减低了 CO_2 对延髓的中枢化学感受器的刺激，可限制肺通气的增强。有报道缺氧直接作用于大鼠及猫的下丘脑神经元，使其发放冲动增加，可能与呼吸反应也有关。

低张性缺氧所引起的肺通气变化与缺氧持续的时间有关。如人到达 4000 m 高原后，肺通气量立即增加，但仅比在海平面高 65%；数日后，肺通气量可高达在海平面的 5~7 倍；但久居高原后，肺通气量逐渐回降，至仅比海平面者高 15% 左右。在急性缺氧早期肺通气增加较少，可能因过度通气形成的低碳酸血症和呼吸性碱中毒对呼吸中枢的抑制作用，使肺通气的增加受阻。2~3 天后，通过肾代偿性排出 HCO_3^-，脑脊液内的 HCO_3^- 也

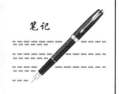

逐渐通过血脑屏障进入血液使脑组织中使 pH 逐渐恢复正常，此时方能充分显示缺氧兴奋呼吸的作用。久居高原使肺通气量回降，可能与外周化学感受器对缺氧的敏感性降低有关。据观察，久居高原者颈动脉体的体积平均比世居海平面者大 6~7 倍，患慢性阻塞性肺病的患者的颈动脉体比正常人大 1 倍以上。电镜观察表明，在慢性低张性缺氧的早期，颈动脉体增大，其中Ⅰ型细胞增多，因Ⅰ型细胞中嗜铬体含儿茶酚胺类神经介质，其增多可能具代偿意义。但在缺氧晚期，在增大的颈动脉嗜铬体的中心缩小，晕轮加宽，有时整个嗜铬体被空泡所取代，这可能是颈动脉体化学感受器敏感性降低的原因。长期缺氧使肺通气反应减弱，这也是一种慢性适应过程，因为肺通气每增加 1 L，呼吸肌耗氧增加 0.5 ml，从而可加剧机体氧的供求矛盾，故长期呼吸运动增强显然是对机体不利的。

肺通气量增加是对急性缺氧最重要的代偿性反应。此反应的强弱存在显著的个体差异，代偿良好的肺通气增加较多，PaO_2 比代偿不良者高，$PaCO_2$ 也较低。

血液性缺氧和组织性缺氧因 PaO_2 不低，故呼吸一般不增强；循环性缺氧如累及肺循环（如心力衰竭引起肺淤血和肺水肿时），可使呼吸加快。

（二）呼吸功能障碍

急性低张性缺氧，如快速登上 4000 m 以上的高原时，可在 1~4 天内发生肺水肿，表现为呼吸困难、咳嗽、血性泡沫痰、肺部有湿啰音、皮肤及黏膜发绀等。因高原肺水肿的动物模型难以复制成功，故其发病机制至今尚不清楚。根据肺水肿与肺动脉高压呈正相关，有学者强调肺毛细血管压力增高的作用，即缺氧引起外周血管收缩使回心血量增加和肺血量增多，加上缺氧性肺血管收缩反应使肺血流阻力增加，导致肺动脉高压。由于肺血管收缩强度不一，致使肺血流分布不均，在肺血管收缩较轻或不收缩的部位肺泡毛细血管血流增加，毛细血管压增高，从而引起压力性肺水肿。也有学者强调肺微血管壁通透性增高的作用，因为患者支气管肺泡洗出液中蛋白质含量较高，并有大量肺泡巨噬细胞，可测得补体 C3a、LTB_4、TXB_2 等血管活性物质。肺内血压高和流速快对微血管的切应力（流动的血液作用于血管壁的力与管壁平行方向的分力）可能是导致微血管内皮损伤和血管通透性增高的一个因素。肺水肿影响肺的换气功能，可使 PaO_2 进一步下降。PaO_2 过低可直接抑制呼吸中枢，使呼吸抑制，肺通气量减少，导致中枢性呼吸衰竭。

二、循环系统的变化

（一）代偿性反应

低张性缺氧引起的代偿性心血管反应主要表现为心输血量增加、血流分布改变、肺血管收缩与毛细血管增生。

1. 心输血量增加　进入高原（6100 m）30 天的人心输血量比平原居民高 2~3 倍。在高原久居后，心输血量逐渐减少。心输血量增加可提高全身组织的供氧量，故对急性缺氧有一定的代偿意义。心输血量增加主要是由于：①心率加快。过去认为心率加快是颈动脉体和主动脉体化学感受器受刺激反射性地引起。但实验证明，在控制呼吸不变的情况下，缺氧刺激血管化学感受器却使心率变慢。因此，缺氧时心率加快很可能是通气增加所致肺膨胀对肺牵张感受器的刺激，反射性地通过交感神经引起的。然而呼吸运动过深反而通过反射使心率减慢，外周血管扩张和血压下降。②心肌收缩性增强。缺氧作为一种应激原，可引起交感神经兴奋，作用于心脏 β 肾上腺素能受体，使心肌收缩性增

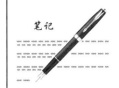

强。③静脉回流量增加。胸廓呼吸运动及心脏活动增强，可导致静脉回流量增加和心输出量增多。

2. 血流分布改变　器官血流量取决于血液灌注的压力（即动静脉压差）和器官血流的阻力。后者主要取决于开放的血管数量与内径大小。缺氧时，一方面交感神经兴奋引起血管收缩；另一方面组织因缺氧产生的乳酸、腺苷、PGI_2 等代谢产物则使缺氧组织的血管扩张。这两种作用的平衡关系决定该器官的血管是收缩或扩张，以及血流量是减少或增多。急性缺氧时，皮肤、腹腔器官因交感神经兴奋，缩血管作用占优势，使血管收缩；而心、脑血管因受局部组织代谢产物的扩血管作用使血流增加。这种血流分布的改变显然对于保证生命重要器官氧的供应是有利的。

3. 肺血管收缩　肺血管对缺氧的反应与体血管相反。肺泡缺氧及混合静脉血的氧分压降低都引起肺小动脉收缩，从而使缺氧肺泡的血流量减少。由肺泡通气量减少引起的局部肺血管收缩反应有利于维持肺泡通气与血流的适当比例，使流经这部分肺泡的血液仍能获得较充分的氧，从而维持较高的 PaO_2。此外，正常情况下由于重力作用，肺尖部的肺泡通气量与血流量的比值过大、肺泡气中氧不能充分被血液运走。当缺氧引起较广泛的肺血管收缩导致肺动脉压升高时，肺上部的血流增加，肺上部的肺泡通气能得到更充分的利用。

缺氧引起肺血管收缩的机制较复杂，尚未完全阐明，研究结果也有矛盾。当前倾向性的观点如下。①交感神经作用：缺氧所致交感神经兴奋可作用于肺血管的 α 受体引起血管收缩反应。②体液因素作用：缺氧可促使肺组织内肥大细胞、肺泡巨噬细胞、血管内皮细胞甚至血管平滑肌细胞等产生血管活性物质，其中有的能收缩肺血管，如白三烯、血栓素 A_2、内皮素、血管紧张素 Ⅱ 等，有的能舒张肺血管，如前列环素、一氧化氮（NO）及组胺等。在肺血管收缩反应中，缩血管物质生成与释放增加，起介导作用；扩管物质的生成释放也可增加，起调节作用。两者力量对比决定肺血管收缩反应的强度。③缺氧直接对血管平滑肌作用：缺氧使平滑肌细胞钾通道关闭使外向性 K^+ 电流减少，膜电位下降，膜去极化，再导致电压依赖性钙通道开放，Ca^{2+} 内流引起肺血管收缩。可见，缺氧性肺血管收缩反应是多因素综合作用的结果。

血管对缺氧反应的异质性不同的血管对缺氧的反应不相同，还与血管平滑肌细胞的钾通道分布有关。血管平滑肌细胞上有电压依赖性钾通道（K_v），Ca^{2+} 激活性钾通道（K_{ca}）和 ATP 敏感性钾通道（K_{ATP}）。缺氧使 K_v 关闭引起平滑肌收缩；胞质游离钙增加致 K_{ca} 开放；ATP 减少使 K_{ATP} 开放，后两者均可增加外向钾电流，引起细胞膜过极化，致平滑肌松弛和血管舒张。肺小动脉平滑肌细胞以含 K_v 为主的多，故对缺氧呈收缩反应；心、脑血管平滑肌细胞以含 K_{ca} 和 K_{ATP} 为主，故对缺氧呈舒张反应。

4. 毛细血管增生　长期缺氧可促使血管内皮生长因子（vascular endothelial growth factor，VEGF）等基因表达增加，使毛细血管增生，尤其是脑、心和骨骼肌的毛细血管增生更显著。毛细血管的密度增加可缩短血氧弥散至细胞的距离，增加对细胞的供氧量。

（二）循环功能障碍

严重的全身性缺氧时，心脏可受累（如高原性心脏病、肺源性心脏病、贫血性心脏病等），甚至发生心力衰竭。现以高原性心脏病为例说明缺氧引起循环障碍的机制。

1. 肺动脉高压　肺泡缺氧所致肺血管收缩反应可增加肺循环阻力，导致严重的肺动脉高压。慢性缺氧使肺小动脉长期处于收缩状态，可引起肺血管壁平滑肌细胞和成纤维

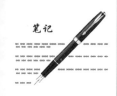

细胞的肥大和增生，血管硬化，从而形成持续的肺动脉高压。另外，缺氧引起红细胞增多，使血液黏度增高也可增加肺血流阻力。肺动脉高压增加右心室射血的阻力，导致右心室肥大，甚至心力衰竭。

2. 心功能结构异常　严重缺氧可降低心肌的舒缩功能，甚而使心肌发生变性、坏死。也可引起窦性心动过缓、期前收缩，甚至发生心室纤颤致死。期前收缩与室颤的发生与心肌细胞内 K^+ 减少、Na^+ 增加，使静息膜电位降低、心肌兴奋性及自律性增高、传导性降低有关。缺氧部位的心肌静息电位降低，使其与相邻较完好的心肌之间形成电位差，而产生"损伤电流"，也可成为异位激动的起源。严重的心肌受损可导致完全的传导阻滞。

3. 静脉回流减少　脑严重缺氧时，呼吸中枢的抑制使胸廓运动减弱，可导致静脉回流减少。全身性极严重而持久的缺氧使体内产生大量乳酸、腺苷等代谢产物，后者可直接舒张外周血管，使外周血管床扩大，大量血液淤积在外周，回心血量减少，使心输出量减少。

三、血液系统的变化

缺氧可使骨髓造血增强及氧合 Hb 解离曲线右移，从而增加氧的运输和 Hb 释放氧。

(一) 红细胞增多

移居到 3600 m 高原的男性居民红细胞计数通常约为 $6×10^{12}/L$（$6×10^6/mm^3$），Hb 约为 210 g/L，慢性缺氧所致红细胞增多主要是骨髓造血增强所致。当低氧血流经肾时，刺激肾小管旁间质细胞，使生成并释放促红细胞生成素（erythropoietin，EPO），后者促使干细胞分化为原红细胞，并促进其分化、增殖和成熟，加速 Hb 的合成，并使骨髓内的网织红细胞和红细胞释放入血液。当血浆中促红细胞生成素增高到一定水平时，因红细胞增多使缺氧缓解，肾促红细胞生成素的产生因而减少，通过这种反馈机制控制着血浆促红细胞生成素的含量。红细胞增多可增加血液的氧容量和氧含量，从而增加组织的供氧量。

(二) 氧合 Hb 解离曲线右移

缺氧时，红细胞内 2,3-DPG 增加，导致氧离曲线右移，即 Hb 与氧的亲和力降低，易于将结合的氧释出供组织利用。但是，如果 PaO_2 低于 60 mmHg，则氧离曲线的右移将使血液通过肺泡时结合的氧量减少，使之失去代偿意义。

2,3-DPG 是红细胞内糖酵解过程的中间产物，缺氧时红细胞中 2,3-DPG 增多是因为：①低张性缺氧时氧合 Hb 减少，脱氧 Hb 增多，前者中央孔穴小不能结合 2,3-DPG；后者中央孔穴较大，可结合 2,3-DPG。故当脱氧 Hb 增多，红细胞内游离的 2,3-DPG 减少，使 2,3-DPG 对磷酸果糖激酶及二磷酸甘油酸变位酶（diphoglycerate mutase，DPGM）的抑制作用减弱，从而使糖酵解增强，2,3-DPG 生成增多。②低张性缺氧时出现的代偿性肺过度通气所致呼吸性碱中毒，以及缺氧时大量存在的脱氧 Hb 稍偏碱性，使 pH 增高从而激活磷酸果糖激酶，使糖酵解增强，2,3-DPG 合成增加。此外，pH 增高还可抑制 2,3-DPG 磷酸酶（2,3-DPG phosphatase，2,3-DPGP）的活性，使 2,3-DPG 的分解减少。

2,3-DPG 增多使氧离曲线右移，其原因为：①2,3-DPG 与脱氧 Hb 结合，可稳定后者的空间构型，使之不易与氧结合。②2,3-DPG 是一种不能透过红细胞的有机酸，增多时可以降低红细胞内 pH，而 pH 下降通过 Bohr 效应可使 Hb 与氧的亲和力降低。

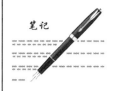

四、中枢神经系统的变化

在机体所有器官中，脑氧耗最高。脑重约为体重的 2%，而脑血流量约占心输出量之 15%，脑耗氧量约为总耗氧量的 23%。所以脑对缺氧十分敏感。脑灰质比白质的耗氧量多 5 倍，对缺氧的耐受性更差。正常人脑静脉血氧分压约为 34 mmHg，当降至 28 mmHg 以下时可出现精神错乱等，降至 19 mmHg 以下时可出现意识丧失，低达 12 mmHg 时将危及生命。急性缺氧可引起头痛、情绪激动、思维力、记忆力、判断力降低或丧失及运动不协调等。缺氧引起的脑组织形态学变化主要是脑细胞肿胀、变性、坏死及脑间质水肿。这些损伤往往在缺氧几分钟内发生，且不可逆。然而，也有学者认为，大脑皮质的某些区域正常情况下便处于低氧状态，只要皮质神经元 PaO_2 不低于 5 mmHg，尚可维持正常的脑功能。有学者发现呼吸中枢和血管运动中枢虽然对缺氧最敏感，但阻断血流 30 分钟后功能仍可恢复。

缺氧引起中枢神经系统功能障碍的机制较复杂。神经细胞膜电位降低、神经递质合成减少、ATP 生成不足、酸中毒、细胞内游离 Ca^{2+} 增多、溶酶体酶的释放及细胞水肿等，均可导致神经系统功能障碍，神经细胞结构破坏。PaO_2 低于 50 mmHg 可使脑血管扩张。缺氧与酸中毒还使脑微血管通透性增高，从而导致脑间质水肿。脑血管扩张、脑细胞及脑间质水肿可使颅内压增高，由此引起头痛、呕吐等症状。

五、组织细胞的变化

（一）代偿性反应

在供氧不足的情况下，组织细胞可通过增强用氧能力和无氧酵解，以获取维持生命活动所必需的能量。

1. 细胞用氧能力增强　慢性缺氧时，细胞内线粒体数目和膜表面积均增加，呼吸链中的酶如琥珀酸脱氢酶、细胞色素氧化酶可增加，使细胞的内呼吸功能增强。如胎儿在母体内处于相对缺氧的环境，其细胞线粒体的呼吸功能为成年动物的 3 倍，于出生后 10~14 天，线粒体呼吸功能才降至成年动物水平。

2. 无氧酵解增强　缺氧时，ATP 生成减少，ATP/ADP 比值下降，以致磷酸果糖激酶活性增强。该酶是控制糖酵解过程最主要的限速酶，其活性增强可促使糖酵解过程加强，在一定的程度上可补偿能量的不足。

3. 肌红蛋白（Mb）增加　慢性缺氧可使肌肉中 Mb 含量增多。Mb 和氧的亲和力较大。当氧分压为 10 mmHg 时，Hb 的氧饱和度约为 10%，而 Mb 的氧饱和度可达 70%，当氧分压进一步降低时，Mb 可释出大量的氧供细胞利用。Mb 增加可能具有储存氧的作用。

4. 低代谢状态　缺氧可减弱细胞的耗能过程，如各种合成代谢和离子泵功能均降低，使细胞处于低代谢状态，有利于在缺氧下生存。细胞内酸中毒可能是合成代谢降低的原因之一。

肺通气及心脏活动的增强可在缺氧时立即发生，但这些代偿活动本身消耗能量和氧。红细胞的增生和组织用氧能力增强需较长的时间，但为较经济的代偿方式。急性缺氧时以呼吸系统和循环系统的代偿反应为主。慢性缺氧者（如久居高原的居民），主要依靠增加组织用氧能力和血液运送氧的能力以适应慢性缺氧，其肺通气量、心率及心输出量并不多于居海平面者。

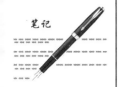

细胞对缺氧反应的机制，这是当今研究的热点。细胞缺氧时不仅有能量代谢改变使细胞适应在缺氧环境中生存，有些组织细胞还对缺氧发生特有的反应，有利于整体的生存，如颈动脉体化学感受器在缺氧时分泌神经介质，引起反射性呼吸运动增强；血管平滑肌细胞对缺氧发生的舒、缩反应，可改变血流分布；肾小管间质细胞缺氧时产生促红细胞生成素，使骨髓红细胞生成增多；细胞缺氧时血管内皮生长因子等基因表达增强，促进血管增生等，这些细胞反应可提高机体对缺氧的适应能力。至于细胞如何感受缺氧的刺激，又如何对缺氧产生反应。近年不少研究提示，缺氧通过改变细胞的氧化还原状态，活性氧生成的减少、NAD（P）H/NAD（P）和 GSH/GSSH 比例增高，使胞质内缺氧诱导因子-1（hypoxia induced factor-1，HIF-1）活性增高，进入核内与促红细胞生成素基因的 3′端增强子结合，从而增强组织红细胞生成素的基因表达，致促红细胞生成素增多。已测得 HIF-1 不仅存在于肾间质细胞，几乎存在于所有被测的各种器官的细胞，不仅与促红细胞生成素的生成有关，也可诱导其他与细胞缺氧反应有关的基因，如 *VEGF*、血红素氧合酶-1、一氧化氮合酶、糖酵解酶、醛缩酶 A、烯醇化酶、乳酸脱氢酶 A、磷酸果糖激酶、磷酸葡萄糖酸激酶-1、环氧合酶、血栓素合酶等基因表达。除 HIF-1 外，细胞缺氧时还可能有肝因子-4（HNF-4）和其他转录因子被激活，与基因增强子或启动子结合，对基因表达起促进作用，基因表达导致蛋白质合成的改变，从而影响细胞的代谢功能，引起细胞的缺氧反应。此外，缺氧时细胞氧化还原状态改变也可能直接影响离子通道的开关，导致细胞膜电位及功能变化。

（二）细胞损伤

缺氧性细胞损伤（hypoxic cell damage）主要为细胞膜、线粒体及溶酶体的变化。

1. 细胞膜的变化　在细胞内 ATP 含量减少以前，细胞膜电位已开始下降，其原因为细胞膜对离子的通透性增高，导致离子顺浓度差通过细胞膜。①Na^+ 内流：使细胞内 Na^+ 浓度增加，可激活 Na^+-K^+ 泵以泵出 Na^+，从而消耗 ATP，ATP 消耗增多使线粒体氧化磷酸化增强。严重缺氧时，ATP 生成减少，以致 Na^+-K^+ 泵不能充分运转，使细胞内 Na^+ 增多，促使水进入细胞致细胞水肿。血管内皮细胞肿胀可堵塞微血管，加重组织缺氧。②K^+ 外流：使细胞内缺 K^+，而 K^+ 为合成代谢所必需；细胞内缺钾导致合成代谢障碍，酶的生成减少，将进一步影响 ATP 的生成和离子泵的功能。③Ca^{2+} 内流：细胞外钙浓度比胞质中钙约高 10 000 倍，细胞内 Ca^{2+} 外流、肌浆网及线粒体摄 Ca^{2+} 均为逆浓度差的耗能过程。当严重缺氧使胞膜对 Ca^{2+} 的通透性增高时，Ca^{2+} 内流增加。ATP 减少将影响 Ca^{2+} 的外流和被摄取，使胞质 Ca^{2+} 浓度增高。Ca^{2+} 增多可抑制线粒体的呼吸功能；可激活磷脂酶，使膜磷脂分解，引起溶酶体的损伤及其水解酶的释出；还可使黄嘌呤脱氢酶转变为黄嘌呤氧化酶，从而增加自由基的形成，加重细胞的损伤。

2. 线粒体的变化　细胞内的氧有 80%～90% 在线粒体内用于氧化磷酸化生成 ATP，仅 10%～20% 在线粒体外用于生物合成、降解及生物转化作用等。轻度缺氧或缺氧早期线粒体呼吸功能是增强的。严重缺氧则降低线粒体的呼吸功能，使 ATP 生成更减少，严重时可出现线粒体肿胀、嵴崩解、外膜破碎和基质外溢等病变。

3. 溶酶体的变化　缺氧时因糖酵解增强使乳酸生成增多和脂肪氧化不全使酮体增多，导致酸中毒。pH 降低和胞质游离钙增加可引起磷脂酶活性增高，使溶酶体膜磷脂被分解，膜通透性增高，结果使溶酶体肿胀、破裂和大量溶酶体酶释出，进而导致细胞及其周围组织的溶解、坏死。

除以上所述的神经、呼吸与循环系统功能障碍外，肝、肾、胃肠道、内分泌等的功能均可因严重缺氧而受损害。

第四节　影响机体缺氧耐受性的因素

影响机体对缺氧耐受性的因素很多，可归纳为两点，即代谢耗氧率与机体的代偿能力。

一、代谢耗氧率

基础代谢高（如发热或甲状腺功能亢进）的患者，由于耗氧多，对缺氧的耐受性较低。寒冷、体力活动、情绪激动等可增加机体耗氧量，也使对缺氧的耐受性降低。体温降低、神经系统的抑制则因能降低机体耗氧率使对缺氧的耐受性升高，故低温麻醉可用于心脏外科手术，以延长手术所必需的阻断血流的时间。

二、机体的代偿能力

机体通过呼吸、循环和血液系统的代偿性反应能增加组织的供氧。通过组织、细胞的代偿性反应能提高利用氧的能力。这些代偿性反应存在着显著的个体差异，因而各人对缺氧的耐受性很不相同。有心、肺疾病及血液病患者对缺氧耐受性低，老年人因为肺和心的功能储备降低、骨髓的造血干细胞减少、外周血液红细胞数减少，以及某些呼吸酶活性降低等，均可导致对缺氧的适应能力下降。另外，代偿能力是可以通过锻炼提高的。轻度的缺氧刺激可调动机体的代偿能力，如登高山者若采取缓慢的阶梯性上升要比快速上升者能更好的适应；慢性贫血的患者 Hb 即使很低仍能维持正常生命活动，而急性失血使 Hb 减少至同等程度就可能引起严重的代谢功能障碍。

第五节　缺氧的防治原则

一、积极防治原发病

根据缺氧的原因不同，应抓紧时间，采取相应的措施，以挽救生命并防止缺氧所致的各种后遗症。

（一）低张性缺氧

呼吸性缺氧应改善通气，撤离缺氧环境（如坑道、矿井、高原），可手术的先天性心脏病患者应尽早修复房室间隔缺损和关闭肺动脉导管。

（二）血液性缺氧

贫血造成的缺氧，应查找贫血原因给予正确的治疗；CO 中毒的患者，则应将患者迅速撤离中毒环境，置于通风处或高氧环境，必要时进行高压给氧；因亚硝酸钠中毒引起的高铁血红蛋白血症需用还原剂（NADH、抗坏血酸、还原型谷胱甘肽等）治疗，促使高铁血红蛋白还原；与氧亲和力增高，可纠正碱中毒，适度降低血红蛋白与氧的亲和力。

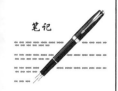
（三）循环性缺氧

根据病因不同，改善心功能、扩张血管、解除血管痉挛或血管因血栓、受压引起的血流受阻状态。

（四）组织性缺氧

迅速从体内清除毒物，给予相应的药物解除毒性，注意保护细胞膜和线粒体。如对氰化物中毒患者，给予亚硝酸盐和硫代硫酸钠，前者可促使高铁血红蛋白形成，高铁血红蛋白竞争结合氰酸根，促使细胞色素氧化酶上的氰酸根解离下来，恢复呼吸链功能。而结合在血红蛋白上的氰酸根解离后，与硫代硫酸钠在肝的氰酸酶的催化下，形成无毒的硫氰化物随尿排出。

二、给氧治疗

给氧治疗是临床上治疗缺氧的重要手段，不同类型缺氧其疗效不一，对乏氧性缺氧和 CO 中毒疗效最好，对贫血、循环性缺氧有一定效果，不能改善用氧状态的治疗对组织性缺氧几乎无效。

给氧治疗因吸氧而提高 PaO_2、氧含量和氧饱和度，改变机体的供氧状态，缓解部分因供氧不足引起的 PaO_2 降低所致的缺氧。给氧一定要注意氧疗的适应证，另外还要防止氧中毒。

给氧治疗的适应证及注意事项：①对低氧血症伴 CO_2 潴留的患者供氧，以低浓度、低流量持续给氧，PaO_2 维持在 8 kPa（60 mmHg）为宜，过多、过快给氧诱发呼吸抑制。②对低氧不伴有 CO_2 潴留的患者，可用高浓度氧或纯氧，供应的 PaO_2 维持在 9.33~16 kPa（70~120 mmHg）为宜，以免氧中毒。

氧中毒常由高压氧吸入或常压高浓度氧的持续吸入引起，会导致组织器官功能或结构的异常改变，主要表现为对肺、神经系统、眼、红细胞的损伤性影响，如肺部炎性病变、头痛、感觉异常、抽搐、晶体后纤维组织增生引起的失眠、红细胞能量代谢障碍、溶血等。氧中毒主要与活性氧的毒性有关。氧中毒的发生取决于氧分压而不是氧浓度，血液与组织细胞之间氧分压差增大，氧的弥散加速，组织细胞因获得过多氧而致活性氧增多引起中毒。

三、对症治疗

纠正酸中毒和脑水肿，降低氧耗量（安定、冬眠、低温），补充能量，保护细胞膜和细胞等。

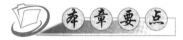
本章要点

1. 概念 因组织供氧不足或用氧障碍，从而引起其代谢、功能以致形态结构发生异常变化的病理过程称为缺氧。血氧指标及意义：血氧分压（PaO_2），血氧容量（CO_2max），血氧含量（CO_2），血氧饱和度（SaO_2），氧解离曲线，动-静脉血氧含量差。

2. 分类 缺氧的 4 个基本类型：低张性缺氧、血液性缺氧、循环性缺氧、组织性缺氧的概念。

（1）低张性缺氧原因：①吸入气氧分压过低。②外呼吸功能障碍。③静脉血分流入动脉增多。低张性缺氧时，最关键的改变是各种病因引起 PaO_2 降低。毛细血管中脱氧血红蛋白大于 50 g/L 时，透过皮肤黏膜呈现青紫色称为发绀。

（2）血液性缺氧：是由于血红蛋白数量减少或性质改变，甚至血氧含量降低、血液携氧能力降低或血红蛋白结合的氧不易释出所引起的缺氧，也称为等张性缺氧。原因主要有以下几方面：①贫血；②碳氧血红蛋白血症；③高铁血红蛋白血症，大量食用含较多硝酸盐的腌菜或残剩菜时，肠道细菌将硝酸盐还原为亚硝酸盐，经肠道吸收后形成大量的 $HbFe^{3+}$，使皮肤、黏膜呈咖啡色或棕褐色，称为肠源性发绀。④血红蛋白与氧的亲和力异常增强，如输入大量碱性液体或库存血、血红蛋白病。氧含量、氧容量均降低。血液性缺氧的患者皮肤、黏膜颜色变化因血红蛋白的改变而异，表现为苍白、樱桃红色、咖啡色或棕褐色、玫瑰红色。

（3）循环性缺氧：可表现为局部的或全身的，缺血性或淤血性的特点。血氧变化的主要特点：动-静脉血氧含量差增大，发绀或苍白。

（4）组织性缺氧：因生物氧化障碍使组织细胞利用氧降低引起的缺氧，也称用氧障碍性缺氧。原因：①组织中毒，尤以氰化物中毒最具代表性（氰化物中毒的机制）；②维生素缺乏；③线粒体受损。血氧变化的主要特点：动-静脉血氧含量差减小，毛细血管静脉端氧合血红蛋白高，使皮肤、黏膜颜色呈玫瑰红色。

3. 缺氧时机体的功能和代谢变化代偿性反应和损伤

（1）呼吸系统的变化：①代偿性反应。低张性缺氧时，呼吸加深加快的机制。②呼吸功能障碍的表现。

（2）循环系统的变化：缺氧通过交感-肾上腺髓质系统的兴奋引起心血管系统一系列改变。

1）代偿性反应：①心输出量增加。作用机制是心率加快、心肌收缩性增强、静脉回流量增多；②血液重分布。急性缺氧时，皮肤、腹腔器官因交感神经兴奋，缩血管作用占优势，使血管收缩，血流量减少；而心脑血管因交感神经末梢 α、β 受体分布密度不同以及组织缺氧产生的乳酸、腺苷等代谢产物刺激使血管扩张、血流量增加；③肺血管收缩；④毛细血管增生。

2）失代偿性反应：①肺动脉高压；②心功能结构异常；③静脉回流减少。

（3）血液系统的变化：①红细胞和血红蛋白的增多；②氧解离曲线右移。

（4）中枢神经系统的变化：脑对缺氧十分敏感，灰质比白质对缺氧的耐受性更差。缺氧引起的脑组织形态学变化主要是脑细胞肿胀、变性、坏死及脑间质水肿。

（5）组织细胞的变化：在慢性缺氧时，组织细胞的适应性变化如下。①细胞利用氧能力增强；②无氧酵解增强；③肌红蛋白增加；④低代谢状态。

组织细胞损伤性变化：缺氧性细胞损伤主要表现为细胞膜、线粒体和溶酶体的改变。

4. 影响机体对缺氧耐受性的因素

（1）代谢耗氧率：机体代谢率低，耗氧量少，对缺氧耐受性高。中枢抑制、安静状态、低温麻醉等，可降低组织代谢率，使机体对缺氧耐受性增强。

（2）机体的代偿适应能力：机体通过呼吸、循环和血液系统的代偿性反应可增加组织的供氧；通过组织细胞线粒体增生、呼吸酶活性增高，提高利用氧的能力。

5. 缺氧的防治原则　①积极防治原发病；②给氧治疗，对乏氧性缺氧和 CO 中毒疗效最好。给氧一定要注意氧疗的适应证，另外要防止氧中毒。氧中毒常由高压氧吸入或常压高浓度氧的持续吸入引起，临床主要表现为对肺、神经系统的损伤性影响。氧中毒主要与活性氧的毒性有关；③对症治疗。

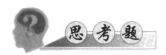

1. 何谓缺氧、低张性缺氧、发绀？
2. 以低张性缺氧为例，说明发生缺氧后呼吸系统会有哪些代偿反应？
3. 对于一氧化碳中毒的患者，护理人员应采取何种措施？

（秦紫芳）

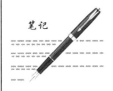

第十九章 发 热

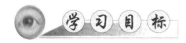

1. 掌握发热和过热的概念、发热的时相及各时相的热代谢特点。
2. 能够运用发热时各时相的特点解释临床上发热的典型临床表现，并制订降体温的原则。
3. 学会帮助患者正确区分发热、过热，利用所学的知识进行健康宣教，正确指导患者临床注意事项。

引导案例

患儿，3 岁。1 天前出现发热，T 39 ℃，咳嗽，无痰，无呼吸困难。于入院前开始抽搐，两眼向上凝视，四肢抖动，持续 1 分钟后自行缓解。查体：神志清楚，T 39 ℃，P 100 次/分，R 30 次/分。咽部充血、双扁桃腺 I 度肿大。两肺呼吸音粗，未闻及水泡音。实验室检查：白细胞计数 13.3×10⁹/L，淋巴细胞百分比 16%，中性粒细胞百分比 83%。

案例思考：

（1）该患儿体温为什么升高？其机制是什么？

（2）该患儿为什么出现惊厥？

（3）对该患儿应怎样处理和护理？

人和哺乳动物具有相对稳定的体温，以适应正常生命活动的需要。这种恒定的体温是在体温调节中枢的调控下实现。

体温调节的高级中枢位于视前区－下丘脑前部（preopeic anterior hypothalamus，POAH），目前仍以"调定点"（set point，SP）学说解释体温中枢的调节方式。

正常成年人体温维持在 37 ℃左右，24 小时上下波动不超过 1 ℃。在疾病发生过程中，由于致热原的作用使体温调节中枢调定点上移而引起的调节性体温升高（超过正常值 0.5 ℃时），称为发热（fever）。然而在临床上体温升高超过正常值 0.5 ℃时并不都是发热，体温升高分为调节性体温升高和非调节性体温升高，前者即发热。发热时，体温调节功能仍正常，由于调定点上移，体温调节在高水平上进行。非调节性体温升高是调定点并未移动，而是由于体温调节中枢障碍（如体温调节中枢损伤、下丘脑损伤、出血等）或散热障碍（如先天性汗腺缺陷症、皮肤鱼鳞病和环境高温所致的中暑等）及过度产热（如甲状腺功能亢进、癫痫大发作的剧烈抽搐等），体温调节机构不能将体温控制在与调定点相适应的水平上，这类体温升高称为过热。

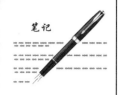

除上述原因外，某些生理情况下也能出现体温升高，如剧烈运动、月经前期、妊娠期等。生理性体温升高随生理过程结束自动恢复正常，不对机体产生危害（图 19-1）。

$$
体温升高\begin{cases}
生理性体温升高（月经前期、剧烈运动、妊娠等）\\
病理性体温升高\begin{cases}发热（调节性体温升高，与 SP 相适应）\\过热（非调节性体温升高，超过 SP）\end{cases}
\end{cases}
$$

图 19-1　体温升高的分类

第一节　发热的原因和发生机制

发热是由于某些外源性或内源性的物质刺激机体产生致热性因子，作用于体温中枢，从而使体温上升。通常把能引起人类或实验动物发热的物质称为致热原（pyrogen）。根据致热原在发热中的作用环节分为发热激活物和内生致热原。

一、发热激活物

凡能激活产内生致热原细胞产生和释放内生致热原的物质统称为发热激活物（pyrogenic activator）。

（一）微生物及其产物

1. 细菌　G^+细菌如葡萄球菌、链球菌、肺炎球菌、白喉杆菌和枯草杆菌及其产生的外毒素。G^-细菌如大肠杆菌、伤寒杆菌、脑膜炎球菌、志贺菌等，致热主要成分是胞壁的脂多糖，也称内毒素（endotoxin，ET），是最常见的外致热原，具有很强的致热作用，由 O-特异侧链、核心多糖和脂质 A 3 部分组成，脂质 A 是致热性和毒性的主要部分，ET 分子量较大（100 万~200 万），不易透过血脑屏障，有较强的耐热性，通常需 160 ℃干热 2 小时方能将其彻底破坏。分枝杆菌典型菌群为结核分枝杆菌，其全菌体及胞壁成分都有致热作用。

2. 病毒及其他病原体　病毒常见的有流感病毒、麻疹病毒、风疹病毒、柯萨奇病毒等。病毒以全病毒体和其所含的血凝素致热。真菌有白念珠菌、球孢子菌、副球孢子菌、组织胞质菌等。真菌的致热因素是全菌体及菌体所含荚膜多糖和蛋白质。螺旋体常见的有钩端螺旋体、回归热螺旋体和梅毒螺旋体。其致热因素是代谢裂解产物、细胞因子毒素。人感染疟原虫后，引起周期性红细胞破裂，大量裂殖子和疟色素等释放入血，引起高热。立克次体、衣原体等也可以引起发热。

（二）抗原-抗体复合物

实验证明，抗原-抗体复合物对产内生致热原细胞也有激活作用。如牛血清蛋白对正常家兔无致热作用，牛血清蛋白致敏家兔，然后再将致敏动物血清转移给正常家兔，再用特异性抗原攻击受血动物时，可引起其发热，这表明抗原-抗体复合物可能是产 EP 细胞的激活物。

（三）类固醇

体内某些类固醇产物对人体有致热作用。本胆烷醇酮是睾丸酮的代谢产物，人类肌

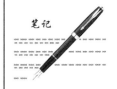

内注射后可引起明显的发热。某些周期性发热的患者常找不到原因，而在血浆中本胆烷醇酮浓度升高。

（四）致炎因子

硅酸盐结晶和尿酸盐结晶可激活产内生致热原细胞的产生和释放内生致热原。

二、内生致热原

发热激活物并不直接作用于体温调节中枢，它们通过激活免疫系统的一些细胞，使其合成、分泌某些致热细胞因子，作用于体温调节中枢引起发热。产内生致热原细胞被激活后形成并释放能引起发热的物质称之为内生致热原（endogenous pyrogen，EP），它是引起多种发热的共同基本因素，可称为发热机制中的基本信息分子。

（一）内生致热原的产生和释放

能够产生和释放 EP 的细胞称之为产 EP 细胞，包括单核细胞、巨噬细胞、内皮细胞、淋巴细胞、星状细胞及肿瘤细胞等。

内生致热原的产生和释放是复杂的细胞信息传递和基因表达的调控过程，这一过程包括产 EP 细胞的激活、EP 的产生和释放。发热激活物如脂多糖与血清中脂多糖结合蛋白形成复合物，再与单核巨噬细胞表面 CD_4 结合形成三重复合物，从而激活启动细胞内 EP 合成。脂多糖信号通过信号转导途径，激活核转录因子，启动产 EP 细胞合成表达 EP，并释放入血。

（二）内生致热原的性质和种类

内生致热原是一组不耐热的小分子蛋白质，加热 56~70 ℃，30 分钟可破坏其致热性。而胃蛋白酶、胰蛋白酶及碱性环境也可破坏其致热性。

1. 白细胞介素-1（interleukin-1，IL-1） 是由单核细胞、巨噬细胞、内皮细胞、肿瘤细胞等在发热激活物的作用下产生的多肽物质。实验证明，给予动物静脉内注射白细胞介素-1 可以引起典型的发热表现。在 ET 引起发热的动物循环血液中也有大量的 IL-1 出现。

2. 肿瘤坏死因子（tumor necrosis factor，TNF-α） 是由巨噬细胞、淋巴细胞等产生和释放的一种小分子蛋白。内毒素、链球菌、葡萄球菌等可诱导 TNF-α 的产生。给予家兔、大鼠静脉内注射 TNF-α 可引起明显发热，并可以被环加氧酶抑制剂布洛芬阻断。TNF-α 在体内和体外都能刺激 IL-1 的产生。

3. 干扰素（interferon，IFN） 是一种具有抗病毒、抗肿瘤作用的蛋白质。IFN 主要由白细胞所产生，有多种亚型，其中 IFNα 和 IFNγ 与发热有关。引起发热反应时有剂量依赖性，反复注射可产生耐受性。

4. 巨噬细胞炎性蛋白-1（macrophage inflammatory protein-1，MIP-1） 是内毒素对巨噬细胞诱导产生的一种肝素结合蛋白。家兔静脉注射微量 MIP-1 即可引起体温升高。

（三）内生致热原的作用部位

内生致热原如能通过血脑屏障进入脑或产生自脑内，可直接作用于视前区-下丘脑前部（POAH）。近年研究提出，来自外周的内生致热原，若不能通过血脑屏障，可能到达第三脑室上的视上隐窝处的终板血管器（organum vasculosum of lamina terminalis，OVLT）。OVLT 毛细血管属于有孔毛细血管，内生致热原通过 OVLT 到达毛细血管外间隙作用于靶

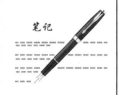

细胞，诱生介质作用于该处神经元或通过室管膜细胞紧密连接再作用于神经元，然后把信息传递到POAH，使体温调节中枢调定点上移引起发热。

三、中枢发热介质

内生致热原无论直接作用于体温调节中枢，还是通过OVLT，从给动脉注入EP到体温升高总有一段潜伏期。进一步研究发现EP到达下丘脑后，有一些中枢发热介质释放，使体温调定点上移引起发热。发热时，体温升高不是无限上升，而是相对于一定高度，这是中枢发热介质的正调节物和负调节物相互作用的结果。

（一）中枢的正调节介质

1. 前列腺素E（prostaglandin E，PGE） 在各种体液因子中，PGE可能是发热反应中重要的中枢介质。动物实验发现，向脑内注入PGE可引起动物体温升高，而且呈剂量依赖关系。EP诱导引起发热的动物，其脑脊液PGE含量明显增多。用下丘脑组织分别与IL-1、IFN、TNF-α进行体外培养，培养液中PGE也增高。阻断PGE合成的药物对IL-1、IFN、TNF-α造成的发热都有解热作用，同时使脑脊液中PGE含量降低，这些都提示前列腺素E升高，可引起发热。

2. 环磷酸腺苷（cyclic adenosine monophosphate，cAMP） cAMP是调节细胞功能和突触传递的重要介质，在体温调节中的作用很受重视。动物实验发现给家兔侧脑室注入cAMP，在一定范围内可引起剂量依赖性体温上升；家兔静脉注射EP引起发热时，脑脊液中cAMP明显增多，且与体温上升呈明显的正相关。促进cAMP的降解，可减轻发热。许多学者认为cAMP可能是更接近终末环节的发热介质。

3. Na^+/Ca^{2+}比值 动物实验显示给多种动物脑室内灌注Na^+可使动物体温很快升高，灌注Ca^{2+}则体温很快降低；降钙剂脑室内灌注也可引起动物体温升高。研究资料表明，Na^+/Ca^{2+}比值改变不直接引起调定点上移，而是在发热机制中可能担负着重要的中介作用。用降钙剂灌注家兔侧脑室引起发热时，脑脊液中cAMP含量明显升高，灌注$CaCl_2$可阻止钙剂的致热作用，同时也抑制脑脊液中cAMP的增高。$CaCl_2$对EP和ET性发热也有类似作用，而且脑脊液中cAMP含量升高被抑制的程度与体温上升被抑制的程度明显呈正相关。因此，目前认为EP→下丘脑Na^+/Ca^{2+}↑→cAMP↑→调定点上移，是多种致热原引起发热的重要途径。

4. 促皮质素释放激素（corticotropin releasing hormone，CRH） CRH主要由室旁核的小细胞神经元分泌。IL-1、IL-6能刺激离体和在体下丘脑释放CRH；给予动物中枢注入CRH可引起脑温和结肠温度明显升高；用CRH单克隆抗体中和CRH或用CRH受体拮抗剂阻断CRH的作用，可完全抑制IL-1β、IL-6等EP的致热性。

5. 一氧化氮（nitric oxide，NO） 目前研究认为NO引起发热的机制可能为通过作用于POAH、OVLT等部位，介导发热使体温上升；通过刺激棕色脂肪组织的代谢活动导致产热增加；抑制发热时负调节介质的合成与释放。

（二）中枢负调节介质

临床和实验表明，发热时的体温升高极少超过41℃，即使增加致热原的剂量也很难超过此热限，这就表明体内存在自我限制发热的因素。体内存在的对抗体温升高或降低体温的物质称为负调节介质，主要包括精氨酸升压素（arginine vasopressin，AVP）、黑素细胞刺激素（α-melanocyte-stimulating hormone，α-MSH）及由肺、脑等器官产生的脂皮质蛋白-1（lipocortin-1）。

四、发热时体温调节的方式

来自体内外的发热激活物作用于产 EP 细胞，引起 EP 的产生和释放，EP 随血液循环到达脑内，在 POAH 或 OVLT 部位附近，引起中枢发热介质的释放，后者作用于相应的神经元，使 POAH 的调定点上移。由于调定点高于中心温度，体温调节中枢对产热和散热进行调节，即冷敏神元兴奋，通过交感神经引起皮肤血管收缩，散热过程抑制；通过体神经引起骨骼肌紧张，不随意收缩产热过程加强，从而使体温升高至与调定点相适应的水平。在体温上升的同时，负调节介质产生释放，对调定点上移和体温的上升发挥限制性作用。因此，发热时体温很少超过 41 ℃，避免了高热引起脑细胞受损。发热持续一定时间后，随着激活物消失或被控制，EP 及增多的介质被降解清除，调定点恢复正常，体温也相应地被调控下降至正常水平（图 19-2）。

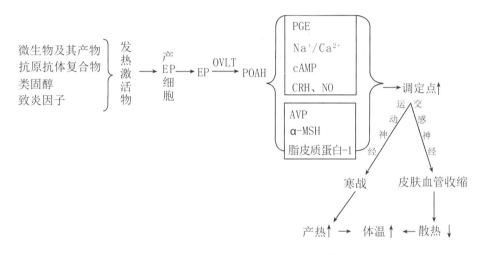

图 19-2 发热机制的基本环节示意图

第二节 发热的时相及热代谢特点

发热可分为 3 个时相：体温上升期、高热持续期、体温下降期。

一、体温上升期

发热的第一期体温不断上升，称为体温上升期。在发热开始阶段，由于正调节占优势，所以体温调定点上移，而血液温度低于调定点水平，原来正常体温变成"冷刺激"，中枢对"冷"信息发生反应，发出的指令经交感神经到达散热器官，引起皮肤血管收缩和血流减少，皮肤温度降低，散热随之减少；同时，指令到达产热器官，引起寒战和物质代谢加强，产热随之增加。此期的热代谢特点是产热增加，散热减少，产热大于散热，体温因此升高。体温上升期由于血管收缩，皮肤温度下降，患者感到发冷、恶寒、皮肤苍白。因竖毛肌收缩，皮肤出现"鸡皮疙瘩"，也可表现为寒战。寒战是由于兴奋指令经脊髓侧索的网状脊髓束和红核脊髓束下传，再经运动神经引起骨骼肌不随意的节律收缩，其产热率较高，比正常增加 4~5 倍。

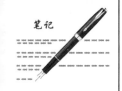

二、高热持续期

当体温升高到与新的调定点水平相适应的高度，就波动于较高水平，称为高热持续期。由于此期体温与调定点相适应，寒战停止并出现散热反应。高热持续期，热代谢特点是产热和散热在较高水平上保持相对平衡。因皮肤血管扩张，血流量增加，皮肤温度上升，患者畏寒消失，反而由于皮肤温度高于正常而自觉酷热。由于皮肤温度升高增加了水分蒸发，因而皮肤和口唇干燥。

三、体温下降期

由于发热激活物、内生致热原及中枢发热介质的清除，体温调节中枢的调定点恢复至正常水平。此时，血温高于正常调定点，POAH的温敏神经元发放冲动增多，促进散热，而冷敏神经元受抑制，减少产热。热代谢表现为散热增多，产热减少，体温下降逐渐恢复到正常调定点相适应的水平（图19-3）。

此期由于高血温及皮肤温度感受器传来的热信息对发汗中枢的刺激，汗腺分泌增多，导致大量发汗，严重者可引起脱水。

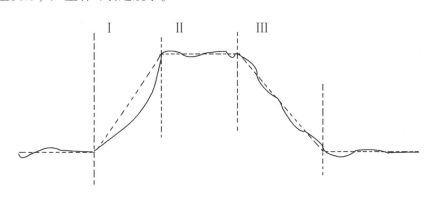

图19-3　发热各期体温与调定点的关系
Ⅰ代表体温上升期；Ⅱ代表高热持续期；Ⅲ代表体温下降期；
……代表调定点变化曲线；——代表体温变化曲线。

第三节　发热时机体的代谢与功能变化

除原发病所引起的各种改变外，发热时体温升高、EP及体温调节效应均可引起机体一系列的代谢及功能变化。

一、物质代谢的改变

发热时物质代谢增加。一般认为体温每升高1℃，基础代谢率提高13%，所以发热患者物质消耗明显增加。如果持久发热，营养物质得不到相应的补充，患者会消耗自身的物质，导致消瘦。

（一）糖代谢

发热时由于产热的需要，能量消耗增加，因此对糖代谢的需求增加。随着肝糖原和

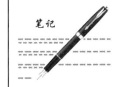

肌糖原分解及糖异生作用的加强，使糖原储备减少，血糖升高，出现糖尿。寒战期糖的消耗更大，氧供相对不足，乳酸的产生量更大。

（二）脂肪代谢

发热时因能量消耗需要及糖原储备量不足，加之患者饮食减少营养摄取不足，机体动员脂肪储备，脂肪分解明显增加，大量脂肪分解并氧化不全可致酮血症和酮尿。长期发热体内脂肪消耗导致患者消瘦。

（三）蛋白质代谢

发热时蛋白质分解加强，尿氮比正常人增加 2~3 倍。此时如不能及时补充足够的蛋白质，机体则呈负氮平衡。蛋白质分解加强可为肝提供大量的游离氨基酸，用于急性期反应蛋白的合成和组织修复。

（四）维生素代谢

发热时由于糖、脂肪、蛋白质分解代谢加强，各种维生素消耗增多；患者食欲缺乏和消化液分泌减少，导致维生素摄取和吸收减少。患者可出现维生素 C 和 B 族维生素缺乏。对于长期发热的患者，要注意及时补充维生素。

（五）水盐代谢

发热的体温上升期，肾血流量减少，尿量明显减少，Na^+、Cl^- 排泄减少。而退热期因尿量恢复和大量出汗，Na^+、Cl^- 排出增多。高热持续期由于皮肤和呼吸道的水分蒸发及退热期大量出汗可导致水分大量丢失，严重时可导致脱水。因此，高热患者退热期应注意及时补充水和电解质。

二、生理功能改变

（一）心血管系统功能

发热时因致热性细胞因子导致交感肾上腺系统兴奋及血温升高刺激窦房结，可引起心率加快。体温每升高 1℃，心率平均增加 18 次/分。一定限度的心率加快可增加心输出量，有利于向代谢旺盛的发热机体提供更多的氧和血液。但对于心肌劳损或心脏有潜在病灶的人，可因心脏负荷加重而诱发心力衰竭。在体温上升期，心率加快，心输出量增加及外周血管收缩，可使血压轻度升高。高热持续期及体温下降期因外周血管扩张及出汗，血压可轻度下降。但体温骤降因大量出汗可致循环衰竭，应及时预防。

（二）中枢神经系统功能

发热时神经系统兴奋性增加，特别是高热（40~41℃）时患者神经系统的表现为烦躁不安、失眠、谵妄、幻觉。发热患者常有头痛、头晕。但也有些高热患者神经系统表现为抑制，出现淡漠、嗜睡等。小儿高热易出现全身或局部抽搐，称为热惊厥。这可能与小儿中枢神经系统尚未发育成熟，皮质下中枢兴奋性增强有关。

（三）呼吸系统功能

发热时，血温增高可刺激呼吸中枢，并提高呼吸中枢对 CO_2 的敏感性，加上代谢增强，CO_2 生成增多使呼吸加深加快，从而有利于更多热量从呼吸道散发。

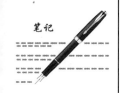
（四）消化系统功能

发热时由于交感神经兴奋，使消化液分泌减少，胃肠蠕动减弱，患者常出现消化系统功能异常。由于唾液分泌减少可出现口干、口腔异味；由于胃肠蠕动减少，消化液分泌减少，食物在胃肠停滞，导致食欲缺乏、恶心、呕吐、腹胀、便秘等。

（五）免疫系统功能

发热时免疫系统的功能总体表现为增强，因为内生致热原本身是一些免疫调控因子，如发热时 IL-1 可刺激 T 淋巴细胞、B 淋巴细胞的增殖和分化，增强吞噬细胞的杀菌活性；IL-6 促进 B 细胞的分化，并促进肝细胞产生急性期蛋白，诱导细胞毒性 T 淋巴细胞（cytotoxic T lymphocyte，CTL）的生成；IFN 除抗病毒外，还可增强自然杀伤细胞（natural killer cell，NK cell）与吞噬细胞的活性；TNF-α 具抗肿瘤活性，增强吞噬细胞杀菌活性，促进 B 淋巴细胞的分化。一定程度的体温升高也可使吞噬细胞活力增强。但高热持续，过度刺激将引起免疫系统功能紊乱。

第四节　发热的防治原则

一、治疗原发病

对于发热患者的处理应首先寻找引起发热的原因，针对病因进行治疗，消除引起发热的原因。

二、发热的一般处理

发热是疾病的信号，体温曲线的变化常具有重要的诊断价值，且适度的发热有助于增强机体的免疫功能。因此，一般发热不必急于解热，以免因过早退热，掩盖病情，延误诊断治疗及抑制机体免疫功能。对于一般发热应针对发热时物质代谢增强及大汗等变化，给予足够的营养物质、维生素和水。

三、及时解热

1. 持续高热造成机体过度消耗或病情加重时应及时解热。

2. 高热病例（体温大于 40 ℃），尤其是小儿高热易诱发惊厥应及时解热。

3. 有心脏病的患者因发热时心率加快，心脏负荷增加容易诱发心力衰竭及心肌潜在损害者应及早解热。

4. 妊娠女性发热易致畸胎或增加心脏负荷诱发心力衰竭也应及时解热。

四、解热措施

1. 药物解热　如阿司匹林、糖皮质激素等药物，通过抑制 EP 的合成和释放，阻断 PGE 合成；抑制免疫反应和炎症反应等发挥降热作用。

2. 物理降温　在高热或病情危急时，可采用酒精擦浴、戴冰帽、冰袋冷敷头部以促进散热，必要时辅助药物降温。

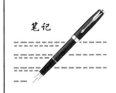

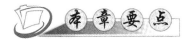

1. 发热的概念 在疾病过程中，由于致热原的作用下，使体温调节中枢调定点上移而引起的调节性体温升高（超过正常 0.5 ℃），称为发热。过热和发热是两个不同的概念，过热时体温升高调定点并未移动。

2. 发热的原因和发生机制 发热是在致热原的作用下引起体温调节中枢调定点上移，按致热原在发病中的作用环节分为发热激活物和内生致热原。

（1）发热激活物：既可来自体外，也可由体内产生。包括：①微生物及其产物，最常见的是细菌内毒素；②抗原-抗体复合物；③类固醇；④致炎因子。

（2）内生致热原：产生内生致热原的细胞有单核细胞、巨噬细胞、内皮细胞等。内生致热原是一组不耐热的小分子蛋白质，包括：①白细胞介素-1（IL-1）；②肿瘤坏死因子（TNF-α）；③干扰素（IFN）；④巨噬细胞炎性蛋白-1（MIP-1）。

（3）内生致热原的作用部位。内生致热原可以直接作用于视前区-下丘脑前部（POAH），也可以作用于下丘脑终板血管器（OVLT），诱生介质，然后把发热信息传递到 POAH。

（4）中枢发热介质：EP 到达下丘脑后，一些中枢发热介质释放，使体温调定点上移引起发热。①中枢正调节介质有前列腺素 E（PGE），环磷酸腺苷（cAMP），Na^+/Ca^{2+} 比值，促皮质素释放激素（CRH），一氧化氮（NO）；②中枢负调节介质有精氨酸升压素（AVP），黑素细胞刺激素（α-MSH）及脂皮质蛋白-1。

（5）发热时体温调节的方式：发热激活物引起产 EP 细胞产生和释放 EP，EP 到达 POAH 或 OVLT 部位附近，使中枢发热介质释放，致使调定点上移引起效应器产热与散热发生变化。

3. 发热的时相及热代谢特点 ①体温上升期：此期产热增加，散热减少，产热大于散热；②高热持续期：产热和散热在较高的水平上保持相对平衡；③体温下降期：产热减少，散热增多。

4. 发热时机体代谢及功能变化 发热时体温升高、EP 及体温调节效应可引起机体物质代谢及生理功能变化。

（1）物质代谢变化：发热时物质代谢增加，体温每升高 1 ℃，基础代谢率提高 13%，表现为糖、蛋白质、脂肪分解代谢增加，维生素消耗增多。

（2）生理功能变化：包括心血管系统、呼吸系统、神经系统、免疫系统及消化系统的功能的改变。

5. 发热的防治原则

（1）治疗原发病。

（2）发热的一般处理原则。

（3）根据病情及时解热。

（4）解热措施，如药物解热、物理降温。

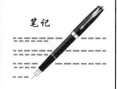

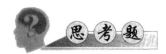

1. 何谓发热、过热、发热激活物、内生致热原？

2. 试比较发热三期的临床表现和热代谢特点。

3. 体温升高是发热吗？为什么？

4. 哪些情况下的发热需要及时降体温？为什么？

5. 护理发热患者应注意什么？

（彭蕤蕤）

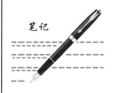

第二十章　应　激

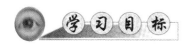

1. 掌握应激的概念和应激时机体的代谢、功能变化，了解应激的防治原则。
2. 能够运用应激的发生机制和应激反应与疾病的关系采取相应的护理措施。
3. 学会帮助患者正确认识和应对应激，并进行健康宣教。

应激（stress）是指机体在受到各种内外环境因素刺激时所表现出的非特异性全身反应，也称应激反应（stress response）。机体受到各种精神、躯体的刺激时，可通过调动自身的保护能力，躲避这些刺激，减轻其对机体的损伤，达到尽量保持内环境的稳定性，维持机体同外界环境的平衡。机体自身的这种保护能力，有特异性的，也有非特异性的；有快反应调节变化，也有维持较长时间的慢反应调节变化。应激反应则是这类反应中的重要组成部分。

应激可提高机体的准备状态，有利于在变动的环境中维持其自稳态，增强机体的适应能力。但过强、过久的应激反应会导致损伤，乃至疾病。因此，应激对健康的作用是双重的。

第一节　应激的原因和分类

引起应激反应的刺激，称为应激原（stressor）。任何躯体的或外源性的刺激，只要达到一定的强度就能成为应激原。构成应激原的因素可概要地分为以下 3 类。

一、外环境因素

外环境因素是指外界直接作用于躯体的应激原，包括物理性的，如热噪声、冷噪声、外伤等；化学性的，如酸、碱、毒气、毒品等；生物性的，如细菌、病毒、寄生虫感染等。

二、机体的内在因素

机体的内环境失衡，如水、电解质与酸碱平衡紊乱及器官功能紊乱等。

三、心理社会因素

人是生物性、心理性和社会性的复杂的综合体，对心理社会因素的刺激会产生应激反应。

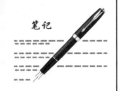
不同的应激原引起的应激都具有相同的生理生化反应。一定程度的应激反应具有防御和代偿作用，可以调动机体物质代谢和器官储备功能，增强机体免疫能力。这种应激称为生理性应激（physiological stress）或良性应激（benign stress）。若应激反应过于强烈或持久，可能导致机体代谢障碍和组织损伤，特别严重者可以导致机体死亡。这种应激称为病理性应激（pathological stress）或劣性应激（malignant stress）。依据应激反应持续的时间，可将应激分为急性应激和慢性应激。

许多疾病或病理过程都伴有应激。这些疾病都有其本身的特异性变化，又有应激所引起的一系列非特异性变化，因此应激也就是这些疾病的一个组成部分。以应激引起的损害为主的疾病，称为应激性疾病（stress disease），如应激性溃疡等。

第二节　应激反应的基本过程

对大多数应激来说，在撤退应激原后，机体可很快趋于平静。但是，如果劣性应激原持续作用于机体，则应激可表现为一个动态的连续过程，并最终导致内环境紊乱和疾病，Selye 将其称之为"全身适应综合征"（general adaptation syndrome，GAS），临床上表现为 3 期。

一、警觉期

警觉期（alarm stage）在应激作用后迅速出现，为机体保护防御机制的快速动员期，使机体处于最佳动员状态。此期主要表现为交感肾上腺系统的兴奋，大量儿茶酚胺分泌，血管收缩，血压上升，心跳加强、加快，同时出现肾上腺皮质激素的增多。持续时间较短。

二、抵抗期

如果应激原持续作用于机体，在警觉期后机体将进入抵抗或适应阶段，表现出适应、抵抗能力的增强，称为抵抗期（resistance stage）。此期以交感肾上腺系统兴奋为主的反应逐步消退，肾上腺皮质激素分泌增多的适应反应逐步增强。但同时防御储备能力消耗，对其他应激原的抵抗力下降。

三、衰竭期

如果应激反应持续存在，机体不可能长期承受高负荷、高消耗的状态，最后进入衰竭期（exhaustion stage）。此期，机体的抵抗能力耗竭，警觉期的症状可再次出现，机体内环境明显失衡。与应激相关的疾病、器官功能衰退甚至死亡都可出现。

上述 3 个阶段并不一定都依次出现，多数应激只引起第一、二期的变化，只有少数严重的应激反应进入第三期。

第三节　应激的发生机制

在应激原的作用下，机体会出现一系列神经内分泌反应和生化的变化，以适应刺激和提高抗损伤能力。因此，这些神经内分泌反应是导致应激反应的基本机制。同时，应激时机体在细胞、蛋白质、基因水平也发生相应的表现，如急性期反应蛋白、热休克蛋白等的改变，形成最终靶效应。

一、神经内分泌反应

(一) 蓝斑-交感肾上腺系统反应

蓝斑 (locus ceruleus，LC) -交感肾上腺系统髓质轴的基本组成单元为脑干的（主要位于蓝斑）去甲肾上腺素能神经元及交感神经-肾上腺髓质系统。蓝斑作为该系统的中枢位点，上行主要与边缘系统的杏仁复合体、海马结构、边缘中脑区和边缘皮质有密切的往返联系，成为应激时情绪、认知、行为功能变化的基础，下行则主要至脊髓侧角，行使调节交感神经系统和肾上腺髓质系统的功能。应激时，此系统活动增强，血浆中肾上腺素、去甲肾上腺素和多巴胺浓度迅速增高。如大量失血时，血浆中儿茶酚胺的含量可增高到正常时的 10~100 倍。应激时血浆儿茶酚胺升高的程度和持续时间，因应激原强度、持续时间和机体的反应性不同而异。至于这些激素的浓度何时恢复，则在不同的应激，情况也各不相同。如运动员在比赛结束后 1 小时余，血浆儿茶酚胺已恢复正常；但大面积烧伤后半个多月，患者尿中儿茶酚胺的排出量仍达正常人的 7~8 倍。

应激时的交感肾上腺系统反应增强，具有提高机体防御功能的作用，但过度强烈的兴奋也引起明显的能量消耗和组织分解，甚至导致血管痉挛、组织缺血等。

1. 防御意义　主要表现在以下几方面。

(1) 心率加快、心肌收缩力加强、外周总阻力增加：交感神经系统兴奋，血浆儿茶酚胺浓度增高，使心率加快，心肌收缩力增强，有利于提高心脏每搏输出量和每分输出量；同时外周小动脉、微动脉等阻力血管收缩，使外周血管阻力提高，有利于提高和维持血压。

(2) 体内脏器血液重分布：由于各脏器血管上分布的交感神经受体密度不相等，对儿茶酚胺反应的敏感程度差异很大，在血浆中儿茶酚胺浓度升高时，体内脏器之间发生血流重新分配。皮肤、腹腔脏器、肾等的血管收缩，脑血管口径无明显变化，冠状血管反而扩张，骨骼肌的血管也扩张，从而保证了心、脑和骨骼肌的血液供应，这对于维持重要器官的血液供应，保证骨骼肌在应付紧急情况时的活动加强有很重要的意义。

(3) 促进糖原和脂肪分解：儿茶酚胺作用于肝、肌肉和脂肪组织细胞膜上的 β 受体，激活腺苷酸环化酶，使 cAMP 生成增加，促进糖原分解，血糖升高；脂肪动员分解增多，血浆游离脂肪酸增加。这些变化保障了应激时机体对能量需要的增加。

(4) 支气管舒张：有利于改善肺泡通气，增加机体氧供。

(5) 促进多种激素分泌：儿茶酚胺除抑制胰岛素分泌外，还能促进多种其他激素的分泌。因此，儿茶酚胺增多是引起应激时多种激素分泌变化的重要原因。

应激时儿茶酚胺分泌增加是一种防御反应，因此一些严重的病例（如严重创伤、烧伤患者），若血浆儿茶酚胺含量无明显增加，则反映患者机体防御反应已严重降低，这样的患者一般预后不佳。

2. 蓝斑-交感肾上腺系统反应对机体的不利影响

(1) 高代谢率、能量消耗过多：应激时分解代谢增强，器官耗能增加。如儿茶酚胺在加快心率、增加心肌收缩力时使心肌耗氧量、耗能量显著增加。机体能量物质、蛋白

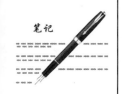

质、维生素过量消耗，会导致机体非特异性和特异性免疫功能降低。

（2）部分组织器官缺血：交感肾上腺系统反应增强时，小血管收缩显著的组织、器官发生明显的缺血、缺氧。而长时间的缺血将导致组织、器官功能严重障碍，甚至引起组织细胞结构损伤。

（3）血小板聚集增强、血液凝固性升高：儿茶酚胺能促使血小板大量聚集、释放，使血液凝固性显著升高，这对损伤时的止血有重要的防御意义。但反应过度强烈时，又会促使血管内凝血，小血管内的血小板聚集可引起组织缺血。

（4）氧自由基生成增多，引发脂质过氧化反应：当血浆中儿茶酚胺过多时，大部分儿茶酚胺在降解过程中有氧自由基生成。氧自由基则同细胞膜结构中的脂质发生脂质过氧化反应，并引起膜蛋白质和脂质相交联，使膜结构受到损伤。

（二）下丘脑-垂体-肾上腺轴

1. 下丘脑-垂体-肾上腺轴（hypothalamic-pituitary-adrenal axis，HPA）的基本组成单元　HPA的基本组成单元为下丘脑的室旁核、腺垂体和肾上腺皮质。

2. 应激时的基本效应　应激时，下丘脑-垂体-肾上腺皮质活动增强，分泌激素增多。

（1）HPA兴奋的中枢效应：HPA兴奋释放的中枢介质为促肾上腺皮质激素释放激素（corticotropin releasing hormone，CRH）和促肾上腺皮质激素（adrenocoreicotropic hormone，ACTH），进而增加糖皮质激素（glucocoreicoid，GC）的分泌，这是HPA激活的关键环节。CRH的主要功能如下。

1）CRH分泌增多：经轴突运输或经垂体门静脉系统进入垂体前叶使ACTH分泌增加，进而增加GC的分泌。而ACTH对提高机体对应激原的抵抗力，以及调整机体的功能状态有重要意义。

2）CRH可调控机体应激时的情绪反应行为：适量的CRH增多可促进适应能力，使机体兴奋或有愉快感；但大量的CRH增加则造成机体适应机制的障碍，患者表现为焦虑、抑郁、食欲及性欲减退等。这是重症慢性患者几乎都会出现的共同表现。

3）CRH是内啡肽释放的促激素。

（2）HPA轴兴奋的外周效应：应激时血浆中糖皮质激素（GC）含量迅速大幅度升高，其增高的幅度同应激反应的强度成正比。如大面积烧伤患者发生休克时，血浆皮质醇含量可达正常时的3~5倍，临床上通常用测定血浆皮质醇浓度、尿中17-羟类固醇排出量和外周血液中嗜酸性粒细胞计数的变化，来判断患者体内应激强度。特别是动态检测血浆皮质醇含量的变化，可作为判断病情变化的重要指标。但GC的大量释放可反过来发挥负调节作用，抑制CRH和ACTH的释放（图20-1）。

应激时糖皮质激素分泌增加，对机体防御、抵抗有害刺激的损伤极为重要，是机体适应内外环境改变所必需的。动物实验中切除肾上腺后，动物在平稳的生活条件下仍能生存，但如受到强烈刺激，则容易衰竭死亡。若给动物注射糖皮质激素，可使动物恢复抗损害能力。临床研究也显示，肾上腺皮质功能过低的患者对应激原的抵抗能力显著降低。糖皮质激素提高机体抵抗力的具体机制可能与以下作用有关。

1）升高血糖：糖皮质激素具有促进蛋白质分解和糖原异生的作用，补充应激时肝糖原储备，糖皮质激素还能直接抑制肌肉、脂肪、皮肤等组织对葡萄糖的利用，从而提高血糖水平。

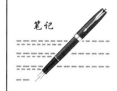

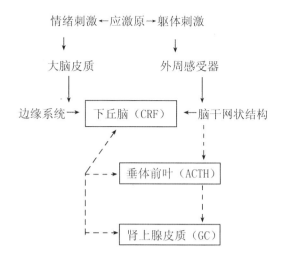

图 20-1 应激时下丘脑-垂体-糖皮质激素系统调节机制

-表示促进；--表示抑制。

2）提高心血管系统对儿茶酚胺的反应性：糖皮质激素能提高心肌和血管平滑肌对儿茶酚胺的敏感性。肾上腺皮质功能不足时，血管平滑肌对去甲肾上腺素变得极不敏感，表现为毛细血管扩张，通透性增大，患者易发生淤血、出血、血压下降，甚至循环衰竭。

3）稳定溶酶体膜：糖皮质激素可稳定溶酶体膜，防止或减少溶酶体酶外漏，由此可以避免或减轻水解酶对细胞及其他方面的损害。

4）抑制化学介质的生成、释放和激活：糖皮质激素通过抑制磷脂 A_2 及 NF-kB 的活化，来抑制多种化学介质的生成、释放和激活，如前列腺素、白三烯、血栓素 A_2、激肽、5-羟色胺、纤溶酶原激活物、胶原酶和淋巴因子等。因此，应激时糖皮质激素分泌增多可显著减轻强烈损伤时的炎症反应和过敏反应。

除上述作用外，糖皮质激素还具有促进脂肪酸动员，增加血液循环中的中性粒细胞，舒张支气管等作用。可以认为，糖皮质激素能提高机体的整体应激能力以维持生命活动。

持续的糖皮质激素分泌过多，也可对机体产生损伤作用。糖皮质激素可以抑制免疫功能，导致机体免疫力低下，还可以增加胃酸分泌，降低胃黏膜的保护功能，与应激性溃疡的发生也有关系。

（三）其他激素反应

1. 胰高血糖素　机体发生应激时，胰高血糖素分泌增加的主要原因可能是交感神经兴奋和儿茶酚胺在血中浓度的升高。胰高血糖素促进糖原异生和肝糖原分解，是引起应激性高血糖的重要激素。

2. 生长激素　应激时，交感神经通过受体可刺激生长激素的分泌增加。生长激素的作用是促进脂肪的分解和利用，促进甘油、丙酮酸合成葡萄糖，抑制组织对糖的利用，具有升高血糖的作用；还能促进蛋白质的合成，对抗皮质醇促进蛋白质分解作用，对组织有保护作用。

3. 胰岛素　虽然应激性高血糖和胰高血糖素水平升高都可刺激胰岛素分泌，但血浆中儿茶酚胺增高可抑制胰岛素分泌。不管胰岛素的分泌有何变化，应激时血浆中胰岛素水平是减少的，这是应激时血糖升高的一个重要因素。

4. 醛固酮　应激时，血浆醛固酮水平常升高。这主要是由于交感-肾上腺系统兴奋

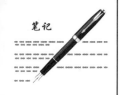
使肾血管收缩，因而肾素-血管紧张素-醛固酮系统被激活。此外，ACTH 分泌的增多也可刺激醛固酮的分泌。

5. 脑肽　近年来，随着免疫细胞化学技术的发现，神经细胞内含有一些能释放并具有生理功能的多肽物质，称为脑肽。它们具有神经激素和神经递质的作用。与应激有关的脑肽包括血管紧张素Ⅰ、阿片肽、ADH 和 P 物质。应激时，这些脑肽释放增加，参与调节血压、心率、激素分泌和行为。

除上述激素外，应激时甲状腺素、性激素也有改变。甲状腺素分泌增加，性激素分泌减少。长期处于应激状态时，可使雄性生物精子产生下降，雌性生物月经周期破坏或停止，排卵中断，导致自发性流产或泌乳不足。

二、细胞体液反应

细胞对多种应激原可出现一系列细胞内信号转导和相关基因的激活，表达相关的、多半具有保护作用的一些蛋白。如急性期反应蛋白、热休克蛋白及某些酶或细胞因子等，成为机体在基因水平的应激反应。

（一）热休克蛋白

热休克蛋白（heat shock protein，HSP）是指热应激（或其他应激）使细胞新合成或合成增加的一组蛋白，它们主要在细胞内发挥功能，属于非分泌型蛋白。

20 世纪 60 年代初期，Ritossa 发现果蝇在热应激时（温度从 25 ℃移至 30 ℃，30 分钟）其唾液腺染色体出现蓬松现象（或称为膨突），提示该区带基因转录的加强，并可能有某些蛋白质合成增加。1974 年有人从热应激果蝇幼体的唾液腺等部位分离出一组蛋白质，并将其命名为 HSP。现已证实除热刺激外，其他应激原如缺氧、感染、饥饿、创伤、乙醇等，也都能诱导从原核生物到高等动、植物的各种不同生物细胞产生热休克蛋白，故热休克蛋白又称为应激蛋白（stress protein，SP）。并证实，热休克蛋白的生成是发生在基因转录和翻译水平的变化。更有意义的是，不同种属细胞受到各种不同应激原刺激时，所产生的应激蛋白的一级结构之间有很大的同源性。

应激蛋白存在的普遍性和进化上的保守性，提示它有十分重要的生物学意义。应激蛋白的功能主要是一种适应性自我保护，其保护作用表现如下。

1. "分子伴娘"（molecular chaperone）　HSP 可以帮助蛋白质的正确折叠、移位、维持和降解，从而抑制应激状态下可能出现的异常反应。

2. 抗炎作用　HSP 可以通过非免疫识别机制与感染的 DNA 病毒结合，起到清除病原体的作用，还可以抑制 NADPH 氧化酶，从而减少氧自由基的生成。

3. 免疫监视作用　由于 HSP 的高度保守性，故具有免疫监视作用。

4. 提高机体抗损伤能力　如各种药物、毒物、高温等的损伤。

近年来，对 HSP 的研究日趋活跃，人们正利用细胞的这种自我保护能力来防治一些疾病。

（二）急性期反应蛋白

在感染、炎症、组织损伤等应激原作用于机体后短时间（数小时至数日）内，即可出现血清成分的某些变化，称为急性期反应。参与急性期反应的物质称为急性期反应物。急性期反应物大多数是蛋白质，称为急性期反应蛋白（acute phase protein，AP 蛋白）。损伤性应激时，绝大部分急性期反应蛋白的含量都会增加，其中增加最显著的是 C 反应蛋白，其含量可达到正常水平的数百甚至数千倍。有几种急性期反应蛋白，如白蛋白、前白蛋白、运铁蛋白等的含量在损伤性应激时是减少的（表 20-1），称为负急性期反应蛋白。

表 20-1　应激时急性期反应蛋白含量变化

含量增加的急性期反应蛋白			含量减少的急性期反应蛋白
增加 20~1000 倍	增加 2~5 倍	增加 30%~60%	
C 反应蛋白	α_1 酸性糖蛋白	铜蓝蛋白	白蛋白
	纤维蛋白原	补体 C_3	铁转运蛋白
	结合球蛋白	α_1 抗纤维蛋白溶酶	α_2 糖蛋白
血清淀粉样蛋白 A	α_1 抗糜蛋白酶	C1 抑制剂	α_1 脂蛋白
	α_1 蛋白酶抑制物	凝血酶原	α_1 抗胰蛋白酶
	α_1 抗胰蛋白酶		凝血因子Ⅷ

正常时血浆中 AP 含量一般较低或甚微，有的还不易检出。应激时，AP 在血浆中浓度的升高主要是由于合成增强和释放增多，有些 AP 蛋白在急性期反应中合成增加，但消耗也增加，结果血清中浓度不变，如某些补体成分。

AP 主要来源于肝，少数 AP 来源于单核吞噬细胞、成纤维细胞等。

应激时 AP 蛋白功能各异，大致有以下 4 种作用。

1. 抑制蛋白酶　当创伤、感染等应激原作用于机体时，体内蛋白水解酶增多，可导致组织损伤坏死。这类 AP 合成增加可以抑制蛋白酶的作用，保护组织器官。具有这种作用的 AP 包括 α_1 蛋白酶抑制剂、α_1 抗糜蛋白酶、α_1 巨球蛋白等。

2. 凝血和纤溶　影响凝血和纤溶的 AP 蛋白有纤维蛋白原、凝血因子Ⅷ、纤溶酶原等。这些 AP 蛋白可使炎症区或损伤处形成纤维蛋白或凝血块，有利于止血和防止炎症及其毒性产物扩散，继之出现的纤溶又可使血管再通，组织间隙恢复原状。然而，过度的凝血和纤溶系统激活都可导致出血、栓塞，乃至休克、DIC，给机体带来严重后果。

3. 清除异物和坏死组织　一些 AP（如 C 反应蛋白），容易与细菌细胞壁结合，又可激活补体的经典途径，促进大吞噬细胞、小吞噬细胞的功能，这就使得与 C 反应蛋白结合的细菌迅速地被清除。血清淀粉样蛋白 A、补体等，也具有迅速、非特异性地清除异物和坏死组织的作用。

4. 清除自由基　如铜蓝蛋白能活化超氧化物歧化酶，有清除氧自由基的作用。

第四节　应激时机体的代谢与功能变化

一、代谢变化

应激时体内神经内分泌的变化，对机体动员整体调节能力，动员各器官、系统的功能，提高防御能力，具有积极意义。同时，应激时物质代谢发生相应的变化，总的特点是分解代谢增加、合成代谢减少、机体总代谢率增加，为机体提供大量能源。

1. 糖代谢变化　应激时血浆儿茶酚胺、胰高血糖素、肾上腺皮质激素和生长激素等

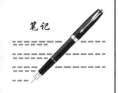

均可促进糖原分解和异生，而抑制糖原分解和促进细胞利用糖的胰岛素不足，结果使血糖显著升高，发生高血糖，甚至超过肾糖阈而出现尿糖。应激时，除了脑组织外，其他大部分组织对糖的利用均减少。

2. 脂肪代谢变化　应激时，由于肾上腺素、去甲肾上腺素、胰高血糖素等促进了脂肪分解的激素增多，使脂肪的动员和分解加强，血中游离脂肪酸和酮体有不同程度的增加，同时使组织对脂肪酸的利用增加。严重创伤后，机体所消耗的能量75%~95%来自脂肪的氧化。

3. 蛋白质代谢变化　应激时蛋白质代谢的主要表现为负氮平衡和前述的急性期反应蛋白和应激蛋白的出现，即应激时蛋白质分解增加，特别是骨骼肌和血浆蛋白分解增加、尿氮排出增加，出现负氮平衡，并导致肌肉萎缩、心肺功能受损、免疫功能低下，使患者发生贫血、创面愈合迟缓等不良后果。但在应激过程中，体内出现的急性期反应蛋白和应激蛋白具有一定的适应性自我保护作用。应激时三大类物质的代谢变化关系见图20-2。

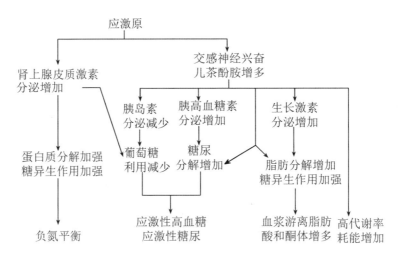

图 20-2　应激时三大营养物质的代谢变化关系

二、功能变化

1. 中枢神经系统　中枢神经系统（central nervous system，CNS）是应激反应的调控中心，昏迷患者对大多数应激原可不出现应激反应。应激时，CNS 的变化主要表现在两方面：即下丘脑-垂体轴介导的神经内分泌反应和通过大脑边缘系统表现的心理情绪变化。

2. 免疫系统　应激所引起的免疫系统变化既参与了应激时的适当防御机制，又可因应激过度而被削弱。因此，持续应激通常会造成免疫功能的抑制，甚至功能障碍，诱发自身免疫病。

3. 心血管系统　应激时心血管系统的基本变化为心率加快、心肌收缩力增强、心输出量增加、血压升高、冠状动脉血流量增多。

4. 消化系统　慢性应激时，消化系统的改变为厌食、腹痛、腹泻或便秘；应激过强时，可造成胃肠黏膜缺血，严重时可发生应激性溃疡。

5. 其他　急性应激时，可使血液凝固性升高、红细胞沉降率加快；慢性应激时，可出现贫血；泌尿系统表现为尿少、尿比重升高，水、钠排出减少；女性在受到心理刺激时，可出现月经紊乱或闭经，哺乳期女性乳汁明显减少或停止泌乳等。所有这些变化皆与体内神经内分泌的改变有关。

第五节 应激与疾病

应激对于人类生存是十分重要的。一定程度的应激反应可以通过物质代谢的增强和器官功能的改变，使机体具有克服危机、增强整体抗病能力。但是，应激反应本身也潜伏着一些对机体不利的因素，甚至导致应激性疾病。

一、应激性心律失常与心肌坏死

应激时主要是由于交感-肾上腺系统反应增强，使心率加快，心肌收缩力加强，总外周血管阻力增加和器官血流量重分配。这些变化有利于增加心输出量，提高血压，保障心、脑和骨骼肌的血液供应，有利于提高机体的防御能力。但同时也显著增加了心肌耗氧量，并造成肾和腹腔脏器的缺血和缺氧，可引起相应器官的功能障碍。

（1）强烈应激时，过度的交感神经兴奋和血浆儿茶酚胺浓度升高，使 Ca^{2+} 向心肌细胞内流增加；心肌细胞电位负值变小，Na^+ 快通道失活，这样使心肌细胞兴奋性增高而传导减慢，不应期相应延长，易发生冲动的折返而导致心律失常。

（2）心肌代谢增强，糖和脂肪分解增加，使代谢产物蓄积。如 H^+、K^+、乳酸和 cAMP 等物质，均可通过不同途径导致心律失常的发生。

（3）强烈应激时，心肌细胞内钙超载、氧和 ATP 相对不足、心肌小血管内微血栓形成等也能直接造成心肌损伤，发生心肌坏死，称为应激性心脏病。电子显微镜下可观察到肌节过度收缩而产生收缩带，是应激性心脏病的特征性病变。

二、应激性溃疡

应激时常出现消化系统功能障碍，但各种应激原所致的消化道变化并不一致。应激引起的消化道溃疡称为应激性溃疡（stress ulcer）。烧伤、严重创伤、败血症、大手术、低血容量、寒冷等应激原都可引起应激性溃疡。烧伤、严重创伤和败血症患者经内镜检查发现，应激性溃疡的发生率高达 80%～100%。应激性溃疡主要发生在胃和十二指肠，也可发生于食管。由烧伤引起的十二指肠溃疡称为柯林（Curling）溃疡。

应激性溃疡主要表现为胃及十二指肠黏膜的糜烂、溃疡、渗血等，呈单个或多发性。溃疡直径可达 20 mm。溃疡周围无水肿、炎症细胞浸润或纤维化。由于黏膜损伤表浅，不侵及胃和十二指肠的肌层，因此临床上很少引起疼痛，穿孔极为罕见。这种溃疡可在数天内愈合，不留瘢痕。应激性溃疡患者主要临床表现是出血，常表现为呕血或黑便。

关于应激性溃疡的发病机制目前认为主要是由消化道黏膜缺血，H^+ 向黏膜层弥散增强和黏膜防御功能降低等诸因素综合作用所致。

1. 胃黏膜缺血 应激时由于交感神经兴奋，血浆中儿茶酚胺、血管紧张素和血管加压素增多，腹腔小血管对这种调节变化敏感，收缩明显。胃黏膜明显缺血、缺氧。胃黏膜缺血可引起能量代谢障碍，营养物质缺乏，导致某些黏膜细胞产生碳酸氢盐和黏液减少；胃腔中 H^+ 就顺浓度差通过破坏的黏液-碳酸氢盐屏障进入黏膜；同时，黏膜缺血又不能将侵入黏膜的 H^+ 随血液运走，导致 H^+ 在黏膜内积聚，从而损伤胃黏膜。另外，由

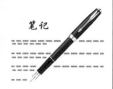

于胃黏膜细胞膜的再生能力降低，因而已经发生的损伤不易修复。

2. H$^+$逆向弥散　这是应激性溃疡形成的必要条件。在胃黏膜血流灌注良好的条件下，反向弥散至黏膜内的过量 H$^+$可被血流中的 HCO$_3^-$所中和或被携带走，从而防止细胞的损害。但在应激时胃黏膜血流量减少，即使胃酸分泌减少也会使逆向弥散至黏膜内的 H$^+$增多，造成胃黏膜的损害。H$^+$反流入胃黏膜，可直接刺激胃壁肥大细胞释放组胺，而组胺又刺激胃肠中壁细胞，促进胃酸分泌；组胺、H$^+$和胃酸引起胃壁小血管扩张，使血管通透性增高，导致胃壁发生淤血、水肿、出血。H$^+$作用于黏膜下神经丛，使其兴奋导致胃蛋白酶分泌增加，加重对黏膜的自身消化作用，造成黏膜损伤和溃疡。

3. 胃黏膜前列腺素合成减少　胃黏膜上皮细胞不断地合成和释放前列腺素。胃黏膜释放的前列腺素具有抑制胃酸分泌，并促进胃黏膜内 HCO$_3^-$和 H$^+$的中和，从而起到保护胃黏膜上皮细胞的作用。应激时胃黏膜缺血，不仅胃黏膜上皮细胞内 HCO$_3^-$产生不足，同时胃黏膜上皮细胞合成的前列腺素也显著减少，加重了胃黏膜防御功能障碍。

4. 内啡肽对胃黏膜的损伤　最近的一些研究提示，应激时血浆中增多的 β-内啡肽可对胃黏膜造成损伤。应用阿片受体拮抗剂纳洛酮，可预防实验动物应激性溃疡的发生。

5. 其他　如胆汁酸和溶血卵磷脂反流、糖皮质激素分泌增多、应激时的全身性酸中毒等均加重了溃疡的发生。

三、免疫功能障碍

应激所导致的免疫功能障碍主要表现为自身免疫病和免疫抑制。

严重的心理应激常可诱发多种自身免疫病和变态反应性疾病，如系统性红斑狼疮、类风湿关节炎等，其具体发生机制尚不清楚。但慢性应激时机体的免疫功能低下可能是HPA 的持续兴奋和糖皮质激素过多所致。具体机制如下。

1. 神经系统作用　当各种应激原作用于机体时，神经元释放出多种神经递质，如去甲肾上腺素、阿片肽、5-羟色胺等，可作用于淋巴细胞表面相应受体而抑制免疫系统功能，主要抑制 B 淋巴细胞介导的免疫反应。ACTH 也可抑制淋巴细胞产生淋巴因子，抑制 T 细胞功能。

2. 糖皮质激素作用　糖皮质激素对免疫反应的许多环节都有抑制性影响。糖皮质激素主要是抑制巨噬细胞对抗原的吞噬和处理，阻碍淋巴细胞 DNA 的合成和有丝分裂、破坏淋巴细胞，使外周淋巴细胞数减少，并损伤浆细胞，从而抑制细胞免疫和体液免疫反应。此外，糖皮质激素还能抑制毛细血管壁的通透性升高，抑制胶原纤维和毛细血管的增生，抑制中性粒细胞的趋化、吞噬、代谢及杀菌能力，从而抑制非特异性免疫反应。

其他激素如肾上腺素、胰高血糖素、生长激素等对免疫系统也有抑制作用。

四、内分泌功能障碍

持续应激与多种内分泌功能的紊乱有关。慢性应激可引起儿童生长发育迟缓，造成心源性侏儒；急性应激可引起女性性激素水平降低，哺乳期女性断乳。

第六节　应激的防治原则

（1）避免过于强烈的或过于持久地应激原作用于人体，同时要不断地提高自身的精神素质和身体素质，提高自身抗御各种精神和躯体性损伤性应激的能力。

（2）及时正确地处理伴有病理性应激的疾病或病理过程，如烧伤、创伤、感染、休克等，以尽量防止或减轻应激对人体的不利影响。

（3）降低应激对机体造成的损伤，如及时纠正酸碱平衡紊乱，抽空胃液和反流胆汁，中和胃酸，减少胃酸分泌，预防和治疗心律失常，补充能量和营养物质，弥补应激时物质高代谢和蛋白分解增加所造成的机体过度消耗等。

（4）急性肾上腺皮质功能不全（如肾上腺出血、坏死）或慢性肾上腺皮质功能不全的患者受到应激原刺激时，不能产生应激或者由于应激时糖皮质激素受体明显减少，病情危急时，应及时大量补充糖皮质激素。

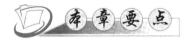
本章要点

1. 概念 应激（stress）是指机体在受到各种内外环境因素刺激时所出现的非特异性全身反应，也称应激反应（stress response）。引起应激反应的刺激，称为应激原（stressor）。应激原分为外环境因素、机体的内在因素及心理社会因素。

2. 应激的发生机制 神经内分泌反应是导致应激反应的基本机制。神经内分泌反应主要包括蓝斑-交感肾上腺系统兴奋引起儿茶酚胺大量释放和下丘脑-垂体-肾上腺皮质分泌糖皮质激素。

（1）神经内分泌反应。

1）蓝斑（LC）-交感肾上腺系统反应：具有提高机体防御功能的作用，但过强、过久会对机体产生不利影响。防御意义：表现为心率加快、心肌收缩力增强、体内脏器血流重分布、促使糖原和脂肪分解、改善肺泡通气及促使多种激素分泌；不利影响：高代谢率、能量消耗过多、部分组织器官缺血、血液凝固性升高及氧自由基生成增多引起的损伤等。

2）HPA效应：主要是增加糖皮质激素（GC）的分泌，进而影响机体抵抗力。其发生机制：升高血糖，提高心血管系统对儿茶酚胺的反应性，稳定溶酶体膜及抑制化学介质的生成、释放和激活。

3）其他激素反应：应激时胰高血糖素、生长激素、脑肽和醛固酮水平升高，胰岛素水平降低。

（2）细胞体液反应：可出现热休克蛋白（HSP）和急性期反应蛋白（AP蛋白）。①HSP的保护作用：起到"分子伴娘"、抗炎作用、免疫监视作用和提高机体抗损伤能力。②AP蛋白：可分为急性期反应蛋白和负急性期反应蛋白，它主要来源于肝，少数来源于单核巨噬细胞和成纤维细胞。具体作用为：抑制蛋白酶、促凝血和纤溶、清除异物和坏死组织及清除氧自由基。

3. 应激时机体的代谢、功能变化

（1）代谢变化：应激时物质代谢发生相应的变化，总的特点是分解代谢增加，合成代谢减少，使机体总代谢率增加，为机体提供大量的能量。

（2）功能变化：表现为中枢神经系统改变，免疫功能抑制，心血管系统变化及应激性溃疡的发生等。

4. 应激与疾病 一定程度的应激反应可以通过物质代谢的增强和器官功能的改变，使机体具有克服危机、增强机体的整体抗病能力。但是，应激反应本身也潜伏着一些对

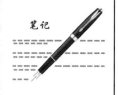

机体不利的因素，甚至导致应激性疾病：①应激性心律失常与心肌坏死主要与心肌代谢增强、代谢产物蓄积及细胞内钙超载有关。②应激性溃疡其发生机制比较复杂，主要是由于消化道黏膜缺血、H^+向黏膜层弥散增强和黏膜防御功能降低等诸多因素综合作用所致。③免疫功能障碍。④内分泌功能障碍。

5. 应激的防治原则 ①避免过于强烈的或过于持久的应激原作用于人体，同时提高自身抗御各种精神和躯体性损伤性应激的能力。②及时正确地处理伴有病理性应激的疾病或病理过程，以尽量防止或减轻应激对人体的不利影响。③降低应激对机体造成的损伤。④肾上腺皮质功能不全的患者，病情危急时应及时大量补充糖皮质激素。

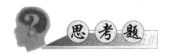

1. 何谓应激、应激原？应激原包括哪些？
2. 应激时机体可发生哪些反应？机制如何？
3. 应激时机体有哪些代谢、功能的变化？
4. 运用应激机制分析应激反应疾病的关系。
5. 根据应激的防治原则谈谈应激反应疾病的护理。

（陈 洁）

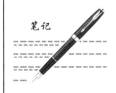

第二十一章 弥散性血管内凝血

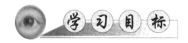

1. 掌握 DIC 的概念和发生机制，DIC 发生出血的主要机制。
2. 能够运用 DIC 的发生机制分析临床各科 DIC 的发生过程，解释 DIC 患者典型的临床表现，并采取相应的护理措施。
3. 学会帮助患者正确认识 DIC，并进行健康宣教。

引导案例

患者，女，29 岁。因胎盘早期剥离急诊入院。妊娠 8 个多月，昏迷，牙关紧闭，手足强直；眼球结膜有出血斑，身体多处有瘀点、瘀斑，消化道出血，血尿；BP 10.64/6.65 kPa（80/50 mmHg），P 95 次/分、细速；尿少。实验检查（括号内是正常值）：Hb 70 g/L（110~150 g/L），RBC 2.7×10^{12}/L [（3.5~5.0）$\times 10^{12}$/L]，外周血见裂体细胞；血小板 85×10^9/L（100~300×10^9/L），纤维蛋白原 1.78 g/L（2~4 g/L）；凝血酶原时间 20.9 秒（12~14 秒），鱼精蛋白副凝试验（3P 试验）阳性（阴性）。尿蛋白（+++），RBC（++）。4 小时后复查血小板计数 75×10^9/L，纤维蛋白原 1.6 g/L。

案例思考：

（1）该患者为什么会出现 DIC？

（2）该患者发生 DIC 的病因和诱因是什么？

（3）对该患者应怎样处理和护理？

弥散性血管内凝血（disseminated intravascular coagulation，DIC）是临床上常见的病理过程，其基本特点是：在某些疾病或病理过程的发生、发展中，大量促凝物质进入血液，凝血因子和血小板被激活，使凝血酶增加，进而微循环中形成广泛的微血栓。微血栓形成的过程中，由于消耗了大量凝血因子和血小板，使继发性纤维蛋白溶解功能增强，导致患者出现明显的出血、休克、器官功能障碍和溶血性贫血等临床表现。

临床上的 DIC 是一种危重的综合征，主要表现为出血、多系统器官功能障碍和休克，某些患者也可出现微血管病性溶血性贫血。DIC 发病可呈急性、亚急性和慢性经过。病变主要为全身性的，也可局限于某一器官。DIC 原发病的病种繁多，常见于内科、外科、小儿科和产科的一些疾病。

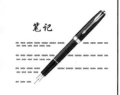

第一节　DIC 的原因和发生机制

DIC 的发病机制和临床表现比较复杂。正常人体血液中存在着血液凝固系统和纤维蛋白溶解系统，两者处于动态平衡，从而保持血液的流动性。如某种原因使血液中凝血物质增加，这个平衡被打破，便在微血管内出现广泛的微血栓，导致 DIC 的发生。DIC 不是一种独立的疾病，而是许多疾病过程中伴发的一种病理过程。

一、DIC 的原因

1. 感染性疾病　感染是引起 DIC 最常见和最主要的病因，常见于细菌、病毒、寄生虫、立克次体等各种病原体所致的感染，以细菌感染居首。常见的致病菌有脑膜炎球菌、肺炎球菌、金黄色葡萄球菌、溶血性链球菌等。病毒感染也可引起 DIC，如病毒性肝炎、流行性出血热等。其他病毒感染（如斑疹伤寒等）也可引起 DIC。

2. 恶性肿瘤　是常见的病因之一，易引起 DIC 的疾病主要有胰腺癌、肺癌、骨癌、前列腺癌、卵巢癌、恶性淋巴瘤等。

3. 手术与创伤　各种大手术，如肺、前列腺、胰腺手术、癌肿根治术等；严重创伤，如多发性骨折、挤压综合征、大面积烧伤等，均易并发 DIC。

4. 妇产科疾病　如流产、羊水栓塞、胎盘前置、胎盘早剥、妊高征、子宫破裂、腹腔妊娠、剖宫产手术等均易引起 DIC。

二、DIC 的发生机制

DIC 发生和发展的机制非常复杂，许多方面至今仍不完全清楚。无论在何种原发病或触发因素作用下发生 DIC，都会经历以下过程：①触发凝血系统，产生大量纤维蛋白多聚体（Fbn），血小板被激活。②生成的纤维蛋白多聚体须能在微血管内沉降下来，且纤溶活性不足以完全水解形成的纤维蛋白。③在 DIC 发生和发展过程中存在纤溶功能的变化，而且这种变化与微血栓形成和引起出血倾向等病理变化均密切相关。

1. 严重组织损伤，大量组织因子入血，启动外源性凝血系统　外源性凝血系统是由于损伤的组织、细胞释放出组织因子并与凝血因子Ⅶ结合而开始的。组织因子（tissuefactor，TF）是细胞内质网上的一种脂蛋白，广泛存在于各部位组织细胞，以脑、肺、胎盘等组织最丰富，其结构可分为蛋白质部分和磷脂部分。当血管损伤后，组织因子与血液接触后引起凝血系统激活。在严重创伤和烧伤、外科手术、产科意外、病变器官组织大量坏死、癌组织坏死或广泛血行转移使大量细胞破坏时，都可释放大量组织因子进入血液，组织因子与Ⅶ/Ⅶa 构成复合物，Ⅶa-TF 复合物可激活 X 因子，也可激活Ⅸ因子使凝血酶原激活为凝血酶，从而启动外源性凝血过程。以宫内死胎为例，当胎儿的坏死组织在子宫内滞留超过 5 周，DIC 的发生率可达 50% 左右，这是因为坏死的胎儿组织释放组织因子，后者大量进入母体循环，启动外源性凝血系统。此外有学者证明，当肿瘤组织坏死时，释放出一种蛋白酶，如某些腺癌能分泌一种含有唾液酸的黏蛋白，它可以直接激活 X 因子，从而启动凝血连锁反应。

组织因子大量进入血液见于大手术、严重创伤、病理产科、恶性肿瘤及组织坏死等。

2. 血管内皮损伤，激活凝血因子Ⅻ，启动内源性凝血系统　内源性凝血系统的启动因子是Ⅻ因子。细菌、病毒、螺旋体、高热、抗原抗体复合物、休克时，持续的缺血、缺氧和酸中毒、败血症时的细菌内毒素等因素，在一定条件下皆可使血管内皮细胞发生损伤，使其下面的胶原暴露。胶原、内毒素等均为表面带负电荷的物质，当无活性的凝血因子Ⅻ与这些物质表面发生接触后，其精氨酸残基上的胍基在负电荷影响下分子构型发生改变，活性部分——丝氨酸残基暴露，所以Ⅻ因子被激活（此种激活方式称为接触激活或固相激活）。另外，也可能在激肽释放酶、纤溶酶或胰蛋白酶等可溶性蛋白水解酶的作用下，Ⅻ或Ⅻa因子通过酶性水解（酶性激活或液相激活）而生成Ⅻf。胶原等激活Ⅻ因子的过程开始时进行得较为缓慢，但Ⅻ因子的碎片（Ⅻf），即激肽释放酶原激活物（prekallikrein activator，PKA）可把血浆激肽释放酶原（prekallikrein）激活成激肽释放酶（kallikrein），后者又能反过来使因子Ⅻ进一步活化，从而使内源性凝血系统的反应加速（图21-1）。Ⅻa和Ⅻf还可相继激活纤溶、激肽和补体系统，从而进一步促进 DIC 的发展。

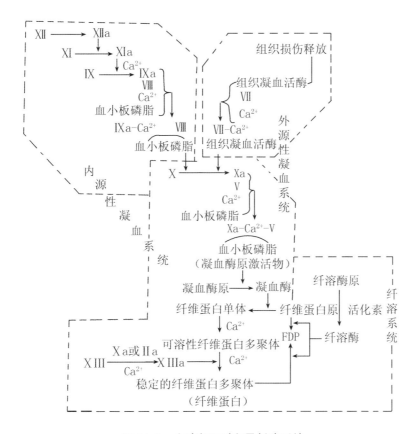

图 21-1　血液凝固过程及纤溶系统

3. 大量红细胞破坏，血小板被激活　红细胞大量破坏时常可发生 DIC。急性溶血，如大量（>50 ml）异型输血、药物引起的免疫性溶血时，抗原-抗体复合物的形成对凝血起主要作用。红细胞大量破坏伴有较强的免疫反应时，由于释放出大量的 ADP，ADP 作为血小板激活剂，可促进血小板黏附、聚集等，导致凝血。红细胞膜内大量的磷脂既有直接的促凝作用，又能促进血小板的释放而间接促进凝血过程。

实验研究证明，正常的中性粒细胞和单核细胞内有促凝物质。在内毒素或败血症所引起的 DIC 时内毒素可使中性粒细胞合成并释放组织因子，同时有大量白细胞在肺血管内停滞，并释放出大量促凝物质（可能就是组织因子），这些物质进入体循环进一步加

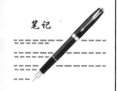

速了凝血反应，所以肺似乎起到了凝血的放大作用。大量促凝物质从崩解的白细胞中释放出来，从肺血管经左心进入主动脉后，肾首先受累，因此肾微血栓发生率较高，病变程度较重。另外，在患者患急性早幼粒细胞性白血病时，白血病细胞质中含有凝血活酶样物质，当白血病细胞大量坏死或经化疗杀伤时，这些物质就大量释放入血，通过外源性凝血系统的启动而引起DIC。

血小板在DIC的发生和发展中起着重要的作用。内毒素、免疫复合物、颗粒物质、凝血酶等都可直接损伤血小板，促进其聚集。微血管内皮细胞的损伤、内皮下胶原和微纤维的暴露是引起局部血小板黏附、聚集、释放反应的主要原因，这是因为构成胶原的肽链中，存在着一个与血小板黏附有关的活性部位。血小板表面的糖蛋白Ib（glycoprotein Ib，GPIb）对血小板黏附起到重要作用，GPIb通过血浆因子（如Ⅷ相关抗原/von Willebrand因子，Ⅷ/VWF因子）使血小板与内皮下组织粘连。另外，由于血小板膜上的另一些糖蛋白（GPⅡb，GPⅡa）能结合于纤维蛋白原，后者通过与钙离子的连接，在血小板之间"搭桥"，使血小板聚集。血小板发生黏附、释放和聚集后，除有血小板微集物形成（microaggregate formation，图21-2）堵塞微血管外，还能进一步激活血小板的凝血活性，促进DIC的形成。但是在不同病因所引起的DIC中，血小板所发挥的作用并不一致，它可以起到原发的作用，如血栓性血小板减少性紫癜，在发病开始时即可由免疫反应等原因使血小板发生聚集，其中PF3（血小板第三因子）能加速凝血酶原的激活，PF4（血小板第四因子）能中和肝素并使可溶性纤维蛋白多聚体沉淀。β-血栓球蛋白也具有促凝作用，从而加速血液凝固，形成微血栓。但是，一般来说，在DIC的发病过程中，血小板多起到继发的作用。在外源性凝血系统被激活所致的DIC中，血小板不起主要作用，在内毒素引起的DIC中，血小板对白细胞的促凝机制还有促进作用。试验证明，人类白细胞与内毒素同时孵育后所产生的促凝活性可因加入血小板而增强，这可能是血小板膜上的脂蛋白、白细胞及某些凝血因子相互作用造成的。

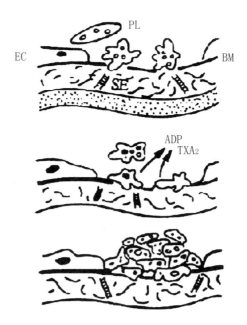

图21-2　血小板微聚物形成机制示意图
PL-血小板；EC-内皮细胞；SE-内皮下组织；BM-基底膜。

4. 其他促凝物质进入血液　急性胰腺炎时，蛋白酶进入血液能促使凝血酶原变成凝血酶。毒蛇咬伤时，某些蛇毒如蝰蛇的蛇毒含有一种蛋白酶，它可直接水解凝血酶原形成凝血酶。响尾蛇的蛇毒可直接使纤维蛋白原凝固。抗原抗体反应也可以引起 DIC，这可能是抗原抗体复合物能激活因子Ⅻ或损伤血小板引起血小板聚集并释放促凝物质（如血小板因子等）所致。一定量的羊水、转移的癌细胞或其他异物颗粒进入血液可以通过表面接触使因子Ⅻ活化，从而激活内源性凝血系统。补体的激活在 DIC 的发生和发展中也起着重要的作用。补体系统激活的产物 C3a、C5a 可引起组织肥大细胞、血液嗜碱性粒细胞的脱颗粒反应，从而释放 5-羟色胺、组胺等物质。组胺能使毛细血管、微静脉等部位的血管内皮细胞收缩，内皮细胞之间的裂隙扩大，内皮下的胶原暴露，促使内源性凝血系统激活。此外，补体系统激活后 C3b 还可通过人单核细胞上的 C3b 受体而使凝血因子Ⅲ的释放增多。补体系统还能直接或间接地促进血小板释放 PF3。

综上所述，多数情况下，DIC 的病因可通过多种途径的作用，引起 DIC 的发生和发展（图 21-3）。如外伤引起血管损伤后，一方面由于胶原暴露可激活因子Ⅻ，启动内源性凝血系统；另一方面由于内皮细胞损伤，表达组织因子，也可启动外源性凝血系统。此外，由于一旦胶原暴露可使血小板发生黏附、活化、聚集、释放等反应，血小板磷脂等的释放又可使凝血因子浓缩、局限，使局部生成大量凝血酶。大量凝血酶的产生是凝血过程的关键。凝血酶除可使血液中的纤维蛋白原变为纤维蛋白外，还可与近年来发现的血管内皮细胞、血小板、血管平滑肌细胞等表面存在的凝血酶受体结合，使血小板进一步聚集、释放，从而使血管内皮细胞进一步表达 TF 等，增强血栓形成趋向，这在 DIC 的发生和发展中可能也起到重要的促进作用。

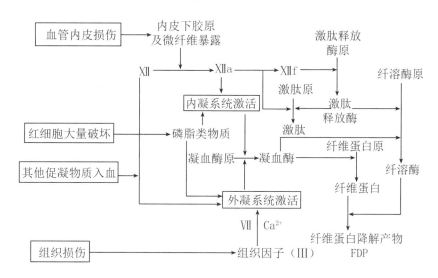

图 21-3　DIC 的发病机制

第二节　影响 DIC 发生和发展的因素

影响 DIC 发生和发展的因素很多，凡能促进凝血过程发生和发展的因素，均可促进 DIC 的发生和发展。

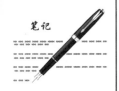

一、单核吞噬细胞系统功能受损

单核吞噬细胞系统具有吞噬、清除循环中的内毒素、凝血酶原激活物、纤维蛋白、纤维蛋白降解产物（fibrin degradation product，FDP）、纤溶酶等物质的作用。因此，单核吞噬细胞系统功能严重障碍可促进 DIC 的发生。例如，在严重的革兰阴性细菌引起的内毒素性休克中，单核吞噬细胞系统可因吞噬大量的坏死组织、细菌或内毒素而使其功能处于"封闭"状态，这时机体再与内毒素接触就易于发生 DIC。

全身性 Shwartzman 反应（generalized Shwartzman reaction，GSR）是给家兔间隔 24 小时静脉内各注射一次小剂量内毒素，在接受第二次注射后家兔就发生了休克、出血倾向，甚至因急性肾衰竭而死亡。死亡解剖发现各重要脏器的微循环中常有纤维蛋白性微血栓，而且由此产生相应组织的缺血、坏死，其中尤以肾、肺、肝等最为明显。如果第一次注射时用具有封闭单核吞噬细胞系统作用的二氧化钍代替内毒素，则第二次注射小剂量内毒素后同样发生 DIC。目前认为 GSR 的发生机制之一是由于第一次内毒素注射后单核吞噬细胞系统吞噬了内毒素和纤维蛋白而被"封闭"，因此第二次注射时，单核吞噬细胞系统清除激活的凝血因子的能力降低，并无法使内毒素灭活。内毒素具有损伤血管内皮、激活血小板及凝血因子Ⅻ、促使血小板聚集和收缩血管等作用，故能引起 DIC。

首先，临床上导致单核吞噬细胞系统功能受损的主要原因是体内吞噬物质增多，如严重感染、组织大量坏死等；其次，长期大量使用肾上腺皮质激素也可抑制其功能。

二、肝功能严重障碍

肝能合成纤维蛋白原、凝血酶原及凝血因子Ⅴ、Ⅶ、Ⅸ、Ⅹ、Ⅷ等，并能合成具有抗凝作用和纤溶作用的物质，当肝功能严重受损时，体内的凝血和纤溶过程将发生严重紊乱，易发生 DIC。引起肝功能障碍的某些病因（如病毒、某些药物等）可激活凝血因子。此外，当肝细胞大量坏死时，也可释放组织因子等。这些因素在 DIC 的发生和发展中均有一定作用。

三、血液高凝状态

血液高凝状态是指在某些生理或病理条件下，血液凝固性增高，使机体处于有利于血栓形成的一种状态。从妊娠第 3 周开始孕妇血液中血小板及凝血因子（Ⅰ、Ⅱ、Ⅴ、Ⅶ、Ⅸ、Ⅹ、Ⅻ等）逐渐增多，而具有抗凝作用及纤溶活性的物质减少，来自胎盘的纤溶抑制物增多。妊娠 4 个月以后，孕妇血液开始逐渐趋向高凝状态，到妊娠末期最为明显。因此，产科意外（如宫内死胎、胎盘早期剥离、羊水栓塞等）时 DIC 的发生率较高。

一方面，酸中毒可损伤血管内皮细胞，启动内源和外源性凝血系统，引起 DIC 的发生。另一方面，由于血液 pH 降低，使凝血因子的酶活性升高，肝素的抗凝活性减弱，应激反应使血小板数量增多、聚集性增强，以上这些情况都容易引起广泛失控的凝血，发生 DIC。

四、微循环障碍

微循环障碍最常见于休克，临床表现为微循环灌流量减少、血流缓慢、血液浓缩和血细胞聚集，甚至血液呈现淤泥化。再者，微循环障碍所致的缺氧和酸中毒可损伤内皮细胞和组织细胞，激活内源性凝血系统和释放组织因子激活外源性凝血系统。因此，微循环障碍可诱发 DIC。

另外，不恰当地应用纤溶抑制剂［如6-氨基己酸（EACA）、对羧基苄胺（PAMBA）等］，也可造成纤溶系统的过度抑制，使血液黏度增高，导致 DIC 的发生。

第三节　DIC 的分期和分型

一、分期

DIC 是一个以凝血功能紊乱为特征的病理过程，根据其病理生理特点及发展过程，分为 3 期。

1. **高凝期**　是 DIC 的初发阶段，主要病理变化是血液凝固性升高，在微血管内广泛形成微血栓。微血栓成分主要是沉积的纤维蛋白及少量凝集的血小板。此时主要表现为血液的高凝状态。

2. **消耗性低凝期**　由于高凝期广泛的凝血，血小板和凝血因子因大量消耗而普遍减少，尤其是纤维蛋白原、凝血酶原及因子Ⅴ、Ⅶ、Ⅹ、Ⅻ减少更显著，血液凝固性明显降低，此时，由于纤溶系统继发性的激活，血液处于低凝状态。此期临床上主要表现为出血，实验室检查可见血小板、纤维蛋白原含量减少，出、凝血时间延长。

3. **继发性纤溶亢进期**　随着凝血的发生，血管内膜表面沉积的纤维蛋白和儿茶酚胺等都可刺激血管内皮细胞合成、释放纤溶酶原激活物。此外，当组织损伤时存在于组织细胞溶酶体内的组织纤溶酶原激活物，还有凝血酶、凝血因子Ⅻa、激肽释放酶等均可使纤溶酶原转变成有催化活性的纤溶酶，后者引起纤维蛋白（原）降解产物（FDP）的大量生成，它们具有很强的纤溶和抗凝活性，所以此期出血更加明显。实验室检查可见血浆鱼精蛋白副凝试验（3P）阳性、凝血酶原时间延长、FDP 增多。

二、分型

由于引起 DIC 的病因和 DIC 发生、发展的速度不同，临床上 DIC 的表现形式也不同，DIC 可有以下分型。

1. **按 DIC 发生快慢分型**　主要和致病因素的作用方式、强度与持续时间长短有关。当病因作用迅速而强烈时，DIC 表现为急性型；相反，病因作用缓慢而持续时，则表现为慢性型或亚急性型。各型的主要特点如下。

（1）急性型：其特点是 DIC 可在数小时或 1~2 天内发病。临床表现明显，以休克和出血为主，病情迅速恶化。分期不明显，实验室检查结果明显异常。常见于各种严重的感染，特别是革兰阴性菌引起的感染性休克、异型输血、严重创伤、急性移植排斥反应等。

（2）慢性型：特点是病程长，此时机体有一定的代偿能力，且单核吞噬细胞系统较健全，所以各种异常表现均轻微而不明显，临床诊断较困难，常常以某脏器功能不全的表现为主，有时仅有实验室检查异常，这给临床诊断带来一定困难，此型 DIC 在一定条件下可转变为急性型。常见于恶性肿瘤、胶原病、慢性溶血性贫血等。

（3）亚急性型：特点是在数天内逐渐形成 DIC，其表现常介于急性型和慢性型之间。

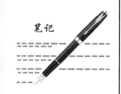

常见病因有恶性肿瘤转移、宫内死胎等。

2. 按 DIC 代偿情况分型　DIC 在发生和发展过程中，一方面凝血因子和血小板被消耗；另一方面肝合成凝血因子及骨髓生成血小板的能力也明显增强，以代偿其消耗。根据凝血物质的消耗和代偿情况可将 DIC 分为以下 3 型。

（1）失代偿型：特点是凝血因子和血小板的消耗超过生成。血小板和纤维蛋白原等凝血因子迅速大量消耗，机体来不及代偿。实验室检查可见血小板和纤维蛋白原等凝血因子明显减少。患者有明显的出血和休克等。常见于急性型 DIC。

（2）代偿型：特点是凝血因子和血小板的消耗与其代偿基本上保持平衡。实验室检查常无明显异常。临床表现不明显或仅有轻度出血和血栓形成的症状，易被忽视，诊断较困难，此型可转变为失代偿型。常见于轻度 DIC。

（3）过度代偿型：特点是此型患者机体代偿功能较好，凝血因子和血小板代偿性生成迅速，甚至超过其消耗。实验室检查血浆纤维蛋白原等凝血因子暂时性升高；血小板计数减少有时并不明显。出血及血栓症状不明显。常见于慢性 DIC 或恢复期 DIC。如病因的作用性质及强度发生变化，也可转变为失代偿型 DIC。

此外，局部 DIC 见于器官移植后的排斥反应、静脉瘤、主动脉瘤、心脏室壁瘤、人造血管、体外循环等情况，病变局部有凝血过程的激活，主要产生局限于某一器官的多发性微血栓，全身有轻度的血管内凝血存在。因此，可以严格地说，它是全身性 DIC 的一种局部表现。

第四节　DIC 时的功能代谢变化与临床表现

发生 DIC 时，各种典型的病理变化及临床表现主要发生在急性、严重的 DIC，形成这些变化的主要病理基础是凝血酶的生成增加，某些凝血因子的激活、消耗，纤维蛋白性微血栓的形成及继发性纤溶的增强，因此其病理与临床表现复杂多样，并随原发疾病的不同而异，但是在各种表现中尤以出血及微血管中微血栓的形成最为突出。

一、出血

出血常为 DIC 患者最初的表现。据统计，80% 以上的 DIC 患者有出血症状，可有多部位出血倾向，如皮下出血、采血部位出血、皮肤瘀斑、呕血、黑便、咯血、血尿、牙龈出血、鼻出血及阴道出血等。出血程度不一，严重者可同时多部位大量出血；轻者可只有伤口或注射部位渗血不止等。出血机制可能与下列因素有关。

（一）凝血物质的大量消耗

在 DIC 的发生和发展过程中，由于广泛凝血，血小板和各种凝血因子被大量消耗，特别是纤维蛋白原、凝血酶原和凝血因子 V、Ⅷ、X 等均显著减少，引起血液凝固性显著降低，导致出血的发生，因此曾有学者将 DIC 称为消耗性凝血病（consumptive coagulopathy）。这是 DIC 引起出血的主要原因。

（二）纤溶系统激活

DIC 的发生过程中，当血液中 Ⅻ 因子激活为 Ⅻa 的同时，激肽系统也被激活，产生激肽释放酶，激肽释放酶可使纤溶酶原变成纤溶酶，从而激活纤溶系统。一些富含纤溶酶

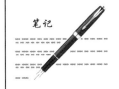

原激活物的器官（如子宫、前列腺、肺等）因血管内凝血而发生变性坏死时，激活物便大量释放入血而激活纤溶系统。血管内皮细胞受损、缺氧、应激等也可激活纤溶系统，导致纤溶酶增多。纤溶酶是一种特异性不高的蛋白水解酶，除水解纤维蛋白外，还能水解纤维蛋白原、凝血酶原、凝血因子Ⅴ和Ⅷ等，使这些凝血因子进一步减少，加重出血。

（三）纤维蛋白（原）降解产物的形成

纤维蛋白（Fbn）和纤维蛋白原（Fbg）在纤溶酶的作用下被水解成一系列的小分子多肽，如纤维蛋白原在纤溶酶作用下先从其分子的Bβ链上裂解出一个小肽，然后又在Aα链上裂解出碎片A、B、C和H，留下的片段即X，X为中间降解产物，再在纤溶酶作用下不断裂解先后产生Y、D及E片段，统称为纤维蛋白原降解产物（FgDP）。纤维蛋白在纤溶酶作用下形成X、Y、D、E片段，各种二聚体、多聚体及复合物，统称其为纤维蛋白降解产物（FDP）。两类FDP的功能特性基本相似，其中X、Y碎片可与纤维蛋白单体聚合，从而抑制纤维蛋白多聚体生成；Y、E碎片有抗凝血酶作用；D碎片抑制纤维蛋白单体聚合；大部分FDP可抑制血小板的黏附和聚集。因此，FDP可通过其强烈的抗凝作用引起出血。

临床上一般常用血浆鱼精蛋白副凝试验（plasma protamine paracoagulation test，3P试验）检查FDP存在，其主要原理为纤维蛋白原在凝血酶作用下形成许多纤维蛋白单体，后者在凝血因子ⅩⅢ（纤维蛋白稳定因子）作用下形成纤维蛋白。纤维蛋白在纤溶酶作用下分解为X、Y、D、E碎片，这些碎片（主要是X碎片）可与纤维蛋白单体形成可溶性纤维蛋白单体复合物（soluble fibrin monomer complex，SFMC），患者血浆中如有SFMC存在，则在体外加入鱼精蛋白后，纤维蛋白单体可自行聚合成肉眼可见的絮状物，此种现象称为副凝现象。DIC患者血浆中由于有SFMC的存在，3P试验常呈阳性，所以此试验主要是反映SFMC和纤维蛋白降解产物中X片段的试验。晚期DIC患者血浆中X片段减少，D、E明显增多，因此3P试验反而呈阴性。

此外，还有D-二聚体检查，目前认为是DIC诊断的重要指标。纤溶酶既可分解纤维蛋白又可分解纤维蛋白原，但一般情况下，Fbn比Fbg更易被纤溶酶分解。DIC时，血中FDP的增加在临床上通常说明血中产生大量的Fbn。纤维蛋白原首先被凝血酶分解产生纤维蛋白多聚体，然后纤溶酶分解纤维蛋白多聚体，最后才能生成D-二聚体。所以，只有在继发性纤溶亢进时，才会产生D-二聚体。因此，D-二聚体是反映继发性纤溶亢进的重要指标。原发性纤溶亢进时，如富含纤溶酶原激活物的器官（子宫、卵巢、前列腺等）因手术、损伤等原因导致纤溶亢进时，血中FDP增高，但D-二聚体并不增高。

（四）血管壁受损，通透性增高

DIC时有许多因素可损伤血管壁，如原发病的某些致病因素（细菌、内毒素等）、血栓形成及微循环障碍引起的缺氧、酸中毒、血管活性物质（如激肽、组胺）等，均可引起血管壁通透性增高或坏死，从而导致出血。

二、器官功能障碍

DIC时由于各种原因所致凝血系统被激活，全身微血管内微血栓形成，导致缺血性器官功能障碍。尸检时常可见微血管内存在微血栓，典型的为纤维蛋白性血栓，也可为血小板血栓。微血栓可出现在全身各处，也可在局部形成。微血管中形成的微血栓，可阻塞相应部位的微循环血流，严重时可造成实质脏器的局灶性坏死。严重或持续过久的

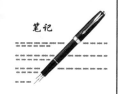

坏死性病变可成为受累脏器功能衰竭的原因。严重的器官功能衰竭或多器官功能衰竭也是导致死亡的原因之一。据临床观察，微血栓最易累及肺、心脏、脑、肾等脏器。

1. 肺　DIC 时肺微血栓栓塞十分常见，微血栓可以是肺内形成或来自其他部位。患者临床主要表现为急性呼吸功能不全，如气急、胸闷、发绀、鼻翼扇动、呼吸浅快，严重者可有点头呼吸和"三凹征"。

2. 心脏　心肌微血栓形成可引起心肌缺血、梗死，临床表现为程度不同的急性心功能不全，如心悸、气急、不能平卧、呼吸困难，心率增快，血压降低等。

3. 脑　脑内微血栓可引起神经、精神障碍。早期可出现兴奋、烦躁不安或淡漠、嗜睡；后期可有颅内压增高的表现，如顽固性头痛、喷射性呕吐、突发性抽搐、瞳孔异常等，严重者可出现惊厥、昏迷。这可能与微血管阻塞、蛛网膜下隙、脑皮质、脑干等出血有关。

4. 肾　肾微血栓可能引起肾缺血、肾皮质及肾小管坏死。临床上患者可出现腰背部疼痛、少尿、血尿、蛋白尿，以及氮质血症、高钾血症、代谢性酸中毒等急性肾功能不全的症状。

5. 其他　累及肾上腺时可引起皮质出血性坏死，造成急性肾上腺皮质功能衰竭，称为华-佛综合征（Waterhouse-Friderichsen syndrome）。累及垂体发生坏死时，导致席汉综合征（Sheehan syndrome）。

DIC 时由于凝血及纤溶的轻重程度不一，在不同的患者及病程的不同阶段可有不同的表现，此外，DIC 范围大小不一所造成的后果也不同，轻者仅影响个别脏器的部分功能，重者可引起一个或多个脏器的功能衰竭即多器官功能衰竭，甚至造成死亡。

三、休克

DIC，特别是急性 DIC，常伴有休克。重度及晚期休克又可能促进 DIC 的形成，两者可互为因果，形成恶性循环。急性 DIC 常伴发休克，其发生率为 30%～70%。由于毛细血管和微静脉中有广泛血小板聚集和（或）纤维蛋白性微血栓形成，以致回心血量严重不足，再加上心肌损伤，广泛出血所引起的血容量减少等因素，使有效循环血量严重下降，心输血量减少，出现全身微循环障碍。与此同时，中心静脉压也往往降低，若肝和肺内有广泛微血栓阻塞，则又可相应地引起门静脉和肺动脉压升高。前者的临床表现为胃肠道淤血、水肿，后者为右心排血障碍。DIC 时，凝血、激肽、纤溶、补体系统都被激活，由于在 DIC 的形成过程中，凝血因子Ⅻ被激活，凝血酶增多和继发性纤溶的启动，可使循环血中Ⅻf、凝血酶和纤溶酶增多，它们均能激活补体和激肽系统，使激肽和某些补体成分（如 C3a、C5a 等）生成增多，C3a、C5a 可刺激肥大细胞和嗜碱性粒细胞脱颗粒，从而通过释放组胺而发挥与激肽类似的作用，这是急性 DIC 时动脉血压下降的重要原因。FDP 的形成，加重了微血管扩张及通透性升高，这是因为 FDP 的某些部分（如裂解碎片 A、B 等）能增强组胺和激肽的作用，使微血管舒张，因而更易产生休克（图 21-4）。

各种休克发展到一定阶段也往往可以伴发 DIC（详见休克章节）。

四、微血管病性溶血性贫血

DIC 患者可伴有一种特殊类型的贫血，即微血管病性溶血性贫血（microangiopathic hemolytic anemia）。这种贫血属于溶血性贫血，其特征为：外周血涂片中可见一些特殊的

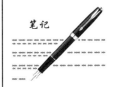

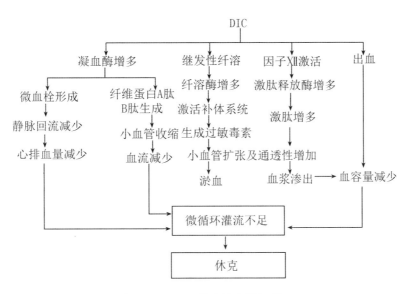

图 21-4 DIC 发生休克的机制

形态各异的红细胞，称为裂体细胞（schistocyte），呈新月形、盔甲形、星形、三角形等，其变形能力差、脆性高而易完全破裂，导致红细胞减少引起贫血。

目前认为产生红细胞碎片的原因虽然很多，但 DIC 是主要因素。其机制是当微血管中有纤维蛋白性微血栓形成时，在早期，纤维蛋白丝在微血管腔内形成细网，当循环中的红细胞流过由纤维蛋白丝构成的网孔时，常会黏附、滞留或挂在纤维蛋白丝上，这样由于血流的不断冲击，引起红细胞破裂（图 21-5，图 21-6）。在微血流通道发生障碍时，红细胞还可能通过肺组织等的微血管内皮细胞间的裂隙，被"挤压"到血管外组织中去，这种机械损伤同样也可使红细胞扭曲、变形和碎裂。这样就形成了上述各种畸形的红细胞碎片。所以在 DIC 患者中有时可以有溶血的一系列表现和实验室检查异常，外周血涂片中可出现较多的上述各种红细胞碎片。

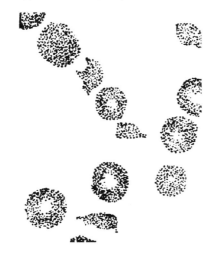

图 21-5 微血管病性溶血性贫血血涂片中能见到裂体细胞

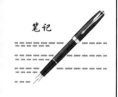
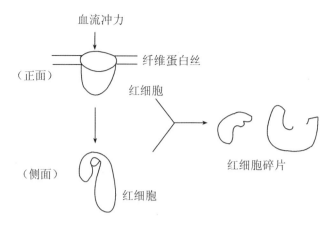

图 21-6　红细胞碎片的形成机制

第五节　DIC 防治的病理生理基础

对 DIC 的防治，应采取综合防治措施，其主要原则如下。

1. 早期诊断和治疗　及早诊断和早期合理治疗是提高 DIC 救治率的根本保证。

2. 防治原发病　积极治疗原发病，预防及迅速去除引起 DIC 的病因是防治 DIC、提高治愈率的重要措施之一。例如，认真对孕妇进行出、凝血指标检查和产程监护，彻底清除病理产科时子宫内容物，控制感染和败血症等。及时针对病因做抗白血病和抗癌治疗、抗菌治疗、抗休克治疗及保肝治疗等。某些轻度 DIC，去除病因即可迅速恢复。

3. 改善微循环　及时纠正微循环障碍疏通有微血栓阻塞的微循环，增加重要器官和组织微循环的血液灌流量，可减少重要脏器的功能损害。具体防治措施包括补充血容量，解除血管痉挛，早期应用肝素抗凝防止新的微血栓形成，应用具有抑制血小板黏附和聚集功能的药物（如潘生丁、阿司匹林等）及酌情使用溶栓剂（如尿激酶）等。需注意主要脏器的功能保护，明显的器官功能障碍应当采用适当的人工辅助装置，如血液透析、人工心肺机等。

4. 建立新的凝血纤溶间的动态平衡　DIC 时凝血系统和纤溶系统的功能紊乱往往交错在一起，但主要采取抗凝治疗。高凝期可用肝素、潘生丁、阿司匹林、右旋糖酐等抗凝剂；在 DIC 的消耗性低凝期可在抗凝基础上使用少量抗纤溶药物，如 6-氨基己酸、对羧基苄胺等，DIC 后期以纤溶为主的患者不主张单独使用抗纤溶剂。在 DIC 恢复期可酌情输新鲜全血，或补充凝血因子、血小板等。但若在没有很好地阻断凝血反应恶性循环的情况下使用这类制剂反而会加重病情，故必须在配合抗凝治疗时才能使用。

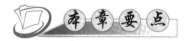

1. DIC 的概念及基本特点。

2. DIC 的病因及发病机制

（1）病因：如感染性疾病、恶性肿瘤、手术和创伤、妇产科疾病。

（2）发病机制：①严重组织损伤，大量组织因子入血，启动外源性凝血系统；②血管内皮损伤，激活凝血因子Ⅻ，启动内源性凝血系统；③大量血细胞破坏，血小板被激

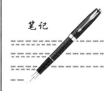

活；④其他促凝物质进入血液。

3. 影响 DIC 发生和发展的因素

（1）单核吞噬细胞系统功能受损。

（2）肝功能严重障碍。

（3）血液的高凝状态。

（4）微循环障碍。

4. DIC 的分期和分型

（1）分期：分为高凝期、消耗性低凝期、继发性纤溶亢进期。

（2）分型：①按 DIC 发生快慢分型，分为急性型、慢性型、亚急性型；②DIC 代偿情况分型，分为失代偿型、代偿型、过度代偿型。

5. DIC 的功能代谢变化与临床表现

（1）出血。

（2）器官功能障碍。

（3）休克。

（4）微血管病性溶血性贫血。

6. DIC 防治的病理生理基础。

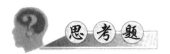

1. 何谓 DIC、FDP？

2. 简述典型 DIC 患者的临床分期及各期的特点。

3. 为什么 DIC 患者常有广泛出血？

4. 试述休克与 DIC 互为因果的机制。

5. 结合 DIC 的临床特点，谈谈 DIC 患者应如何护理？

（陈　洁）

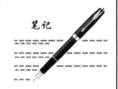

第二十二章 休 克

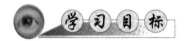

1. 掌握休克的概念，休克各期微循环的变化及其发生机制，休克早期微循环变化的代偿意义及其发生机制。

2. 能够运用休克各期微循环的变化特点分析并解释临床上休克患者的典型临床表现，判断休克的临床分期，具备对不同休克时期患者进行合理行为指导和有效护理的能力。

3. 学会帮助患者正确认识休克的发展过程，了解休克的病因学防治和发病学防治原则，学会休克各期的护理要点，积极开展健康宣教。

引导案例

患者，男，40岁。既往有多年胃溃疡病史。患者入院前1天排黑便2次。查体：神志淡漠，BP 60/40 mmHg，P 130次/分，脉细而弱，皮肤冰冷。入院后患者又排黑便1次。以往血常规检查在正常范围。给予止血治疗，输液和输血共500 ml。患者24小时尿量约50 ml。实验室检查：Hb 90 g/L，pH 7.13，$PaCO_2$ 30 mmHg，$[HCO_3^-]$ 16 mmol/L，血细胞比容25%。

案例思考：

(1) 该患者是否发生了休克？属于哪种类型的休克？休克处于哪一期？

(2) 该患者血压为何降低？

(3) 该患者尿量为什么减少？

(4) 该患者护理过程中应注意什么？

休克（shock）是由各种病因引起的急性循环功能障碍，使组织血液灌流量严重不足，导致组织细胞损伤、重要器官功能代谢紊乱和结构损害的全身性病理过程。休克的主要临床表现为血压下降、面色苍白、皮肤湿冷、脉搏细速、神志淡漠，甚至发生昏迷等。休克发生时，患者病情常迅速恶化，如不及时抢救，组织器官将发生不可逆损害而危及生命。

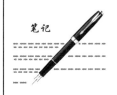

第一节　休克的原因和分类

一、休克的原因

引起休克的原因很多，临床上常见的有以下几种。

（一）失血和失液

失血多见于外伤出血、胃溃疡出血、食管静脉曲张破裂、产科大出血等，当失血量较大而又不能得到及时补充时均可发生失血性休克；剧烈呕吐、腹泻等大量体液丧失时也可引起休克。

（二）创伤

创伤常见于骨折、挤压伤、战伤等，创伤较重特别是合并一定量失血或伤及重要生命器官时更易发生休克。

（三）烧伤

大面积烧伤伴有大量血浆丧失者常可合并休克，并常常出现继发感染、DIC 等。

（四）感染

严重的细菌、病毒、真菌、螺旋体、立克次体等感染均可引起感染性休克。常见于革兰阴性菌引起的败血症，此种休克中，细菌内毒素起重要作用，故又称内毒素性休克或中毒性休克。

（五）心脏疾病

大面积急性心肌梗死、急性心肌炎、急性心脏压塞及严重的心律失常等引起的心输血量明显减少，均可导致有效循环血量和组织灌流量下降，引起心源性休克。

（六）过敏

给某些过敏体质的人注射药物（如青霉素）、血清制剂或疫苗时，可引起过敏性休克。

（七）中枢抑制

剧烈疼痛、高位脊髓麻醉或损伤时，由于阻力血管扩张，使循环血量相对不足而发生休克。

二、休克的分类

由于休克的种类很多，分类也不统一，常见的分类有以下几种。

（一）病因学分类

根据休克的原因分为失血性休克、创伤性休克、感染性休克、心源性休克、过敏性休克等。

（二）发病学分类

1. 根据休克发病的始动环节分类

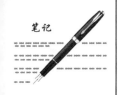

（1）低血容量性休克：始动环节是快速大量失血、大面积烧伤所致的大量血浆丧失及大量出汗、严重腹泻或呕吐等引起的大量体液丧失、血容量急剧减少。

（2）心源性休克：始动环节是由于大面积心肌梗死（梗死范围超过左心室面积的40%）、急性心肌炎、心脏压塞等引起的心输血量急剧减少，致使有效循环血量和灌流量下降。

（3）血管源性休克：始动环节是由于外周血管扩张、血管床容量扩大、大量血液淤积在外周微血管中，使有效循环血量相对不足，回心血量减少。

2. 根据休克的血流动力学特点分类

（1）低排高阻型休克：又称低动力型休克，其血流动力学特点是心输血量低，而总外周血管阻力高。此时，由于皮肤血管收缩，血流量减少，使皮肤温度降低，所以又称为"冷休克"。

本型休克在临床上较常见。低血容量性、心源性、创伤性和大多数感染性休克均属于本型。

（2）高排低阻型休克：又称高动力型休克，其血流动力学特点是总外周血管阻力低，心脏排血量高。此时，由于皮肤血管扩张，血流量增多，使皮肤温度升高，所以又称为"暖休克"。部分感染性休克属于本型。

3. 其他分类　按休克病程及预后，休克又可分为可逆性休克、难治性休克、不可逆性休克等。

第二节　休克的发生和发展过程及其发病机制

尽管休克的原始病因不同，但有效循环血量减少使微循环发生障碍是多数休克发生的共同基础。实现有效循环血量的维持需3个因素的协调，即足够的血容量、正常的血管舒缩功能及正常的心泵功能，其中任何一个因素发生改变，均可导致组织有效灌流发生障碍成为休克发生的起始环节。

一、休克时微循环的变化

休克的种类不同，发展过程也有所差异。但微循环障碍是大多数休克发生的共同基础。微循环是指微动脉和微静脉之间的微血管内的血液循环，是血液和组织进行物质交换的基本结构和功能单位。这些包括微血管前括约肌、真毛细血管、直捷通路、动静脉短路和微静脉（图22-1A）。

根据休克发展的一般规律及临床特点和休克时微循环的改变，可将休克发展过程大致分为3期。

（一）微循环缺血期

1. 微循环状态的改变　本期是休克发展的早期阶段，故又称休克初期。此期微循环状态的特点是以缺血为主，主要变化为微循环中小血管收缩或痉挛，尤其是毛细血管前阻力增加，开放的毛细血管数目减少，毛细血管血流限于直捷通路，动静脉短路开放。因此，组织灌流量减少，出现少灌少流、灌少于流的情况，组织细胞呈缺血、缺氧状态，故又称为缺血性缺氧期（图22-1B）。

2. 微循环状态改变的机制　引起上述微循环缺血变化的主要机制与交感-肾上腺髓质系

统的强烈兴奋有关。不同类型的休克，可通过不同的机制引起交感-肾上腺髓质系统的兴奋。如低血容量性休克、心源性休克时的血压降低，减压反射抑制；创伤、烧伤性休克时的疼痛刺激；败血症休克的内毒素均可引起交感-肾上腺髓质系统兴奋，儿茶酚胺大量释放。

　　交感-肾上腺髓质系统强烈兴奋，使儿茶酚胺大量释放入血，这是休克早期引起小血管收缩或痉挛的主要原因。但不同器官的血管，对于交感神经兴奋和儿茶酚胺增多的反应不同。皮肤、腹腔内脏的血管，由于具有丰富的交感缩血管纤维支配而α受体占优势，因而在交感神经兴奋和儿茶酚胺增多时，此部位的小动脉、小静脉、微静脉和毛细血管前括约肌都发生收缩。由于微动脉上的交感缩血管纤维分布最密，毛细血管前括约肌对儿茶酚胺的反应性最强，因此，毛细血管前阻力血管收缩最为强烈，结果微循环灌流量急剧减少，但对心脑血管影响不大。此时β受体受刺激，引起动静脉短路开放，使微循环非营养性血流增加，该处的组织则发生严重的缺血性缺氧，肺循环的动静脉短路大量开放，可导致静脉血掺杂到动脉，使动脉血氧分压降低，加重组织缺氧。

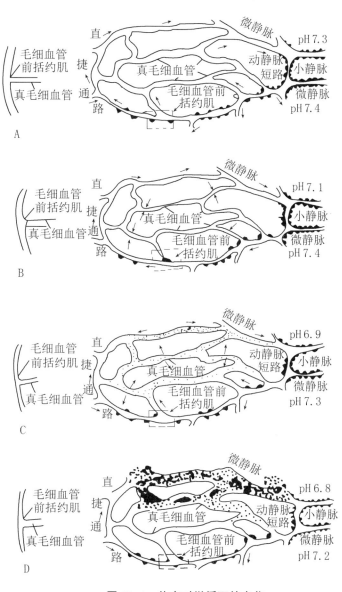

图 22-1　休克时微循环的变化

A. 正常；B. 缺血性缺氧期；C. 淤血性缺氧期；D. DIC 期。

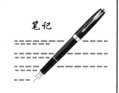

除此之外，还有一些其他体液因子也参与缩血管作用。例如，交感神经兴奋和血容量减少，可激活肾素-血管紧张素系统，血管紧张素Ⅱ有强烈的缩血管作用，包括对冠状动脉的收缩作用；血容量减少，左心房容量感受器对下丘脑合成和释放血管升压素（抗利尿激素）的反射性抑制减弱使加压素分泌增多，超生理剂量的加压素具有使内脏小血管收缩的作用；增多的儿茶酚胺还能刺激血小板产生更多的血栓素 A_2，血栓素 A_2 也有强烈缩血管作用。此外，休克时由于胰腺血液灌流量减少所引起的缺血、缺氧和酸中毒，可使胰腺外分泌细胞的溶酶体破裂而释出组织蛋白酶，后者可分解组织蛋白生成小分子肽类物质即心肌抑制因子（myocardial depressant factor，MDF）。MDF 可抑制心肌收缩力、抑制单核吞噬细胞系统的吞噬功能，促使腹腔内脏的小血管收缩，从而进一步加重微循环缺血。血小板激活因子、内皮素和白三烯类物质也有促血管收缩的作用。

3. 微循环状态改变的后果　休克早期微循环变化，一方面引起了皮肤、腹腔内脏等许多器官缺血、缺氧；另一方面也具有重要代偿意义。因此，此期又称为代偿期，主要表现在以下几方面。

（1）有利于动脉血压的维持：本期休克患者的动脉血压并不降低，一般表现为正常或略增高，其机制如下。

1）回心血量和循环血量的增多：静脉是机体的容量血管，正常时有 60%～70% 的循环血液被容纳在静脉系统中。休克早期儿茶酚胺等缩血管物质的大量释放，可使小静脉等容量血管发生收缩，从而使回心血量快速增加。这种代偿变化起到了"自身输血"的作用，利于动脉血压的维持，是休克时增加回心血量和循环血量的"第一道防线"。此外，由于毛细血管前阻力明显升高，可使毛细血管中流体静压显著降低，因而有较多的组织间液进入毛细血管，从而也可使回心血量增加。这种代偿变化起到了"自身输液"的作用，是休克时增加回心血量的"第二道防线"。另外，肾素-血管紧张素-醛固酮系统的激活，可促进钠水潴留；血容量减少所引起的抗利尿激素分泌的增多，可使肾重吸收水增加，这些因素都能使循环血量有所增加。

2）心输血量增加：交感神经兴奋和儿茶酚胺增多，可使心率加快，心肌收缩力增强，心输血量增加，有助于血压的维持。

3）总外周阻力增高：大量缩血管物质使许多器官内小动脉、微动脉收缩，总外周阻力增高而使血压回升。

总之，循环血量的增多，心输血量增加及外周阻力的增高，均有助于休克早期动脉血压的维持。

（2）有助于心、脑血液供应：如前所述，皮肤、骨骼肌及腹腔内脏血管的 α 受体占优势，对儿茶酚胺敏感性较高，使血管收缩明显。而冠状动脉是以 β 受体为主，激活时引起冠状动脉舒张；脑血管主要受局部扩血管物质的影响，只要血压不低于 60 mmHg，脑血管即可通过自身调节维持脑血流量的相对正常。因此，在此期心、脑血管灌流量能稳定在一定水平。通过不同器官微循环反应的差异，导致了血液的重新分布，保证了心、脑重要生命器官的血液供应。

4. 临床表现　由于机体上述一系列复杂的变化，本期患者的主要临床表现有：皮肤苍白，四肢湿冷，出冷汗，尿量减少，血压正常或略升高，脉压减小；脉搏细速，烦躁不安等。

如果此期能及时消除病因，采取输血、输液等治疗措施以补充循环血量，则交感-肾上腺髓质系统的兴奋状态会逐渐缓解，休克过程停止发展。否则，休克过程将继续发展

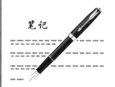

而进入微循环淤血期。

(二) 微循环淤血期

如果患者在微循环缺血期未能得到及时和适当的治疗，病情将继续发展，休克可进入到微循环淤血期。

1. 微循环状态的改变　本期微循环状态的特征是淤血。微循环血流缓慢、红细胞聚集、白细胞滚动、贴壁、嵌塞、血小板聚集。组织微循环灌注多而流出少，灌大于流，故又称为微循环淤血性缺氧期。此时，真毛细血管开放数目虽然增多，但血流更加缓慢，组织处于淤血性缺氧期。此期外周总阻力降低，动脉血压也显著下降，机体由代偿逐渐向失代偿发展，所以本期又称休克期，或休克进展期 (图 22-1C)。

2. 微循环状态改变的机制　此期微循环淤滞的发生机制主要与以下因素有关。

(1) 酸中毒：进入此期后，微循环的持续性缺血，使这些部位的组织因缺氧而发生乳酸性酸中毒。酸中毒导致平滑肌对儿茶酚胺的反应性降低，促进血管扩张，毛细血管网大量开放，血管床容量增加，大量血液淤积在毛细血管内。

(2) 局部具有扩血管作用的代谢产物增多：长期的组织缺血和缺氧，使微血管周围肥大细胞释放组胺增加，ATP 分解的产物腺苷增多及细胞分解时 K^+ 释放出的增多，加之这些物质随血运出障碍而组织间渗透压增高和激肽类物质生成增多等，均可造成血管扩张。

(3) 内毒素：内毒素除了存在于革兰阴性菌所致内毒素性休克患者的血液中以外，其他类型休克患者的血液中也可出现，这是因为非感染性休克患者肠道内细菌产生的内毒素可以通过缺血的肠黏膜而被吸收入血。

内毒素除可激活凝血因子Ⅻ促进凝血外，同时还可激活激肽释放酶原使其转变为激肽释放酶，后者进而使激肽原变成激肽 (缓激肽)。激肽类物质有较强的扩张小血管和使毛细血管壁通透性增高的作用。内毒素还可激活补体系统，产生的 C3a 和 C5a 可刺激肥大细胞产生组胺，使毛细血管壁通透性增高，且 C3a 还能激活激肽释放酶系统而形成激肽。此外，内毒素还能与血液中的中性粒细胞反应，产生并释放组胺等扩血管的多肽类活性物质，通过其他多种途径，引起血管扩张，导致持续性低血压，加重微循环障碍。

(4) 血液流变学的改变：近年研究表明，血液流变学的改变在休克期微循环淤血的发生和发展中起着非常重要的作用。休克期白细胞在黏附分子作用下滚动、贴壁、黏附于内皮细胞上，增加了毛细血管的后阻力。此外，由于血液浓缩，血浆黏度增大，血细胞比容增大，红细胞聚集，白细胞贴壁、嵌塞，血小板黏附和聚集等都可使微循环血流变慢、血液淤滞，甚至停止。

3. 微循环状态改变的后果　此期，由于淤血、缺氧、酸中毒逐渐加重并互为因果，不断恶化，造成有效循环血量的锐减，回心血量减少，心输血量和血压进行性下降。此期交感-肾上腺髓质系统更为兴奋，血液灌流量进行性下降，组织缺氧日趋严重，形成恶性循环。心、脑血管失去自身调节，出现心、脑功能障碍。此期，如抢救及时，采用纠正酸中毒、扩充血容量、合理应用血管活性药物等措施，患者仍可转危为安，否则休克将继续恶化转入难治期。

4. 临床表现　由于上述改变，本期患者的主要临床表现有：进行性动脉血压降低，神志淡漠，少尿或无尿，皮肤出现花斑或发绀，脉搏细弱，心音低钝，静脉塌陷而穿刺困难等。

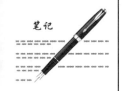
（三）微循环衰竭期

本期是休克发展的晚期。此期可发生弥散性血管内凝血（DIC）或者重要器官功能衰竭，甚至发生多器官功能衰竭。

1. 微循环状态的改变　此期的微循环血流更加缓慢，血液进一步浓缩，血细胞凝集，血管内皮细胞受损，大量微血栓阻塞微循环而使微循环血流停止，处于不灌不流状态，也可出现出血，微血管麻痹性扩张，对血管活性物质失去反应，因此又称 DIC 期或难治期、不可逆期（图 22-1D）。

2. 微循环状态改变的机制　休克晚期发生 DIC 的机制主要与以下因素有关。

（1）血液流变学改变：由于微循环淤血的不断加重，血液进一步浓缩，血液黏度增大，血细胞比容和纤维蛋白原浓度增加，血液处于高凝状态，加之微循环中血流更加缓慢，使血小板和红细胞易于聚集成块等，这些改变不仅可加重微循环障碍和组织缺氧，而且还可促进 DIC 的发生。

（2）组织因子释放入血：创伤、烧伤等所致的休克，常伴有大量组织破坏，使组织因子释放入血，激活外源性凝血系统。此外，内毒素使中性粒细胞释放组织因子，也可激活外源性凝血系统。

（3）血管内皮细胞损伤：严重缺氧、酸中毒或内毒素等都可损伤血管内皮细胞，暴露胶原纤维，激活内源性凝血系统。

（4）TXA_2-PGI_2 平衡失调：休克时组织缺氧和补体系统的激活等可促使血小板合成血栓素 A_2（TXA_2）增多，同时，由于血管内皮细胞因缺氧、酸中毒或内毒素作用而受损，生成前列环素（PGI_2）减少。TXA_2 具有促进血小板聚集作用，而 PGI_2 具有抑制血小板聚集作用。因此，此期 TXA_2-PGI_2 的平衡失调，促使 DIC 发生。

（5）其他促凝物质释放：如异型输血导致休克时，红细胞大量破坏而释出的 ADP 可促进血小板释放反应，使血小板第三因子大量入血而促进凝血过程。组织缺氧可促进血小板激活因子释放，血小板激活因子可诱导血小板聚集，促进 DIC 的发生。

3. 微循环状态改变的后果

（1）DIC 及其严重后果：休克一旦并发 DIC，将使休克病情进一步恶化，并对微循环和各器官功能产生严重影响。其原因如下。

1）微血管的阻塞，进一步加重微循环障碍，并使回心血量锐减。

2）凝血物质消耗、继发纤溶的激活等因素引起出血，使循环血量减少而加重循环障碍。

3）纤维蛋白（原）降解产物和某些补体成分增加血管壁通透性，加重微血管舒缩功能紊乱。

4）器官栓塞、梗死及出血加重了器官急性功能衰竭，对患者预后产生严重的不良影响。

应当指出，并非所有休克一定要发展到微循环衰竭期才发生 DIC。不同类型的休克，DIC 形成的早晚也不相同。例如，在烧伤性休克和创伤性休克时由于大量组织因子释放入血，感染中毒性休克时由于内毒素的直接作用，以及异型输血而红细胞破坏大量释放磷脂和 ADP 等促凝物质，均可通过不同途径较早发生 DIC；而失血性休克时，则 DIC 发生较晚。而且 DIC 也并非休克的必经时期。

（2）重要器官功能衰竭：此期由于微循环淤血的不断加重和 DIC 的发生，以及全身

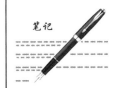

微循环灌流量严重不足，全身性缺氧和酸中毒也越严重，使细胞受损乃至细胞死亡，各重要器官功能、代谢障碍越加严重；加之休克时许多体液因子的释放，进一步促进重要生命器官发生不可逆损伤，甚至发生多系统器官功能衰竭，给治疗造成较大的困难。

4. 临床表现　临床上本期患者除了血压进一步下降外，还有出血、器官功能障碍、微血管病性溶血性贫血等 DIC 的临床表现。

总而言之，休克的微循环障碍学说认为，休克的发生和发展过程是由于在休克动因作用下有效循环血量减少，引起重要生命器官的微循环障碍，从而导致细胞损伤，最终可发生多系统器官功能衰竭，使休克转向不可逆性阶段（图 22-2）。

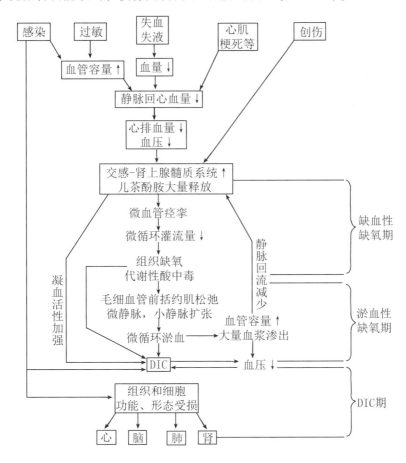

图 22-2　休克微循环变化示意图

二、休克的发生机制

（一）神经机制

在致休克的原因作用下，动脉血压的下降可通过颈动脉窦和主动脉弓减压反射抑制，立即引起交感-肾上腺髓质系统的兴奋。

这种神经机制的参与，一方面有利于休克时动脉血压的维持和心、脑的血液供应；另一方面，持久而强烈的交感神经兴奋会使组织缺血、缺氧加重，又可导致酸中毒使微循环血管扩张，造成淤血性缺氧，进一步加重组织微循环障碍，导致细胞损伤，最终与休克发展过程中的体液机制和细胞机制一起使休克趋于恶化。

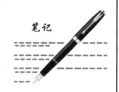

（二）体液机制

在休克过程中，体内可产生多种体液因子促使休克的发生和发展。

1. 儿茶酚胺　各种类型的休克都引起交感-肾上腺髓质系统的兴奋，引起血中儿茶酚胺增多，儿茶酚胺浓度的增加与血压下降及失血严重程度呈负相关。

儿茶酚胺浓度增高在休克初期有代偿意义。这是因为儿茶酚胺作用于 α 受体时，不仅使皮肤、腹腔器官血流量减少，增加组织液回流，回心血量增多，从而补充有效循环血量，而且还由于血液重分布，在休克的微循环缺血期保证了心、脑的血液灌流量。但是长期的组织缺血、缺氧、酸中毒，使微血管扩张，造成淤血性缺氧，致使休克进一步发展。儿茶酚胺作用于 β 受体造成动-静脉短路开放，则导致组织灌流障碍。

2. 肾素-血管紧张素系统　在休克时，由于肾血流量减少，球旁细胞释放肾素，继而促进血管紧张素形成，其中血管紧张素 II 含量的升高，可引起心、肾的严重缺血性损伤。

3. 血管加压素　在休克时，有效循环血量降低、血浆晶体渗透压升高、全身低血压和血管紧张素 II 释放增多等，均可刺激下丘脑视上核及其周围区的渗透压感受器而释放血管加压素。血管加压素的分泌，在休克早期通过其抗利尿作用和缩血管作用起代偿作用，但同时又可引起小血管的收缩，从而加重休克。

4. 组胺　在休克时，由于缺氧、酸中毒、补体等作用于肥大细胞使其释放组胺入血。组胺作用于 H_1 受体，引起微静脉收缩、血管壁通透性增加和微循环淤滞导致休克发生。

组胺作用于 H_2 受体，使微血管扩张，增强心肌收缩力，具有抗休克作用。

5. 氧自由基　休克时，氧自由基增多，与细胞成分、亚细胞成分反应，破坏生物膜，使细胞损伤导致实质器官功能障碍和多器官功能衰竭，休克时氧自由基合成增多的主要机制与以下因素有关。

（1）黄嘌呤氧化酶形成增多：休克时缺血缺氧组织中 ATP 急剧降低，促进黄嘌呤氧化酶（XO）和次黄嘌呤大量形成。当休克复苏或再供氧、再灌注时，大量分子氧随血液进入缺氧组织，在 XO 催化次黄嘌呤并使之转变为尿酸的反应过程中，分子氧作为电子接受体，从而产生大量氧自由基及活性氧，引起再灌注损伤。

（2）白细胞呼吸爆发：休克时白细胞贴壁、吞噬或被内毒素激活，引起呼吸爆发，使之释放出氧自由基。

（3）氧经单电子还原增多：花生四烯酸代谢、儿茶酚胺自氧化、线粒体细胞色素氧化酶功能失调等，均可使代谢途径改变，使氧经单电子还原增多，生成氧自由基。

6. 其他　休克过程中，由于多种因素影响，某些内源性介质生成显著增加，包括：①细胞因子，如肿瘤坏死因子（TNF-α）、白细胞介素-1（IL-1）、血小板活化因子（PAF）、内啡肽、内皮源性舒张因子（EDRF，即一氧化氮，NO）和内皮素等；②花生四烯酸代谢产物，如前列腺素类（PG）和白三烯（LT）；③激肽；④补体成分，如 C3a、C5a；⑤纤维蛋白降解产物（FDP）；⑥心肌抑制因子（MDF）；⑦溶酶体酶等。这些内源性介质中，某些通过对心血管系统的作用加重心血管系统功能的障碍，如 MDF 能抑制心肌收缩力，内毒素、ET、TXA_2 等具有收缩血管作用，TNF-α、内啡肽、激肽、PGI_2 等具有扩血管作用和降压作用；有些内源性介质则通过趋化作用和黏附聚集作用，影响休克的发生和发展，如 LEB_4 具有促使白细胞贴壁作用，能促进血小板聚集释放，促进白细胞趋化黏附作用等。另外，TNF-α、激肽、LTB₄、C3a、C5a 及溶酶体成分既能增强毛细血管壁通透性，使血浆外渗，促进中性粒细胞与内皮细胞黏附，诱导产生内源性介质等，又能活化和损伤靶细胞。

总之，体液因子在不同类型休克发生、发展过程中，可引起血压进行性下降和血液流变学改变，加重微循环障碍和细胞损伤，使休克进一步恶化。

（三）细胞机制

各种休克因引起有效循环血量减少和组织灌流障碍，必然导致组织细胞缺氧，引起细胞的继发性损伤，使细胞能量代谢障碍导致细胞内酸中毒、钠水潴留和细胞亚微结构的破坏。但是某些类型的休克，细胞的损伤是原发性的，如感染性休克，细胞损伤可出现在微循环障碍之前。

休克时细胞机制参与的主要表现如下。

1. 环磷酸腺苷（cAMP）减少　由于休克时膜通透性增加，钠水内流，刺激钠泵，消耗 ATP，使 ATP 数量减少，对 5-核苷酸酶的抑制作用解除，所以 cAMP 水平降低，腺苷酸环化酶反应降低而细胞对胰岛素、胰高血糖素及糖皮质激素等激素的反应性减弱，钙调节障碍，从而进一步影响细胞代谢导致细胞损伤，产能不足也导致线粒体肿胀、溶酶体破裂，从而进一步破坏细胞。

2. 细胞因子的生成与释放　感染性休克时，病原微生物入血释放出各种毒素，作用于单核巨噬细胞、中性粒细胞、内皮细胞等，产生细胞因子，不仅损伤细胞，而且能诱导内皮细胞等产生 NO，导致内皮细胞扩张和持续性低血压，引起休克的发生和发展。

3. 氧自由基的产生　单核巨噬细胞和中性粒细胞激活后释放氧自由基和溶酶体酶，损伤宿主靶细胞，包括内皮细胞，内皮细胞损伤时，又产生大量氧自由基，形成恶性循环。

4. 细胞黏附分子的产生　各种体液因子（如 PAF、LTB₄、C3a、TXA₂ 等），可激活白细胞使之产生白细胞黏附分子，而 TNF-α、IL-1 及 LPS 刺激内皮细胞产生细胞间黏附分子-1、内皮细胞、白细胞黏附分子，使白细胞与内皮细胞黏附，并激活白细胞，引起组织损伤。

第三节　休克时细胞的代谢与功能结构的变化

休克时细胞的损害，主要是由于休克过程中缺氧和酸中毒引起的继发性损害，也可以是由某些休克动因，如内毒素等直接作用于细胞引起的原发性损害，是引起各重要器官功能衰竭及不可逆性休克的原因。

一、细胞代谢障碍

休克时，由于组织血液灌流量降低，供氧量减少，营养物质供应不足，代谢产物排出受阻及神经内分泌调节功能异常等原因，可引起机体广泛的代谢紊乱。但是，由于休克类型、发展阶段及受累器官不同，其代谢变化特点和程度也各不同。休克时细胞物质代谢变化主要表现在以下几方面。

1. 糖代谢异常　儿茶酚胺促进肝糖原分解和刺激糖异生的作用使血糖升高。组织缺

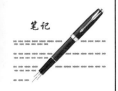
氧时，细胞也优先利用葡萄糖提供能量。但是，由于缺氧，有氧氧化减弱而糖的无氧酵解增强。近年来有学者证明休克时组织用氧也出现障碍，缺氧和用氧障碍都导致 ATP 生成减少，乳酸生成增多。前者使细胞膜上钠泵运转障碍而导致细胞水肿和高钾血症，后者是组织中毒的主要原因。

2. 脂类代谢异常　休克时，一方面由于组织缺血和酸中毒，脂肪酰 CoA 合成酶和肉毒碱脂肪酰转移酶活性下降使脂肪酸的活化和转移障碍；另一方面，转入线粒体的脂肪酰 CoA 因为线粒体功能受损而不被氧化分解，导致游离脂肪酸或脂肪酰 CoA 蓄积在细胞内，加重细胞的损害。

3. 蛋白质代谢异常　休克时，血浆氨基酸水平明显升高，尿氮排出增多，反映了分解代谢的加强。肌肉是体内主要的蛋白质储存库，也是休克阶段氨基酸动员的源泉，但肌肉只能利用支链氨基酸（BCAA），而 BCAA 的含量不到蛋白质成分的 10%，只有分解大量的蛋白质才能得到充足的 BCAA。肌肉利用 BCAA 后余留的丙氨酸和谷氨酸等，可作为糖原异生的底物。

4. 环磷酸腺苷（cAMP）减少　cAMP 由 ATP 转变而来，它是第二信使，能介导含氮激素的生理作用。休克时，组织血液灌流障碍，细胞 cAMP 含量下降，这与 ATP 产生减少、细胞膜通透性增高而使 cAMP 逸出，腺苷酸环化酶活性下降和磷酸二酯酶活性增强有关。cAMP 下降使细胞对儿茶酚胺、胰岛素、胰高血糖素和糖皮质激素的反应降低，进一步影响细胞代谢，导致细胞损伤。

5. 酸碱平衡紊乱　休克常导致细胞内酸中毒。休克时有氧氧化抑制而糖酵解加强，使乳酸生成显著增多，这是导致细胞内酸中毒的主要原因；休克时肝因缺氧等使其摄取乳酸的能力显著降低，机体对乳酸的利用下降促进中毒的发生，倘若合并肾功能障碍，酸性物质排出受阻也加重乳酸中毒。严重酸中毒是促进休克恶化的重要因素，因为乳酸增高抑制心肌兴奋收缩耦联使心肌收缩力下降，酸中毒也是促进 DIC 发生的重要因素。

休克早期，可以由于过度通气而引起低碳酸血症和呼吸性碱中毒，若发生高钾血症，同时伴有肾功能不全，排钾减少，则血钾更高。

二、细胞结构与功能改变

1. 细胞膜损伤　休克时，细胞的最早改变是细胞膜通透性增加，这与组织缺氧、能量代谢障碍、游离脂肪酸增多、酸中毒、氧自由基和溶酶体酶释放等因素有关，内毒素也能直接使细胞膜通透性增高。细胞膜损伤使 K^+ 逸出而 Na^+ 和水进入细胞，导致细胞肿胀和线粒体肿胀，跨膜电位下降，钙内流增加等。

2. 线粒体损伤　休克时线粒体最早出现的损害是功能障碍，线粒体呼吸功能和氧化磷酸化受到抑制，ATP 生成减少，而后其超微结构也发生改变。轻者表现为不同程度的肿胀及基质减少，重者表现为基质中出现半透明区，整个基质疏松化并有嵴崩解或线粒体膜不连续；最后线粒体崩解，细胞死亡。

休克时线粒体的功能和形态结构损伤不能单纯用缺氧解释。乳酸产生增加和 CO_2 潴留会使细胞内 pH 显著下降，导致线粒体的氧化磷酸化和电子传递的酶的活性抑制，Ca^{2+}、游离脂肪酸、内毒素对线粒体呼吸酶都有抑制作用；氧自由基对线粒体膜有过氧化作用，这些因素都参与休克时线粒体的损伤。

3. 溶酶体损伤　休克时血浆酶含量升高，反映了溶酶体膜通透性和脆性增高，也与休克严重程度有关，升高的溶酶主要来自缺血的肠、肝和胰腺等器官。

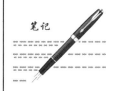

缺氧、酸中毒能直接损伤溶酶体膜；细胞内 pH 下降能活化溶酶体酶的活性，加重自身破坏过程，氧自由基通过脂质过氧化作用而损伤溶酶体膜，TXA_2 对溶酶体膜有损害作用而 cAMP 却有稳定作用。休克时，TXA_2 生成增多而 cAMP 水平下降导致溶酶体膜通透性升高。

溶酶体损伤后，释放出酶性成分和非酶性成分，它们都能加重休克的发展。其具体作用机制：①引起细胞自溶、破坏周围组织；②分解组织蛋白产生心肌抑制因子（myocardial depressant factor，MDF），加重循环衰竭；③激活激肽、纤溶系统或作用于肥大细胞，生成多种血管活性物质，使血管通透性增高，毛细血管扩张，血液淤滞、微血栓形成和出血，加重微循环衰竭。

糖皮质激素能稳定溶酶体膜，抑制溶酶体蛋白酶的活性。因此，用于治疗休克有较好效果。

总之，休克时生物膜的损害是细胞发生损害的开始，而细胞的损害又是各种脏器功能衰竭的共同机制。

第四节　休克时器官功能的改变

休克过程中各器官功能和结构常发生异常改变，尤其是心、脑、肺等器官的功能衰竭成为休克难治的重要因素，也是休克死亡的常见原因。

一、心功能的改变

除了急性心肌梗死等原因引起的心源性休克伴有原发性心功能障碍外，其他类型休克的早期，由于机体的代偿，冠状动脉血流量不减少，心泵功能一般未受到明显影响，但休克持续到一定阶段以后，可伴有心功能障碍，其主要机制如下。

1. 休克时血压降低及心率加快所致的心室舒张期缩短，可使冠状动脉灌流量减少和心肌供血不足，同时交感-肾上腺髓质系统兴奋所致的心率加快、心肌收缩力加强，使心肌耗氧量增加，因而更加重心肌缺氧。

2. 休克时伴发的酸中毒和高钾血症均可抑制心肌收缩功能，促使心力衰竭发生。

3. 心肌微循环中形成的微血栓引起心肌局灶性坏死。

4. 心肌抑制因子等内源性介质引起心功能抑制。

二、肺功能的改变

在休克早期，由于呼吸中枢兴奋，通气过度，从而可引起低碳酸血症和呼吸性碱中毒。当休克进一步发展时，由于交感-肾上腺髓质系统的兴奋和 5-羟色胺等缩血管活性物质的作用，可使肺血管阻力升高。如果休克持续久则可发生休克肺，此时肺的主要病理形态特征是明显肺淤血、间质性肺水肿、肺泡水肿、充血、出血、局部性肺不张、微血栓形成及肺泡内透明膜形成、肺重量增加、呈褐红色等，而这些病理形态学变化，将导致严重的肺泡通气/血流比例失调和弥散障碍，引起进行性低氧血症和呼吸困难，从而使患者发生急性呼吸衰竭，甚至死亡。休克肺是休克死亡的重要原因之一，因休克死亡的患者中，约有 1/3 死于休克肺。休克肺属于急性呼吸窘迫综合征之一。

休克肺的发病机制可能与以下因素有关。

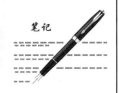

1. 肺泡-毛细血管损伤使其通透性增高，其发生机制如下。

（1）休克时中性粒细胞可大量聚集和黏附于肺血管内皮细胞表面，被激活后释放出氧自由基损伤细胞膜；中性粒细胞还可释放出弹性蛋白酶等降解胶原、弹性蛋白和血管基底膜，使肺血管通透性增高。

（2）肺内巨噬细胞激活后可释放 TNF-α 和 IL-1，后者刺激 T 淋巴细胞产生 IL-2。TNF-α 和 IL-2 能增加肺血管通透性。

（3）缺氧及休克产生的多种血管活性物质（如组胺、5-HT、白三烯等）都能使肺血管通透性增加。

此外，因肺内广泛微血栓形成，血管活性物质引起不均匀性血管收缩，肺间质水肿液对血管的压迫等可导致毛细血管流体压升高，造成压力性肺水肿。

2. 局限性肺不张　缺氧、感染、低灌流和高浓度吸氧等可导致Ⅱ型肺泡上皮损伤，合成、分泌表面活性物质减少，同时，肺泡内水肿液可稀释、破坏表面活性物质，从而导致肺泡表面张力增高、肺顺应性降低而发生肺不张。

休克肺的病理变化导致肺换气功能严重障碍，使患者发生急性呼吸衰竭，动脉血氧分压显著降低。患者临床表现为进行性呼吸困难、发绀，肺部可闻及干、湿啰音。

三、肾功能的改变

休克时最易受损伤的是肾。休克患者往往发生急性肾功能不全，出现少尿或无尿、氮质血症、高钾血症和代谢性酸中毒。急性肾功能不全是休克患者死亡的重要原因之一。

休克早期，由于有效循环血量的减少，不仅直接使肾血流量减少，而且还可通过肾素-血管紧张素系统和交感-肾上腺髓质系统的激活使儿茶酚胺分泌增多引起肾血管收缩，因而肾小球滤过率锐减；此时，由于肾缺血不久，肾小管上皮细胞尚未发生器质性损害，因醛固酮和抗利尿激素分泌增多，所以肾小管对钠、水的重吸收作用加强，导致少尿或无尿。此时肾功能的变化是可逆的，恢复肾灌流后，肾功能立即恢复，称为功能性肾功能不全。

如果休克持续时间较长，则长时间的肾缺血和淤血可以引起肾小管坏死，发生器质性肾功能不全，此时，即使通过治疗措施使肾血流量恢复正常，也不能使肾的泌尿功能在短期恢复，并可导致严重的内环境紊乱，使休克进一步恶化，患者可因急性肾功能不全而死亡。

四、脑功能的改变

休克早期，由于血液重分布和脑循环的自身调节保证脑的血液供应，因此可不出现明显症状。但是随着休克的发展，由于血压显著下降，致脑血流量不足而出现神志淡漠，甚至昏迷。有时，由于脑组织缺血、缺氧及合并酸中毒，使脑血管壁通透性增高，可导致脑水肿和颅内压升高，严重时形成脑疝，导致患者死亡。

五、肝及胃肠功能的改变

肝和胃肠的血流量明显减少，因此，引起肝及胃肠缺血、缺氧，继之发生淤血及出血和微血栓形成，可使肠壁水肿、消化腺分泌抑制、胃肠运动减弱、黏膜糜烂，以及肝细胞坏死，因而导致肝脏胃肠功能障碍。此时由于胃肠黏膜屏障功能减弱破坏，致使肠道内细菌毒素吸收入血，加之肝的生物转化作用减弱，导致败血症或内毒素性休克。因此，有学者认为，不论何种类型的休克，到了晚期均可能有细菌毒素参与作用。

六、多器官功能衰竭

多器官功能衰竭（multiple organ failure，MOF）是指严重创伤、感染性休克或复苏后短时间内出现两个或两个以上器官相继或同时发生功能衰竭的严重病理过程。MOF 的发生和病理进展与很多因素有关。除休克外，重症感染及严重创伤、恶性肿瘤等非感染性疾病时，由于治疗不当或延误均可发生 MOF，DIC 时更易发生 MOF，因此休克晚期常出现 MOF，MOF 是休克患者死亡的重要原因。各种类型休克中，感染性休克时 MOF 发生率最高。出现 MOF 时，体内病理变化复杂，治疗比较困难，患者存活率低。

第五节　各型休克的特点

上文所述的是休克的一般规律，主要是低血容量性休克发生和发展的特点、过程及机制。由于休克种类不同，各型休克除有共同规律之外，也各有其特殊规律。现将其他类型休克的特点简述如下。

一、感染性休克

感染性休克或称中毒性休克，是指因病原微生物感染而引起的休克，临床上常见，病死率较高。感染性休克可见于细菌性痢疾、流行性脑膜炎、腹膜炎等严重感染性疾病。

感染性休克的发病机制较复杂，主要与感染性病原微生物入血并释放各种外毒素和内毒素，刺激细胞和血浆生成多种内源性介质（如细胞因子、花生四烯酸代谢产物、补体成分、激肽、FDP、MDF、溶酶体和氧自由基等）有关，这些内源性介质通过对心血管系统的作用，对毛细血管壁通透性的作用和对靶细胞的活化作用及损害作用，引起败血症性休克。革兰阴性菌的内毒素是感染性休克较为常见而主要的原因。根据血流动力学的特点，感染性休克可分为两种类型：一种是低动力型休克，即低排（低心输血量）高阻（高外周阻力）型休克，较为常见；另一种是高动力型休克，即高排（高心输血量）低阻（低外周阻力）型休克，较少见。

低动力型休克时，外周阻力增高的机制可能是：①内毒素作用使交感-肾上腺髓质系统兴奋，一些缩血管物质如 TXA_2、内皮素及血管紧张素 II 等大量释放；②氧自由基灭活 NO，使扩张血管物质减少；③内毒素损伤血管内皮，激活凝血因子 XII，促进 DIC 形成，减少 PGI_2 产生。

此时，心输血量减少的机制可能是：①内毒素和 MDF 及 H^+ 等使心收缩力减弱；②微循环淤血致回心血量减少。此型休克预后严重。

高动力型休克外周阻力降低的机制可能是：①感染过程中释出的一些扩血管物质，使血管扩张；②儿茶酚胺作用于 β 受体，使微循环中动-静脉短路开放。

此时，心输血量增加的机制可能是：①因外周阻力降低而回心血量增加；②感染性休克早期心肌收缩功能尚未受到抑制的情况下由于交感-肾上腺髓质系统兴奋，使心率加快，心肌收缩力加强；此型休克预后较好。

此外，内毒素对细胞的直接损害，也是内毒素性休克的重要发病因素之一。

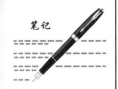

二、过敏性休克

过敏性休克属 I 型变态反应，发病迅速，且只发生于对某些变应原已经致敏的患者。其发生机制是：某些药物、异种蛋白等变应原进入机体后，使机体致敏产生 IgE 抗体，这种抗体 Fc 段（即 IgE 的 Fc 段）能持久地吸附在血液中的嗜碱性粒细胞和毛细血管周围的肥大细胞等靶细胞表面，使机体处于致敏状态。当同一变应原再度进入机体时，与 IgE 结合即可发生抗原-抗体反应，刺激肥大细胞和嗜碱性粒细胞释放组胺、5-羟色胺、激肽、慢反应物质 A、血小板活化因子等血管活性物质，使血管扩张、毛细血管壁通透性增加，从而使血管床容量增加、血浆外渗、回心血量减少、血压下降引起过敏性休克。

三、心源性休克

心源性休克是由于急性心泵功能衰竭或严重心律失常而导致的休克，常见于大范围（40%的左心室面积）心肌梗死，其发病急骤，预后较差。此型患者的心输血量迅速降低，血压多在休克早期即显著下降。多数患者外周阻力增高，这可能与因动脉血压下降使交感-肾上腺髓质系统兴奋而外周小动脉收缩有关。少数患者外周阻力降低，可能是因为这类患者心肌梗死面积大，心输血量显著降低，血液淤滞在心室，心室舒张末期容积增大和压力增高，刺激心室壁的压力感受器，反射性抑制交感中枢。

四、烧伤性休克

大面积烧伤可引起烧伤性休克，其特点如下。①烧伤局部丧失大量血浆，烧伤的远处部位毛细血管通透性升高、血浆外渗，属于低血容量性休克。②烧伤和剧痛引起强烈的应激反应。③烧伤引起组织严重破坏，因此容易发生 DIC。④容易合并感染，导致病情恶化。

五、神经源性休克

在正常情况下，血管运动中枢不断发放冲动沿传出的交感缩血管纤维到达全身小血管，使其维持一定的紧张性。当血管运动中枢发生抑制或传出交感缩血管纤维被阻断时，小血管将因紧张性的丧失而发生扩张，结果是外周血管阻力降低，大量血液淤积在微循环中，回心血量急剧减少，血压下降，引起神经源性休克。这种休克常发生于高位脊髓麻醉或损伤、深度麻醉，剧烈疼痛抑制血管运动中枢等，其发病特别简单，主要是血管调节障碍所致。一般不发生微循环灌流减少，预后较好，有时不经治疗即可自愈，有的则在应用缩血管药物后迅速好转。

第六节　休克的防治原则

一、防治原发病

防治原发病，积极治疗可能引起休克的病因，如控制感染、止血、输血及补液等。

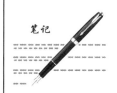

二、改善微循环

1. 补充血容量　各种休克均可出现有效循环血量的不足，因此除了心源性休克外，补充血容量是提高心输血量和改善组织灌流的根本措施，且要及时、尽早。补液时，应动态地观察静脉充盈程度、尿量、血压和脉搏等指标，最好以中心静脉压和肺动脉楔压作为监护输液的指标，依据"需多少，补多少"的原则采取充分扩容的方法。补充血容量时应根据休克类型和患者情况分别选用电解质溶液、胶体溶液和血浆或全血，以纠正血液流变学障碍。

2. 合理应用血管活性药物　在纠正酸中毒的基础上可使用血管活性药物，血管活性药物分为缩血管药物和扩血管药物。

扩血管药物可解除小血管的痉挛，从而改善微循环的血液灌流和增加回心血量。扩血管药物必须在血容量得到充分补充的条件下才能应用。

缩血管药物可减少微循环的灌流量，加重组织缺氧，因此目前不主张对各类型休克患者特别是低血容量性休克患者大量和长期使用。但是，缩血管药在下列休克抢救过程中，仍有其适应证：①紧急情况下，当血压过低而又不能立即补液时，可用缩血管药物提高心肌收缩力和动脉血压，以维持心、脑的血液供应。②对于过敏性休克和神经源性休克，缩血管药是首选药，应当尽早使用。③对于心源性休克和感染性休克的低阻力型，可将缩血管药作为综合治疗措施之一。

3. 防治 DIC　详见第二十一章。

4. 体液因子拮抗剂的使用　如苯海拉明、抑肽酶、皮质类固醇激素、阿司匹林、纳洛酮、SOD 等体液因子拮抗剂的使用，已显示有一定的抗休克疗效。

三、纠正酸中毒

休克的缺血和缺氧，必然导致乳酸血症和酸中毒。酸中毒可加重微循环障碍，促进DIC 形成，抑制心肌收缩和能量代谢，破坏生物膜，降低疗效，尤其是影响血管活性药物的疗效，因此必须及时纠正酸中毒。

四、改善细胞代谢，防治细胞损害

改善微循环，去除某些引起休克的动因作用，是保护细胞、改善细胞功能的根本措施之一。此外，也可用能量合剂、稳定膜功能的治疗等以防止或减轻细胞的损害。

五、改善和恢复重要器官的功能

休克时如出现器官功能衰竭，除了采取一般治疗措施外，还应针对不同的器官衰竭，采取不同的治疗措施，如发生急性肾衰竭时，则尽早考虑采取利尿、透析等措施；如出现急性心功能不全时，除停止和减少补液外，尚应进行强心、利尿治疗，适当降低前、后负荷；如出现休克肺时，则应正压给氧，改善呼吸功能等，以防止出现多器官功能衰竭。

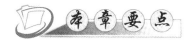

1. 休克的概念。

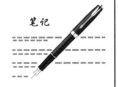

2. 休克的原因和分类

（1）原因：如失血、失液、创伤、感染、心脏疾病、过敏和中枢抑制等。

（2）分类：分为病因学分类和发病学分类。

3. 休克过程中微循环障碍的发展过程及发生机制　微循环缺血期，微循环缺血的机制有：交感-肾上腺髓质系统强烈兴奋，肾素-血管紧张素系统激活，血管升压素，血栓素 A_2，心肌抑制因子等。微血管收缩的代偿作用有助于动脉血压、心脑血液供应的维持。患者主要临床表现有：心率加快，脉搏细速，皮肤苍白，四肢厥冷，大汗淋漓，尿量减少，血压正常或略升高，脉压减少，烦躁不安。微循环淤血期，微循环淤血的主要机制有：酸中毒、组胺等局部扩血管物质和腺苷等代谢产物增多，内毒素，白细胞贴壁滚动、贴附、嵌塞，淤血对机体的影响。患者主要临床表现有：脉搏细弱，心音低钝，神志淡漠，动脉血压进行性降低，少尿或无尿，皮肤发绀或出现花斑。微循环衰竭期，微循环血管内凝血的主要机制有：血液浓缩，血流缓慢等血液流变学改变引起内、外源性凝血途径的激活，TXA_2-PGI_2 平衡失调，凝血对机体的影响。患者的主要临床表现有：除血压进一步下降，甚至测不出、持续少尿或无尿外，还出现出血、多器官功能障碍、微血管病性溶血性贫血等 DIC 的临床表现。

4. 休克的发生机制　包括神经机制、体液机制和细胞机制。

5. 休克时细胞代谢和功能结构改变。

6. 休克时器官功能改变　呼吸功能的改变和休克肺。发生机制：肺泡-毛细血管膜损伤，氧自由基、TNF-α、IL-2、组胺、5-HT、白三烯的作用，局限性肺不张，心功能、肾功能、肝功能、胃肠功能的改变，以及多器官功能衰竭。

7. 休克防治原则　补充血容量，合理应用血管活性药物，防治 DIC，纠正酸中毒。

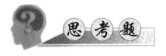

1. 何谓休克、休克肺、多器官功能衰竭（MOF）？

2. 简述过敏性休克的发生机制。

3. 试述休克微循环缺血期微循环变化的特点、发生机制及临床表现。

4. 休克微循环缺血期机体的代偿意义及机制是什么？

5. 结合休克临床特点，谈谈休克患者应如何护理？

（李宜培）

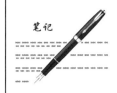

第二十三章　心力衰竭

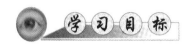

引导案例

患者，男，65 岁。既往有风湿性心脏病史 20 年。近日感冒后出现胸闷、气促、夜间不能平卧，腹胀，双下肢水肿。查体：颈静脉怒张，肝颈静脉回流征阳性。双肺可闻及湿啰音。心界向两侧扩大，心音低钝，心尖部可闻及Ⅲ级舒张期隆隆样杂音。肝大，肋下三指。

案例思考：该患者发生了什么病理过程？其依据是什么？

心力衰竭（heart failure）又称泵衰竭，是由于心肌原发性或继发性收缩和（或）舒张功能障碍，使心输血量绝对或相对降低，导致不能满足机体代谢需要的一种病理过程或临床综合征。

当心力衰竭呈慢性经过时，往往伴有血容量及组织间液增多和静脉系统淤血，并出现水肿，临床上称为充血性心力衰竭。

心功能不全与心力衰竭没有本质的区别，只有程度上的不同。心功能不全是指病情从轻到重的过程，包括代偿阶段和失代偿阶段。心力衰竭一般是指心功能不全的失代偿阶段，患者有明显的心力衰竭的临床症状和体征；心功能不全的代偿阶段患者可以不出现明显的症状和体征。但在实际应用中，这两个概念往往又是通用的。

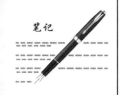
第一节　心力衰竭的原因和诱因

一、心力衰竭的原因

（一）原发性心肌舒缩功能障碍

1. 心肌病变　如心肌病、心肌炎、心肌梗死、心肌纤维化等病变，由于肌原纤维受到损害，使心肌收缩性减弱。若损害严重，发展迅速，可导致急性心力衰竭；若损害较轻或病变发展较慢，则可通过心肌肥大等代偿适应性变化，使患者长期处于心功能不全的代偿阶段，只有受到某些诱因的影响时，代偿阶段可转向失代偿阶段而发生心力衰竭。

2. 心肌代谢障碍　如心肌缺血、缺氧、维生素 B_1 缺乏等。常见于冠状动脉粥样硬化、严重贫血、低血压等。高血压病所致的心肌代偿性肥大，心肌自身因供血相对不足而缺氧；严重维生素 B_1 缺乏引起心肌能量代谢障碍，使心肌收缩性逐渐减弱，而导致心力衰竭。

（二）心脏负荷过度

1. 容量负荷过度　容量负荷是心脏在收缩之前所承受的负荷，又称前负荷，相当于心室舒张末期的容量，容量负荷的大小决定心肌收缩的初长度。左心室前负荷过度，常见于主动脉瓣或二尖瓣关闭不全。右心室前负荷过度，则见于肺动脉瓣或三尖瓣关闭不全及房（室）间隔缺损。

2. 压力负荷过重　压力负荷是指心脏在收缩时所承受的阻抗负荷，又称后负荷。造成左心室后负荷过度的常见原因有高血压、主动脉瓣狭窄和主动脉缩窄等。导致右心室后负荷过度的常见原因是肺动脉高压、肺动脉瓣狭窄和肺动脉栓塞等。后负荷过度时，心脏往往要经历较长时间的心肌肥大等代偿适应性变化，然后才发展为心力衰竭。

（三）心脏舒张活动受限

心肌舒张活动受限使心脏充盈不足，既可引起静脉血淤积和压力升高，又可导致心输血量减少。如肥厚型心肌病、心肌水肿等可引起心室顺应性降低，缩窄性心包炎和心脏压塞等可引起心包顺应性降低，结果可致心脏舒张活动受限。由于长期心肌营养供应障碍，将导致继发性心肌舒缩障碍而出现心力衰竭。

二、心力衰竭的诱因

据国内统计，有90%的充血性心力衰竭都有诱因，能促进心力衰竭发生的诱因很多，最常见的诱因如下。

1. 感染　各种感染，其中呼吸道感染是诱发心力衰竭的重要原因，这是因为感染可通过多种途径增加心脏负荷和妨碍心肌的舒缩功能。例如：①感染出现发热时，可通过交感神经兴奋和代谢率的增高，而加重心脏的负荷；②感染可产生毒素，直接抑制心肌的舒缩功能；③心率加快，增加心肌耗氧量，缩短心脏舒张期，影响冠状动脉血液灌流；④呼吸道感染，不但可使肺血管阻力增高，加重右心室负荷，还可通过呼吸困难，使机体耗氧量增加，以及通气与换气障碍而诱发心力衰竭。

2. 心律失常 最常见的是心动过速（成人心率超过 180 次/分）。其诱发心力衰竭的机制有：①心率加快，可使心肌耗氧量增加；②心室充盈障碍，使心输血量减少；③舒张期过短，妨碍冠状动脉的血液灌流等。

3. 酸碱平衡及电解质代谢紊乱 ①酸中毒：各种原因引起的酸中毒通过下列作用干扰心血管功能而诱发心力衰竭；酸中毒时 H^+ 竞争性抑制 Ca^{2+} 与心肌肌钙蛋白的结合，抑制 Ca^{2+} 内流和肌浆网的 Ca^{2+} 释放，使心肌收缩力减弱；H^+ 抑制肌球蛋白 ATP 酶活性使心肌收缩功能障碍；毛细血管前括约肌松弛，而小静脉张力不变，导致微循环出现灌多流少，回心血量减少，心输血量减少；②高钾血症：酸中毒可并发血钾升高抑制心肌动作电位复极化期 Ca^{2+} 内流使心肌收缩性降低；高钾血症还可引起心肌传导性降低并导致单向阻滞和传导缓慢，因而容易形成兴奋折返（reentry）而造成心律失常，促使心力衰竭发生。

4. 妊娠和分娩 妊娠和分娩常诱发心力衰竭。其原因主要有两方面：①妊娠期血容量增大，至临产期达到最高值，使心脏负荷增加；②孕妇临产时宫缩、精神紧张、腹内压增高等因素，可促使静脉回流增加和外周血管阻力增高，从而加大心脏的前后负荷和心肌耗氧量，这样就容易诱使原来心功能处于代偿阶段的心脏病患者发生心力衰竭。

5. 其他 过度劳累、情绪激动、寒冷、酷热、饮酒过量、过饥过饱、输液过快过多、利尿剂使用不当、药物中毒、严重贫血、创伤及手术等，均可诱发心力衰竭。

第二节 心力衰竭的分类

一、根据心脏受损的部位分类

1. 左心衰竭 比较常见，是心力衰竭的主要类型，多见于冠状动脉粥样硬化性心脏病（冠心病）、高血压病、主动脉瓣狭窄或关闭不全、二尖瓣关闭不全等。机体的变化特征是由心输血量减少和肺部淤血、水肿所引起。

2. 右心衰竭 多见于肺源性心脏病、三尖瓣或肺动脉瓣疾病，也可继发于左心衰竭。其特征是体循环淤血，伴有水钠潴留。

3. 全心衰竭 左心衰竭与右心衰竭同时存在。可见于病变同时侵犯左心室、右心室（如心肌炎、心肌病等），也可因左心衰竭后继发右心衰竭。

二、根据发生的速度分类

1. 急性心力衰竭 发病急骤，心输血量急剧减少，机体来不及充分发挥代偿作用，常出现心源性休克。常见病因如急性心肌梗死、严重心肌炎等。

2. 慢性心力衰竭 临床中此型多见，其特点是发病缓慢，病程较长，有代偿，常出现心肌肥大、静脉淤血和水肿。本型主要见于心脏瓣膜病、高血压病和肺动脉高压等疾病。

三、根据心力衰竭时心输血量的高低分类

1. 低排血量性心力衰竭 是指心输血量明显低于正常。常见于心肌病、心瓣膜病、冠心病、高血压病引起的心力衰竭。

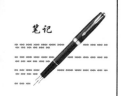

2. 高排血量性心力衰竭 患者心输血量虽较心力衰竭发生前有所降低，但仍可稍高于或等于正常人的心输血量。此类心力衰竭都是继发于原来处于高动力循环状态的某些疾病，如甲状腺功能亢进、严重贫血、维生素 B_1 缺乏病（脚气病）和动-静脉瘘等。在这些情况下心脏长期处于高输出状态，心脏做功增强，心肌的能量消耗过大，但能量供应和氧供应相对不足，容易发生心力衰竭。此时虽然已经发生了心力衰竭，心输血量已从心力衰竭前的高水平下降，但仍保持一定程度的原发高动力循环状态。

四、根据心力衰竭病情严重程度分类

1. 轻度心力衰竭 由于代偿完全，处于一级心功能状态（在休息或轻体力活动情况下，可不出现心力衰竭的症状、体征）或二级心功能状态（体力活动略受限制，一般体力活动时可出现气急心悸）。

2. 中度心力衰竭 由于代偿不全，心功能三级（体力活动明显受限，轻体力活动即出现心力衰竭的症状、体征，休息后可好转）。

3. 重度心力衰竭 完全失代偿，心功能四级（安静情况下即可出现心力衰竭的临床表现，完全丧失体力活动能力，病情危重）。

第三节 心力衰竭的发生机制

心力衰竭的发生机制比较复杂，不同原因所致的心力衰竭，以及心力衰竭发展的不同阶段，其机制都有所不同，但其基本机制是各种病因都可通过削弱心肌收缩功能和舒张功能从而引起心力衰竭，这是心力衰竭最基本的发病机制。

一、心肌收缩性减弱

心肌收缩性是指心肌在受到有效刺激后产生张力和缩短的能力，它是决定心输血量的 4 个基本因素（心肌收缩性、前负荷、后负荷和心率）中最重要的一个。大多数心力衰竭的发生都是由于心肌收缩性的原发性或继发性减弱所致。心肌收缩性减弱是心力衰竭的基本机制，常由心肌结构破坏、心肌能量代谢障碍及心肌兴奋收缩耦联障碍所致。

（一）心肌结构的破坏

当心肌缺血、心肌炎和心肌病时，由于心肌发生局部性或弥漫性坏死、纤维化，使心肌收缩蛋白大量减少，引起心肌收缩性减弱而导致心力衰竭。

（二）心肌能量代谢障碍

心肌的能量代谢过程，大致可分为能量释放（能量生成）、能量储存和能量利用阶段（图 23-1）。心肌的能量代谢障碍主要表现为能量生成和利用障碍。

1. 能量生成障碍 心脏主要靠有氧氧化获得能量，它不但需氧量大，摄氧能力也很强。当心肌供氧不足或有氧氧化过程障碍时，可使心肌细胞内能量生成不足，导致心肌收缩性减弱。缺血性心脏病、休克、严重贫血所引起的心肌缺血、缺氧，是导致心肌细胞内能量生成不足的常见原因；维生素 B_1 缺乏时，由于硫胺素焦磷酸的生成不足，导致丙酮酸氧化脱羧障碍，不能变成乙酰辅酶 A 进入三羧酸循环，也可使 ATP 生成不足而导致心肌收缩性减弱。

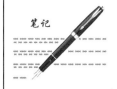

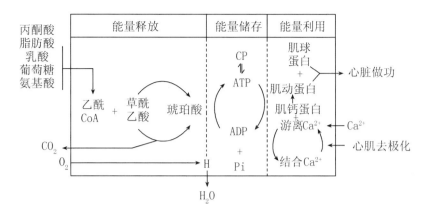

图 23-1 心肌能量代谢过程

2. 能量利用障碍 心肌细胞内氧化磷酸化产生的 ATP, 在心肌兴奋收缩耦联过程中, 受到肌球蛋白头部 ATP 酶的水解, 为心肌收缩提供能量。肥大心肌中, 肌球蛋白的杆状尾部增大程度超过头部, 这样使在头部的 ATP 酶供应相对不足; 也有学者认为肌球蛋白的 ATP 酶活性降低, 可能与肌球蛋白 ATP 酶同工酶的比例改变有关, 肌球蛋白 ATP 酶同工酶有 V1、V2、V3 3 种, V1 由两条 α 肽链 (α、α) 组成, 活性最高; V2 由 α 及 β 肽链 (α、β) 组成, 活性次之; V3 由两条 β 肽链 (β、β) 组成, 活性最低。在轻至中度负荷的代偿状态下, V1 增多; 随着负荷的加重, 逐渐转为 V3 增多、V1 减少, 故心肌能量利用障碍。

（三）心肌兴奋收缩耦联障碍

心肌兴奋收缩耦联是心肌收缩的控制机制, Ca^{2+} 为其中介。正常心肌在复极化时, 心肌细胞内肌浆网的 ATP 酶 (钙泵) 被激活, 从而细胞质内 Ca^{2+} 被肌浆网摄取或从胞质中被转运到细胞外, 于是心肌细胞质 Ca^{2+} 浓度降低, 心肌舒张。心肌除极化时, 肌浆网向胞质释放 Ca^{2+}, 同时又有 Ca^{2+} 从细胞外液进入胞质, 因而胞质中 Ca^{2+} 浓度增高, 心肌收缩 (图 23-2)。Ca^{2+} 转运障碍所导致心肌兴奋收缩耦联障碍在心肌收缩性减弱中的作用日益受到重视。Ca^{2+} 的转运障碍发生于以下 3 个环节。

1. 肌浆网对 Ca^{2+} 的摄取、释放障碍 心力衰竭时由于肌浆网的 ATP 酶活性降低, 使心肌肌浆网对 Ca^{2+} 的摄取、储存发生障碍, 当心肌兴奋时, 向胞质释放的 Ca^{2+} 减少; 此外, 如伴有心肌细胞酸中毒时, 肌浆网和 Ca^{2+} 结合牢固, 可使 Ca^{2+} 释放困难, 结果在心肌兴奋时, 胞质中 Ca^{2+} 浓度不能迅速达到激发心肌收缩的阈值 ($10^{-5}mol/L$); 同时, 在肌浆网对 Ca^{2+} 摄取障碍的同时, 线粒体摄取 Ca^{2+} 增多, 但当心肌兴奋时线粒体向胞质中释放 Ca^{2+} 的速度和量远不能满足兴奋收缩耦联过程的需要, 从而导致兴奋收缩耦联障碍。

2. Ca^{2+} 的内流受阻 主要见于伴有严重心肌肥大或酸中毒的心力衰竭。心肌收缩时, 胞质中增高的 Ca^{2+} 来自肌浆网和细胞外液。细胞外液 Ca^{2+} 内流主要通过两种膜通道完成: 一种是膜"电压依赖性" Ca^{2+} 通道, 由膜电位调节通道的启闭; 一种是"受体操纵性" Ca^{2+} 通道, 由细胞膜 β 受体和某些激素控制。心力衰竭时两种 Ca^{2+} 通道都可能受阻。现研究证实心力衰竭时, 不但心肌细胞膜 β 受体密度明显降低, 且心肌内源性肾上腺素含量明显减少, 这样就使"受体操纵性"钙通道难以开放, 导致 Ca^{2+} 内流受阻, 影响心肌兴奋收缩耦联的过程。

3. 肌钙蛋白与 Ca^{2+} 结合障碍 完成兴奋收缩耦联的过程还需要 Ca^{2+} 与肌钙蛋白迅速

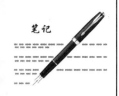

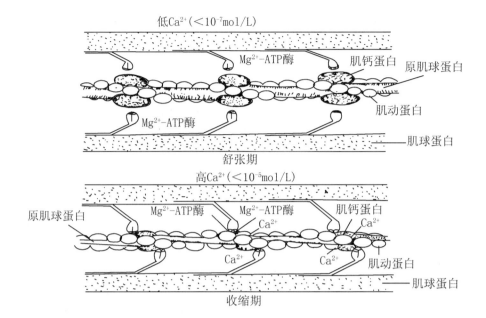

图 23-2　心肌收缩与舒张时收缩蛋白、胞质内 Ca^{2+} 的变化

结合，如 Ca^{2+} 与肌钙蛋白的结合发生障碍，此过程就难以完成。H^+、Ca^{2+} 有竞争与肌钙蛋白结合的作用，而且 H^+ 与肌钙蛋白的亲和力高于 Ca^{2+}。因此，当心肌缺血酸中毒时，由于心肌细胞内 H^+ 多，将取代 Ca^{2+} 与肌钙蛋白结合，妨碍兴奋收缩耦联过程。

（四）心肌肾上腺素能受体及其信息传递异常

1. 心肌受体密度减少　正常心肌存在 β_1、β_2 和 α_1 受体。其中 β_1 受体占总受体的 70%~80%，而 β_2 和 α_1 受体共占受体的 20%~30%。儿茶酚胺类物质主要通过兴奋 β_1 受体而发挥其正性变力和正性变时作用。肥大及心力衰竭心肌细胞 β 受体（主要为 β_1）密度降低，表现为受体下调（down regulation），受体下调的结果使心肌收缩力与收缩速度均下降。

2. G 蛋白异常　G 蛋白即鸟嘌呤核苷酸结合蛋白（guanine nucleotide-binding regulation protein），它是重要的细胞膜信息传递者。激素与受体结合，必须通过与位于细胞膜内 G 蛋白的耦联才能激活腺苷酸环化酶（adenylate cyclase，AC），进而发挥生理效应。G 蛋白由 α、β、γ 3 个亚基组成，α 亚基为活性亚基，有 GTP 酶活性。根据亚基的生理作用，可将 G 蛋白区分为激动型 G 蛋白（Gs）和抑制性 G 蛋白（Gi）。Gs 具有激活 AC 和调节 Ca^{2+} 通道活性的作用，Gi 具有抑制 AC 和调节 Ca^{2+} 通道活性的作用。肥大心肌细胞 Gi 活性加强和含量增加，从而使 cAMP 减少，结果心肌收缩力下降，收缩速度变慢。

二、心室舒张功能障碍和顺应性异常

心脏舒张不仅取决于心肌的舒张功能，且与心室的顺应性有关。若心肌的舒张功能或心室的顺应性障碍，均可影响心室舒张期充盈，从而导致心输血量减少。

（一）心室舒张功能障碍

心室舒张功能反映在等容舒张期时室内压下降的速度和持续的时间，以及在心室充盈期时心室充盈量和速度。导致心室舒张功能障碍的主要机制如下。

1. 钙离子复位延缓　常见于心肌缺血、缺氧所致的心力衰竭。由于 ATP 供给不足或

由于肌浆网 ATP 酶活性降低，使 Ca^{2+} 复位延缓，致使 Ca^{2+} 在胞质中的浓度不能迅速降到使 Ca^{2+} 脱离肌钙蛋白的水平，从而导致心肌舒张延缓或不全，影响心脏的充盈。

2. 肌球-肌动蛋白复合体解离障碍 心肌舒张首先要使肌球-肌动蛋白分离。完成这一过程不但需要 Ca^{2+} 从肌钙蛋白结合处及时脱离，而且还需要 ATP 的参与。心力衰竭的发生一方面可能是由于肌钙蛋白与 Ca^{2+} 亲和力增加，使 Ca^{2+} 难以脱离；另一方面可能是因 ATP 不足，肌球-肌动蛋白复合体解离障碍，致使心肌处于不同程度的收缩状态而影响了心脏的舒张充盈。

3. 心室舒张负荷降低 心室舒张功能不但决定于心肌本身的舒张性能，还决定于心室舒张负荷的高低。

（1）心脏收缩过程中心脏几何构型的改变：心力衰竭时，由于心室收缩性减弱，收缩使心脏几何构型改变不明显，产生舒张势能减小，影响心脏充分扩张。

（2）冠状动脉灌流状态的改变：主动脉瓣关闭后的冠状动脉血液迅速灌流，是促进心室舒张的重要因素。当心脏疾病时，由于冠状动脉的阻塞性病变，或由于室壁张力和室内压增大，或由于心率过快等，都会引起冠状动脉的灌流充盈不足，从而影响心室的舒张功能。

（二）心室顺应性降低

心室顺应性（ventricular compliance）是指心室在单位压力变化下所引起的容积改变（dV/dp）。引起顺应性降低的主要原因是室壁厚度增大（如心肌肥大）和（或）室壁组成成分的改变如炎症细胞浸润、水肿、间质增生和心肌纤维化等。心室顺应性降低可诱发或加重心力衰竭，其原因如下。①心室顺应性降低可妨碍心室的充盈。②心室顺应性降低时，左心室舒张末期容积扩大、压力升高，妨碍冠状动脉灌注。

三、心脏各部分舒缩活动不协调

某些心脏疾病（如心肌梗死、心肌炎和心内传导阻滞等），可使心脏各部分的收缩或舒张活动在空间上和时间上产生不协调。心室收缩不协调时，可减少心室射血量，舒张不协调可影响心脏的舒张充盈，两者均可使心输血量减少。

综上所述，心力衰竭发生的机制较复杂，是多种机制共同作用的结果。但由于心力衰竭的原因不同，上述机制在各种心力衰竭发生、发展过程中起的作用也不尽相同。多数心力衰竭主要是由于心肌收缩性减弱所致。

第四节　心力衰竭时机体的代偿反应

心力衰竭发病的关键环节是心输血量减少，机体存在各种防止心输血量减少的代偿功能。通过代偿反应，心输血量能满足机体正常活动而暂时不出现心力衰竭临床表现者称为完全代偿（complete compensation）；心输血量仅能满足机体在安静状态下的需要，已发生轻度心力衰竭者称为不完全代偿（incomplete compensation）；心输血量不能满足机体安静状态下的需要，出现明显的心力衰竭表现，称为失代偿或代偿失调（decompensation）。机体的代偿反应在很大程度上决定心力衰竭是否发生，以及发病的快慢和病情的轻重。例如，心肌梗死并发急性左心衰时，由于起病急，机体来不及充分动员代偿机制，

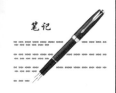

患者常在短时间内陷入严重的心力衰竭状态。相反，高血压性心脏病发生心力衰竭之前往往可经历长达数年甚至十多年的代偿期，在此期间患者仍能维持相对正常的生命活动。

一、心脏代偿反应

（一）心率加快

这是一种快速代偿反应，启动这种代偿反应的机制如下。①当心输血量减少引起动脉血压下降时，颈动脉窦和主动脉弓上的压力感受器的传入冲动减少，压力感受性反射活动减弱，心迷走神经兴奋性减弱，心交感神经兴奋性增强，心率增快。②心力衰竭时，心室舒张末期容积增大，心房淤血，压力上升，刺激"容量感受器"，引起交感神经兴奋，心率加快。心率加快在一定范围内可提高心输血量，对维持动脉血压，保证对脑血管、冠状动脉的灌流有积极意义，但这种代偿也有一定的局限性。其原因如下。①心率加快耗氧量增加，可进一步加重病情。②心率加快到一定限度（成人>180次/分），由于舒张期缩短，影响冠状动脉灌流，严重时可引起心肌缺血及心室充盈不足，心输血量下降。

（二）心脏扩张

心力衰竭时心脏的扩张分为两种类型：一种是起代偿作用的扩张，即紧张源性扩张；另一种是代偿失调后出现的扩张，即肌源性扩张。

根据 Frank-Starling 定律，心肌收缩力和心搏出量在一定范围内随心肌纤维粗、细肌丝相互重叠的状况而定。当肌节长度小于 2.2 μm 时，随着肌节长度增加收缩力逐渐增大，达到 2.2 μm 时，产生的收缩力最大。肌节长度在 2.2 μm 时，粗、细肌丝处于最佳重叠状态，有效横桥的数目最多，故产生的收缩力最大。这个肌节长度称为最适长度（Lmax）。心室扩张，当肌节长度超过 Lmax 时，心肌收缩力反而下降，心输血量减少。肌节长度达到 3.65 μm 时，粗、细肌丝不能重叠，丧失收缩能力。正常情况下，心室舒张末期压力为 0~10 mmHg，此时肌节的初长度为 1.7~2.1 μm，尚未达到最适长度。因此，心室还有进一步扩张的余地，使之达到最适长度，以增强心肌收缩力，增加心输血量，这对心力衰竭是一种有价值的代偿方式。这种容量加大并伴有收缩力增强的心脏扩张称为紧张源性扩张。不伴有收缩力增强的心脏扩张称为肌源性扩张。肌源性扩张已丧失代偿意义。

肌节过度拉长是心脏扩张从代偿转向失代偿的关键因素。除此之外，心腔扩张心肌耗氧量增多，也是引起失代偿的重要因素。

（三）心肌肥大

心肌肥大是指心肌细胞体积增大，重量增加。当心肌肥大达到一定程度（成人心脏重量超过 500 g，或左心室重量超过 200 g），心肌细胞还可有数量上的增多。如果长期后负荷（压力负荷）增大，如高血压病，可引起心肌向心性肥大（concentric hypertrophy），此时心肌纤维呈并联性增生，肌纤维变粗，心室壁厚度增加，心腔无明显扩大，室腔直径与室壁厚度的比值小于正常。如果长期前负荷（容量负荷）增加，如主动脉瓣闭锁不全，可引起心肌离心性肥大（eccentric hypertrophy），此时心肌纤维呈串联性增生，肌纤维长度增加，心腔明显扩大，室腔直径与室壁厚度的比值等于或大于正常。

心肌肥大时，心肌细胞表型变化，肌原纤维及线粒体数量增多，故细胞体积增大，胞内收缩蛋白类型改变；心肌间质细胞增殖，纤维组织增生。心肌肥大是心肌细胞和间质细胞对生长因子和激素所做出的应答反应，心力衰竭也正是通过各种生长因子和激素来启动心肌肥大过程的。

心肌肥大可在两方面发挥代偿作用：一是可以增加心肌的收缩力，有助于维持心输血量；二是降低室壁张力，降低心肌耗氧量，有助于减轻心脏负担。因此，心肌肥大有积极的代偿作用。但心肌肥大也存在一定的负面影响，如肥大心肌可发生不同程度的缺氧，能量代谢障碍，心肌收缩性减弱等。

二、心脏外代偿反应

（一）血容量增加

心力衰竭时，机体一方面动员心脏本身的代偿机制（如前述），另一方面启动肾代偿活动以增加血容量，其作用主要通过以下环节来实现：

1. 降低肾小球滤过率　心力衰竭时心输血量减少，动脉血压下降，肾血液灌流减少，可直接引起肾小球滤过率下降。动脉血压下降引起的交感-肾上腺髓质兴奋，肾动脉收缩，可进一步引起肾血流减少，导致肾小球滤过率进一步降低。交感神经兴奋和血流减少可刺激球旁细胞分泌肾素，使肾素-血管紧张素-醛固酮系统激活，血管紧张素 Ⅱ 也可引起肾动脉的强烈收缩，使肾小球滤过率降低。肾缺血可能导致肾 PGE_2 合成酶活性下降，使具有扩张肾血管作用的 PGE_2 的合成、释放减少，肾血流的改善更趋困难。基于上述原因，肾对水钠的排出会明显减少，从而使机体血容量增加。

2. 增加肾小管对水钠的重吸收　心力衰竭时，促进肾小管对水钠重吸收的因素有：①肾内血流重新分布，在交感神经兴奋或血管紧张素 Ⅱ 作用下，大量血流从皮质肾单位转入近髓肾单位，使钠水重吸收增加。②肾小球滤过分数（filtration fraction，FF，FF＝肾小球滤过率/肾血流量）增加。心力衰竭时由于交感神经兴奋，肾出球小动脉收缩更明显，因而肾小球滤过率可相对增大，使血中非胶体成分滤出相对增多。因此，通过肾小球流到肾小管周围毛细血管的血液的胶体渗透压增大，流体静压下降，近曲小管水钠重吸收增加。③促进水钠重吸收的激素增多。心力衰竭时由于肾素-血管紧张素-醛固酮系统激活，醛固酮合成增多，如果慢性心力衰竭并发了肝功能损害，醛固酮的灭活也会减少。醛固酮可促进远曲小管和集合管对水分的重吸收。④抑制水钠重吸收的激素减少。PGE_2 和利钠激素（心房肽）可促进水钠的排出，心力衰竭时 PGE_2 和利钠激素的合成、分泌减少。

血容量扩大在增加心室充盈、提高心输血量和维持动脉血压方面均有积极的代偿意义，但也可能产生负面影响。例如，水钠潴留引起心性水肿的潜在危险增加，心脏前、后负荷加大，心肌耗氧量增加等。

（二）血流重新分布

心力衰竭时由于交感-肾上腺髓质系统兴奋，可出现血流重新分布，以保证重要脏器的供血。但是，周围器官的长期供血不足可导致脏器的功能紊乱如肝、肾功能障碍。同时，外周血管长期收缩，阻力上升可引起心脏后负荷增大。

（三）红细胞增多

心力衰竭时由于血流缓慢，循环时间延长，机体发生低动力性缺氧（hypokinetic hy-

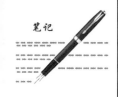

poxia），刺激肾合成促红细胞生成素增多，促进骨髓造血功能，使血液红细胞增多，血液携氧功能增强，有助于改善周围组织的供氧，有积极的代偿意义。但红细胞过多，可引起血液黏度增大，心脏负荷增加。

（四）组织细胞利用氧的能力增强

心力衰竭时，由于血液循环系统对周围组织的供氧减少，组织细胞通过自身功能、结构、代谢的调整来加以代偿，以克服供氧不足带来的不利影响。例如，心力衰竭慢性缺氧时细胞线粒体数量增多，表面积加大，呼吸链有关的细胞色素氧化酶活性增强。这些变化有助于细胞内呼吸功能的改善，细胞磷酸果糖激酶活性增强有助于细胞从糖酵解中获得能量的补充。肌肉中的肌红蛋白含量增多，可改善肌肉组织对氧的储存和利用。

三、神经-体液的代偿反应

心力衰竭时，心输血量显著下降，周围组织器官灌流不足而发生缺血、缺氧，这对机体是一个严重的应激信号，此时神经-体液率先做出代偿反应，其中交感-肾上腺髓质系统最先被激活，大量儿茶酚胺分泌，据测定去甲肾上腺素的释放量比正常时增加50倍，相当于一个健康人做极限运动时的水平。交感-肾上腺髓质的兴奋使心率立刻增加，心肌收缩增强，心输血量迅速回升，外周血管收缩，血压上升，组织灌注压也随之升高，有利于组织灌流的改善。与此同时在"血流重分布"效应中，肝、脾等贮血脏器通过血管收缩将血液挤入循环中，肾血管收缩减少了水盐的排出，这样确保有足够的循环血量来维持心输血量，使生命重要器官，特别是心、脑等重要脏器的供血得到保证。

交感-肾上腺髓质系统的激活也带动了其他神经-体液因素的变化。如肾血管的收缩激活肾素-血管紧张素-醛固酮系统，其中血管紧张素Ⅱ（AngⅡ）强化交感-肾上腺髓质系统的心血管效应，醛固酮加强水钠的重吸收，有利于血容量的增加。AngⅡ的形成又可刺激内皮素（endothelin，ET）的合成和释放，后者具有更强的缩血管作用和正性肌力作用。此外，交感-肾上腺髓质系统的兴奋也可刺激垂体后叶大量分泌抗利尿激素，增强远曲小管对水分的重吸收，使血浆容量扩大。上述反应在维持心功能方面有积极意义。

第五节　心力衰竭时机体的功能与代谢变化

心力衰竭时，由于心输血量减少，使动脉系统供血不足，静脉系统淤血，结果引起组织器官因缺氧、淤血和水肿，而发生一系列的功能和代谢的变化。

一、心功能-血流动力学的变化

（一）心功能的变化

1. 心输血量减少　正常每搏输出量（stroke volume，SV）平均为0.07 L，心输血量（cardiac output，CO）为3.5~5.5 L/min。心力衰竭时，SV和CO均较正常为低。

2. 心脏指数降低　心脏指数（cardiac index，CI）是单位体表面积的每分心输血量，其正常值为2.5~3.5 L/（min·m²）。心力衰竭时，心脏指数降低，少数高心输血量的心力衰竭患者，其心脏指数可大于正常。

3. 射血分数降低　射血分数（ejection fraction，EF）是每搏输出量与心室舒张末期

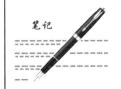

容积的比值，正常值为 0.56~0.78。此指标能更精确地反映每搏输出量的改变。心力衰竭时，由于每搏输出量减少，心室收缩末期余血较多，使心室舒张末期容积增大，因而EF 降低。

（二）动脉血压的变化

急性心力衰竭时，由于心输血量急剧减少，动脉血压降低，甚至可以发生心源性休克。慢性心力衰竭时，机体通过外周动脉收缩、血量增多及心率加快等代偿活动，一般可使动脉血压维持于正常水平，然而这些代偿活动又分别加重心脏的负荷和耗氧。

二、心输血量减少引起的变化

1. 器官、组织血流量的改变——血液重分布　心力衰竭时，心输血量减少使动脉系统充盈不足，并引起交感神经的兴奋。由于各脏器对交感神经兴奋的反应不一致，结果使肾等腹腔脏器及皮肤血管收缩，血流量减少；脑、心血流量因血管不收缩相对增加。这种血流的重分布具有重要的代偿意义。

2. 水钠潴留　这是慢性心力衰竭最重要的变化，其发生机制是：①心输血量减少，使肾血流减少，肾小球滤过率因而降低，致原尿生成减少；②肾血流减少，肾素-血管紧张素-醛固酮系统活动增强，使醛固酮分泌增多，血管紧张素还能刺激下丘脑神经垂体使抗利尿激素释放增多，因而使肾小管对钠、水重吸收增强，造成水钠潴留；③因肝淤血，肝对醛固酮和抗利尿激素的灭活能力降低，也起一定作用。

3. 电解质和酸碱平衡紊乱　心力衰竭时，可发生不同类型的电解质和酸碱平衡紊乱，但多数患者可在正常范围内，只有严重的心力衰竭，或在无盐、进食少、应用利尿剂的情况下，才出现低钠、低钾血症。严重心力衰竭时，可因发生循环缺氧而引起代谢性酸中毒。

三、肺循环淤血引起的变化

肺循环淤血引起的变化，主要是左心衰竭出现的呼吸困难和急性肺水肿。

（一）呼吸困难

呼吸困难是指患者主观感觉呼吸费力，"喘不过气"，并伴有呼吸肌用力及呼吸幅度、频率等变化。左心衰竭可导致肺淤血、水肿，肺淤血和水肿是呼吸困难的基础。左心衰竭的程度不同，在临床上患者可表现出不同的呼吸困难形式。

1. 劳力性呼吸困难　是左心功能不全的最早表现，其特征是患者在体力活动后出现呼吸困难，休息后可缓解。其发生机制：①体力活动时，回心血量增多，加重肺淤血，造成肺毛细血管压力升高，肺顺应性降低，气道阻力增大，患者发生呼吸困难；②体力活动时，耗氧量增加，心率加快，舒张期相对缩短，左心室充盈量减少，肺淤血加重；③体力活动时，需氧量增加，但因缺氧、二氧化碳潴留，可刺激呼吸中枢，使患者感到呼吸困难。

2. 端坐呼吸　患者在安静情况下也感到呼吸困难，平卧时尤为明显，故常被迫采取端坐或半卧位以减轻呼吸困难的程度，称为端坐呼吸（orthopnea）。患者多采用半卧位休息，其主要发生机制有：①平卧位，特别是伴有肝肿大、腹水时，因膈肌位置升高，妨碍膈肌运动，胸腔容积变小，肺活量进一步下降，呼吸困难加重，而端坐位则膈肌下移，胸腔容积变大，肺活量增加，呼吸困难减轻；②平卧位时，机体下半身的回心血量增多，

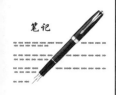
可加重肺淤血、水肿，而端坐时血液可以由于重力作用而部分转移至腹腔和下肢，使回心血量减少，肺淤血减轻，呼吸困难减轻。

3. 夜间阵发性呼吸困难　夜间阵发性呼吸困难（paroxysmal nocturnal dyspnea）为左心功能不全较为特征性的表现，也是左心功能不全出现较早的一个临床表现。其临床表现是患者夜间熟睡时，常突然感到气闷而被惊醒。此时患者被迫坐起喘气和咳嗽，稍休息后才渐为好转。其发生机制有：①入睡后取平卧位，下半身静脉血回流增多，下肢组织间隙中的水肿液吸收入血液循环增多，使肺淤血、水肿加重；加之膈肌上移，肺活量减少，发生呼吸困难；②入睡后迷走神经兴奋性相对升高，使支气管收缩，气道阻力增大；③入睡后中枢神经系统处于抑制状态，神经反射的敏感性降低，只有当肺淤血比较严重，动脉血氧分压降到一定水平时，才足以刺激呼吸中枢，使患者突感呼吸困难而被憋醒。如果患者在发作时伴有哮鸣音，则称为心源性哮喘（cardiac asthma），可能与患者有潜在支气管炎诱发支气管痉挛有关。

左心衰竭时，患者易突然发生呼吸困难的基本机制如下。①肺顺应性降低：患者要吸入与正常同量的空气时，须使呼吸肌做更大的功及消耗更多的能量，故易感到呼吸费力，同时，因肺的顺应性降低，不易被扩张，吸气时呼吸道的扩大程度相对加大，对呼吸道平滑肌牵张感受器的刺激也相对加强，使吸气的反射性抑制出现较快，结果吸气幅度变浅，频率加快。②肺淤血水肿时，肺通气血流比值失调，引起低氧血症，低氧血症可反射性地兴奋呼吸中枢，引起呼吸运动增强，呼吸困难导致呼吸肌做功和耗氧量增加，进而又加重呼吸困难。③肺毛细血管压力增高和（或）肺间质水肿，刺激肺泡毛细血管感受器，经迷走神经传入中枢，反射性引起呼吸中枢兴奋，呼吸运动增强，使患者感到呼吸费力。④当肺淤血、水肿时，常伴有支气管黏膜充血、水肿（支气管静脉血量增多），使呼吸道阻力增大，患者感到呼吸费力。

（二）急性肺水肿

严重急性左心衰竭或慢性心功能不全恶化加重时均可出现急性肺水肿。此时，患者出现发绀、呼吸困难、端坐呼吸、咳嗽、咳粉红色（或无色）泡沫样痰、双肺底或满肺均可出现湿啰音等症状和体征。其发生原因是由于肺毛细血管内压升高，或因缺氧使肺毛细血管通透性增大，使血浆等滤入肺泡，或因水肿液破坏肺泡表面活性物质，使肺泡表面张力增加，肺毛细血管内水分被吸入肺泡和肺间质中，从而引发急性肺水肿。

四、体循环淤血引起的变化

慢性右心衰竭或全心衰竭时，体循环淤血十分严重，从而引起静脉压升高和血流变慢而出现以下改变。

1. 颈静脉怒张　由于静脉压升高，使颈静脉极度扩张，并常有搏动。这是右心衰竭的早期表现。

2. 肝淤血　表现为肝肿大并有压痛，肝颈静脉回流征阳性。长期慢性肝淤血还可造成心源性肝硬化。

3. 胃肠道淤血　因胃肠道壁淤血水肿，患者表现为消化不良、食欲缺乏、恶心、呕吐和腹泻，严重者可引起肠源性蛋白丧失，促进恶病质的形成。

4. 心源性水肿　多出现在颈静脉怒张和肝肿大之后，引起心源性水肿的原因主要是水钠潴留，其次是静脉压升高。水肿首先出现于下垂部位，随着病情加重可发生胸腔积液和腹水。

5. 发绀　表现为指（趾）、唇、耳郭等末梢部位的皮肤呈紫蓝色，一般慢性左心衰竭时症状较轻，而急性左心衰竭和慢性右心衰竭时明显。

五、水、电解质与酸碱平衡的变化

心力衰竭时，除水钠潴留外，还常发生低钠血症、低钾血症、低镁血症、代谢性酸中毒等，这些水、电解质与酸碱平衡紊乱的出现，有的是心力衰竭本身造成的后果，有的是由于治疗不当，还有的是因为心力衰竭时的并发症造成的。

第六节　心力衰竭的防治原则

一、防治原发病

防治原发病、消除病因是防治各类心力衰竭的共同基础。例如，补充维生素 B_1 可有效地预防和治疗维生素 B_1 缺乏所致的心脏病及心力衰竭。

二、消除诱因

体力活动过重、情绪紧张、过度疲劳、心率过快、异位心律和补液过多、过快等均能诱发心力衰竭，应尽量避免和消除这些因素。

三、改善心功能

1. 调整前负荷　心功能不全的患者前负荷可高可低，应该把负荷调整到适宜的程度。前负荷过高者应限制钠盐摄入，适当用快速利尿剂以消除水肿减少血容量。前负荷过低，可给予输液调到正常。不管前负荷高或低均应慎重掌握输液的速度和输液的量。

2. 调整后负荷　在一定的前负荷下，后负荷的改变会影响心功能。当后负荷增加时，每搏输出量相应地下降。因此，应用扩血管药物如硝普钠、酚苄明等，可降低后负荷使心输血量增加。

3. 加强心肌收缩力　提高心肌收缩性，可使心输血量增加，进而缓解静脉淤血。临床上一般应用洋地黄类药物改善心功能。但对于急性心肌梗死引起的急性心力衰竭，效果尚不肯定。

4. 改善心肌舒张功能　可合理选用钙拮抗剂，减少胞质钙浓度，改善心肌舒张功能。

5. 改善组织供氧和心肌代谢　给氧是临床上对心力衰竭患者的常规治疗措施之一。对严重的心力衰竭或急性心肌梗死伴有休克的患者，间断地应用给氧治疗，有一定的疗效。另外，为改善心肌代谢，可给予能量合剂、葡萄糖、氯化钾等。

四、纠正水、电解质与酸碱平衡紊乱

心力衰竭发展过程中，尤其是治疗不当时，会发生水、电解质与酸碱平衡紊乱。这不但会加重心力衰竭的发展，而且还会妨碍心力衰竭的治疗效果，故及时纠正水、电解

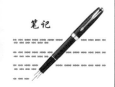

质与酸碱平衡紊乱是治疗心力衰竭的重要原则之一。

五、加强护理

患者应保持安静，达到精神和体力上的真正休息，以减少耗氧量，必要时可给予镇静剂等；给予患者合理的营养，给予患者易消化、营养丰富的多维生素低盐饮食；密切监护和观察患者的呼吸、心律等情况；应用洋地黄类药物要注意其副作用和毒性作用。

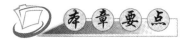
本 章 要 点

1. 心力衰竭的概念。

2. 心力衰竭的原因与诱因　原因：如心肌病变、心肌代谢障碍、血容量增加、压力负荷过重、心脏舒张活动受限。诱因：如感染、心律失常、妊娠分娩、酸碱平衡与电解质代谢紊乱等。

3. 心力衰竭的分类。

4. 心力衰竭的发生机制　①心肌收缩性减弱：心肌结构的破坏、心肌能量代谢障碍、心肌兴奋收缩耦联障碍等。②心室舒张功能障碍和顺应性异常。③心脏各部舒缩活动不协调。

5. 心力衰竭发病过程中机体的代偿　①心脏代偿反应：心率加快、心脏扩张、心肌肥大。②心脏外代偿反应：血容量增加、血液重新分布、红细胞增多、组织细胞利用氧的能力增强。③神经-体液的代偿反应。

6. 心力衰竭时机体功能与代谢变化　①心功能-血流动力学的变化：心输血量减少，心脏指数降低，射血分数降低，动脉血压的变化。②心输血量减少引起的变化：器官、组织血流量的改变（腹腔脏器、皮肤血流量减少，心、脑血流量相对增加），水钠潴留，电解质和酸碱平衡紊乱。③肺循环淤血引起的变化：呼吸困难和急性肺水肿。④体循环淤血引起的变化：颈静脉怒张、肝淤血、胃肠道淤血、心源性水肿、发绀。

7. 心力衰竭的防治原则　防治原发病，消除诱因，调整前、后负荷，加强心肌收缩力，改善心肌舒张功能，改善组织供氧和心肌代谢，纠正水、电解质与酸碱平衡紊乱，加强护理。

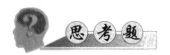
思 考 题

1. 何谓心力衰竭？
2. 导致心力衰竭的常见诱因有哪些？
3. 心力衰竭发生后，应从哪些方面做好护理工作？

（牛朝霞）

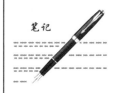

第二十四章 呼吸衰竭

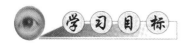

1. 掌握呼吸衰竭的概念和发病机制，呼吸衰竭时机体的主要功能代谢变化。
2. 能够运用呼吸衰竭的基本理论知识分析和解决临床护理中的实际问题。
3. 学会帮助患者正确认识呼吸衰竭，进行健康宣教。

引导案例

患者，男，48 岁。因气促、神志模糊由急诊入院。患者活动后呼吸困难已数年，夜间时感憋气，数次急诊为"支气管炎和肺气肿"，吸烟已 20 年，1 包/天，体形一向稍胖，近 6 个月体重增加 18 kg。查体：肥胖、神志恍惚、反应迟钝，无发热，R 18 次/分，P 110 次/分，BP 170/110 mmHg。睡时偶闻鼾声，肺散在哮鸣音，心音弱，颈静脉怒张，外周水肿。动脉血气分析示 PaO_2 50 mmHg，$PaCO_2$ 65 mmHg，pH 7.33，Hct 52%，WBC 计数分类正常。X 线胸片显示肺野清晰，心脏大。肝功能检查示肌酐 26 mg/dl（1~2 mg/dl），BUN 65 mg/dl（9~20 mg/dl）。经吸氧后症状无明显改善，气管插管后行机械通气。前 2 天尿量增多，BUN 及肌酐下降。第 3 天清醒能正常回答问题。第 4 天拔除插管，用多导睡眠图测得入睡数分钟出现阻塞性和中枢性呼吸暂停，约每小时 30 次，最长停 38 秒（正常值 15 秒），SaO_2 常降至 58%。持续气道内正压通气可解除阻塞，神经症状改善，继续尿多、体重下降。3 个月后超声心动图显示右心已缩小，室间隔运动正常，肺动脉压 45/20 mmHg。

案例思考：

（1）该患者发生了何种类型的呼吸衰竭？

（2）该患者合并了哪些病理过程？

（3）如何对该患者进行处理和护理？

呼吸是指机体与外界环境之间的气体交换过程，其主要功能是不断地给机体提供氧气和从机体排出多余的二氧化碳。完整的呼吸过程包括外呼吸、气体在血液中运输和内呼吸。

外呼吸是指机体与外界之间在肺进行的气体交换。正常情况下，由于外呼吸的作用，使动脉血液维持一定水平的氧分压（PaO_2）和二氧化碳分压（$PaCO_2$）。成年人在海平面高度的正常范围为：$PaO_2 = （100-0.32×年龄）±4.97$ mmHg；$PaCO_2 = （40±5.04）$ mmHg。当外呼吸功能改变时，PaO_2 和 $PaCO_2$ 也相应发生改变，因此 PaO_2 和 $PaCO_2$ 可反映外呼吸的功能状态。呼吸衰竭（respiratory failure）是指由于外呼吸功能的严重障碍，导致 PaO_2

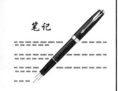

低于 60 mmHg（8.0 kPa），伴有或不伴有 $PaCO_2$ 高于 50 mmHg（6.67 kPa），并引起一系列临床表现的病理过程。

呼吸衰竭一定有 PaO_2 的降低，根据 $PaCO_2$ 是否升高，呼吸衰竭可分为低氧血症型（Ⅰ型）和高碳酸血症型（Ⅱ型）呼吸衰竭；根据主要发病机制的不同，可分为通气性和换气性的呼吸衰竭；根据原发病变部位的不同，可分为中枢性和外周性呼吸衰竭；根据病程经过不同，可分为急性和慢性呼吸衰竭。

第一节　呼吸衰竭的病因

外呼吸的正常进行有赖于呼吸中枢的调节、呼吸肌及其神经支配、完整的胸廓、通畅的气道、完善的肺泡及正常的肺循环。任何原因只要损害其中的一个或多个环节，就会引发呼吸衰竭。呼吸衰竭的常见病因如下。

一、神经系统疾病

1. 中枢或周围神经的器质性病变　如脑或脊髓外伤、脑肿瘤、脑血管意外、脑部感染、脑水肿、脊髓灰质炎、多发性神经炎等。

2. 呼吸中枢抑制　如镇静药、安眠药或麻醉药的过量应用等。

二、骨骼、肌肉和胸膜疾病

1. 胸廓疾病　如脊柱后凸、侧凸，多发性肋骨骨折等。

2. 肌肉疾病　如重症肌无力、有机磷中毒、多发性肌炎、肌营养不良、低钾血症及腹压增大和过于肥胖使膈肌活动受限等。

3. 胸膜病变　如胸膜纤维化、胸腔大量积液、张力性气胸等。

三、气道和肺疾病

1. 气道病变　如异物、肿瘤、炎症使中央气道发生狭窄或阻塞，更多见的是细支气管炎、支气管哮喘、慢性支气管炎、慢性阻塞性肺气肿等引起的外周气道阻塞。

2. 肺泡、肺间质和肺循环病变　如肺部炎症、肺不张、弥散性肺间质纤维化、肺气肿、肺充血、肺水肿、肺肿瘤、肺栓塞等。

第二节　呼吸衰竭的发生机制

外呼吸包括肺通气和肺换气两个基本环节。任何原因引起的呼吸衰竭，其发病机制无外乎通过引发肺通气障碍和（或）肺换气障碍而致，其中肺换气障碍又包括弥散障碍和肺泡通气血流比例失调。

一、肺通气功能障碍

肺通气是指肺泡与外界进行气体交换的过程，这一过程是在呼吸中枢的调控下，通过呼吸肌的收缩和松弛，使胸廓和肺有节律性地扩大和缩小得以实现的。正常成人在静息时肺通气量约为 6 L/min，其中死腔通气约占 30%，肺泡通气量约为 4 L/min，肺泡通气量为有效通气量。当肺通气功能障碍使肺泡通气不足时，可发生呼吸衰竭，通气障碍通常分为限制性通气不足和阻塞性通气不足。

（一）限制性通气不足

吸气时肺泡扩张受限引起的肺泡通气不足，称为限制性通气不足（restrictive hypoventilation）。其常见原因如下。

1. 呼吸肌活动障碍　呼吸中枢抑制或损伤，或神经肌肉病变影响到呼吸肌时，均可因呼吸肌的收缩功能减弱而引起肺不能正常地扩张而发生通气不足。

2. 胸廓的顺应性降低　严重的胸廓病变（如脊柱后凸、侧凸，多发性肋骨骨折，鸡胸和胸膜纤维化等），可限制胸廓的扩张。

3. 肺的顺应性降低　严重的肺纤维化或肺泡表面活性物质减少可降低肺的顺应性，使肺泡扩张的弹性阻力增大而引起限制性通气不足。另外，肺淤血、肺水肿等也可降低肺的顺应性。肺泡表面活性物质减少的原因有 II 型肺泡上皮细胞发育不全（婴儿呼吸窘迫综合征）和急性损伤（成人呼吸窘迫综合征）所致的表面活性物质分泌不足，以及肺过度通气或肺水肿所致的表面活性物质的过度消耗、稀释和破坏。

4. 胸腔积液和气胸　胸腔大量积液或张力性气胸时，胸腔内压力增大，使肺扩张受限，甚至发生肺不张。

（二）阻塞性通气不足

由于气道狭窄或阻塞，使气道阻力增加而引起的肺泡通气不足，称为阻塞性通气不足（obstructive hypoventilation）。气道阻力是通气过程中主要的非弹性阻力，呼气时略高于吸气时，其中占总阻力 80% 以上的在直径大于 2 mm 的支气管和气管，直径小于 2 mm 的支气管和气管的外周小气道阻力仅占总阻力的 20% 以下。

影响气道阻力的因素有气道内径、长度和形态，以及气流的速度和形式（层流、湍流）和气体的密度和黏度，其中最主要的是气道内径。气道内、外压力（跨壁压）的改变，管壁痉挛、肿胀、纤维化，管腔被黏液、渗出物、异物等阻塞，肺组织弹性降低导致对气管壁的牵张力减弱等，均可使气道内径变窄或不规则而增加气流阻力，引起阻塞性通气不足。根据阻塞部位的不同，气道阻塞可分为中央性和外周性两种类型。

1. 中央性气道阻塞　是指声门至气管隆凸间的气道阻塞。阻塞若位于胸外段（如声带麻痹、水肿、炎症等），吸气气流经病灶引起的压力降低，可使气道内压明显低于大气压，导致气道狭窄加重；呼气时则因气道内压大于大气压而使阻塞减轻。因此，这类患者吸气更加困难，而易出现明显的吸气性呼吸困难。若阻塞位于中央气道的胸内段，吸气时由于胸内压降低，气道内压大于胸内压而使阻塞减轻；呼气尤其是用力呼气时，由于胸内压增大，气道受压而使阻塞加重，此类患者主要表现为呼气性的呼吸困难（图 24 -1）。

2. 外周性气道阻塞　内径小于 2 mm 的细支气管无软骨支撑、管壁薄，与其周围的肺泡结构又紧密相连，因此由于跨壁压的改变，随着吸气和呼气，其内径也随之扩大和缩小。而且，吸气时随着肺泡的扩张，细支气管受到周围弹性组织的牵拉，其口径进一步变大；呼气时则相反，其口径变小。慢性阻塞性肺疾病常侵犯这些小气道，不仅可使小气道管壁增厚或平滑肌紧张性升高和管壁顺应性降低，而且管腔还可以因分泌物潴留而发生狭窄和阻塞。此外，由于肺泡壁的损坏，对细支气管的弹性牵张力也大大减弱，

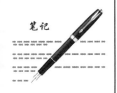
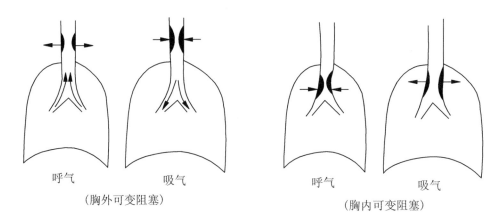

呼气	吸气	呼气	吸气
（胸外可变阻塞）		（胸内可变阻塞）	

图 24-1　不同类型的中央性气道阻塞吸气和呼气时的气道阻力变化

因此管腔变得狭窄而不规则，气道阻力人人增加。尤其是在用力呼气时，由于胸内压增高，跨壁压减小而使气道内径进一步变小，使气道阻力增加更加明显，从而使患者表现为呼气性呼吸困难。

肺通气功能障碍时总肺泡通气量不足，会使肺泡气氧分压（alveolar PO$_2$，PaO$_2$）下降和肺泡气二氧化碳分压（alveolar PCO$_2$，PaCO$_2$）升高，因而流经肺泡毛细血管的血液不能充分氧化，必然导致 PaCO$_2$ 升高，而且 PaCO$_2$ 的升高与 PaO$_2$ 的降低成一定的比例关系。

二、肺换气功能障碍

肺换气是指肺泡气与肺泡毛细血管血液之间进行的气体交换，这是一个物理弥散过程，气体的弥散量取决于肺泡膜两侧的气体分压差、肺泡膜的面积与厚度、气体的弥散常数、血液与肺泡接触的时间和肺泡通气血流比例的协调，其中气体的弥散常数又与气体的相对分子质量和溶解度相关。最常见的肺换气功能障碍为弥散障碍和肺泡通气血流比例失调。

（一）弥散障碍

弥散障碍（diffusion disorder）是指由于肺泡膜面积减少或肺泡膜异常增厚所引起的气体交换障碍。弥散障碍的常见原因如下。

1. 肺泡膜面积减少　正常成人肺泡总面积约为 80 m^2，静息时参与换气的面积 35～40 m^2，运动时增大。由于储备量大，只有当肺泡膜面积减少一半以上时，才会发生换气障碍。肺泡膜面积减少见于肺实变、肺不张和肺叶切除术等。

2. 肺泡膜厚度增加　肺泡膜的膜部为气体交换的部位，它是由肺泡上皮、肺毛细血管内皮及两者共有的基底膜构成，其厚度不到 1 μm。虽然气体从肺泡腔到达红细胞内还需经过肺泡表面的液体层、血管内血浆和红细胞膜，但总厚度也不到 5 μm，故正常气体交换很快。当肺水肿、肺泡透明膜形成及肺纤维化时，都可因肺泡膜通透性降低或弥散距离增大而影响气体弥散。

正常静息时，血液流经肺泡毛细血管的时间约为 0.75 秒，由于弥散距离短，只需 0.25 秒血液氧分压就可与肺泡氧分压达到平衡，而 CO$_2$ 的弥散速度更快，只需 0.13 秒便可达到平衡，因此肺泡膜面积减少和厚度增加的患者，虽然弥散速度减慢，但一般在静息状态下气体交换仍可在正常的接触时间（0.75 秒）内达到平衡，而不致发生血气异常。只有在运动负荷增加、接触时间过于缩短的情况下，才会由于气体交换不充分而发生低氧血症。

弥散障碍引发呼吸衰竭时，患者血气变化表现为 PaO_2 降低，$PaCO_2$ 变化不大，甚至降低。因为 CO_2 的弥散速度比 O_2 大 20 倍，因而血液中的 CO_2 能较快地弥散入肺泡，使 $PaCO_2$ 和 $PACO_2$ 取得平衡。如果患者存在代偿性通气过度时，由于 CO_2 排出过多而引起 $PaCO_2$ 降低。

（二）肺泡通气血流比例失调

肺泡与肺泡毛细血管血液之间的气体交换不仅取决于肺泡膜两侧气体的分压差、肺泡膜面积与厚度、肺泡总通气量与血流量，而且还要求肺泡的通气量与血流量比例相协调。若肺的总通气量正常，但肺通气和（或）血流不均匀，造成肺泡通气血流比例失调（ventilation perfusion imbalance），也可引起气体交换障碍，而导致呼吸衰竭，这是肺部疾病引起呼吸衰竭最常见和最主要的机制。

正常成人在静息状态下，肺泡每分钟通气量（V_A）约为 4 L，每分钟血流量（Q）约为 5 L，两者的比率（$\dot{V}_A/\dot{Q}$）约为 0.8（图 24-2A）。即使在健康人，肺的各部分通气与血流的分布也是不均匀的。直立位时，由于重力的作用，肺泡的通气量和血流量都是自上而下递增的，而血流量的上下差更大，其结果是各部肺泡的 $\dot{V}_A/\dot{Q}$ 比值自上而下递减。正常青年人 $\dot{V}_A/\dot{Q}$ 比值的变动范围为 0.6~3.0，随着年龄的增长，变动范围扩大。肺部疾病时，若肺泡通气不足与血流减少发生于同一部位（如肺叶切除、大叶性肺炎），其功能可由健肺增加通气和血流而代偿，对换气功能影响不大。但大多数肺部疾病时，肺泡通气和血流的改变多不平行，使部分肺泡 $\dot{V}_A/\dot{Q}$ 比率降低或升高，而造成肺泡通气血流比例严重失调，引起换气功能障碍而导致呼吸衰竭。肺泡通气血流比例失调主要有两种形式。

1. 部分肺泡通气不足　支气管哮喘、慢性支气管炎、阻塞性肺气肿等引起的限制性通气障碍的分布往往是不均匀的，可导致肺泡通气的严重不均。病变重的部分肺泡通气明显减少，而血流未相应减少，甚至可因炎症而使血流增多（如大叶性肺炎早期），使 V_A/Q 比值显著降低，导致流经这部分肺泡的静脉血未经充分氧化便渗入动脉血内。这种情况类似动-静脉短路，故称功能性分流（functional shunt），又称静脉血掺杂（venous admixture）（图 24-2C）。正常成人由于肺内通气不均匀形成的功能性分流约占肺血流量的 3%，慢性阻塞性肺疾病严重时，功能性分流可增加到占肺血流的 30%~50%，从而严重地影响换气功能。

生理情况下，肺内也存在解剖分流（anatomic shunt），即一部分静脉血经支气管静脉和极少的肺内动-静脉交通支直接流入肺静脉，另外心肌内也有少量静脉血直接流入左心室，这些都属于解剖分流（图 24-2B）。其血流量正常占心输血量的 2%~3%，支气管扩张（伴有支气管血管扩张）、先天性肺动-静脉瘘和肺内动-静脉短路开放，使解剖分流增加，静脉血掺杂异常增多，而导致呼吸衰竭。

肺的严重病变（如肺实变和肺不张等）使该部分的肺泡完全无通气，但仍有血流，流经这部分肺组织的血液完全未进行气体交换就掺入动脉血，类似解剖分流，与上述的解剖分流共同称为真性分流（true shunt）。吸入纯氧可有效地提高功能性分流的 PaO_2，而对真性分流的 PaO_2 则无明显作用，用这种方法可鉴别功能性分流与真性分流。

2. 部分肺泡血流不足　肺动脉栓塞、肺血管受压、肺动脉炎、肺血管收缩和肺泡毛细血管减少等均可使部分肺泡血流减少，V_A/Q 比值增大，患部肺泡血流减少而通气相对较多，肺泡通气不能被充分利用，相当于部分肺泡通气未参与气体交换，功能上如同气道，将该区域称为功能性死腔（functional dead space，VDF）（图 24-2D）。正常人的生理死腔约占潮气量的 30%，疾病发生时，功能性死腔可显著增多，当占潮气量的 60%~70% 时，即可导致呼吸衰竭。

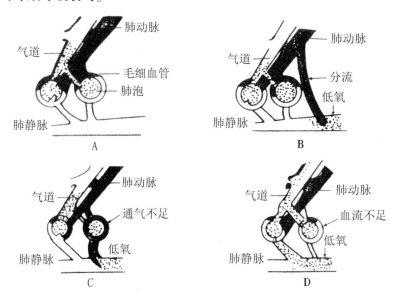

图 24-2　肺泡通气与血流比例失调模式图
A. 正常；B. 解剖分流；C. 功能性分流；D. 功能性死腔

　　肺泡通气血流比例失调，无论是部分肺泡通气不足引起的功能性分流增加，还是部分肺泡血流不足引起的功能性死腔增加，均可导致 PaO_2 降低，而 $PaCO_2$ 可正常或降低，极严重时也可升高。一是因为 CO_2 通过肺泡膜的弥散速度快，且静脉血与肺泡气二氧化碳分压差又小（仅 6 mmHg），易取得平衡，而氧通过肺泡膜的弥散速度相对要慢且静脉血与肺泡气氧分压差又大（约为 48 mmHg），因此需较长时间才能取得平衡；二是因为两者解离曲线特性的不同而致。正常情况下，CO_2 解离曲线呈直线形，流经病变肺组织血液的 $PaCO_2$ 虽升高，CO_2 含量增加，但由于病变较轻或正常的肺组织代偿性通气增强，使 CO_2 排出增加，流经该部位肺组织的血液 CO_2 含量降低，$PaCO_2$ 降低，甚至可因通气过度而使 $PaCO_2$ 降低而出现低碳酸血症。而氧解离曲线呈 S 形，PaO_2 为 100 mmHg（13.3 kPa）时，血氧饱和度已达 97%。尽管病变较轻或正常肺组织代偿性通气增加，即使 PaO_2 超过 100 mmHg（13.3 kPa），但血氧饱和度增加不明显，不能抵消病变组织引起的低氧血症。

　　总之，在呼吸衰竭的发病机制中，单纯的肺通气不足、单纯的弥散障碍、单纯的肺内分流增加或单纯功能性死腔增加的情况较少，往往是几个因素同时存在或相继发生作用的结果。例如，在慢性阻塞性肺气肿引起的呼吸衰竭过程中，阻塞性通气不足是最重要的因素；同时也存在由于肺纤维化、胸膜增厚粘连使顺应性降低而导致的限制性通气不足；另外，也存在肺纤维化引起的肺泡膜厚度增加和肺泡融合引起的肺泡膜面积减少共同导致的弥散障碍；由于肺毛细血管破坏和小气道阻塞引起的小叶性肺不张而导致的肺泡通气血流比例失调在此过程中也起到一定的作用。

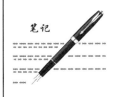

第三节 呼吸衰竭时机体的主要功能与代谢变化

呼吸衰竭时引起机体各系统功能代谢变化的最根本原因就是低氧血症、高碳酸血症和酸碱平衡紊乱。低氧血症和高碳酸血症可影响全身各系统的代谢和功能，首先是引起一系列代偿适应反应，以改善组织的供氧，调节酸碱平衡，改变组织器官的功能代谢以适应新的环境。呼吸衰竭严重时，如果代偿不全，则可出现严重的代谢功能紊乱。低氧血症常常是急性呼吸衰竭的致死原因。

一、酸碱平衡及电解质紊乱

呼吸衰竭时，酸碱平衡不仅受到呼吸功能的影响，也受肾功能及其他并发症和治疗用药的影响。常见的酸碱平衡紊乱类型如下。

（一）呼吸性酸中毒

Ⅱ型呼吸衰竭时，大量二氧化碳潴留，可引起突发性血浆碳酸浓度过高。发病急者，常代偿不全而出现失代偿性呼吸性酸中毒；发病缓慢者，则可出现代偿性呼吸性酸中毒。呼吸性酸中毒时，血液电解质可发生以下变化。

1. 高钾血症 酸中毒时，血浆中增多的 H^+ 向细胞内转移，细胞内 K^+ 外移，使细胞外 K^+ 增高。同时，肾小管上皮细胞分泌 H^+ 增多，而泌 K^+ 减少，共同可引起高 K^+ 血症。

2. 低氯血症 高碳酸血症使红细胞中 HCO_3^- 生成增多，后者与细胞外 Cl^- 交换使 Cl^- 转移入红细胞，以及酸中毒时肾小管上皮细胞产生 NH_3 增多及 HCO_3^- 重吸收增多，使尿中 NH_4Cl 和 $NaCl$ 的排出增加，均可造成血清 Cl^- 降低。

（二）代谢性酸中毒

严重缺氧使无氧代谢加强，乳酸等酸性产物增多，可引起代谢性酸中毒。此外，呼吸衰竭时可能出现功能性肾功能不全，使肾小管排酸保碱功能降低，以及引起呼吸衰竭的原发病或病理过程，如感染、休克等均可导致代谢性酸中毒的发生。存在代谢性酸中毒时，由于 HCO_3^- 降低可使肾排 Cl^- 减少，故当呼吸性酸中毒合并代谢性酸中毒时血清 Cl^- 可正常。

（三）呼吸性碱中毒

Ⅰ型呼吸衰竭患者如有肺过度通气，可发生呼吸性碱中毒。此时，血钾浓度可降低，血氯浓度则升高。

此外，呼吸衰竭患者还可合并代谢性碱中毒，多为医源性，如人工呼吸节律过快排出大量二氧化碳，而原来代偿性增加的 HCO_3^- 又不能迅速排出，因此发生代谢性碱中毒。治疗时使用排钾利尿药物和肾上腺皮质激素等均可导致低钾血症性碱中毒。另外，纠正酸中毒时补 HCO_3^- 过量也可引起代谢性碱中毒。

二、呼吸系统变化

呼吸衰竭时的呼吸系统变化，很多是由于原发病引起的。如阻塞性通气不足时，由于气流受阻，呼吸可加深、减慢，由于阻塞部位不同，患者可表现为吸气性呼吸困难或

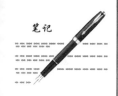

呼气性呼吸困难。在肺顺应性降低所致的限制性通气不足时，因牵张感受器或肺毛细血管旁感受器兴奋而致反射性引起呼吸浅快。中枢性呼吸衰竭时，可出现呼吸浅慢，甚至出现潮式呼吸、间歇呼吸、抽泣样呼吸等呼吸节律的紊乱。

呼吸衰竭造成的低氧血症和高碳酸血症又可进一步影响呼吸功能。PaO_2 降低可反射性增强呼吸运动，此反应中当 PaO_2 低于 60 mmHg（8.0 kPa）时才明显。缺氧对呼吸中枢有直接的抑制作用，当 PaO_2 低于 30 mmHg（4.0 kPa）时，此作用可大于反射性兴奋作用而使呼吸抑制。$PaCO_2$ 升高主要作用于中枢化学感受器，使呼吸中枢兴奋，引起呼吸加深加快，但当 $PaCO_2$ 超过 80 mmHg（10.7 kPa）时，则抑制呼吸中枢。

因此，对于慢性 II 型呼吸衰竭患者，随着低氧血症和高碳酸血症的逐渐加重，其呼吸调节将发生变化，此类患者的中枢化学感受器常被抑制而对二氧化碳的敏感性降低，此时，引起通气的冲动大部分来自缺氧对外周化学感受器的刺激。若此时患者吸入高浓度氧，虽可缓解低氧血症，但却因解除了缺氧反射性兴奋呼吸中枢的作用，故易使呼吸进一步抑制，使通气减弱而二氧化碳潴留更加严重。因此，在这种情况下，只能给予患者持续低浓度（低于30%）、低流量（1~2 L/min）吸氧，使 PaO_2 达到 60 mmHg（8.0 kPa）。

三、循环系统变化

低氧血症和高碳酸血症对心血管系统的作用相似，两者具有协同作用。

一定程度的 PaO_2 降低和 $PaCO_2$ 升高可兴奋心血管运动中枢，使心率加快，心输血量增加，心肌收缩力增强，外周血管收缩，因而发生血液再分布和血压轻度升高，有利于保证心、脑系统的血液供应。此外，缺氧引起的肺通气增强，使吸气时胸内压减小，回心血量增多，有利于心输血量增加，以上改变在急性呼吸衰竭时较明显，而且具有代偿意义。

严重的缺氧和二氧化碳潴留可直接抑制心血管中枢，抑制心脏活动和扩张血管，导致心肌收缩力下降、血压下降和心律失常等后果。

呼吸衰竭可引发心力衰竭，尤其是右室心力衰竭，其主要发生机制如下。①肺泡缺氧和二氧化碳潴留导致的血液氢离子浓度过高，可引起肺小动脉收缩（二氧化碳本身对肺血管有直接扩张作用），使肺动脉压升高，从而增加右心后负荷。②肺小动脉长期收缩可引起肺血管壁平滑肌细胞和成纤维细胞肥大、增生，导致肺血管壁增厚、硬化，造成管腔狭窄而形成持久性肺动脉高压。③缺氧和酸中毒致心肌收缩性降低。④长期缺氧引起代偿性红细胞增多使血液黏度增高，可增加肺血流阻力和加重右心的后负荷。⑤呼吸衰竭时代偿性呼吸运动的增强。当用力呼气时胸内压异常增高，使心脏受压，影响心脏的舒张功能；当用力吸气时胸内压异常降低，使回心血量增强而加重心脏的前负荷。

四、中枢神经系统变化

呼吸衰竭时，由于低氧血症和高碳酸血症的作用，中枢神经系统功能可发生明显变化，轻度衰竭时可使中枢神经系统兴奋性增高，严重衰竭时可导致中枢神经系统的抑制，甚至威胁患者生命。

中枢神经系统对缺氧最敏感，也最易受损。当 PaO_2 降至 60 mmHg（8.0 kPa）时，患者可出现智力和视力的轻度减退。如 PaO_2 迅速降至 40~50 mmHg（5.3~6.67 kPa）以下时，就会引起一系列神经精神症状，如头痛、不安、定向力与记忆力障碍、精神错乱、嗜睡甚至惊厥和昏迷。当 PaO_2 低于 20 mmHg（2.67 kPa）时，只需几分钟就可造成神经细胞的不可逆损害。

二氧化碳潴留发生迅速而严重（$PaCO_2 > 80$ mmHg）时，能引起一系列的中枢神经功能障碍，称为二氧化碳麻醉，患者主要表现为头痛、头昏、烦躁不安、语言不清、扑翼样震颤、精神错乱、嗜睡、昏迷、抽搐、呼吸抑制等。其主要发生机制如下。①二氧化碳直接作用于脑血管，引起脑血管扩张、充血，而酸中毒又使脑毛细血管通透性增高致脑间质水肿，共同引起颅内压升高和视神经盘水肿，甚至导致脑疝形成。②血液中潴留的二氧化碳能够通过血脑屏障，而血液中的 HCO_3^- 却不易通过血脑屏障，故脑脊液中 H^+ 浓度的升高程度大于血液中 H^+ 的浓度，即脑脊液 pH 下降较血液更为明显，从而使脑细胞的膜结构受损、细胞膜受损、通透性增高可导致脑细胞水肿，细胞内溶酶体膜受损、破坏会释放出各种水解酶，使蛋白质分解、细胞死亡，进而导致神经细胞的功能发生障碍。

由于呼吸衰竭引起中枢神经系统功能障碍，而出现一系列精神症状的病理过程称为肺性脑病（pulmonary encephalopathy）。

五、肾功能变化

呼吸衰竭时肾功能也可受损，轻者尿中可出现蛋白、红细胞、白细胞及管型等，严重时可发生急性肾衰竭，出现少尿、氮质血症和代谢性酸中毒。此时肾结构往往并无明显改变，为功能性肾衰竭。只要外呼吸功能好转，肾功能就能较快地恢复正常。肾衰竭的发生是由于缺氧与高碳酸血症反射性地通过交感神经使肾血管收缩，肾血流量严重减少所致。若患者合并有心力衰竭、弥散性血管内凝血或休克，则肾的血液循环障碍更严重。

六、胃肠功能变化

严重缺氧可使胃壁血管收缩，从而降低胃黏膜的屏障作用，二氧化碳潴留可增强胃壁细胞碳酸酐酶活性，使胃酸分泌增多，加之有的患者还合并弥散性血管内凝血、休克等，故呼吸衰竭时可出现胃肠黏膜糜烂、坏死、出血和溃疡形成等病变。

第四节 呼吸衰竭的防治原则

一、积极治疗原发病

针对能引起呼吸衰竭的原发病积极治疗，如肺部炎症要积极控制感染等。

二、防治和消除诱因

如做部分肺切除手术前，应检查患者心脏和肺的功能储备，功能储备不足者切除部分肺后可发生呼吸衰竭、肺动脉高压与肺源性心脏病。对肺功能已有损害或慢性呼吸衰竭的患者更要积极防止及消除各种诱因的作用，以免诱发急性呼吸衰竭。慢性阻塞性肺疾病患者如发生感冒与急性支气管炎，可诱发急性呼吸衰竭与右室心力衰竭，如果一旦发生呼吸道感染应积极进行抗感染治疗。

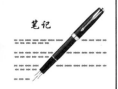
三、改善肺通气

常用的改善肺通气方法有：①解除支气管痉挛；②清除气道内异物或分泌物；③抗感染治疗以减轻气道的肿胀和分泌物的生成；④必要时做气管插管或气管切开术；⑤给予呼吸中枢兴奋剂；⑥掌握适应证，正确使用呼吸机。

四、吸氧

呼吸衰竭必定有缺氧，因此必须争取在短时间内使 PaO_2 升至 50~60 mmHg（6.67~8.0 kPa），动脉血氧饱和度升至85%左右。

Ⅰ型呼吸衰竭有缺氧而无二氧化碳潴留时，可吸入较高浓度的氧（一般不超过50%）。慢性Ⅱ型呼吸衰竭时，由于呼吸中枢反应性的变化，原则上给氧以持续低浓度（低于30%）、低流量（1~2 L/min）为宜。吸氧时应使 PaO_2 达到 60 mmHg（8.0 kPa），以求能供给组织必要的氧而不致引起二氧化碳麻醉，然后根据患者情况调整并逐渐提高吸入氧的浓度及流量。如在给氧时出现二氧化碳分压进行性上升，则必须进行人工呼吸以促进二氧化碳的排出。

五、综合治疗

注意纠正水、电解质与酸碱平衡紊乱，维持心、脑、肾等重要器官的功能，防治严重的并发症。

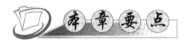
本章要点

1. 概念　是指由于外呼吸功能严重障碍，导致动脉血氧分压低于正常范围，伴有或不伴有二氧化碳分压升高的病理过程。其判断标准有：$PaO_2 < 60$ mmHg（8.0 kPa），伴有或不伴有 $PaCO_2 > 50$ mmHg（6.67 kPa）。

2. 病因　呼吸中枢抑制，呼吸肌无力或麻痹，胸廓病变及胸膜病变如气胸等，肺及呼吸道病变如肺水肿、肺纤维化、气道狭窄等。

3. 发病机制

（1）肺通气功能障碍：①限制性通气不足，是由于吸气时肺泡扩张受限引起的通气不足所导致，常见于呼吸肌活动障碍，胸廓顺应性降低，肺顺应性降低，胸腔积液和气胸；②阻塞性通气不足，是由于气道狭窄或阻塞引起的通气不足所导致，常见于中央性气道阻塞和外周性气道阻塞。若中央性气道阻塞位于胸外，患者可表现为吸气性呼吸困难；若阻塞位于胸内，患者可表现为呼气性呼吸困难；外周小气道阻塞时患者表现为呼气性呼吸困难。

（2）肺换气功能障碍：①弥散障碍，由于肺泡膜面积减少或肺泡膜异常增厚引起的气体交换障碍，其原因有肺泡膜面积减少（如肺叶切除等）和肺泡膜增厚（如肺水肿等）；②肺泡通气血流比例失调，其原因是部分肺泡通气不足或部分肺泡血流不足。

4. 功能与代谢变化

（1）酸碱平衡紊乱及电解质紊乱：呼吸衰竭可导致呼吸性酸中毒、代谢性酸中毒、呼吸性酸中毒合并代谢性酸中毒，呼吸性酸中毒同时合并高钾血症。另外，还可引起代谢性碱中毒及呼吸性碱中毒。

（2）呼吸系统的变化：由于低氧血症及高碳酸血症，可通过中枢化学感受器和外周化学感受器刺激呼吸中枢。但如果 $PaCO_2 > 80$ mmHg，则对于慢性 II 型呼吸衰竭患者来说，只能通过低氧刺激呼吸中枢，所以给氧时不能给予高浓度的氧。

（3）循环系统的变化：主要表现为心率加快，心肌收缩力增强，心排出量增加。

（4）中枢神经系统变化：轻度衰竭时使中枢神经系统兴奋性增高，重度衰竭时导致中枢神经系统抑制，乃至患者死亡。

（5）胃肠功能变化：缺氧使胃壁血管收缩，胃黏膜屏障作用减弱，加上二氧化碳潴留，碳酸酐酶活性增强，胃酸分泌过多，导致溃疡形成。

5. 防治原则　包括积极治疗原发病，防治和消除诱因，改善肺通气，吸氧，纠正水、电解质与酸碱平衡紊乱，改善重要器官功能，防止严重并发症。

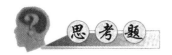

思考题

1. 何谓呼吸衰竭？其病因有哪些？
2. 呼吸衰竭可分为哪些类型？各自的特点如何？
3. 何谓限制性通气不足和阻塞性通气不足？何谓二氧化碳麻醉？
4. 呼吸衰竭时机体的主要功能与代谢变化有哪些？
5. 对慢性 II 型呼吸衰竭的患者氧疗时应注意什么？为什么？
6. 结合本章学习内容，阐述呼吸衰竭患者的护理应注意哪些问题？

（张瑾钰）

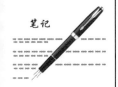

第二十五章 肝性脑病

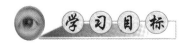

引导案例

患者患肝硬化已 5 年，平时状态尚可。一次因进食不洁肉食后出现高热，体温 39 ℃，伴有频繁呕吐和腹泻，继之出现说胡话，扑翼样震颤，最后进入昏迷。

案例思考：该患者发生了什么病理过程？其诱因是什么？

肝性脑病（hepatic encephalopathy）是继发于严重肝功能不全的以意识障碍为主的神经精神综合征。临床上常称为肝昏迷，但这一定义不够确切，因为患者常常是在产生一系列神经精神症状之后才进入昏迷状态，而某些患者神经精神症状可持续多年而不产生昏迷，因此称为肝性脑病更为确切。

第一节 肝性脑病的分类和分期

肝性脑病的分类常见有两种。一种是按病因将其分为内源性和外源性肝性脑病。内源性肝性脑病是指病毒性暴发性肝炎、中毒性或药物性肝炎、晚期肝癌等伴发肝细胞广泛坏死、失去解毒代谢功能所引起的肝性脑病，患者常无明显诱因，血氨多不升高，发病急骤，预后差，故又称急性暴发性肝性脑病。外源性肝性脑病是指继发于门脉性肝硬化的肝性脑病，患者大多因门静脉高压而侧支循环建立（即门-体分流），又因由肠道吸收入门静脉系统的毒性物质，大部分绕过肝脏，未经解毒处理直接进入体循环而引起脑病，故又称门-体型肝性脑病。此型患者常有明显诱因，血氨常升高，病程可长可短，治疗后临床症状可减轻或完全消失，但可反复发作。另一种是按病程长短将肝性脑病分为急性、亚急性和慢性。慢性肝性脑病在临床上按神经精神症状的轻重程度分为 4 期：一期（前驱期），轻微的神经精神症状，患者可表现出欣快、反应迟缓、睡眠节律的变化，有轻度的扑翼样震颤等。二期（昏迷前期），一期症状加重，患者可出现行为异常、嗜睡、定向理解力减退及精神错乱，经常出现扑翼样震颤等。三期（昏睡期），患者有明显的精神错乱、昏睡等症状。四期（昏迷期），患者神智丧失，不能唤醒，无扑翼样震颤等症状。

第二节　肝性脑病的发生机制

肝性脑病发生时脑组织并无明显的特异性形态学改变。因此，目前认为肝性脑病的发生主要是脑细胞的代谢和功能障碍所致。关于肝性脑病发生机制的学说主要有：中毒学说、假性神经递质学说、血浆氨基酸失衡学说。这几种学说都有其根据，但也有其片面性，这可能与不同类型肝性脑病的发生、发展有所不同有关。

一、中毒学说

现认为与肝性脑病的发生有密切关系的毒物有 4 种，即氨、酚、硫醇和脂肪酸，其中以氨的作用最为重要。

（一）氨中毒学说

肝性脑病发作时，多数患者血氨和脑脊液氨水平明显升高，可达正常人的 2~3 倍（正常人血氨浓度为 59 μmol/L），经降血氨治疗后，部分病例的精神症状好转。肝硬化患者口服铵盐或高蛋白饮食可诱发肝性脑病或使病情加重，限制高蛋白饮食又可使病情好转。另外在实验动物肠内灌注大量铵盐，致血氨升高，可引起抽搐和可逆性昏迷。这些均说明氨代谢障碍与肝性脑病有密切关系。

1. 血氨升高的原因　正常机体氨的生成和清除保持着动态平衡，使血氨浓度稳定，一般低于 59 μmol/L，因此肝性脑病时血氨浓度的升高既可由氨生成过多所致，也可由氨清除不足而致。

（1）氨生成过多：血氨来源于肠道细菌对含氮物质的分解、肾泌氨和机体组织代谢脱氨，其中以肠道产氨为主。在肠腔内，食物蛋白质的消化终产物氨基酸及由血液弥散入结肠的尿素，可分别在大肠细菌释放的氨基酸氧化酶和尿素酶作用下水解成氨而被吸收入血。正常人每天肠内产氨量约为 4 g，经门静脉入肝后，通过鸟氨酸循环生成尿素而被解毒。当肝功能障碍时，特别是肝硬化患者，由于门静脉血流受阻，肠黏膜淤血、水肿，致肠蠕动及分泌功能减弱，消化、吸收和排泄不良，因而肠道细菌生长活跃，未经充分代谢、吸收的蛋白质产物增多，致肠道产氨量增加。另外，严重肝疾病时，常伴发肾功能障碍引起氮质血症，血中堆积的大量尿素将渗入肠腔，经尿素酶分解后，亦使肠道产氨量增加。

严重肝病患者常并发低钾血症和呼吸性碱中毒，血 pH 升高，肾小管上皮细胞泌 H^+ 减少，生成的氨向血中弥散增加，而随尿排出减少。另外，因禁食、烦躁、抽搐等使肌肉组织内的氨基酸氧化分解增强，而产氨量增加，这些因素也可使血氨升高。

（2）氨的清除不足：氨的清除主要是在肝经鸟氨酸循环合成尿素，再经肾排出体外。通常在相关酶的参与下，每生成 1 个分子的尿素，清除 2 个分子的氨，同时消耗 4 个分子的 ATP。肝功能严重障碍时，ATP 合成不足和肝内各种酶系统遭到破坏，使鸟氨酸循环不能正常进行，血液中氨经肝合成尿素的能力降低，而使氨清除不足。另外，在已建

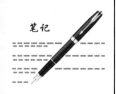
立门静脉-体静脉侧支循环的肝硬化患者和门-体静脉吻合术后的病例，由于来自肠道的氨大量绕过肝脏，直接进入体循环，而致使氨清除不足。

2. 氨对脑的毒性作用　氨进入脑内与很多因素有关。NH_3 属弱碱性，在血中主要以铵（NH_4^+）形式存在，NH_4^+ 不易通过血脑屏障。血中 NH_3 仅为 1%，当血 pH 增高时 NH_3 增多，NH_3 可自由通过血脑屏障，进入脑内。此外，进入脑内的氨量也与血脑屏障的通透性有关。例如，血氨虽不高，但如果血脑屏障通透性增高，则进入脑内的氨也可增多，有些细胞因子（如 TNF-α）可使其通透性增高，从而加重肝性脑病，这就可以解释为什么有些患者血循环中氨浓度不高，但却有严重的肝性脑病。由于进入脑内的氨增高，可产生以下作用。

（1）干扰脑细胞能量代谢：正常时，脑需能量较多，其能量来源主要依靠葡萄糖的氧化。由于脑内贮存的糖原极少，因而主要依赖血糖的供给。

一般认为，进入脑内的氨与 α-酮戊二酸结合，通过还原氨基作用形成谷氨酸，同时使还原辅酶Ⅰ（NADH）变成 NAD^+，从而消耗了 NADH。进而氨又与谷氨酸结合，生成谷氨酰胺，这一过程消耗了大量 ATP。因而大量的氨进入脑内最后变成毒性较低的谷氨酰胺，但可引起以下后果：①消耗了大量 α-酮戊二酸，α-酮戊二酸是三羧酸循环的重要中间产物，故可使 ATP 产生减少。②消耗了大量 NADH，NADH 是呼吸链中完成递氢过程的重要物质，其大量消耗可使 ATP 产生减少。③氨还可抑制丙酮酸脱羧酶的活性，妨碍丙酮酸的氧化脱羧过程，使乙酰辅酶 A 生成减少，影响三羧酸循环的正常进行，也可使 ATP 产生减少。④大量的氨与谷氨酸合成谷氨酰胺时，消耗了大量 ATP（图 25-1）。进入脑内的氨干扰了脑细胞的能量代谢，使 ATP 的产生减少而消耗增多，导致脑细胞完成各种功能所需的能量严重不足，从而不能维持中枢神经系统的兴奋活动而昏迷。

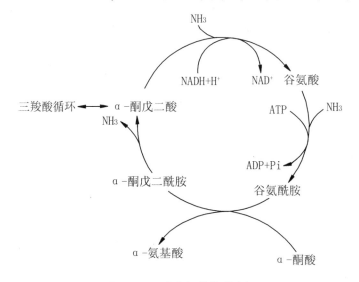

图 25-1　脑内氨的代谢途径

以上观点目前尚存有争议，如有人因血氨增高并发生昏迷时，脑组织中 ATP 和磷酸肌酸含量的减少主要是在脑干，而不是大脑皮质。还有其他一些资料也不支持这一看法。因此，这一问题尚待进一步研究。

（2）使脑内神经递质发生改变：正常情况下，脑内兴奋性神经递质与抑制性神经递质保持平衡。如上所述，进入脑内的氨增多，与谷氨酸结合生成谷氨酰胺增多，谷氨酸被消耗，使中枢兴奋性递质谷氨酸减少，而中枢抑制性递质谷氨酰胺增多。由于 NH_3 抑制了丙酮酸的氧化脱羧，使乙酰辅酶 A 减少，结果乙酰辅酶 A 与胆碱结合生成的乙酰胆碱减少，乙酰胆碱为中枢兴奋性递质。此外，中枢抑制性递质 γ 氨基丁酸增多。因此，氨的增多使脑内的神经递质平衡失调，兴奋性递质减少，而抑制性递质增多，导致中枢神经系统功能紊乱。

（3）氨对神经细胞膜的抑制作用：有报道，氨在细胞膜的钠泵中可与钾竞争进入细胞内，造成细胞内钾缺乏；氨干扰神经细胞膜 Na^+-K^+-ATP 酶活性，这些因素可影响细胞内外 Na^+、K^+ 分布，进而影响膜电位、兴奋及传导等功能活动。

综上所述，血氨升高与肝性脑病的发生有密切关系，但并不能完全解释肝性脑病的发生机制。临床观察也发现：①肝性脑病患者约有 20% 血氨仍正常，有的肝硬化患者血氨虽然很高，但并不发生肝性脑病。②有些肝性脑病患者昏迷程度与血氨水平无平行关系，当给予患者实施降血氨治疗后，患者血氨虽已转为正常，但昏迷程度并无相应好转，因此氨中毒并非导致肝性脑病的唯一原因。

（二）神经毒质协同作用学说

硫醇是含硫氨基酸-蛋氨酸经肠道细菌作用产生的，正常可被肝氧化解毒。肝病患者血中硫醇浓度升高，由呼吸道呼出，带有一种甜腥的粪臭味，称为肝臭。短链和中长链脂肪酸可使动物发生可逆性昏迷。酚是酪氨酸和酪胺在肠道经大肠杆菌的腐败作用生成的，正常代谢时在肝经结合反应转化为无毒产物。肝功能障碍时，血中酚浓度升高，注入动物体内也可导致可逆性脑病。实验证明，用亚昏迷剂量的氨与亚昏迷剂量的硫醇、酚、短链及中长链脂肪酸或其中任何两项联合应用，都可使实验动物发生昏迷，这些结果揭示了肝性脑病的发生并非单一毒性物质中毒所致，而是几种毒物对脑组织协同起毒性作用的结果，即神经毒质协同作用学说。此外，肝功能障碍引起的代谢异常（如低血糖、低氧血症、电解质紊乱、酸碱平衡紊乱、低血容量等）也参与了上述的协同作用，现认为这些异常改变提高了脑组织对各种毒性物质的敏感性。

二、假性神经递质学说

1970 年，Parkes 首先报道了左旋多巴治疗肝性脑病获得成功。1971 年，Fischer 根据以上结果，提出了肝性脑病发病机制的假性神经递质学说（false neurotransmitter，FNT）。

（一）脑干网状结构与清醒状态的维持

经典传导途径的第二级神经元纤维，在通过脑干时，发出侧支进入脑干网状结构，与该结构内神经元发生突触联系，然后在脑干网状结构内几次换神经元而上行，并向大脑皮质弥散性投射纤维。来自外周各种感受器的神经冲动，进入脑干网状结构后，即失去其特异性。因此，这一投射系统是不同感觉的共同上传途径，它是非特异性上行投射系统。非特异性上行投射系统纤维的终止区域广泛，其主要功能是维持与改变大脑皮质的兴奋状态，即保持清醒状态。因此，在脑干网状结构中存在着具有唤醒功能的系统，这一系统称为脑干网状结构上行激动系统。在脑干网状结构上行激动系统的唤醒功能中，作为神经突触间传递信息的神经递质具有十分重要的作用。正常时，脑干网状结构中的神经递质种类较多，其中主要的有去甲肾上腺素和多巴胺等。因此，去甲肾上腺素和多巴胺等神经递质，在维持脑干网状结构上行激动系统的唤醒功能中具有重要作用。当这些真性神经递质被假性神经递质所取代，则由于这一系统的功能活动减弱，大脑皮质将从兴奋转入抑制状态，使患者产生昏睡等症状。

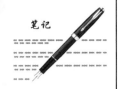

（二）假性神经递质与肝性脑病

食物中蛋白质在消化道中经水解产生氨基酸，其中芳香族氨基酸-苯丙氨酸和酪氨酸经肠道细菌释放的脱羧酶的作用，分别被分解为苯乙胺和酪胺。正常时，苯乙胺和酪胺被肠道吸收后进入肝，在肝的单胺氧化酶作用下，被氧化分解而解毒。当肝功能严重障碍时，由于肝的解毒功能低下，或经侧支循环绕过肝脏直接进入体循环，这些均可使其血中浓度增高。尤其是当门脉高压时，由于肠道淤血，消化功能降低，使肠内蛋白腐败分解过程增强时，将有大量苯乙胺和酪胺入血。

血中苯乙胺、酪胺的增多，使其进入脑内增多。在脑干网状结构的神经细胞内，苯乙胺和酪胺分别在 β-羟化酶作用下，生成苯乙醇胺（phenylethanolamine）和羟苯乙醇胺（octopamine），这两种物质在化学结构上与正常神经递质——去甲肾上腺素和多巴胺相似（图 25-2）。因此，当这两种物质增多时，可取代去甲肾上腺素和多巴胺被肾上腺素能神经元所摄取，并贮存在突触小体的囊泡中。但其被释放后的生理效应则远较去甲肾上腺素和多巴胺弱。因而脑干网状结构上行激动系统的唤醒功能不能维持，从而发生昏迷。将在结构上与真性神经递质相似，但不能完成真性神经递质的功能的苯乙醇胺和羟苯乙醇胺称为假性神经递质。

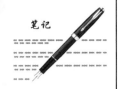

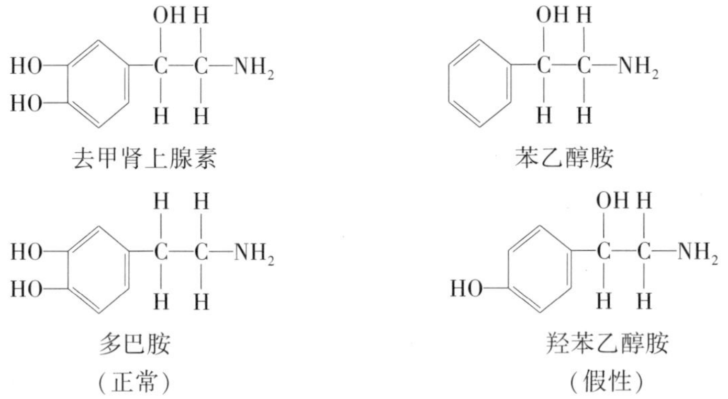

图 25-2　正常和假性神经递质结构式

假性神经递质学说的根据之一是应用左旋多巴可以明显改善肝性脑病的病情。因为去甲肾上腺素和多巴胺不能通过血脑脊液屏障，而其前体左旋多巴却可进入脑内，并在脑内最后转变成多巴胺和去甲肾上腺素，正常神经递质增多，将与假性神经递质竞争，使神经传导功能恢复，促进患者的苏醒。

假性神经递质学说也有一定的片面性，还不能完满解释肝性脑病的发病机制，尚在不断补充和发展中。

三、血浆氨基酸失衡学说

肝性脑病患者或门-体分流术后动物，常可见血浆氨基酸的失平衡，即芳香族氨基酸（AAA）增多，而支链氨基酸（BCAA）减少。两者比值 BCAA/AAA 可由正常的 $3.0 \sim 3.5$ 下降至 $0.6 \sim 1.2$。

（一）血浆氨基酸不平衡的原因

肝功能严重障碍时，肝细胞灭活胰岛素和胰高血糖素的功能降低，使两者浓度均增高，但以胰高血糖素的增多更显著，使血中胰岛素/胰高血糖素比值降低，体内的分解代谢增强。其中胰高血糖素的增多，使组织的蛋白分解代谢增强，致使大量芳香族氨基酸由肝和肌肉释放入血。由于芳香族氨基酸主要在肝降解，因此肝功能严重障碍：一方面，芳香族氨基酸的降解能力降低；另一方面，肝的糖异生作用障碍，使芳香族氨基酸转为糖的能力降低。这些因素均可使血中芳香族氨基酸含量增高。

支链氨基酸的代谢主要在骨骼肌中进行，胰岛素可促进肌肉组织摄取和利用支链氨基酸。肝功能严重障碍时，血中胰岛素水平增高，支链氨基酸进入肌肉组织增多，从而使其血中含量减少。

（二）芳香族氨基酸与肝性脑病

在生理情况下，芳香族氨基酸与支链氨基酸同属电中性氨基酸，借同一载体转运系统通过血脑屏障并被脑细胞摄取。血中芳香族氨基酸的增多和支链氨基酸的减少，则必然使芳香族氨基酸进入脑细胞增多，其中主要是苯丙氨酸、酪氨酸和色氨酸进入脑内增多。

正常时，脑神经细胞内的苯丙氨酸在苯丙氨酸羟化酶作用下，生成酪氨酸；酪氨酸在酪氨酸羟化酶作用下，生成多巴；多巴在多巴脱羧酶作用下，生成多巴胺；多巴胺在多巴胺β-羟化酶作用下，生成去甲肾上腺素，这是正常神经递质的生成过程。

当进入脑内的苯丙氨酸和酪氨酸增多时，增多的苯丙氨酸可抑制酪氨酸羟化酶的活性，从而使正常神经递质的生成过程障碍而减少。增多的苯丙氨酸可在芳香族氨基酸脱羧酶作用下，生成苯乙胺，进一步在β-羟化酶作用下生成苯乙醇胺。而增多的酪氨酸也可在芳香族氨基酸脱羧酶作用下，生成酪胺，进一步在β-羟化酶作用下生成羟苯乙醇胺。因此，苯丙氨酸和酪氨酸进入脑内增多的结果可使脑内产生大量的假性神经递质；而产生的假性神经递质又可进一步抑制正常神经递质的产生过程，这样可使脑内假性神经递质明显增多。

进入脑内色氨酸增多的原因，除前述原因外，还与严重肝病时血浆白蛋白减少有关，与白蛋白结合的色氨酸不能通过血脑屏障，而游离的色氨酸可进入脑内，在脑内增多的色氨酸在色氨酸羟化酶的作用下，生成5-羟色胺（5-HT）。因此，脑内可产生大量的5-羟色胺。5-羟色胺是抑制性神经递质，同时也可作为一种假性神经递质而被肾上腺素能神经元摄取、贮存和释放。另外，5-羟色胺也可抑制酪氨酸转变为多巴胺。

由此可见，血中氨基酸的失平衡使脑内产生大量假性神经递质，并使正常神经递质的产生受到抑制，最终导致肝性脑病。氨基酸失平衡学说，实际上是假性神经递质学说的补充和发展。

关于假性神经递质学说和氨基酸失衡学说也有很多资料不予支持。例如，有学者发现，不论有无肝性脑病的肝硬化患者，死后的脑组织中多巴胺和去甲肾上腺素与非肝病患者并无明显差异，甚至羟苯乙醇胺的浓度非肝病患者更高。此外，向大鼠脑室内注入大量羟苯乙醇胺，虽然其浓度提高20 000倍以上，且去甲肾上腺素和多巴胺量也分别减少80%和92%，但动物的活动状态并无明显变化，也有学者提出，支链氨基酸与芳香族氨基酸的比值降低，不是发生肝性脑病的原因，而可能是肝损害的结果。有人看到不论有无脑病的肝硬化患者脑脊液中5-HT的终产物5-HIAA含量无明显差异，认为5-HT可能无重要作用。总之，假性神经递质学说和氨基酸失衡学说，尚待进一步深入研究。

综上所述，由于各学说均不能圆满地解释肝性脑病的发生，故现认为肝性脑病的发病机制是多个因素综合作用的结果，不同个体或不同阶段以某一因素为主。如慢性肝性

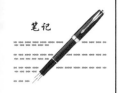
脑病患者，高血氨可能是主要的发病因素，而血浆氨基酸失衡是次要的因素；而对于暴发性肝炎引起的肝性脑病患者，其发病机制与肝细胞急性大量坏死、代谢障碍造成氨基酸失衡有更直接的关系。

目前有学者在上述学说基础上，提出了高血氨-氨基酸失衡统一学说，认为高血氨可刺激胰高血糖素和胰岛素分泌，使血中胰岛素和胰高血糖素水平均升高引起血浆氨基酸失衡。另外，氨与谷氨酸在脑内结合形成谷氨酰胺可促进游离色氨酸、苯丙氨酸、酪氨酸入脑，结果是脑组织内 5-羟色胺和假性神经递质增多而引发脑病。

第三节　肝性脑病的诱因

肝性脑病，尤其是外源性肝性脑病的发生大多有明显的诱因，解除这些诱因将有助于肝性脑病的防治。

1. 上消化道出血　慢性肝硬化是发生肝性脑病最常见的诱因。这类患者常有食管下段静脉曲张，易破裂出血，一旦破裂，大量的血液进入消化道，每 100 ml 血液，蛋白质含量是 15~20 g。这些蛋白质经细菌作用可大量产生氨、硫醇和其他毒物，吸收进入体循环而诱发肝性脑病。同时，大量出血引起低血压、低血容量、缺氧等，可影响脑、肝、肾的功能，且增加脑对毒物的敏感性。

2. 过量的蛋白质饮食　也是常见的诱因，摄入过量的蛋白质可增加肠道毒性产物的生成。

3. 氮质血症　常见于肝功能不全合并肾功能不全的患者。肾尿素排泄障碍，血尿素氮升高，可经肠道血管弥散入肠腔，经细菌尿素酶分解成氨，吸收入血增加血氨含量。

4. 碱中毒　碱中毒时，血中游离氨增多，即 $NH_4^+ \rightleftharpoons NH_3 + H^+$ 向右进行，而 NH_3 为脂溶性分子，易通过血脑脊液屏障进入脑组织。同样，肾小管管腔原尿 pH 增高、排钾性利尿剂过量使用导致低钾性碱中毒，也使血中游离氨升高。

5. 感染　感染可使组织蛋白分解增强，同时又加重肝功能障碍，引起发热、呼吸性碱中毒、缺氧、脱水、肾功能障碍，这些均可使内源性氮负荷增加，又可使脑对毒性物质的敏感性增高。

6. 便秘　便秘可使肠内容物停留时间过久，毒性物质产生、吸收增多。另外，便秘引起腹压升高，而致使门静脉压升高，引起门-体静脉分流增加，使肠内毒物绕过肝进入体循环增加。

7. 其他　止痛、镇静、麻醉剂使用不当，可加重对脑的抑制作用。对肝硬化患者放腹水速度过快、量过大，腹腔内压骤降，静脉血管反应性扩张，导致有效循环血量减少，引起肝、脑、肾缺血缺氧，可诱发肝性脑病。

综上所述，凡是减少毒物排出、增加毒物来源、协同增加毒物作用和提高脑对毒物敏感性的因素，都是肝性脑病的诱因。

第四节　肝性脑病的防治原则

根据肝性脑病的复杂性、多因素协同性的特点，预防肝性脑病也应是综合性的、有针对性的，原则上是发病学治疗和防治诱因相结合。

一、防治诱因

预防诱因的发生，对未发生脑病的肝功能严重障碍者，或是已发生肝性脑病者，都是十分重要的。避免诱因可预防严重肝病患者发展为肝性脑病，而对已发生脑病的患者，则可减轻症状，缓解病情。防治主要措施有：①严格限制蛋白摄入量，严重肝病患者每天蛋白摄入量不宜超过 40 g，同时应注意补充葡萄糖和维生素，葡萄糖除供能外，还可减少组织蛋白分解，而降低血氨。②防止食管下段曲张的静脉破裂，严禁患者食粗糙、质硬的食物，同时避免咳嗽。③防止便秘，必要时可导泻和灌肠。④其他诱因的预防，对肝功能受损者要限制麻醉、镇静、止痛药的用量，警惕药物的蓄积作用。另外，有腹水者放腹水要慢，还应积极防治感染，纠正酸碱紊乱。

二、减少肠道毒物的产生和吸收

1. 灌肠或导泻　以清除肠道内的积食或积血。灌肠时可用弱酸性液（使 NH_3 与 H^+ 结合生成 NH_4^+ 而减少 NH_3 吸收入血）或 1% 的新霉素溶液抑制细菌生长。

2. 口服抗生素　抑制肠道细菌的生长，减少毒物产生。

3. 口服乳果糖　乳果糖不能被小肠吸收，到达结肠后被肠道细菌分解为乳酸和醋酸而使肠道酸化，可减少肠道内 NH_3 吸收入血，并还可促进血中的氨向肠道弥散以利排出。

三、降血氨

除了上述减少血氨来源外，临床上还可给患者静脉滴注精氨酸和谷氨酸，以增加血氨的清除。精氨酸的作用在于维持鸟氨酸循环，促进尿素合成；谷氨酸的作用在于可结合氨生成谷氨酰胺。

四、纠正氨基酸失衡，补充正常神经递质

应用支链氨基酸和精氨酸的混合氨基酸制剂，恢复氨基酸的平衡。这对慢性进行性肝性脑病有较好的疗效。

左旋多巴可通过血脑屏障进入脑组织，并经酶的作用，转变成多巴胺和去甲肾上腺素，与假性神经递质竞争而恢复正常神经系统的功能。另外，多巴胺还可改善肾功能，促进肾排氨和增加尿素排出，而降低血氨水平。

五、肝移植

正位肝移植是治疗各种终末期肝病的有效方法，各种顽固、严重的肝性脑病在肝移植术后能得到显著的改善。

六、其他

对患者出现的水、电解质与酸碱平衡紊乱，低血糖，脑水肿等均应采取相应的对症治疗。

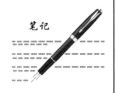
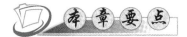

1. 概念　是指继发于严重肝功能不全的以意识障碍为主的神经精神综合征。

2. 发病机制

（1）氨中毒学说：该学说认为血氨升高引起肝性脑病，其机制是：①肠道产氨增加；②机体清除氨减少；③侧支循环建立；④肾脏泌氨减少；⑤肌肉产氨增加。

血氨升高引起中枢紊乱的机制：①干扰脑的能量代谢，使中枢 ATP 减少；②干扰神经递质间的平衡，使兴奋性递质减少，抑制性递质增多；③干扰神经细胞膜的电活动。

（2）假性神经递质学说：该学说认为肝性脑病的发生与中枢内存在假性神经递质有关，其机制是苯乙胺和酪胺进入中枢后转变为苯乙醇胺和羟苯乙醇胺，由于在结构上与正常递质相似，因此，可竞争性抑制去甲肾上腺素和多巴胺的作用，导致中枢功能紊乱。

（3）血浆氨基酸失衡学说：该学说认为肝性脑病的发生与支链氨基酸和芳香族氨基酸失衡有关，其机制是由于肝功能低下，使胰岛素灭活减少，血液中高浓度的胰岛素使肌肉组织利用支链氨基酸能力增强，故血中支链氨基酸减少，而芳香族氨基酸增多，其进入中枢后转变为假性神经递质，导致中枢功能紊乱。

3. 肝性脑病诱因　①上消化道出血。②过量蛋白饮食。③氮质血症。④碱中毒。⑤感染。⑥便秘。⑦止痛、镇静、麻醉剂使用不当。⑧过快速度放腹水。

4. 防治原则　①诱因的预防。②减少肠道毒物的生成和吸收。③降血氨，静脉滴注谷氨酸钠。④纠正氨基酸失衡，补充正常神经递质。⑤肝移植。⑥其他对症治疗。

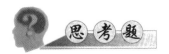

1. 何谓肝性脑病？

2. 肝性脑病的主要发病机制有哪些？

3. 对肝性脑病患者应如何护理？

（牛朝霞　秦紫芳）

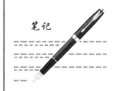

第二十六章　肾功能不全

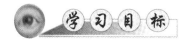

1. 掌握肾功能不全、急性肾功能不全、慢性肾功能不全的概念，急性肾衰竭的病因、分类、临床经过及表现。
2. 能够运用急性、慢性肾功能不全的机制分析其临床经过及发展阶段，解释肾功能不全患者的临床表现并采取相应的护理措施。
3. 学会帮助患者正确认识肾功能不全，并进行健康宣教。

　　肾是人体重要生命器官，具有许多生理功能。①排泄功能：排出体内代谢产物、药物和毒物。②调节功能：调节水、电解质和酸碱平衡及维持血压。③内分泌功能：产生肾素、促红细胞生成素、1,25-（OH）$_2$D$_3$ 和前列腺素，并灭活甲状旁腺激素和胃泌素等。

　　当各种病因引起肾功能严重障碍时，会出现多种代谢产物、药物和毒物在体内蓄积，水、电解质和酸碱平衡紊乱，以及肾内分泌功能障碍的临床表现，这一病理过程称之为肾功能不全（renal insufficiency）。

　　肾功能不全的原因：①肾脏疾病，如急性、慢性肾小球肾炎，肾盂肾炎，肾结核，化学毒物和生物性毒物引起的急性肾小管变性、坏死，肾肿瘤和先天性肾病等。②肾外疾病，如全身性血液循环障碍（休克、心力衰竭、高血压病）、全身代谢障碍（如糖尿病）及尿路疾病（尿路结石、肿瘤压迫）等。

　　肾功能不全与肾衰竭只是程度上的差别，没有本质上的区别。前者是指肾功能障碍由轻到重的全过程；后者则是前者的晚期阶段。肾功能不全可分为急性肾衰竭和慢性肾衰竭。

第一节　肾功能不全的发生机制

一、肾小球滤过功能障碍

　　肾滤过功能以肾小球滤过率（glomerular filtration rate，GFR）来衡量，正常约为 125 ml/min。肾小球滤过功能障碍有以下几方面的原因。

（一）肾血流量减少

　　肾血流量占心输血量的 20%~30%，其中 95% 流经肾皮质。短粗的肾动脉与腹主动

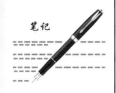

脉相连，因此全身血压对肾灌注压影响很大。动脉血压在 80~160 mmHg 时，通过肾自身调节（主要是前列腺素系统），保持肾血流量和 GFR 不变。当休克、心力衰竭等使血容量减少、平均动脉压降低或肾血管收缩时，肾血流量显著减少，GFR 随之降低。缺血也可使肾小管上皮细胞变性坏死，导致肾功能不全。

（二）肾小球有效滤过压降低

肾小球有效滤过压＝肾小球毛细血管血压－（囊内压＋血浆胶体渗透压）

肾小球毛细血管血压一般等于全身血压的 60%。正常时，肾小球有效滤过压约为 25 mmHg。大量失血和脱水等引起全身血压下降时，肾小球毛细血管血压随之下降；尿路梗阻、肾小管阻塞、肾间质水肿压迫肾小管时，囊内压升高，导致肾小球有效滤过压降低。血浆胶体渗透压作用不大，因为其降低会引起组织液生成增多，循环血量减少，通过肾素-血管紧张素系统引起肾小球入球小动脉收缩，结果肾小球毛细血管血压亦下降。大量输入生理盐水，使循环血量增多和血浆胶体渗透压下降时，可造成肾小球有效滤过压及 GFR 增高，出现利尿效应。

（三）肾小球滤过面积减少

成人约有 200 万个肾单位。肾的储备能力较强，切除一侧肾使肾小球滤过面积减少 50%，健侧肾往往可代偿其功能。但是，肾单位大量破坏时，肾小球滤过面积极度减少，可使 GFR 降低，出现肾功能不全。

（四）肾小球滤过膜通透性改变

肾小球滤过膜由 3 层结构组成，即肾小球毛细血管内皮细胞、基底膜和肾小球囊脏层上皮细胞（足细胞）。内皮细胞间有 $(500~1000) \times 10^{-8}$ cm 的小孔，基底膜为连续无孔的致密结构，足细胞具有相互交叉的足突；基底膜和足突间缝隙覆有薄膜，富含黏多糖并带负电荷。其通透性大小与滤过膜的结构和电荷屏障有关。炎症、损伤和免疫复合物可破坏滤过膜的完整性或降低其负电荷而导致通透性增加，这是引起蛋白尿和血尿的重要原因。

二、肾小管功能障碍

肾小管具有重吸收、分泌和排泄功能。缺血、感染和毒物可引起肾小管上皮细胞变性坏死，导致肾功能障碍。醛固酮、抗利尿激素（antidiuretic hormone，ADH）、心钠素、甲状旁腺激素等，也可导致肾小管功能改变。由于各节段肾小管结构和功能不同，故出现功能障碍时表现各异。

（一）近曲小管功能障碍

近曲小管能重吸收原尿中的绝大部分的水、葡萄糖、氨基酸、蛋白质、磷酸盐、重碳酸盐、钠（60%~70%）及钾等。因此，近曲小管功能障碍可导致肾性糖尿、氨基酸尿、钠水潴留和肾小管性酸中毒（renal tubular acidosis）等。此外，近曲小管能排泄对氨基马尿酸、酚红、青霉素及某些泌尿系造影用的碘剂等。

（二）髓袢功能障碍

髓袢升支粗段对 Cl^- 主动重吸收，伴有 Na^+ 被动重吸收（10%~20%），但对水的通透性低，故形成了肾髓质间质的高渗状态，这是原尿浓缩的重要条件。当髓袢功能障碍时，肾髓质的高渗环境受到破坏，原尿浓缩发生障碍，可出现多尿、低渗或等渗尿。

（三）远曲小管和集合管功能障碍

远曲小管在醛固酮的作用下，能分泌 H^+、K^+ 和 NH_3，并与原尿中的 Na^+ 进行交换，在调节电解质和酸碱平衡中起重要作用。远曲小管功能障碍可导致钠、钾代谢障碍和酸碱平衡失调。远曲小管和集合管在抗利尿激素的作用下，完成对尿的浓缩和稀释，若集合管功能障碍可出现肾性尿崩症。

三、肾脏内分泌功能障碍

（一）肾素-血管紧张素-醛固酮系统（RAAS）

肾素是由肾球旁细胞合成、贮存并释放的一种蛋白水解酶。全身平均动脉压降低、脱水、肾动脉狭窄、低钠血症、交感神经兴奋等，可通过对入球小动脉壁牵张感受器、致密斑（肾内钠感受器）及直接作用于球旁细胞 β_2 受体，引起肾素释放增多。肾素进入血液循环，可将肝细胞生成的血管紧张素原（angiotensinogen）分解成为血管紧张素 I（angiorosin I，Ang I）；Ang I 在转化酶（肺组织内）的作用下形成血管紧张素 II（Ang II）；Ang II 在血管紧张素转换酶 A 的作用下，分解形成血管紧张素 III（Ang III）。血管紧张素 II、III 均具有收缩血管（Ang II > Ang III）和促进肾上腺皮质分泌醛固酮（Ang III > Ang II）的作用。肾素分泌尚受血管紧张素、醛固酮和抗利尿激素的反馈调节。高血钙、高血镁、低血钾等，也可刺激肾素分泌。

肾通过 RAAS 参与调节循环血量、血压和水、钠代谢。某些肾病（如肾小球肾炎、肾小动脉硬化症等）可出现 RAAS 活性增强，导致肾性高血压和钠水潴留。

（二）促红细胞生成素（erythropoietin，EPO）

90% 由肾（毛细血管丛、肾小球旁器、肾皮质和髓质）产生，是一种多肽类激素，可加速骨髓造血干细胞和原红细胞的分化、成熟，促进网织红细胞释放入血和加速血红蛋白合成。组织氧供减少或需氧增加，可激活肾脏腺苷酸环化酶，生成 cAMP，进而激活蛋白激酶，促进 EPO 分泌，使红细胞生成增加。后者通过负反馈机制抑制 EPO 生成，使机体红细胞维持在正常水平。肾性贫血的发生与肾实质破坏导致 EPO 形成减少有关。

（三）$1,25-(OH)_2D_3$

维生素 D_3 本身无生物学活性。肾皮质细胞（肾小管上皮细胞）线粒体含有 1α-羟化酶，可将由肝生成的 $25-(OH)D_3$ 羟化成 $1,25-(OH)_2D_3$。低血钙、低血磷和甲状旁腺素，可激活肾 1α-羟化酶，而降钙素则相反。$1,25-(OH)_2D_3$ 是维生素 D_3 的活化形式。其作用机制有：①促进肠道对钙磷的吸收，其经血液转运至小肠黏膜上皮细胞与受体蛋白结合，使细胞合成钙结合蛋白增加，进而促进肠黏膜对 Ca^{2+} 的吸收和运转，磷则随 Ca^{2+} 吸收所形成的电化学梯度进行弥散；②促进骨骼钙磷代谢，通过激活破骨细胞和成骨细胞，促进骨溶解和新骨钙化。

当慢性肾衰竭时，由于肾实质损害，$1,25-(OH)_2D_3$ 生成减少，可发生低钙血症，从而诱发肾性骨营养不良，这种低钙血症用维生素 D_3 治疗无效。

（四）激肽释放酶-激肽-前列腺素系统（KKPGS）

肾脏（尤其近曲小管细胞）富含激肽释放酶，可作用于血浆 α_2 球蛋白（激肽原）

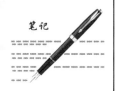

而生成缓激肽。激肽释放酶的产生受细胞外液量、血钠量、醛固酮、肾血流量等调节，其中醛固酮最主要，它可促进激肽分泌。前列腺素（prostaglandin，PG）是由 20 个碳原子组成的不饱和脂肪酸，有 PGA、PGE、PGF、PGH 等多种。肾髓质间质细胞主要合成前列腺素 E_2、A_2 和 $E_{2\alpha}$。缓激肽、血管紧张素可促进 PG 分泌。激肽、PGE_2 和 PGA_2 均可扩张血管、降低外周阻力和促进肾小管钠、水排出。因此，慢性肾衰竭时，KKPGS 活性下降是引起肾性高血压的因素之一。肾的许多疾病（如溶血性尿毒症综合征、肾衰竭、肾病综合征等），与肾内 KKPGS 失调有关。

（五）甲状旁腺激素和胃泌素

肾可灭活甲状旁腺激素（parathyroid hormone，PTH）和胃泌素。

PTH 具有溶骨和促进肾排磷的作用。慢性肾衰竭时，易发生肾性骨营养不良和消化性溃疡，与这两种激素灭活减少有关。

第二节　急性肾衰竭

引导案例

患者，男，24 岁。在一次拖拉机翻车事故中，患者右腿遭受了严重创伤，使其右腿在车下受压大约 5 小时，经救护后立即送往某医院。查体：BP 8.6/5.3 kPa（65/40 mmHg），P 105 次/分，R 25 次/分。伤腿发冷、发绀，从腹股沟以下开始往远端肿胀。膀胱导尿，导出尿液 300 ml。在其后的 30~60 分钟内经输液治疗，患者循环状态得到显著改善，右腿循环也有好转。虽经补液和甘露醇使血压恢复至 14.6/9.3 kPa（110/70 mmHg），但仍无尿。入院时血 K^+ 为 5.5 mmol/L，输液及外周循环改善后升至 8.6 mmol/L，决定立即行截肢术。右腿中段行截肢术，静脉注射胰岛素、葡萄糖酸钙和用离子交换树脂灌肠后，血清 K^+ 暂时降低，高钾血症的心脏效应经使用葡萄糖酸钙后得到缓解。伤后 72 小时内患者排尿总量为 200 ml，呈酱油色，内含肌红蛋白，在以后的 22 天内，患者完全无尿，持续使用腹膜透析。病程中因透析而继发腹膜炎，右下肢残余部分发生坏死，伴大量胃肠道出血。伤后第 23 天，平均尿量为 50~100 ml/24 h，尿中有蛋白和颗粒、细胞管型。血小板计数 56×10^9/L（正常值为 100×10^9/L），血浆纤维蛋白原 1.3 g/L（正常值为 1.7 g/L），凝血时间显著延长，3P 试验阳性。BUN 17.8 mmol/L（正常值为 3.2~6.0 mmol/L），血清肌酐 388.9 μmol/L（正常值为 70.0~106.0 μmol/L），血 K^+ 6.5 mmol/L，pH 7.18，$PaCO_2$ 3.9 kPa（30 mmHg）。虽采取多种治疗措施，但患者一直少尿或无尿，于入院后第 41 天死亡。

案例思考：

（1）该患者所患何病？

（2）该患者患病过程中发生了哪些病理过程？

（3）如何对该患者进行处理和护理？

急性肾衰竭（acute renal failure）是指因各种原因在短期内引起肾的泌尿功能急剧降低，导致机体内环境严重紊乱的病理过程，临床表现有水中毒、氮质血症、高钾血症和代谢性酸中毒。多数患者伴有少尿或无尿，即少尿型急性肾衰竭。少数患者尿量并不减少，但肾排泄功能障碍，氮质血症明显，称为非少尿型急性肾衰竭。无论少尿型或非少尿型，GFR 均显著降低，故 GFR 降低被认为是急性肾衰竭的中心环节。

一、病因和分类

根据病因将急性肾衰竭分为三大类。

（一）肾前性急性肾衰竭

见于各型休克早期，由于失血、脱水、创伤、感染及错用血管收缩药（升压药）等原因，引起有效循环血量减少和肾血管强烈收缩，导致肾血液灌流量急剧减少，GFR 显著降低，出现尿量减少和氮质血症等，但肾小管功能尚属正常，肾并未发生器质性病变，故又称功能性急性肾衰竭。

（二）肾性急性肾衰竭

由肾实质器质性病变引起的急性肾衰竭称为肾性急性肾衰竭，临床上以肾缺血和肾毒物引起的急性肾小管坏死最常见。

1. 急性肾小管坏死

（1）肾缺血和再灌注损伤：各类休克未及时抢救而发生持续肾缺血或再灌注损伤，均可引起肾小管坏死。此时，功能性肾衰竭就转变为器质性肾衰竭。

（2）肾毒物：重金属（汞、砷、锑、铅等），抗生素（新霉素、卡那霉素、庆大霉素、二甲氧苯青霉素、多黏菌素、先锋霉素等），磺胺类药物，某些有机化合物（四氯化碳、氯仿、甲醇、酚、甲苯等），杀虫药，毒蕈，蛇毒，造影剂，肌红蛋白，血红蛋白及内毒素等，均可直接损害肾小管，引起肾小管上皮细胞变性、坏死。

（3）体液因素异常：严重的低钾血症、高钙血症和高胆红素血症等，也可导致肾实质损坏。在许多病理条件下，肾缺血与肾毒物常同时或相继发生作用。如在肾毒物时，肾内可出现局部血管痉挛而致肾缺血；反之，肾缺血也常伴毒性代谢产物的堆积。

2. 肾的本身疾病 肾小球、肾间质、肾血管的病变，如急性肾小球肾炎、狼疮性肾炎、肾盂肾炎、恶性高血压、两侧肾动脉血栓形成或栓塞、子痫、结节性多动脉炎等，均可引起弥漫性肾实质损害，导致急性肾衰竭。

（三）肾后性急性肾衰竭

肾后性急性肾衰竭是指由于肾以下泌尿道（从肾盂到尿道口）的堵塞引起的急性肾衰竭。常见于双侧尿路结石、盆腔肿瘤和前列腺肥大、前列腺癌等引起的尿路梗阻。早期并无肾实质损害，由于肾小球有效滤过压下降导致 GFR 降低，可出现氮质血症、酸中毒等。如及时解除梗阻，肾泌尿功能可很快恢复。

二、发病机制

急性肾衰竭发病机制的关键是肾小球滤过率（glomerular filtration rate，GFR）降低，但其发病的确切机制尚未完全阐明。不同病因、病情、病期和不同程度的肾损伤，其发生机制的主导环节不完全相同。对急性肾衰竭研究发现，肾细胞损伤和 GFR 的下降非一种原因和机制参与，很可能是一种或多种不同原因和病理生理机制单独或共同作用的结果。下面主要阐述肾缺血和肾毒物引起少尿型急性肾衰竭的发病机制。

（一）肾血流动力学改变

许多动物实验及临床观察表明，肾血流灌注不足是肾小管坏死的起始因素。当各种

451

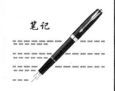

原因引起血压下降导致肾灌注压下降，或毒性物质作用于肾小球毛细血管内皮，使肾内皮细胞损伤，引起肾血管发生广泛的收缩。肾血管造影可见肾血管床持续收缩，肾血流量为正常的1/2以下，尤其以肾皮质外层血流量减少为明显。通过输注液体增加肾灌注或应用血管活性药物常不易改变GFR的持续下降。这种持续性肾血管收缩、肾低灌注状态，其机制仍不十分清楚，但可能与以下一些因素有关。

1. 肾素-血管紧张素-醛固酮系统活性增高　肾素-血管紧张素-醛固酮系统（renin-angiotensin-aldosterone system，RAAS）在调节肾血流量方面，发挥着重要作用。引起RAAS活性增高的因素有：①肾缺血时肾灌注压降低，刺激球旁细胞分泌肾素。②有效循环血量降低，交感神经兴奋的直接刺激等均可引起肾素分泌增加。③肾缺血和肾毒物时，近曲小管受损，肾小管的髓袢升支粗段也受损，使其对钠重吸收减少，因而原尿到达远曲小管致密斑处的钠浓度升高，刺激球旁细胞分泌肾素。肾素分泌增多，导致血管紧张素 Ⅱ 增加，从而使肾血管收缩，GFR 降低。

2. 体内儿茶酚胺增加　临床上休克、创伤及肾毒物引起的急性肾衰竭，血中儿茶酚胺浓度急剧增加。皮质肾单位分布在肾皮质外 1/3，其入球小动脉对儿茶酚胺敏感性高，因此，皮质外层血流减少更为明显。实验也证明，肾动脉内灌注肾上腺素后再做肾动脉造影，肾皮质血管不显影，而髓质血管显影正常，这与急性肾衰竭的改变类似。

3. 前列腺素产生减少　肾是产生前列腺素的主要器官，前列腺素对其自身的血流调节起比较重要的作用。在肾缺血、肾毒物时，具有扩张血管作用的 PGE_2，合成减少。实验也证明，使用前列腺素合成抑制剂——吲哚美辛（消炎痛），可引起肾血管收缩，加重甘油所致的急性肾衰竭。

4. 肾小球毛细血管内皮细胞肿胀　肾缺血或肾毒性物质可以造成肾小球毛细血管内皮细胞肿胀，再灌注可以加重这个损伤。毛细血管内皮细胞肿胀使血流阻力加大，内皮细胞表面结构的改变，引起白细胞黏附、聚集，致使微血管阻塞，血流减少，从而使GFR 持续下降。

近来有学者认为，内皮素增多及血管内皮细胞产生一氧化氮（NO）障碍在急性肾衰竭中有重要作用。有研究证明，一方面应用内皮素的抗体可显著减轻肾缺血后的肾血管收缩，应用内皮素受体拮抗剂可显著减轻肾缺血后的肾功能和组织学异常；另一方面，肾缺血导致肾血管内皮细胞 NO 生成减少，由于 NO 在调节全身和肾脏血管张力、维持正常的肾血管张力状态方面发挥重要作用，因此 NO 生成不足可导致肾血管的收缩。所以认为，肾缺血时的内皮细胞损伤导致内皮素和 NO 生成的不平衡是引起肾血管收缩的重要原因。

（二）肾小管功能的改变

1. 肾小管阻塞　病理切片检查证明，急性肾衰竭时，肾小管腔中有管型且有肾小管细胞肿胀。在急性肾衰竭动物模型中，用显微穿刺技术测定肾小管管内压，也证明肾小管内确有管型阻塞。除了缺血型急性肾衰竭有肾小管阻塞外，溶血性疾病、挤压综合征及横纹肌溶解动物模型中，均可在肾小管中见到有关的管型。目前认为管腔阻塞在急性肾衰竭持续期中，是导致 GFR 减少的重要因素。但并非所有原因引起的急性肾衰竭都有肾小管堵塞，由重金属离子及肾毒性药物所引起的急性肾衰竭，管型阻塞并不起主要作用。因此，不同的病因引起的肾衰竭，其发病环节也不相同。

2. 原尿回漏　应用微穿刺法给急性肾衰竭动物的肾小管内注入不能被重吸收，也不能通过肾小管上皮细胞的菊粉，结果发现菊粉从对侧肾排出，这说明菊粉经过损伤的肾小管壁反流入间质，继而入血。反流入间质的原尿引起肾间质水肿，肾间质压升高，压迫肾小管和肾小管周围的毛细血管，从而阻碍原尿通过肾小管，引起囊内压升高，导致肾小球有效滤过压下降，出现少尿；毛细血管受压，使肾血流更进一步减少，肾损害加重，形成恶性循外。

综上所述，急性肾衰竭是多种因素共同或先后作用的结果。在多数情况下，肾缺血、GFR 降低可能是急性肾衰竭起始阶段以及功能性肾衰竭的主要发病环节；而当病变进一步发展，肾小管发生坏死时，则以肾小管阻塞、原尿回漏及血流动力学障碍共同作用为发病重要环节。

三、临床表现

少尿型急性肾衰竭的发病过程可分为少尿期、多尿期和恢复期 3 个阶段。

（一）少尿期

少尿期一般为 7~14 天，病情越重，少尿期时间越长，预后也越差。此期尿量极度减少，因此机体内环境紊乱严重，是急性肾衰竭的最危险阶段。功能和代谢的变化如下。

1. 尿的改变

（1）尿量：尿量迅速减少，表现为少尿（成人尿量<400 ml/24 h）或无尿（成人尿量<100 ml/24 h）。这是由于肾血流量减少，从而使 GFR 减少及肾小管阻塞及原尿回漏所致。

（2）尿比重：肾衰竭早期可在 1.018~1.020；当病情进一步发展，尿比重会进一步变低，最后常固定于 1.015~1.018。这是由于肾衰竭早期肾血流量减少，原尿滤出少，但肾小管的重吸收功能未受到严重影响，故尿比重较高；随着病情的进一步发展，发生了肾小管坏死，肾小管失去了重吸收和浓缩功能，故尿比重下降。

（3）尿钠：功能性肾衰竭尿钠常低于 20 mmol/L，器质性肾衰竭时尿钠含量常高于 40 mmol/L。其发生机制是：功能性肾衰竭，肾小管上皮细胞功能受损较轻，常可重吸收原尿中的钠离子；当肾小管上皮细胞功能严重受损即器质性肾衰竭时，由于肾小管对原尿中的钠离子重吸收障碍，故尿钠含量较高。

（4）尿沉渣与尿蛋白：尿沉渣显微镜检查可见数量不等的红细胞、白细胞、上皮细胞及其碎片和各种管型，尿蛋白一般为（+~++）。这是由于肾小管上皮细胞坏死脱落所致。

2. 氮质血症　血中非蛋白质含氮物质含量显著升高，称为氮质血症。血中非蛋白含氮物质有尿素、尿酸和肌酐等多种。这些物质必须通过肾来排除，肾功能障碍时，这些物质排出障碍，在血中浓度升高，引起氮质血症。临床上通常采用测定血中所有非蛋白质含氮物质中的氮含量（non protein nitrogen，NPN，称为非蛋白氮）、血中尿素里面的氮含量（blood urea nitrogen，BUN，称为血尿素氮）或血肌酐的浓度来衡量肾的排泄功能。

急性肾衰竭的早期，血中 NPN 就升高，通常血肌酐与血尿素氮成比例地升高，但横纹肌溶解所致的急性肾衰竭患者，血肌酐升高的速度更快，且与血尿素氮不成比例。当感染、中毒、烧伤、创伤或摄入过高蛋白饮食时，可加重氮质血症。

3. 代谢性酸中毒　急性肾衰竭时，一方面体内的酸性代谢产物（如硫酸、磷酸和有机酸）排出障碍，同时肾小管分泌 H^+、产 NH_3 及重吸收 HCO_3^- 功能丧失，导致酸性代谢

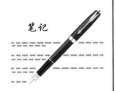

产物在体内积聚；另一方面，发热、组织破坏、分解代谢增强，体内固定酸产生增多，都是引起代谢性酸中毒的原因。代谢性酸中毒引起中枢神经系统功能障碍和心脏抑制，也是高血钾的一个原因。

4. 高钾血症　高血钾是急性肾衰竭的严重并发症之一。高血钾可以引起心脏传导阻滞和心脏抑制，严重时可引起心室颤动和心脏骤停，造成患者死亡。引起高血钾的主要因素有：①尿量减少，肾排钾能力下降。②代谢性酸中毒，细胞内钾向细胞外转移。③组织破坏，细胞内钾释放过多。④其他，如摄入过多含钾药物、输库存血和应用保钾利尿剂及组织分解代谢增强等。

5. 水中毒　急性肾衰竭患者由于肾对水的调节能力减弱或丧失，尿量减少或无尿，如果不严格地限制水的摄入就极易导致水过多和稀释性低钠血症。严重者出现肺水肿及脑细胞水肿、心力衰竭等。急性肾衰竭时机体多处于高分解代谢状态，内生水生成增多，如果临床上又未认真计算应补液量，未严格按照"量出为入"的原则，在少尿期就易造成水中毒。

6. 尿毒症症状　急性肾衰竭患者由于体内代谢废物蓄积，少尿期持续数日后，即可出现尿毒症的一些症状和体征。

(二) 多尿期

急性肾衰竭患者，如果能度过少尿期，尿量达到 400 ml/d 时，提示病程进入了多尿期。多尿期大约持续 2 周。本期虽然患者尿量回升，但肾功能尚未恢复。所以血肌酐、血尿素氮等仍可升高，由于尿量增加，故极易出现水、电解质平衡紊乱，因此患者并未脱离危险期。

多尿的发生机制：①肾血流量和肾小球滤过功能逐渐恢复。②肾间质水肿消退，肾小管阻塞解除，囊内压降低。③虽然肾小管上皮细胞已开始修复，但其重吸收功能尚不完善，原尿不能充分浓缩。④少尿期在体内潴留的水分和代谢废物较多，肾代偿性排出增加。

(三) 恢复期

多尿期之后，肾功能恢复到正常需 3 个月至 1 年。多尿期与恢复期一般没有明显界限。进入此期的患者，肾功能明显改善，血肌酐和血尿素氮也降至正常水平，水、电解质与酸碱平衡紊乱得到纠正，但肾小管浓缩功能及酸化功能仍低于正常。通常肾功能完全恢复需若干年，仅有少数患者可遗留永久性肾功能损害，多数可以完全恢复。因此急性肾衰竭，是为数不多有可能逆转的器官衰竭。

在急性肾衰竭的患者中，大约有 20% 的患者在病程早期，尿量一直在 400 ~ 1000 ml/24 h，这种肾衰竭称为非少尿型急性肾衰竭。非少尿型急性肾衰竭临床症状轻，病程相对较短，并发症少，病死率低，预后较好，但由于尿量不少，故易被临床忽视而漏诊。

非少尿型急性肾衰竭虽然病理损害较轻，但尿液浓缩功能障碍，尿钠含量低，尿比重也低，同样也发生氮质血症。少尿型和非少尿型急性肾衰竭可以相互转化，少尿型经过有效治疗也可以转化为非少尿型，非少尿型如果漏诊或治疗不当可以转化为少尿型。后者通常表示病情恶化，预后不好。

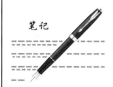

四、防治原则

（一）原发病的治疗

针对引起急性肾衰竭的病因进行治疗。诸如快速准确地补充血容量，防止和纠正低灌注状态，避免使用肾毒性药物，解除尿路梗阻，治疗肾炎等。

（二）鉴别功能性与器质性急性肾衰竭

功能性急性肾衰竭（肾前性急性肾衰竭）和器质性急性肾衰竭（急性肾小管坏死）都有少尿与氮质血症，但两者在液体疗法上截然不同：功能性肾衰竭主要是有效循环血量不足，造成 GFR 下降，需充分输液或输血恢复有效血容量，恢复肾血流灌注，从而使 GFR 恢复；而器质性急性肾衰竭，由于肾小管上皮细胞坏死、肾小管堵塞、原尿回漏，因此则应严格控制输入的液体量。以免发生水中毒、肺水肿、心力衰竭。此两种急性肾衰竭的鉴别见表 26-1。

表 26-1　功能性急性肾衰竭与器质性急性肾衰竭少尿期尿液的变化特点

	功能性急性肾衰竭	器质性急性肾衰竭
尿比重	>1.020	<1.015
尿渗透压（mmol/L）	>500	<350
尿钠含量（mmol/L）	<20	>40
尿肌酐/血肌酐	>40∶1	<20∶1
尿蛋白及显微镜检	阴性或微量	尿蛋白（+～++++）、各种管型、红细胞、白细胞、上皮细胞
补液试验	尿量增加	尿量不增加
输液原则	充分扩容	量出为入

（三）纠正水、电解质紊乱及酸中毒

少尿期功能性肾衰竭要充分补充液体，扩充有效循环血量，器质性肾衰竭要严格控制入水量；注意纠正电解质的紊乱，尤其要及时处理高钾血症。如发生高钾血症，可以缓慢注射葡萄糖酸钙或氯化钙以对抗钾的作用；或静脉滴注葡萄糖和胰岛素，促进细胞外液中的钾进入细胞内；也可采用透析疗法去除血中过多的钾。多尿期要注意补液的量及钾、钠等电解质平衡，防止脱水及低钾、低钠血症。

急性肾衰竭时由于肾排出固定酸的能力及肾小管泌 H^+ 能力下降，因此极易发生代谢性酸中毒，要注意纠正。

（四）营养支持及控制氮质血症

供给足够的热能，静脉滴注葡萄糖、6-磷酸果糖及乳化脂肪以减轻体内蛋白质分解和促进蛋白质合成，限制蛋白质的摄入以减少 NPN 的产生。

（五）透析治疗

应用血液透析或腹膜透析，可以有效地去除代谢毒物及纠正电解质平衡紊乱，明显提高患者的治愈率，降低死亡率。

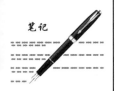

第三节　慢性肾衰竭

引导案例

患者，女，35 岁。既往患有肾小球肾炎、反复水肿 20 年，因尿闭 1 天入院。患者患肾炎后反复眼睑水肿。6 年来排尿每日 10 多次，夜间 4~5 次，2000 ml/d。BP 19.3/13.3 kPa（147/100 mmHg），Hb 40~70g/L，RBC（1.3~1.76）×10^{12}/L。尿蛋白（+），RBC、WBC、上皮细胞 0~2/HP。3 年来夜尿更明显，尿量约 3000 ml/d，比重 1.010 左右。全身骨痛并逐渐加重。近 10 天来患者尿少、全身水肿加重、食欲锐减、恶心呕吐、腹痛，伴有全身瘙痒、四肢麻木轻微抽搐。尿闭 1 天，症状加重由急诊入院。实验室检查：T 37 ℃，R 20 次/分，P 120 次/分，BP 20/12 kPa，RBC 1.49×10^{12}/L，Hb 47g/L，WBC 9.6×10^{9}/L，血磷 1.9 mmol/L（1.1~1.3 mmol/L），血钙 1.3 mmol/L（2.25~2.75 mmol/L）。尿蛋白（+++），RBC 10~15/Hp，WBC 0~2/Hp，上皮细胞 0~2/HP，颗粒管型 2~3/HP。血尿素氮 47.4 mmol/L（3.2~7.1 mmol/L），肌酐 655 μmol/L（88~177 μmol/L），HCO$_3^-$ 14 mmol/L。X 线检查：双肺正常，心界略扩大，手骨质普遍性稀疏、骨质变薄。

案例思考：

（1）该患者所患何病？病因是什么？

（2）该患者可能发生了哪些病理过程？

（3）如何对该患者进行处理和护理？

慢性肾衰竭（chronic renal failure，CRF）是指各种慢性肾病使肾单位发生进行性破坏，健存的肾单位不能充分排出代谢废物以维持内环境恒定，因而导致代谢产物潴留，水、电解质与酸碱平衡紊乱和肾内分泌功能障碍的病理过程（综合征）。

一、病因

引起慢性肾衰竭的病因有慢性肾小球肾炎、慢性肾盂肾炎、肾结核、多囊肾、全身性红斑性狼疮和肾血管疾病（如高血压性肾小动脉硬化、结节性动脉周围炎、糖尿病性小动脉硬化）及尿路慢性梗阻（如尿路结石、盆腔肿瘤、前列腺增生等）。以往的研究认为，慢性肾小球肾炎是 CRF 最常见的原因，近年的资料表明，糖尿病肾病和高血压性肾损害所导致的 CRF 逐年增多。

二、发展阶段

慢性肾衰竭是一个缓慢而渐进的发展过程。根据肾功能损害的程度，慢性肾衰竭可分为 4 个阶段：肾功能代偿期、氮质血症期、肾衰竭期、尿毒症期。各阶段肾功能状况与临床主要表现见表 26-2。

表 26-2　慢性肾衰竭各阶段肾功能状况与临床表现

病情发展阶段	内生肌酐清除率	氮质血症	临床表现
代偿期	正常值的 30% 以上	无	肾贮备能力丧失，内环境基本稳定，无临床症状

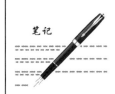

（续表）

病情发展阶段	内生肌酐清除率	氮质血症	临床表现
氮质血症期	正常值的 25%~30%	轻或中	夜尿多,严重酸中毒,严重乏力与轻度贫血
肾衰竭期	正常值的 20%~25%	较重	夜尿多,严重酸中毒,严重贫血,出现低钙、高磷、高氯及低钠血症,可有胃肠道及精神症状
尿毒症期	<正常值的 20%	严重	全身性严重中毒症状,继发性甲状旁腺功能亢进,明显水、电解质与酸碱平衡紊乱

三、发病机制

慢性肾衰竭的发病机制较为复杂，有几个学说。而事实上，每一个学说都有其相对合理性，但又不能解释尿毒症的所有表现，因此只有从多因素综合考虑，才能更全面地认识慢性肾衰竭的发病机制。慢性肾衰竭发病机制有以下几个方面的学说。

（一）健存肾单位学说

Bricker 于 1960 年提出此学说。该学说认为，在慢性肾病病程中，一部分肾单位被破坏失去功能，而还有一部分肾单位未受损伤或受损较轻，称为健存肾单位。在代偿期健存肾单位代偿性肥大，肾小球滤过功能、肾小管重吸收功能都相应加强，内环境基本稳定，此期可维持很长时间。随着疾病的进展，健存肾单位日益减少，即使加倍工作也无法维持机体内环境的稳定，出现肾功能不全的症状，直至肾衰竭。

（二）矫枉失衡学说

该学说认为在慢性肾衰竭时，机体内出现了某一溶质的潴留，机体为了矫正这种不正常的状态，通过分泌某一体液因子来增强肾对这一溶质的排泄能力。但分泌增多的这些体液因子可能会引起机体的其他生理功能过度增强，从而出现新的紊乱，即造成新的失衡，产生新的症状，加重病情的发展。当健存肾单位进一步减少、机体通过分泌某一体液因子作用于肾也不能有效控制该溶质在体内的潴留时，就可能会引起机体分泌更多的某一体液因子，这样机体的某些新的失衡就会更为严重。图 26-1 以血磷升高引起机体分泌甲状旁腺激素（parathyroid hormone，PTH）进行代偿，从而引起新的失衡过程，说明矫枉失衡的学说。

（三）肾小球过度滤过学说

当肾受损使肾单位破坏后，健存肾单位肾小球毛细血管血压和血流量增加，从而导致单个健存肾单位的肾小球滤过率增多，导致长期负荷过重，最后发生肾小球纤维化和破坏，促进肾衰竭的发生和发展。肾小球过度滤过是慢性肾衰竭发展至尿毒症的重要原因之一。

（四）肾小管-间质损伤

近年来，肾小管-间质损伤和纤维化在慢性肾衰竭中的作用越来越受到人们的重视。不同类型的慢性肾疾病的预后与肾小管间质病变的存在及其损伤程度有关。研究发现，残存肾单位的肾小管，尤其是近端肾小管，在慢性肾衰竭时发生代谢亢进，从而导致肾小管和间质细胞的损伤。产生原因比较复杂，可能与细胞内钙流量增多、超氧阴离子自由基产生增多有关。

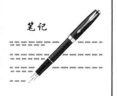
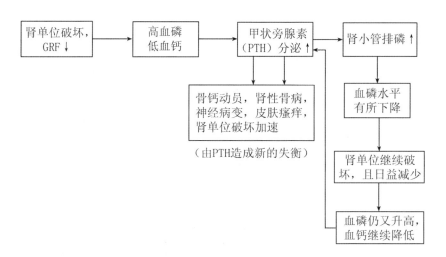

图 26-1　血磷升高与矫枉失衡

四、临床表现

（一）尿的改变

1. 尿量的改变

（1）夜尿：正常人白天的尿量通常是夜间尿量的 2~3 倍。并且，夜间尿量一般不超过 300 ml。若夜间尿量超过白天的尿量，尤其是入睡后仍需多次排尿者，称为夜尿。夜尿是慢性肾衰竭的早期表现之一。其机制可能是由于健存肾单位不足，需夜以继日地工作才能排出过多的代谢废物和水分。此外，平卧后肾血流增加及肾小管功能受损、浓缩功能障碍等因素也可使夜尿增多。

（2）多尿：24 小时尿量超过 2000 ml 时称为多尿。原因：①健存肾单位代偿性功能增强，单个肾单位的原尿量超过正常尿量，通过肾小管的原尿流速增快，肾小管重吸收减少；②滤出的原尿中溶质增多，产生渗透性利尿；③肾小管上皮重吸收能力下降，对尿液浓缩的功能降低。

（3）少尿：每日尿量<400 ml 称为少尿。这是由于健存肾单位严重减少使原尿滤出极度减少的缘故。

2. 尿比重和渗透压的改变　慢性肾衰竭时，尿比重常固定于 1.010~1.012（正常人尿比重为 1.003~1.035），尿渗透压在 266~300 mmol/L（正常人为 360~1450 mmol/L）。这是由于肾浓缩、稀释功能均丧失所造成的。

3. 尿液成分的改变　慢性肾衰竭患者常有轻至中度的蛋白尿，尿沉渣显微镜检可见有红细胞管型、白细胞管型及颗粒管型。发现尿沉渣内粗而短的颗粒管型或蜡样管型，对本病的诊断有帮助。

（二）氮质血症

慢性肾衰竭的患者，由于其肾小球滤过率下降，血中非蛋白氮的代谢产物蓄积，从而发生氮质血症。当肾小球滤过率下降到正常值的 30%~40% 以下，血尿素氮（BUN）即开始升高，但慢性肾衰竭早期该指标不敏感，常在正常范围内；血肌酐（creatinine，Cre）浓度升高在肾功能不全早期也不敏感，但由于不受蛋白质摄入量的影响，因而通常利用内生肌酐清除率的下降程度来衡量有功能的肾单位数目的减少程度及肾小球滤过率

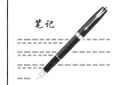

的下降情况。内生肌酐清除率的计算方法是：内生肌酐清除率=尿中肌酐浓度×每分钟尿量/血中肌酐浓度。

（三）水、电解质紊乱

1. 水代谢紊乱 慢性肾衰竭时，由于肾的浓缩稀释功能障碍，常会因为多尿而使患者脱水。但如果补水过多，则又造成水潴留，甚至发生水中毒。慢性肾衰竭的后期，有功能的肾单位极度减少，肾小球滤过率严重下降，会因少尿而发生水肿。因此对慢性肾衰竭患者，液体供给多少一定要经过认真地计算，量出为入。

2. 钠代谢紊乱 慢性肾衰竭时，肾调节钠的能力下降。由于健存的肾单位的代偿作用，其肾小球滤过率增高，肾小管原尿流速加快，肾小管来不及吸收原尿中的钠，故从肾丢失的钠增加。如果此时又过分限制钠盐的摄入，常可导致低钠血症。患者出现食欲缺乏、恶心、呕吐而变得衰弱，影响钠的摄入，而肾持续丢钠，形成恶性循环，严重时可出现嗜睡、昏迷。此时补钠可以阻断恶性循环，但如果补充钠盐超过了健存肾单位对钠负荷的代谢能力，则可能出现水钠潴留、血容量增加而加重高血压和诱发心力衰竭。

在慢性肾衰竭的终末期，由于肾调节钠的能力严重丧失，尿钠排出减少而致血钠增高，出现高钠血症。

3. 钾代谢紊乱 慢性肾衰竭的早期，尿量正常，血钾在较长时间内能维持正常。但长期使用排钾利尿剂、呕吐、腹泻、厌食及健存肾单位代偿性增加对钾的分泌等，可导致低钾血症。在慢性肾衰竭的晚期，由于尿量严重减少，或通过某些途径使钾进入体内增多（如输入库存血、大量摄入富钾食物）及酸中毒、感染等，均可引起高血钾。

4. 钙、磷代谢紊乱 慢性肾衰竭时，常有钙、磷代谢的障碍，主要表现为血磷增高、血钙降低及肾性骨营养不良。

（1）高磷血症：在慢性肾衰竭早期，血磷常可正常。但当 GFR 小于 25 ml/min 时，由于肾排磷减少，可导致血磷升高。血磷升高，刺激甲状旁腺分泌过多的 PTH，使磷排出增多。但 GFR<25 ml/min 时，继发性 PTH 已不能使磷充分排出，血磷水平持续升高。PTH 的增多又使溶骨活动加强，使骨磷释放增多，从而形成恶性循环，导致血磷水平不断上升。

（2）低钙血症：慢性肾衰竭常见到低钙血症。原因：①血磷升高，血浆血钙浓度与血磷浓度的乘积为一常数，血磷升高，血钙必然下降；②维生素 D_3 代谢障碍，由于肾实质破坏，肾小管将肝合成的 25-（OH）D_3 羟化为 1,25-（OH）$_2D_3$ 的功能减退，从而影响肠道对钙的吸收；③血磷升高刺激甲状腺 C 细胞分泌降钙素，抑制肠道对钙的吸收，促使血钙降低；④体内某些毒性物质的滞留损伤肠黏膜，使钙吸收减少。

（3）肾性骨营养不良：慢性肾衰竭时，肾性骨营养不良在肾衰竭的较早期即可发生。肾性骨营养不良包括成人骨囊性纤维化、骨软化症、骨质疏松及儿童的肾性佝偻病等。其发生原因是钙磷代谢障碍及继发性甲状旁腺功能亢进、维生素 D_3 活化障碍和酸中毒等。这些因素影响骨质矿物化，加速溶骨过程，从而发生骨病。

5. 代谢性酸中毒 慢性肾衰竭时，由于酸性代谢产物如磷酸盐、硫酸盐、有机酸排出减少及肾小管产 NH_3、排 H^+ 和重吸收 HCO_3^- 减少而引起代谢性酸中毒。代谢性酸中毒可使血钾升高，并能加强骨盐溶解而致骨骼脱钙。

（四）肾性高血压

由于肾实质病变而引起的血压升高称为肾性高血压。慢性肾衰竭患者约有80%以上

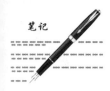

出现高血压，其发生机制可能与以下因素有关。

1. 水钠潴留　慢性肾衰竭时，肾排钠、排水能力下降，水钠在体内潴留，血容量和心输血量增大，产生高血压。这种高血压系由于钠水潴留所致，故称之为钠依赖性高血压（Na^+-dependent hypertension）。

2. 肾素-血管紧张素-醛固酮系统活性增强　某些肾病中，肾相对缺血激活肾素-血管紧张素系统，使血管紧张素Ⅱ生成增多，血管紧张素Ⅱ可以直接作用于小动脉，使其收缩，又可促进醛固酮分泌导致水钠潴留，增加血容量，其结果是血压升高。由该系统活动过强引起的高血压，称为肾素依赖性高血压（renin-dependent hypertension）。

3. 肾分泌的降压物质减少　正常情况下，肾分泌多种降压物质，如前列腺素 E 和前列腺素 A、缓激肽、内皮细胞血管舒张因子等。这些物质能舒张肾皮质血管及增加其血流量，并有抑制肾素分泌的作用。当肾实质破坏时，这些物质分泌减少，导致血压升高。

（五）肾性贫血

肾性贫血是慢性肾衰竭的主要临床表现之一，几乎见于所有的严重慢性肾衰竭患者。其发生机制有以下几方面。

1. 促红细胞生成素产生减少　当大量肾实质受损害时，促红细胞生成素生成减少，骨髓造血功能降低。

2. 红细胞破坏增多　大量毒性物质在体内潴留，红细胞膜上的钠泵活性受到抑制，因红细胞内的钠不能排出，故红细胞内处于高渗状态，细胞脆性增加、易发生溶血。

3. 血液中毒性物质潴留　如甲基胍可抑制骨髓红细胞的生成。

4. 其他因素　如造血物质的缺乏（如铁、蛋白质）及出血倾向等也是引起肾性贫血的重要原因。

（六）出血倾向

慢性肾衰竭晚期患者较为常见。患者临床上主要表现为皮下瘀斑、紫癜、鼻出血、牙龈出血或结膜内出血等。严重者可出现出血性心包炎、胃肠道或颅内出血等，甚至危及患者生命。出血的主要原因是血小板功能异常及血小板-血管相互作用的改变。经透析治疗后，可有一定程度的纠正。

第四节　尿毒症

尿毒症（uremia）是急性和慢性肾衰竭发展至最严重阶段，患者内环境严重紊乱，代谢终产物和内源性毒性物质在体内潴留，从而出现全身性中毒症状的病理过程或综合征。

一、临床表现

（一）消化系统

尿毒症出现最早和最突出的症状多在消化系统。初期以厌食、腹部不适为主要症状，以后出现恶心、呕吐、腹泻、舌炎、口有尿臭味及口腔黏膜溃烂，甚至消化道出血。溃疡出血主要是由于尿素从消化道排出增多，经细菌或肠道中水解酶的作用产生碳酸铵和

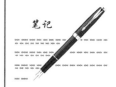

氨，刺激胃肠黏膜，造成黏膜炎症和溃疡所致。

（二）神经系统

1. 中枢神经系统 早期症状有淡漠、疲乏、记忆力减退等。病情进一步发展时，患者可出现记忆力、判断力、定向力和计算力障碍，并可出现妄想、幻觉等精神症状。最后出现抽搐、嗜睡、昏迷。大脑病理形态学变化为脑实质出血、水肿或点状出血，神经细胞变性、胶质增生。这些病理变化可能与某些毒性物质堆积，使 Na^+-K^+-ATP 酶活性降低、能量代谢障碍、脑细胞膜通透性增高有关。此外，高血压所引起的脑血管痉挛也加重脑缺血、缺氧，加重脑功能障碍。

2. 周围神经病变 常出现下肢麻木、疼痛、灼痛、肢体运动无力、腱反射减弱、步态不稳等症状。病理形态变化为神经脱髓鞘和轴索变化。其发生原因为尿毒症时血中胍基琥珀酸或 PTH 增多，抑制了神经中的转酮醇酶，因而髓鞘发生变性而表现周围神经症状。

（三）心血管系统

尿毒症时常伴有血压升高。长期高血压使左心室肥厚扩大、心肌损害、心力衰竭，并引起全身小动脉硬化。尿素渗出到心包腔内，引起尿毒症性心包炎，这时在心前区可听到心包摩擦音。严重的可以发生心包积液，甚至心脏压塞。

（四）呼吸系统

患者呼出气体有氨味，这是由于尿素经唾液酶分解成氨所致。尿毒症通常伴有代谢性酸中毒，此时呼吸加深加快，严重时可出现酸中毒固有的深大呼吸（Kussmaul 呼吸），甚至潮式呼吸。病情严重者，可由于心力衰竭、水钠潴留及毒性物质作用于肺毛细血管而引发肺水肿。

（五）内分泌系统

尿毒症时，患者体内激素严重紊乱。内分泌改变及临床表现见表26-3。

表26-3 尿毒症时机体内分泌的改变

激素	临床表现
血中含量升高的激素	
催乳激素	泌乳
黄体生成激素	男子乳房女性化
胃泌素	溃疡
醛固酮	水钠潴留，高血压
胰高血糖素	葡萄糖耐量降低
甲状旁腺激素	骨质疏松、硬化
血中含量降低的激素	
1,25-$(OH)_2D_3$	骨软化症（佝偻病）
促红细胞生成素	贫血
睾酮	性欲减退，阳痿

（六）皮肤变化

皮肤变化表现为皮肤干燥、脱屑，呈黄褐色；尿素从汗腺排出后在皮肤上凝成白色

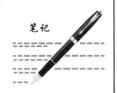
结晶，称为尿素霜。患者感到皮肤奇痒难忍，也是尿毒症的一个重要症状，其发生机制可能与尿素对皮肤的刺激及继发甲状旁腺激素增多、转移性钙化有关。

（七）代谢紊乱

1. 糖代谢　尿毒症患者糖耐量降低。其发生机制可能是：①血中含有胰岛素的拮抗物。②胰岛素释放和利用障碍。③肝糖原合成酶活性降低，肝糖原合成障碍。

2. 蛋白质代谢　尿毒症患者机体蛋白合成障碍，分解增加，加之患者厌食，蛋白和能量摄入不足，而造成负氮平衡和低蛋白血症。

3. 脂肪代谢　尿毒症时患者脂质代谢发生障碍，血清甘油三酯水平增高。这可能是由于一方面肝合成甘油三酯增加，另一方面脂蛋白酶活性降低，致使甘油三酯清除率降低所致。

（八）免疫系统

尿毒症患者常表现为以细胞免疫功能低下为主的免疫力低下。免疫系统表现为中性粒细胞吞噬和杀菌能力减弱，淋巴细胞减少，淋巴细胞转化试验转化率下降，迟发性变态反应降低，易发生感染。这可能与血中毒性物质对淋巴细胞分化、成熟和功能具有抑制作用有关。

二、发病机制

尿毒症的发病机制比较复杂，除与多种毒性物质蓄积引起机体中毒有关外，还可能与水、电解质及酸碱平衡紊乱和内分泌障碍有关。

目前已从尿毒症患者血中分离到 200 多种代谢产物或毒性物质，现仅介绍几种比较公认的尿毒症毒素。

（一）胍类化合物

胍类化合物是体内精氨酸的代谢产物。尿毒症时精氨酸常可通过异常的途径转变为胍类化合物（如甲基胍和胍基琥珀酸）。甲基胍是毒性很强的小分子物质。正常人血浆中含量约为 8 μg/dl，而尿毒症时可高达 600 μg/dl。动物实验证明，血甲基胍升高，可出现体重减轻、血尿素氮增加、红细胞寿命缩短、呕吐、腹泻、便血、运动失调、痉挛、嗜睡、心室传导阻滞等表现，十分类似于人类尿毒症的表现。

胍基琥珀酸能抑制脑组织转酮醇酶的活性，可影响脑细胞功能。胍基琥珀酸还能引起动物抽搐、心动过速；还可引起溶血与血小板减少，同时还抑制血小板第 3 因子。尿毒症出血也与后者有关。

（二）甲状旁腺激素

几乎所有尿毒症患者都有甲状旁腺功能亢进，PTH 增多。PTH 增多能引起尿毒症的许多症状与体征：①可引起皮肤瘙痒；②可引起肾性骨营养不良；③可刺激胃泌素释放，刺激胃酸分泌，促使溃疡生成；④可引起中枢和周围神经损害，破坏血脑屏障；⑤可引起软组织坏死；⑥可增加蛋白质分解代谢，使含氮物质在血中大量积聚；⑦可引起高脂血症和贫血等。因此，目前认为过高浓度的 PTH 是主要的尿毒症毒素。

（三）尿素

尿素在尿毒症中的作用尚未定论。早期认为它是尿毒症的最主要毒素，但近年来注意到尿毒症患者的临床症状与血尿素氮水平并不一致。目前认为尿毒症的临床表现与其代谢产物——氰酸盐有关。氰酸盐可与蛋白质作用产生氨基甲酰衍生物，从而使许多酶活性改变；氰酸盐使突触后膜蛋白发生氨基甲酸化，高级神经中枢的整合功能可受损，使患者产生头痛、恶心、呕吐、乏力、嗜睡等症状。因此，尿素在尿毒症的发病过程中也起到重要作用。

（四）胺类

胺类包括脂肪族胺、芳香族胺和多胺。这些胺类可以抑制很多酶的活性，干扰很多代谢过程，可以引起机体很多临床症状，如肌阵挛、震颤、溶血、恶心、呕吐、蛋白尿等。胺类还能促进红细胞溶解，抑制促红细胞生成素的生成，抑制 Na^+-K^+-ATP 酶和 $Mg^{2+}-ATP$ 酶的活性，以增加微血管通透性从而促进水肿发生等。

（五）中分子毒性物质

中分子毒性物质是指相对分子质量在 500~5000 Da 的一类有毒性作用的物质。其化学本质尚未确定，有的是正常和异常代谢产物，也有的是细菌或细胞碎裂产物等。这些高浓度的中分子物质可引起中枢和周围神经病变及降低细胞免疫功能等。

（六）其他

酚类化合物在尿毒症患者脑脊液中含量增高，酚类对中枢神经系统有抑制作用；还可抑制血小板聚集，也是尿毒症时出血的一个原因；肌酐可引起溶血、嗜睡；尿酸增高可引起心包炎等。

总之，尿毒症的诸多症状不能用一种毒性物质的毒性来解释。因此，目前认为尿毒症是多种因素共同作用的结果。

三、防治原则

（一）积极治疗原发病

某些原发病经适当治疗后，可使肾功能改善，如肾结核、肾结石等。

（二）避免加重肾负荷的因素

合理安排患者休息，控制感染，降低血压，避免使用肾毒性药物及收缩肾血管药物；纠正水、电解质与酸碱平衡紊乱。

（三）透析疗法

血液透析（人工肾）与腹膜透析都可将血液中的代谢废物及毒性物质去除，对于缓解症状和维持水、电解质平衡方面具有重要意义。应用透析治疗时，对于危重患者可以赢得肾移植的时间和调整身体基本状况。

（四）肾移植

随着科学技术的进步，肾移植技术越来越成熟，也越来越广泛地应用于临床。这是治疗尿毒症的最根本的方法。目前免疫排斥问题已能得到很好地控制，移植成活率越来越高，使越来越多的尿毒症患者由于肾移植获得新生。

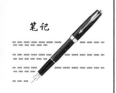

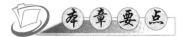

1. 肾衰竭　是指各种原因引起的肾功能障碍，导致代谢终产物及毒性物质在体内积聚，导致水、电解质与酸碱平衡紊乱，并伴有肾内分泌功能障碍的综合征。

2. 急性肾衰竭

（1）病因：①肾前性，由肾血流减少所致。②肾性，由肾实质病变所致。③肾后性，由尿路梗阻所致。

（2）发病机制。

1）肾血流动力学改变：肾血管持续性收缩、肾处于低灌注状态，可能与以下因素有关：①肾素-血管紧张素-醛固酮系统活性增高。②体内儿茶酚胺增加。③肾自身前列腺素产生减少。④肾小球毛细血管内皮细胞肿胀。

2）肾小管功能的改变：①肾小管阻塞。②肾小管原尿回漏入间质。

（3）临床表现。

1）少尿期：①少尿。②低比重尿。③尿钠：功能性肾衰竭尿钠常低于 20 mmol/L，而器质性肾衰竭时尿钠含量常高于 40 mmol/L。④尿蛋白（+～++）。⑤氮质血症。⑥代谢性酸中毒。⑦高钾血症。⑧水中毒。⑨尿毒症症状。

2）多尿期：尿量回升，但血肌酐、血尿素氮等仍可升高；易出现水、电解质平衡紊乱。

3）恢复期：肾功能恢复到正常需要 3 个月至 1 年。

（4）防治原则：①治疗原发病。②鉴别功能性与器质性急性肾衰竭，区别治疗。③纠正水、电解质紊乱及酸中毒。④营养支持及控制氮质血症。

3. 慢性肾衰竭

（1）病因：主要是由慢性肾小球肾炎引起，其他肾病也可引起。

发病进程：通常可以根据其内生肌酐清除率占正常值的百分数，将慢性肾衰竭分为 4 期：①代偿期（>30%）。②氮质血症期（25%～30%）。③肾衰竭期（20%～25%）。④尿毒症期（<20%）。

（2）发病机制。

1）健存肾单位学说：其认为在代偿期健存肾单位代偿性肥大，功能增强、内环境基本稳定；但随着健存肾单位日益减少，即使其加倍工作也无法维持机体内环境的稳定，继而出现肾衰竭。

2）矫枉失衡学说：其认为慢性肾衰竭时，机体为了矫正某一溶质潴留这一不正常状态，通过分泌某一体液因子来增强肾对这一溶质的排泄能力，但分泌增多的这些因子又可能会引起机体的其他生理功能过度增强，从而出现新的紊乱，即造成新的失衡，产生新的症状，加重病情发展。

3）肾小球过度滤过学说：其认为许多肾单位被破坏后，健存肾单位血流增加、肾小球滤过率增多，导致长期负荷过度，最后发生肾小球纤维化和破坏，以促进肾衰竭的发生和发展。

4）肾小管-间质损伤：其认为残存肾单位的肾小管在慢性肾衰竭时发生代谢亢进，导致肾小管和间质细胞的损伤，从而使病情不断恶化，出现肾衰竭的症状。

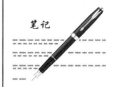

（3）临床表现。

1）尿的改变：①夜尿。②多尿（>2000 ml/24 h）。③少尿（<400 ml/24 h）。④尿比重固定于 1.010~1.012。⑤尿蛋白（+~++），尿中出现颗粒管型和蜡样管型。

2）氮质血症：非蛋白氮代谢产物潴留所致。

3）水、电解质紊乱：可出现水中毒、低钠血症、低钾或高钾血症等。

4）高血磷、低血钙。

5）代谢性酸中毒：酸性代谢产物潴留和肾排酸减少所致。

6）肾性高血压：①水钠潴留；②RAAS 活性增强；③肾分泌减压物质减少。

7）肾性贫血：①促红细胞生成素产生减少；②红细胞破坏增多；③骨髓造血抑制；④造血物质缺乏及出血。

8）出血倾向：血小板功能异常所致。

4. 尿毒症是指急性和慢性肾衰竭发展到最严重阶段，患者内环境严重紊乱，代谢终产物和内源性毒性物质在体内潴留，从而出现全身性中毒症状的病理过程。

（1）临床表现。

1）消化系统：如恶心、呕吐、腹泻、舌炎、口有尿臭味、消化道出血等。

2）神经系统：如淡漠、疲乏、记忆力减退，进而可出现记忆力、判断力、定向力障碍，以及妄想、幻觉、抽搐、昏迷等，也可出现周围神经病变。

3）心血管系统：如全身小动脉硬化，血压升高，心力衰竭。

4）呼吸系统：如呼出气体有氨味，呼吸深快，严重时可出现肺水肿。

5）内分泌系统：出现多种激素严重紊乱的症状，如男性患者女性化、骨质疏松、佝偻病、贫血等。

6）皮肤：如皮肤干燥、暗褐色、脱屑、皮肤尿素霜、皮肤奇痒难忍。

7）代谢紊乱：如糖耐量降低、负氮平衡、高甘油三酯血症。

8）免疫系统：免疫低下，易发感染。

（2）发病机制：目前认为尿毒症发生与以下毒物在体内聚集有关。①胍类化合物；②甲状旁腺激素；③尿素；④胺类；⑤中分子毒性物质；⑥酚类等。

（3）防治原则：①治疗原发病，防止肾实质继续被破坏；②避免加重肾负荷的因素；③透析疗法；④肾移植。

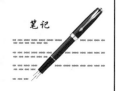

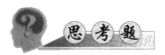

1. 何谓肾功能不全？其原因有哪些？

2. 何谓氮质血症和尿毒症？

3. 何谓少尿和无尿？

4. 何谓急性肾功能不全？其原因有哪些？如何分类？

5. 急性肾功能不全分几期？各期的特点如何？

6. 试述急性肾功能不全的防治原则。

7. 何谓慢性肾功能不全？其原因有哪些？患者临床表现有哪些？

8. 试述肾性高血压的发病机制。如何防治？

9. 肾性贫血的原因有哪些？怎样进行防治？

10. 肾性骨营养不良是如何发生的？应如何防治？

11. 肾功能不全患者的护理应注意哪些方面？

（陈　洁）

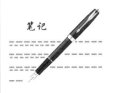

第二十七章　缺血-再灌注损伤

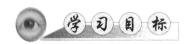

1. 掌握缺血-再灌注损伤的概念与发生机制。
2. 能够运用缺血-再灌注损伤的病因及条件、机制解释其机体的功能代谢变化，针对防治原则采取相应的护理措施。
3. 学会帮助患者正确认识缺血-再灌注损伤，并进行健康宣教。

引导案例

患者，男，54 岁。因胸闷、大汗 1 小时由急诊入院。患者于当日上午 7 时 30 分突然心慌、胸闷伴大汗，含服硝酸甘油不缓解，上午 9 时来诊。查体：BP 65/40 mmHg，意识淡漠，P 37 次/分，律齐。既往有原发性高血压史 10 年，否认冠状动脉粥样硬化性心脏病（简称冠心病）病史。心电图检查显示Ⅲ度房室传导阻滞。诊断：急性下壁、右室心肌梗死合并心源性休克。给予阿托品、多巴胺、低分子右旋糖苷等进行护冠治疗。上午 10 时用尿激酶静脉溶栓。10 时 40 分患者出现阵发性心室颤动（室颤），立即除颤成功，至 11 时 20 分反复发生室性心动过速（室速）、室颤及阿-斯综合征，其中持续时间最长达 3 分钟，共除颤 7 次，同时给予利多卡因、小剂量异丙肾上腺素后心律转为窦性，患者血压平稳，意识清楚，11 时 30 分症状消失，肌酸激酶同工酶 CK-MB 于发病后 6 小时达最高峰（0.15 小时）。冠状动脉造影证实：右冠状动脉上段 85% 狭窄，中段 78% 狭窄。患者住院治疗 22 天康复出院。

案例思考：该患者入院后出现的室速、室颤是否为再灌注性心律失常？为什么？

近年来，临床上采用冠状动脉搭桥术、溶栓疗法、心肺复苏、心导管技术、断肢再植和器官移植等方法，使许多缺血性疾病得到了有效的治疗。组织器官缺血后重新得到血流灌注，是治疗缺血性疾病的目的，但是，在临床实践和动物实验中发现，缺血组织器官恢复血流再灌注后，部分患者和动物组织器官损伤和功能障碍进一步加重，这种恢复血流后组织器官损伤反而加重的现象称为缺血-再灌注损伤（ischemia reperfusion injury）。

最早研究的是心脏缺血-再灌注损伤，随后相继发现其他组织器官如肾、肝、肺、胃肠道、脑、肢体和皮肤等都可发生再灌注损伤。在某些病理过程中，如休克、DIC、多器官功能衰竭、急性心力衰竭、呼吸衰竭、肾衰竭过程中也可发生再灌注损伤。目前认为，缺血-再灌注损伤是一个普遍的现象，研究缺血-再灌注损伤的发生、发展及发生机制，可为临床有效治疗再灌注损伤提供理论依据。

467

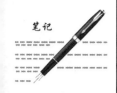

第一节　缺血-再灌注损伤的原因和诱因

凡是在组织缺血基础上的血液再灌注都可成为缺血-再灌注损伤的病因。

1. 组织器官缺血后恢复血液供应，如休克时微循环的血流恢复，冠状动脉痉挛的缓解，心脏骤停后心、脑、肺复苏等。

2. 冠状动脉搭桥术、经皮腔内冠状动脉成形术（percutaneous transluminal coronary angioplasty，PTCA）、溶栓疗法等血管再通术后，心脏外科体外循环术、器官移植术及断肢再植术后等。

并非所有缺血的组织器官在血流恢复后都会发生缺血-再灌注损伤，许多因素可以影响其发生及严重程度。而再灌注损伤是否出现及其严重程度，关键在于缺血时间的长短、侧支循环的形成与否、对氧的需求方式以及电解质浓度。缺血时间过短或过长都不易发生再灌注损伤。另外，不同的动物、不同的器官发生再灌注损伤所需的缺血时间也不一致，小动物相对短，大动物相对较长。组织器官侧支循环容易形成者，因缩短缺血时间和减轻缺血程度，不易发生再灌注损伤。对氧需求量多的组织器官，如心、脑等，容易发生再灌注损伤。已有研究表明，低压、低温（25 ℃）、低pH、低钠、低钙液灌流可使心脏等器官及组织不容易发生再灌注损伤；反之，高压、高温、高钠、高钙灌注可诱发或加重再灌注损伤。

第二节　缺血-再灌注损伤的发生机制

再灌注损伤的发生机制，目前研究认为主要与再灌注时氧自由基生成过多、细胞内钙超载、中性粒细胞浸润、无复流现象及能量代谢障碍有关。

一、自由基的作用

（一）自由基的概念

自由基（free radical）系指外层轨道上有单个不配对电子的原子、原子团和分子的总称，又称游离基。其中氧诱发产生的自由基，称为氧自由基（oxygen free radical，OFR）。活性氧（reactive oxygen species）则是指由氧形成、并在分子组成上含有氧的一类化学性质非常活泼的物质的总称。它包括氧自由基和非自由基的含氧物质，例如，单线态氧（$^1O_2$，激发态放出一个光子）和H_2O_2。

自由基的特点有：体内存在时间短（平均寿命仅1 ms），化学性质极其活泼，极易和其他物质反应形成新的自由基，呈现明显的连锁反应。氧自由基可分为3类。

1. 非脂性自由基　包括如超氧阴离子（O_2^-）、羟自由基（OH·）及单线态氧（$^1O_2$）和H_2O_2。

2. 脂性自由基　氧自由基与多聚不饱和脂肪酸作用后生成的中间代谢产物，如脂氧自由基（LO·）、脂过氧自由基（LOO·）等。

3. 一氧化氮（NO）　NO是精氨酸在一氧化氮合酶（nitric oxide synthase，NOS）的

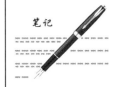

催化下产生的一种气体自由基。NO既是一种弱氧化剂，具有自由基的性质，又是一种抗氧化剂，保护机体对抗一些病理性损害。

（二）自由基的产生及清除过程

1. 体内自由基的产生，当氧在体内获得1个电子时还原生成O_2^-，获得2个电子时生成H_2O_2，获得3个电子时生成$OH\cdot$。OO_2^-是其他自由基和活性氧产生的基础。

$$O_2 \xrightarrow{e^-} O_2^- \xrightarrow{e^-+2H^+} H_2O_2 \xrightarrow{e^-+H^+} OH\cdot \xrightarrow{e^-+H^+} H_2O$$
$$\downarrow H_2O$$

O_2^-的产生途径包括5个方面。

（1）线粒体：在生理条件下，绝大多数氧通常通过细胞色素氧化酶系统接受4个电子还原成水，同时释放能量，也有1%~2%的氧接受1个电子生成O_2^-。在线粒体呼吸链中，还原型辅酶Q、黄素蛋白、细胞色素C等是产生O_2^-的部位。

（2）自然氧化：在还原型细胞色素C、血红蛋白、肌红蛋白、儿茶酚胺、甲状腺素等自然氧化过程中生成O_2。

（3）酶氧化：体内黄嘌呤氧化酶、醛氧化酶等生化过程中生成O_2^-。

（4）毒物作用于细胞：如CCl_4、除草剂百草枯等。

（5）电离辐射：常可引起共价键化合物断裂。

$OH\cdot$为O_2^-和H_2O_2相互作用的产物，特别是在Fe^{3+}的参与下，使$OH\cdot$生成加速。即O_2^-使铁还原，还原的铁再使H_2O_2还原生成$OH\cdot$。这种由铁离子催化的Haber-Weiss反应称为Fenton反应。$OH\cdot$是体内最活跃的氧自由基，对机体危害也最大。

2. 细胞内氧自由基的清除物质

（1）低分子自由基清除剂：存在于细胞脂质部分的脂溶性自由基清除剂（维生素E和维生素A等）；水溶性自由基清除剂（维生素C和谷胱甘肽等）。

（2）酶性自由基清除剂：细胞的过氧化氢酶（CAT）及过氧化物酶可清除H_2O_2。超氧化物歧化酶（SOD）可清除O_2^-。

自由基是机体正常代谢产物，参与许多生理和病理过程。其有益效应表现在某些酶反应，特别是产生电子转移、氧化还原反应的酶系中，一般都有自由基中间体的参与。某些药物的药理作用，可能是以自由基中间体作为其活性形式等。其有害效应表现在许多疾病和病理过程的发生，都与自由基的产生密切相关。如动脉粥样硬化、心脑血管疾病、中枢神经系统功能障碍、糖尿病、癌症、肌萎缩、关节炎、急性呼吸窘迫综合征、衰老、休克、氧中毒、炎症等病理过程，都与自由基产生的直接或间接损伤有关。

（三）缺血-再灌注时氧自由基生成增多的机制

1. 黄嘌呤氧化酶形成增多　缺血时，ATP减少，膜泵障碍，Ca^{2+}进入细胞，激活Ca^{2+}依赖性蛋白水解酶，使黄嘌呤脱氢酶（XD）大量转变为黄嘌呤氧化酶（XO）；同时ATP降解产物——次黄嘌呤在缺血组织堆积。再灌注时，大量分子氧随血液进入缺血组织，XO催化次黄嘌呤转变为黄嘌呤并进而催化黄嘌呤转变为尿酸的两步反应中，都以分子氧为电子接受体，从而产生大量的O_2^-和H_2O_2，后者再在金属离子参与下形成$OH\cdot$。

2. 中性粒细胞产自由基增多　吞噬细胞在吞噬过程中，其富有的NADPH氧化酶和

NADH 氧化酶可催化摄取的氧接受电子而转变为氧自由基，用以杀灭微生物及外来异物，同时伴耗氧量显著增加，这一现象称为呼吸爆发或氧爆发。

组织缺血时，激活补体和内皮细胞，产生 C3a、白三烯等趋化因子，吸引和激活中性粒细胞。再灌注时，中性粒细胞摄取大量分子氧，通过呼吸爆发产生大量自由基，导致组织损伤。

3. 线粒体产自由基增多　缺血和再灌注时，ATP 减少，Ca^{2+} 经钙泵摄入肌浆网减少，进入线粒体增多，使线粒体细胞色素氧化酶系统功能失调，进入细胞内的氧，经 4 价还原形成水减少，经单电子还原而形成的氧自由基增多。同时，Ca^{2+} 进入线粒体内，使含 Mn 的 SOD、过氧化氢酶和过氧化物酶活性下降，也导致氧自由基增多。

4. 儿茶酚胺增加　在缺血缺氧的应激刺激下，交感-肾上腺髓质系统分泌大量儿茶酚胺，后者在自身氧化生成肾上腺素的过程中产生 O_2^-。

（四）自由基的损伤作用

自由基极为活泼，可和各种细胞成分（如膜磷脂、蛋白、核酸）发生反应，导致细胞功能障碍和结构破坏。

1. 生物膜脂质过氧化增强　自由基可以使生物膜中多价不饱和脂肪酸均裂，形成脂性自由基和脂质过氧化物，使膜受体、膜蛋白酶、离子通道和膜转运系统的脂质微环境改变，导致膜结构破坏，膜的液态性和流动性减弱，通透性增强；抑制膜蛋白功能，离子泵失灵和细胞内信号传递障碍；线粒体功能受损，ATP 生成减少（图 27-1）。

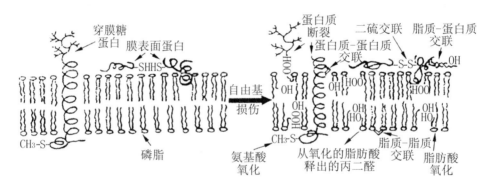

图 27-1　自由基对膜的损伤

2. 细胞内 Ca^{2+} 超载　自由基引起细胞膜通透性增强，细胞外 Ca^{2+} 内流；膜上 Na^+-K^+-ATP 酶失活，使细胞内 Na^+ 升高，Na^+-Ca^{2+} 交换增强；线粒体膜的液态性及流动性改变，导致线粒体功能障碍，ATP 生成减少，使质膜与肌浆网钙泵失灵，不能将肌浆中过多的 Ca^{2+} 泵出或摄取入肌浆网。这些因素可导致 Ca^{2+} 超载，成为细胞致死的原因。

3. DNA 断裂和染色体畸变　自由基对细胞的毒性作用主要表现为染色体畸变，核酸碱基改变或 DNA 断裂。这种作用 80% 为 OH· 所致。OH· 与脱氧核糖及碱基反应并使其结构发生改变。外面无组蛋白保护的线粒体 DNA（mtDNA），对氧化应激和线粒体膜的脂质过氧化较敏感，故易受自由基损伤，造成碱基片段丢失、碱基修饰及插入突变等。

4. 蛋白质变性和酶活性降低　自由基可引起蛋白质分子肽链断裂，修饰酶活性中心的氨基酸，使酶的巯基氧化。脂质过氧化物的产物——丙二醛是重要的交联因子，可引起胞质、膜蛋白及某些酶交联成二聚体或更大聚合物。这些可造成蛋白质（包括酶）的变性和功能丧失。如肌纤维蛋白巯基氧化，可使其对 Ca^{2+} 反应性降低，结果抑制心肌收缩力。

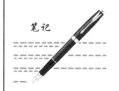

5. 诱导炎症介质产生　自由基可导致脂质过氧化和胞内游离钙增加，激活磷脂酶、线粒体及质膜上的脂加氧酶及环加氧酶，通过花生四烯酸的代谢，形成具有高度生物活性的前列腺素、血栓素、白三烯等。

二、钙超载

（一）细胞内钙稳态调节

在正常情况下，细胞内钙浓度为 $10^{-8} \sim 10^{-7}$ mol/L，细胞外钙浓度为 $10^{-3} \sim 10^{-2}$ mol/L。约44%的细胞内钙存在于胞内钙库（线粒体和内质网），细胞内游离钙浓度仅为细胞外钙浓度的0.005%。上述电化学梯度的维持，取决于生物膜对钙的不自由通透性和转运系统的调节。

1. Ca^{2+} 进入胞液的途径　Ca^{2+} 进入胞液是顺浓度梯度的被动过程。一般认为，细胞外钙跨膜进入是细胞内钙释放的触发因素，细胞内钙浓度增加主要取决于内钙释放。

（1）质膜钙通道：主要有两大类型。①电压依赖性钙通道（voltage dependent calcium channel，VDC）可分为 L 型、T 型、N 型等亚型。②受体操纵性钙通道（receptor operated calcium channel，ROC），也称配体门控性钙通道（ligand gated calcium channel，LGC），此类受体由多个亚基组成，当其与激动剂结合后，通道便开放。

（2）胞内钙库释放通道：钙库钙释放通道（calcium release channel）属于受体操纵性钙通道，包括三磷酸肌醇操纵的钙通道（IP₃ 受体通道）等。

2. Ca^{2+} 离开胞液的途径　Ca^{2+} 离开胞液是逆浓度梯度、耗能的主动过程。

（1）钙泵的作用：钙泵即 $Ca^{2+}-Mg^{2+}-ATP$ 酶，它存在于质膜、内质网膜和线粒体膜上。当 $[Ca^{2+}]_i$ 升高到一定程度，该酶被激活，水解 ATP 供能，将 Ca^{2+} 泵出细胞或泵入内质网及线粒体，使细胞内 Ca^{2+} 浓度下降。

（2）Na^+-Ca^{2+} 交换：$Na^{2+}-Ca^{2+}$ 交换蛋白是一种跨膜蛋白，其以双向转运方式，通过一种产电性电流（以 3 个 Na^+ 交换 1 个 Ca^{2+}），参与细胞内钙稳态的维持。Na^+-Ca^{2+} 交换主要受跨膜 Na^+ 梯度调节。在生理条件下，Na^+ 顺着电化学梯度进入细胞，而 Ca^{2+} 则逆着电化学梯度移出细胞。

（3）$Ca^{2+}-H^+$ 交换：$[Ca^{2+}]_i$ 升高时，Ca^{2+} 被线粒体摄取，H^+ 则被排至胞液，线粒体通过此方式发挥缓冲作用。

（二）钙超载的概念和再灌注时细胞内钙超载的机制

各种原因引起的细胞内钙含量异常增多，并导致细胞结构损伤和功能代谢障碍的现象，称为钙超载（calcium overload）。再灌注时细胞内钙超载的发生机制如下。

1. Na^+-Ca^{2+} 交换异常　组织缺血、缺氧时，ATP 生成减少，钠泵失灵，细胞内 Na^+ 浓度升高，同时细胞内酸中毒。再灌注时，恢复能量供应和细胞外 pH，细胞内外 pH 梯度差激活 Na^+-H^+ 交换，使细胞内 Na^+ 进一步增多，这促进 Na^+-Ca^{2+} 交换蛋白活性，细胞外 Ca^{2+} 大量内流。这是细胞内钙超载的主要机制。

2. 细胞膜通透性增高　①细胞外板与糖被膜表面由 Ca^{2+} 相连，缺血或无钙液灌流使两者分离。②再灌注时，H^+-Na^+ 交换增强，细胞内钙增加，激活磷脂酶，使膜磷脂降解。③细胞内游离钙浓度增加，引起微管和微丝收缩，导致心肌细胞之间的紧密连接（闰盘）破坏。④再灌注时，细胞膜脂质过氧化增强而使组织结构被破坏。上述机制可

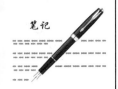

导致细胞膜通透性增高。再灌注时，Ca^{2+} 顺着化学梯度大量内流，导致细胞内钙超载。

3. 线粒体功能障碍　缺血-再灌注时产生大量氧自由基，可使线粒体膜流动性降低，氧化磷酸化障碍，ATP 生成减少，使质膜和肌浆网膜的钙泵功能失灵，不能排出和摄取细胞质中过多的钙，从而致使胞质内游离钙增加。

4. 儿茶酚胺增多　缺血时，内源性儿茶酚胺释放增加，心肌 α 和 β 受体的密度也增加：① $α_1$ 肾上腺素能受体激活 G 蛋白-磷脂酶 C（PLC）介导的细胞传导通路，促进磷脂酰肌醇分解，生成三磷酸肌醇（IP_3）和甘油三酯（DG），IP_3 可促使肌浆网释放 Ca^{2+}，而 DG 激活蛋白激酶 C（PKC），刺激 H^+-Na^+ 交换，进而引起 Na^+-Ca^{2+} 交换，使细胞内钙超负荷。②使 β 受体兴奋，通过受体依赖性钙通道和电压依赖性 L 型钙通道，引起 Ca^{2+} 内流增加。

（三）钙超载引起缺血-再灌注损伤的机制

1. 线粒体功能障碍　再灌注时细胞内 Ca^{2+} 增加，线粒体在摄取 Ca^{2+} 的过程中消耗大量 ATP，同时进入线粒体的 Ca^{2+} 与磷酸根形成磷酸钙沉积，干扰线粒体的氧化磷酸化，使 ATP 生成减少。

2. 激活钙依赖性降解酶　细胞内游离钙增加使 Ca^{2+} 与钙调蛋白（CaM）结合增多，进而激活多种钙依赖性降解酶（degradative enzyme）。其中，磷脂酶（phospholipase）导致细胞膜及细胞器膜受损，产生的膜磷脂降解产物花生四烯酸和溶血卵磷脂等可加重细胞功能紊乱；蛋白酶（protease）、核酸内切酶（endonuclease）的活化，可引起细胞骨架和核酸的分解。

3. 促进氧自由基生成　钙超负荷使钙敏感蛋白水解酶活性增高，可促使黄嘌呤脱氢酶转变为黄嘌呤氧化酶，使自由基生成增加。另外，钙依赖性磷脂酶 A_2 的激活，使花生四烯酸（AA）生成增加，通过环加氧酶和脂加氧酶作用产生大量的 H_2O_2 和 OH·。

4. 引起心律失常　再灌注时，通过 Na^+-Ca^{2+} 交换形成一过性内向离子流，在心肌动作电位后形成短暂除极；持续 Ca^{2+} 内流，可形成动作电位的"第二平台期"而引发早期后除极或延迟后除极等机制，引起心律失常。

5. 肌原纤维挛缩和细胞骨架破坏　再灌注时，重新获得能量并排出抑制心肌收缩的 H^+，加之细胞内游离钙增加，可使肌原纤维挛缩、断裂，超微结构出现收缩带，生物膜机械损伤，细胞骨架破坏。

三、白细胞的作用

（一）缺血-再灌注损伤时白细胞增多的机制

1. 趋化因子生成增多　①再灌注损伤时，细胞膜磷脂降解，花生四烯酸代谢产物增多，其中白三烯、PGE_2、血小板活化因子（PAF）及补体和激肽等具有很强的白细胞趋化作用。②白细胞本身释放许多具有趋化作用的炎症介质（如 LTB_4），这些趋化因子可吸引大量白细胞进入缺血组织。

2. 细胞黏附分子生成增多　黏附分子（adhesion molecule）是指由细胞合成的、可促进细胞与细胞之间、细胞与细胞外基质之间黏附的一大类分子的总称，如整合素、选择素、细胞间黏附分子、血管细胞黏附分子及血小板内皮细胞黏附分子等，在维持细胞结构完整和细胞信号传导中起重要作用。

正常情况下，血管内皮细胞和血液中流动的中性粒细胞互相排斥，是保证微循环灌流的重要条件。缺血-再灌注诱导血管内皮细胞和白细胞表达和分泌的整合素、选择素等细胞黏附分子增多，导致局部白细胞数量增多。

（二）白细胞介导缺血-再灌注损伤的机制

1. 机械阻塞作用　由于白细胞体积大而僵硬，变形能力弱，与血管内皮细胞黏附后，极易滚动、嵌顿和堵塞毛细血管，促进形成无复流现象，加重组织缺血缺氧。

2. 炎症反应失控　白细胞（如多形核白细胞、巨噬细胞、单核细胞）的激活，释放大量促炎的细胞因子，如 TNF-α、IL-1、IL-8；脂质炎症介质，如白三烯（LTs）、凝血噁烷 A_2（TXA_2）、血小板活化因子（PAF）等；氧自由基，如 O_2^-、$OH\cdot$ 等；溶酶体酶，如蛋白酶、胶原酶、弹性蛋白酶等，均可导致血管通透性增加和组织损伤。

四、无复流现象

无复流现象是指解除缺血原因并没有使缺血区得到充分血流灌注的反常现象。这种现象首先是在犬的实验中发现，可见于心、脑、肾、骨骼肌等缺血再灌注时。这种再灌注损伤，实际上是缺血的延续和叠加。

心肌无复流现象的发生机制有以下几方面。

（一）心肌细胞肿胀

心肌缺血时，ATP 降解产物（腺苷、肌苷、次黄嘌呤和黄嘌呤）生成增多，引起细胞内渗透压升高；细胞膜 Na^+-K^+ 泵功能障碍，细胞内水钠潴留；再灌注时自由基生成增加，可引起细胞膜损伤。这些因素均会导致缺血区心肌细胞发生肿胀，从而压迫微血管。

（二）血管内皮细胞肿胀

缺血及再灌注时也可发生血管内皮细胞肿胀，其向管腔伸出突起，造成管腔狭窄和血流受阻。其发生机制是：①细胞内渗透压升高。②细胞内水钠潴留。③细胞膜损伤。

（三）微血管通透性增高

自由基损伤和白细胞黏附释放的炎症介质，可导致微血管通透性增高，使细胞间质水肿，压迫微血管。

（四）心肌细胞挛缩

缺血-再灌注所致的心肌细胞挛缩形成的收缩带，可压迫微血管。

（五）微血管痉挛和堵塞

缺血-再灌注时，由于交感神经兴奋，肾素-血管紧张素系统和内皮细胞、白细胞和血小板激活所产生的儿茶酚胺、血管紧张素、内皮素（endothelin，ET）、白三烯、TXA_2 等物质，均有收缩血管的作用。ET-1 是已知最强的内源性血管收缩剂，且能激活中性粒细胞和磷脂酶 C 活性，与血管紧张素 II 有协同作用。

微血管痉挛和堵塞与前列环素（PGI_2）和凝血噁烷 A_2（TXA_2）之间的平衡失调密切相关。PGI_2 主要由血管内皮生成，具有扩血管和抑制血小板聚集的作用。TXA_2 主要由血小板生成，作用则恰恰相反。缺血-再灌注时，血管内皮细胞受损，导致 PGI_2 生成减少，同时激活血小板，使 TXA_2 释放增多，导致血管强烈收缩和血小板聚集，促使血栓

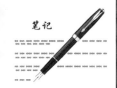

形成和血管堵塞。白细胞嵌顿是微血管血流阻塞的主要原因。

五、能量代谢障碍

（一）氧化磷酸化脱耦联

生物体 ATP 90%来自线粒体的氧化磷酸化。再灌注时，线粒体出现应激反应，表现为耗氧量、呼吸控制率、质子 ATP 酶水解活性均先升高后下降。自由基产生增加，更加剧了氧化磷酸化功能障碍。

（二）高能磷酸化合物缺乏

缺血 15 分钟时 ATP 可减少 60%，总腺苷酸减少 50%，当 ADP 明显升高时，再灌注 20 分钟，ATP 可明显回升，但只接近正常的一半。

再灌注时高能磷酸化合物减少的发生机制：①线粒体膜富含磷脂，易受自由基损伤而发生膜脂质过氧化，使线粒体功能出现障碍，对氧的利用能力下降。②ATP 合成的前身物质（腺苷、肌苷、次黄嘌呤等）在再灌注时被冲洗出去，使心肌失去再合成高能磷酸化合物的物质基础。

一般认为，能量代谢障碍是缺血-再灌注损伤的始发环节。自由基生成增多和细胞内钙超载，两者可互为因果，是缺血-再灌注损伤发生的主要机制，并能参与多器官功能衰竭的发生。

第三节　重要脏器在缺血-再灌注损伤时的功能、代谢与形态的变化

一、心脏的缺血-再灌注损伤

（一）心电活动的变化

心律失常在心肌缺血-再灌注过程中的发生率较高，且以室性心律失常多见。这是由于缺血心肌与正常心肌之间传导性及不应期的差异，导致兴奋折返；这也与 α 受体对儿茶酚胺反应性增强、自律性升高及纤颤阈值降低有关；大量 K^+ 外逸、代谢产物蓄积及氧自由基攻击导致的膜脂质过氧化，也是再灌注后心律失常发生的原因。

（二）心功能的变化

短期缺血-再灌注心功能可得到恢复。若阻断冠状动脉 1 小时后再灌注，血液动力学常进一步恶化，静止张力（心肌在静息状态下受前负荷作用而被拉长时产生的张力）逐渐升高，而发展张力（心肌收缩时产生的主动张力）逐步下降，反映心肌收缩性和舒张性的指标进一步降低。目前，临床运用超声心动技术，结合彩色多普勒超声，可直接观察到患者心肌再灌注对收缩功能的这种影响。

（三）心肌代谢的变化

心肌代谢障碍的程度与缺血时间的长短成正比。短时间的心肌缺血后再灌注，可使

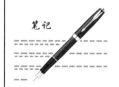

心肌内 ATP/ADP 的比值进一步降低，使 ATP 和 CP 含量迅速下降，引起氧化磷酸化障碍，使线粒体不再对 ADP 反应。腺苷酸进一步降解为核苷类及碱基，这些非磷酸化嘌呤可进入血管。由于再灌注时血流的冲洗，使核苷类物质明显下降，心肌中合成高能磷酸化合物的原料减少。

（四）心肌超微结构的变化

缺血-再灌注时超微结构的变化与单纯心肌缺血时性质基本相同，但前者的改变程度较严重。缺血-再灌注可出现暴发性心肌细胞水肿；线粒体肿胀、破坏、酶和蛋白质漏出；肌原纤维结构破坏，可见严重的收缩带，出现肌丝断裂、溶解。再灌注还可造成心肌梗死，使坏死组织内有明显的出血。

再灌注也可使毛细血管内皮细胞肿胀加重，胞质形成突起物并伸向管腔，内质网扩张成大小不一的空泡，从而引起管腔变窄，甚至阻塞，同时血小板、白细胞发生聚集与阻塞。上述变化使心肌恢复灌流后，仍可使部分心肌得不到血液供应，而出现无复流现象。以上这些改变更易发生在心内膜，并容易造成不可逆性损伤。

二、脑缺血-再灌注损伤

（一）代谢的变化

脑缺血时的代谢变化如下。①能量代谢障碍：短时间的脑缺血就可导致脑细胞中 ATP、CP 的减少，恢复血流后 15 分钟 cAMP 进一步增加，cGMP 则随之降低，脑组织中富含磷脂，缺血后游离脂肪酸明显增加，再灌注后增加更为显著，这是由于 cAMP 激活磷脂酶，使膜磷脂不断降解的结果。②细胞内酸中毒。③细胞内钙超载。④铁依赖性脂质过氧化反应增强，脑组织的 Fe^{2+} 含量较高，缺血再灌注后，Fe^{2+} 从铁池中释放出并直接引起脂质过氧化反应，使脂质过氧化物增多。脂质自由基半衰期长，常导致迟发性神经元损伤，加入铁螯合剂后，可减轻这种迟发性损伤。

（二）脑功能的变化

脑缺血-再灌注也可造成脑功能的严重受损。动物实验中使猕猴大脑缺血 1 分钟，其脑电图可呈低幅波，并迅速由此转变为等电位。脑缺血后 15 分钟再灌注，脑电活动并不恢复到原来水平，往往表现为持续低幅慢波。由于神经中枢的受损，可造成呼吸停止后相继心脏停搏的严重后果。

（三）超微结构的变化

脑缺血超过 30 分钟再灌注，线粒体高度肿胀，伴有钙积聚，并可见线粒体嵴断裂，核染色质凝集，内质网高度肿胀，细胞结构明显被破坏，出现星形细胞肿胀，Nissl 小体完整性被破坏，胶质细胞、血管内皮细胞肿胀，周围间隙增大并伴有淡红色水肿液，白质纤维间隙疏松（通透性增加），有膜损伤，有的血管内有微栓、髓鞘分层变性，呈现不可逆损伤。

三、肺缺血-再灌注损伤

肺再灌注损伤可引起肺水肿和肺出血，常发生在肺栓塞摘除术后，心肺旁路移植术、肺移植术、休克、下肢和躯干缺血后再灌注也常导致呼吸衰竭。近年来的研究认为，成人呼吸窘迫综合征的发生也有肺再灌注损伤的机制参与。这些因素均可引起肺的缺血-再

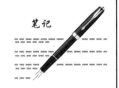

灌注而导致肺损伤，肺损伤后，其代谢、功能和形态改变与心、脑再灌注损伤相似。

（一）对代谢的影响

实验表明，脑缺血-再灌注后 ATP 比缺血期进一步减少，可降至正常水平的 55%，ATP/ADP 比值降低，糖原含量稍有恢复，但乳酸含量比正常水平高 29.2%，ATP 水平降低。这说明脑缺血-再灌注可造成能量物质减少，细胞酸中毒和 ATP 合成减少。

（二）对肺功能的影响

肺缺血后再灌注可造成肺动脉高压，非心源性肺水肿，经肺淋巴瘘试验证明的淋巴回流增加，淋巴液内蛋白含量先低后高，低氧血症，肺顺应性降低，肺分流率增加，从而造成患者出现急性呼吸衰竭，持续性呼吸困难。

（三）形态改变

再灌注损伤时，在肺泡腔内有富含蛋白的液体，以及透明膜及白细胞、巨噬细胞和其他组织碎片，并存在局灶性出血区。电子显微镜下可见线粒体肿胀，嵴消失，内质网扩张，Ⅱ型细胞的板层体消失，以及内皮细胞和基底膜肿胀，Ⅰ型上皮细胞肿胀，有严重的不可逆性细胞损伤。

四、其他器官缺血-再灌注损伤

肠缺血后再灌注损伤时，肠管毛细血管壁通透性升高，肠黏膜损伤，病理表现为广泛的上皮与绒毛分离，上皮细胞坏死，固有层破坏、出血及溃疡形成等，以及肠道消化吸收功能严重障碍。肾缺血-再灌注时，血清肌酐明显上升，肾组织损伤较单纯缺血更为严重，线粒体出现高度肿胀、变形，排列紊乱，甚至发生崩解、空泡形成等。

此外，骨骼肌、皮肤等也可发生缺血-再灌注损伤。

第四节　缺血-再灌注损伤的防治原则

缺血-再灌注损伤是导致局部器官或全身损害的病理过程，可严重威胁患者生命。但缺血组织一定要再灌注才能恢复器官功能。所以缺血-再灌注损伤的防治原则是尽量避免再灌注损伤的发生或减轻再灌注损伤的程度。根据再灌注损伤的发生机制，值得临床上参考的防治措施有以下几方面。

一、尽早恢复血流

所有脏器能耐受一定的缺血时间，在这一段时间内恢复血液灌注，脏器功能可望恢复；如不能及时再灌注，则进入不可逆损伤期。在一定的时间内，再灌注损伤与缺血时间成正比。因此，在可逆性损伤期，应尽早恢复血流，可使其缺血性损伤和再灌注损伤较轻，功能恢复也更快、更完全。

二、采用低压、低流、低温再灌注

低压、低流的意义在于使再灌注氧的供应不至于突然增加而引起大量的自由基形成；低温则使缺血器官代谢降低，对氧的需求减少，使代谢产物聚集减少。临床上肾移植、

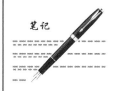

体外循环患者采用该措施已取得了减轻损伤的效果。

三、清除自由基

（一）低分子自由基清除剂

1. 细胞脂质部分的自由基清除剂，如维生素 E、维生素 A 等。

2. 细胞内、外水相中的自由基清除剂，如半胱氨酸、抗坏血酸和谷胱甘肽等。

（二）酶性清除剂

SOD 歧化 O_2^- 生成 H_2O_2，细胞内的过氧化氢酶（CAT）、过氧化物酶可清除 H_2O_2。

（三）其他

二甲基亚砜能清除 OH·。中草药丹参等也具有清除自由基的作用。

四、防治 Ca^{2+} 超负荷

钙通道阻滞剂在缺血前给药或再灌注前给药，都能减轻再灌注时细胞内钙超负荷和维持细胞的钙稳态，同时减轻再灌注后心律失常，缩小梗死面积，保护心功能及减轻脑和其他器官再灌注损伤。内源性保护剂（如金属硫蛋白、牛磺酸、消旋山莨菪碱等）均有抑制 Na^+-Ca^{2+} 交换的作用，可抑制或减轻细胞内钙超载。高钾溶液通过保护 Na^+-K^+-ATP 酶活性，减轻钠超载，从而减轻钙超载。

五、拮抗白细胞的作用

用清除白细胞的血液再灌注，或清除周围血液中的中性粒细胞，均可使再灌注心律失常的发生率明显降低和有防止血小板沉积的作用，减轻无复流现象造成的损伤。采用羟基脲减少白细胞数量或用药物抑制花生四烯酸代谢，以减轻白细胞在心肌的浸润，均能减少实验中发生心肌梗死的面积。

六、补充能量及促进能量合成

缺血组织有氧代谢障碍，糖酵解增强，故补充作用底物（如葡萄糖和磷酸己糖）有保护缺血组织的作用。外源性 ATP 使细胞膜蛋白磷酸化，有利于膜功能恢复，并可穿过细胞膜进入细胞直接供能。氢醌能促进电子传递，细胞色素 C 能增加线粒体的 ADP 磷酸化，两者对保护缺血时线粒体功能均有帮助，并能延长缺血组织的可逆性改变的时间。加入磷酸肌酸后，L-谷氨酸也可防治再灌注损伤。

七、其他药物

比如使用糖皮质激素能稳定细胞膜，纠正酸中毒等。再如使用腺苷扩张小动脉，能减弱白细胞与内皮细胞相互作用，抑制血小板聚集及血栓素释放，改变细胞内核苷和钙离子浓度，并能从多方面对抗缺血-再灌注损伤。

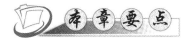 本章要点

1. 概念　是指恢复血流后组织器官损伤反而加重的现象。

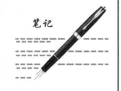

2. 原因　包括血管再通术后、心脏外科体外循环术、器官移植术、断肢再植术、休克时微循环的血流恢复等。

3. 影响因素　①缺血时间的长短。②侧支循环的建立情况。③组织需氧程度。

4. 发生机制

（1）自由基的作用。

1）自由基的概念和类型：在外层电子轨道上含有单个未配对电子的原子、原子团和分子的总称，包括氧自由基、脂性自由基、氯自由基、一氧化氮等。

2）氧自由基增多的机制：包括黄嘌呤氧化酶增多、中性粒细胞产自由基增多、线粒体产自由基增多及儿茶酚胺氧化等。

3）自由基损伤的机制：包括生物膜脂质过氧化、蛋白质功能抑制、核酸和染色体损伤等。

（2）钙超载：①概念，是指各种原因引起细胞内钙含量异常增多，并导致细胞结构损伤和功能代谢障碍的现象；②钙超载的机制，包括 Na^+-Ca^{2+} 交换异常，细胞膜通透性增高，线粒体功能障碍及儿茶酚胺增多；③钙超载引起再灌注损伤的机制，包括线粒体功能障碍、激活钙依赖性降解酶、促进氧自由基生成、引起心律失常及肌原纤维挛缩和细胞骨架破坏。

（3）白细胞的作用：①增多的机制，包括趋化因子生成增多、细胞黏附分子生成增多；②损伤机制，包括机械阻塞作用和炎症反应失控。

（4）无复流现象：①概念，是指解除缺血原因并没有使缺血区得到充分血流灌注的反常现象；②发生机制，包括心肌细胞肿胀、血管内皮细胞肿胀、微血管通透性增高、心肌细胞挛缩、微血管痉挛和堵塞。

（5）再灌注时高能磷酸化合物减少的发生机制：①线粒体功能障碍；②ATP合成的前身物质在再灌注时被冲洗。

5. 功能、代谢及形态变化

（1）心脏的再灌注损伤：①心律失常；②心肌收缩力降低；③心肌代谢障碍；④心肌超微结构破坏。

（2）脑再灌注损伤：①脑能量代谢障碍；②脑水肿及脑细胞坏死。

（3）肺再灌注损伤：可发生肺水肿、肺出血及呼吸窘迫综合征。

（4）肠再灌注损伤：可引起溃疡及出血，消化吸收功能严重障碍。

（5）肾再灌注损伤：引起肾功能严重障碍，线粒体肿胀、变形乃至发生崩解，血肌酐可升高。

6. 防治原则　①尽早恢复血流；②低压、低流、低温再灌注；③清除自由基；④防治钙超载；⑤补充能量；⑥给糖皮质激素。

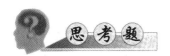

1. 何谓缺血-再灌注损伤？

2. 缺血-再灌注损伤的发生机制有哪些？

3. 再灌注时患者的护理应注意些什么？

（陈　洁）

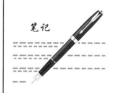

第二十八章 细胞凋亡与疾病

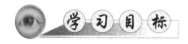

1. 掌握细胞凋亡的概念，凋亡时细胞的主要变化及其与坏死的区别，细胞凋亡的发生机制。
2. 能够运用细胞凋亡与疾病的基本理论知识分析和解决临床护理中的实际问题。
3. 学会帮助患者正确认识细胞凋亡与常见疾病的关系，并进行健康宣教。

第一节 概 述

细胞死亡有两种模式：细胞坏死（necrosis）和细胞凋亡（apoptosis）。细胞坏死一般是由剧烈的损伤因素（如严重缺血、缺氧、高热、生物毒素等）引起的细胞急剧死亡，其过程首先是细胞的膜结构通透性增加，常伴有局部炎症反应；细胞凋亡是由体内、外因素触发细胞内预存的死亡程序导致的细胞死亡过程，此过程受细胞内特定基因的调控，又称程序性细胞死亡（programmed cell death，PCD），其发生时细胞的膜结构保持完整，局部常无炎症反应。细胞凋亡与坏死无论从形态上，还是生化过程等各方面都存在着显著的差别（表28-1），其在死亡过程中也存在明显的不同（图28-1）。

表 28-1 细胞凋亡与坏死的比较

项目	细胞凋亡	坏死
诱发因素	生理性或病理性	病理性
形态特征	细胞的膜结构相对完整,细胞皱缩、核固缩、着边,凋亡小体形成	细胞的膜结构受损,细胞肿胀、溶解、无凋亡小体形成
生化特征	主动过程,有新蛋白质合成、耗能	被动过程,无新蛋白质合成,不耗能
DNA 裂解	在核小体间区裂解,电泳时呈"梯子"状带纹	随机裂解,电泳时呈弥散片状
炎症反应	溶酶体膜相对完整,局部无炎症反应	溶酶体破裂,局部有炎症反应
基因调控	高度调控	不受调控

细胞凋亡为维持人体正常生理过程和功能所必需，具有重要的生物学意义，主要表现在以下几方面。

1. 确保多细胞有机体的正常生长、发育 机体的生长、发育过程不仅与细胞的增殖、分化密切相关，同时凋亡在器官、组织的形成、成熟过程中也发挥着重要作用，通过细胞凋亡过程可以清除多余的、失去功能的细胞，如人胚胎肢芽发育过程中指（趾）

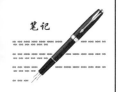
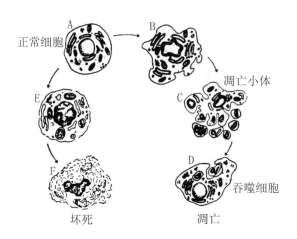

图 28-1　细胞凋亡与坏死过程的比较

A. 正常细胞；B~D. 凋亡细胞（B 细胞凋亡的起始，染色质固缩、
分离并沿核膜分布，细胞质也可发生固缩；C 为凋亡中的细胞，细胞膜
反折包围细胞碎片，形成芽状突起，以后逐渐分隔，形成凋亡小体；
D 为凋亡小体被邻近细胞吞噬）；E~F. 坏死细胞（E 为坏死的早期阶
段，染色体形成串状片段，细胞器膨胀，线粒体基质呈絮状；F 为坏死
的最后阶段，细胞膜破裂，细胞解体，内容物散逸）。

间组织的消除形成指（趾）间隙，蝌蚪向青蛙发育过程中尾巴的消失等。

2. 清除有害细胞，维持内环境稳定　以细胞凋亡的形式清除机体内受损、突变和衰老的细胞，防止肿瘤的发生；清除针对自身抗原的 T 淋巴细胞，维持免疫系统功能的稳定。

3. 防御功能　当机体受到病毒感染时，机体会通过一些机制促进受感染细胞的凋亡，以阻止病毒复制，防止感染扩散。

第二节　细胞凋亡的发生机制

一、凋亡时细胞的主要变化

细胞在凋亡过程中的主要变化有两方面：形态学变化和生物化学改变。

（一）细胞凋亡的形态学变化

凋亡细胞在形态学上主要表现为：细胞表面的微绒毛消失，细胞皱缩、变小，与周围细胞脱离；胞质浓缩、酸化，内质网不断扩张并与胞膜融合，形成膜表面的芽状突起，称为出芽（budding）；细胞核固缩，染色质凝聚成块，呈新月形或环形分布在核膜边缘，即染色质边集（margination），继而核裂解为碎片，形成被膜包裹的凋亡小体（apoptosis body），这是凋亡细胞特征性的形态学变化。显微镜下典型的凋亡小体由透亮空泡和不透光的浓密的核碎片两部分组成；凋亡小体形成后即由周围具有吞噬能力的细胞清除，整个凋亡过程中没有细胞内容物的外漏，因而不伴有局部炎症反应。

（二）细胞凋亡的生物化学改变

细胞在凋亡过程中可出现多种生物化学改变，如细胞内 Ca^{2+} 的堆积、再分布，各种

酶类的激活，DNA 的片段化、蛋白质的降解，细胞表面糖链、植物血凝素增加等，但以酶激活、DNA 片段化、蛋白质降解尤为重要。

1. 内源性核酸内切酶及其作用　参与细胞凋亡的核酸内切酶大致有 3 类。①DNase Ⅰ 家族：其活性依赖于 Ca^{2+}/Mg^{2+}，而 Zn^{2+} 抑制其活性。②DNase Ⅱ 家族：其活性不依赖 Ca^{2+}、Mg^{2+}，Zn^{2+} 也不能抑制其活性，而在酸性条件下具有最大的活性。③caspase 依赖性的核酸内切酶（caspase activated DNase，CAD）。在正常细胞中，它们均以非活性状态存在。当各种凋亡诱导因素作用于细胞时，通过一系列过程最终激活内源性核酸内切酶，核酸内切酶激活后，就会在染色体的核小体间区切开 DNA 链，形成寡聚核小体，因此在琼脂糖凝胶电泳上，显示核小体大小（180~200 bp）或其整倍数的 DNA 条带，即"梯子（ladder）状带纹"，这是判断细胞发生凋亡的客观指标之一。因此，细胞染色质的降解、DNA 片段化是细胞凋亡的重要标志之一。

2. 凋亡蛋白酶（caspase）及其作用　凋亡蛋白酶是一组对底物天冬氨酸有特异水解作用，其活性中心富含半胱氨酸的蛋白酶，即半胱氨酸–天冬氨酸特异性蛋白酶（cysteine containing aspartate specific protease，caspase）。迄今已发现该酶家族成员至少有 14 个，依次命名为 easpase 1-caspase14，它们具有相似的氨基酸序列、二级结构和底物特异性，具有自催化和相互激活的能力。在正常细胞中，以无活性的酶原形式存在。根据其结构和在细胞凋亡过程中的作用，可分为两类：①启动子 caspase（如 caspase-2、8、9、10 等），它们含有死亡效应域（death effector domain，DED），发挥启动级联反应的作用。②效应子 caspase（如 caspase-3、6、7 等），它们水解与细胞解体相关的结构蛋白和功能蛋白［如核层蛋白、ADP-核糖聚合酶（PARP）、caspase 依赖性核酸内切酶等］，最终导致细胞骨架破坏、DNA 降解而引起细胞凋亡。

二、细胞凋亡的基本过程

从凋亡诱导因素作用于细胞到细胞凋亡的完成大致经历以下 4 个阶段。

（一）凋亡信号诱导

凋亡诱导因素通过各种受体作用于细胞后，细胞产生一系列复杂的生化反应，形成与细胞凋亡相关的第二信使（如 Ca^{2+}、cAMP、神经酰胺等），然后通过胞内的信号转导途径启动后续的凋亡程序。

（二）凋亡基因激活

调控凋亡的基因接收到死亡信号后按预定程序合成执行凋亡所需的各种酶类和相关物质。

（三）细胞凋亡的执行

细胞凋亡的主要执行者是核酸内切酶（DNase）和凋亡蛋白酶（caspase），前者破坏细胞生命活动所必需的全部指令的蕴含者 DNA，后者导致细胞结构的全面解体。

（四）凋亡细胞的清除

已凋亡的细胞被周围的吞噬细胞或固有的组织细胞识别、吞噬和降解，这是一主动过程。

上述全过程根据凋亡诱导因素的不同和细胞类型的差异而历时数分钟至数小时。

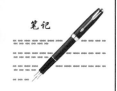

三、细胞凋亡的信号转导

（一）细胞凋亡的诱导因素

有许多因素可以诱导细胞发生凋亡，常见的凋亡诱导因素有以下几类。

1. 理化因素射线、高温、抗癌药、活性氧等。

2. 激素和细胞因子失衡　生理水平的激素（如促肾上腺皮质激素、睾酮、雌激素等）和细胞因子（如神经生长因子、白细胞介素-1 等）是维持其靶细胞正常存活不可缺少的因素，一旦缺乏，相应的靶细胞便会发生凋亡，如当腺垂体被摘除或功能低下时，肾上腺皮质细胞失去促肾上腺皮质激素（ACTH）的刺激，可发生凋亡，引起肾上腺皮质的萎缩；相反，某些激素的过量也可导致细胞凋亡，如强烈刺激引起的淋巴细胞数量减少，主要是由于大量糖皮质激素分泌，诱导淋巴细胞凋亡的结果。另外，一些细胞因子也可直接诱导细胞凋亡，如肿瘤坏死因子（TNF-α）、转化生长因子 β（TGF-β）等。

3. 免疫因素　免疫细胞在生长、分化及执行防御、自稳、监视功能中其免疫分子参与了免疫细胞或其靶细胞的凋亡过程，如细胞毒 T 淋巴细胞（CTL）可分泌粒酶（granzyme），引起靶细胞凋亡。

4. 微生物因素　细菌、病毒等致病微生物及其毒素可诱导细胞凋亡。例如 HIV 感染时，有大量 CD4$^+$T 淋巴细胞凋亡。

另外，细胞的缺血、缺氧、营养耗尽等也可诱发细胞凋亡。

（二）细胞凋亡的信号转导

细胞凋亡的诱导因素多种多样，它们是如何触发凋亡的信号转导？信号转导路径又是如何？目前还不清楚。现在对细胞凋亡信号转导途径研究比较多的有以下几类。

1. 死亡因子及其受体介导的信号转导　肿瘤坏死因子（TNF-α）、Fas 配体（FasL 或 CD95L）、TNF-α 相关凋亡诱导性配体（TRAIL 或 Apo2L）和 Apo3L 能诱导细胞凋亡，称为死亡因子（death factor），介导它们诱导凋亡作用的受体称为死亡受体（death receptor，DR），死亡受体属于 I 型膜蛋白，其胞内部分有一约 80 个氨基酸残基构成的死亡功能域（death domain，DD），死亡因子与死亡受体结合后，诱导死亡受体三聚化，然后再通过也具有死亡功能域的连接分子与 caspase-8 或 caspase-2 相作用，并使后者激活，而启动 caspase 家族酶的级联反应诱导细胞凋亡。

2. 神经酰胺介导的细胞凋亡　神经酰胺（ceranfide，CM）参与多种细胞功能，如细胞增殖、分化和凋亡等。许多凋亡诱导因素［如 TNF-α、CD28、Fas、离子辐射、抗癌药（如长春新碱）等］均能激活细胞膜上的酸性鞘磷脂酶，引起细胞膜上的神经鞘磷脂水解产生神经酰胺（CM），从而诱导细胞凋亡。神经酰胺介导细胞凋亡的机制尚未明了，可能与其直接激活 caspase-3 和致线粒体损伤有关。

3. 由线粒体损伤介导的细胞凋亡　活性氧（ROS）所致的氧化应激、细胞内 Ca^{2+} 超载、毒素、缺血及缺氧等诱发的细胞凋亡主要是由于导致了线粒体损伤而触发的。线粒体损伤包括线粒体膜电位降低、线粒体膜通透性（Pr）改变并释放凋亡诱导因子（AIF）、细胞色素 C（Cyt-C）、caspase-3 及活性氧等。AIF 可能通过激活核酸内切酶和蛋白酶而导致细胞凋亡。Cyt-C 通过凋亡蛋白酶激活因子（Apaf-1）激活 caspase-9 而致 caspase 家族酶的级联反应导致细胞凋亡。活性氧的释放进一步损伤线粒体形成恶性循环。

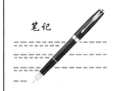

4. 钙稳态失衡介导的细胞凋亡 钙离子作为第二信使参与了多种细胞凋亡过程。细胞凋亡时，胞质 Ca^{2+} 浓度显著升高。胞质 Ca^{2+} 浓度升高致细胞凋亡的机制可能为：①激活 Ca^{2+}/Mg^{2+} 依赖性核酸内切酶，降解 DNA。②在 ATP 配合下使 DNA 链舒展，暴露出核小体间区的酶切位点，利于核酸内切酶切割 DNA。③激活谷氨酰胺转移酶，促进凋亡小体形成。④激活核转录因子（NF-κB），加速细胞凋亡相关基因的转录。

四、细胞凋亡调控基因

细胞凋亡同细胞增殖一样也是细胞内基因表达的结果，目前已经发现了多种参与细胞凋亡发生和调控的基因，参与细胞凋亡发生的基因如核酸内切酶基因、caspase 基因、C-myc 基因等，而参与细胞凋亡调控的基因主要有 3 类：①促进细胞凋亡的基因，如野生型 p53、Fas、Bax 基因等。②抑制细胞凋亡的基因，如 bcl-2、突变型 p53。③双向调节基因：C-myc、bcl-x 等。

（一）p53 基因

野生型 p53 基因（Wtp53）是一种抑癌基因，具有抑制细胞增殖、促进细胞凋亡的作用，其编码产物 p53 蛋白是一种 DNA 结合蛋白，该蛋白在细胞周期的 G1 期发挥检查点（check point）的功能，负责检查染色体 DNA 是否有损伤，一旦发现 DNA 有缺陷，就刺激 P21Waf-1（表达产物为一种细胞周期蛋白依赖性激酶抑制蛋白）表达，使细胞阻滞于 G1 期，并启动 DNA 修复机制，如果 DNA 修复失败，则启动细胞凋亡机制，使携带有错误遗传信息的细胞发生凋亡，防止恶性肿瘤的发生，所以 Wtp53 有"分子警察"（molecular policeman）的美誉。

当 Wtp53 基因发生突变，变成突变型 p53 基因后则抑制细胞凋亡的发生，对肿瘤的发生起促进作用，人类肿瘤中一半以上有 p53 基因的突变和缺失。

（二）bcl-2 基因家族

bcl-2 基因家族与细胞凋亡密切相关，到目前为止已发现的家族成员至少有 15 个，它们具有 1 个或数个保守的功能区（BH 1~4），根据其功能的不同可分为两大类：促进凋亡的 Bax 亚族，如 Bax、Bak、Bad、bcl-xs、Bid 等；抑制细胞凋亡的 bcl-2 亚族，如 bcl-2、bcl-xl、bcl-w 等。bcl-2 基因是该家族中抑制细胞凋亡的代表，其表达产物 bcl-2 蛋白主要分布在线粒体外膜的浆膜面、内质网和核膜上，bcl-2 的表达能阻断多种因素诱导多种类型的细胞发生的凋亡，抑制凋亡特征的出现，它不影响细胞周期的进程。其抑制细胞凋亡的主要机制为：①直接抗氧化作用。②抑制线粒体膜通透性改变（PT），而抑制 AIF、Cyt-C、活性氧的释放。③抑制 caspase 酶的激活。④维持细胞钙稳态。Bax 的表达产物 Bax 蛋白分布在线粒体外膜上，可直接和线粒体膜通道结合形成线粒体跨膜通道促进细胞色素 C 的释放而促进细胞凋亡的发生。

（三）C-myc 基因

C-myc 基因的编码蛋白位于细胞核内，是一种核内磷蛋白。C-myc 基因为一种多功能癌基因，有转录因子活性，可以启动细胞增殖，抑制细胞分化，调节细胞周期并参与细胞凋亡的调控。C-myc 基因既能诱导细胞增殖，又能诱导细胞凋亡，具有双向调节作用，当其与促进细胞增殖的因素共同存在时诱导细胞增殖，而当其与抑制细胞增殖的因素共存时则诱导其凋亡，因此 C-myc 基因的作用主要取决于细胞接受何种信号以及细胞

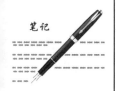

所处的生长环境。

第三节　凋亡相关性疾病

生物体的健康取决于各系统、器官、组织、细胞保持正常的数量和功能，细胞凋亡同细胞增殖一样是机体维持细胞群体数量稳定的重要手段，细胞凋亡失调［凋亡减弱和（或）凋亡增强］是许多疾病发病的病理生理学基础。

一、细胞凋亡减弱性疾病

肿瘤、自身免疫性疾病等，这类疾病无论细胞增殖状态如何，其共同特点是细胞凋亡相对减弱，致细胞群体稳态破坏，病变细胞异常增多，病变组织异常增大，器官功能异常。

（一）肿瘤

长期以来，人们对肿瘤，特别是恶性肿瘤的发生偏重于细胞增殖、分化异常的研究，随着凋亡概念被引入肿瘤研究领域，人们从一个新的角度——细胞死亡异常进一步深入研究肿瘤的发生，现认为肿瘤的发生是多途径和多步骤的，细胞增殖过多、分化异常和凋亡减弱共同参与了肿瘤，特别是恶性肿瘤的发生。

（二）自身免疫性疾病

自身免疫性疾病最主要的特征是：自身抗原受到自身抗体或致敏 T 淋巴细胞的攻击，造成器官组织损伤。正常情况下，那些针对自身抗原的 T 淋巴细胞在胸腺发育过程中被清除，其清除方式主要是细胞凋亡，如果针对自身抗原的 T 淋巴细胞不能被及时地清除，就会攻击自身组织，产生自身免疫性疾病，如多发性硬化、1 型糖尿病、慢性甲状腺炎等。

二、细胞凋亡增强性疾病

心血管系统疾病、神经系统退行性病变、病毒感染、骨质疏松、再生障碍性贫血等疾病虽然病因及病理过程不同，但细胞凋亡过程的增强均参与了其发病。

（一）心血管系统疾病

心肌缺血和缺血-再灌注损伤造成心肌细胞死亡不仅有心肌细胞的坏死，同时还有心肌细胞的凋亡。心肌细胞凋亡在充血性心力衰竭的发生、发展及心力衰竭后心肌重塑中均发挥着重要作用。其发生可能与活性氧的产生、钙超载、$p53$ 基因激活、细胞因子（如 TNF-α）等有关。

（二）神经系统病变

在神经系统疾病中有一类以特定神经元进行性丧失为病理特征的疾病，如阿尔茨海默病、帕金森病、多发性硬化等，它们的发生均与细胞凋亡过度有关。其发生机制可能与 β 淀粉样蛋白、钙超载、氧化应激及神经生长因子分泌不足有关。

（三）艾滋病

由人类免疫缺陷病毒（HIV）感染引起的艾滋病（AIDS）具有传播速度快、无特效

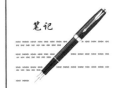

疗法和病死率高（5年内100%）等特点，其主要的发病机制为：CD4$^+$淋巴细胞被选择性破坏、发生凋亡，导致CD4$^+$淋巴细胞数量显著减少，相关免疫功能缺陷。

另外，病毒性肝炎有时也伴有肝细胞凋亡的发生。

三、细胞凋亡减弱与过度并存性疾病

人类组织器官通常由不同种类的细胞构成，如心肌的主要组成细胞是心肌细胞和心肌间质细胞，血管壁则以血管内皮细胞和平滑肌细胞为主。由于细胞类型的差异，在致病因素作用下，一类细胞可能表现为凋亡减弱，而另一类细胞则主要表现为凋亡过度。因此，在同一疾病的病理过程中，细胞凋亡过度和减弱可同时存在，如动脉粥样硬化时，血管内皮细胞凋亡过度而平滑肌细胞则凋亡减弱（相对于血管内皮细胞，平滑肌更活跃地增殖）。

第四节　细胞凋亡在疾病防治中的意义

针对细胞凋亡发生的各个环节，可以对各种疾病的防治产生新思路、新方法。

一、合理利用凋亡相关因素

凋亡诱导因素是细胞凋亡的始动环节，利用此类因素用以治疗因细胞凋亡不足而引起的疾病，如利用放射线、高温、高热、外源性TNF-α等来诱导肿瘤细胞凋亡，而用于肿瘤的治疗。神经生长因子是神经元存活的必要条件，其缺乏会致神经细胞凋亡，与老年性痴呆症的发病有关，目前已把神经生长因子用于老年痴呆症的防治，防止神经细胞的凋亡。

二、干预凋亡信号转导

Fas/FasL信号转导系统是细胞凋亡的重要转导系统之一，阿霉素可刺激肿瘤细胞在其细胞膜上表达Fas/FasL，而加速肿瘤细胞的凋亡。

三、调节凋亡相关基因

应用分子生物学手段人为地调控凋亡相关基因的表达，为许多凋亡相关疾病的防治开辟了新途径。将促进凋亡的基因如Wtp53导入凋亡不足的肿瘤细胞内，可诱导肿瘤细胞凋亡。而将bcl-2基因的反义寡核苷酸链导入耐药的肿瘤细胞内，封闭bcl-2基因，抑制其表达，可提高肿瘤细胞对抗癌药物的敏感性。

四、控制凋亡相关的酶

在细胞凋亡的执行阶段，核酸内切酶和caspase在致细胞解体方面起着关键作用。因此，通过调控其活性必将对细胞凋亡过程起到调控作用。

核酸内切酶的激活需要Ca^{2+}/Mg^{2+}，而Zn^{2+}则抑制其活性，因此使用Ca^{2+}拮抗剂可在一定程度上防止缺血-再灌注损伤中的细胞凋亡，使用含Zn^{2+}的药物可能对老年性痴呆症、AIDS等细胞凋亡过度性疾病有效。

使用caspase酶抑制剂可能会对老年性痴呆症等疾病的神经元损伤起到保护作用，另

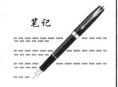

外也可能会对移植排斥反应、自身免疫性疾病引起的组织损伤起到预防作用。

通过激活 caspase 酶系统可能会对肿瘤起到治疗作用。

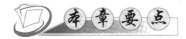

1. 细胞凋亡的概念。

2. 细胞凋亡与坏死的差异比较。

3. 细胞凋亡的发生机制　凋亡过程中细胞的主要变化有：形态学变化和生物化学改变。生物化学变化为内源性核酸内切酶激活致染色体 DNA 在核小体间区断裂、降解；凋亡蛋白酶激活致细胞结构破坏、降解、凋亡发生。细胞凋亡的基本过程是凋亡信号转导、凋亡基因的激活、凋亡执行、凋亡细胞清除。细胞凋亡的信号转导途径为凋亡因子及其受体介导的细胞凋亡、神经酰胺介导的细胞凋亡、线粒体损伤介导的细胞凋亡、钙稳态失衡介导的细胞凋亡。细胞凋亡的调控基因分三大类，促进凋亡的基因有：野生型 $p53$、Fas、Bax 等；抑制细胞凋亡的基因：$bcl-2$、突变型 $p53$ 等；双向调节基因：$C-myc$、$bcl-x$ 等。

4. 凋亡相关性疾病

（1）细胞凋亡减弱性疾病：有肿瘤、自身免疫性疾病等。

（2）细胞凋亡过度性疾病：有缺血-再灌注损伤所致的组织损伤、神经系统退行性病变、再生障碍性贫血、艾滋病等。

（3）细胞凋亡过度与不足并存性疾病：有动脉粥样硬化性疾病等。

5. 细胞凋亡在疾病防治中的意义　合理利用凋亡相关因素、干预凋亡信号转导、调节凋亡相关基因、控制凋亡相关的酶等。

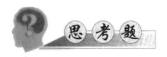

1. 何谓细胞凋亡？

2. 简述与细胞凋亡相关的疾病。

3. 细胞凋亡与细胞坏死有何区别？

（张瑾钰）

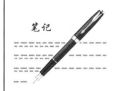

第二十九章 细胞信号转导与疾病

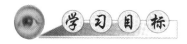

在多细胞构成的生物体中，细胞之间的生物学联系除了直接接触以外，更多的是依靠内分泌、旁分泌和自分泌所产生的信号分子进行协调。细胞通过胞膜或胞内受体感受信号分子的刺激，经细胞内信号转导系统转换，从而影响细胞生物学功能，这一过程称为细胞信号转导（cellular signal transduction）。细胞信号分子可分为物理和化学两大类。物理信号分子可分为电信号、光信号、机械牵拉刺激等；化学信号分子可分为水溶性和脂溶性。其中，水溶性信号分子，如生长因子、肽类激素和某些脂溶性信号分子（如前列腺素）通过与膜表面受体结合，经细胞内信号转导的级联反应，将细胞外信息传递至胞质或核内，调节靶细胞的功能，这一过程称为跨膜信号传导（transmembrane signal transduction）。脂溶性信号分子能直接穿过细胞膜，与胞质或核内受体结合而改变靶基因的转录活性，诱发细胞特定的应答反应。在细胞信号转导途径中，出现一个或多个环节的异常，就会导致细胞代谢及功能紊乱或生长发育异常，这一过程即为细胞信号转导障碍。

第一节 细胞信号转导的主要途径

参与跨膜信号转导通路构成的主要酶系如下。①磷脂酶（phospholipase，PL）：可分为磷脂酶 A_2（PLA_2）、磷脂酶 C（PLC）、磷脂酶 D（PLD）、鞘磷脂酶（sphingomyelinase，SMase），一般位于信号通路的上游，磷脂酶分解膜磷脂的产物，构成第二信使。②磷脂酰肌醇激酶（phosphatidylinositol kinase，PIK）：包括 PI-3K、PI-4K、PI-5K，它们作用于磷脂酰肌醇形成不同的脂质信使的前体。③三聚体 G 蛋白和小 G 蛋白：它们都能与 GDP 或 GTP 可逆性结合，具有内在 GTP 酶活性，与 GTP 结合呈活性形式，与 GDP 结合呈非活性形式，在跨膜的信号转导过程中起分子开关作用。④蛋白激酶和蛋白磷酸酶：蛋白激酶可分为丝氨酸/苏氨酸蛋白激酶（proteinserine/threonine kinase，PSTK）和酪氨酸蛋白激酶（protein tyrosine kinase，PTK），它们分别使底物蛋白上相应的氨基酸残

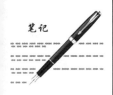

基磷酸化；蛋白磷酸酶（protein phosphatase）同样可分为丝氨酸/苏氨酸蛋白磷酸酶（PSTP）和酪氨酸蛋白磷酸酶（PTP），它们分别使底物蛋白上相应的氨基酸残基脱磷酸化。根据细胞信号转导通路的主要构成及效应，将细胞信号转导概要得分为以下 4 个主要途径。

一、G 蛋白介导的细胞信号转导途径

G 蛋白是指能与鸟嘌呤核苷酸可逆性结合的蛋白质家族，目前已认识 1000 多种，现在 50%~60% 的药物是通过 G 蛋白介导发挥药理作用的。G 蛋白分为两类：①三聚体 G 蛋白，由 α、β 和 γ 亚基组成异三聚体，在膜受体与效应器之间的信号转导中起中介作用。②小分子 G 蛋白，分子质量为 21 000~28 000 U，具有 G 蛋白亚基的功能，参与细胞内信号转导。

G 蛋白耦联受体（G protein coupling receptors，GPCRs）结构上的共同特征是由单一肽链 7 次穿越细胞膜，构成 7 次跨膜受体。G 蛋白是受体和效应器之间的"桥梁"。当 GPCRs 被配体激活后，Gα 上的 GDP 为 GTP 所取代，此时 G 蛋白解离成 GTP-Gα 和 GTP-Gβγ 两部分，它们分别起作用，直接改变其功能，如离子通道的开闭、酶活性、产生第二信使等。Gα 上的 GTP 酶水解 GDP，终止 G 蛋白介导的信号转导，此时 Gα 与 Gβγ 又结合成无活性的三聚体。

（一）腺苷酸环化酶途径

在腺苷酸环化酶（adenylyl cyclase，AC）信号转导途径中，通过效应相反的 Gs 和 Gi，激活或抑制 AC，使 cAMP 升高或降低，进而影响细胞的功能。β 肾上腺素、胰高血糖素结合并激活相应的受体，经 Gs 增加 AC 活性，促进 cAMP 生成，每个激活的受体可以活化多个 G 蛋白，每个 G 蛋白可以激活 1 个 AC，而每个 AC 可催化 ATP 生成大量的 cAMP，使信号得以放大，cAMP 又可通过碱性磷酸酶转化大量的酶底物，进一步使信号放大数千倍。而 α_2 肾上腺素能受体、M_2 胆碱能受体及 Ang II 受体等激活则与 Gi 耦联，通过抑制 AC 活性，减少 cAMP 的生成。

蛋白激酶 A 催化一些蛋白质的丝氨酸和苏氨酸残基的羟基磷酸化，可使糖原代谢、蛋白质、脂肪、核酸合成，膜转运和通透性、细胞分泌等细胞生物学改变。

（二）IP_3、Ca^{2+}-钙调蛋白激酶途径

α 肾上腺素能受体、Ang II 受体、内皮素受体等可借 Gβγ 亚基激活细胞膜上的磷脂酶 C_β（PLC_β），催化质膜磷脂酰肌醇二磷酸（PIP_2）水解，生成三磷酸肌醇（IP_3）和甘油二酯（DG），形成一个双信使（IP_3、DG）途径。IP_3 促进肌浆网或内质网储存的 Ca^{2+} 释放使钙调蛋白依赖性蛋白激酶或磷酸酯酶激活，对多种靶蛋白的磷酸化及神经细胞突触传递的长时程增强等起调节作用。Ca^{2+} 本身可作为第二信使启动多种细胞反应，如激素分泌、肌丝滑动、Ca^{2+} 敏蛋白酶激活等。

（三）DG-蛋白激酶 C 途径

DG 与 Ca^{2+} 能协调活化蛋白激酶 C（PKC），激活的 PKC 可促进细胞膜 Na^+/H^+ 载体转运；作用于磷酸化的转录因子 AP-1 和 NF-κB 等，促进靶基因转录和细胞的增殖与肥大（图 29-1）。

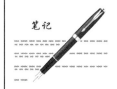

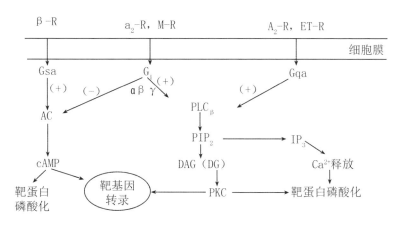

图 29-1　G 蛋白介导的细胞信号转导途径

二、酪氨酸蛋白激酶介导的信号转导途径

（一）受体酪氨酸蛋白激酶途径

受体酪氨酸蛋白激酶（RPTK）是由 50 多种跨膜受体组成的超家族，其共同特征是受体本身具有酪氨酸蛋白激酶（PTK）活性，已知的配体主要为生长因子，如表皮生长因子（EGF）、血小板源性生长因子（PDGF）等。这些配体与受体胞外区结合使受体发生二聚化后其自身具备 PTK 活性并催化胞内区酪氨酸残基磷酸化。磷酸化的酪氨酸可被一类含有 SH$_2$ 区（Src homology 2 domain）的蛋白质识别，通过级联反应向细胞内进行信号转导。RPTK 的下游信号转导借多种丝氨酸/苏氨酸蛋白激酶的级联激活。大多数调节细胞增殖及分化的因子通过此途径起作用，所以与细胞增殖肥大和肿瘤发生密切相关。RPTK 途径主要经激活以下 3 种激酶途径进行信号转导。

1. 激活丝裂原活化蛋白激酶　丝裂原活化蛋白激酶（mitogen activated protein，MAPK）家族可由多种方式激活。如 EGF 等与其受体结合激活 PTK 后，进一步级联活化 RAS（小分子 G 蛋白）、RAF（又称 MAPKKK）、MEK（又称 MAPKK）和细胞外信号调节激酶（ERK，即 MAPK）。激活的 ERK 可促进胞质靶蛋白或多种核内转录因子磷酸化，改变其生物学活性和功能（图 29-2）。

2. 激活蛋白激酶 C（PKC）　RPTK 的磷酸化酪氨酸位点可被含有 SH$_2$ 区的 PLC7 识别并与之结合，使 PLC7 活化，水解 PIP$_2$ 生成 IP$_3$ 和 DG，亦形成一个双信使（IP$_3$、DG）途径，IP$_3$ 引起胞内 Ca^{2+} 浓度升高；DG 则激活 PKC，引发下游细胞信号转导。

3. 激活磷脂酰肌醇-3 激酶（PI-3K）　PI-3K 是一个异二聚体，由 $p85$ 调节亚基和 $p110$ 催化亚基构成，因 $p110$ 亚基可催化磷脂酰肌醇 3 位的磷酸化使此激酶得名。$p85$ 亚基可与酪氨酸磷酸化的受体结合，促进 $p110$ 催化亚基对底物的磷酸化，调节细胞生长与代谢。

（二）非受体酪氨酸蛋白激酶信号转导途径

非 RPTK 信号转导途径的共同特征是受体本身不具备 PTK 活性，已知的配体主要为激素和细胞因子。此信号转导途径的调节机制差异较大，如配体与不具备 PTK 活性的受体结合使其发生二聚化后，可通过 G 蛋白 β、γ 亚基介导激活 PLC$_β$ 或与胞质内磷酸化的 PTK（JAK，SRCFAK）结合激活 PLC$_γ$，引起细胞信号转导级联反应。它也可通过使 Jun 激酶（JAK）和信号转导激活因子（STAT）发生级联磷酸化，并进入细胞核内与 DNA

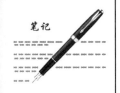
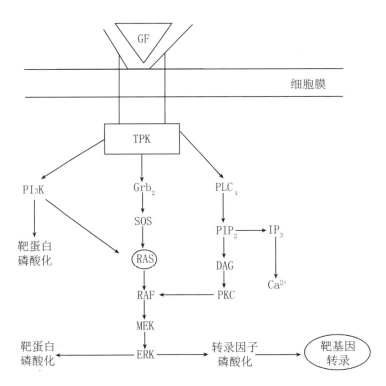

图 29-2 受体酪氨酸蛋白激酶介导的信号转导途径

启动子的活化序列结合，诱导靶基因表达而发挥相应的生物学功能。这一途径主要参与调节造血、免疫和炎症反应。

三、鸟苷酸环化酶信号转导途径

鸟苷酸环化酶（guanylyl cyclase，GC）信号转导途径存在于心血管系统和脑内，细胞借自分泌或旁分泌的一氧化氮（NO）或一氧化碳（CO）激活胞质可溶性 GC；心钠素及脑钠素激活膜颗粒性 GC，增加 cGMP 生成，再经激活蛋白激酶 G（PKG）磷酸化靶蛋白发挥生物学作用。cGMP 本身作为第二信使，对细胞分化、神经、肌肉发育，神经细胞突触传递的长时程增强（LTP），Na^+ 转运，以及腺体和细胞分泌等生理过程起重要调节作用。

四、核受体及其信号转导途径

细胞内受体分布在胞质或核内，本质上都是配体调控的转录因子，均在核内启动信号转导并影响基因转录，故统称为核受体（nuclear receptor）。在受体水平上，所有这类脂溶性激素受体的一级结构都具有很高的同源性，并含有相同的功能域，各种受体介导激素发挥效应的分子机制也很相似。按核受体结构与功能可将其分为两类。①类固醇激素受体家族：包括糖皮质激素、盐皮质激素、性激素受体等，除雌激素受体位于核内以外，其他类固醇激素受体均位于胞质，未与配体结合前与热休克蛋白（HSP）结合存在，处于非活化状态，配体与受体的结合使 HSP 与受体解离，暴露 DNA 结合区，激活的受体二聚化并转移入核，与 DNA 上的激素反应元件（HRE）相结合或与其他转录因子相互作用，增强或抑制靶基因转录。②甲状腺素受体家族：包括甲状腺素、维生素 D 和维甲酸受体等。这类受体位于细胞核内，不与 DNA 或其他蛋白质结合，配体入核与受体结合

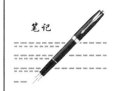

后，激活受体并以 HRE 调节基因转录。

在细胞内还发现 150 多种核受体尚未找到相应的配体，但具有核受体功能，这些受体统称为孤儿受体（orphan receptor）。

第二节　细胞信号转导障碍与疾病

细胞信号转导障碍（abnormal cellular signal transduction）是指涉及信息分子、受体及细胞内信号转导途径的任一环节的过度增强或减弱，从而引起细胞代谢和功能异常改变的病理过程。

一、信号分子异常与疾病

信号分子异常指信号分子过量或不足。①信号分子过量：如中枢神经系统中兴奋性递质谷氨酸/门冬氨酸，通过激活 N-甲基-D-门冬氨酸（NMDA）受体使神经细胞 Ca^{2+} 内流增加而调节神经细胞的功能，在脑缺血、癫痫及神经系统退行性疾病等多种病理过程中，可见谷氨酸/门冬氨酸含量显著增高，其结果是 NMDA 受体过度激活，胞外 Ca^{2+} 内流使胞内 Ca^{2+} 浓度持续增高，使信号转导途径中的多种钙敏蛋白酶持续激活而产生神经细胞兴奋性毒性。②信号分子不足：甲状腺素作为一种重要的信号分子，在维持机体正常代谢、生长发育中起重要作用，当甲状腺素生成减少或拮抗物质过多时，将导致甲状腺素的相对或绝对不足，最终导致甲状腺功能减低症状，如呆小病、黏液性水肿等。

二、受体信号转导异常与疾病

受体有多种功能，受体信号转导异常是指因受体数量、结构或调节功能改变，使其不能正确介导信号分子的病理过程，可表现为受体下调（receptor down-regulation）或减敏（hyposensitivity），前者是指靶细胞受体数量减少，后者是指靶细胞对配体刺激的反应性减弱或消失；受体上调（receptor up-regulation）或增敏（hypersensitivity）表示靶细胞受体数量增加或使靶细胞对配体的刺激反应过度。

（一）原发性受体信号转导异常与疾病

因编码受体的基因突变使受体缺失、减少或结构异常而引起原发性受体信号转导异常。如家族性高胆固醇血症，可出现低密度脂蛋白（LDL）受体合成障碍、转运障碍、与配体结合障碍、内吞缺陷，因 LDL 受体数量减少或功能异常，对血浆 LDL 的清除能力降低，患者出生后血浆 LDL 含量即高于正常，发生动脉粥样硬化的危险也显著升高。

家族性肾性尿崩症就是 ADH 受体基因突变引起的原发性受体信号转导异常的典型病例。在正常生理状态下，ADH 受体位于远端肾小管或集合管上皮细胞膜。ADH 与受体结合后，激活 GS 增加 AC 活性，继而激活 PKA 使微管、微丝磷酸化，促进胞质内的水通道蛋白向集合管上皮细胞管腔侧膜移动并插入膜内，集合管上皮细胞膜对水的通透性增加，管腔内水进入细胞，并按渗透压梯度转移到肾间质，使肾小管腔内尿液浓缩。当 ADH 受体基因突变时，使 ADH 受体合成减少或结构异常，产生受体下调或减敏现象，导致 ADH 对远端肾小管和集合管上皮细胞的刺激作用减弱或集合管上皮细胞膜对 ADH 反应性降低，肾对水的重吸收降低，出现肾性尿崩症。

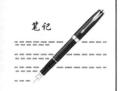

（二）继发性受体信号转导异常与疾病

配体的含量、pH、磷脂环境及细胞合成与分解蛋白质的能力等变化引起受体质和量继发性改变并可导致疾病发生。其可分为损伤性或代偿性改变，表现为受体下调或减敏，也可表现为受体上调或增敏。例如，肾上腺素能受体及其细胞内信号转导是介导正常及心力衰竭时心功能调控的重要途径，正常人心肌细胞膜含 β_1、β_2、α_3 肾上腺素能受体，其中 β_1 受体占 70%～80%，是调节正常心功能的主要肾上腺素能受体亚型。临床和动物研究表明，心力衰竭患者及动物的血中儿茶酚胺水平很高，但其心脏对异丙肾上腺素引起的正性肌力反应明显减弱，即 β 受体对儿茶酚胺刺激发生了减敏反应。心力衰竭时，β 受体下调，特别是 β_1 受体数量减少，可低于 5%；β_2 受体数量变化不明显，但对配体的敏感性降低。β 受体减敏是对过量儿茶酚胺刺激的代偿反应，避免心肌过强收缩而引起损伤，但这也促进了心力衰竭的发展。

三、G 蛋白的信号转导异常与疾病

肢端肥大症、巨人症、假性甲状旁腺功能减退症及烈性传染病霍乱都属于 G 蛋白信号转导异常性疾病的典型实例。现以肢端肥大症和巨人症予以说明。

生长激素（growth hormone，GH）是腺垂体分泌的多肽激素，其功能是促进机体生长。GH 的分泌受下丘脑 GH 释放激素和生长抑素的调节，GH 释放激素经激活 G，导致 AC 活性升高和 cAMP 积聚，cAMP 可促进产生 GH 的细胞增殖和分泌；生长抑素则通过降低 cAMP 水平抑制 GH 分泌。分泌 GH 过多的垂体腺瘤中，有 30%～40% 是由于编码 Gsα 的基因点突变，这些突变抑制了 GTP 酶活性使 Gsα 处于持续激活状态，AC 活性升高，cAMP 含量增加，垂体细胞生长和分泌功能活跃。因此，Gsα 过度激活导致 GH 释放激素和生长抑素对 GH 分泌的调节失衡。GH 的过度分泌，可刺激骨骼过度生长，在儿童和成人中分别引起巨人症和肢端肥大症。

四、细胞内信号转导异常与疾病

细胞内信号转导涉及大量信使分子和信号蛋白，它们之间构成非常精确复杂的信息网络通路，任一环节异常均可通过级联反应引起疾病，如 Ca^{2+} 是细胞内重要的信使分子之一，正常时细胞通过 Ca^{2+} 通道、细胞内肌浆网、胞内 Ca^{2+} 结合蛋白及细胞膜和亚细胞膜上的 Ca^{2+} 泵精确的调控胞质 Ca^{2+} 浓度，以维持细胞的正常生理功能。在某些病理状态下，如组织器官缺血-再灌注损伤时，上述正常调控机制被破坏，胞质 Ca^{2+} 浓度增高，通过 Ca^{2+} 调控的下游信号转导途径引起组织损伤。

核因子-KD（NF-κB）是一种核蛋白因子，可与多种基因的启动子和增强子中的 κB 序列特异性结合，调控其基因转录，在机体的免疫应答、炎症反应及细胞生长等方面发挥重要的作用。在生理状态下，NF-κB 与抑制蛋白单体 IκB 结合，以无活性形式存在于细胞质中。TNF-α、IL-1、病毒、细菌毒素、氧化剂、佛波酯等激活胞质中的蛋白激酶，使 IκB 磷酸化并与 NF-κB 解离，NF-κB 入核与 DNA 上特定的 κB 序列结合，使炎症介质和细胞因子基因转录增强，引起炎症反应，导致组织细胞的损伤（图 29-3）。

五、多个环节细胞信号转导异常与疾病

在许多疾病的发生与发展过程中，细胞信号转导异常，可以发生在某一信号分子或

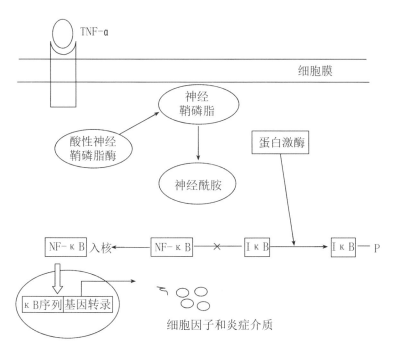

图 29-3　TNF-α 受体介导的信号转导在炎症反应中的作用

单一信号转导途径，也可以先后或同时涉及多个信号分子并影响多个信号转导过程，导致复杂的网络调节失衡。肿瘤细胞增殖与分化异常明显地显示了细胞信号转导系统中，正信号（癌基因表达产物）过少，负信号（抑癌基因表达产物）过多，负信号（抑癌基因表达产物）缺失或不足，而导致恶性肿瘤出现高增殖、低分化、易转移的生物学特点。肿瘤细胞正信号表达过多可见于以下几方面。

1. 表达生长因子样物质　*sis* 癌基因的表达产物与 PDGFβ 链高度同源，*int*-2 癌基因表达产物与成纤维细胞生长因子相似。此类癌基因激活可使生长因子样物质生成增多，以自分泌或旁分泌方式刺激细胞增殖。*sis* 癌基因异常表达可见于人神经胶质母细胞瘤、骨肉瘤和纤维肉瘤。

2. 表达生长因子受体类蛋白　如 *erb-B* 癌基因编码的变异型 EGF 受体，缺乏与配体结合的膜外区，没有 EGF 就可持续激活下游的增殖信号。EGF 受体的过度表达见于人乳腺癌、肺癌、胰腺癌和卵巢肿瘤，PDGF 受体高表达也可见于卵巢肿瘤，这些受体高表达的患者预后通常不佳。

3. 表达蛋白激酶类　*SRC* 癌基因表达产物具有较高 TPK 活性，表达增加，可催化下游信号转导分子的酪氨酸磷酸化，促进细胞异常增殖，同时还使糖酵解酶磷酸化，糖酵解酶活性增加，有氧糖酵解增强是肿瘤细胞的生化改变之一。*mos*、*raf* 癌基因编码丝氨酸/苏氨酸蛋白激酶类产物，它们可促进 MAPK 磷酸化，进而促进核内癌基因表达。在某些肿瘤中可见到 *srs*、*mos*、*raf* 癌基因表达的增加。

4. 表达信号转导分子类　*ras* 癌基因编码的 *ras* 蛋白，是分子质量为 21 000 U 的小分子 G 蛋白，在 SOS 催化下，*ras* 通过与 GTP 结合而激活下游信号转导分子。已在约 1/3 的人肿瘤组织中发现 *ras* 基因突变。变异的 *ras* 蛋白与 GDP 解离速率增加或 GTP 酶活性降低，均可导致 *ras* 持续活化，促增殖信号增强而发生肿瘤。

5. 表达核内蛋白质类　*myc*、*fos*、*jun* 癌基因的表达产物位于核内，能与 DNA 结合，具有直接调节转录活性的转录因子样作用。如高表达的 fos 蛋白和 jun 蛋白与细胞的恶性

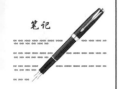

增殖有关。

此外，作为细胞信号转导系统中负信号组成成分的抑癌基因产物，在正常情况下可以自分泌或旁分泌方式发出抑制细胞生长的信号，使细胞停留在 G1 期或使细胞按既定程序分化、衰老或死亡。抑癌基因如 *Rbl*、*p53*、*p16*、*WTl* 的突变、缺失或表达不足，细胞信号转导系统中负信号平衡抑制功能不足或丧失，导致细胞生长失控，细胞癌变。

综上所述，细胞信号转导异常的原因多种多样，如基因突变、细胞因子、细菌毒素、自身抗体和应激等，均可导致细胞信号转导过程的原发性或继发性改变；同一信号可通过作用不同的信号转导途径引起不同的病理反应；不同信号可通过交叉对话（cross-talk）引起相同的病理反应；细胞信号转导异常可以局限于单一环节，也可同时或先后累及多个环节甚至多条信号转导途径，引起调节信号转导网络的失衡；细胞信号转导异常既可作为疾病的直接原因，也可间接干扰疾病的某个环节，导致特异性症状或体征的产生。随着细胞分子病理生理学的研究深入，现已发现越来越多的疾病或病理过程中存在着信号转导异常，认识其在疾病发生发展中的变化规律，可以深入揭示疾病的分子机制并为疾病的防治提出新的方向。

第三节　细胞信号转导的调控与疾病防治

细胞信号转导异常引起的疾病或病理过程涉及十分复杂的信息网络调控，这个信息网络既受到精密的调控，又调节着细胞内生命活动。因此，对细胞信号转导异常性疾病防治，应根据细胞信号转导的不同环节入手以期获得效果。

一、调控细胞外信号分子的水平

细胞外信号分子是细胞信号转导途径的起始环节，其含量过高过低的变动均可引起疾病。如在肝性脑病的发病中，抑制性神经递质 GABA 生成过多，导致 Cl^- 大量内流，神经细胞处于超极化，降低 GABA 的生成，即可缓解患者中枢抑制症状；阿尔茨海默病患者神经元突触兴奋性递质乙酰胆碱含量降低，临床治疗则使用胆碱酯酶抑制剂如他克林，以减少乙酰胆碱的降解。

二、调控受体的结构和功能

疾病时受体出现上调、增敏或下调、减敏，可针对性地分别使用受体抑制剂（拮抗剂）或受体激动剂达到治疗目的。如在治疗缺氧性肺动脉高压时，可选用 α_1 受体阻滞剂及内皮素受体阻滞剂舒张血管，降低肺动脉高压。

三、调控细胞内信使分子或信号转导蛋白

cAMP、Ca^{2+}、DG、IP_3 属于传统认识中的第二信使分子，ras 蛋白是介导 PTK 信号转导途径的关键分子，由于细胞信号间的交叉对话和不同途径上的分叉传导，如何选取某一信使分子或信号转导蛋白为靶分子有待认识。目前临床应用较多的有减少胞内 Ca^{2+} 浓度的钙通道阻滞剂（如尼莫地平等）；维持胞内 cAMP 浓度的 β 受体激动剂（如异丙肾上腺素等）和 cAMP 磷酸二酯酶抑制剂。

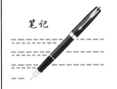

四、调节核转录因子的水平

NF-κB 激活是炎症反应的关键环节之一,早期应用抑制 NF-κB 活化的药物,以期减轻全身性炎症反应过程中的炎症介质失控性释放。目前认为,糖皮质激素的作用机制与抑制 NF-κB 活化有关。糖皮质激素与胞质内受体结合后,激活的受体进入核内与 NF-κB 直接耦联,阻止 NF-κB 与炎症介质或细胞因子结合,使其不能发挥效应。活化的糖皮质激素受体还可以增强 IκB 的基因转录,上调 IκB 水平,增强对 NF-κB 的抑制作用。

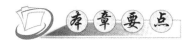

1. 概念。

2. 参与跨膜信号转导通路的主要酶系　有 4 类:①磷脂酶;②磷脂酰肌醇激酶;③三聚体 G 蛋白和小 G 蛋白;④蛋白激酶和蛋白磷酸酶。

3. 细胞信号转导的 4 个主要途径

(1) G 蛋白介导的细胞信号转导途径。

(2) 酪氨酸蛋白激酶介导的信号转导途径。

(3) 鸟苷酸环化酶 (guanylyl cyclase, GC) 信号转导途径。

(4) 核受体及其信号转导途径。

4. 细胞信号转导障碍与疾病。

5. 细胞信号转导调控与疾病防治　①调控细胞外信号分子的水平。②调控受体的结构和功能。③调控细胞内信使分子或信号转导蛋白。④调节核转录因子的水平。

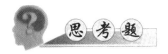

1. 何谓细胞信号转导和细胞信号转导障碍?

2. 简述细胞信号转导障碍导致疾病的途径和方式。

3. 简述细胞信号转导障碍性疾病的防治原则。

(靳　力)

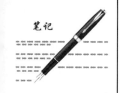

第三十章　多器官功能不全综合征

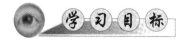

> 1. 掌握多器官功能不全综合征的概念。
> 2. 能够解释多器官功能不全综合征的病因、发病经过及机体的功能代谢变化，针对防治原则采取相应的护理措施。
> 3. 学会正确认识多器官功能不全综合征，并进行健康宣教。

在严重创伤、烧伤、大手术、休克和感染等过程中，同时或相继出现两个以上的器官损害乃至衰竭，称为多器官功能不全综合征（multiple organ dysfunction syndrome，MODS）。MODS 包括器官损害由轻到重的过程，轻者发生器官的生理功能异常，重者达到器官、系统衰竭的程度，称为多系统器官衰竭（multiple system organ failure，MSOF），又称多器官衰竭（multiple organ failure，MOF）。

MSOF 在高危人群中的发生率为 6%~7%，其发病急、进展快，病死率高，平均约 70%。病死率随着衰竭器官的数量增加而增高，单个器官衰竭的病死率为 15%~30%，2 个器官衰竭者占 45%~55%，3 个以上病死率超过 80%，4 个以上器官衰竭者很少存活。

1973 年 Tilmy 等首先报道一组腹主动脉瘤破裂的病例，术后发生急性肾衰竭，全身性感染，心、肺、肝、胃肠道、胰腺、中枢神经系统相继发生衰竭，当时称为"序贯性系统衰竭"，才得知急性大量失血和休克致使原先未受累的器官在术后发生衰竭。1975 年，Bane 将类似病例称为"多发性、进行性或序贯性系统器官衰竭"，奠定了一个概念，即严重的生理刺激可导致远处器官损伤。不久，Eiseman 等和 Fry 等分别命名为"多器官衰竭"（MOF）和"多系统器官衰竭"（MSOF），从此这一概念和术语被普遍接受，在 20 世纪 80 年代成为医学研究的热门课题。20 世纪 90 年代初，许多学者考虑到任何病理过程都有由轻到重的发展过程，而"多器官衰竭"这一名词过于强调器官衰竭这一终点，未反映出衰竭以前的状态，到诊断成立时往往病情已十分严重，不利于及早防治。1991 年美国胸科医师学会（American College of Chest Physicians，ACCP）与美国危重病急救医学学会（Society of Critical Care Medicine，SCCM）召开讨论会，提出"多器官功能不全综合征"（MODS）。自此"MODS"及其相关术语在国际上被广泛使用。

MODS 与慢性心、肺、肝、肾等疾病过程中合并其器官功能障碍和老年性器官功能障碍的概念不同，MODS 患者发病前器官功能良好，一旦治愈，功能可完全恢复。

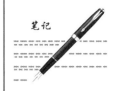

第一节　MODS 的病因和发病经过

一、病因

MODS 常在严重创伤、多发伤、大量失血、低血容量性休克、严重感染后发生，常常还有医源性因素，如大手术、大量输血输液甚至术后治疗错误等，因此病因常常是复合性的。引起 MODS 的因素称为 MODS 的高危因素（high risk factor），发生了上述情况的患者称为高危人群。MODS 的高危因素见表 30-1。

表 30-1　MODS 的高危因素

非医源性	医源性
非医源性	医源性
多发伤	大手术
多处骨折	多次输血、大量输液
大面积烧伤	手术后治疗错误
全身性感染	
长时间低血压	
体内有大量坏死组织	
低血容量性休克延迟复苏者	
急性胰腺炎	

一般可将 MODS 的病因分为感染性与非感染性病因两大类。

（一）感染性病因

如败血症和严重感染、胆道严重感染和创面严重感染。各种病原微生物包括细菌、病毒、真菌、立克次体、衣原体、支原体甚至原虫（疟原虫）的感染，尤其是病原微生物及其毒素入血，导致的毒血症、菌血症和败血症是引起 MODS 最主要的病因。Cameo 报道，腹腔内感染手术后 30%～50% 的患者发生 MSOF，据 Fry 统计腹腔内感染伴 MSOF 者病死率在 80% 以上。老年人中以肺部感染作为原发病因者为多，青壮年患者中在腹腔脓肿或肺部侵袭性感染后 MODS 发生率高。

有些 MODS 患者血中细菌培养阴性，有感染症状，但找不到感染灶，有些 MODS 出现在感染病原菌消灭后，称之为非菌血症性临床败血症（non-bacteremic clinical sepsis）。

（二）非感染性病因

严重创伤、大手术后、烧伤、缺血-再灌注损伤、低血容量性休克、抗原-抗体复合物、严重缺血缺氧、肿瘤和变性坏死的组织及急性胰腺炎等都可以使炎症细胞活化，产生大量炎症介质，成为 MODS 的原因。MODS 是大手术后的一个重要并发症。在休克晚期，动脉血氧分压降低，血中 TNF-α、溶酶体酶等明显增多，在休克合并 DIC 时，MODS 的发生率尤高，创伤 36 小时内发生的 MODS，常有低血容量性休克，结果又加重和加速 MODS 的发生和发展。

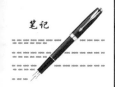

二、发病经过及分型

从 MODS 的发病形式看，可分为以下不同类型。

（一）单相速发型与双相迟发型

1983 年，Hist 分析了 433 例需紧急手术的创伤患者，发现有一类患者由创伤、失血和休克所引起，患者多在休克复苏以后 12~36 小时内发生呼吸衰竭，继之发生其他器官系统的功能障碍和衰竭，病变进程只有一个高峰，称其为单相速发型。该型病情发展较快，只有一个时相，如重度休克引起急性肾衰竭后又引起尿毒症性消化道功能障碍。

双相迟发型患者常在创伤、失血、严重感染和休克原发因子（第一次打击）作用经过一定时间后，甚至在休克复苏后或支持疗法后，出现一个较稳定的缓解期，而在第一次打击 1~3 周以后又受到致炎因子的第二次打击（second hit）后发生的多器官功能障碍。病情发展成双向，病程中出现两个高峰，接受了双重打击。第一次打击可以是较轻的，可以恢复的；而第二次打击常为严重失控，如休克复苏后出现的休克肺（shock lung）和休克肾（shock kidney）或 MODS，其病情较重，可能有致死的危险。

（二）原发性和继发性 MODS

1991 年，ACCP/SCCM 讨论会上提出，将 MODS 分为原发性和继发性。原发性 MODS 出现早是由原始病因直接作用。如胸部受撞击发生肺挫伤，横纹肌溶解引起急性肾衰竭，多次输血可引起凝血功能障碍等，此过程中全身性炎症反应不甚显著。继发性 MODS 是由原始损伤引起全身炎症反应综合征（systemic inflammatory response syndrome, SIRS），过度的全身性炎症反应造成远处器官功能不全（图 30-1），所以原始损伤发生以后有一段时间患者临床表现病情平稳，然后出现器官功能不全。

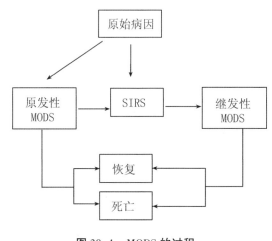

图 30-1　MODS 的过程

（三）一次打击型和二次打击型

1992 年 Deitch 提出 MSOF 的二次打击学说。一次打击（如创伤）可以是轻度的，不足以引起明显的临床症状，但能使免疫系统处于预激活状态，机体出现异常反应，炎症失控，此时相继发生的二次打击（感染）就可能具有致死性，并迅速造成远处多个器官功能障碍。

从二次打击的角度来说，炎症刺激或感染不一定要很强，只要持续大于机体克服它的能力，就可促使 MODS 的发生。已知的许多病因如创伤、烧伤、休克都能影响机体的反应性，使原本不致死的细菌或内毒素作用成为致死性。

第二节　各系统器官衰竭时的功能与代谢变化

一、各系统器官衰竭时的变化

MODS 和 MSOF 发生过程中几乎可以累及体内每个重要系统、器官的功能和代谢，现将几个重要器官的变化分述如下。

（一）肺功能障碍

MODS 患者常最先出现肺功能不全，轻者称为急性肺损伤（acute lung injury，ALI），严重的称为急性呼吸窘迫综合征（acute respiratory distress syndrome，ARDS）。多在创伤和感染发生的 24~72 小时内发生。各器官衰竭中以肺衰竭的发生率最高。临床统计 MSOF 患者 83%~100%可发生肺衰竭。

1. 肺容易受到损伤的机制　可能机制有：①肺是全身静脉血液的过滤器，从全身各器官组织来源的许多代谢产物、活性物质、血中的异物和活化的炎症细胞都要经过肺，有的被扣留在肺，有的被肺吞噬、灭活和转化，尤其是活化黏附的粒细胞和肺泡巨噬细胞释放活性氧和溶酶体酶及其他炎症介质，因此极易引起肺损伤。②肺泡巨噬细胞和炎性细胞释放出各种血管活性物质和炎症介质（如白三烯、TNF-α 和 IL-1 等），可以损伤肺组织。实验证明，白细胞激活释放的白三烯是引起肺微血管通透性升高、中性粒细胞黏附、肺循环内大量白细胞滞留的重要物质。炎症介质又可通过血液循环损伤其他器官实质细胞。以上变化是产生 MODS 和 MSOF 时肺水肿、肺出血、肺不张和肺泡内透明膜形成的病理生理基础。

2. 肺功能障碍的主要病理变化　肺部急性炎症导致呼吸道黏膜损伤。突出表现为小血管内中性粒细胞聚集、黏附，内皮细胞受损，肺毛细血管内可形成微血栓，活化中性粒细胞释放氧自由基、弹力蛋白酶和胶原酶，进一步损伤内皮细胞，使毛细血管通透性增加，出现间质性肺水肿，刺激毛细血管旁感受器反射性引起呼吸窘迫，可造成呼吸性碱中毒，这是急性肺损伤的特征性病变。当损伤进一步累及肺泡上皮时，肺泡上皮的屏障功能降低，肺顺应性降低，引起肺泡型水肿，同时肺泡表面活性物质合成降低，出现肺泡萎陷，血浆蛋白透过毛细血管沉着在肺泡腔，形成透明膜。肺泡萎陷、透明膜形成、肺泡内毛细血管 DIC 和肺水肿形成是 ARDS 4 种主要病理特点。导致 V/Q 比值严重失调，气体弥散障碍，引起进行性低氧血症和发绀，造成呼吸性酸中毒。所以 ARDS 过程中可表现出由 I 型呼吸衰竭发展为 II 型呼吸衰竭，后者由于肺顺应性下降，患者需借助机械辅助通气，才能维持呼吸。

3. 肺功能障碍的临床表现　以进行性呼吸困难、进行性低氧血症、发绀、肺水肿和肺顺应性降低为特征的急性呼吸衰竭。

4. 肺功能障碍临床分级　按从轻到重，临床上可分为 3 级。I 级：呼吸窘迫，$PaCO_2 < 33$ mmHg，但 $PaO_2 > 60$ mmHg。II 级：$PaO_2 < 60$ mmHg，发绀。III 级：需吸 50%的氧并借助机械通气 5 天以上，$PaO_2 < 50$ mmHg，$PaCO_2$ 升高。

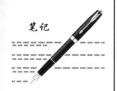

（二）肾功能障碍

肾衰竭在 MSOF 中常见，发生率仅次于肺衰竭和肝衰竭，占 40%~55%，在决定病情的转归中起到关键作用。重度休克引起的急性肾衰竭多发生在休克后 1~5 天内，属于速发单相型。而严重感染和败血症引起的急性肾衰竭常发生在感染 5 天以后。患者一般经临床治疗以后，败血症病情稳定，甚至有所好转，当再次出现恶化时，即属迟发双相型。

1. 发生机制和病理变化

（1）由于休克时血液的重分布，肾是最早被累及的器官之一。休克时，交感神经肾上腺髓质系统兴奋，以及致密斑受到高钠刺激，引起肾素-血管紧张素释放增多，导致肾灌流不足。给大鼠静脉注入内毒素后，肾小球滤过率（GFR）降低 50%，但尿量和尿钠排出量却明显增多，说明早期同时存在肾血流量的减少，除 GFR 降低外还有肾小管重吸收功能降低，属于功能性衰竭（functional failure）。

（2）病情继续发展出现急性肾小管坏死（acute tubular necrosis，ATN），其机制既与肾持续缺血有关，又有肾毒素（包括血红蛋白、肌红蛋白）的作用，也与中性粒细胞活化后释放氧自由基及肾微血栓形成有关。此期称为器质性肾衰竭（parenchymal renal failure）。

2. 临床表现　氮质血症，少尿，水、电解质与酸碱平衡紊乱，近年来还发现 MSOF 患者非少尿型肾衰竭的发病率增高，因此少尿并不是肾衰竭的关键表现。

3. 肾功能障碍的临床分级　按血浆肌酐（plasma creatinine，Pcr）的浓度可分为 3 级：Ⅰ级，Pcr>1.8 mg/dl；Ⅱ级，Pcr>2.5 mg/dl；Ⅲ级，Pcr>5.0 mg/dl，并需用人工肾透析维持。

MODS 时，如发生急性肾衰竭，预后往往不好。经统计，即使有 3 个器官功能障碍，但没有肾衰竭的患者也可存活，如果发生肾衰竭，预后较差。

（三）肝功能障碍

由于肝的解剖部位和组织学的特征，MODS 时肝功能障碍发生率也很高，据统计可高达 95%。

1. 发生机制

（1）由肠道移位吸收入血的细菌和毒素，通过门脉循环后首先作用于肝，并损伤肝细胞。

（2）肝的 Kupffer 细胞占全身巨噬细胞总量的 85% 左右，Kupffer 细胞可大量吞噬组织碎片和溶血后产生的红细胞膜碎片而造成单核巨噬细胞系统封闭和功能抑制，对感染的易感性增加，并容易引起肺损伤。

（3）肝富含黄嘌呤氧化酶，在肝缺血再灌注损伤时可释放出大量氧自由基，并损伤肝细胞。

2. 病理改变　肝窦内中性粒细胞扣留，Kupffer 细胞活化，肝细胞有脂变和空泡变性，肝线粒体氧化磷酸化功能障碍。

3. 临床表现　患者往往在 5 天左右出现黄疸，血胆红素增加，由于肝有强大的代偿功能，肝性脑病的发生率并不高。

4. 临床分级　按胆红素的浓度分为 3 级。Ⅰ级：胆红素>2.0 mg/dl；Ⅱ级：胆红素>4.0 mg/dl；Ⅲ级：胆红素>8.0 mg/dl。

除胆红素外，肝功能检查指标如谷丙转氨酶、谷草转氨酶、乳酸脱氢酶和碱性磷酸

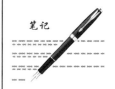

酶均超过正常上限数值的 2 倍。

（四）胃肠道功能障碍

患者主要表现为胃黏膜损害、应激性溃疡和肠缺血。急性创伤、脑外伤、烧伤和全身性感染发生急性胃肠黏膜糜烂和浅表溃疡常预示早期的多器官衰竭。据报道，严重创伤患者发生应激性胃出血者约占 3%，死亡率约为 54%。

1. 发生机制

（1）应激反应引起胃肠道缺血。应激性溃疡最多发生在胃近端，但也可发生在胃及十二指肠黏膜的任何部位，偶尔也发生在食管。休克或严重感染时全身微循环血液灌注量下降，肠黏膜下微循环血流锐减，造成肠黏膜的变性、坏死或通透性升高，使细菌经肠道进入门静脉系统，引起库普弗（Kupffer）细胞分泌细胞因子（如 TNF-α、IL-1 等）增加，因此，肠缺血可以引起细菌的转移或毒素入血，加重休克，导致 MSOF 形成。

（2）缺血-再灌注损伤时，由于胃肠道富含黄嘌呤氧化酶，可产生大量氧自由基。

（3）长期静脉高营养，没有食物经消化道进入体内，胃肠道黏膜萎缩，屏障功能减弱，细菌和毒素吸收入血。因此，MSOF 时在肠黏膜损伤的同时，菌血症、内毒素血症、败血症的发生率很高。

2. 病理变化　主要表现为胃黏膜损伤、应激性溃疡和肠道缺血。溃疡形成与消化液反流引起自身消化及缺血-再灌注氧自由基损伤有关。病变早期只有黏膜表层损伤称为糜烂，如损伤穿透到黏膜下层甚至破坏血管，可引起溃疡和出血。

3. 临床表现　腹痛、消化不良、呕血和黑便等。内镜检查发现胃肠道缺血、糜烂、浅溃疡和深溃疡等。

4. 胃肠道功能衰竭的指征　患者胃肠道出血量 24 小时超过 600 ml。

（五）心功能障碍

MODS 时，心功能障碍（cardiacdysfunction）的发生率只有 10%～23%，因为除了心源性休克外，其他类型的休克早期心功能一般均正常，在晚期可发生心功能障碍。

1. 发生机制

（1）心肌高代谢率、高耗氧率在冠状动脉供血不足时会出现供求的矛盾。

（2）酸中毒和高血钾的作用。

（3）脂多糖、TNF-α 及 IL-1 的抑制作用。

2. 病理变化　可发生心肌局灶性坏死，线粒体减少和心内膜下出血。

3. 临床表现　心指数（CI）下降，需要正性肌力药物维持，按心肌指数将心功能障碍分为 3 级。Ⅰ级：$CI < 3.0$ L/（min·m^2）；Ⅱ级：$CI < 2.0$ L/（min·m^2）；Ⅲ级：$CI < 1.5$ L/（min·m^2），并需要药物维持。

（六）免疫系统的变化

免疫学的测定发现，MODS 患者血浆补体水平有明显变化，主要表现为 C4a 和 C3a 升高而 C5a 降低。C4a 生物学作用活性较小，而 C3a 和 C5a 可影响微血管通透性、激活白细胞与组织细胞。此外，有学者用免疫学方法研究感染引起 MSOF 的机制时发现，革兰阴性细菌产生的内毒素具有抗原性，能形成免疫复合物（IC）激活补体，产生过敏毒素等一系列血管活性物质。免疫荧光的研究证明，IC 可沉积于多个器官微循环内皮细胞上，吸引多形核白细胞，释放多种毒素，导致细胞膜和胞质内溶酶体、线粒体的破坏，

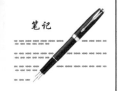
产生各系统器官细胞的非特异性炎症反应，细胞变性坏死，器官功能障碍（图 30-2）。

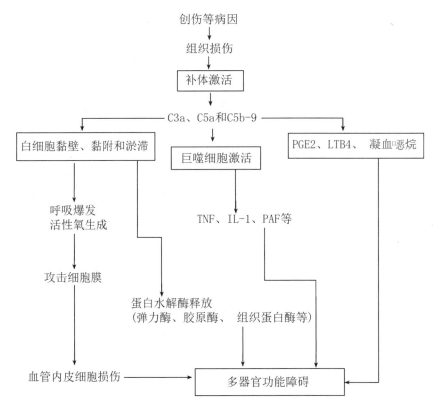

图 30-2　多器官功能障碍发病原因

　　MSOF 的患者除有明显的补体改变外，整个免疫系统处于全面抑制状态，炎症反应失控，无法局限化，感染易扩散，十分难治，甚至引起死亡。此时体内中性粒细胞的吞噬和杀菌功能低下，单核吞噬细胞功能受抑制，外周血淋巴细胞数减少，TH/TS 比例降低，B 细胞分泌抗体的能力减弱。

（七）新陈代谢的改变

　　器官功能不全和衰竭最根本的原因是细胞代谢障碍，特别是细胞的氧代谢障碍，主要改变是高分解代谢和高动力循环。高动力循环主要表现为高心输血量和低外周阻力，高分解代谢主要表现为全身氧耗量和静息能量消耗增加外，还包括生理和代谢的有关变化，有糖类、脂类和氨基酸利用增加，肌肉蛋白质分解增加，尿氮增多，发生负氮平衡，CO_2 产生增加。

　　创伤后高代谢本质上是一种防御性的应激反应，机体若遭受严重打击而代谢并不增强，则死亡率极高，但若高代谢持续过盛并有高动力循环，则加重心肺负担，能量物质消耗过多，器官营养不良。高代谢时虽然氧运输到组织增多，但因氧耗量增加而组织摄取氧减少，乳酸产生增多，提示存在缺氧。由此可见，持续高代谢对器官衰竭的发生、发展起促进作用。将创伤后的代谢率控制在适度范围内，既起到代偿防御作用，又防止器官功能不全的发生。

　　在 MODS 发展过程中，各器官系统之间的影响有重要作用。一个器官的功能状态取决于其他器官的功能。若受损存活时间长，则一个器官损伤可引起其他器官损伤，使器官损伤和衰竭序贯发生。例如，肺功能衰竭发生后由于患者肺血管阻力增加，右心负荷增大，引起右心衰竭，动脉血氧分压急剧降低，酸碱平衡紊乱，全身组织、细胞发生缺氧和酸中毒，从而导致多系统器官衰竭。如果致病因素使肝首先受损，则占全身单核吞噬细胞系统功能85%的肝Kupffer细胞吞噬、消除有害物质的功能降低，来自肠道的细菌、毒素和微聚物等可大量滞留在肺，导致ARDS的发生。肺的清除功能受损，细菌和微聚物又可经体循环到达全身，造成其他系统和器官的衰竭。

二、各系统器官衰竭的诊断

确定各系统器官发生衰竭，除依据临床表现外，主要是根据实验室检查指标。

（一）肺衰竭

发生急性呼吸窘迫综合征（ARDS）。患者出现明显的进行性呼吸困难与发绀，肺的顺应性显著降低。动脉血氧分压（PaO_2）低于6.7 kPa（50 mmHg），或需要吸入50%以上浓度的氧气才能维持PaO_2在6.0 kPa以上。为纠正低氧血症必须借助呼吸机维持通气5天以上。

（二）肾衰竭

尿量可多可少，但血清肌酐持续高于177 μmol/L（2 mg/dl），尿素氮大于18 mmol/L（50 mg/dl），严重时需用人工肾维持生命。

（三）肝衰竭

肝衰竭时患者可出现黄疸或肝功能不全。血清总胆红素大于34.2 μmol/L（2 mg/dl），血清丙氨酸氨基转移酶（ALT）、门冬氨酸氨基转移酶（AST）、乳酸脱氢酶（LDH）或碱性磷酸酶（AKP）在正常值上限的2倍以上，有或无肝性脑病。

（四）胃肠道功能衰竭

有胃黏膜损伤或应激性胃肠道出血，24小时内失血超过600 ml，内镜检查证实胃黏膜有浅表溃疡或出血，患者可突然呕血，溃疡出血24小时内需输血1000 ml以上才能维持心肺功能。

（五）心功能衰竭

心功能衰竭患者表现为突然发生的低血压，心脏指数<1.5 L/（min·m²），对正性肌力药物不起反应。

（六）凝血系统功能衰竭

血小板计数<$50×10^9$/L，凝血时间、凝血酶原时间和部分凝血活酶时间延长达对照值的2倍以上。纤维蛋白原<200 mg/dl时，有纤维蛋白降解产物存在。临床上有或无出血。

（七）中枢神经系统功能衰竭

中枢神经系统功能衰竭患者表现为反应迟钝、意识混乱、轻度定向力障碍，最后出现进行性昏迷。

（八）免疫防御系统功能衰竭

免疫防御系统功能衰竭主要表现为菌血症和败血症。

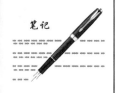

各系统器官功能改变较轻未达到以上标准时为器官功能不全，达到以上标准称为器官衰竭。

第三节　MODS 的发生机制

当前限制 MODS 治愈率提高的一个重要因素就是对它的病理生理学知识了解不足，MODS 中器官损伤和衰竭有以下几个特点：①受损或衰竭的器官无须直接受到损伤或直接罹病。②从原始病因作用到远处器官发生损伤和衰竭常历时数天至数周。③并非所有呈全身感染症状的 MSOF 患者血中都能找到微生物。④死于呈全身感染症状的 MSOF 患者，尽管血细菌培养阳性，但临床上或尸检时有 30% 以上的患者不能发现感染病灶。⑤化脓性感染的 MSOF 患者虽经诊断和治疗并未提高存活率。经过多年对 MODS/MSOF 的临床和基础研究，现对其实质和发病机制的认识逐步深入。各生命重要器官同时或相继发生损伤和衰竭，提示有共同的发病环节。目前一般认为，其发病机制可能与多个环节的障碍有关。

一、全身炎症反应综合征

机体受到各种感染性或非感染性病因作用后，体内的代偿防御机制动员，出现全身炎症反应，针对全身炎症反应，体内又可出现代偿性抗炎反应，两者均是机体炎症反应失控的表现，是形成 MODS 或 MSOF 的基础。

（一）全身炎症反应综合征

1. 概述　全身炎症反应综合征（systemic inflammatory response syndrome，SIRS）是因感染或非感染病因作用于机体而引起的一种全身性炎症反应的临床综合征。现已知感染、内毒素血症、组织创伤、发炎和坏死组织（焦痂、坏疽）、缺血-再灌注损伤等都可引起 SIRS。1991 年，美国胸病医师学会和美国危重病医学会（简称 ACCP/SCCM）提出，具备以下各项中的两项或两项以上，SIRS 即可成立：①体温>38 ℃或<36 ℃。②心率>90 次/分。③呼吸>20 次/分或 $PaCO_2$<32 mmHg（4.3 kPa）。④白细胞计数>12×10^9/L，或白细胞计数<4.0×10^9/L，或幼稚粒细胞>10%，轻度 SIRS 可动员体内的防御力量克服病因对机体的损伤作用，但中度、重度的 SIRS 逐级放大反复加重则可引起组织损伤。

SIRS 时体内的主要病理生理变化是全身高代谢状态，静息时全身耗氧量增高，并伴有心输血量增加等高动力循环变化和多种炎症介质的失控性释放。

2. 病因

（1）严重感染：感染引起的 SIRS 与败血症含义相似。

（2）非感染性打击：包括变性坏死组织、缺血和缺氧、免疫复合物、严重创伤和烧伤、缺血再灌注损伤和急性胰腺炎等。

3. 发病机制　炎症细胞活化与播散炎症细胞主要包括各种白细胞、血中的单核细胞和组织的巨噬细胞（简称单核巨噬细胞）、血小板和内皮细胞。

感染和非感染因子都可活化炎症细胞，感染因子除了外源性感染外，还包括来自肠屏障功能降低后肠道细菌转位（bacterial transiocation from intestinal tract）。通常炎症细胞活化只出现在损伤局部，活化后产生炎症介质和氧自由基，分泌溶酶体酶和凝血物质及表达黏附分子（adhesion molecule，AM），产生的炎症介质又可以进一步活化炎症细胞，引起炎症自我放大的级联反应和损伤。

在 SIRS 时，发生全身性补体激活，产生 C5a 等趋化物质及细胞因子（如 TNF-α、IL-1、IL-6、IL-8、GM-CSF）、血小板激活因子（platelet activating factor，PAF）等，进入循环，直接损伤血管内皮细胞，导致血管通透性升高和血栓形成，并且还可引起远处器官的损伤。由于单核吞噬细胞系统的激活，释放的这些促炎介质又可促使血管内皮细胞和白细胞激活，此时它们也可产生 TNF-α 等多种细胞因子加重组织器官的损伤。促炎因子又可促进白细胞与内皮细胞的激活，引起白细胞与血管内皮细胞间的相互作用。中性粒细胞激活黏附于血管壁时，它可释放氧自由基、溶酶体酶、血栓素和白三烯等体液性物质，进一步损伤血管壁，并与以上变化形成恶性循环，最后对组织器官造成严重损伤。

（二）代偿性抗炎反应综合征

在 SIRS 发展过程的同时，体内也产生许多内源性抗炎介质（anti-inflammatory mediators），这些抗炎介质抑制巨噬细胞产生细胞因子，有利于调控炎症介质，使炎症介质不至于产生过多泛滥并引起自限过程，有助于控制炎症，维持机体稳态，这是一种损伤的代偿反应。但如抗炎介质产生过量并泛滥入血时，可产生免疫功能过度抑制，并增加感染的易感性。

1996 年 Bone 研究认为，创伤、感染时机体可释放抗炎介质，产生抗炎反应。抗炎介质主要是指内源性抗炎介质，最重要的是前列腺素 E_2（PGE_2），创伤、感染早期由巨噬细胞产生，PGE_2 可以诱导产生 IL-4、IL-10 等抗炎介质，临床研究发现 IL-4 和 IL-10 水平升高与创伤患者的感染发生率呈正相关；PGE_2 强力抑制 TNF-α、IL-1 等炎症介质释放。因此，PGE_2 能抑制免疫功能，对抗 SIRS。另外，糖皮质激素和儿茶酚胺也是参与代偿性抗炎反应综合征（compensatoryanti-inflammatory syndrome，CARS）的主要抗炎性内分泌激素。给予动物注射内毒素后，血浆 TNF-α 和 IL-1 升高的同时糖皮质激素也显著升高。糖皮质激素可强烈抑制免疫功能，还可抑制 TNF-α、IL-1 等炎症介质释放，提示它可能是导致 CARS 的重要原因。近年来研究发现儿茶酚胺能抑制内毒素诱导的炎症介质释放，并呈量效关系。由于适量的抗炎介质有助于控制炎症，能恢复内环境的稳定；但如果抗炎介质释放过量，就会引起免疫功能降低及对感染的易感性增高。因此，内源性抗炎介质的失控性释放可能就是导致机体在感染或创伤早期出现免疫功能损害的主要原因。综上所述，CARS 就是指感染或创伤时机体产生的可引起免疫功能降低和对感染易感性增加的内源性抗炎反应。

体内的炎症反应（SIRS）综合征和抗炎反应（CARS）综合征是对应统一的，在正常时两者保持平衡，则内环境就稳定。当炎症反应的优势面大于抗炎反应时，表现为 SIRS；反之，抗炎反应的优势面大于炎症反应时，则表现为 CARS。无论是 SIRS 还是 CARS，都反映机体炎症反应失控。当 CARS 和 SIRS 并存时，可能会出现彼此间的相互作用加强，最终形成对机体损伤更强的免疫失衡，这种变化称为混合性拮抗反应综合征（mixed antagonists response syndrome，MARS）。SIRS、CARS 和 MARS 均是引起 MODS 和 MSOF 的发病基础。

二、肠道屏障功能损伤及肠道细菌移位

在正常情况下，肠黏膜上皮是主要的局部防御屏障，防止肠腔内所含的细菌和内毒

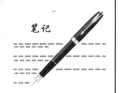

素进入全身循环，但是在某些情况下肠内细菌和内毒素可以从肠内逸出，进入肠淋巴管和肠系膜淋巴结，继而进入门静脉系统和体循环，引起全身性感染和内毒素血症。这种肠内细菌侵入肠外组织的过程称为细菌移位（bacterial translocation）。一些 MODS 患者血中可培养出肠道细菌，而临床未发现感染病灶，可能这些感染源于肠道，称为肠源性感染。有大量临床资料显示，严重创伤、烧伤、休克和大手术等危重外科患者常因肠屏障功能衰竭而引发全身性感染或内毒素血症，导致 MODS 发生。引起细菌移位的条件有：①正常肠道菌群生态平衡破坏，革兰阴性细菌过度生长。②机体防御和免疫机制受损。③肠黏膜屏障结构或功能障碍，如使用大量广谱抗生素可改变肠内菌群的正常生态；严重创伤患者常有免疫抑制，使肠内细菌容易通过局部防御屏障到肠外，甚至扩展为全身性感染；创伤、失血、休克时，肠壁常有缺血、黏膜上皮受损、糜烂脱落。

于是在 20 世纪 80 年代后期有学者提出，在 MSOF 的发生中，肠是"中心器官"或"始动器官"。在肠源性感染的发生中，肝 Kupffer 细胞活性起着关键作用。由门静脉血带来的细菌和内毒素入肝后由 Kupffer 细胞清除，Kupffer 细胞活性受损将不能阻止肠道来的细菌和内毒素进入体循环。细菌和内毒素停留在门静脉系统血中促使 Kupffer 细胞分泌各种细胞因子和炎症介质，可加重全身炎症反应。因此，细菌移位标志着肠屏障功能损害。

常导致肠屏障功能损害的原因有以下两方面。

1. 肠缺血、缺氧和再灌注损伤　应激反应和低血容量性休克等情况下，肠系膜的小血管收缩使肠壁缺血缺氧，肠黏膜最易受损伤。肠黏膜上皮细胞含有丰富的黄嘌呤脱氢酶，缺血时转变为黄嘌呤氧化酶，恢复灌注后催化分子氧产生大量氧自由基，这是发生再灌注损伤的一个重要原因。

2. 肠的营养障碍　由于肠黏膜上皮细胞生长更新极快，面积大，所以需要大量能量。危重患者和大手术后患者长时间经静脉营养而不从胃肠道进食会损害肠黏膜。肠腔内有食物存在似是肠黏膜生长最重要的刺激，肠内无食物时黏膜萎缩，肠屏障减弱，易发生细菌移位。

对于肠内细菌移位在 MODS 发生中的作用有学者提出了不同的意见。临床上继发于腹腔内感染的 MSOF 患者常有败血症的症状，但血细菌培养呈阴性，未检测到内毒素，肠系膜淋巴结细菌培养呈阴性，故认为肠道细菌移位在创伤早期炎症反应中并不起重要作用，可能在 MODS 晚期因肠黏膜屏障破坏而引起全身感染。

三、器官微循环灌注障碍

创伤、失血引起休克的过程中，各重要生命器官发生缺血、缺氧，复苏治疗后有一部分患者，尤其是缺血时间较长、延迟复苏的患者，容易发生再灌注损伤。当各器官微循环血液灌注（perfusion）减少，引起缺血、缺氧，可使微血管内皮细胞肿胀、微血管壁通透性升高，如果同时又伴有输液过多，则可造成组织间水分滞留，使毛细血管到实质器官细胞内线粒体的距离增大，而发生氧弥散障碍，造成氧分压下降。当线粒体氧分压降到 $0.013 \sim 0.027$ kPa（$0.1 \sim 0.2$ mmHg）时，线粒体的氧化磷酸化功能就停止。因此，线粒体功能障碍参与了发病。线粒体内 PaO_2 降低，各种酶系统受到抑制，从而抑制葡萄糖、脂肪及酮体进入三羧酸循环，使 ATP 减少，cAMP 酶受抑制，cAMP 生成减少，从而造成细胞功能障碍。

在缺血-再灌注的过程中会产生大量氧自由基，缺血时细胞膜上磷脂酶 A_2 激活产生的花生四烯酸代谢产物和吞噬细胞产生的肿瘤坏死因子、血小板激活因子等炎性介质均有趋化作用，将中性粒细胞吸引到缺血部位，黏附于血管内皮，激活并释放内容物，引起血管内皮细胞损伤，同时引起微血栓形成和出血、水肿。中性粒细胞与内皮细胞相互作用逐级放大，使体内发生广泛的炎症激活，引起组织损伤。

器官微循环灌注障碍与部分 MODS 患者中的高代谢状态相关。由于患者组织器官耗氧量增加，如代偿功能健全，则机体可通过增加氧供或提高氧摄取率来代偿，但 MODS 患者有器官微循环灌注障碍，因此细胞摄取氧功能障碍，出现氧耗量增加、组织摄氧减少和血乳酸水平升高等组织缺氧的表现。而这些变化又进一步加重了细胞损伤和代谢障碍，从而促进器官功能障碍的发生和发展。

四、细胞代谢障碍

器官功能不全和衰竭最根本的原因是细胞代谢障碍，特别是细胞的氧代谢障碍，主要表现为以下几方面。

（一）组织缺氧

由于创伤、休克等导致组织灌流不足，以及血液分布紊乱等可引起组织缺氧。机体所需的氧耗量与实测氧耗量之差称为氧债，氧债增大主要反映组织缺氧。有报道 MSOF 患者的氧债比无器官衰竭者大；MSOF 死亡患者氧债严重且持续时间长，存活者氧债较少。氧债程度与器官衰竭的严重程度及存活与否有关。

（二）能量代谢障碍

组织灌注量减少和再灌注损伤均可损害线粒体的结构和功能，使氧化过程发生障碍，ATP 产生减少而发生器官功能损害。

（三）高代谢

创伤后高代谢的发生机制如下。

1. 应激激素分泌增多　严重创伤、大手术和感染时，机体可产生应激反应。在神经内分泌的调节下，使儿茶酚胺、肾上腺皮质激素、胰高血糖素、生长激素和甲状腺素等分泌增多，这些激素称为应激激素。应激激素使分解代谢增强，细胞耗氧增加。

2. 创面热量丧失　烧伤和创伤的创面水分蒸发增多，带走大量热量，机体为维持体温恒定而加强产热，致使代谢率升高；创面皮肤破损使隔热作用丧失，致使大量热量从创面丧失。但这只是创伤后高代谢的部分原因，即使创面全部愈合，代谢率也未能全部恢复正常。

3. 细胞因子的作用　TNF-α、IL-1、IL-6、IL-8、血小板激活因子和干扰素等都能诱导产生急性期蛋白，从而引起发热和高代谢，使大量分解自身蛋白质，尤其是肌肉蛋白，可造成患者恶病质状态，损害器官组织结构和功能，其中 TNF-α 的作用最重要。通过实验表明，给大鼠和犬注入 TNF-α，给肿瘤患者应用重组 TNF-α 都能引起静息氧耗量增加和高分解代谢，其中许多反应与 TNF-α 剂量都呈量效关系。TNF-α 介导高代谢的可能环节有：①作用于三大能量物质。②促进应激激素释放。③使 PGE_2 等产生增多而引起肌肉蛋白分解。④激活巨噬细胞和中性粒细胞在吞噬过程中的呼吸爆发，消耗大量氧，TNF-α 与 IL-1 等其他细胞因子组成复杂的细胞因子网络，相互激活、相互刺激对方的合成和释放，其中 TNF-α 可能是重要的启动因子。

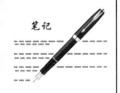

（四）氧利用障碍

组织进行有氧代谢需要氧的供给。氧从肺泡进入肺毛细血管血液，随着心搏输出的血液分布到全身器官和组织，组织氧分压必须满足其有氧代谢的需要，细胞对氧的摄取利用则是细胞最终进行有氧代谢的关键。正常时氧供足够组织需要，即使下降仍可使氧耗量维持在正常水平以满足组织需要，这是通过局部血管扩张使组织灌流量增加、心输血量增加和组织摄取氧增多来代偿的。正常人和低血容量性休克患者存在这些代偿机制：如果氧供下降到临界水平以下，代偿反应不能继续维持氧耗量于正常水平，使氧从毛细血管弥散入细胞的压力差不足，当氧摄取比例不能再增加时，则氧耗量即随氧供下降而下降。此时不能维持有氧代谢，动脉血乳酸水平增高，则反映组织缺氧。部分 MODS 患者原已呈高代谢状态，需增加氧供来满足氧耗量增高的需要，但其微血管内常有微血栓使血流中断，组织水肿使氧弥散至细胞的距离增大，微血管的自主调节舒缩能力丧失，使细胞摄取氧受限，从而造成组织缺氧。

第四节　MODS 防治的病理生理学基础

MODS 一旦发生，救治十分困难，因此重在预防。由于 MODS 的发生机制尚不明确，其发病学的防治还未在临床推行，因此必须是在消除病因的前提下进行综合治疗，以最大限度地保护各器官系统功能，切断它们之间可能存在的恶性循环，并及早采取各种保护器官功能的支持疗法。

（一）一般支持疗法

患者应缩短禁食时间，及早并尽可能鼓励经口摄食，以便维持和保护肠黏膜的屏障功能。对普通病员做营养支持以保持能量平衡，而对严重创伤、感染的患者要做代谢支持以保持正氮平衡。针对高分解代谢的特点，要提高蛋白质或氨基酸的摄入量，并限制糖的摄入，使能量∶氮比值维持在 100∶1 左右。

（二）防治感染和创伤以消除 MODS 的病因

及早清除感染灶，引流脓液，给予适当的抗生素。彻底清除创面坏死组织和血肿以去除炎症病灶，如骨折时应早期固定，以减少进一步的组织创伤及限制炎症反应；烧伤时要尽早切痂植皮。

（三）防治休克及缺血-再灌注损伤

休克时应及时补充血容量，保持充足的有效循环血量极为重要。休克状态下腹腔内脏的血管普遍收缩，使肝、肾、肠等器官的血流量减少，经输液及输血治疗后复苏后可恢复灌流。患者常发生再灌注损伤，因此宜在输液的同时给予抗氧化剂和细胞保护剂，别嘌醇、维生素 E 和钙拮抗剂可防止缺血-再灌注损伤。

（四）阻断炎症介质的有害作用

由于多种炎症介质的释放，可使炎症反应失控，因此用适当的炎症介质阻滞剂与拮抗剂在理论上具有重要意义。如肾上腺皮质激素（地塞米松）、非类固醇抗炎药（吲哚美辛等）、TNF-α 的单克隆抗体、抗氧化药物等，但在实际临床上应用效果还有待进一步研究。

（五）免疫疗法

采用抗内毒素单克隆抗体，用于治疗革兰阴性菌全身性感染患者，但未获满意效果。另外，还有抗 TNF-α 单克隆抗体等免疫疗法也在研究应用之中。

（六）尽可能由胃肠道进食

从肠道摄取蛋白质对于维持肠黏膜屏障功能极为重要，提倡患者宜尽量自己进食或由胃肠道输入食物，以缩短进食时间，改进制剂工艺，并将各种氨基酸加入全静脉营养液中。

（七）提高氧供，增加组织对氧的摄取

由于 MODS 患者氧利用障碍，其氧耗随氧供的变化而发生变化，治疗中要设法提高氧供以增加氧耗量。①增加心输血量，输液和给予正性肌力作用药物以增加心输血量是维持较高的氧供和组织灌流的重要措施。②输血以提高 Hb 水平，使血细胞比容在 33%以上，维持较高的血氧含量以提高氧供。③吸氧和输血可提高动脉血氧饱和度，其水平必须维持在 90%以上，必要时可进行呼气末正压呼吸。

近 20 多年来人们对多器官衰竭的认识不断深入。在 20 世纪 80 年代中期以前，通常认为感染是主要病因，到了 20 世纪 90 年代则认识到许多 MSOF 是由感染以外的因素引起的。无论是感染或非感染的病因，都通过炎症介质和细胞因子过度释放而起作用，从而提出了 SIRS 的概念。任何疾病都有由轻到重的发展过程，同样器官病变也会由功能障碍到最终衰竭。人们通过研究认识到，SIRS 是 MODS 发生的基础，就像冰山的底层，其中部分可发展成为 MODS，MSOF 则是 MODS 最严重的阶段，成为冰山的巅峰。

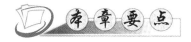

本·章·要·点

1. 概念　多器官功能不全综合征和多系统器官衰竭的概念。

2. 病因　分为感染性和非感染性。

3. 发病经过及分型

（1）单相速发型与双相迟发型。

（2）原发性和继发性 MODS。

（3）一次打击型和二次打击型。

4. 各系统器官衰竭时的功能与代谢变化

（1）肺功能障碍。

（2）肾功能障碍。

（3）肝功能障碍。

（4）胃肠道功能障碍。

（5）心功能障碍。

（6）免疫系统的变化。

（7）新陈代谢的改变。

5. 各系统器官衰竭的诊断。

6. MODS 发生机制

（1）全身炎症反应综合征。

（2）肠道屏障功能损伤及肠道细菌移位。

（3）器官微循环灌注障碍。

（4）细胞代谢障碍。

7. MODS 防治的病理生理基础。

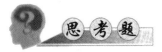

1. 何谓多系统器官衰竭？

2. 多系统器官衰竭的病因有哪些？

3. 多系统器官衰竭时机体各重要器官的变化如何？有何影响？

4. 多系统器官衰竭患者的临床表现有哪些重要特征？

5. 简述多系统器官衰竭的防治原则。

6. 简述多系统器官衰竭与 ICU 患者护理之间的关系。

（陈　洁）